運動器臨床解剖アトラス

Surgical Atlas of the
Musculoskeletal System

監訳　**中村耕三**
国立障害者リハビリテーションセンター自立支援局・局長
東京大学名誉教授

訳者　**河野博隆**
（五十音順）　東京大学医学部附属病院整形外科・講師

中川　匠
帝京大学医学部整形外科学教室・教授

中村耕三
国立障害者リハビリテーションセンター自立支援局・局長
東京大学名誉教授

三浦俊樹
JR東京総合病院整形外科・部長

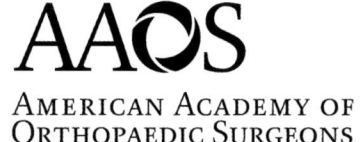

医学書院

■ スペイン語版著者

Manuel Llusá Perez, MD, PhD
Profesor titular del Departamento de Anatomía y Embriología Humana
Facultad de Medicina, Universidad de Barcelona
Especialista en Cirugía Ortopédica y Traumatología
Hospital de Traumatología del Vall d'Hebron

Àlex Merí Vived
Fisioterapeuta
Diploma de Estudios Avanzados en Organogénesis y Anatomía Clínica Aplicada
Profesor de la EUIFN Blanquerna, Universitat Ramon Llull

Domingo Ruano Gil, MD, PhD
Catedrático del Departamento de Anatomía y Embriología Humana
Facultad de Medicina, Universidad de Barcelona
Académico de Número de la Real Academia de Medicina de Catalunya

■ 英語版訳者

Miguel E. Cabanela, MD, MS
Professor of Orthopaedic Surgery
Department of Orthopaedic Surgery
College of Medicine
Mayo Clinic
Rochester, MN

Sergio Mendoza-Lattes, MD
Associate Professor
Orthopaedic Surgery and Rehabilitation
The University of Iowa
Iowa City, IA

Joaquin Sanchez-Sotelo, MD, PhD
Consultant and Associate Professor
Orthopaedic Surgery
Mayo Clinic
Rochester, MN

Title of the original Spanish edition: Manual y atlas fotográfico de anatomía del aparato locomotor
By Manuel Llusá, Àlex Merí and Domingo Ruano
ⓒ 2004. Editorial Médica Panamericana

Copyright ⓒ 2008 by the American Academy of Orthopaedic Surgeons

This translation of *Surgical Atlas of the Musculoskeletal System*, originally published in English in 2008, is published by arrangement with the American Academy of Orthopaedic Surgeons
本書は The American Academy of Orthopaedic Surgeons から 2008 年に発行された *Surgical Atlas of the Musculoskeletal System* の翻訳である．
ⓒ First Japanese edition 2013 by IGAKU-SHOIN Ltd., Tokyo

Printed and bound in Japan

※ The American Academy of Orthopaedic Surgeons は，*Surgical Atlas of the Musculoskeletal System* の英語から日本語への翻訳には何ら関与していません．翻訳本中のいかなる誤り，脱落，または過失および起こり得る過失に対する責任を負いません．

運動器臨床解剖アトラス

発　行　2013年1月1日　第1版第1刷ⓒ

監　訳　中村耕三（なかむらこうぞう）

発行者　株式会社　医学書院
　　　　代表取締役　金原　優
　　　　〒113-8719　東京都文京区本郷1-28-23
　　　　電話　03-3817-5600（社内案内）

印刷・製本　アイワード

本書の複製権・翻訳権・上映権・譲渡権・公衆送信権（送信可能化権を含む）は㈱医学書院が保有します．

ISBN978-4-260-01199-0

本書を無断で複製する行為（複写，スキャン，デジタルデータ化など）は，「私的使用のための複製」など著作権法上の限られた例外を除き禁じられています．大学，病院，診療所，企業などにおいて，業務上使用する目的（診療，研究活動を含む）で上記の行為を行うことは，その使用範囲が内部的であっても，私的使用には該当せず，違法です．また私的使用に該当する場合であっても，代行業者等の第三者に依頼して上記の行為を行うことは違法となります．

[JCOPY]〈㈳出版者著作権管理機構　委託出版物〉
本書の無断複写は著作権法上での例外を除き禁じられています．複写される場合は，そのつど事前に，㈳出版者著作権管理機構（電話 03-3513-6969，FAX 03-3513-6979，info@jcopy.or.jp）の許諾を得てください．

日本語版の序
PREFACE

　本書の原題は"Surgical Atlas of the Musculoskeletal System"である．その特徴は豊富なカラー写真とその詳細な解説文にある．特に強調しておきたいのは，臨床の視点に重きが置かれている点である．

　これまで解剖に関する書籍の多くは，身体の精密な線画，あるいはデフォルメされた模式図で示されてきた．それらに十分意義があることについて異論はないが，リアリティについては犠牲にならざるを得なかったことは，その表現法からみてやむを得ないことである．本書は人体の運動器を，基本的な解剖面のほか，さまざまな視点，角度から，その構造を詳細なカラー写真で示すことによって，人体解剖のリアリティを追求したものである．少数のホルマリン固定後の写真の例外を除き，標本の筋肉がフレッシュな色調で，実際の手術時にみるものに近い．血管や関節腔については色素を注入することで，理解を助けるように工夫されており，X線写真やMRIも効果的に使用されている．

　解剖書は一般に図が中心で，いわば眺めることに主眼が置かれ，解説は単なる補足的なものが多い．しかし，本書は解説文に多くのスペースを割いている．実際，図を眺めるだけではどうしても表層的理解になりがちであるが，詳しい解説を読むことでその中に構造を理解する鍵を見出すことができ，理解は確実に深まる．

　本書はさらに，たとえば手の固有筋や靱帯の構造など臨床で必要な内容が詳細に記載されている．単なる解剖書ではなく運動器の臨床のための解説書として書かれている．

　翻訳するにあたって，解剖に関する用語はできるだけ解剖学や整形外科学の書籍などを参考にした．しかし，これらの書籍などが参考にならなかったり，学術的用語でない英単語が使用されていた場合は原文の意味ができるだけ表せるよう努めた．

　運動器をとりまく環境は大きく変わってきている．理由の一つは平均寿命の延長である．運動器を80年，90年と長く使用する人が多くなり，50歳代以降，運動器の機能障害が顕在化するようになってきた．また，自動車をはじめとする交通手段の変化，ITによる通信手段の変化などがあり，生活のなかでの運動器の使用不足が危惧されている．他方，子どもや中高年の一部では，競技スポーツなど過剰な，あるいは無理な使用法による運動器障害の発生が心配されている．

　このように医療機関だけでなくスポーツの指導者，あるいは介護者など，運動器の知識が必要な領域が増えている．本書は，医師，看護師，理学療法士，作業療法士，医学生などの医療関係者，そしてスポーツなど人の身体にかかわる指導者に広く利用してもらいたい．実際の解剖に触れる機会の少ない方々にもお薦めしたい．

　新しい時代の運動器アトラスとして運動器の健康に貢献できれば幸いである．

2012年12月

中村耕三

序
PREFACE

　　本書のオリジナル版である，Llusá と Merí と Ruano による "Manual y Atlas Fotográfico de Anatomía del Aparato Locomotor" は Editorial Médica Panamericana からスペイン語で出版されました．同僚と私はこの本を英語に翻訳することに価値があるかどうかを評価するようにと求められました．吟味してみたところ，内容は簡潔ではありながらも価値があって新しく，そして，これが重要な点ですが，写真画像が豊富で非常にすぐれていることがわかりました．そこで私は，American Academy of Orthopaedic Surgeons（AAOS）の出版委員会に，米国の市場のために英語に翻訳することを推薦しました．

　　多くの関係者の熱心な取り組みによって，この英語版 Surgical Atlas of the Musculoskeletal System を皆さんに提供できるようになったことを大変嬉しく思っています．整形外科にかかわるすべての人々（外科医，レジデント，医学生）が筋骨格系の解剖について検討をするときに，本書が非常に価値のある資料となることに気づかれることと思います．この驚くほど多面的な写真画像が，さまざまな解剖学的部位を勉強したり精査したりする際に役立つことでしょう．また，本書は整形外科の日常診療においても，簡便な資料として用いられることでしょう．

　　多くの人に本書の翻訳と出版に貢献していただきました．そのすべての人の名前をここで挙げることはできませんが，スペイン語版の最初の吟味に加わってくれた Oklahoma Hand Surgery Center の Dr. Carlos Garcia-Moral に感謝の言葉を述べたいと思います．また，Dr. Joaquin Sanchez-Sotelo（Mayo Clinic）と Dr. Sergio Mendoza（University of Iowa）には，本書の翻訳をしていただきました．彼らがすでに多くの業務を抱えているなか，この仕事をしてくれたことをありがたく思っています．また，文章の最終検討をしてくれた Dr. Philip Blazar, Dr. John Anderson, そして同僚に御礼の言葉を申し述べます．最後に，AAOS の出版部と国際部のスタッフに対し，このプロジェクトへの貢献に深甚な感謝を申し上げます．

Miguel E. Cabanela, MD
Chairman
International Committee
AAOS

目次
TABLE OF CONTENTS

I 概論 GENERAL INFORMATION
- Chapter 1　用語，人体の面と軸 Terminology, Planes, and Axes ──── 3
- Chapter 2　骨学 Osteology ──── 7
- Chapter 3　関節学 Arthrology ──── 15
- Chapter 4　筋学 Myology ──── 25
- Chapter 5　神経学 Neurology ──── 31
- Chapter 6　血管学 Angiology ──── 37

II 上肢帯と上肢 SCAPULAR GIRDLE AND UPPER LIMB
- Chapter 7　解剖領域 Anatomic Regions ──── 45
- Chapter 8　骨学 Osteology ──── 49
- Chapter 9　関節学 Arthrology ──── 81
- Chapter 10　筋学 Myology ──── 119
- Chapter 11　神経学 Neurology ──── 167
- Chapter 12　血管学 Angiology ──── 191

III 頭部と体幹 HEAD AND TRUNK
- Chapter 13　局所部位と表面解剖 Topographic Regions and Surface Anatomy ──── 209
- Chapter 14　骨学 Osteology ──── 213
- Chapter 15　関節学 Arthrology ──── 233
- Chapter 16　筋学 Myology ──── 251
- Chapter 17　神経学 Neurology ──── 271
- Chapter 18　血管学 Angiology ──── 275

IV 下肢帯と下肢 PELVIC GIRDLE AND LOWER LIMB
- Chapter 19　局所部位と表面解剖 Topographic Regions and Surface Anatomy ──── 285
- Chapter 20　骨学 Osteology ──── 289
- Chapter 21　関節学 Arthrology ──── 305
- Chapter 22　筋学 Myology ──── 329
- Chapter 23　神経学 Neurology ──── 363
- Chapter 24　血管学 Angiology ──── 377

索引 ──── 391

I 概論
GENERAL INFORMATION

Chapter 1 用語，人体の面と軸
TERMINOLOGY, PLANES, AND AXES

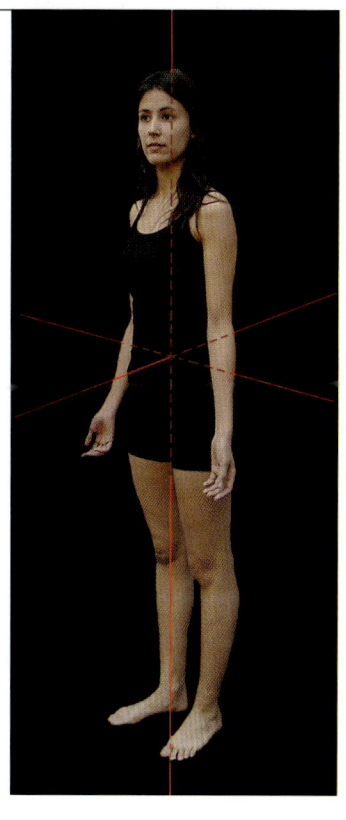

用語と人体の面

■ 方向を示す用語

人体を構成する各部分の位置を記載する際には，3次元的な空間を考慮する必要がある．空間を構成する解剖学的な面と軸を基準とすることが重要である．したがって，方向を表し，空間における解剖学的構造の位置を示す用語を知ることは非常に重要となる．

■ 解剖学的姿勢

図 1-1 に示すように，両足趾を前方に向けて下肢を平行にして立ち，手掌を前方に向け，両肩をわずかに外転させた状態で両上肢を体幹の脇に置き，頭部を前方に向けた姿勢を"解剖学的姿勢"と呼ぶ．

地面から引かれた全身の中心を通る仮想上の垂直線によって，人体はおおよそ対称的な2つの部分に分けられる．この仮想線を正中線と呼ぶ．正中線に沿うか，その近くにある構造を内側あるいは正中（medial or median）と呼ぶ．例として正中仙骨動脈や内側側副靱帯があげられる．

■ 解剖学的方向

解剖学的方向を示す用語で最もよく使われるものは以下のとおりである（図 1-1）．

- 上（superior）あるいは頭側（cranial）：頭部方向．
- 下（inferior）あるいは尾側（caudal）：足部方向．
- 前（anterior）あるいは腹側（ventral）：前方．ventral は主に腹部において使用される．
- 後（posterior）あるいは背側（dorsal）：後方．
- 内側（medial）：正中線よりの．
- 正中（median）：正中の．
- 外側（lateral）：正中線から遠い．
- 中心（central）：人体の中心よりの．
- 末梢（peripheral）：中心から遠い．
- 深（deep）：人体深側の．
- 浅（superficial）：人体表面の，あるいは表面よりの．

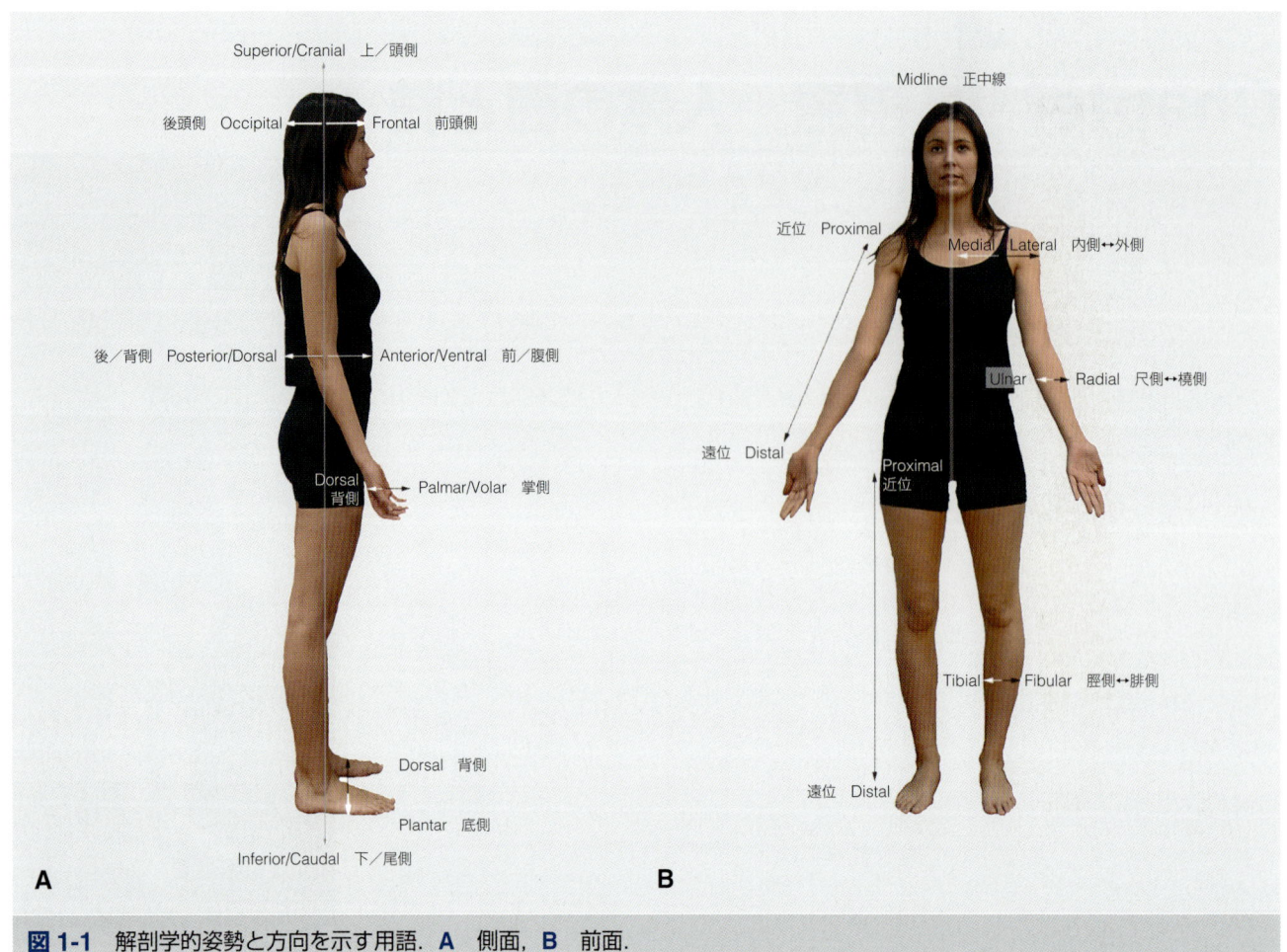

図 1-1 解剖学的姿勢と方向を示す用語. **A** 側面, **B** 前面.

- 尖側 (apical): 解剖学的構造物の上方部分, 頂部, あるいは先端.

次の用語は四肢の描写に用いられる.
- 近位 (proximal): 四肢の根部 (起始部) に近い. 例えば体幹.
- 遠位 (distal): 体幹から遠い.
- 内側 (medial): 正中線よりの. 上肢の尺側 (ulnar), 下肢の脛側 (tibial) と同義.
- 外側 (lateral): 正中線から遠い. 上肢の橈側 (radial), 下肢の腓側 (fibular) と同義.
- 掌側 (palmar or volar): 手掌に関連する. 下肢の底側 (plantar) と同義.
- 背側 (dorsal): 手部や足部の背側を指す. 掌側 (palmar) の反対側.

例: 肘関節は手部の内側 (medial) かつ近位 (proximal) に位置し, 脊柱の外側 (lateral) に位置する.

以下の用語は顔面の描写に用いられる.
- 前頭 (frontal): 顔面, 前方に関連する.
- 後頭 (occipital): 頭部の後方部分に関連する.

■ 体軸, 面, 運動

人体の3つの体軸は以下のとおりである (図 1-2).
- 縦軸あるいは垂直軸は y 軸に相当し, 地面に垂直である頭部から体幹を通る最も長い縦軸は主軸 (main axis) と呼ばれる. 回転運動は縦軸を中心に行われる.
- 横軸あるいは水平軸は x 軸に相当し, 地面と平行である. 屈曲-伸展運動はこの軸を中心に行われる.
- 矢状軸あるいは前後軸は z 軸に相当し, 他の2つの軸に垂直に交わって後方から前方に向く. 外転と内転はこの軸を中心に行われる.

人体の面は以下のとおりである (図 1-3, 1-4).
- 前頭面 (frontal) あるいは冠状面 (coronal): この面は人体を前方部分と後方部分に分ける. この面は横軸と縦軸を含む.
- 横断面 (transverse) あるいは水平面 (horizontal): この

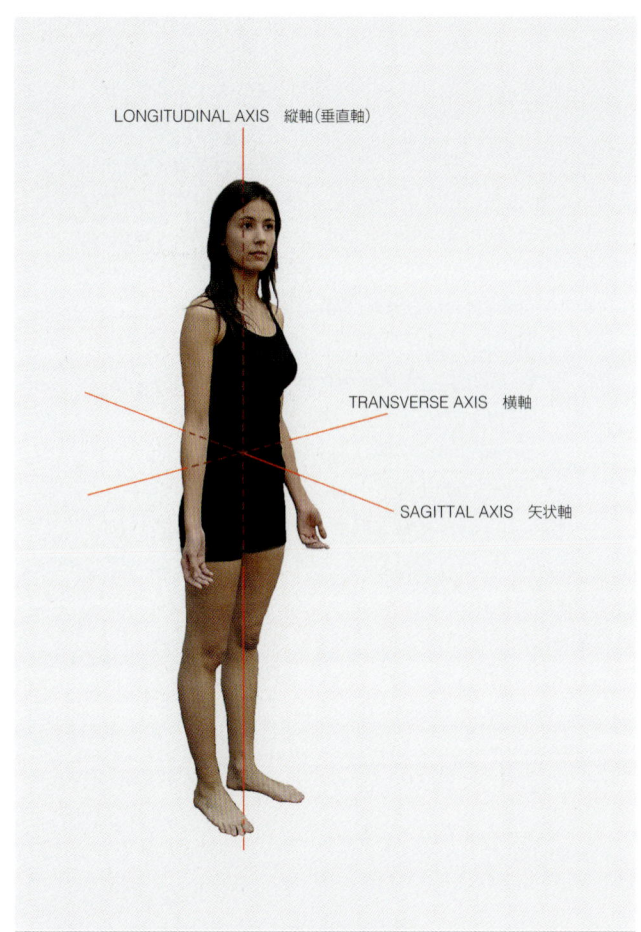

図 1-2　主要な軸と身体における表現

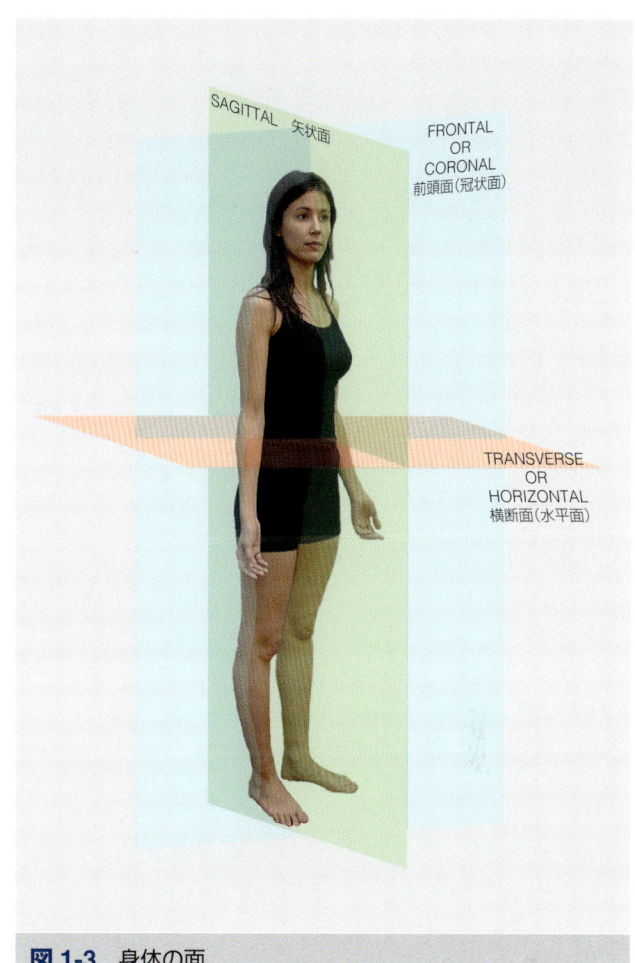

図 1-3　身体の面

面は人体を上方部分と下方部分に分ける．この面は矢状軸と横軸を含む．
- **矢状面**(sagittal)：この面は地面に垂直である．人体を右側と左側に分ける．この面は矢状軸と縦軸を含む．
- **軸面**(axial)：この面は何らかの構造物の長軸に垂直な面と定義される．解剖学的姿勢においては人体の長軸は垂直軸であることから軸面は足部を除く人体では横断面に相当する．足部については，その長軸は矢状軸であり，軸面は前頭面である．

最も頻度の高い姿勢は立位，坐位，あるいは水平に横たわる臥位である．
他の姿勢には以下のものがある．
- **うつ伏せ**(prone)：体表の前面を下方に向けることを示す．例えば，腹臥位は人体が腹部を下にして横たわる姿勢を示し，手の回内(pronation)は内側に回旋して手掌を下方に向けることを意味する．
- **仰向け**(supine)：体表の前面を上方に向けることを示す．例えば，仰臥位は人体が背面を下にして横たわる

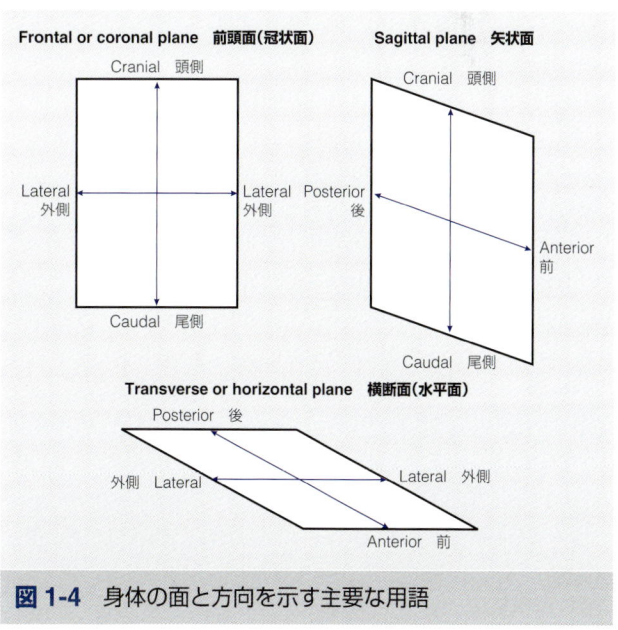

図 1-4　身体の面と方向を示す主要な用語

姿勢を示し，手の回外(supination)は外側に回旋して手掌を上方に向けることを意味する．

1　用語，人体の面と軸　5

Chapter 2 骨学
OSTEOLOGY

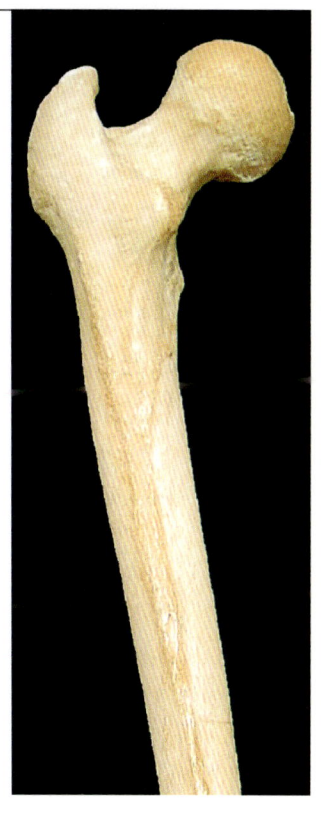

はじめに

骨を示すラテン語の"osteon"と学問を意味する"logos"に由来する骨学(osteology)は骨に関する研究を扱う解剖学の一分野である．骨は骨格構造の大部分を構成し，主な機能は構造的な支持性を維持すること，そして人体を防御することである．骨は強靱でありながら軽量であり，重量の負荷を増すことなく外力に抗する強度を保持している．骨組織は，その硬度にかかわらず，一生涯にわたってリモデリングを続ける生きた組織である．

骨の基本的な機能は以下のとおりである．

- **支持性**：骨は人体構造と筋付着部を供給し関節を介して運動が可能となっている．
- **防御性**：頭蓋骨内の脳，あるいは胸郭内の心臓や肺のように，骨は内部器官を保護している．
- **ミネラルの恒常性**：骨組織はミネラルを蓄積し，血中濃度が低下すると血流にミネラルを放出する．
- **造血**：血液細胞の産生あるいは造血はいわゆる骨髄内と呼ばれる骨内で行われている．
- **エネルギーの蓄積**：黄色髄は主に脂肪細胞で形成され，エネルギーの供給源として使われている．

骨の構造

骨格は，骨組織で構成される骨性要素と，軟骨性や膜性要素であるより軟らかい構造の2つの主要要素からなる．

また，骨格は脊索(notochord)から誘導される硬節(sclerotome)由来の軸骨格と付属肢骨格という2つの部分に分けられる．軸骨格は，頭部，頸部，体幹を含み，体軸を形成する．付属肢骨格は四肢(上肢と下肢)を含み，体幹と肩甲骨，骨盤を介して連結している(図2-1)．

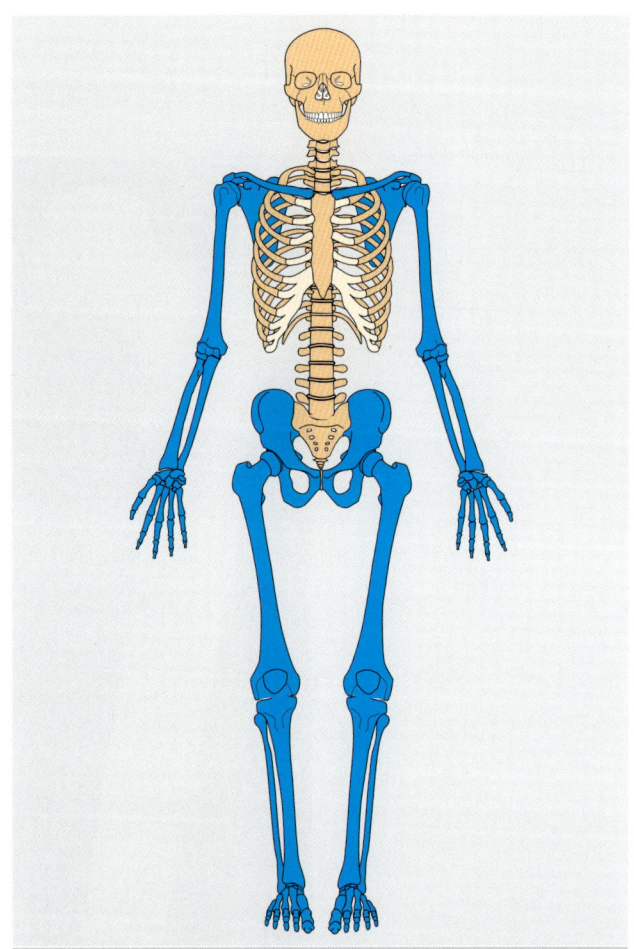

図 2-1　人体の骨格．付属肢の部分を青，軸の部分をうす茶で示す．

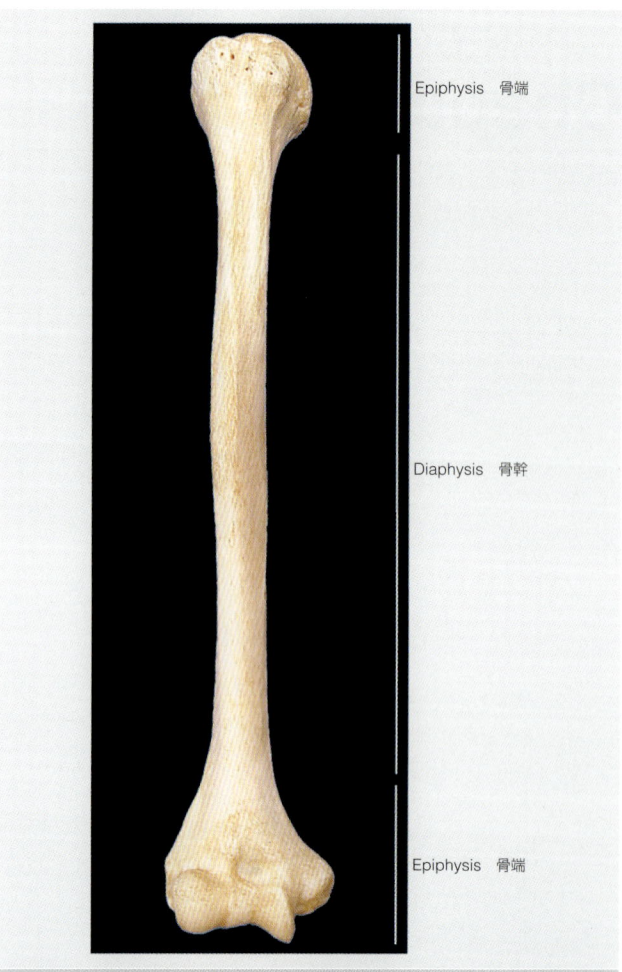

図 2-2　長骨（上腕骨）．骨端と骨幹を示す．

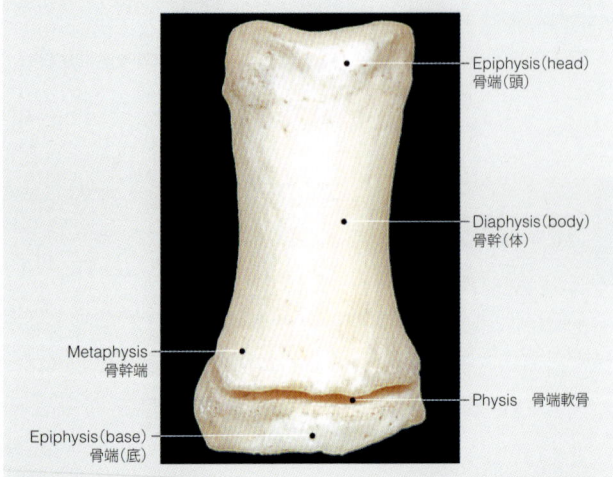

図 2-3　長骨（中足骨）．骨端，骨幹端，骨幹そして骨端軟骨を示す．

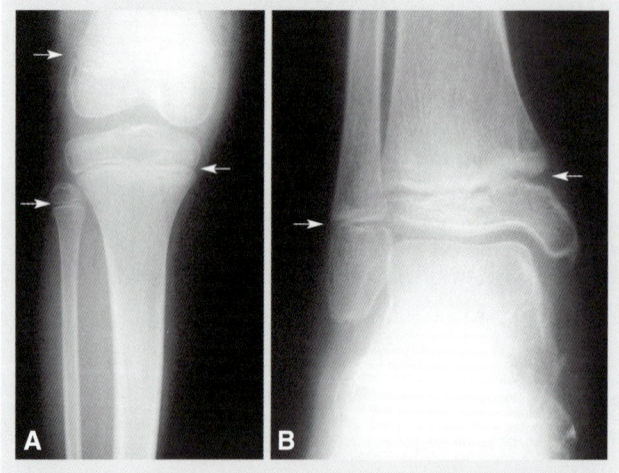

図 2-4　骨成長が未成熟な膝関節（**A**）と足関節（**B**）のX線写真．成長軟骨板（矢印）がみられる．

■ 骨の特徴

　ここでは骨の外観と構成要素について述べる．骨幹，骨端，骨幹端といった外観は長骨に特有のものである（図 2-2）．

■ 骨幹

　骨幹は長骨の体，幹，あるいは中央の部分であり，通常は三角形の断面をもつ．手部や足部では長骨（中手骨，中足骨，指・趾骨）の骨幹は体と呼ばれる．

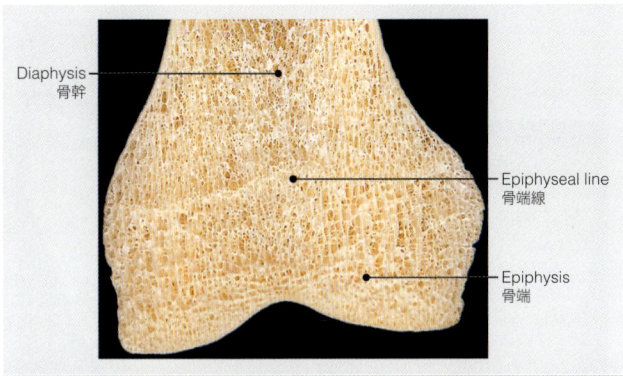

図 2-5　大腿骨遠位の前頭断面．骨端線がみられる．

■ 骨端

　骨端は長骨の先端である．多くの長骨で近位，遠位の両端に骨端が存在する．通常，骨端は硝子軟骨で覆われ，関節面を形成している．骨端は運動を生み出す筋肉や腱の付着部のみならず，関節包の強度を補強する靱帯の付着部にもなる隆起した粗雑な面をもつ．手部や足部では長骨（中手骨，中足骨，指・趾骨）の近位骨端は底と呼ばれ，遠位骨端は頭と呼ばれる．

■ 骨幹端

　骨格の成長期には，成長軟骨板と呼ばれる長さの成長に重要な軟骨性組織が長骨の先端近傍に存在する（図 2-3，2-4）．骨化過程は骨幹端，すなわち成長軟骨板と骨幹の間で生じる．いったん，骨化が完成すると成長軟骨板は骨端線と呼ばれる硬化した骨に置換される（図 2-5）．

■ 栄養孔

　血管の進入路となる小さな開口部で，その後，栄養管につづく（図 2-6）．

■ 関節軟骨

　関節軟骨は骨が接合する箇所で骨端を被覆する組織で，摩擦を減らし運動時の衝撃を吸収する（図 2-7）．軟骨は神経終末や血管が存在しない結合組織の 1 つである．

　3 種類の軟骨がある．硝子軟骨は最も多い軟骨で，均一な基質と応力に沿って走行する II 型コラーゲン線維から成り立っている．関節面だけではなく，鼻，咽頭，胸骨，肋骨，気管の軟骨にも存在する．線維軟骨は主に I 型コラーゲン線維で構成され，少量の細胞外基質を伴う．半月，関節唇，椎間板などの関節内構造物に存在する．弾性軟骨は

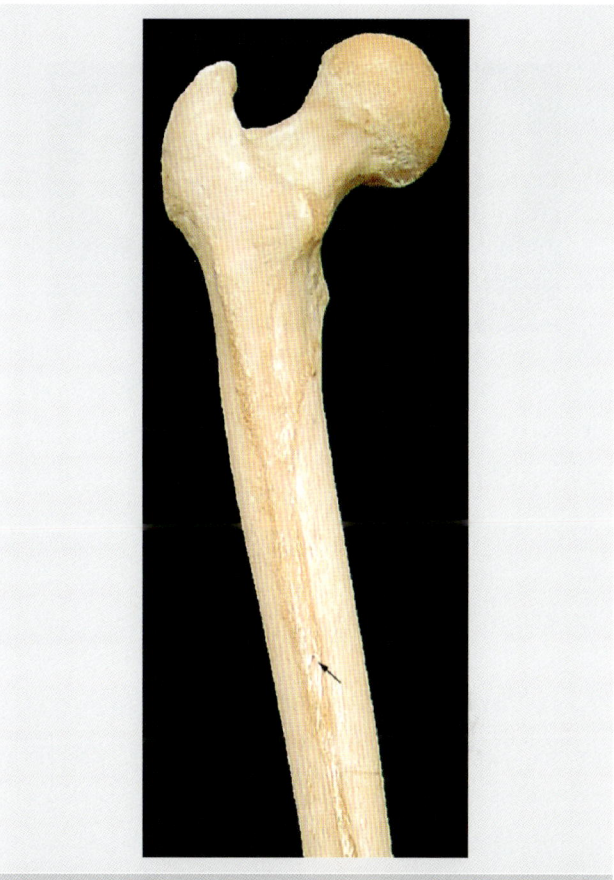

図 2-6　大腿骨近位の背側面．矢印は骨幹の栄養孔を示す．

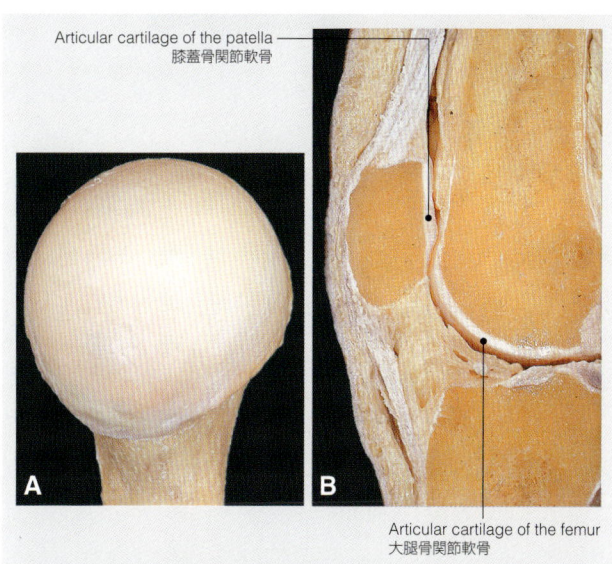

図 2-7　A　上腕骨頭と関節軟骨，B　膝関節の矢状断面では大腿骨と膝蓋骨の関節軟骨がみられる．

弾性線維を含み，耳介や喉頭蓋といった変形する部位に存在する．

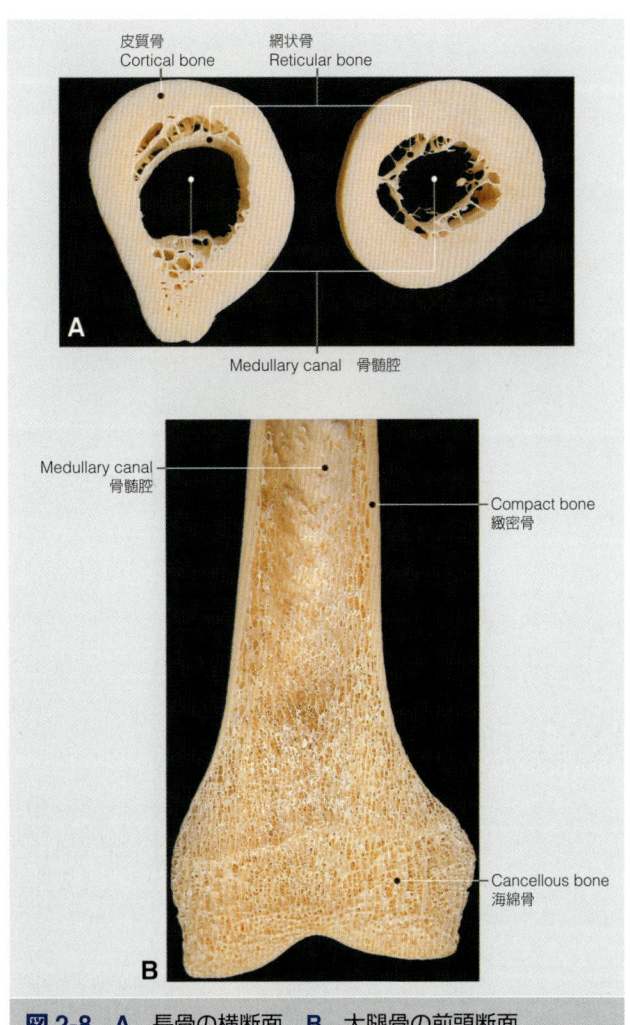

図2-8　**A**　長骨の横断面，**B**　大腿骨の前頭断面．

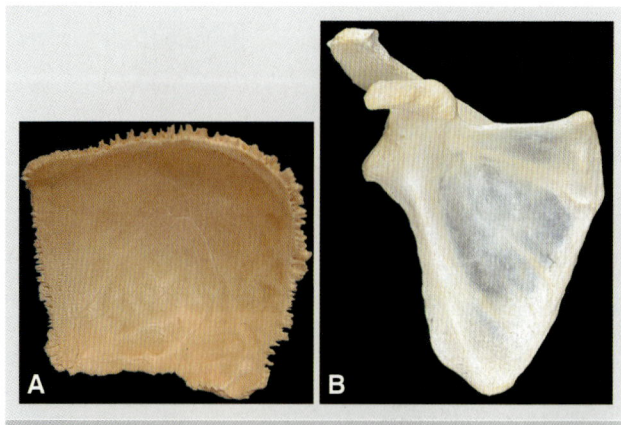

図2-9　扁平骨の2例．**A**　頭頂骨，**B**　肩甲骨．

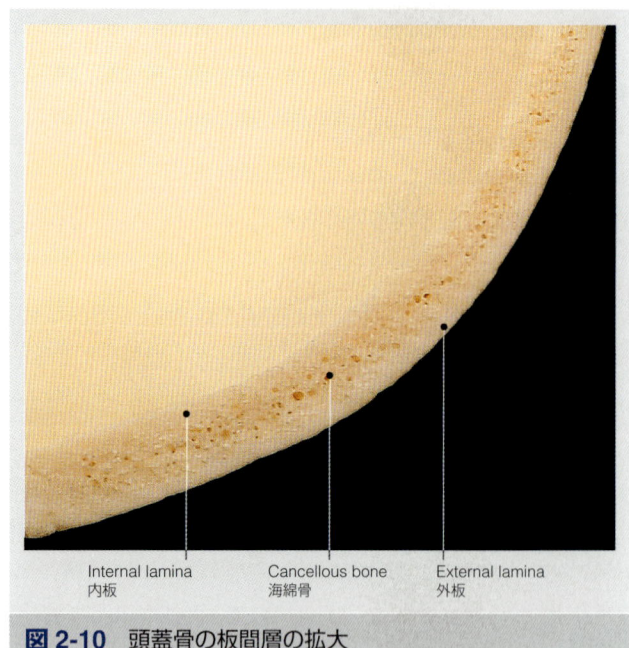

図2-10　頭蓋骨の板間層の拡大

■ 骨髄腔

長骨の内側であるこの腔には骨髄がある（図2-8）．

■ 骨髄

長骨の骨髄腔や，骨梁や線維性骨（幼若骨）で形成された領域は出生前は赤色髄で満たされており，その主要な機能は血球細胞の産生（造血）である．成長に伴って，赤色髄は黄色髄に置換される．赤色髄は成人では主に胸骨，肋骨，脊椎，骨盤でみられる．

■ 骨の被覆層

骨膜は関節軟骨で被覆される箇所以外で骨の外表面を被覆する結合組織の層である．骨膜は外層（線維層）と内層（骨形成層）の2層で構成される．

外層は骨に進入する血管，リンパ管，神経終末を支持し，内層は骨の栄養供給，修復，成長に必須である血管と骨の細胞を含んでいる．Sharpey線維は骨膜と皮質骨の間を強力に結合し，腱（靱帯）付着部（enthesis）と呼ばれる腱・筋・靱帯が付着する部位の構造を形成する．骨内膜は髄腔を被覆し骨前駆細胞を含んでいる．

■ 骨の分類

骨はその形態によって，長骨，扁平骨，短骨に分類される．

長骨は他の2つの次元よりも1つの次元が優位な形態が特徴である（図2-2）．長骨は付属肢骨格にあり，例として大腿骨，上腕骨，橈骨，尺骨，指骨があげられる．

扁平骨は第3の次元よりも2つの次元が優位な形態をもつ（図2-9）．しばしば1つの凹面と凸面をもつ．扁平骨は通常，端の部分では少し厚くなっているが，全体は薄い層

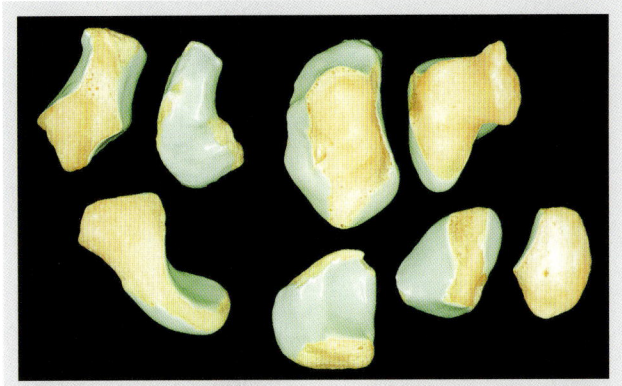

図 2-11　手根骨．短骨の例である．

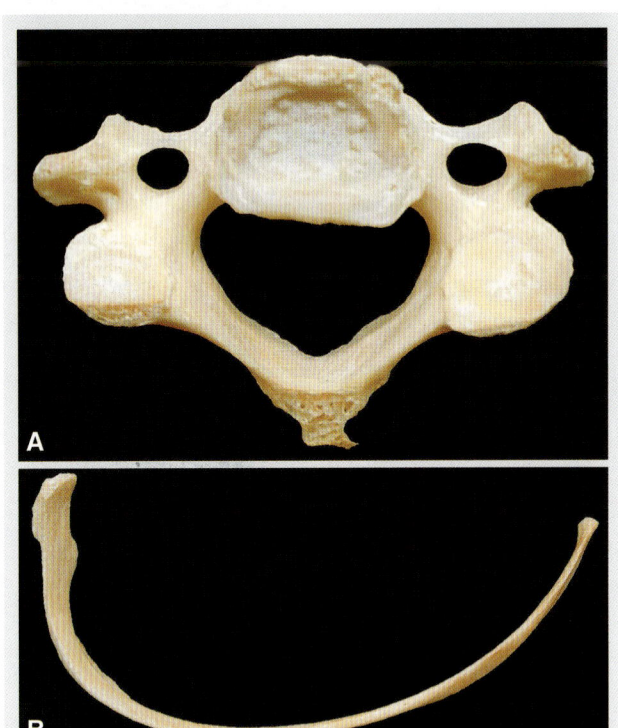

図 2-12　不規則骨．椎骨，肋骨が含まれる．**A**　頸椎，**B**　肋骨．

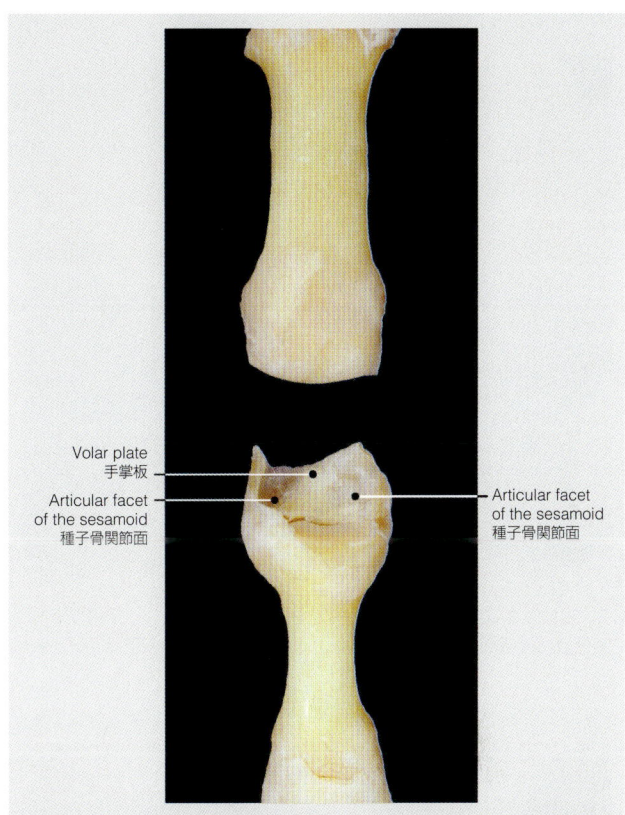

図 2-13　母指の中手指節間関節（MP 関節）．種子骨関節面を示すために開かれている．

の皮質骨で覆われ，皮質骨は内部の海綿骨によって分離されている．肩甲骨，胸骨，そしていくつかの頭蓋骨が典型的な扁平骨である．頭蓋骨では，内板と外板の皮質骨層を分ける海綿骨成分を板間層（diploe）と呼ぶ（図 2-10）．

短骨はすべての次元でその大きさがほぼ同じという形態をもつ（図 2-11）．短骨は内部に海綿骨と骨髄があり，薄い皮質骨で覆われている．手根骨と足根骨は短骨である．

多くの骨が厳密にはこの形態学的分類に当てはまらず，それらは不規則骨に分類される（例：椎骨）（図 2-12）．

不規則骨の中で肋骨などいくつかの骨は扁平骨や長骨と表現されたり，他の名称が用いられたりする．

いわゆる種子骨と呼ばれる骨があり，これは腱の内部に存在する短骨である（図 2-13）．多くの研究者は膝蓋骨を種子骨とみなしている（図 2-7）．

頭蓋骨の中には，内部に空洞（洞構造）を有しているものがあり，含気骨と呼ばれる（図 2-14）．この空洞はそこに沈着していた骨鉱質（ミネラル）が吸収されることで形成される．

■ 骨外面の特徴

多くの骨は骨外面に，さまざまな特徴をもっている．粗雑な表面（rough area），隆起（eminence），粗面（筋付着のための骨の隆起）（tuberosity），結節（tubercle），線（line），稜（crest）などである．これらの領域は通常，靱帯，腱，筋肉の付着部となっている．

隆起部分の多くは発生学的に定められてはいるが，骨は動的な組織として反応し適応する能力をもっており，隆起部分は骨に作用する張力や圧迫力に従って発達を続ける．骨に筋力が作用しないような場合には，粗面は形成されることなく，平滑なままとなる．

同様に，骨は管腔（channel），（開放された）溝（groove），（閉鎖した）導管（conduit），窩（fossa），穴（hole）などの空

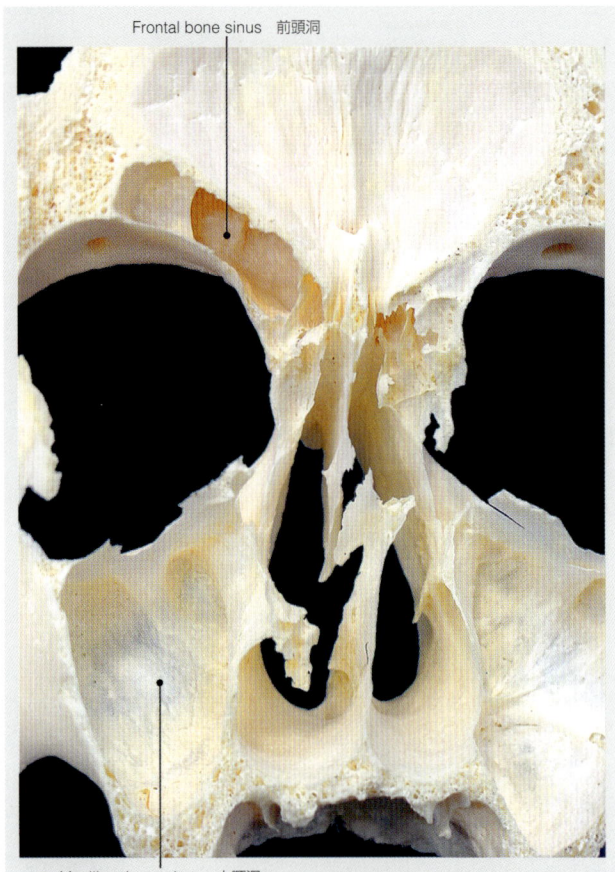

図 2-14 頭蓋骨．含気骨で形成される洞構造がある．この図は頭蓋骨の前頭断面を示す．

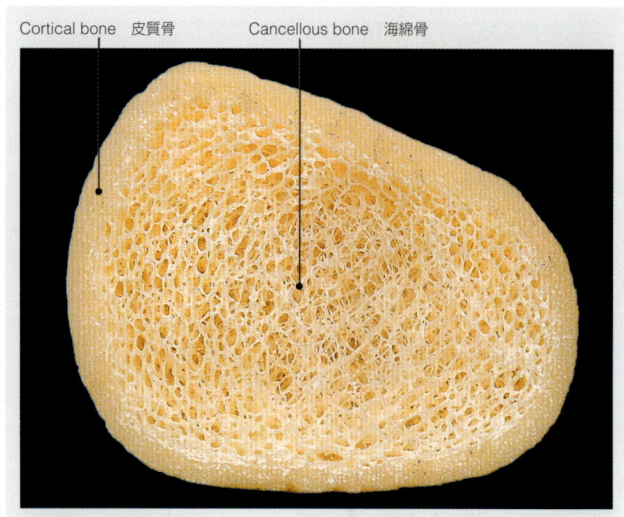

図 2-15 骨端部に近い長管骨の横断面

間や陥凹する構造をもつ．これらの特徴は通常，筋肉の起始部（fossa）であったり，他の解剖学的構造の通路となったりしている．さらに，いろいろな面，縁，角がさまざまな骨を形作り特徴づけている．

■ 骨内部の特徴

骨基質はおおよそ25％の水分，25％の蛋白質，そして50％の骨鉱質（ミネラル）から構成されている．

骨には，他の細胞に変換していく骨前駆（骨原性）細胞（osteoprogenitor cell），骨基質の有機成分の合成に関わる骨芽細胞（osteoblast），骨芽細胞由来の成熟した細胞である骨細胞（osteocyte），そして骨の分解と吸収に関わる破骨細胞（osteoclast）という4種類の主要な細胞がある．これらすべての細胞によって，骨は生きた組織としての動的な特徴をもち，分解と再生を繰り返している．

皮質骨は，骨膜の下にあり骨の外層を形成している（図2-8, 2-15）．皮質骨はHavers管，Volkmann管，そして他の小さな管腔を除いては介在する空間のない緻密な層で構成されている．緻密骨という用語は主に長骨の骨幹のようなかなりしっかりとした厚みのある領域に対して用いられる．

海綿骨は骨梁によって形成された組織が特徴で，骨髄で満たされている空間を伴う（図2-8, 2-15）．海綿骨は扁平骨，短骨の大部分を構成し，長骨では骨端を構成する．骨梁の構造と構成は応力線に一致している．1892年，Wolffは大腿骨頸部の骨梁構造を分析しWolffの法則を提唱した．この法則によれば，骨の密度と成長は荷重のかかる領域ではより大きく，荷重は上述した骨の粗な面や隆起の形成にも関与している．

網状骨は海綿骨と類似しているが，空隙はより大きく，主に長骨の骨幹に存在する．骨幹の中央では網状骨は消失する傾向がある（図2-8）．

皮質骨の実質では空隙率が30％を超えることが稀であるのに対して，海綿骨の実質では50～90％の幅がある．

■ 骨の血流

血管はさまざまな経路で骨に進入する（図2-16）．以下のような動脈が長骨に進入している．

- 栄養血管：どの骨も1つかそれ以上の栄養血管を有する．栄養血管は，栄養孔を通じて骨幹で緻密骨に進入し（図2-6），骨内で骨幹端まで長軸方向への枝に分かれ，骨と骨髄とを灌流する．通常，栄養血管は近傍を走行する主要（な全身系）血管の分枝である．
- 骨膜枝は骨幹で皮質骨外側の1/3を灌流する．
- 骨幹端と骨端の血管は，豊富な関節周囲血管網から供給される（図2-17）．この血管は皮質骨を貫通し，骨髄のみならず長骨の端まで灌流している．

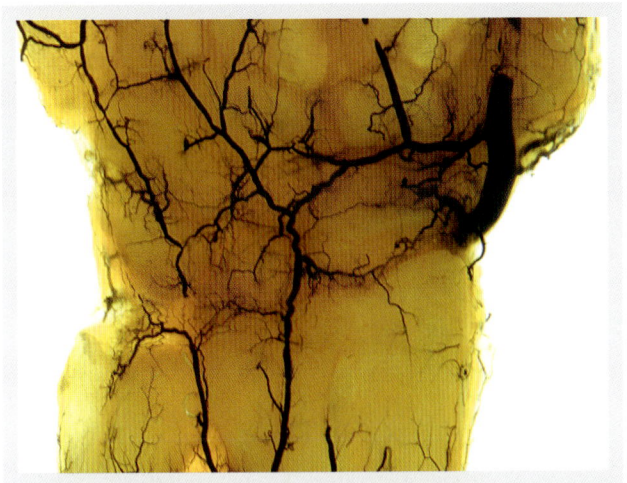

図 2-16 血管造影．手関節周囲骨に分布する複雑な血管網がみられる．

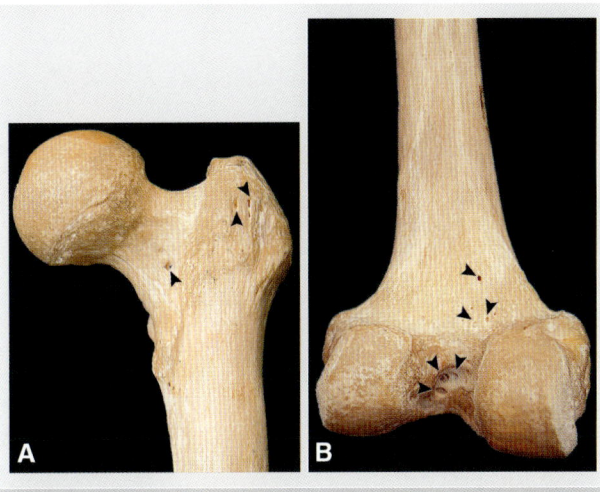

図 2-17 大腿骨の近位端（A）と遠位端（B）．矢頭は骨端と骨幹端の小栄養孔の位置を示す．

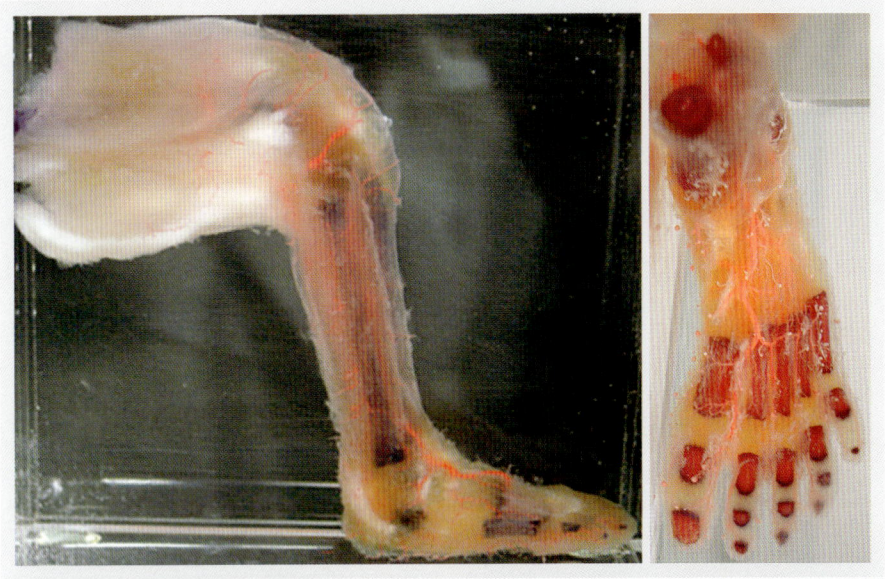

図 2-18 軟骨原基．胎児下肢（ヒト）では，主要な血管とともに（軟骨内骨化によって）将来骨になる軟骨原基がみられる．

骨からは，静脈とリンパ管が出ている．静脈の中には導出静脈として存在するものもあり，典型的なものは頭蓋骨でみられる．多くの血管は，特に骨膜において，感覚あるいは血管運動神経と伴走している．

■ 骨化

骨は原始的な間葉系組織から形成される．骨化様式には結合織内骨化と軟骨内骨化の2種類がある．

結合織内骨化は，骨の雛型となっている密な間葉系組織の直接的な骨化過程である．骨化は中心部から始まり，骨の周辺部分へと続いていく．

軟骨内骨化は間接的な骨化過程である（図 2-18）．原始的な間葉系組織の内部で分化した軟骨芽細胞が硝子軟骨と軟骨膜からなる原基を形成する．その骨幹中央で骨原性細胞が分化し，この細胞が骨芽細胞に転換，骨組織を産生し，そこに骨鉱質（ミネラル）が沈着する．こうしてできる一次骨化中心はボーンカラー（bone collar）と呼ばれ，骨膜や栄養血管とともにその後の成長に非常に重要な働きをする．骨化の二次中心は骨端にできる．二次骨化中心は成長軟骨板によって一次骨化中心から分離されているが，やがて癒合し，成人の骨では骨端線として残る．

Chapter 3 関節学
ARTHROLOGY

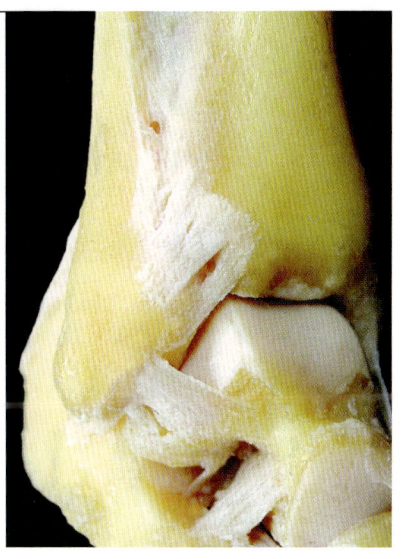

はじめに

連結(関節)は骨同士の連結に関わる要素の集合と定義される.さまざまな形の運動が連結部で生じ,これによって骨格は動的な構造となっている.連結(関節)は固有感覚において根本的な役割を果たす.

構造による連結の分類

■ 線維性

線維性連結では,連結部は線維性組織(結合組織)で形成される.この連結には,①縫合(sutures)(図3-1〜3-5),②釘植(gomphosis),歯が挿入される歯槽骨陥凹でみられる(図3-6),③靱帯結合(syndesmosis)(図3-7)の3種類がある.縫合には,鋸状(図3-2),鱗状(図3-3),直線状(図3-4),挟合(図3-5)の4種類がある.

■ 軟骨性

軟骨性連結では,連結部は軟骨で形成される.軟骨性連結には,2つの種類がある.①骨が線維軟骨結合する肋骨肋軟骨連結のような軟骨結合(synchondrosis)(図3-8)と②結合部が軟骨性円板で形成される線維軟骨結合(symphysis)(図3-9)である.

■ 滑膜性

滑膜性連結(関節)あるいは可動結合(diarthrosis)(図3-10)は古典的な関節である.滑膜性関節には関節面と関節軟骨から成る関節(articulation)と,関節包,関節腔,滑膜,靱帯から成る周囲組織との2種類の明確に異なる構造がある.

関節は関節面と関節軟骨から成る.軟骨は骨と骨との直接的な接触を防ぎ,関節の形を修飾する.軟骨は神経,血管を欠き,その機械的特性は固体と液体の間の性質を示す.

滑膜性関節の内圧はわずかに陰圧(吸引)であり,その牽

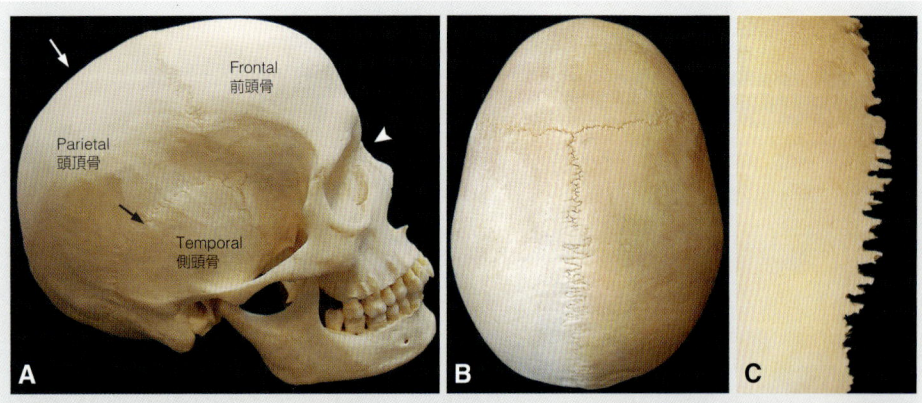

図 3-1　**A** 頭蓋骨，さまざまなタイプの縫合の位置を示す．白矢印は鋸(訳注原文は dentate)状縫合，黒矢印は鱗状縫合，矢頭は直線(訳注原文は flat)状縫合を示す．**B** 頭頂部の鋸状縫合．**C** 鋸状縫合の鋸．

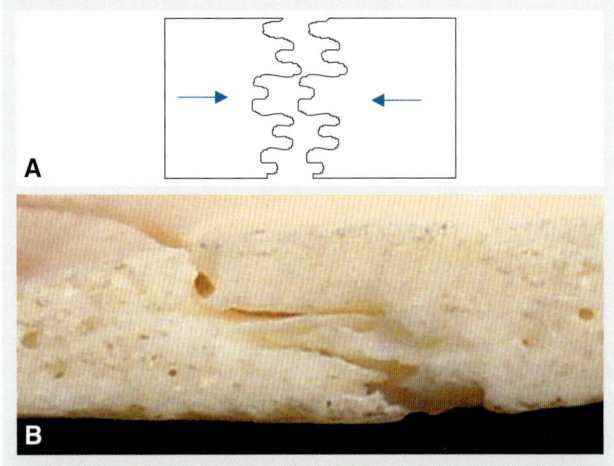

図 3-2　鋸状縫合の模式図（**A**）と拡大（**B**）．鋸同士が噛み合い，線維性組織に補強されて鋸状縫合を形成している．

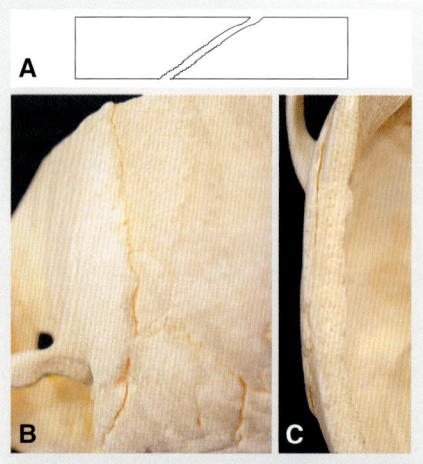

図 3-3　1 層が相手の層に覆い被さっている鱗状縫合の模式図（**A**）と拡大（**B**，**C**）．ここでは側頭骨が後頭骨を覆っている．

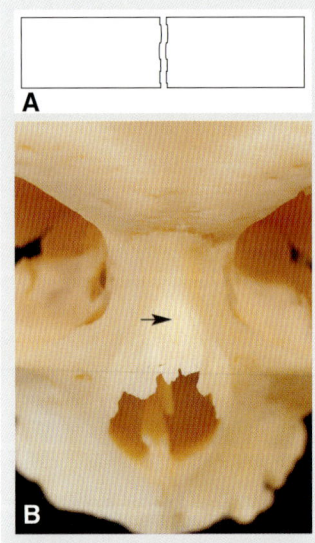

図 3-4　直線状縫合の模式図（**A**）と拡大（**B**）．鼻骨は比較的扁平で均一な表面をもつ鼻骨内縫合で結合している．

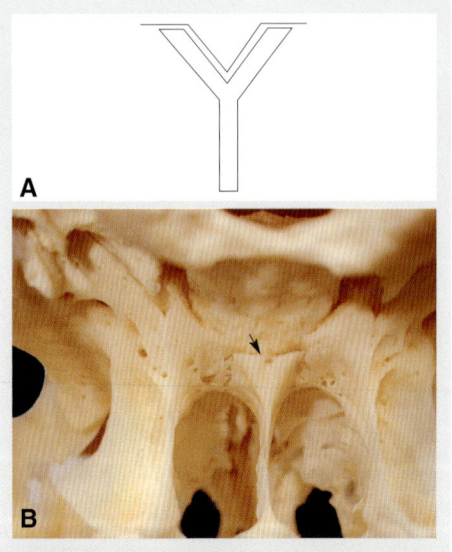

図 3-5　挟合の模式図（**A**）と拡大（**B**）．ここでは蝶形骨稜が鋤骨底の細長い穴にはまっている．

16　I　概論

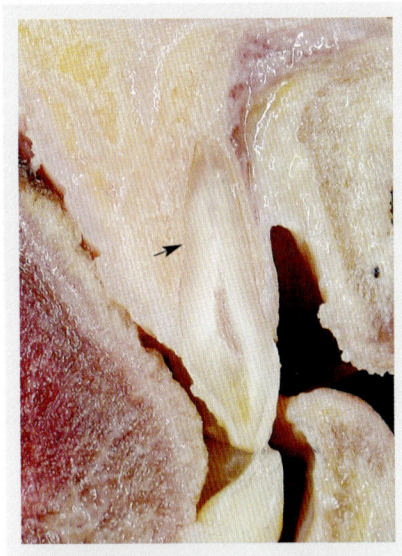

図 3-6 歯と歯槽骨陥凹との結合．釘植と呼ばれる．

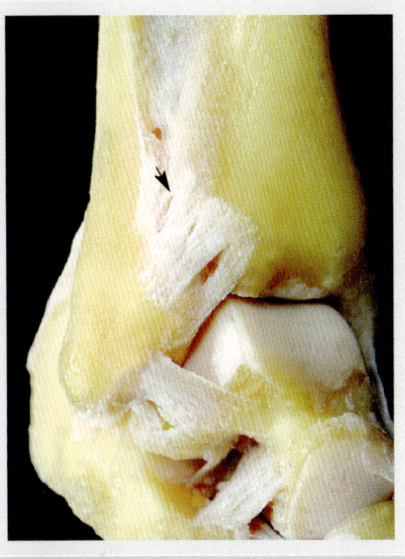

図 3-7 遠位脛腓関節は靱帯結合の一例である．

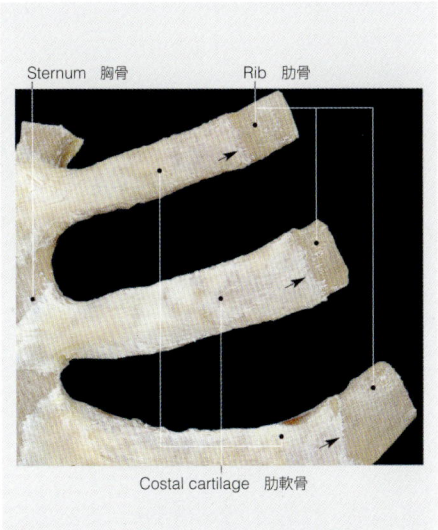

図 3-8 肋骨肋軟骨連結（矢印）と胸肋関節，すなわち胸骨肋軟骨連結

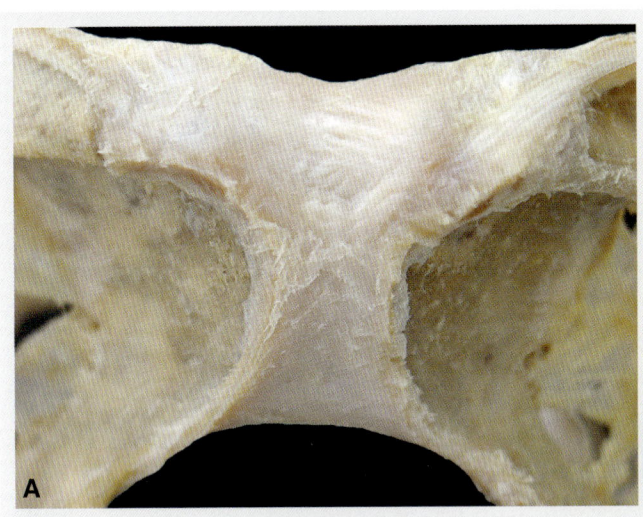

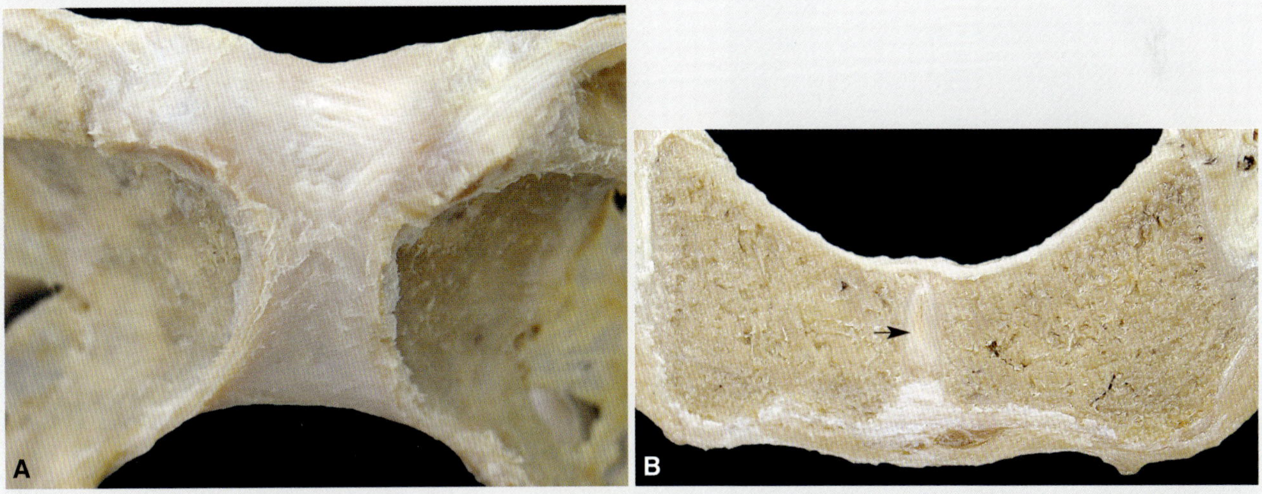

図 3-9 恥骨結合．**A** 正面像，**B** 水平断．矢印は恥骨間円板を示す．

引力によって脱臼が防がれている．関節包には関節運動に適応できるようにいくつかの場所に関節陥凹がみられる．

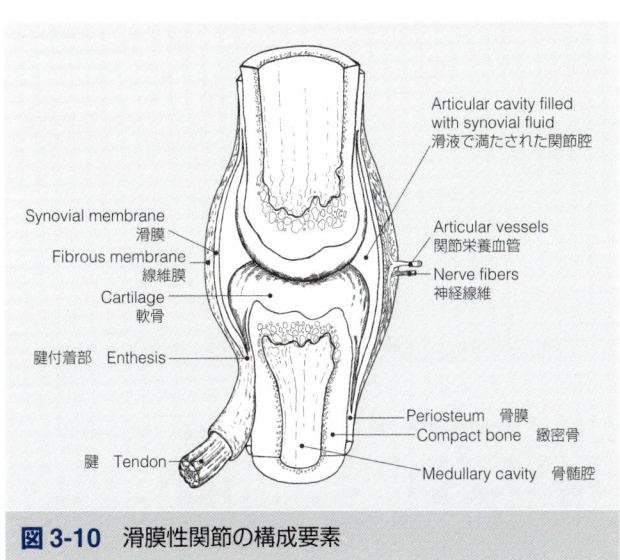

図 3-10 滑膜性関節の構成要素

3 関節学

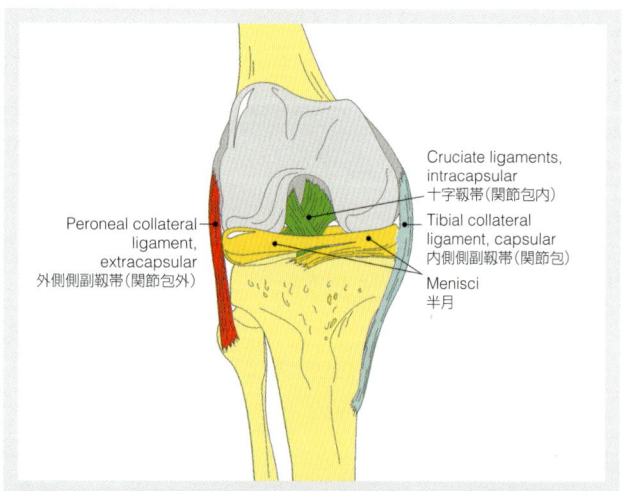

図 3-11　膝関節．関節包靱帯，関節包外靱帯，関節包内靱帯の 3 種類の靱帯がみられる関節の一例である．

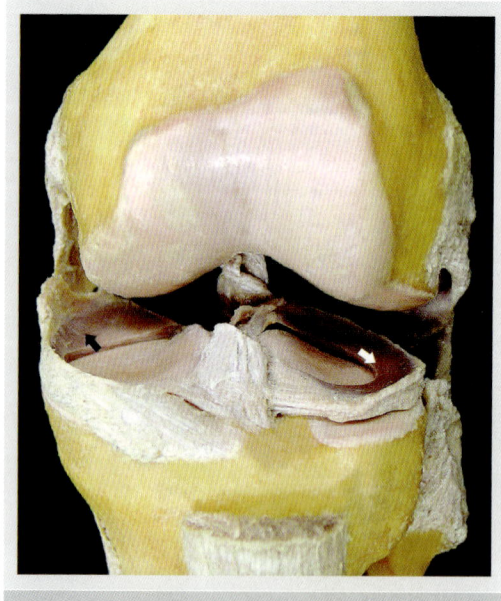

図 3-12　膝関節の正面像．関節を展開するために前十字靱帯と内外側側副靱帯は切離されている．矢印は半月を示す．

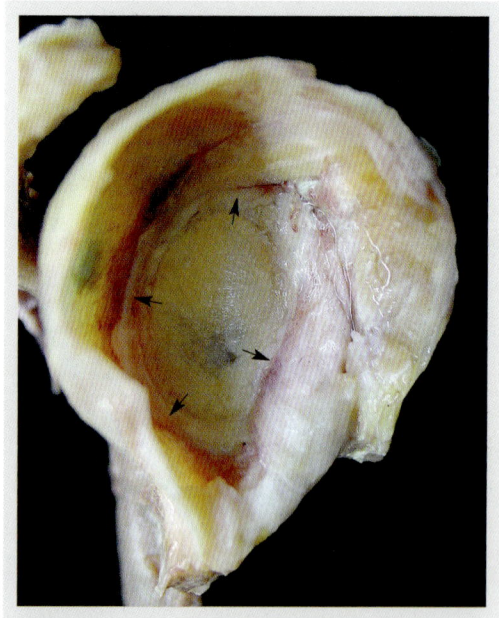

図 3-13　肩甲骨関節窩（矢印）の上腕骨頭に対する大きな関節唇を示す．

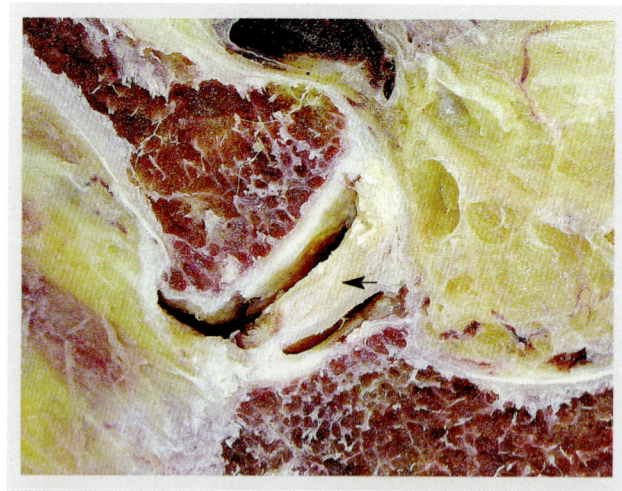

図 3-14　胸鎖関節円板によって完全に適合している関節面

靱帯

　靱帯は伸びに抵抗性で，ほとんど弾性がない．この構造物の目的は，骨間の関連を維持し，脱臼を防ぐことにある．靱帯は関節を損傷するような過剰な可動を制限し，関節を補強している．滑膜性関節では関節包靱帯，関節包外靱帯，関節包内靱帯の 3 種類の靱帯がみられる（図 3-11）．関節包靱帯は関節包の補強要素で，その多くは線維性関節包の肥厚である．関節包外靱帯は関節包から離れた外部にある．関節包内靱帯は，関節内かつ滑膜腔外（滑膜によって覆われている）にある．靱帯の起始と停止が隣接しているため，骨間靱帯と呼ばれるものもある．

関節線維性軟骨

　関節線維性軟骨は関節の適合性を増加させる．関節線維性軟骨には半月，関節唇そして関節円板が含まれる．関節半月は通常凹面で，三角形の断面をもっており，全関節腔を 2 分することはない（図 3-12）．関節唇は一方の関節面が他方の関節面を十分に包み込んでいない場合に，関節の

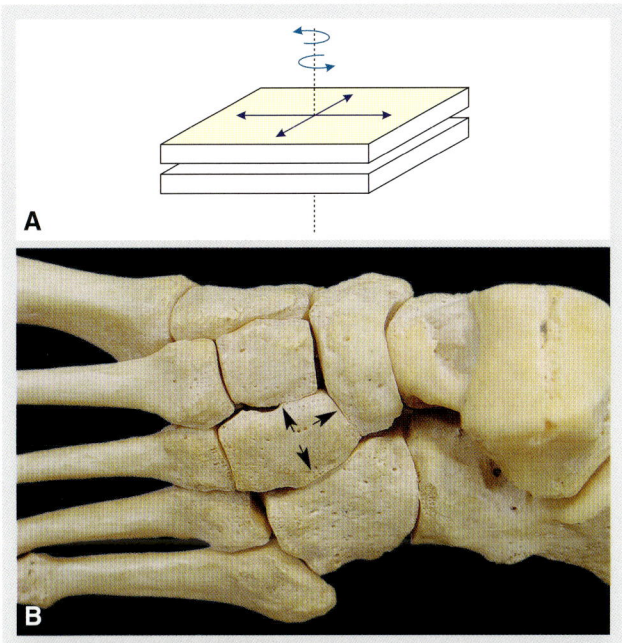

図3-15　A　平面関節の模式図，B　足根骨間関節（矢印）は平面関節の一例である．

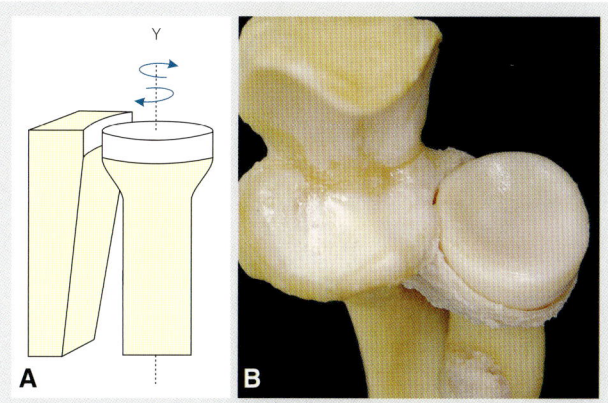

図3-16　A　車軸関節の模式図，B　近位橈尺関節は車軸関節である．

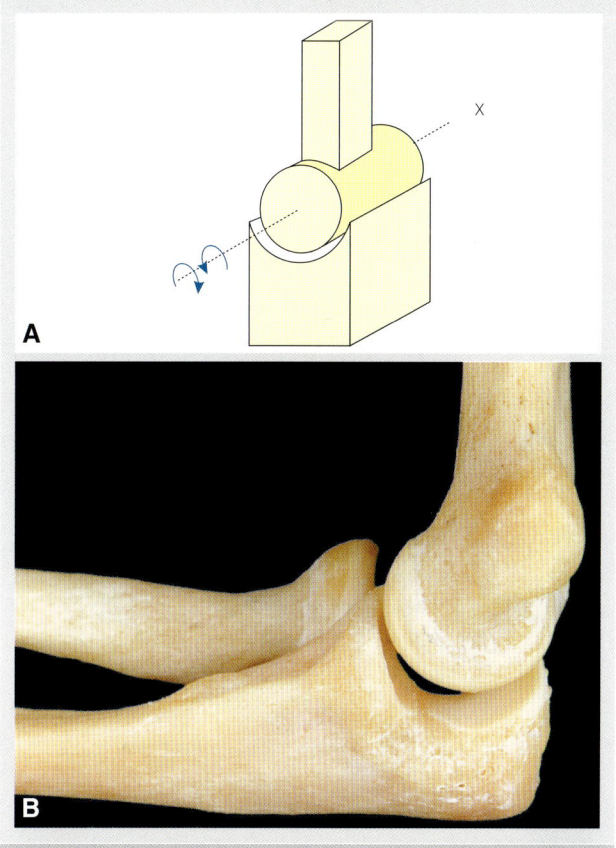

図3-17　A　滑車関節の模式図，B　腕尺関節は滑車関節である．

くぼみを広げる働きがある（図3-13）．関節円板は2つの関節面を完全に分ける一種の線維性軟骨であり，滑膜腔を2つの空間に分けることもある（図3-14）．円板も半月も可動性のある関節面で，関節の表面を増し，関節圧の分布をより適切にする働きがある．両者とも血行がないため，変性が生じやすい．

機能による連結の分類

連結は許容される可動のタイプによっても分類することができる．不動結合（synarthrosis），半関節（amphiarthrosis），可動結合（滑膜関節）〔diarthrosis（synovial joint）〕の3種類がある．

不動結合は間葉系組織で形成され，可動性がない．この連結には関節腔も関節包もない．間葉系組織がどのように発達するかによって，異なった種類があり，これらは線維性と骨性である．

半関節は不動結合と可動結合の中間の性質をもつ．このタイプの関節には小さな関節腔があり，最小限の可動性がある．この関節には関節包はない．衝撃を受けると，それを緩衝する働きがある．軟骨性関節は半関節である．

可動結合は，滑膜性関節である．この関節には可動性があり，可動性が0，1，2，3次元かによって分類できる．

滑膜性関節の種類

■ **無軸関節**（可動性が0次元のもの）

平面関節（flat joint, arthrodia）には運動の軸がない（図3-15）．この関節はあらゆる方向に滑り運動（sliding motion）をする．

3　関節学　19

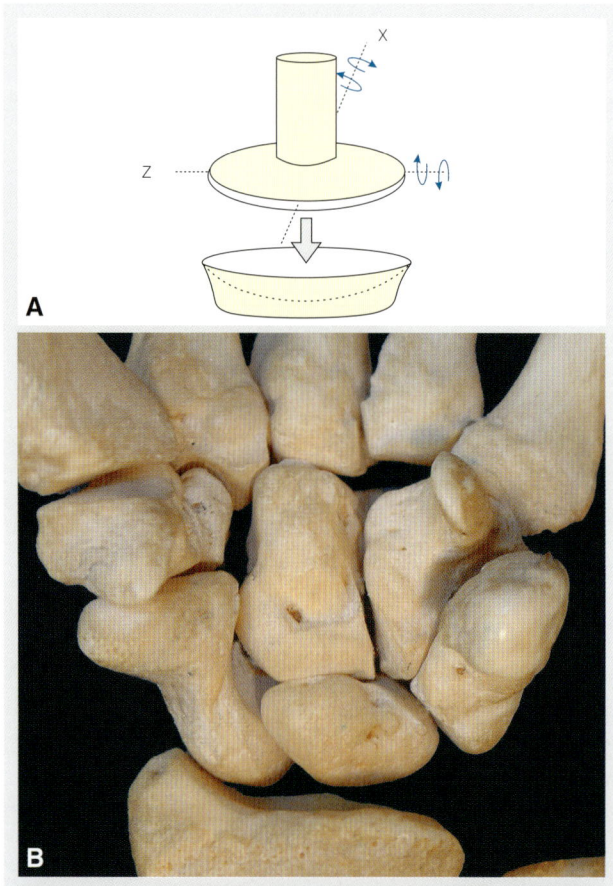

図 3-18　A　顆状関節の模式図，B　橈骨手根関節は顆状関節の例である．

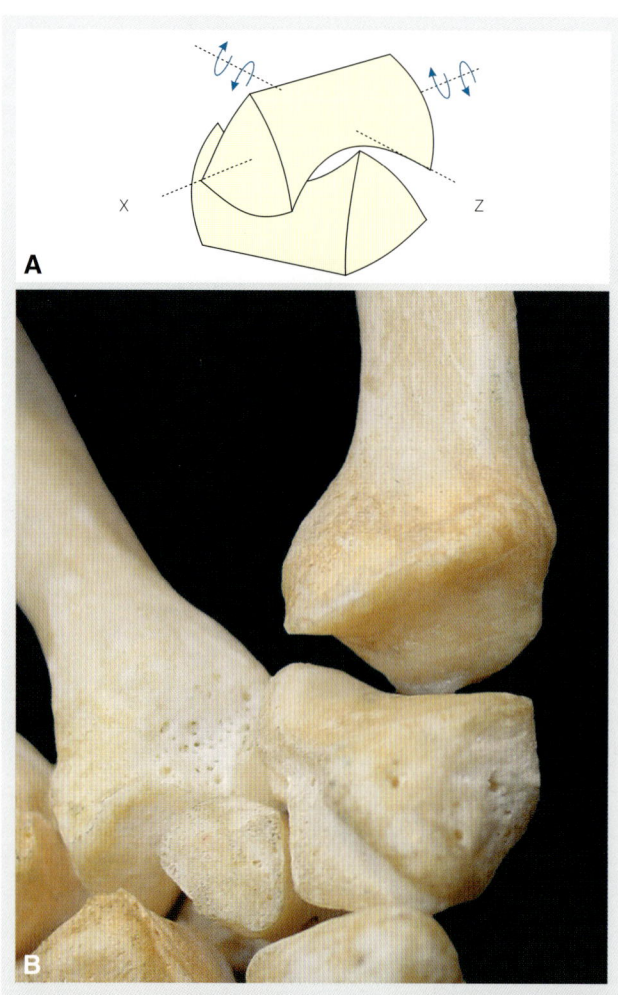

図 3-19　A　鞍関節の模式図，B　大菱形中手関節は鞍関節である．

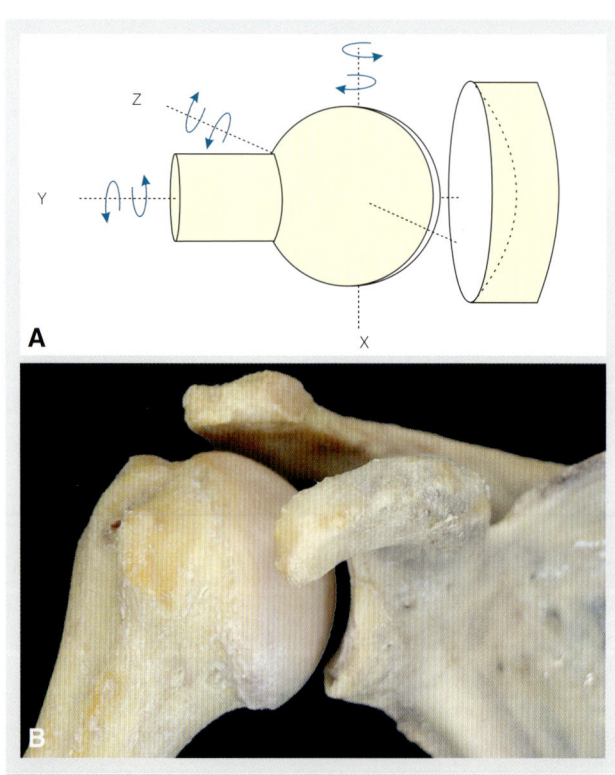

図 3-20　A　球関節の模式図，B　肩関節は球関節である．

■ **単軸関節**（可動性が1次元のもの）

円柱関節（cylindrical joint）は単軸性，すなわち，1つの軸に沿った運動をする．この関節には回旋が可能な車軸関節（trochoid joint）と，屈曲と伸展が可能な滑車関節（trochlea），蝶番関節（ginglymus）が含まれる（図 3-16，3-17）．

■ **二軸関節**（可動性が2次元のもの）

二軸関節には屈曲，伸展，外転，内転が可能な顆状関節（condylar joint），すなわち楕円関節（ellipsoidal joint），それに鞍関節（saddle joint）が含まれる（図 3-18，3-19）．

■ **三軸関節**（可動性が3次元のもの）

三軸関節は3つの面における運動が可能である．球関節（spherical joint, enarthrosis）は三軸性の関節で，屈曲，伸展，回旋，外転，内転の運動が可能である（図 3-20）．

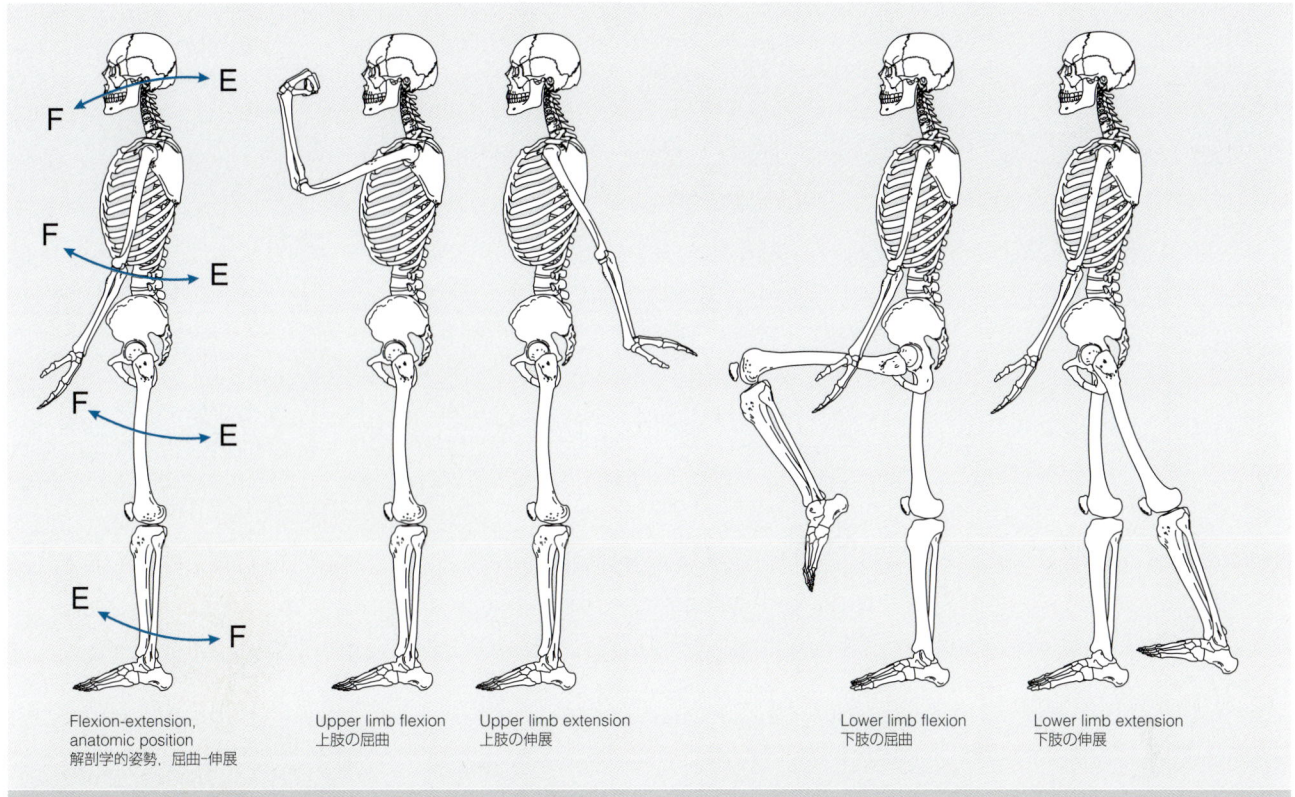

図 3-21 四肢の屈曲・伸展運動. F：屈曲, E：伸展.

血流と神経支配

　血流は関節周囲の動脈, 静脈そしてリンパ管のネットワークによって供給される. 通常, 近傍の主要な血管から分枝し, 骨の末梢に到達する (骨端血管).

　関節の神経には機械的受容器に豊富に存在する感覚線維と, 関節包や靱帯に存在する自由神経終末がある. Hiltonの法則によると, 関節はその関節に作用する筋肉と同一の神経によって支配される.

滑膜関節の運動

　滑膜関節は, 滑り, 角運動, 回旋, 複合運動, そして特定の関節における特別な運動などのさまざまなタイプの運動を行う.

■ 滑り (sliding)

　滑りは関節面が相手の関節面上を滑ることで生じる. 多くの場合, 関節面は平面 (flat) である.

■ 角運動 (angular movement)

■ 横軸

　横軸では3種類の関節運動が起こる (図 3-21).

　1つめのタイプは屈曲 (flexion, anteversion) である. 屈曲は骨と骨の成す角が減少することを意味する. 足関節においては底屈 (plantar flexion) という用語が爪先立ちをする運動の表現に用いられる.

　2つめのタイプは伸展 (extension) であり, これは骨と骨の成す角が増加することを意味する. 足関節の背屈 (dorsiflexion) という用語は, 足背部が下腿に近づく運動の表現に用いられ, これは伸展に対応する. 足部の背屈は骨と骨の成す角が減少することから, 足部の屈曲に対応するという人もいる. この考え方は運動の生理学的あるいは運動学的な定義によっている. 実際には, 足底面は発生学的に手掌面に相当しており, 成人でみられるような位置となるのは胎児の発生に伴って回旋が生じるからである. この回旋のために足部の背屈を起こす伸筋群が下腿の前方部分に位置し, 足部の底屈を起こす屈筋群が下腿の後方部分に位置することになる. 解剖学的定義と生理学的定義が異なるのは, この回旋が原因である.

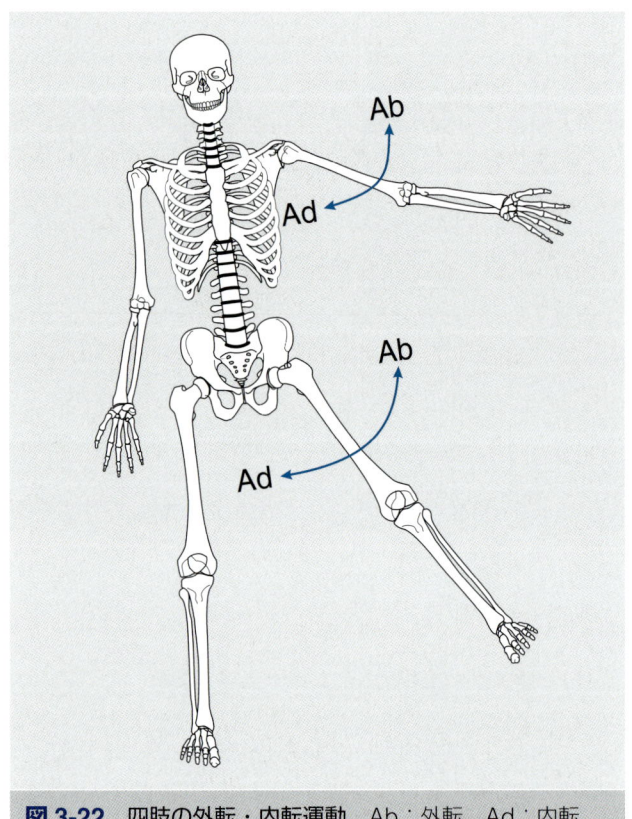

図 3-22　四肢の外転・内転運動．Ab：外転，Ad：内転．

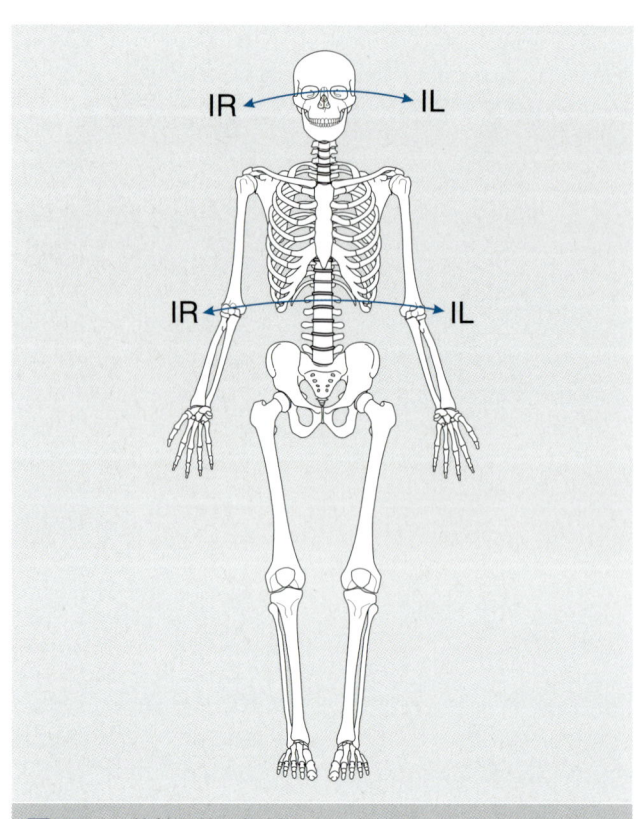

図 3-24　体軸骨格の傾斜．IR：右傾斜，IL：左傾斜．

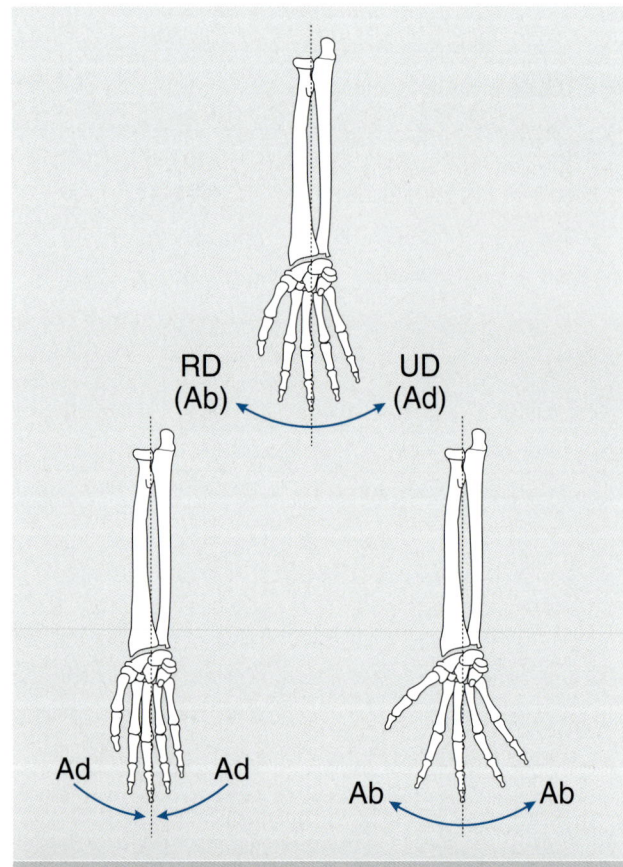

図 3-23　手部の橈側偏位・尺側偏位と外転・内転．
RD：橈側偏位，UD：尺側偏位，Ab：外転，Ad：内転．

最後のタイプは，解剖学的姿勢を超えて関節の角度を増加させる過伸展（hyperextension）で，これも横軸で生じる．

■ 矢状軸

矢状軸では外転（abduction），内転（adduction），傾斜（inclination）の3種類の関節運動が起こる（図 3-22〜3-24）．外転は身体の部分が正中線から離れる運動である．手部では正中線は中指列を通る線と定義される．この線を基準として，手関節外転は橈側偏位（radial deviation）に相当し，手指の外転は手指の間を開くこととなる．逆に内転は身体の部分を正中線に近づける運動である．手の正中線からみた手関節の内転は尺側偏位（ulnar deviation）と呼ばれ，手指の内転は手指を揃える動きとなる．矢状軸運動の3つめは体幹の側方運動を表現する傾斜である．

■ 回旋（rotation）

骨の長軸周囲で生じる外側あるいは内側への運動は回旋と呼ばれる（図 3-25）．ある面の筋が同側へ回旋するとき，この回旋を同側回旋（ipsilateral）と呼び，反対側に回旋するとき対側回旋（contralateral）と呼ぶ．

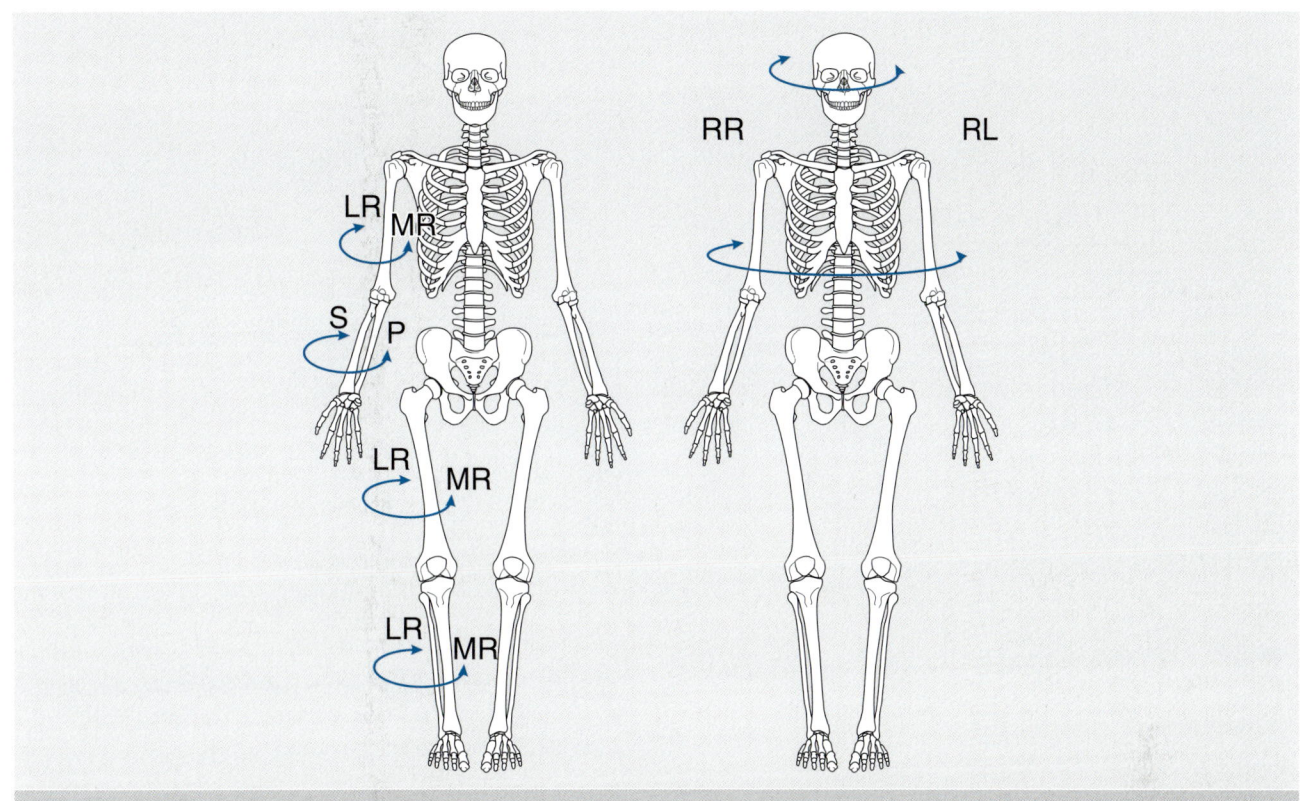

図 3-25 軸骨格と付属肢骨格の回旋運動．LR：外旋，MR：内旋，S：回外，P：回内，RR：右回旋，RL：左回旋．

■ **複合運動**（combined movement）

楕円運動（ellipsoidal movement）を生じるような複合運動は分回し運動（circumduction，描円）と呼ばれる．分回し運動は，二軸関節あるいは三軸関節でのみ生じ，そこでは可能なすべての関節運動が統合される．

■ **特定の関節あるいは関節複合体における特別な運動**

- **内がえし**（inversion）：足底面を対側の向かい合わせに位置させる運動である．この運動は足部の底屈，内転，回外の組み合わせである．
- **外がえし**（eversion）：足底面を外側に向ける運動である．この運動は足部の背屈，外転，回内の組み合わせである．
- **前方移動**（antepulsion）：身体部分の腹側への運動である（図 3-26）．
- **後方移動**（retropulsion）：身体部分の背側への運動である（図 3-26）．

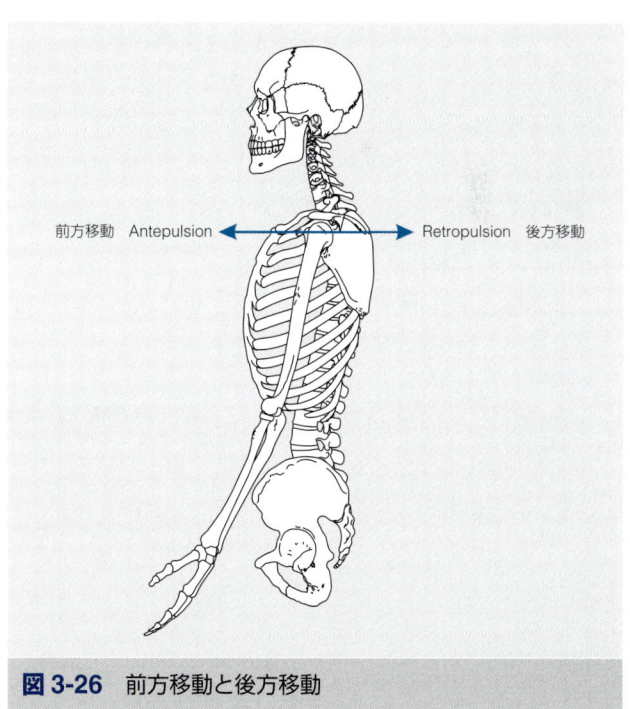

図 3-26 前方移動と後方移動

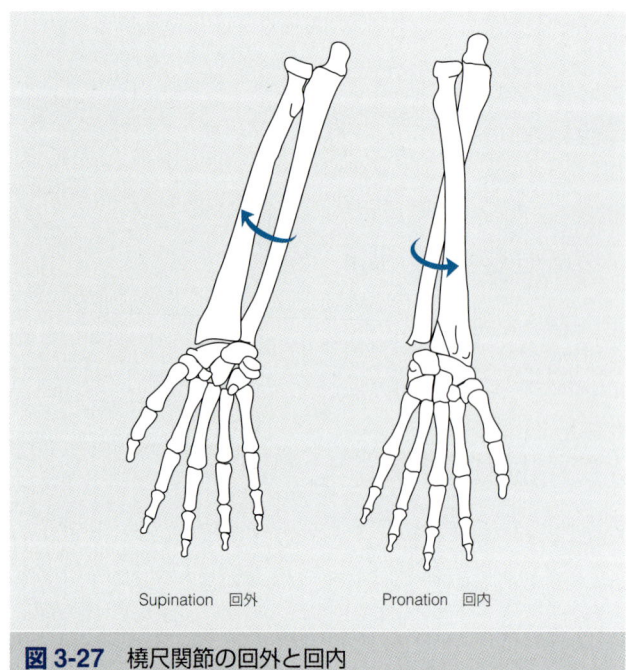

図 3-27　橈尺関節の回外と回内

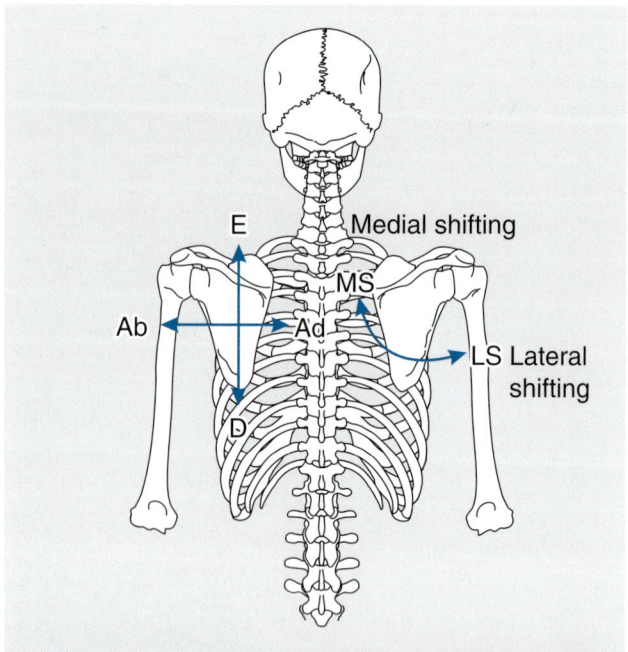

図 3-28　肩甲骨の運動．Ab：外転，Ad：内転，E：挙上，D：引き下げ，MS(medial shifting)：内側移動，LS(lateral shifting)：外側移動．

- 回外（supination）：手掌を前方に向ける前腕の運動であり，外旋（lateral rotation）と同一である（図 3-27）．
- 回内（pronation）：手掌を後方に向ける前腕の運動であり，内旋（medial rotation）と同一である（図 3-27）．
- 挙上（elevation）：身体部分の頭側への運動である（図 3-28）．
- 引き下げ，下制（depression, descent）：身体部分の尾側への運動である（図 3-28）．
- 対立（opposition）：身体部分を向かい合わせにする運動である．
- 滑走（gliding）：矢状面における，胸郭に対する肩甲骨の回旋運動である．

関節の可動域

　関節可動域は，関節面の形態，関節複合体の靱帯や関節包の弾性といった前述した解剖学的要素によって決定される．関節可動域は，運動を起こすことのできる筋の存在のみならず，運動に抵抗する筋緊張といった生理学的要素にも依存する．したがって，関節可動域の解剖学的限界は（外力による）他動運動で観察されるのに対して，生理学的限界は自動運動で観察される．

Chapter 4 筋学
MYOLOGY

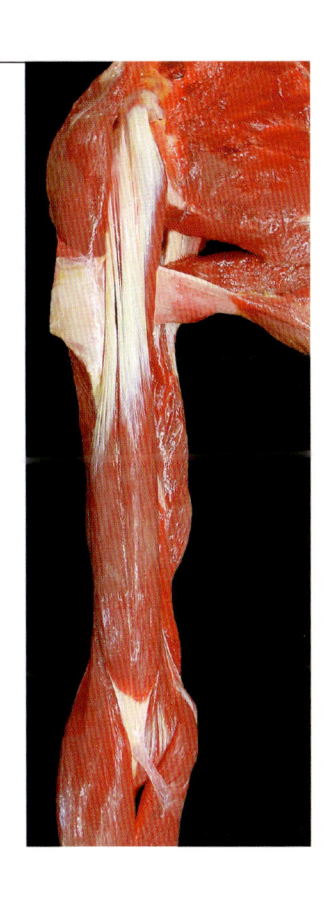

はじめに

筋学(myology；ラテン語"myo"は筋，"logos"は学を示す)は筋と関連組織(腱，筋膜など)について研究する解剖学の一分野である．

筋は平滑筋，心筋，骨格筋の3種類から成る．平滑筋は不随意筋である．消化器系の平滑筋が一例で，これは消化管の蠕動運動を行っている．他の2種類は心筋と骨格筋で，これらは横紋筋であって，顕微鏡視下で筋線維に横紋が観察される．心筋は心臓でみられ，不随意に収縮し，心臓を鼓動させる自発的興奮という特徴がある．本書では，骨格筋について述べる．骨格筋は横紋筋で，反射性に収縮もするが，随意筋であり，筋トーヌスがある．

骨格筋の主な機能は以下のとおりである．
- **姿勢の維持**：筋トーヌスと筋収縮によって，立位などの与えられた姿勢が維持される．
- **運動**：筋収縮により筋が短縮し，筋付着部を牽引することで関節を介した運動を生み出す．
- **体温発生**：筋収縮は熱も産生する．例えば身体の震え(戦慄)は体温を上昇させる．

筋は，骨と筋膜で包まれた筋区画(コンパートメント)の中に系統的に組織化されている(**図 4-1**)．構造的な見地からみると，筋線維すなわち筋細胞は筋線維束を構成し，これらがさらに集合して筋肉を形作っている．筋を覆う筋膜の各層は，筋内膜(endomysium)(筋線維周囲)，筋周膜(perimysium)(筋線維束周囲)，筋上膜(epimysium)(筋周囲)と呼ばれる．本書の主題である肉眼解剖学では筋上膜と，区画を構成する筋膜について述べる．

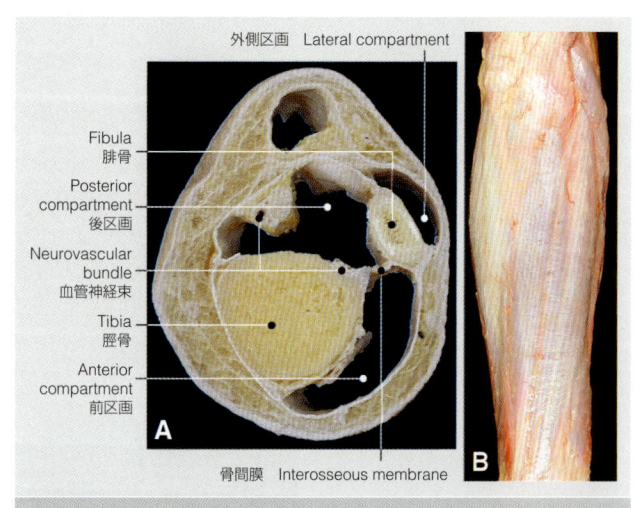

図 4-1 区画(コンパートメント)と筋膜．**A** 筋除去後の下腿の横断面．筋膜が形づくる区画は空いている，**B** 前腕の筋膜．

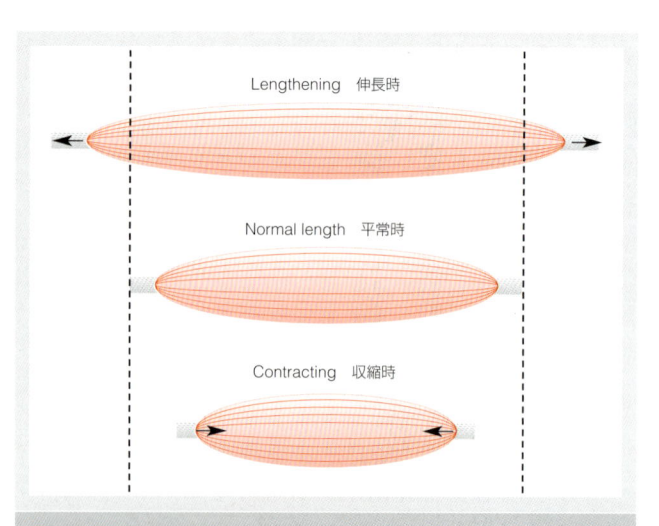

図 4-2 骨格筋の特性．筋には粘弾性があり，伸長や収縮の後に通常の長さに戻る能力がある．筋収縮に伴って筋腹は太くなる．

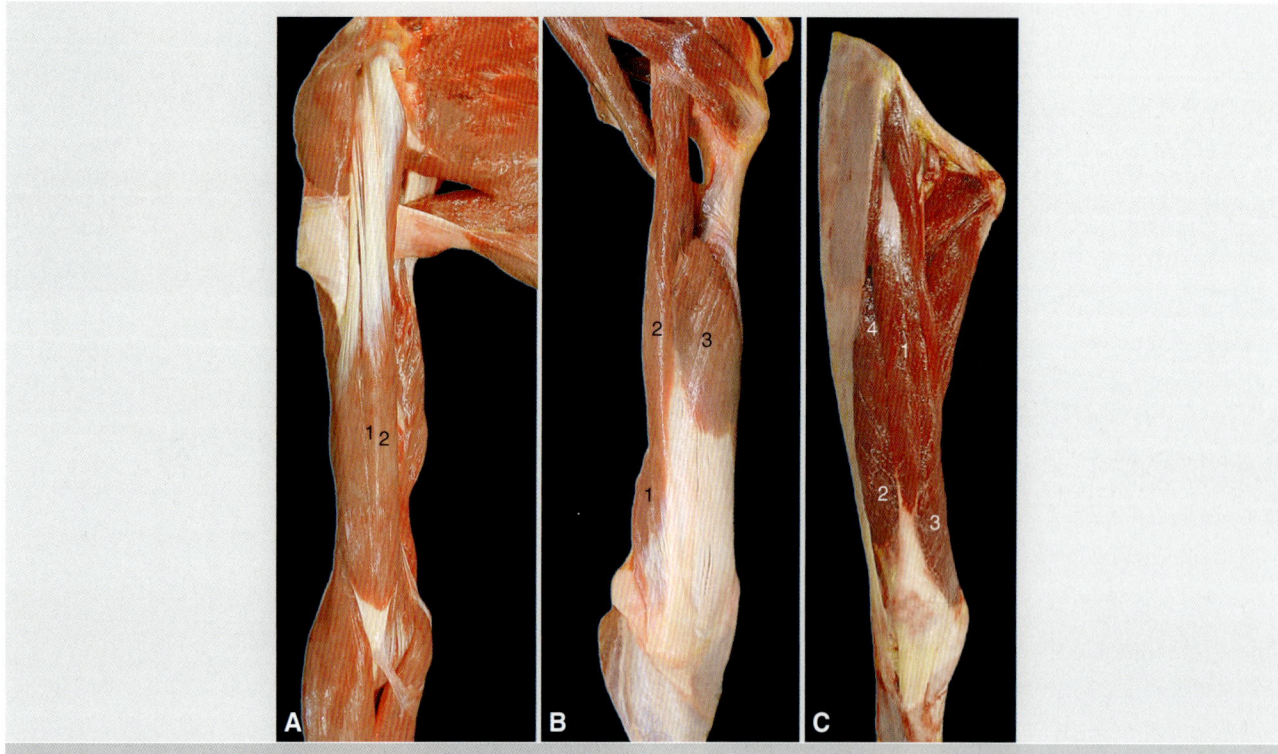

図 4-3 複数頭をもつ筋の例．番号が付加されている．
A 上腕二頭筋(二頭)，**B** 上腕三頭筋(三頭)，**C** 大腿四頭筋(四頭)．4つめの頭は大腿直筋(1)の深部にある．

骨格筋線維には以下のような特性がある(**図4-2**)．
- 興奮性(excitability)：神経伝達物質であるアセチルコリンのような何らかの刺激に反応して活動電位を生じる能力．
- 収縮性(contractility)：興奮性の刺激に反応し，短縮し，張力を生み出す能力．
- 伸張性(extensibility)：損傷を受けることなく伸長する能力．
- 弾性(elasticity)：収縮や伸長の後，元の長さに戻る能力．

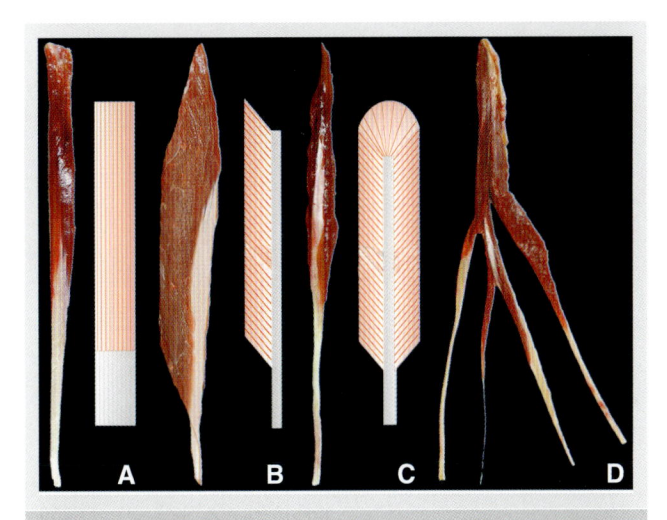

図4-4 単尾筋（monocaudate）における筋線維の配列と多尾筋（polycaudate）．**A** 紡錘状配列，**B** 半羽状配列，**C** 羽状配列．A，B，C は単尾筋で，D は多尾筋である．

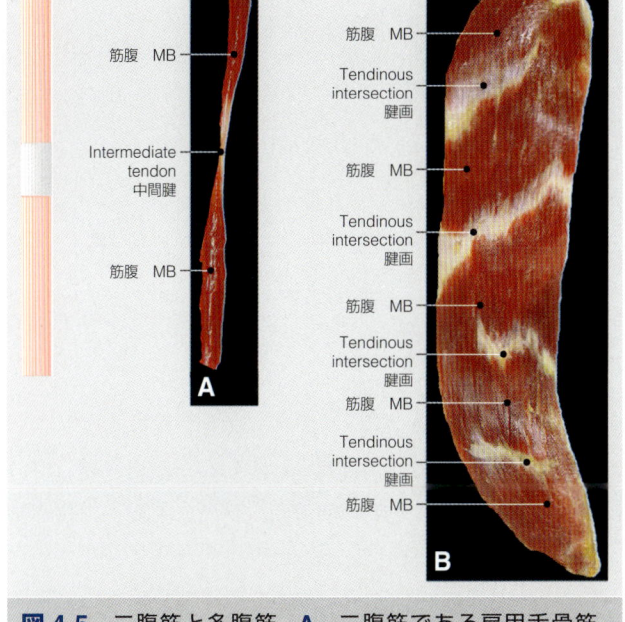

図4-5 二腹筋と多腹筋．**A** 二腹筋である肩甲舌骨筋，**B** 多腹筋である腹直筋．MB：muscle belly

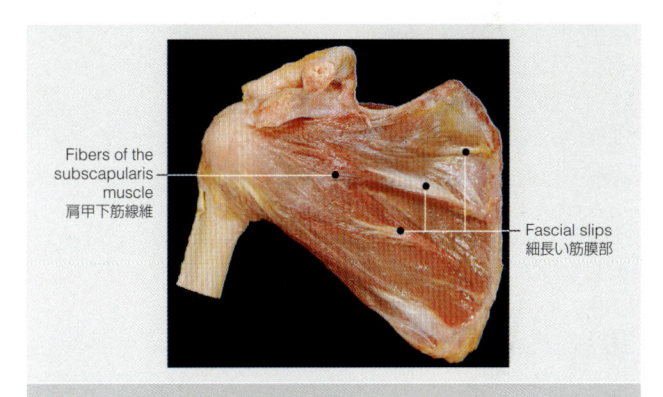

図4-6 多羽状である肩甲下筋

解剖学的分類系

筋は筋腹数や筋線維の配列といったさまざまな特性によって分類することができる．

以下にいくつかの分類系について簡単に述べる．

■ 筋腹と腱

筋は，全体としての筋を形成する頭の数で分類される．最も多いのは，筋腹数が2つないしそれ以上ある場合で，二頭筋（biceps：" 2 "を表す"bi"と"頭"を表す"ceps"），三頭筋（triceps），四頭筋（quadriceps）などのように，その筋腹数で呼ばれる（図4-3）．各々の頭は独立した起始をもち，これらが融合して共通の停止腱を形成する．

筋は停止腱の数によっても，単尾筋（monocaudate, one terminal tendon）あるいは多尾筋（polycaudate, more than one terminal tendon）に分類される（図4-4）．

筋腹は収縮性の組織の部分で非腱性の部分である．多くの筋は単一の筋腹をもち，筋腹は通常中央に位置している．2つの筋腹をもつ筋もあり，これらの筋腹は中間腱によって分けられ，二腹筋（digastric muscle, two bellies）と呼ばれる（図4-5A）．例として下顎の顎二腹筋や肩甲舌骨筋がある．腹直筋のように，腱画によって分けられる複数の筋腹をもつ筋は多腹筋（polygastric muscles）と呼ばれる（図4-5B）．

■ 筋線維の配列

生物力学的には，筋力は線維数によって決定される．筋は腱に移行するため，その筋線維数は付着できる腱の幅に依存する．細長い形態をもつ筋は紡錘状筋（fusiform muscle, spindle form muscle）と呼ばれる（図4-4A）．半羽状筋（semipennate muscle, semi-feather-shaped muscle）は片側に筋線維が付着する長い腱があり，より数多い筋線維が付着する（図4-4B）．羽状筋（pennate muscle）は腱の両側に筋線維が付着しており，限られた空間においても非常に大きな力を発揮する（図4-4C）．多羽状筋（multipennate muscle）は羽状筋の一型である（図4-6）．

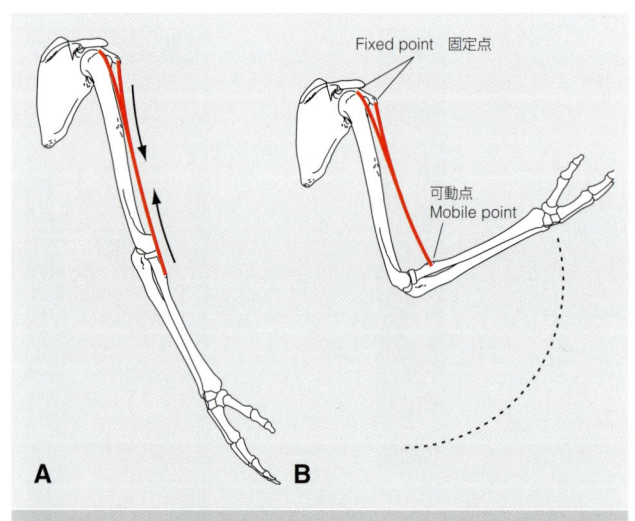

図 4-7 上腕二頭筋が収縮(矢印)すると肘関節が屈曲する(**A**)．通常，近位の起始部は固定点，遠位の停止部は可動点として作用する(**B**)．

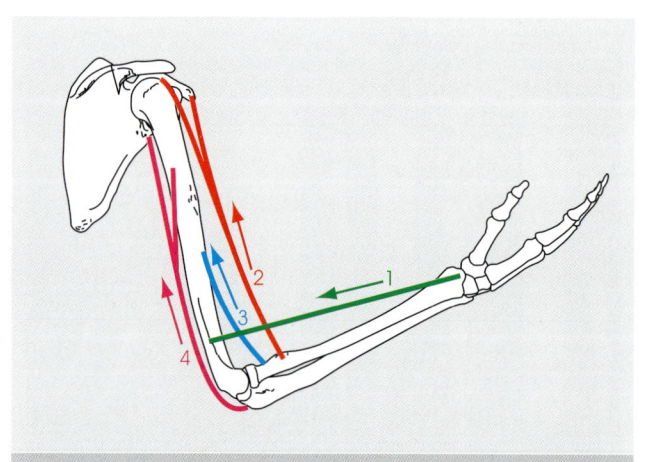

図 4-8 筋肉の機能．上腕二頭筋(2)と上腕筋(3)は類似した機能をもち，肘関節屈曲の動筋とみなされる．腕橈骨筋(1)は肘屈曲に関しては大きな役割を果たしていないが，肘関節の安定に寄与している．上腕三頭筋(4)は肘伸展という反対の機能をもち，拮抗筋とみなされる．

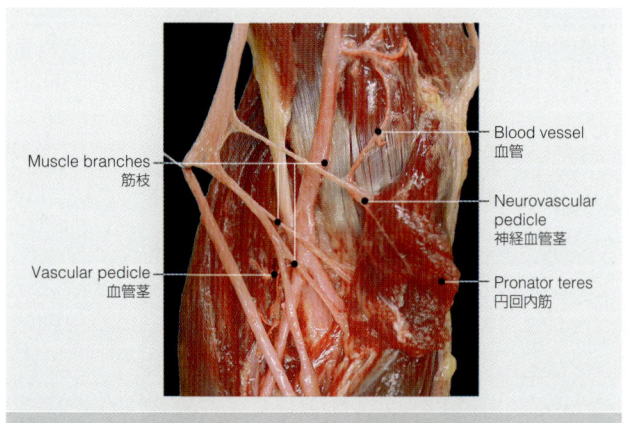

図 4-9 肘関節部の血管および神経血管茎を示す．

筋の機能

筋収縮は Chapter 3 で述べた身体運動に関与している．機能的には，筋は2つの付着部を近接させることで，その通過する関節に作用を及ぼす．通常，固定点と可動点がある(**図 4-7**)．

そのうえ，個々の運動は単一筋の活動によるものではなく，複数筋の協調した運動プログラムによるものである．1つの運動を行うためには，その近くだけでなく遠くに位置する両方の筋の協調が必要で，これによって最終的に滑らかな運動が可能となる．

同一の運動に関与する筋群を動筋(agonist；ギリシャ語の"戦士"由来)という(**図 4-8**)．通常，動筋の1つが主動筋として働き，これが主にその運動に関与する．拮抗筋(antagonist；ギリシャ語の"ライバル"由来)は動筋に対し反対に作用する．さらに，他の筋が，関節のスタビライザーとして別の部位での運動が起こるようにある部位を不動化したり，あるいは共動的に運動を補助したりする．

身体所見をとる際は，調べたい筋が主動筋となるような運動を患者に実施させ，できるだけ他の動筋と分離させながら神経筋機能を評価する．筋力は患者に抵抗に抗するように筋収縮をさせることによって評価する．

血行と神経支配

筋の血行と神経支配は，筋に沿って規則的に広がっている神経血管茎によって供給される(**図 4-9**)．この神経血管茎には血管，神経，またはその両者が含まれる．

血管と神経は筋膜性の神経血管区画の内部に位置し，筋肉を被覆する種々の層を穿通して，最終的に筋線維に到達する．静脈は筋から血液を排出し，通常は伴走する動脈の名前が与えられている．

運動神経の刺激(遠心性神経支配)は脊髄の前角に由来し，筋枝を通じて筋に及ぶ．感覚の情報(求心性神経支配)は末梢神経を通じて脊髄後角に集められる．

体幹後方に位置する筋は脊髄神経の後枝の支配を受け，それ以外の筋は脊髄神経の前枝およびいくつかの脳神経の支配を受けている．この話題は Chapter 5 で述べる．

腱，腱膜，滑液包

腱と腱膜は密な結合組織によって形づくられている．筋によって発生する張力の線に沿って配列する膨大な数の膠

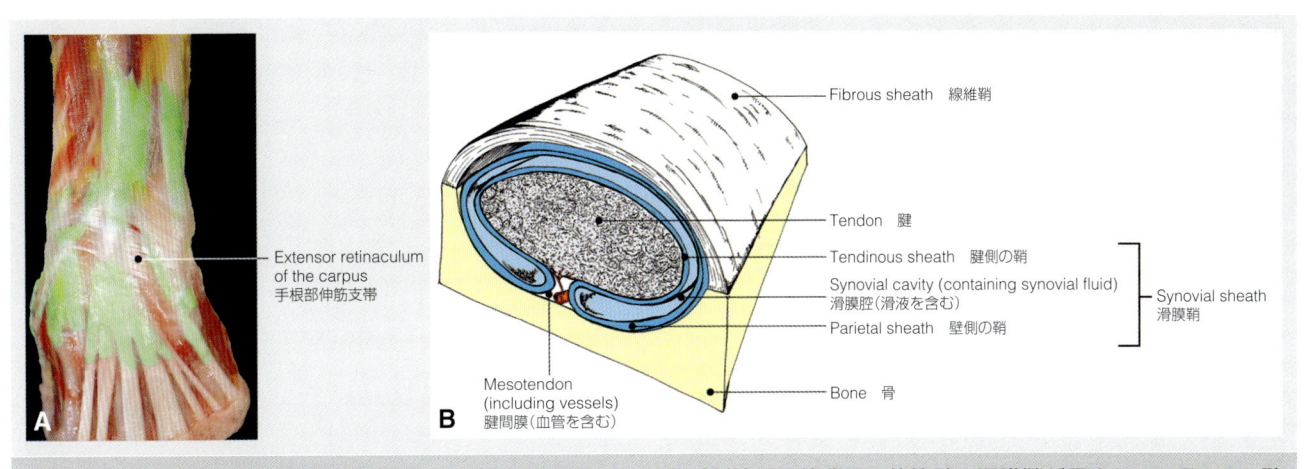

図 4-10 手関節部の腱周囲の構造．**A** ラテックスを注入した(緑部分)手関節背面．伸筋腱の滑膜鞘が示されている，**B** 腱と，腱が滑動する導管の断面図．

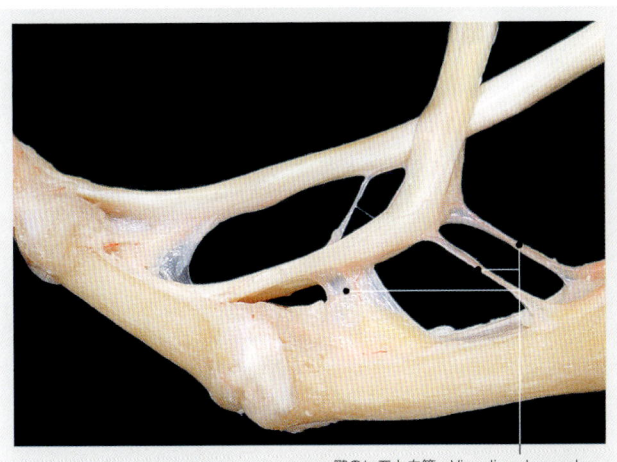

図 4-11 腱のヒモを通じた腱の血行

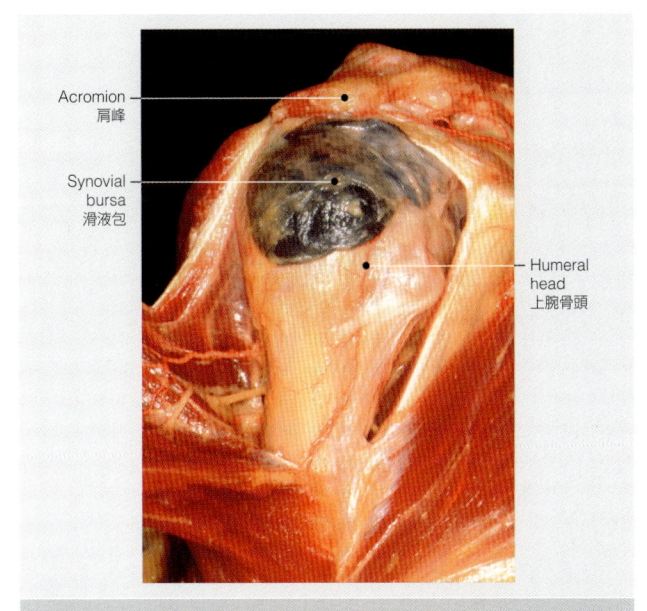

図 4-12 肩峰下包．棘上筋腱の肩峰下における摩擦を軽減している．

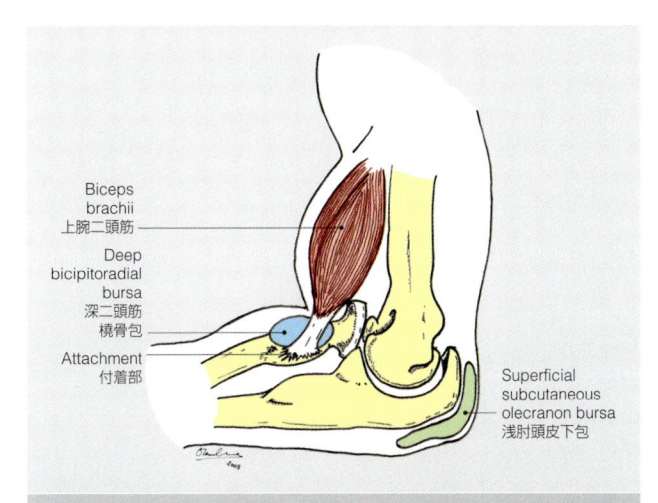

図 4-13 肘関節の深部および浅部の滑液包．浅部の滑液包は皮下の骨組織上での摩擦を軽減している．

原線維をもっている．

　筋は，筋組織，腱，腱膜という3種類の様式で骨に付着する．筋組織を介する場合，筋線維は骨膜に付着する．腱を介する場合は，筋によって生み出される張力は腱を介して骨に伝達され，これは長い筋の停止でみられる様式である．腱膜を介する場合は，その付着は扁平で，これは扁平な筋に典型的にみられる．

　腱は線維性の腱束で構成されており，パラテノン(腱傍織)で囲まれている．腱のなかには骨性隆起上や骨性溝内を滑走し，摩耗しやすいものもある．このため，このような領域では通常腱鞘が腱を覆っている．

　骨での腱の滑走は溝状の構造に適合している．線維鞘が，この溝状の構造をトンネル，すなわち骨線維性の導管につくり変えている．腱は滑膜鞘に保護されて，この導管内を滑走する(図4-10)．この滑膜鞘には，壁側の鞘と腱側の鞘があり，その間には滑液で満たされた空間がある．

この2つの層は滑膜の陥凹部で癒合する．この複合体全体は，腱を保護する肥厚した筋膜性構造である支帯によって覆われている．

　腱の血行は通常，腱の深部表面に位置しているメゾテノン（腱間膜）を通じて供給される．また腱のヒモ(vincula tendinum)や，骨への付着部での血管を通じて供給される血行もある（図4-11）．

　滑液包は，腱が他の筋，骨，靱帯との摩擦に曝される部分に存在する（図4-12）．滑液包は滑液を含み，これは荷重を分散し，滑動を促進する．時に，この滑液包は近傍の関節と交通する（図4-13）．

　筋は蓄積した脂肪織によって分けられ，滑動が容易になっている．この脂肪織は脂肪体(fat pad)と融合することがある．

Chapter 5 神経学
NEUROLOGY

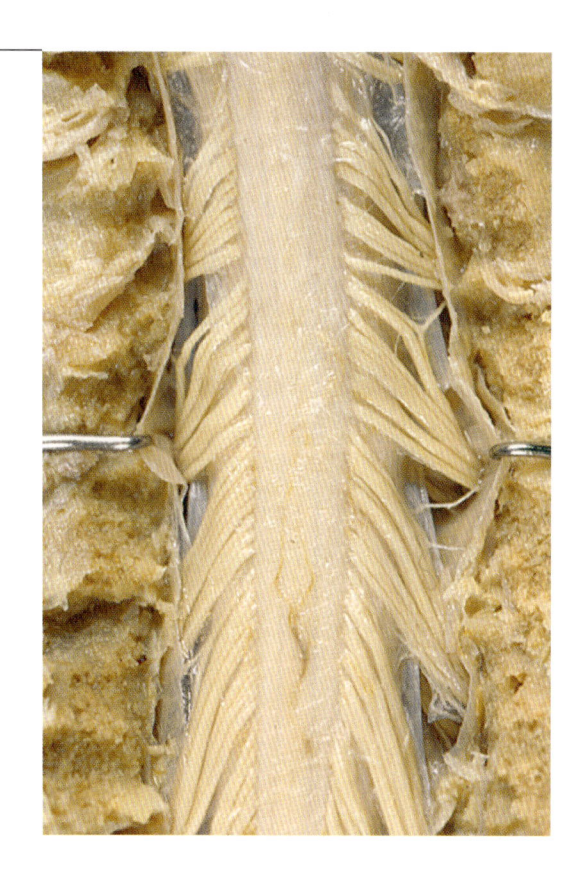

はじめに

神経学（neurology；ラテン語"neuro"は神経，"logos"は学を示す）は神経系について研究する解剖学の一分野である．本書は筋骨格系に焦点を当てていることから，末梢神経の主な特徴について論じ，脳神経については触れない．

神経系は大きく末梢神経系と中枢神経系に分けられる．中枢神経系は脳と脊髄から構成される．末梢神経系は中枢神経系と他の身体組織とを結ぶ神経である．

脊髄は分節（segments）すなわち機能的な体節で構成されており，各々の分節は特定の身体領域を制御している（図 5-1）．脊髄水平面で中央部に位置する灰白質は神経細胞体を含み，白質に取り囲まれている．白質は上行する（上方の分節あるいは脳へ）軸索と下降する（下方の分節へ）軸索とを含み，異なる活動を調整している．灰白質は運動神経を含む前角と感覚神経の軸索を受ける後角に組織化されている．運動神経の軸索は筋肉と腺組織に分布し，遠心性神経線維と呼ばれる．求心性神経線維は，背側の脊髄神経節に存在する感覚神経細胞の軸索であり，末梢受容体からの神経興奮を中枢神経系に伝達することに関与する（図 5-2）．

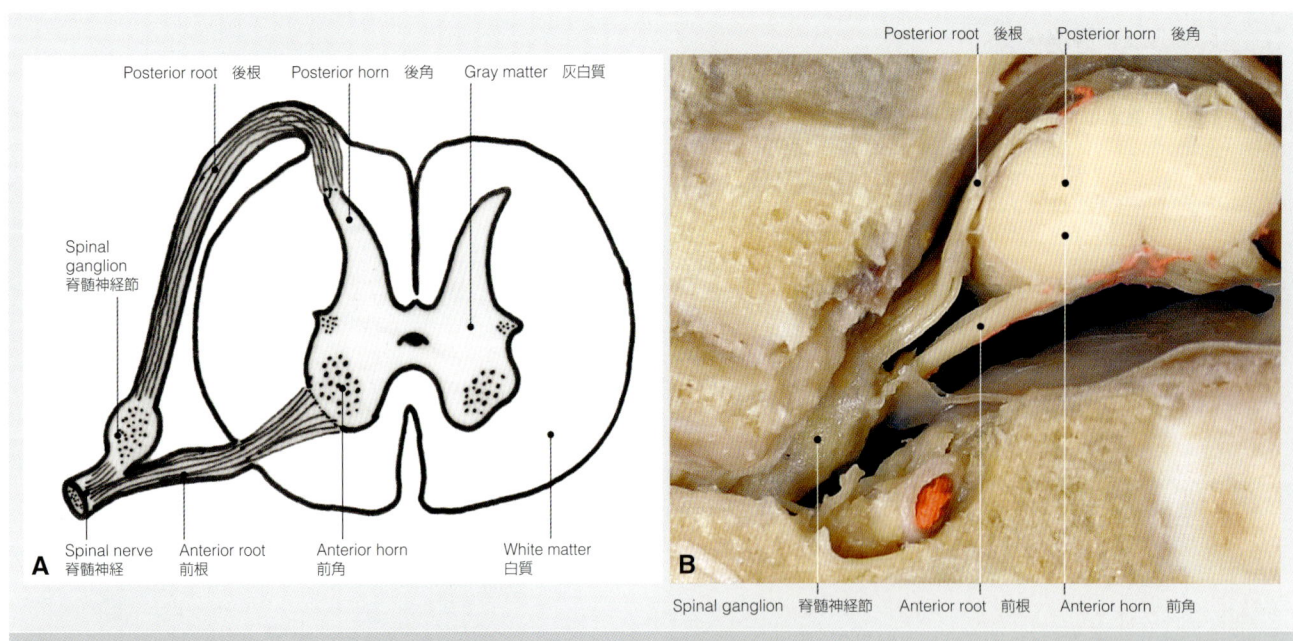

図5-1 A 脊髄断面の略図，B 脊髄と脊髄神経を形成する神経根の水平断面．

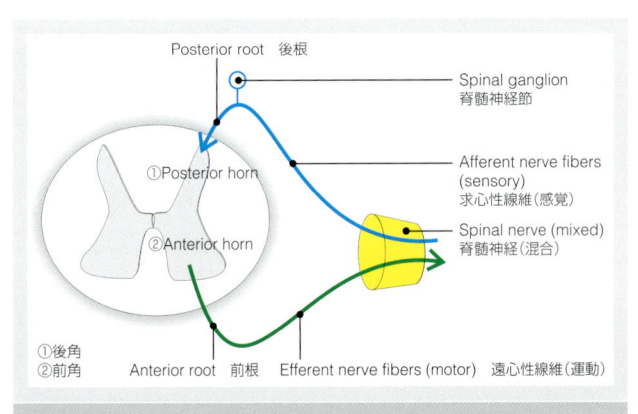

図5-2 脊髄と，脊髄神経を形成する神経細胞の略図

図5-3 末梢神経を展開すると，多数の神経線維といくつかの相互連結がみられる．神経の外層は神経上膜である．ラテックス(黒)が注入された中心の構造は神経線維に血流を送る神経の脈管(vasa nervorum)である．

脊髄神経

　脊髄からは2つの後根(1つは身体の右側に，1つは左側に)と2つの前根(同様に左右に1つずつ)が出る．前根は前角から出ており，運動神経を含む．後根は末梢組織からの神経興奮を脊髄の後角に伝達する．後根と前根は融合して混合した脊髄神経を形成する．したがって，ほとんどの脊髄神経は感覚と運動神経である．

　神経は何千もの神経線維(軸索)の集合である．個々の神経線維は神経内膜(endoneurium)と呼ばれる層に取り囲まれている．神経束は神経周膜(perineurium)に囲まれ，個々の神経は神経上膜(epineurium)に囲まれており，これは筋肉の構造と類似している(図5-3)．

　個々の脊髄神経は1つの脊髄機能分節に対応し，特定の身体領域を制御している(図5-4)．デルマトーム(dermatome；皮節)は単一の脊髄分節由来の神経線維による神経支配を受けている皮膚の領域と定義され，ミオ

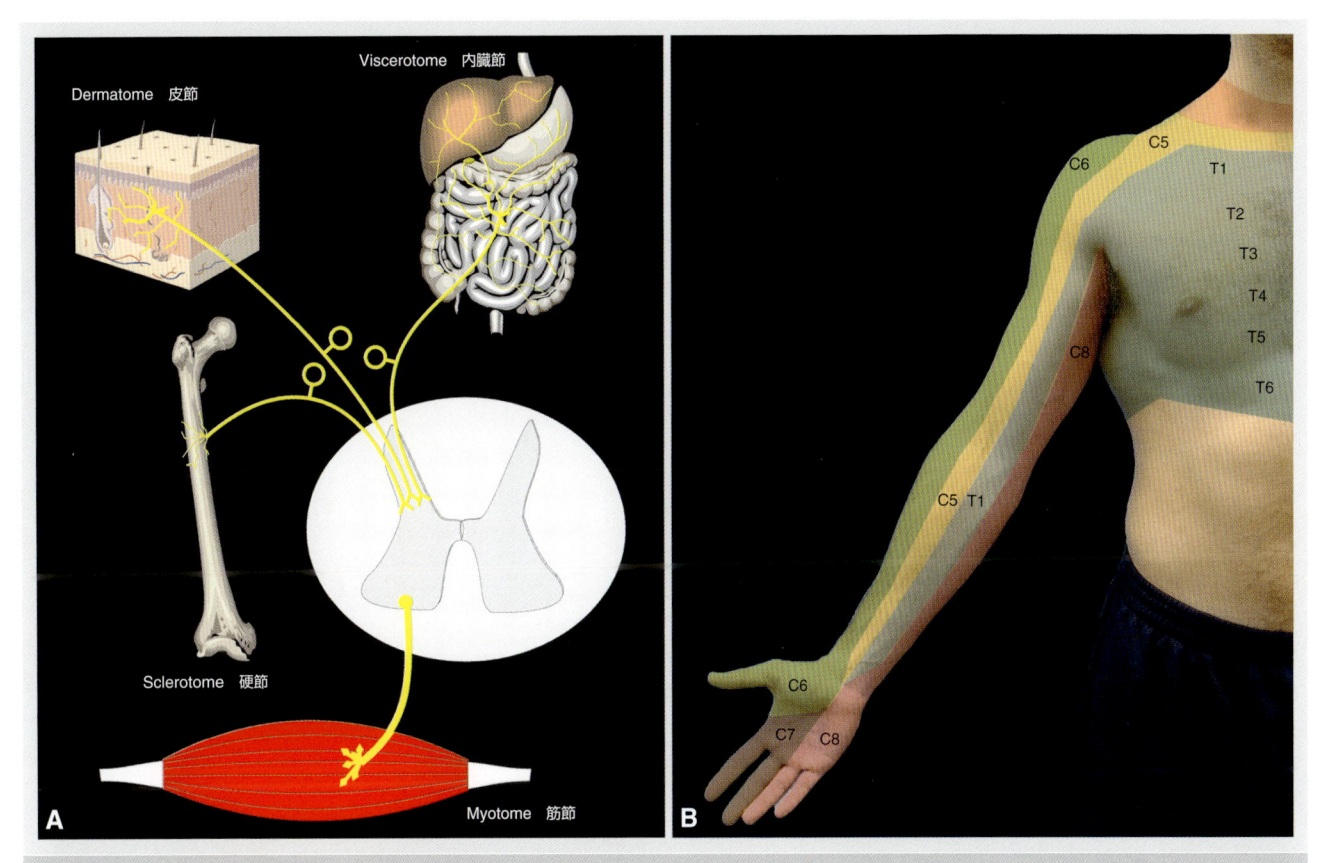

図 5-4 **A** 個々の髄節が異なった領域を制御している．**B** 上肢と胸郭頭側面の皮節．古典的なものを示すが，実際には皮節は重なり合っていて，1レベルが損傷すると隣接皮節から神経支配が生じる．

トーム（myotome；筋節）は主に1つの脊髄神経分節によって制御され神経支配を受けている筋群である．類似した用語が骨格（スクレロトーム，硬節；sclerotome）や内臓（ヴィセロトーム，内臓節；viscerotome）についても用いられる．

脊髄神経は脊髄の構成に対応し，密接に関連している（図5-5）．したがって，8対の頸神経（C1-8），12対の胸神経（T1-12），5対の腰神経（L1-5），5対の仙骨神経（S1-5），さらに1対あるいは2対の尾骨神経（Co1-2）が存在する．頸椎は7つなのに対して頸神経が8対あるのは，神経が椎間から出て，C1神経は後頭骨と環椎（C1）の間から出るからである．以下同様でC8神経は第7頸椎と第1胸椎の間から出る（図5-6）．このレベルから下位では，各脊髄神経は対応する脊椎の下側の椎間孔から出ていく．

脊髄には頸椎および腰椎レベルで，上肢と下肢への神経叢形成による膨大部がある．腕神経叢はC5-T1神経によって形成され，腰仙神経叢はL1-S4神経によって形成される．脊髄はL1またはL2レベルで終わり，脊髄終末端から生じる多くの神経線維は馬尾（cauda equine）と名付けられ，L2以下の脊髄神経に対応している．

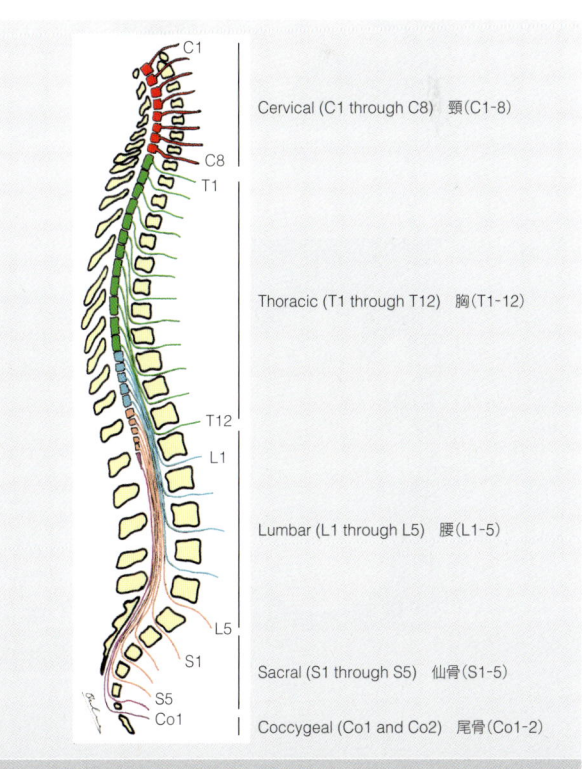

図 5-5 脊髄髄節と脊髄神経の略図．脊髄はL1-2レベルで終わっている．

5 神経学 33

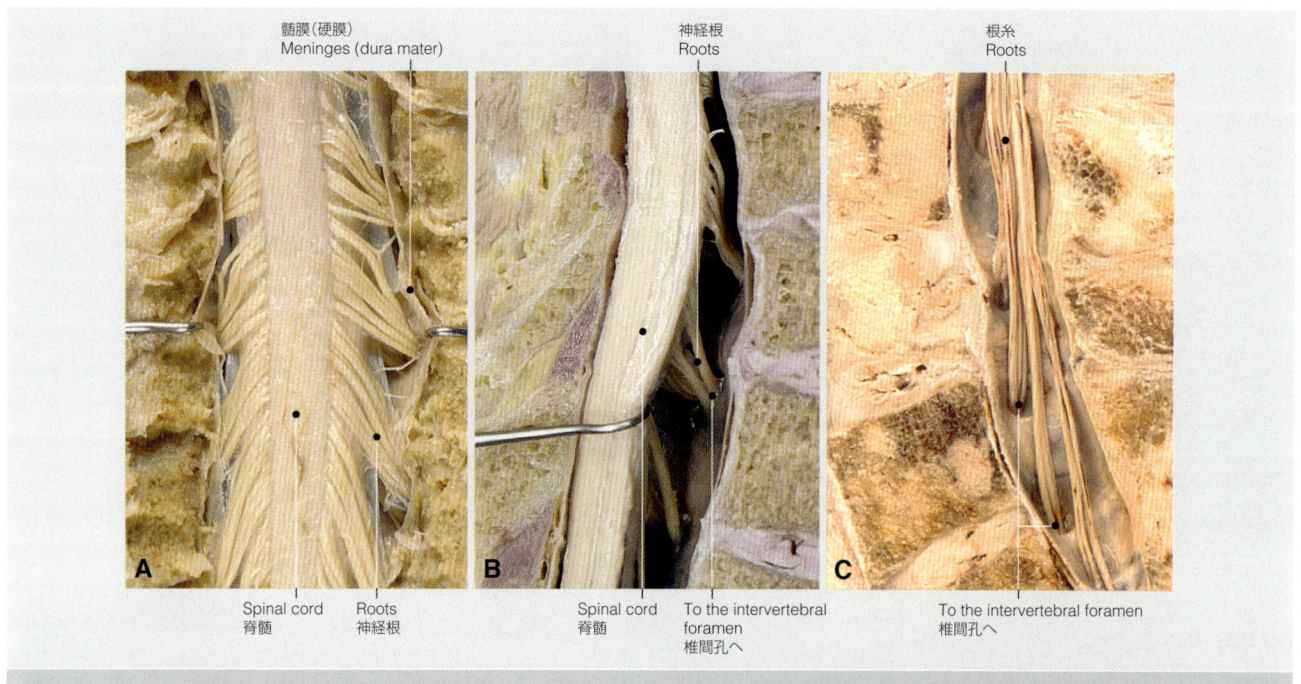

図 5-6　A, B　脊髄と, 椎間孔から出る神経根, C　腰椎のレベルでは, 脊髄はみられず, 神経線維となっている.

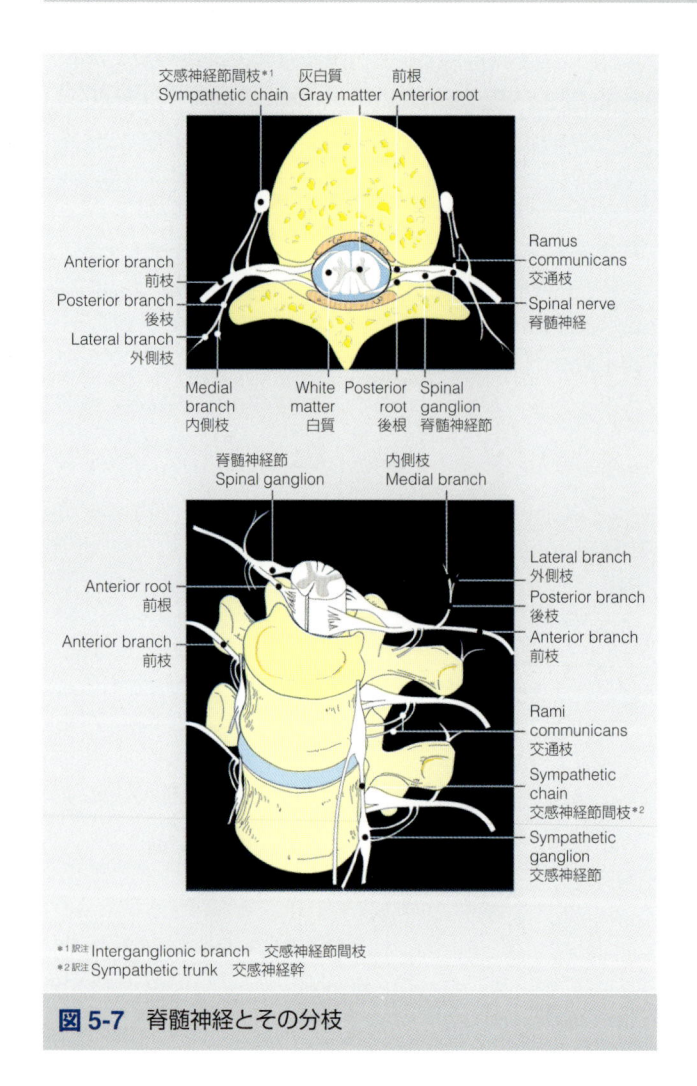

*1 訳注 Interganglionic branch　交感神経節間枝
*2 訳注 Sympathetic trunk　交感神経幹

図 5-7　脊髄神経とその分枝

図 5-8　A　体幹における神経の後枝を示すリトグラフ. B　典型的な肋間神経とその分枝の断面図.

34　I　概論

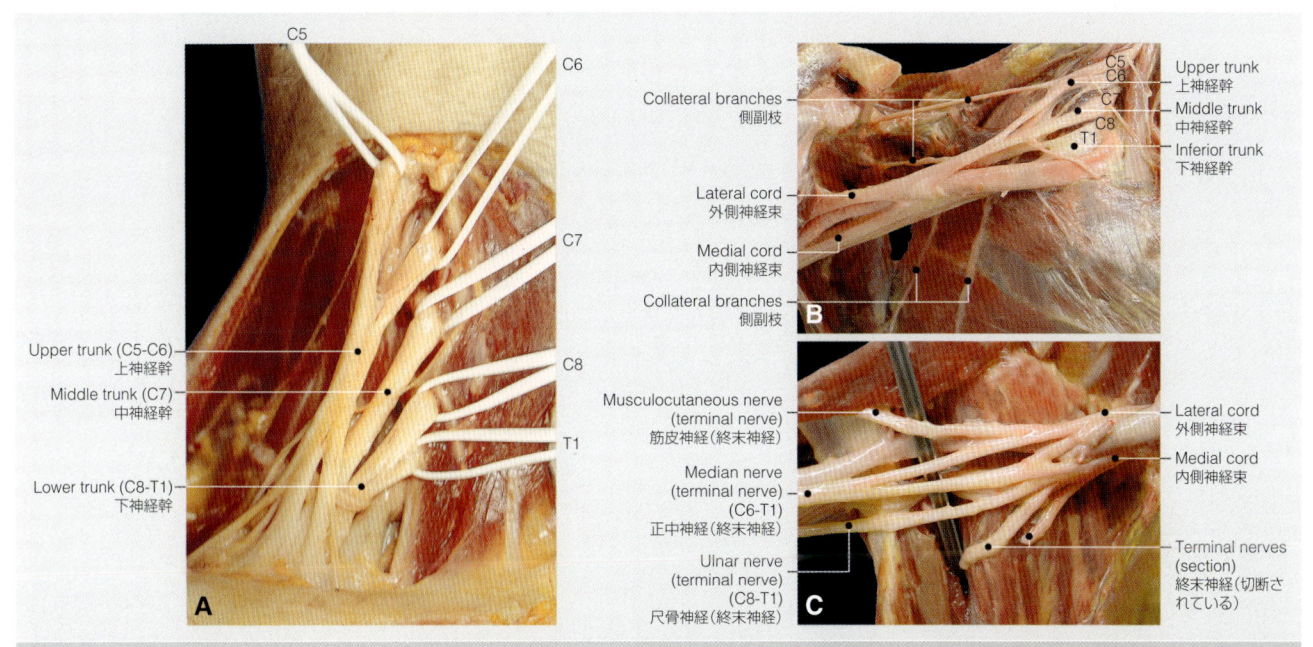

図 5-9 腕神経叢の神経根との関係(**A**).神経幹(trunk)へと結合し(**B**),分岐部(division)に分かれ,神経束(cord)に統合され,終末神経に至る(**C**).

脊髄神経は形成された後,椎間孔から出て2つの枝に分かれる(**図 5-7**,**5-8**).後枝は後方の脊椎溝(vertebral channel)に向かい,ここで内側枝と外側枝にさらに枝分かれする.内側枝は脊椎突起周囲領域に向かい内側路(medial tract)の筋と皮膚を支配する.

仙骨レベルでは後枝は後方の仙骨孔から出る.前枝は下肢と体幹の前方と外側の領域を支配し,これらの枝は前方の仙骨孔から出る.硬膜枝は脊髄腔に戻り髄膜,血管,靱帯そして脊椎を支配する.最後に交通枝は自律神経系と交通する.神経への血流は神経の脈管(vasa nervorum)によって供給される.

神経叢

脊髄神経の前方の枝は頸神経叢,腕神経叢,腰神経叢,仙骨神経叢を形成する.肋間神経は胸郭上方のT2から腹部領域のT12までの肋間の間の空間を支配する唯一の神経で,叢ではなく分離された様式となっている.

神経叢は脊髄神経同士が連結した複雑なネットワークを形成している.神経叢は幹(trunk),束(cord)(訳注本文ではfascicleが使用されている),側副枝(collateral branch),そしていくつかの脊髄分節から生じた神経線維を含む終末神経(terminal nerve)で構成されている(**図 5-9**).例えば,1つの終末神経である閉鎖神経はL2-4の線維を含んでいる.

Chapter 6 血管学
ANGIOLOGY

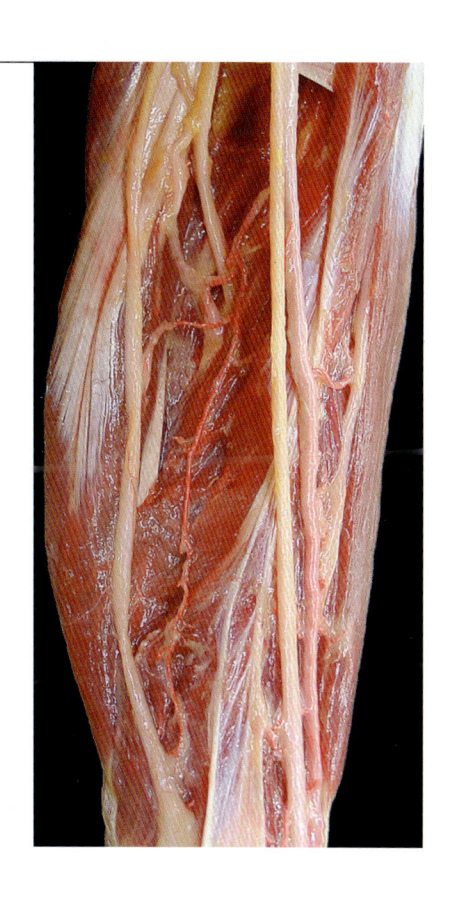

はじめに

血管学（angiology；ラテン語"angio"は血管，"logos"は学を示す）は心臓，血管，リンパ管系から成る心臓血管系について研究する解剖学の一分野である．

心臓は縦隔に位置する器官である．その主な機能は肺と体循環系に血液を駆出することである（図 6-1）．肺循環系は心臓と肺の間で血液を運搬し，その主目的は血液の酸素化である．体循環系は心臓とそれ以外の身体の部分の間で血液を運搬し，酸素化された血液と栄養素を組織に届け，代謝廃物と二酸化炭素を回収する．

血管は心臓から駆出された血液の通り道となる導管である．心臓から出て組織に血液を分配する血管は動脈と呼ばれる．組織から心臓に血液を送り返す血管は静脈と呼ばれる．ある血管が高濃度の二酸化炭素を含む血液を運んでいれば，それは静脈であるという誤解が時にあるが，肺循環系では高濃度の二酸化炭素を含む血液を心臓から肺へ運んでいるのは肺動脈である．つまり，一般用語として静脈と動脈は，血液を心臓に運ぶ（静脈）か，心臓から運ぶ（動脈）かによって区別される．

通常，血管は解剖学的な局在あるいは近傍の骨や器官との関連で命名されている．血管はさまざまな組織で構成されており，それ自身適切な血液供給を必要とする．他の血管に血液を供給する血管は脈管の脈管（血管を養う脈管；vasa vasorum）と呼ばれる．同様に神経に血液を供給する血管は神経の脈管（神経を養う脈管；vasa nervorum）と呼ばれる．

循環器系は血液を含んでおり，血液は，白血球，血小板，赤血球といった血球成分と，運搬蛋白質や他の溶質を含む血漿から構成されている．血液の主な機能は，組織への酸素と栄養物の運搬，排出されるべき代謝産物と二酸化炭素の回収，体内 pH と浸透圧の維持と制御，および創傷における血液凝固のようなメカニズム，抗体や白血球といった防御細胞を介した身体の防御，である．

組織への，あるいは組織からの血液の運搬は循環と呼ばれ，細胞の生存に必須である．血管はそれぞれの目的組織まで他と区別された筋膜性区画の内部を進む．

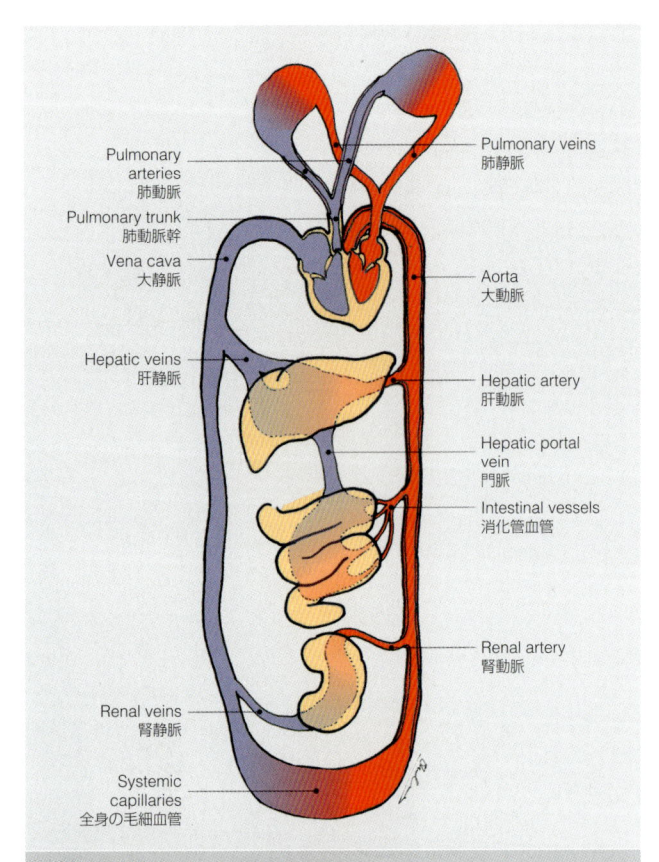

図 6-1 肺循環と体循環の略図

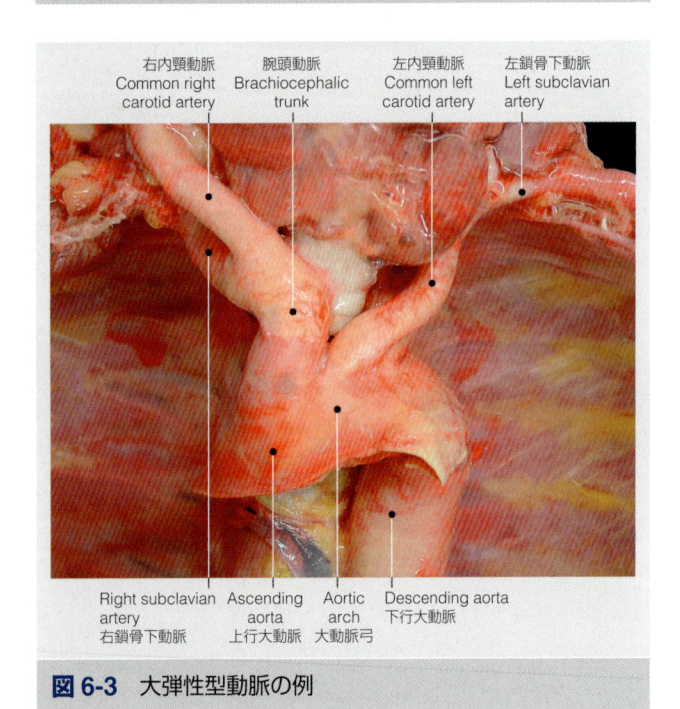

図 6-2 動脈（上）と静脈（下）の血管壁の略図

図 6-3 大弾性型動脈の例

動脈

　動脈は心臓から組織まで血液を運ぶ血管である．動脈（artery；ラテン語の空気"aer"と運搬"tereo"）がそう名づけられたのは，死体の動脈には血液がはいっていないため，昔の解剖学者が動脈は空気を運んでいると誤って考えたことによる．

　動脈は壁と血液が通過する内腔をもつ導管である．動脈壁は外膜，中膜，内膜の3層から成る（図6-2）．
- 内膜（内層，intima）：内皮（単純扁平上皮）で形成され，血液と接触する．この層の外側面は内皮の基底膜であり，それは内弾性膜で覆われている．
- 中膜（中間層，media）：平滑筋で形成された肥い層である．この層によって，動脈の血管運動が生じる．すなわち変形した際には，弾性膜と協同して動脈が元の形態に回復することを可能にしている．外弾性膜が中膜の表面にあって，中膜と外膜とを分けている．
- 外膜（外層，adventitia）：弾性線維とコラーゲンで形成されている．

　大動脈から分枝する大きな動脈は弾性型動脈（elastic artery）あるいは導性動脈（conducting artery）と呼ばれる．これらは，心拍に伴う大量の血流と血圧の変化に適応するために必要な大きなサイズと多くの弾性線維を含むことが特徴である．弾性型動脈の例として腕頭動脈，総頚動脈，鎖骨下動脈，総腸骨動脈がある（図6-3）．

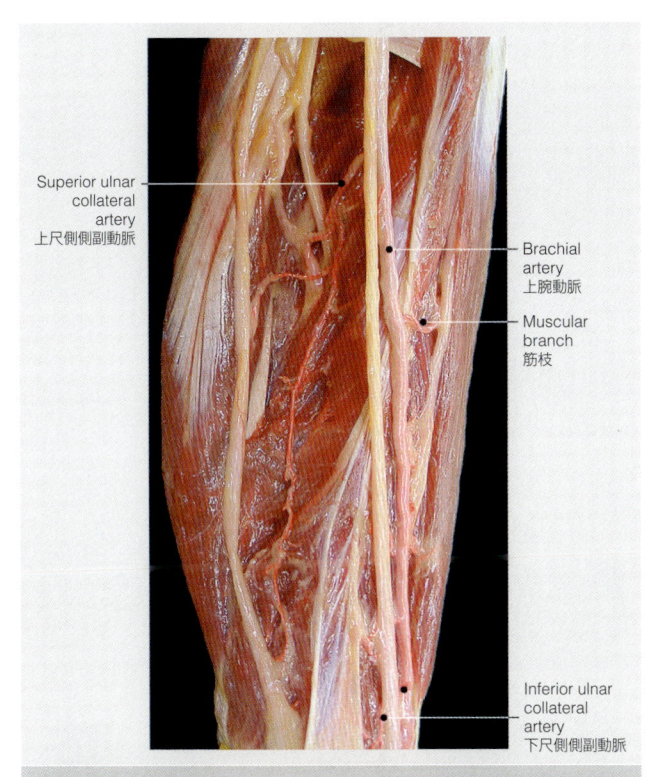

図 6-4 上腕動脈．上肢に血液を供給する筋型動脈である．側副動脈と筋枝に注目すること．

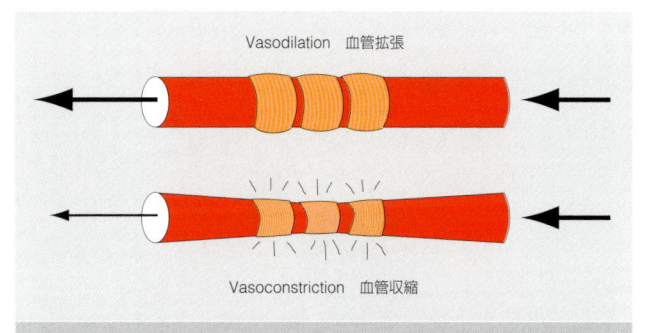

図 6-5 毛細血管前括約筋は血管拡張（上）と血管収縮（下）によって細動脈を経過する血流を制御している．

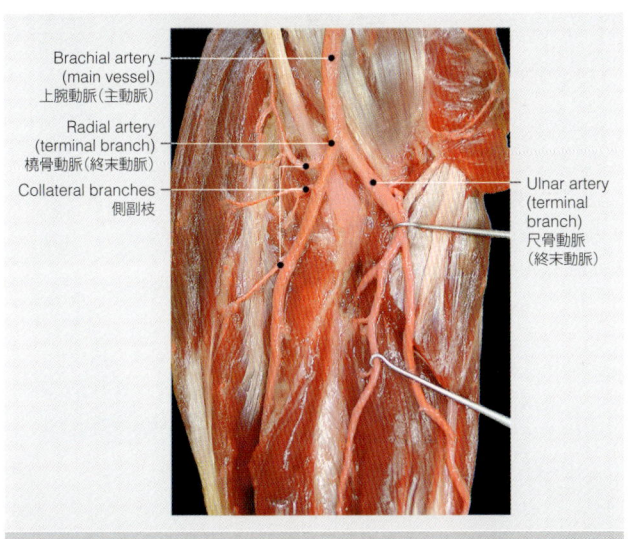

図 6-6 図 6-4 のつづきで肘関節部の解剖を示す．上腕動脈の遠位の分枝がみられる．

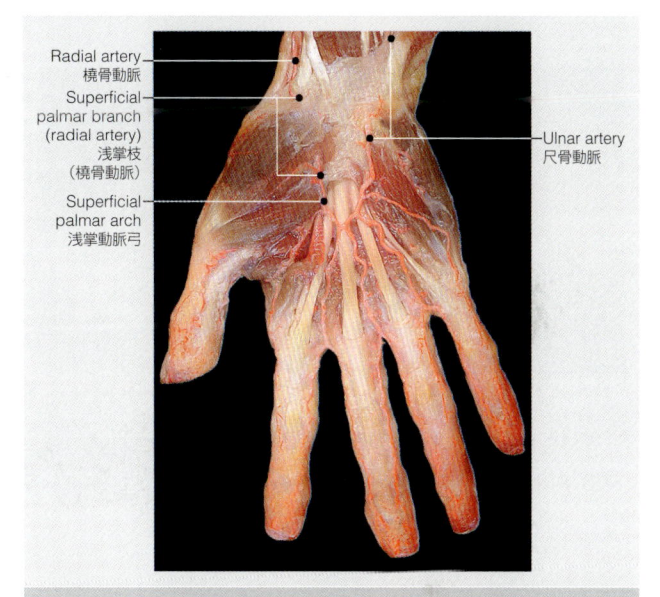

図 6-7 浅掌動脈弓．橈骨動脈と尺骨動脈の動脈-動脈吻合である．

弾性型動脈は血液を筋型動脈（muscular artery, 分布動脈；distributing artery）に運搬する（図 6-4）．分布動脈は弾性型動脈と比べると，平滑筋が多く弾性線維が少なく，より発達した内層をもっている．血管拡張と血管収縮によって血流量を制御している．分布動脈の例として腋窩動脈，上腕動脈，大腿動脈がある．動脈は標的組織に近づくにつれて細くなっていく．細動脈（arteriole）は血液を毛細血管（capillary）まで運ぶ小さな動脈である．細動脈が毛細血管に近づくと，ほとんどの外層がなくなり，内層のみが残る．加えて，細動脈の終末では平滑筋線維が集合して毛細血管前括約筋を形成し（図 6-5），血管拡張と血管収縮のメカニズムによって組織への血流を制御している．最終的に毛細血管は薄い内膜で形成される微小な血管で，心臓血管系と組織との間で物質とガスの交換を行う．

動脈に関連するいくつかの用語を定義しておく必要がある．血液は主要な血管として知られる動脈を流れるが，この主要血管は側副血管と呼ばれる枝を出している（図 6-4, 6-6）．また，場所によっては，主動脈は終末血管と呼ばれるいくつかの枝に分かれて終わる（図 6-6）．

吻合は血管同士の交通である．吻合血管には動脈-動脈間のものと動脈-静脈間のものがある（図 6-7）．

骨への動脈は Chapter 2 で述べたように，骨端，骨幹端，骨幹の枝が栄養孔から骨に進入し供給される．筋では筋線

6 血管学　39

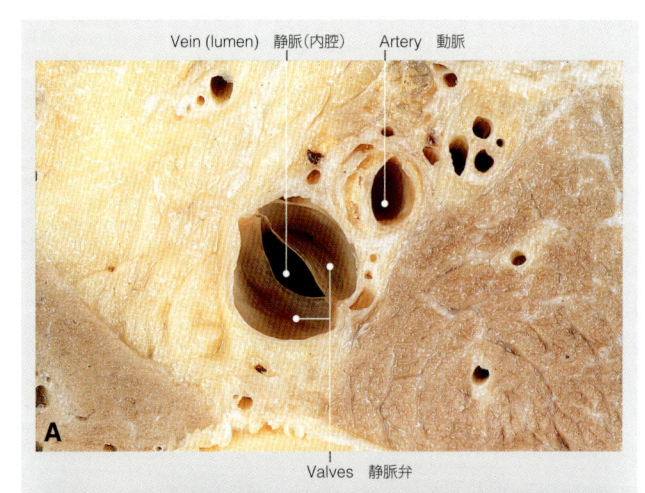

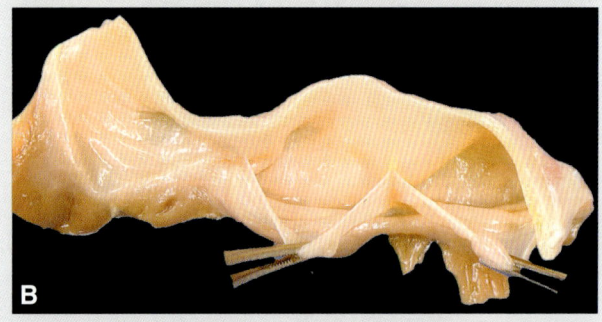

図6-8 A 動脈と2つの弁葉をもつ静脈を示す下肢の横断面，B 3つの分葉を開いた状態の肺静脈弁．この弁が肺血流が右心室に逆流するのを防いでいる．

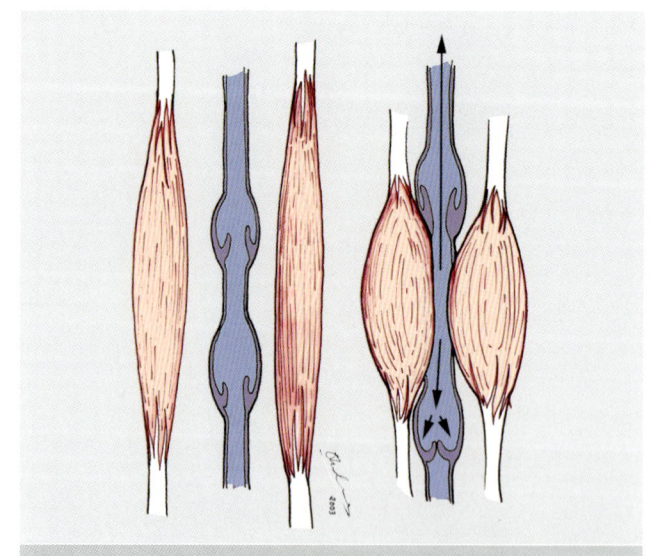

図6-9 筋収縮が静脈を圧排して，血液が心臓へ還流するのを促進し（上向きの矢印），静脈弁が血液の逆流を防止する（下向きの矢印）．

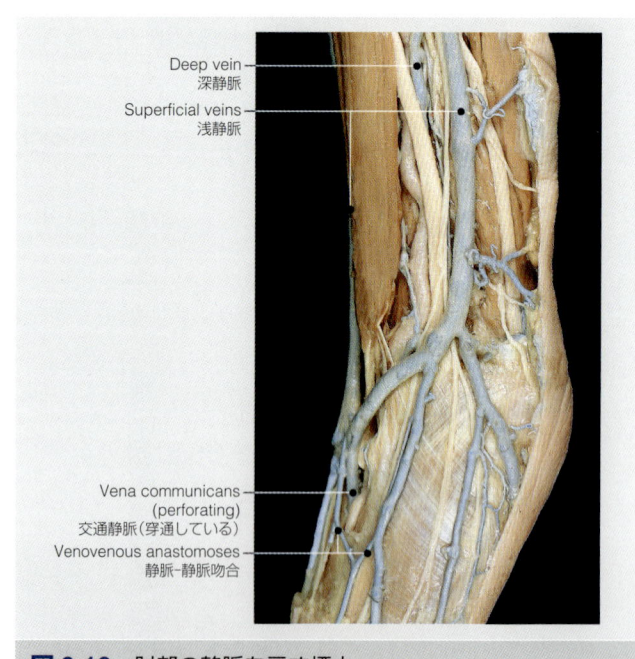

図6-10 肘部の静脈を示す標本

維に神経血管茎が進入し（図6-4），筋腹内で枝を出す．
　脈管の脈管と神経の脈管は血管と神経に血液を供給する．

静脈

　動脈と異なり，静脈は血液を組織から直接心臓に送る．したがって，静脈は動脈性毛細血管と吻合する静脈性毛細血管で始まり，その径は心臓に近づくに従って太くなる．
　静脈性毛細血管は小静脈に流入し，小静脈は静脈に流入する．静脈は動脈よりも薄い中間層をもつ．これは静脈系では静脈圧が低くて，厚い筋層を必要としないからである．
　動脈系では心臓がポンプとして作用し，組織に血液を送り出しているが，静脈系では心臓に血液を送り返すことを補助するポンプはない．その代わりに，低い右心房圧，呼吸運動，静脈弁，筋収縮の4つが心臓へ血液を返す要素となっている．
　血液は圧の高い領域から低い領域へ流れる．右心室に血液が駆出されると，右心房圧は非常に低くなり，右心房に血流を満たすように血液の還流が促進される．さらに，呼気時には横隔膜が降下し，これにより腹圧が上昇し，下大静脈と奇静脈系を介して血液を胸郭（心臓）へ押し出す．また，静脈，特に下肢の静脈には2つまたは3つの弁葉のある静脈弁があり，血液は一方向にだけ流れるようになっている（図6-8，6-9）．
　静脈には浅静脈と深静脈という2つのグループがある（図6-10）．浅静脈は筋膜より表層の皮下組織内に位置し，しばしば固有の名称をもっている．これに対して，深静脈

の多くは動脈に伴行し（動脈ごとに 2, 3 本），浅筋膜の深部に位置し，動脈と同じ名称をもっている．これらは伴行静脈（venae comitantes）として知られている．さらに，浅静脈系と深静脈系との間を交通する静脈がある．静脈が閉塞すると，血液は側副静脈網に流入し，その静脈網は異常な循環を代償するために拡張する．

　静脈は他の脈管とも吻合する．静脈-静脈，動脈-静脈，静脈-リンパ管の吻合である．

II 上肢帯と上肢

SCAPULAR GIRDLE AND
UPPER LIMB

Chapter 7 解剖領域
ANATOMIC REGIONS

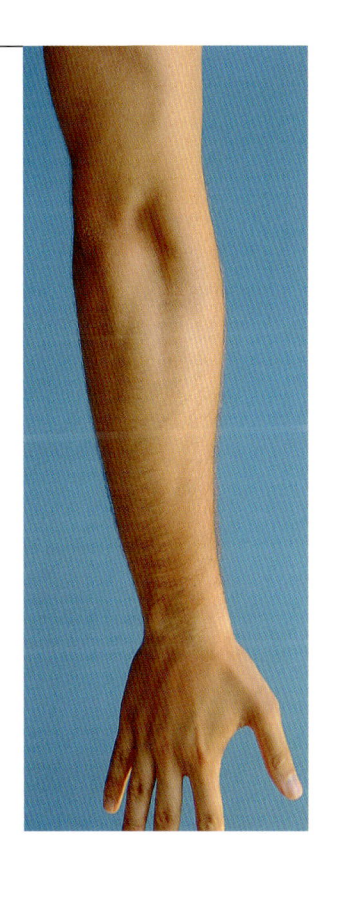

　鎖骨の上部には2か所のくぼみがある．小鎖骨上窩は下端を鎖骨に，両側を胸鎖乳突筋の鎖骨と胸骨の起始部に境された小さい三角形の領域である（図7-1）．この三角形の外側は外側頸部で，これも三角形(訳注 外側頸三角，後頸三角)

をしており，その境界は下端が鎖骨，内側が胸鎖乳突筋，外側が僧帽筋である．ここには腕神経叢があり，非常に重要な部位である．この三角の中に，鎖骨，胸鎖乳突筋，肩甲舌骨筋の下腹により境界される肩甲鎖骨三角（大鎖骨上

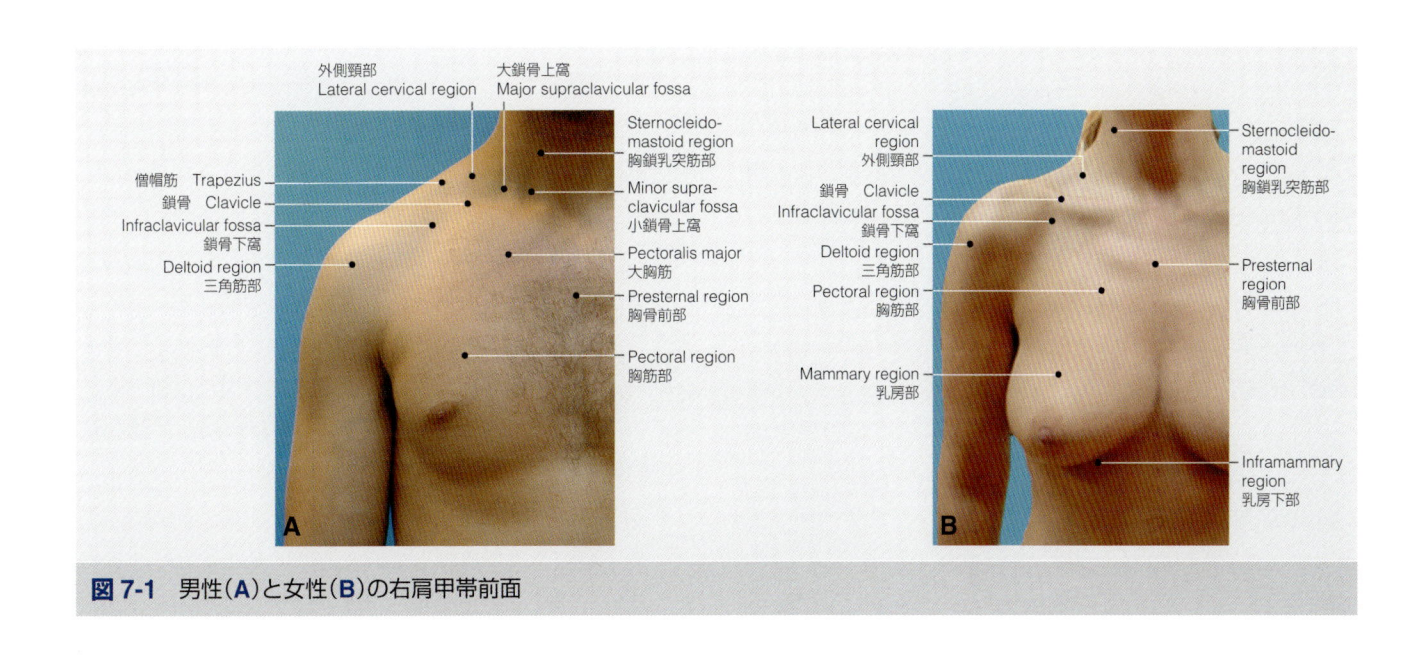

図7-1 男性（**A**）と女性（**B**）の右肩甲帯前面

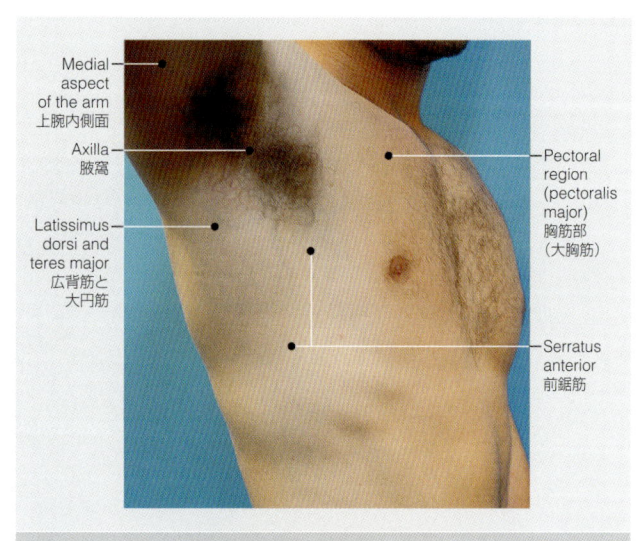

図 7-2 上腕外転位時の右腋窩側面

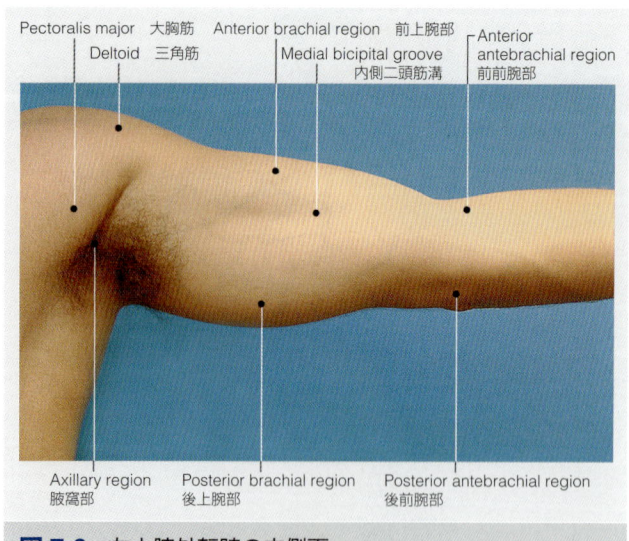

図 7-3 左上腕外転時の内側面

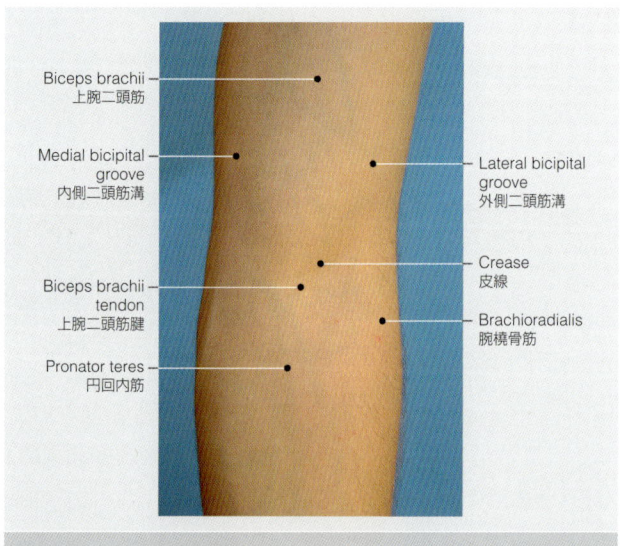

図 7-4 左上肢の肘窩

窩)がある(訳注 説明に不一致があったため p.211 の記載にあわせた)．

前方では，胸骨前に胸骨前部があり，胸筋部の内側縁を形成している．胸筋部は大胸筋全体を覆っている．この領域の中に，特に女性では乳房を含む乳房部と，乳房の下方である乳房下部が含まれる(図 7-1)．

鎖骨下窩が鎖骨下にあり，この窩は鎖骨と三角筋および大胸筋によって境界される鎖骨胸筋三角(clavipectoral triangle, 三角筋胸筋三角；deltopectoral triangle)に形成されている(⇒図 10-11 参照)．三角筋部は，この鎖骨胸筋三角の外側に位置し，三角筋を覆っている．

腋窩部には腋窩があり，腋窩は鎖骨と第 1 肋骨の間を頂点とする四角形のピラミッドのような形をしている(図 7-2)．その内側壁は前鋸筋で覆われた胸壁で，後壁は肩甲下筋，大円筋および広背筋で形成されている．前壁は大胸筋と小胸筋で，外側壁は解剖学的姿勢では，上腕筋群，すなわち烏口腕筋と上腕二頭筋短頭で境され，底面は腋窩筋膜で形成されている．腋窩には腕神経叢や腋窩動静脈とその分枝，多くのリンパ管とリンパ節が存在する．

上腕部は肩関節と肘関節の間の上肢の部位と定義される(図 7-3)．前上腕部は，その名が示すように前方で上腕二頭筋の上に位置している．この筋は，特に収縮する際に，2 つの溝が輪郭を現す．外側二頭筋溝は，この筋の外側縁に，内側二頭筋溝は内側縁に相当する．後方は後上腕部が上腕三頭筋を覆っている．

肘部(肘関節部)は後肘部と前肘部に分けられる(図 7-4)．前肘部は肘窩を含む．局所解剖学的に，肘窩は肘屈曲皮線を底辺とし，腕橈骨筋を外側縁，円回内筋を内側縁とする三角形に類似している．上腕二頭筋腱遠位部が肘窩を 2 分し，内側半分は，この筋膜の広がりによって覆われている．肘窩の床に相当する部分は上腕筋で形成されている．

前腕部は肘関節と手関節の間の部位と定義される．前腕に対して用いられる解剖学的用語は，上腕に対して用いられる用語と類似しており，前腕は，前方の筋群と前腕外側面を含む前前腕部(図 7-5)と，背側筋群と外側筋の一部を含む後前腕部に分けられる．前後前腕部の間に位置する内側前腕部がその内側(尺側)縁で，外側前腕部がその外側(橈側)縁である．

手関節(手根部)は手根骨で形成される小さな部位であり，前手根部と後手根部に分けられる．前手根には手根管と屈筋腱群があり，後手根には伸筋腱を含んでいる後手根

図 7-5 右前腕．**A** 後面，**B** 前面．

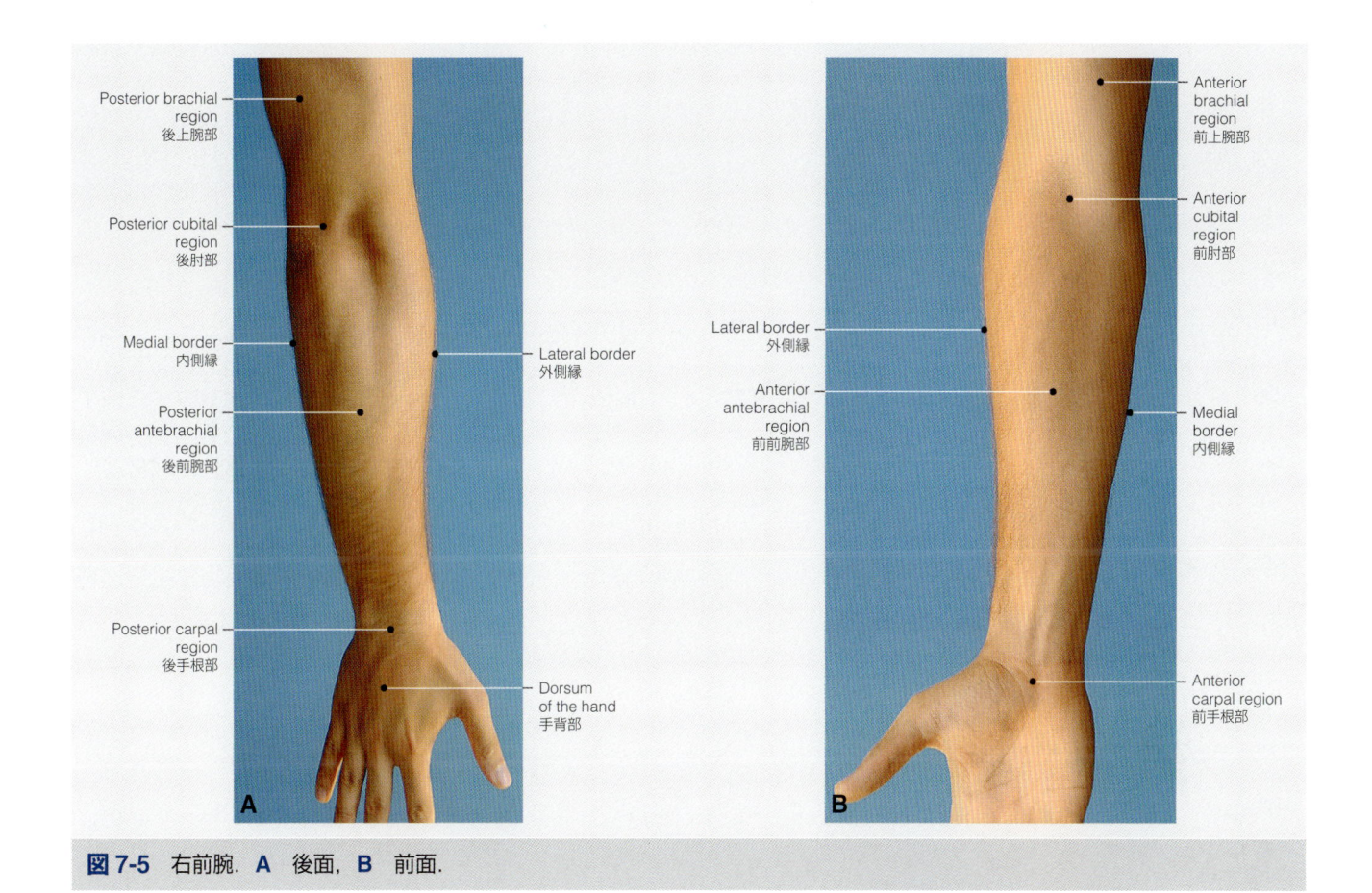

溝がある．

　手部は手掌部(前方)と手背部(後方)に明確に分けられる(図 7-6)．手掌には2つの重要な筋性の部位がある．外側で母指の内在筋を含む母指球がある母指球部と，内側で小指の内在筋を含む小指球のある小指球部である．手掌腱膜で覆われている中央手掌部はこれら2つの隆起の間に位置し，指への屈筋腱群と他の手内筋を含んでいる．これらはChapter 10で述べる．

　中手部には中手骨があり，背側から触れることができ，中手骨頭が手拳を形成していることが観察できる．最後に，手指は指骨で形成され，第1(Ⅰ)指あるいは母指，第2(Ⅱ)指あるいは示指，第3(Ⅲ)指あるいは中指，第4(Ⅳ)指あるいは環指，第5(Ⅴ)指あるいは小指と命名されている．手指は屈筋腱を含む指掌面と，伸展機構を含む指背面がある．爪部は手指端にあり，爪を含む．

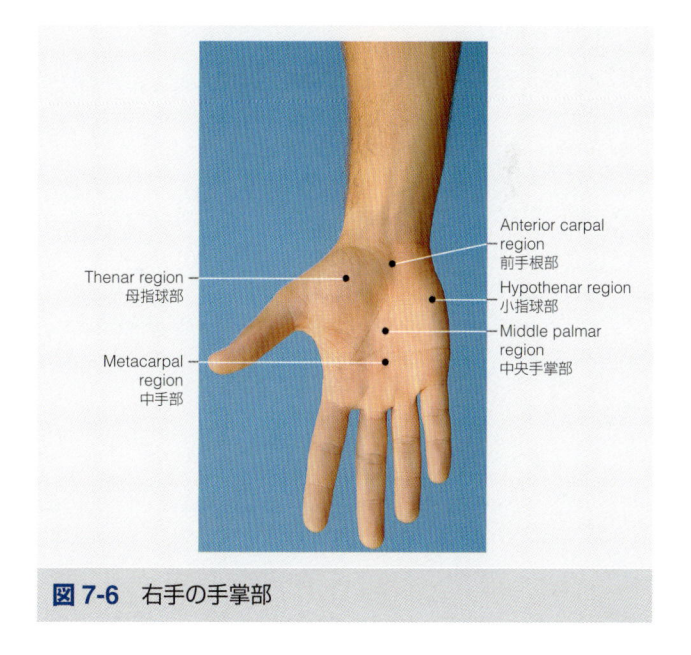

図 7-6 右手の手掌部

Chapter 8 骨学
OSTEOLOGY

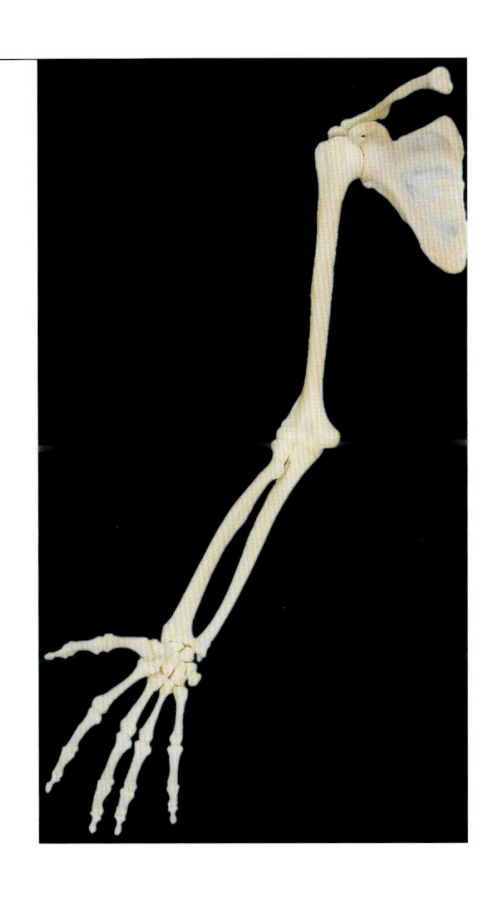

はじめに

上肢帯は上肢と胸郭の連結にかかわっている．古典的には，上肢帯は鎖骨と肩甲骨で形成されているものと考えられてきたが，機能的には肩甲上腕の運動に密接に関連している．自由上肢の骨には上腕骨，橈骨，尺骨，手根骨，中手骨，指骨および種子骨がある．

鎖骨

鎖骨は胸骨柄と肩甲骨肩峰の間に水平に位置する扁平で長い骨である（図8-1，8-2）．鎖骨を頭側からみると，内側が前方に凸面で外側が凹面のS字型をしている．鎖骨には上面と下面があり，下面には後述する多くの解剖学的細部構造がある．上面には重要な解剖学的特徴はなく，皮膚と感覚神経である鎖骨上神経と関連しているのみである．

内側端すなわち胸骨端は三角形または円形で，線維軟骨結合によって胸骨柄と連結する胸骨関節面をもつ（図8-3）．この関節面は下方に伸びて第1肋軟骨と関節を形成している．下面の関節近傍では，肋鎖靱帯が付着する隆起がある．鎖骨の内側に付着する筋には，前方の大胸筋，後方の胸鎖乳突筋と胸骨舌骨筋がある．

外側では鎖骨は扁平で，前縁や後縁を形成し，前方は大胸筋や三角筋の，後方は僧帽筋の起始部となっている．

鎖骨の中央部は体と呼ばれる．鎖骨体が最も関連するのは鎖骨下筋で，この筋が付着する鎖骨下筋溝が鎖骨の下面にある．この溝の小さな縁が鎖骨胸筋筋膜の付着部となっている．

鎖骨の外側端は肩峰端と呼ばれ，肩峰関節面を介して肩峰と関節を形成する．下面にある2つの突起は烏口鎖骨靱帯の束の付着部，すなわち円錐靱帯に対する円錐靱帯結節と菱形靱帯に対する菱形靱帯線である．

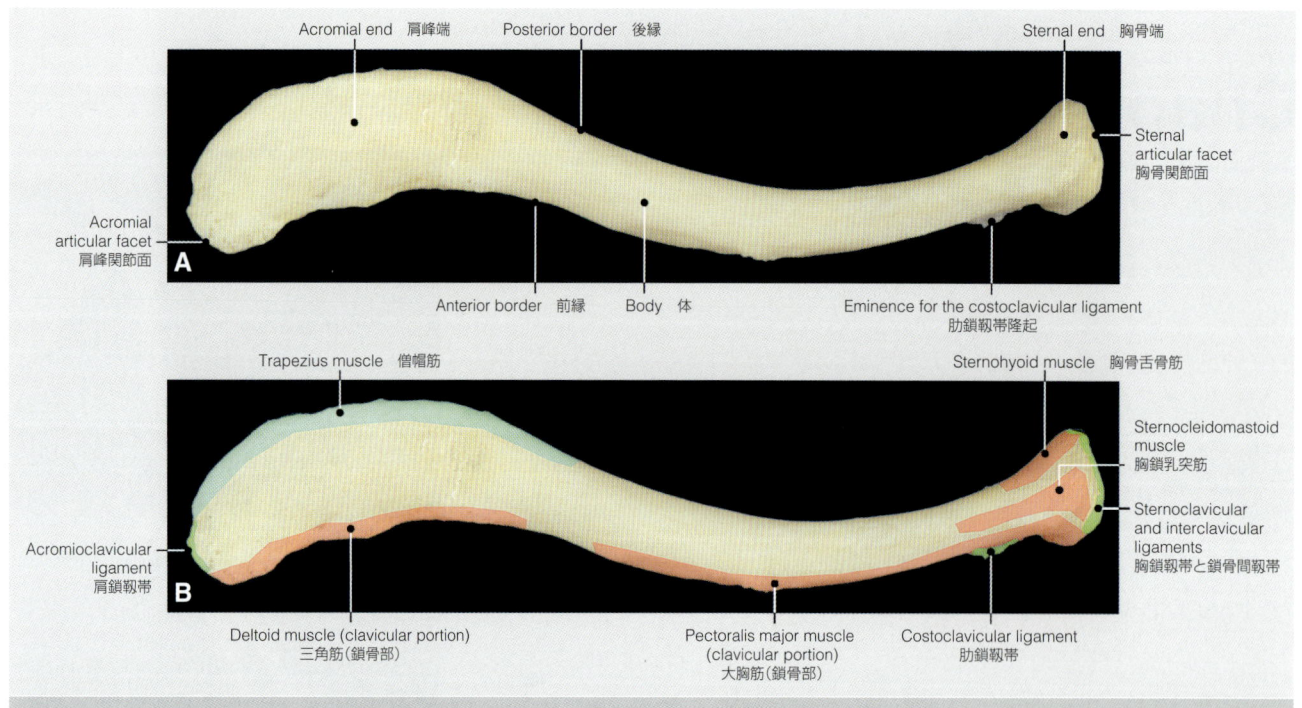

図 8-1　A　右鎖骨の上面，B　同じ面で筋起始部（赤）と停止部（青），靱帯付着部（緑）を示す．

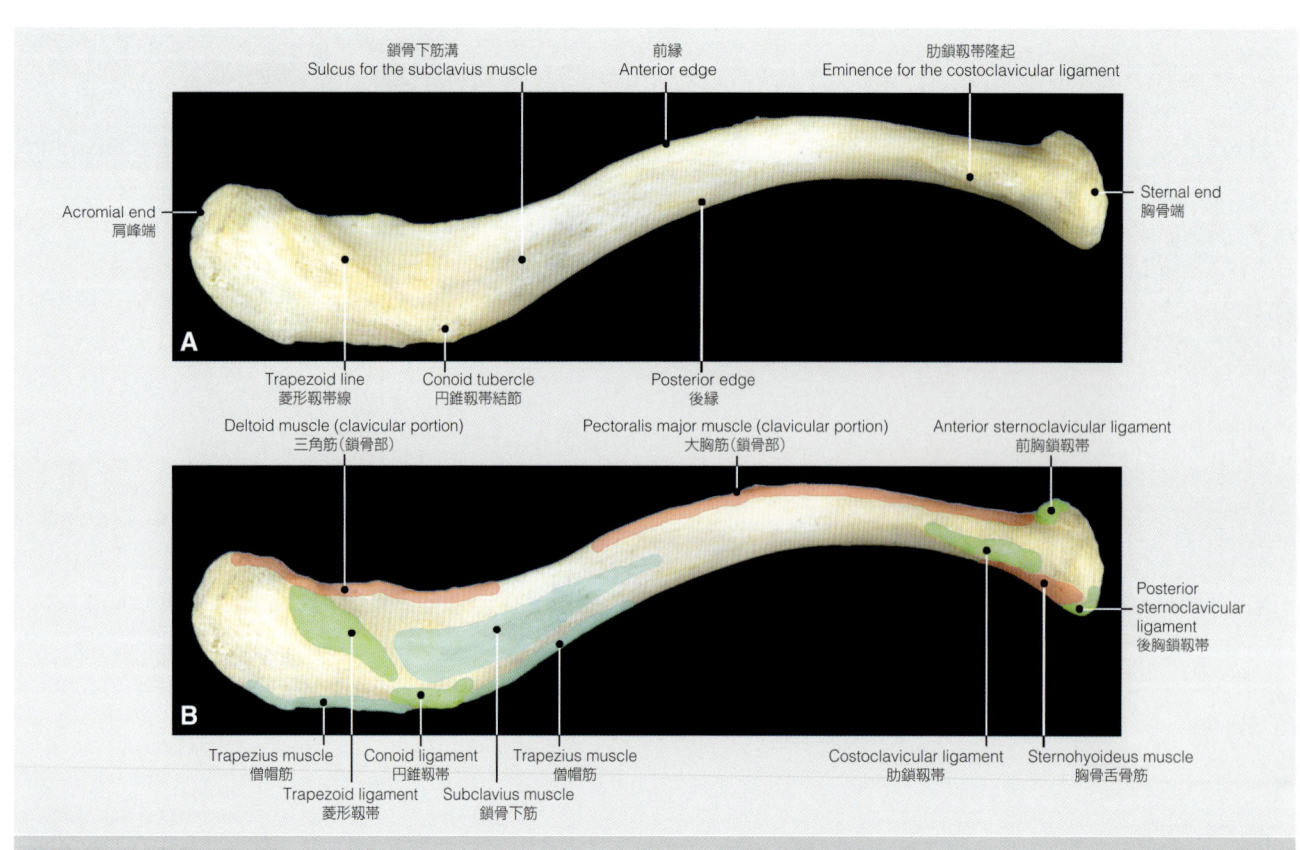

図 8-2　A　右鎖骨の下面，B　同じ面で筋起始部（赤）と停止部（青），靱帯付着部（緑）を示す．

II　上肢帯と上肢

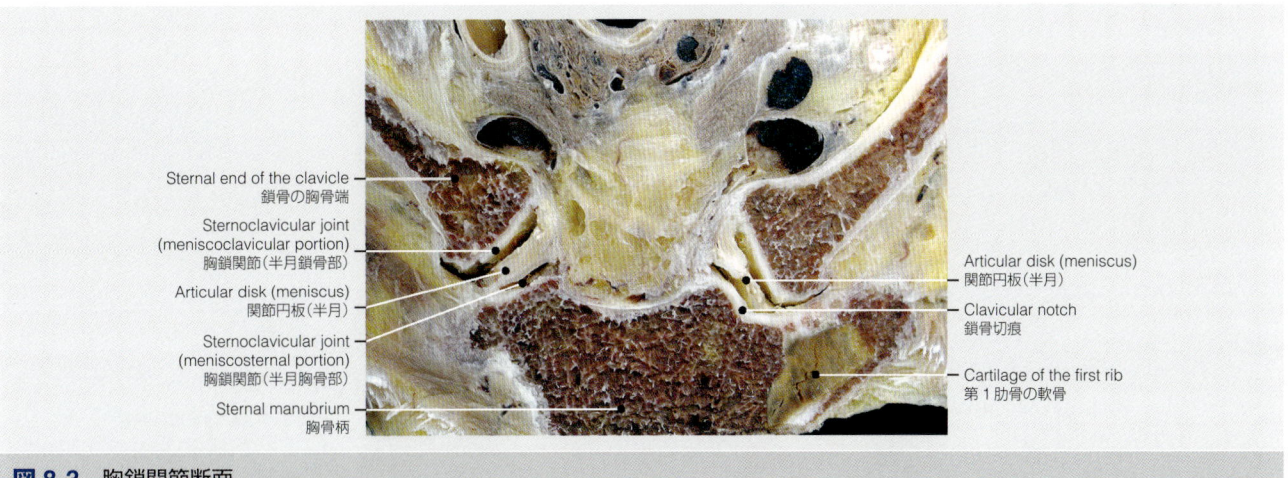

図 8-3 胸鎖関節断面

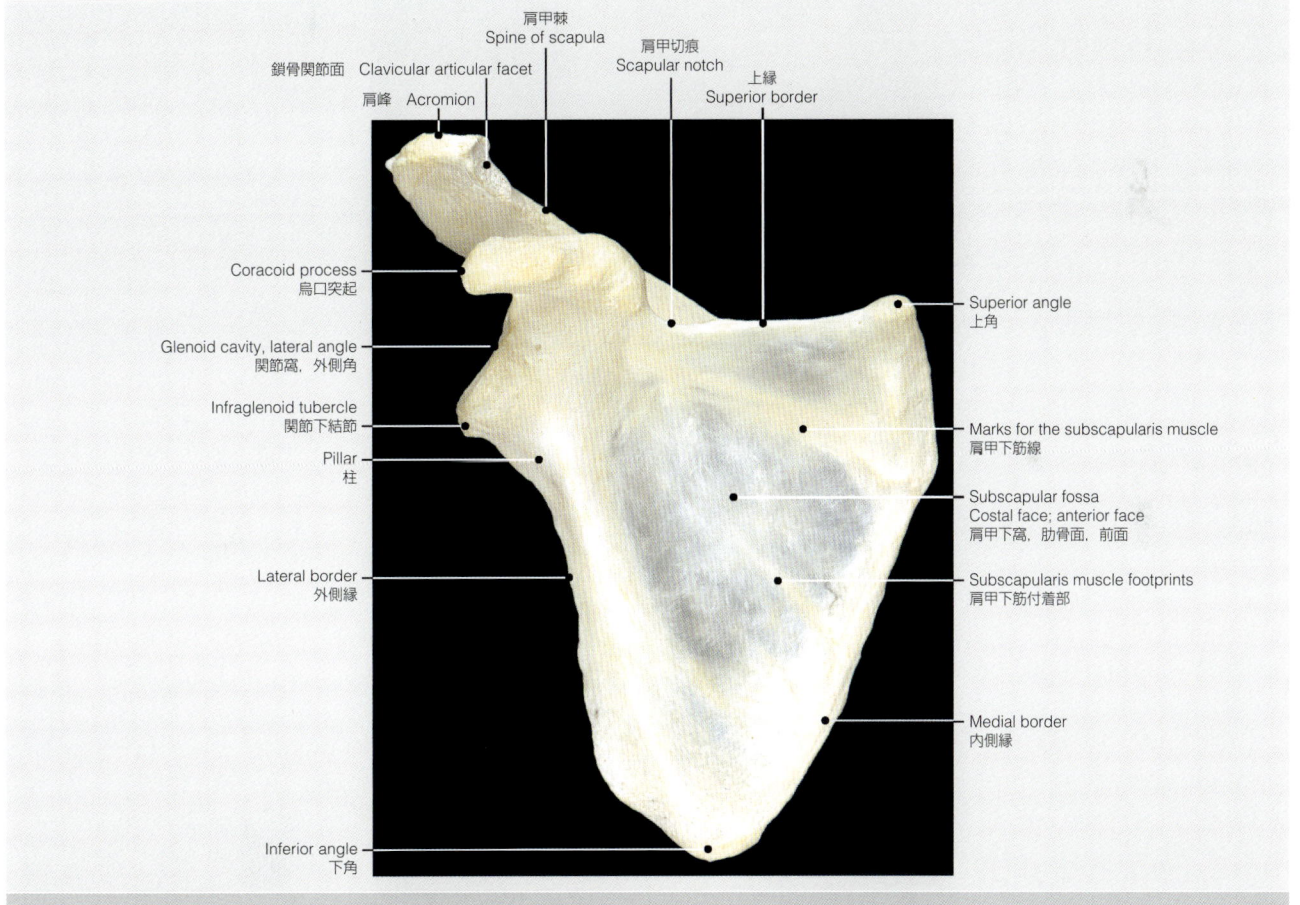

図 8-4 右肩甲骨の前面

肩甲骨

肩甲骨（scapula, shoulder blade）は扁平で三角形の骨である（図 8-4〜8-7）．鎖骨と水平面で 60°の角度を成しており，胸郭の輪郭を形づくっている．肩甲骨は第 1 肋骨あるいは第 2 肋骨の高さ（上角）から第 7 肋骨あるいは第 8 肋骨の高さ（下角）に存在する．

肩甲骨には上縁，外側縁および内側縁（椎骨側縁とも呼ばれる）がある．これらの各縁は下角，上角および外側角（関節角とも呼ばれる）を形成してつながっている．

上縁には 2 つの際立った特徴的形態がある．その 1 つは烏口突起で（ラテン語の"corvus"烏に由来），烏のくちばしに類似することから，こう命名されている．烏口突起は 3

8 骨学 51

図 8-5　右肩甲骨の後面

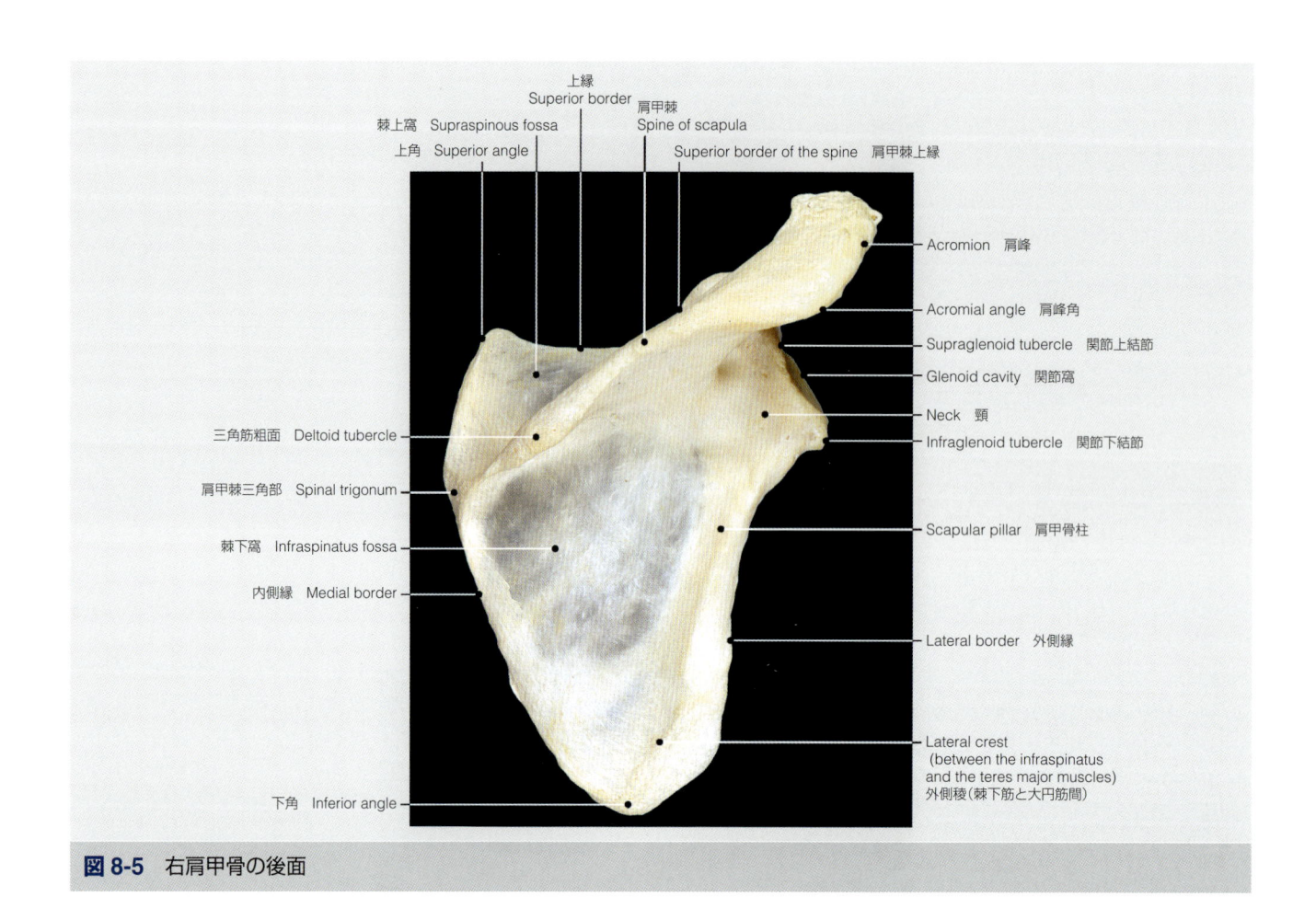

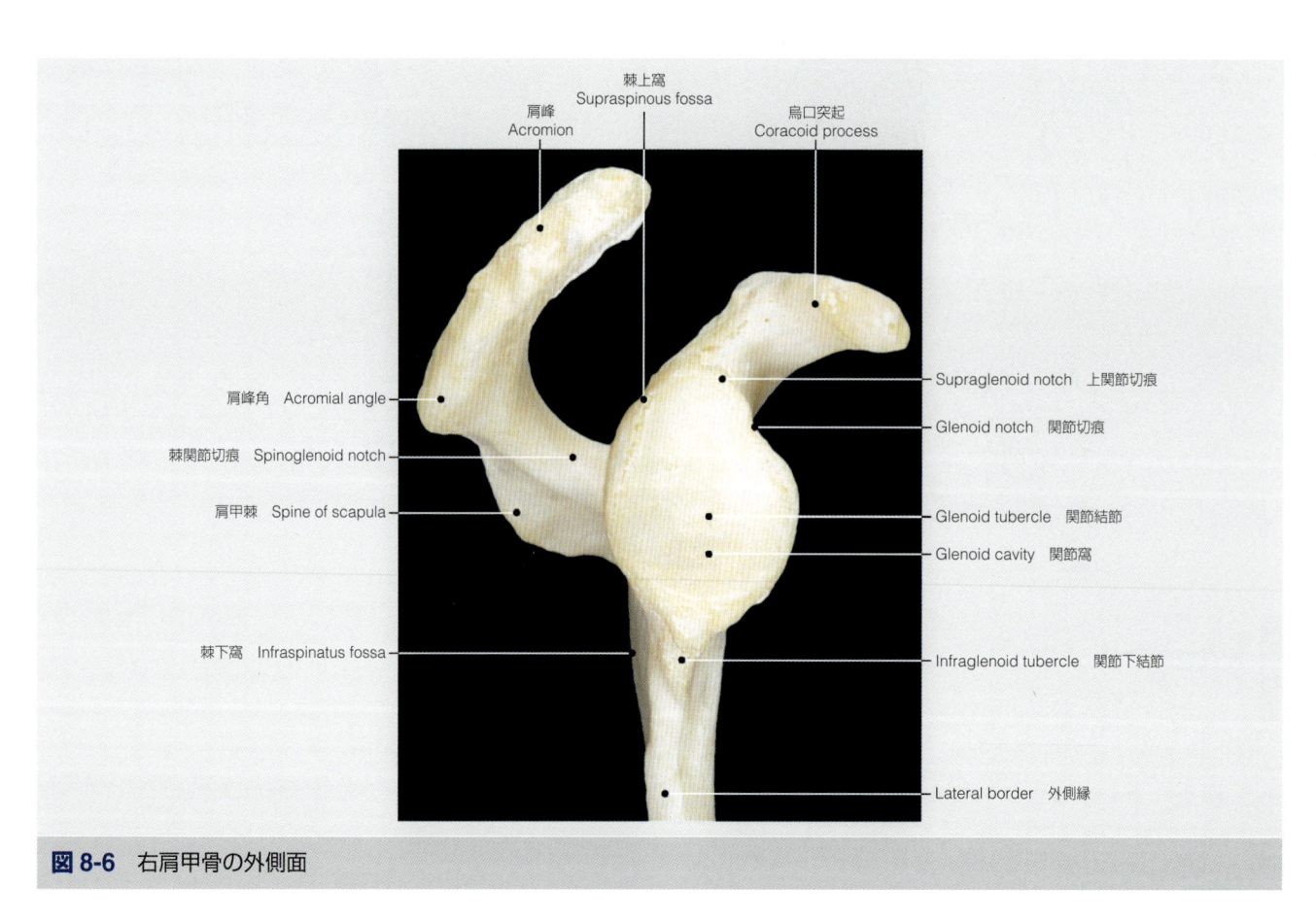

図 8-6　右肩甲骨の外側面

つの筋，外側から内側に上腕二頭筋の短頭，烏口腕筋，小胸筋の付着部になっている．近傍には肩甲切痕（あるいは烏口切痕）があり，その形態と幅はさまざまである．切痕の上方は上肩甲横靱帯で閉じている．肩甲上神経はこの開口部を通過し，肩甲上動脈はこの靱帯の上を通過する．肩甲舌骨筋はこの切痕の内側に付着する．この筋については，肩甲骨に対する動きは限定的であるので，体幹の筋の章である Chapter 16 で述べる．

内側縁は大菱形筋の付着部であり，前方部分では，前鋸筋の付着部となっている．外側縁は 2 つの小さな外側の面でそれぞれ大円筋と小円筋の付着部となっている．

下角は下方の頂点となっており，一部の広背筋線維の付着部となっている．上角の形態はさまざまで，円形のことも尖った形のこともある．ここは肩甲挙筋の付着部である．

外側角には多くの重要な構造物がある（図 8-6）．まず，上腕骨との関節面である関節窩がある．関節窩は洋ナシ型をしており，中央の関節切痕部分で狭くなっている．関節結節は関節窩の中央に位置する．さらに上腕二頭筋長頭の付着部である関節上結節，上腕三頭筋の付着部である関節下結節という 2 つの結節がある．外側角は関節窩に近づくにつれて狭くなり，肩甲骨頸を形成する．この部位の前面には肩甲骨柱と呼ばれる緻密な骨隆起が伸びている．

肩甲骨には前面の肋骨面と後面がある．前面の最も重要な解剖学的特徴である肩甲下窩は，わずかに陥凹した領域で，肩甲下筋の起始部となる斜めに上行する稜構造があり，肩甲下筋がその全体を覆っている（図 8-4）．前鋸筋は内側部と内側縁に付着している．

後面は，前面と異なり膨隆しており，肩甲棘という大きな構造物で 2 つの部位に分けられる（図 8-5）．肩甲棘は皮下にある背側の底と肩甲骨に癒合する頂をもつ三角形の形をしているが，外側は肩甲骨と癒合せず浮いた形になっている．上方の部位は棘上窩で，肩甲骨の上面と肩甲棘の上面を含み，棘上筋の起始部となっている．下方の部位すなわち棘下窩は肩甲骨後面の下方 2/3 を占め，棘下筋の起始

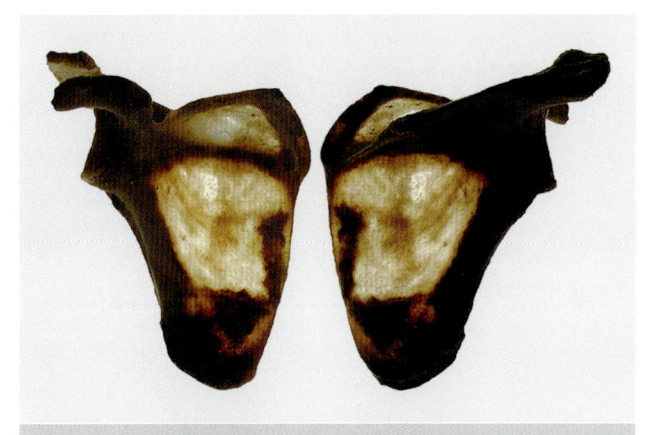

図 8-7 明るい照明下では中央部の薄い皮質骨がわかる．

部となっている．人によっては外側稜が存在し，棘下筋と大円筋，小円筋を隔てていることもある．

肩甲棘には僧帽筋が付着する上縁と三角筋の起始部となる下縁がある．肩甲棘は内側縁近傍で肩甲骨の他の部分と融合する．この部位は肩甲棘三角という小さな三角形で，僧帽筋の上行線維が付着している．肩甲棘三角部はまた，菱形筋の付着部部分を明確に区分しており，大菱形筋はその下に，小菱形筋はその上に付着する．外側では肩甲棘は肩甲骨体から突き出て，肩峰と呼ばれる扁平で独立した突出端となっている．肩甲棘と肩峰との移行部分は肩峰角と呼ばれる．後方の 2 つの窩が交通する肩甲骨頸は棘関節切痕と呼ばれる．肩峰は内側で僧帽筋の付着部，外側で三角筋の付着部となる．前方領域は"肩峰のくちばし"としても知られ，肩鎖関節の一部である肩峰の鎖骨関節面を含んでいる．

肩峰下（滑液）包は肩峰上面と皮膚との間に位置する．

図 8-8，8-9 は，肩甲骨における筋と靱帯の起始と停止を示している．図 8-10，8-11 は肩甲骨，鎖骨，肩峰の肩関節（肩甲上腕関節）との関係を示す肩関節 X 線像で，上腕を体の側面に置いた位置での前後撮影と上腕外転位での腋窩撮影である．

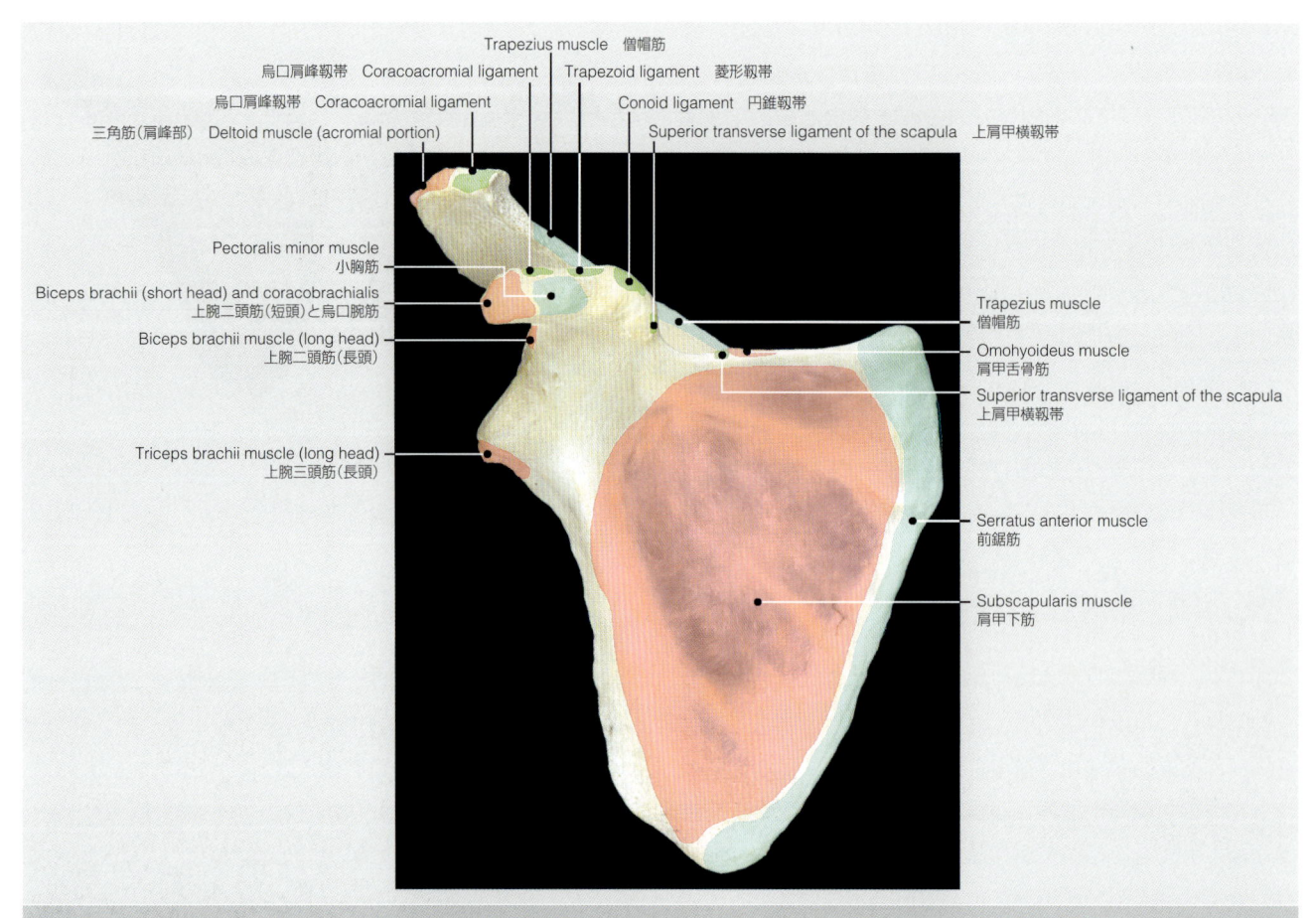

図 8-8 右肩甲骨の前面．筋起始部を赤，停止部を青，靱帯付着部を緑で示す．

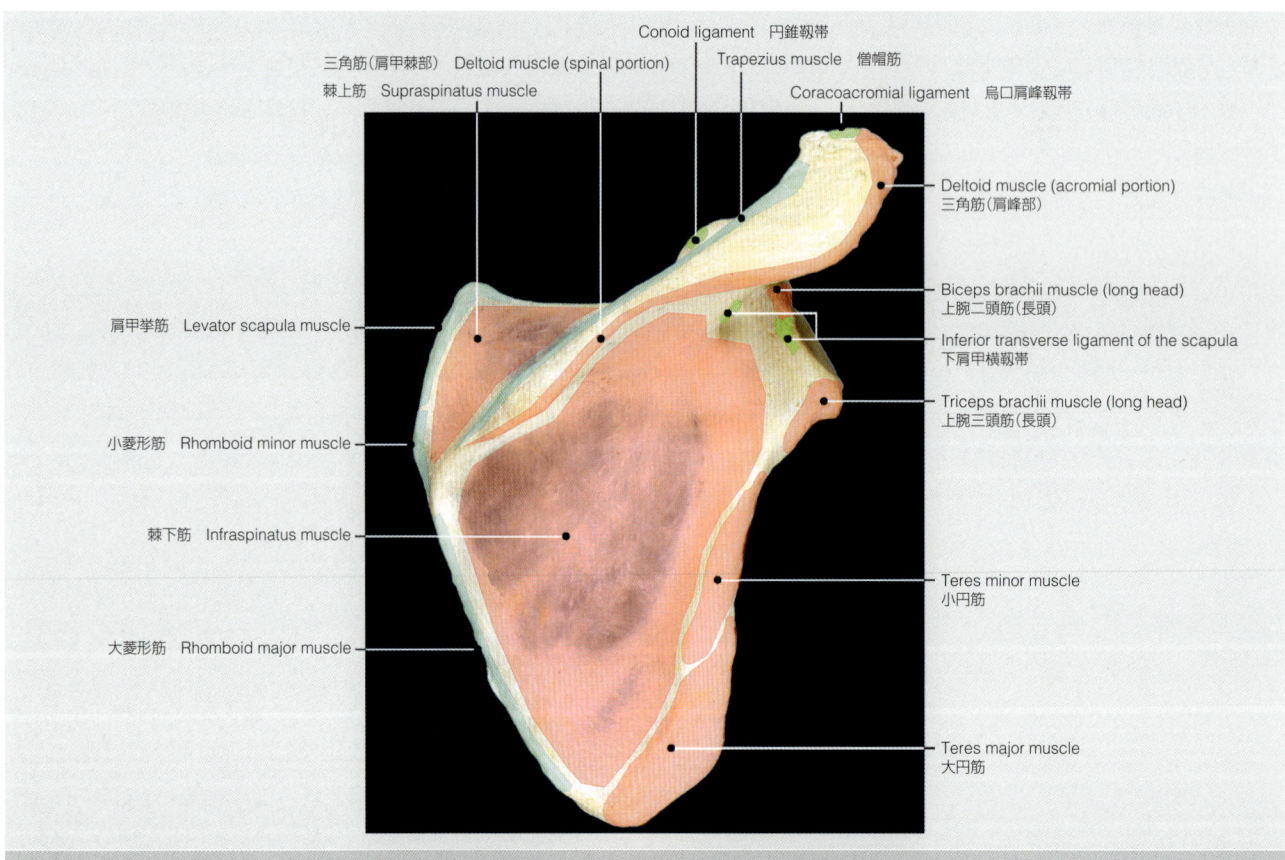

図 8-9 右肩甲骨の後面．筋起始部を赤，停止部を青，靱帯付着部を緑で示す．

54　II　上肢帯と上肢

図 8-10 左肩関節のX線正面像

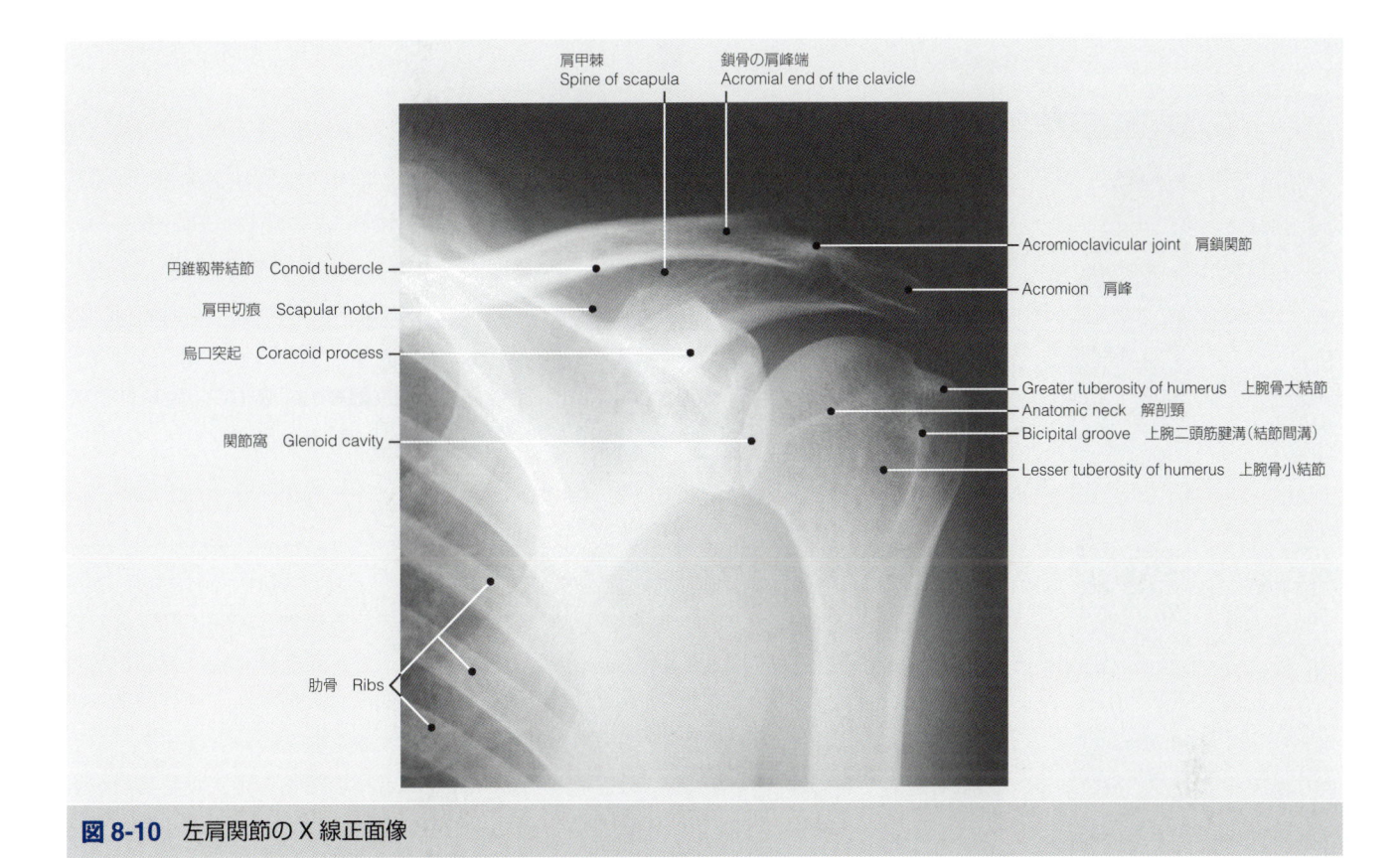

図 8-11 右肩関節のX線軸写像（腋窩撮影）

8 骨学

上腕骨

　上腕骨は肩甲骨を介して上肢帯と関節を形成している自由上肢の長骨である（図8-12）．上腕骨の外観と断面の特徴は図8-12～8-21で示されている．筋の起始と停止は図8-22に示されている．他のすべての長骨と同様に，上腕骨は1つの骨幹と2つの骨端をもつ．近位骨端は上腕骨頭と呼ばれ，半球状である（図8-13，8-14）．内側は関節軟骨に覆われ肩関節（肩甲腕関節）を形成している．軟骨で覆われている部位は他の骨端と解剖頸と呼ばれる溝で分けられている．

　上腕骨前方には，内側に1つ，外側に1つの2つの隆起がある．内側の隆起は小結節と呼ばれ，肩甲下筋の付着部となっている．小結節の遠位の小結節稜は大円筋と広背筋の付着部となっている．外側では大結節が上腕骨近位の後外側面まで広がっている．大結節はそれぞれ棘上筋，棘下筋，小円筋の付着部となる3つの面をもつ．大結節の前面にも稜構造，大結節稜があり，大胸筋の付着部となっている．上腕横靱帯の近傍で，大小結節および両稜構造の間には骨溝があり，この溝には上腕二頭筋長頭がある．この溝構造は結節間溝あるいは上腕二頭筋腱溝として知られる．近位骨端は大結節と小結節の下方で，外科頸によって骨幹と分けられている．上腕骨体は中央部で三角形の断面となり（図8-15），前内側面，前外側面，後面そして内側縁，外側縁，前縁をもつ．縁は判別しにくいが，断面では判別できる．

　上腕骨体の中央部では，橈骨神経の走行経路が橈骨神経溝（→図8-22）あるいは螺旋溝として示される．胎生発生期の上腕骨の回旋によって橈骨神経の走行経路と橈骨神経溝の経路が説明できる．上腕三頭筋外側頭の起始部は橈骨神経溝より近位にある．三角筋粗面は橈骨神経溝近位の前外側面にあり，三角筋のV字型の停止部となっている．烏口腕筋の停止部はほぼ同じ高さの前内側面に位置する．上腕骨遠位1/2の前内側面と前外側面は上腕筋起始部に覆われている．

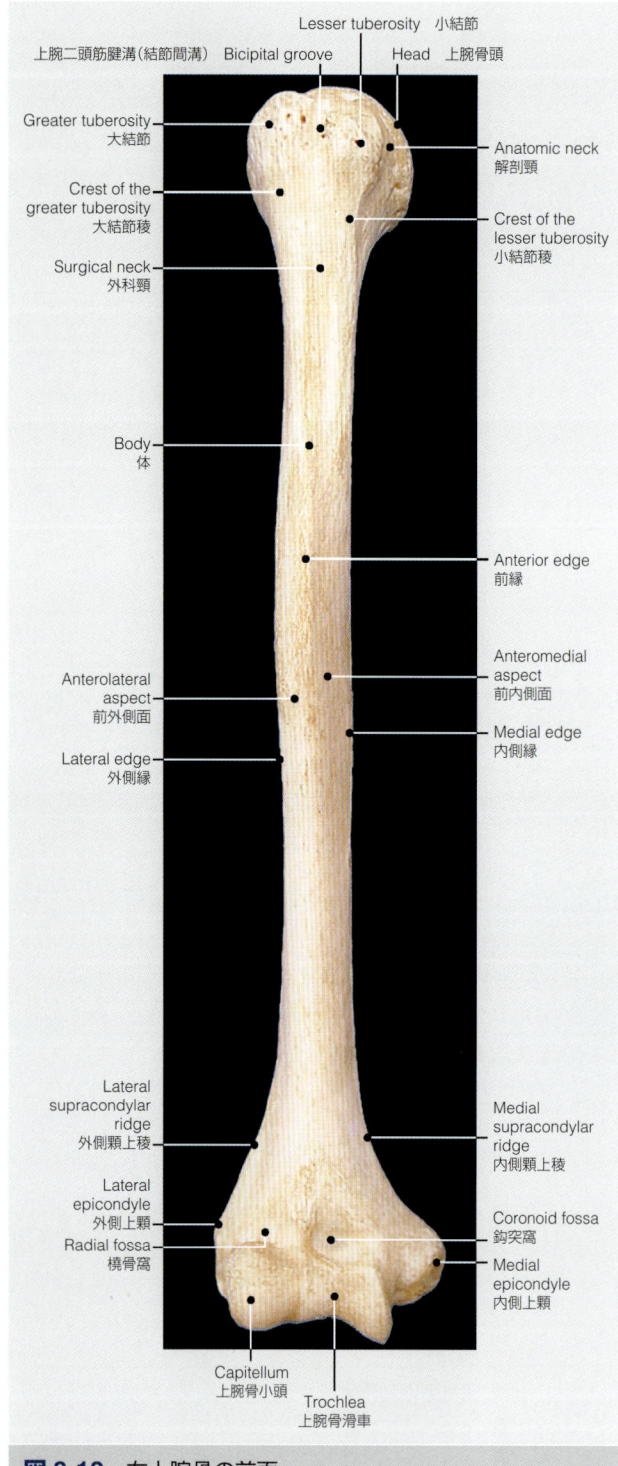

図8-12 右上腕骨の前面

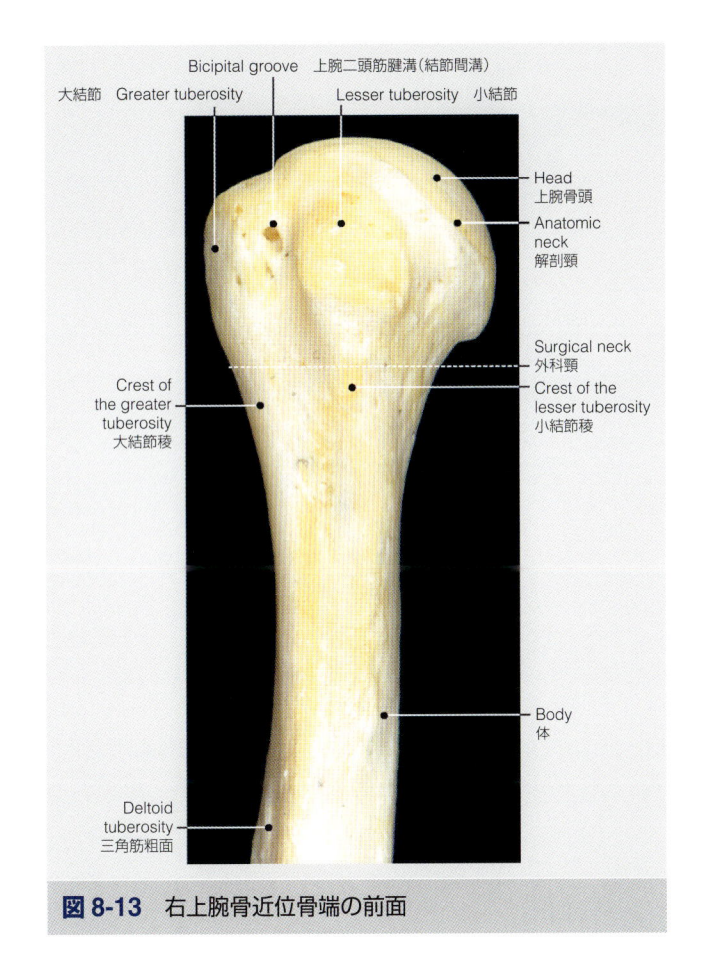

図 8-13 右上腕骨近位骨端の前面

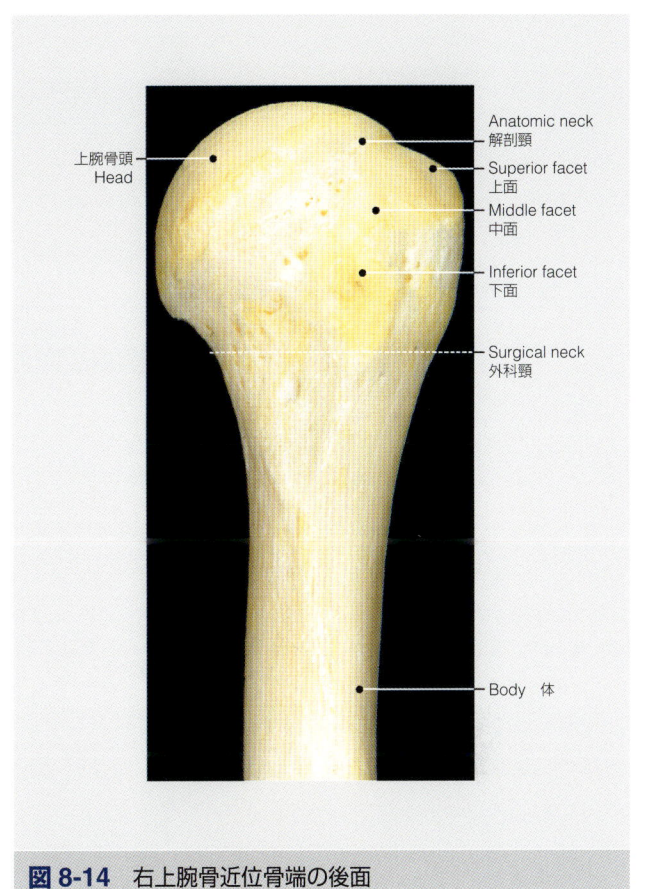

図 8-14 右上腕骨近位骨端の後面

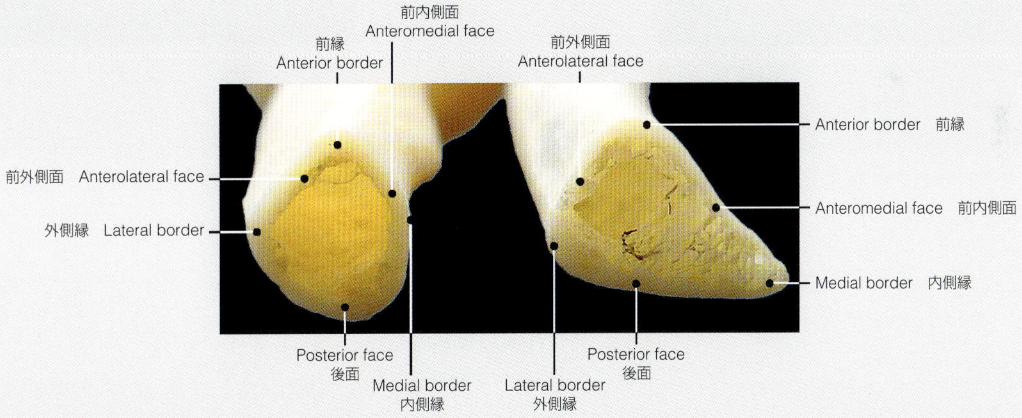

図 8-15 上腕骨の断面．左は近位 1/3，右は遠位 1/3．

8 骨学

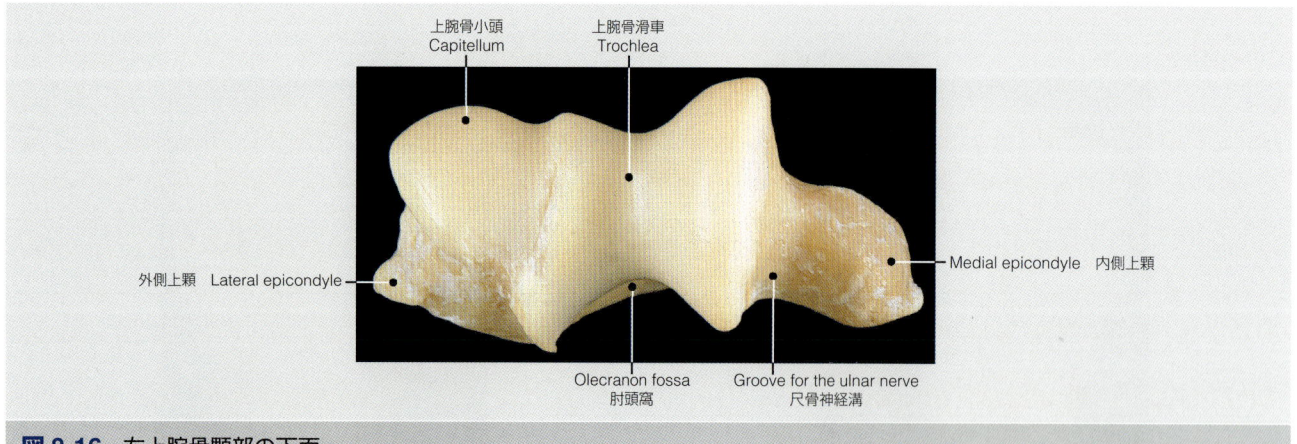

図 8-16 右上腕骨顆部の下面

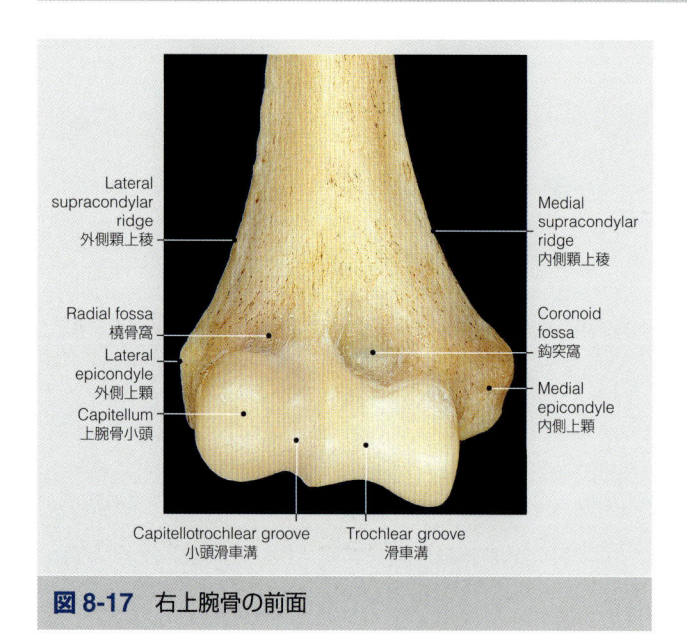

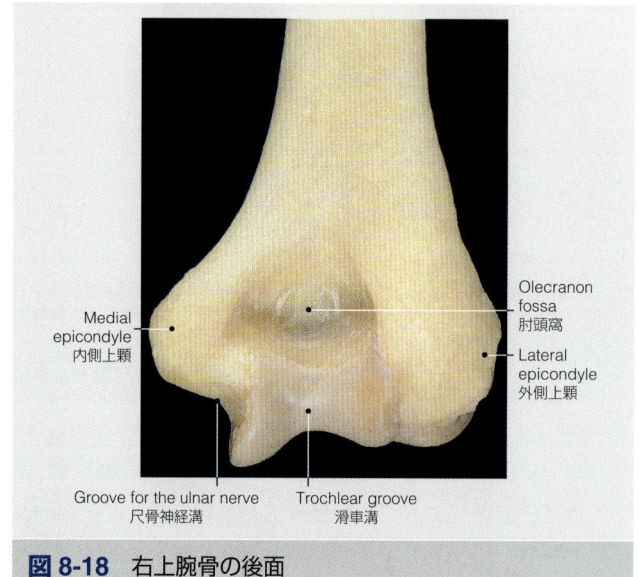

図 8-17 右上腕骨の前面

図 8-18 右上腕骨の後面

　上腕骨遠位骨端（図 8-16〜8-18）は扁平で，上腕骨体（図 8-19）に対して約45°の屈曲角度がついている．この骨端には内外側に1つずつ，皮下に2つの骨性隆起がある．内側は内側上顆（medial epicondyle, epitrochlea）と，外側は外側上顆（lateral epicondyle）と呼ばれる．内側上顆は外側上顆より高く隆起している．これら2つの骨性隆起は関節包外に位置し，側副靱帯群と筋群の起始部になっている．屈筋-回内筋群は内側上顆から，伸筋-回外筋群は外側上顆から生じている．外側顆上稜（上腕骨外側縁の延長）と内側顆上稜（上腕骨内側縁の延長）は，これらの隆起の上にある．稀に，内側顆上突起が存在することがあり（図 8-20），これは上腕骨遠位1/3の内側に位置する．人によってはStruthers靱帯がこの骨突起から内側上顆に伸びていることもある．

　上腕骨遠位骨端の腹側の内側上顆と外側上顆の間には，前腕骨に対する関節面がある．上腕骨滑車は内側にあって，尺骨と関節を形成し，2つの縁と中央に溝がある．その外側では，小さな小頭滑車溝が上腕骨滑車と上腕骨小頭

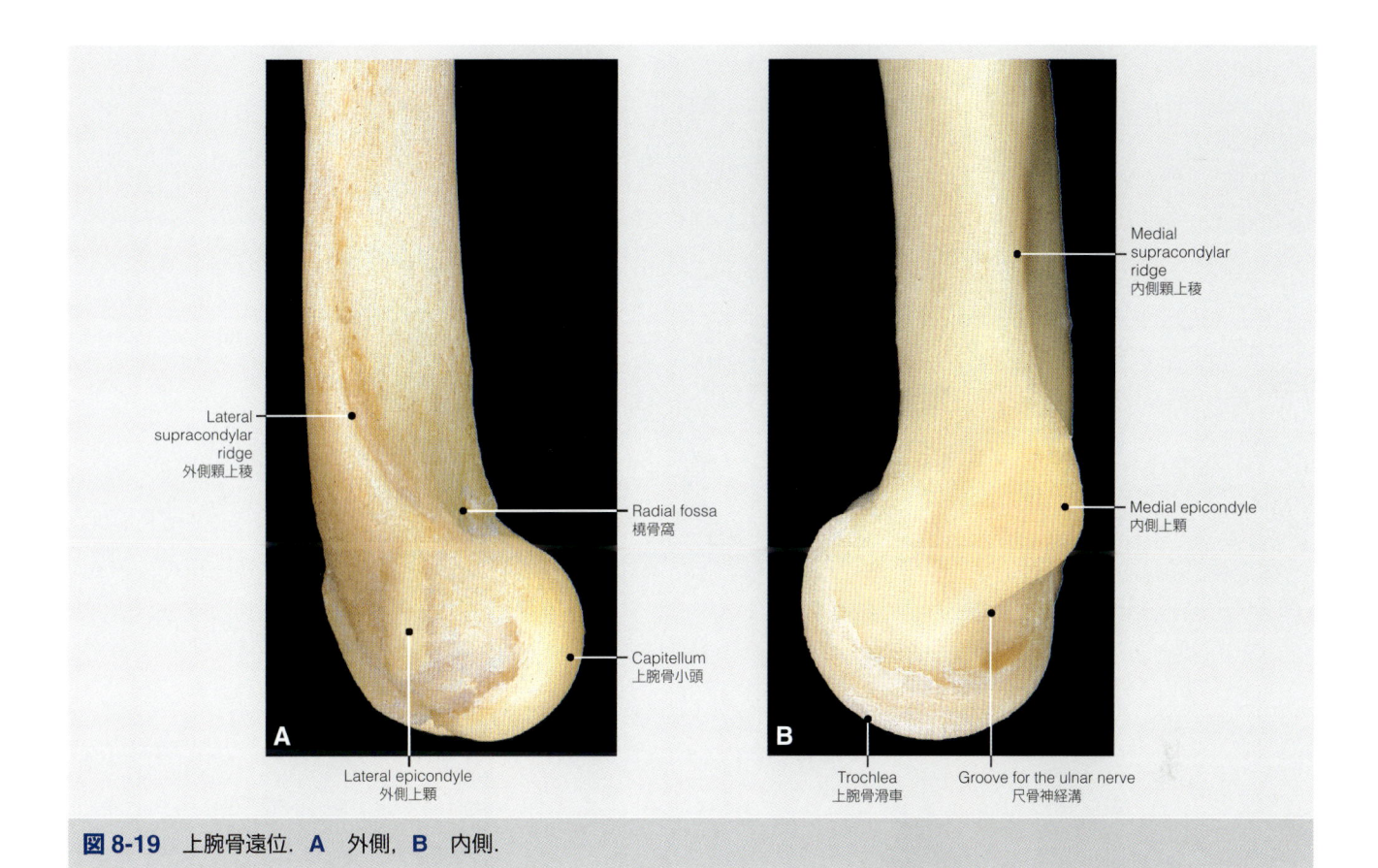

図 8-19　上腕骨遠位．**A** 外側，**B** 内側．

を分け，この溝は橈骨の関節環状面の縁にまで及んでいる．上腕骨小頭（上腕骨顆）は，この溝の外側に位置し，半球状で橈骨頭の陥凹と関節を形成している．上腕骨滑車には，肘関節屈曲時に鉤状突起を受け入れる鉤突窩がある．橈骨頭を収容する橈骨窩は上腕骨小頭の上方に位置する．

肘関節伸展時に肘頭を収容する肘頭窩は上腕骨遠位の後面にある．

尺骨神経溝（図 8-19）は内側上顆の後面にある．図 8-22 は上腕骨上の，筋の起始と停止を示している．

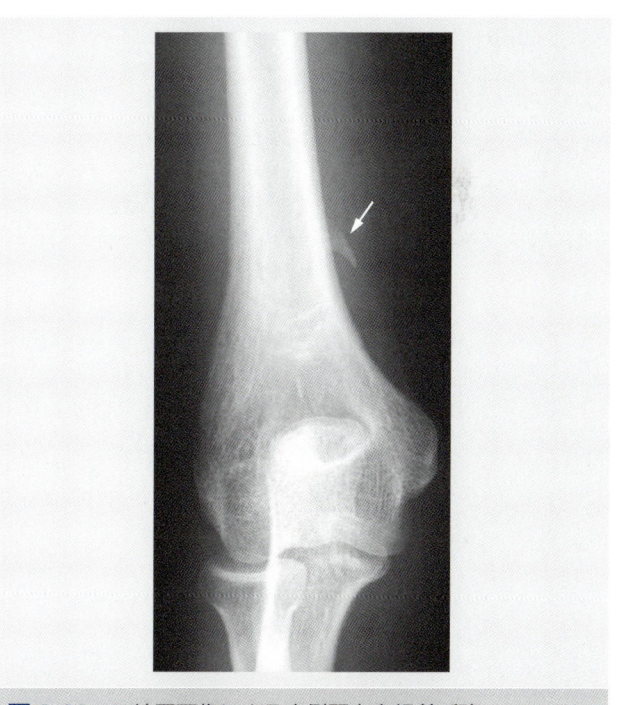

図 8-20　X線正面像による内側顆上突起（矢印）

8　骨学　59

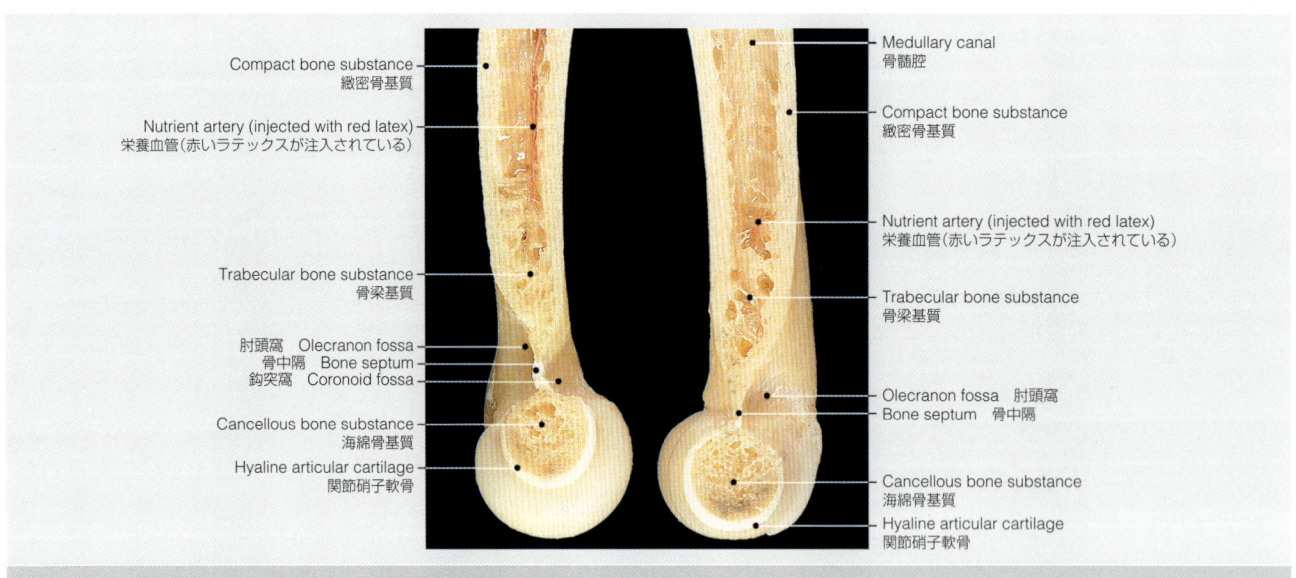

図 8-21　上腕骨遠位 1/3，小頭滑車溝近傍の矢状断面

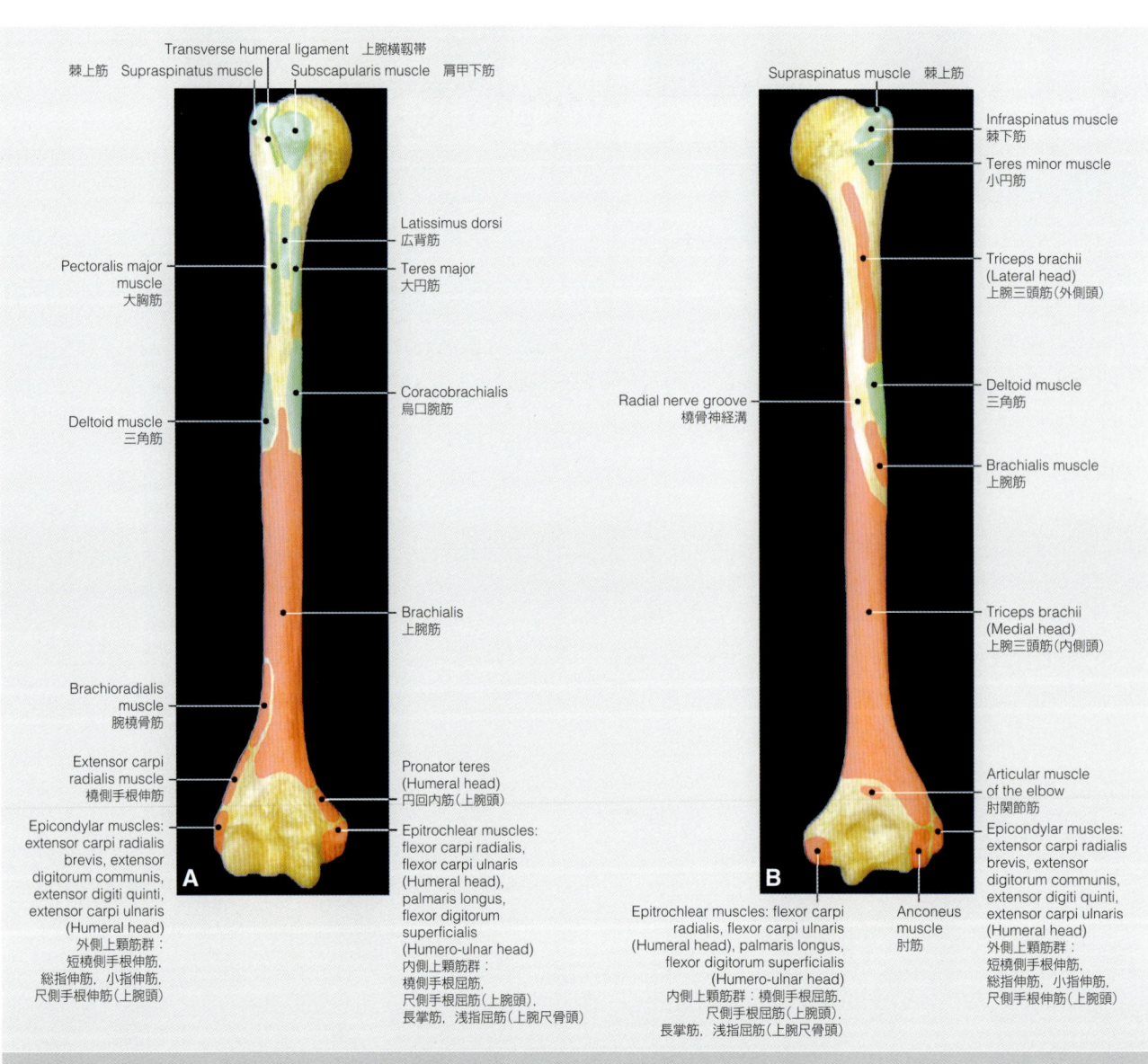

図 8-22　上腕骨．A　前面，B　後面．筋起始部を赤，停止部を青，靱帯付着部を緑で示す．

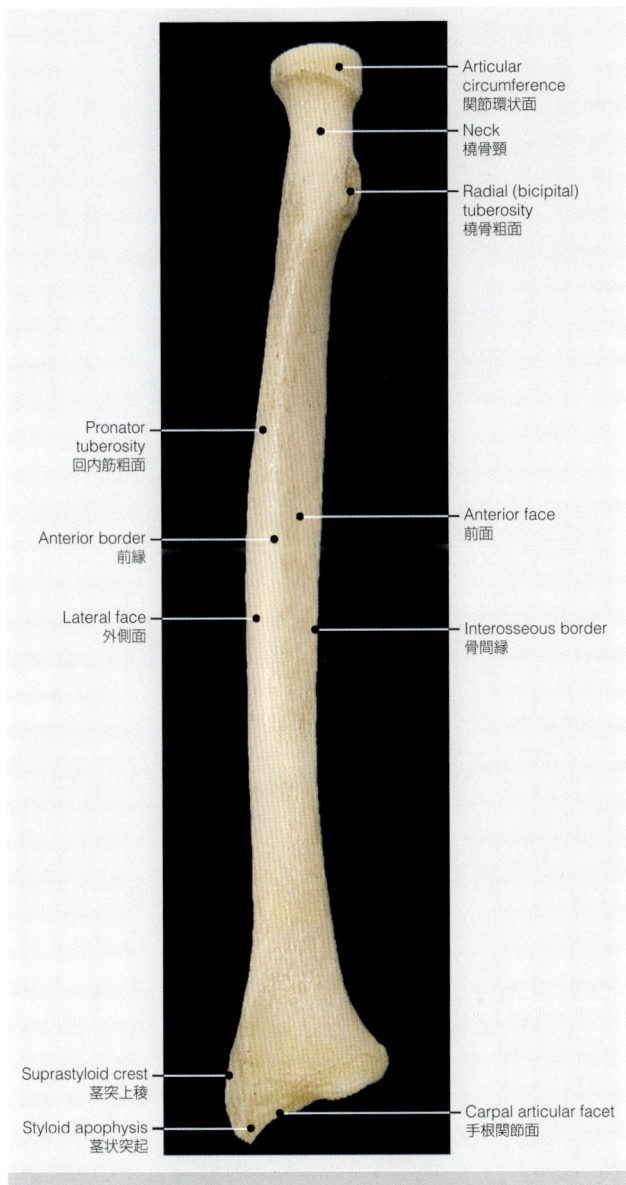

図 8-23 右橈骨前面

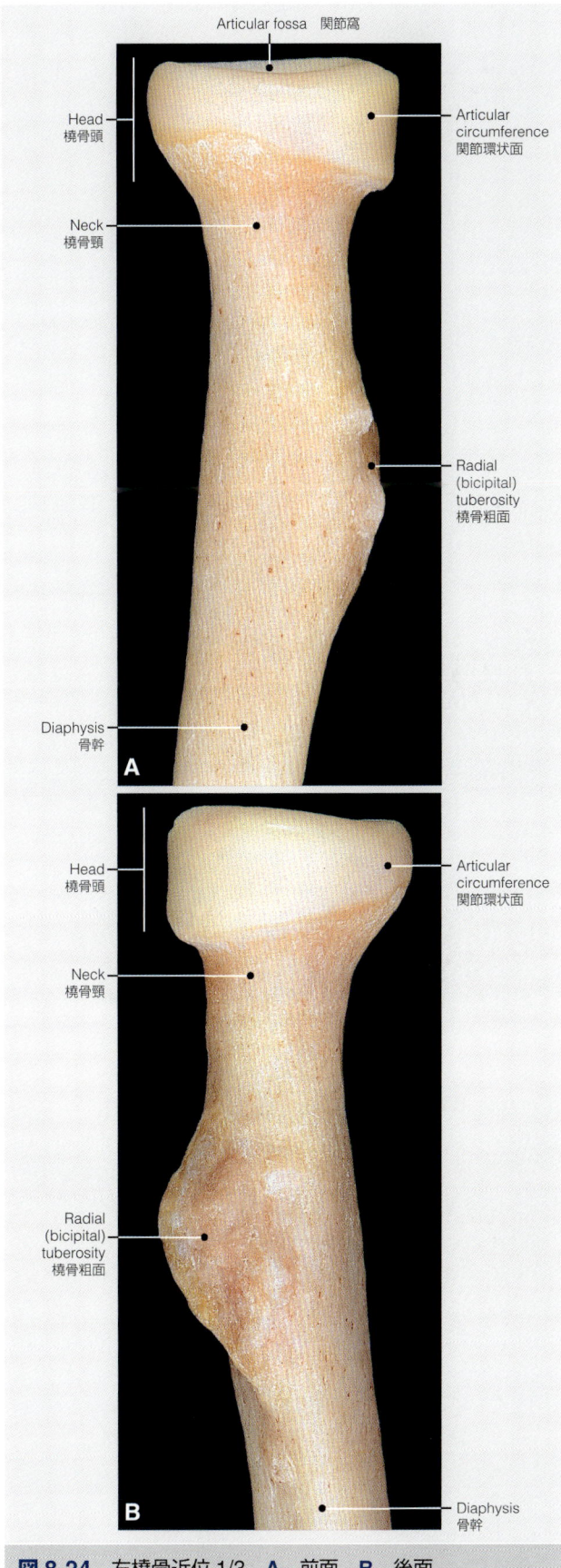

図 8-24 右橈骨近位 1/3. **A** 前面, **B** 後面.

橈骨

　橈骨は上腕骨と同様に長骨である（図 8-23）．他のすべての長骨と同じく，1つの骨幹と2つの骨端がある．近位骨端（図 8-24，8-25）には，上腕骨小頭に対する関節面となるほぼ円形の頭と，尺骨と関節を形成する関節環状面がある．橈骨頭は骨幹に連続する前に橈骨頸で細くなっている．

　橈骨の骨幹は彎曲しており，前腕の回内を可能にしている．橈骨は円筒状にみえるが，中央部の断面はほぼ三角形で（図 8-26），尺骨に面して骨間膜の停止部となっている骨間縁，そして前縁と後縁がある．これらの縁によって

8 骨学 61

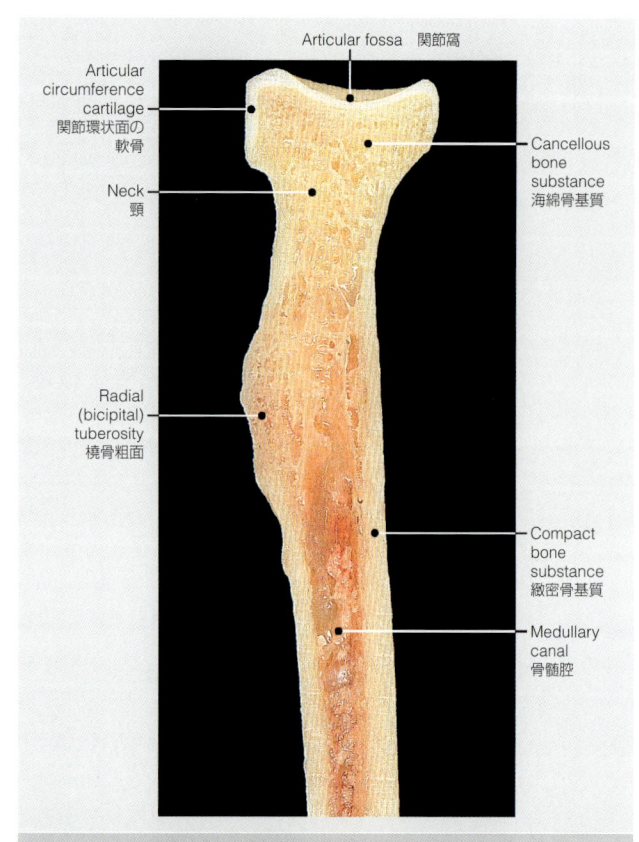

図 8-25　橈骨近位 1/3 の冠状断面

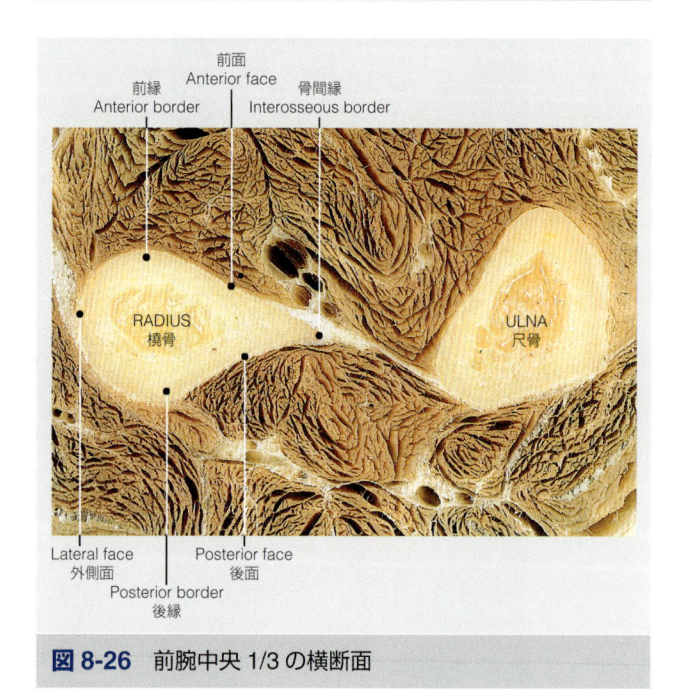

図 8-26　前腕中央 1/3 の横断面

図 8-27　橈骨遠位骨端．A　前面，B　後面．

　橈骨の前面，後面，外側面の3つの面が区別される．近位端に2つの粗面がある．内側は橈骨粗面と呼ばれる上腕二頭筋腱の付着部で，外側は回内筋粗面で円回内筋の付着部である．

　橈骨は遠位骨端で幅が広がり（図 8-27, 8-28），ここでは断面が多角形となり，前面，内側面，外側面，そして背外側面，背側面の2つの後面の計5つの面をもつ（図 8-29）．外側面は，腕橈骨筋の停止部となる茎突上稜と呼ばれる小さな延長部を経て，茎状突起に終わる．内側面は尺骨に対応した陥凹した面で，尺骨切痕と呼ばれ，遠位橈尺関節における回内と回外を可能にしている．背側には伸筋腱に対する骨溝（Ⅰ～Ⅳ）がある（図 8-30）．手根部の3つめの骨溝（Ⅲ）は背側結節（Lister 結節）によって2つめの骨溝（Ⅱ）と分けられており，この結節は皮下に触れる

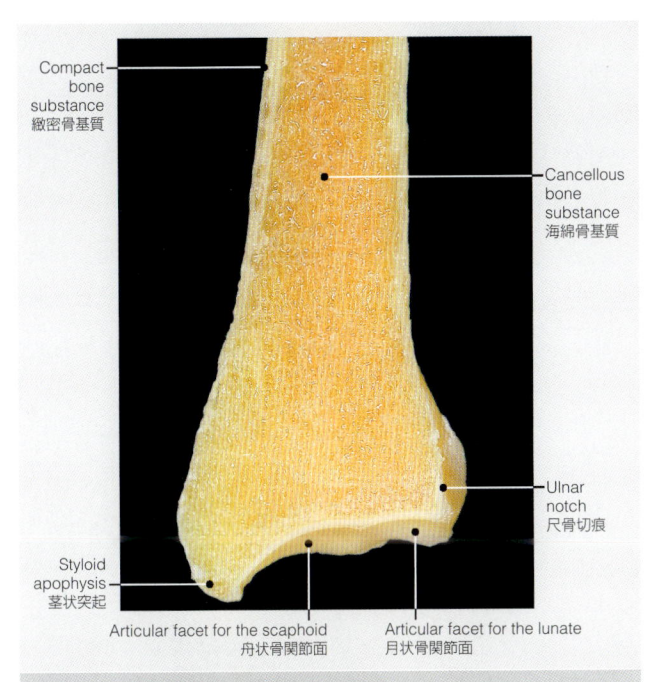

図 8-28　橈骨遠位骨端の冠状断面

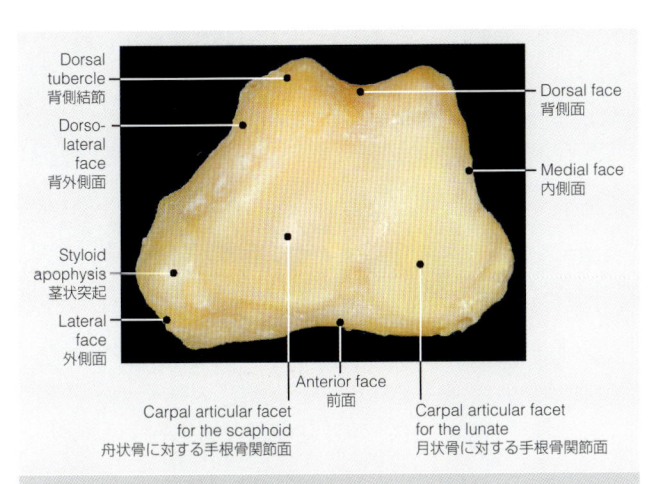

図 8-29　橈骨遠位骨端の下面

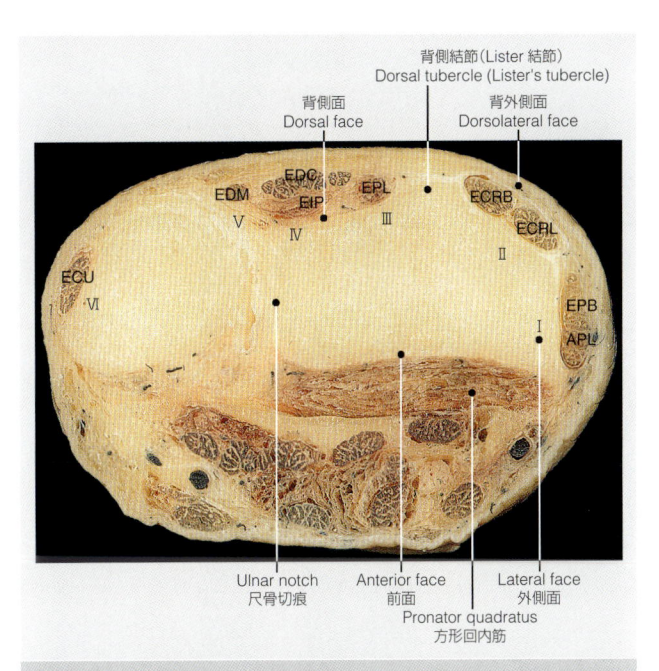

図 8-30　前腕遠位 1/3 の横断面．Ⅰ～Ⅵの伸筋腱溝が表示されている．APL：長母指外転筋，EPB：短母指伸筋，ECRL：長橈側手根伸筋，ECRB：短橈側手根伸筋，EPL：長母指伸筋，EDC：総指伸筋，EIP：示指伸筋，EDM：小指伸筋，ECU：尺側手根伸筋

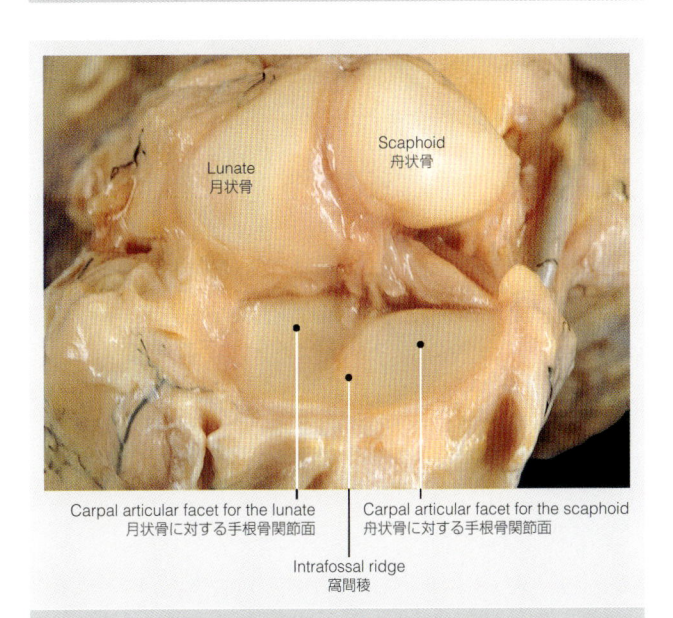

図 8-31　橈骨手根関節包が手関節屈曲位で開かれ，関節面が現れている．

ことができる．前面は屈筋腱を収容するために陥凹しており，手根管の底を形成している．この底は部分的に方形回内筋に覆われている．遠位の手根骨との関節面は舟状骨，月状骨それぞれとの2つの関節面をもち，骨性の稜構造である窩間稜で分けられている（図 8-31）．

8 骨学　63

図 8-32　左尺骨の前面

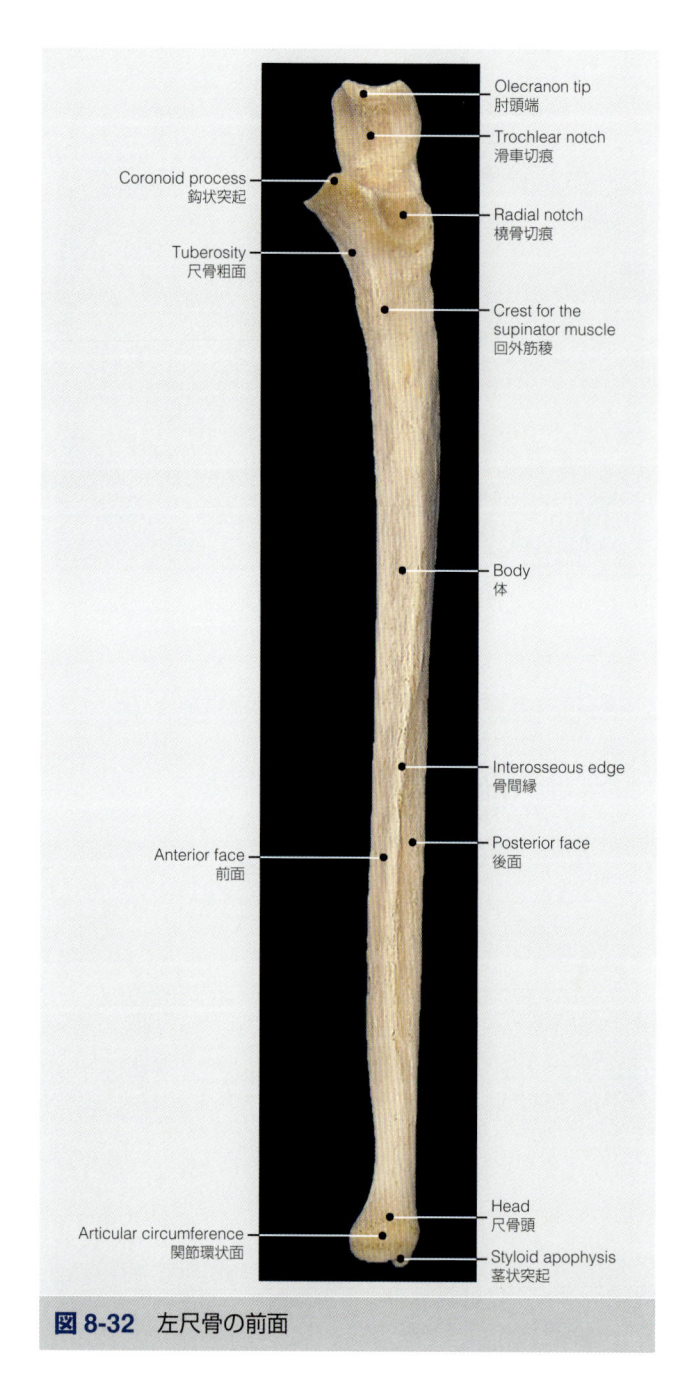

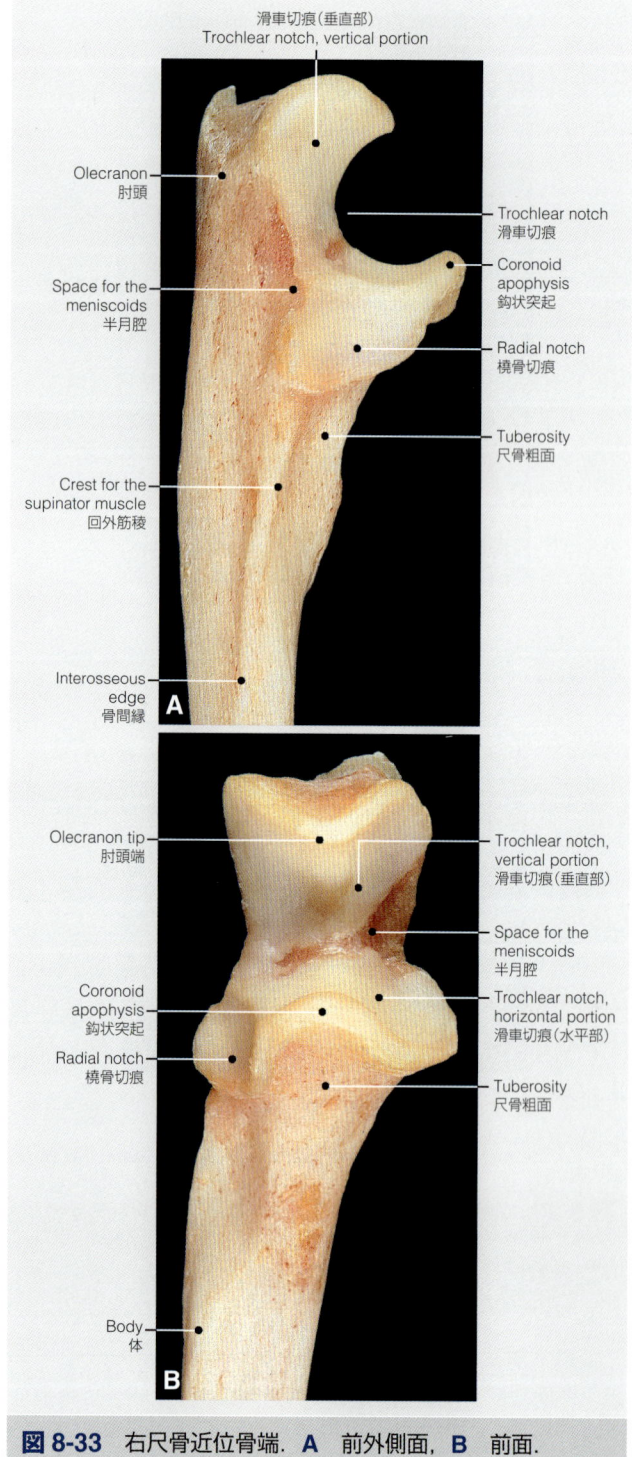

図 8-33　右尺骨近位骨端．**A** 前外側面，**B** 前面．

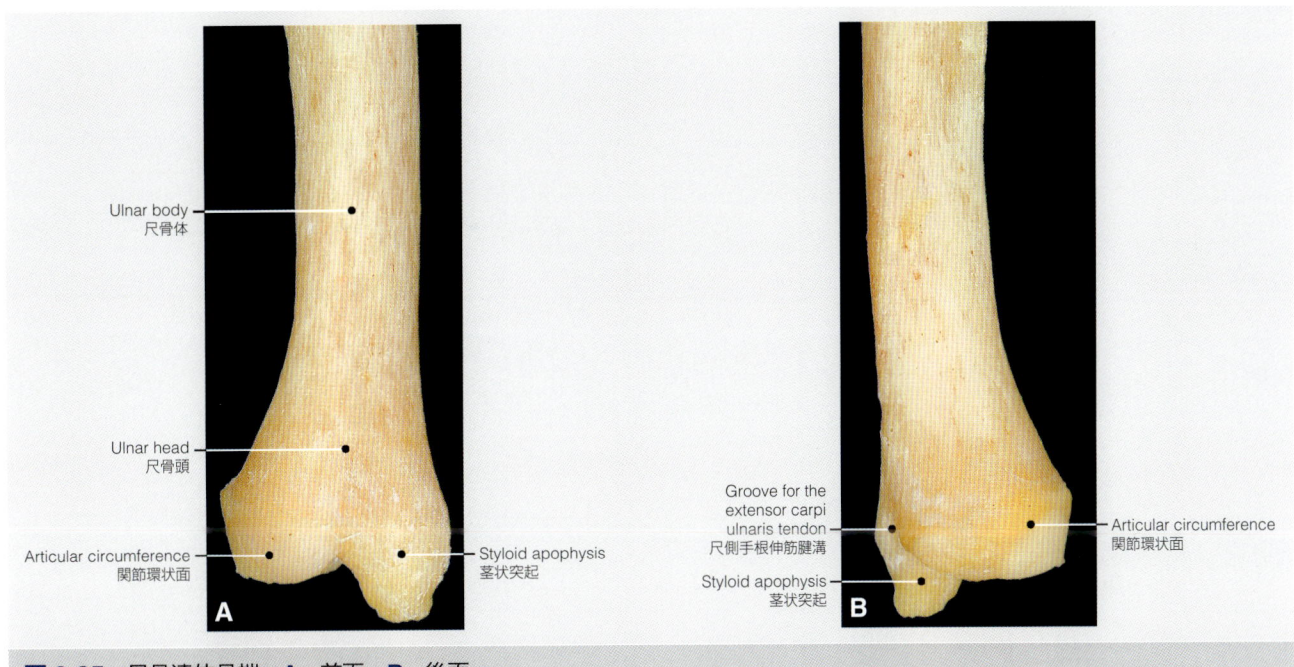

図 8-35　尺骨遠位骨端．A　前面，B　後面．

尺骨

　尺骨は長骨である（図 8-32）．近位の骨端（図 8-33）は，上腕三頭筋の停止部で肘頭と呼ばれる背側の骨隆起が特徴である．肘頭の前上方には，肘関節伸展時に肘頭窩に入り込む小さな先端（肘頭端）がある．前方では，滑車切痕（または大S状窩，greater sigmoid cavity）と呼ばれる肘頭の陥凹が上腕骨滑車と面し，腕尺関節を形成している．この滑車切痕は，内側に向かって広がる軟骨を欠いた横線（半月腔）によって，垂直部と水平部に分割されていると考えることもできる．半月腔は滑膜性の半月を収容している．鉤状突起から肘頭端にかけては矢状面での稜構造があり，これが腕尺関節の空間を内側と外側に分割している．外側では橈骨切痕（または小S状切痕，lesser sigmoid notch）が橈骨頭と面している．この関節面の遠位には回外筋の起始部となる回外筋稜がある．前面では，鉤状突起が上腕骨の鉤突窩に入り込む．鉤状突起の遠位には，上腕筋の停止部となる小さな尺骨粗面がある．

　尺骨体は骨間縁（橈骨に面する），前縁，後縁の3つの縁をもつ三角形の断面をもつ（図 8-34）．これらの縁によって内側面，前面，後面が区別できる．

　遠位の骨端すなわち尺骨頭には，尺骨茎状突起と呼ばれる延長部がある（図 8-35）．外側には橈骨と面する関節環状面がある．尺骨茎状突起の横にある小さな後方の骨溝は，尺側手根伸筋腱が手背第Ⅵ腱区画を通る経路となっている（図 8-30）．

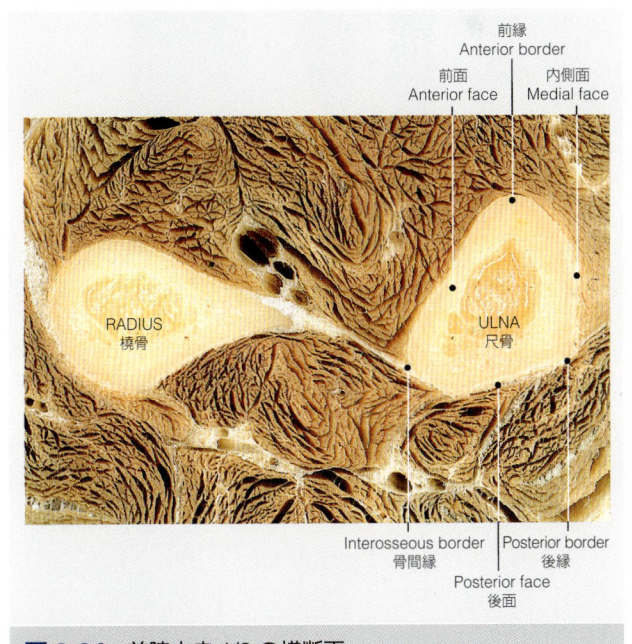

図 8-34　前腕中央 1/3 の横断面

　図 8-36 は前腕骨における靱帯と筋の起始と停止を示している．図 8-37，8-38 は肘関節伸展位と屈曲位における骨同士の位置関係を示すX線像である．

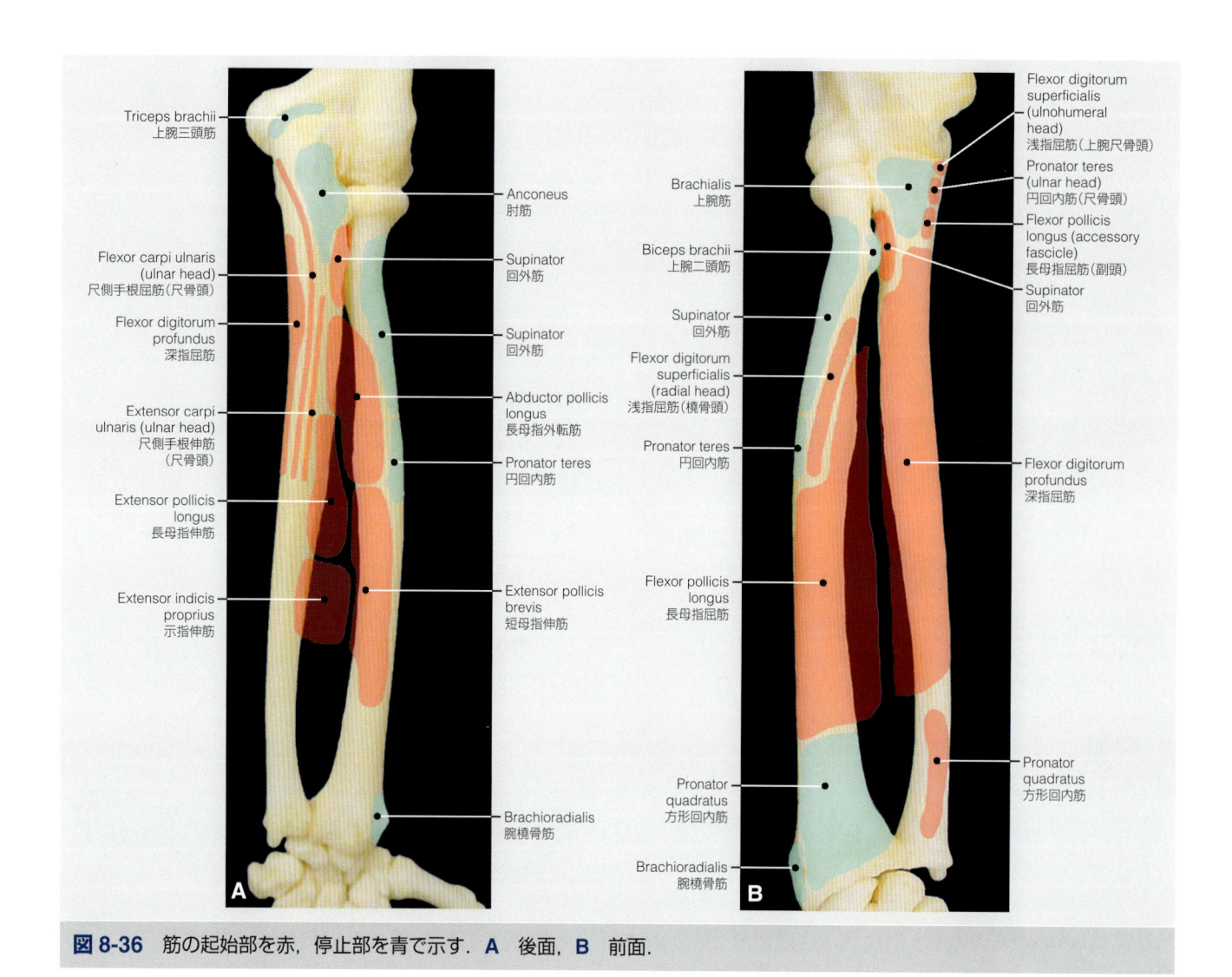

図 8-36 筋の起始部を赤，停止部を青で示す．**A** 後面，**B** 前面．

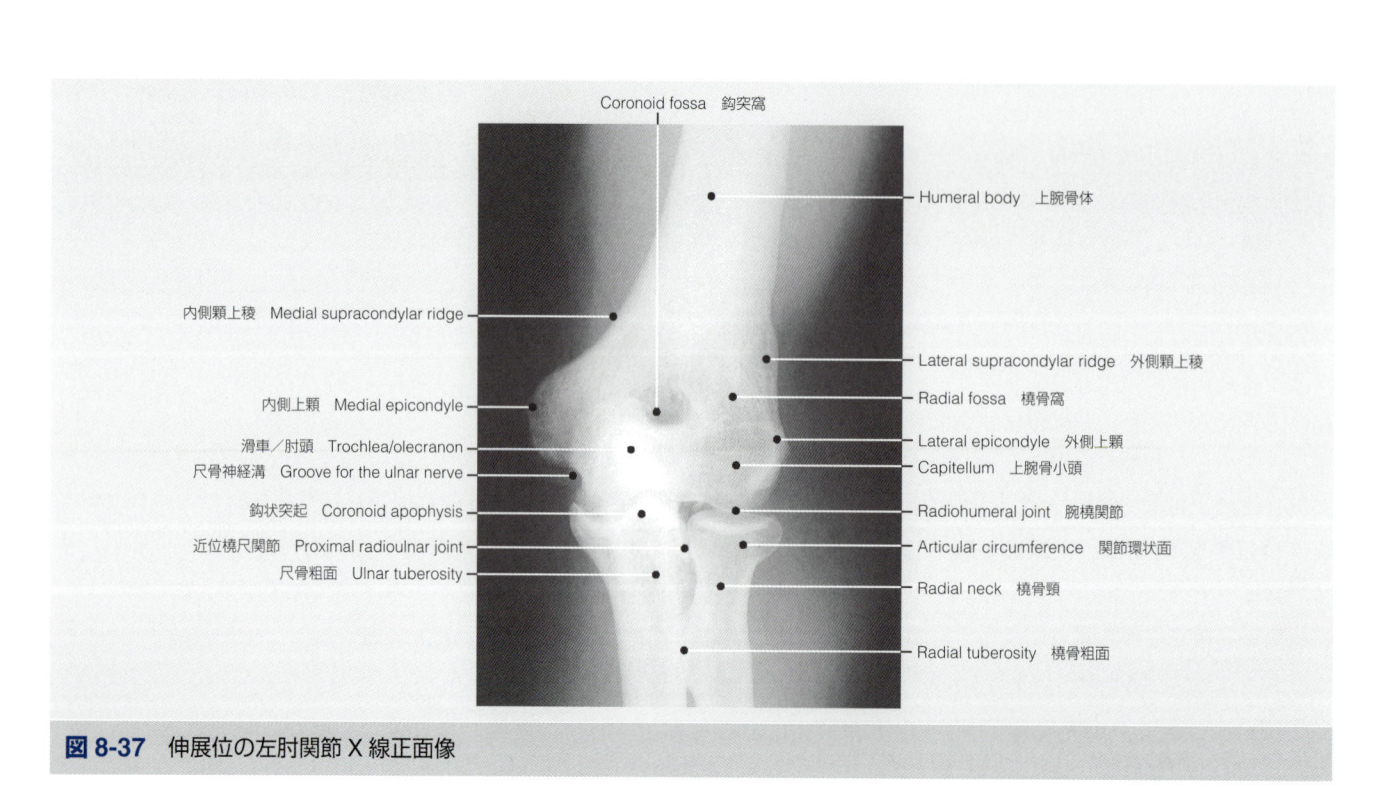

図 8-37 伸展位の左肘関節 X 線正面像

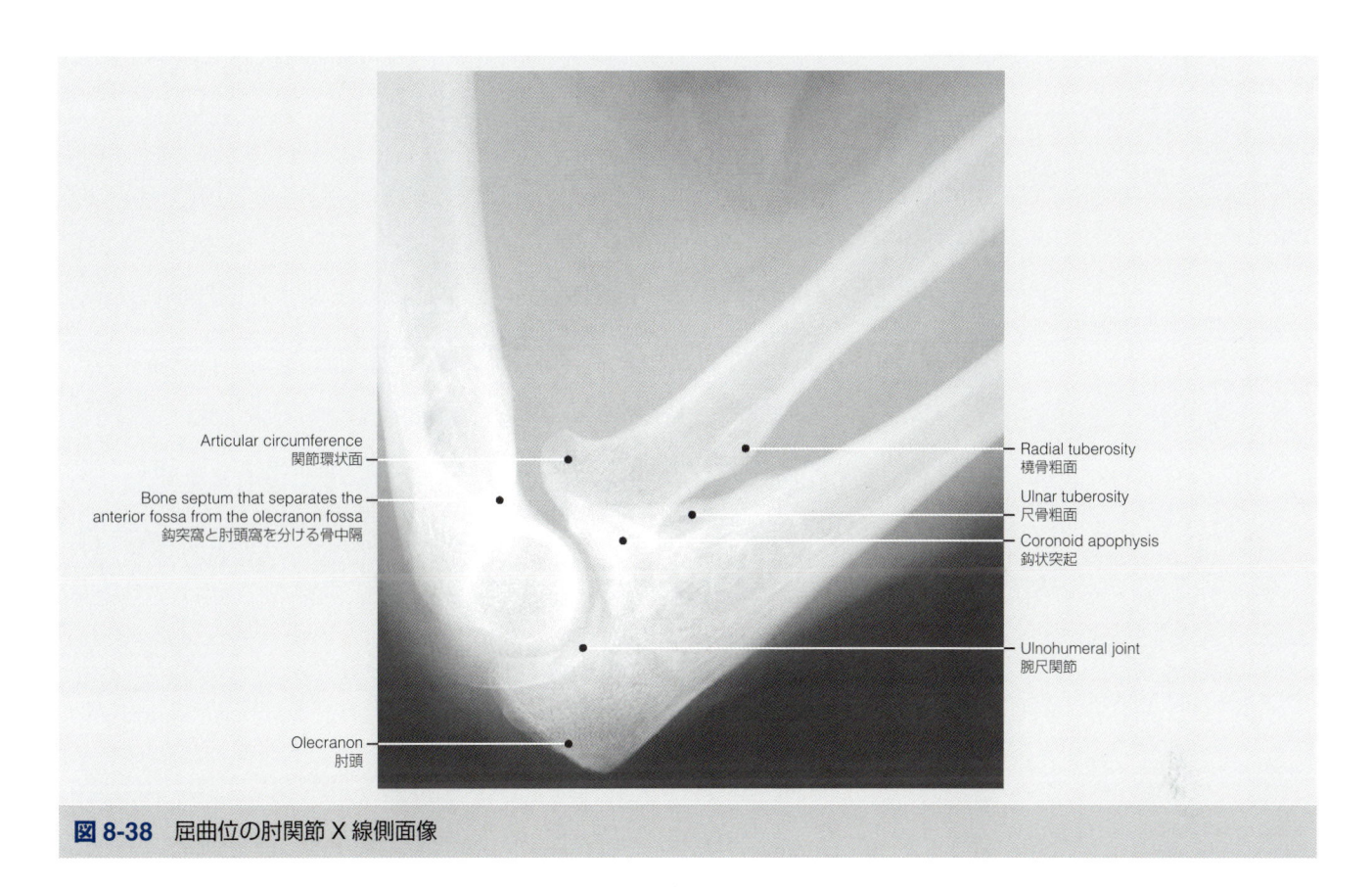

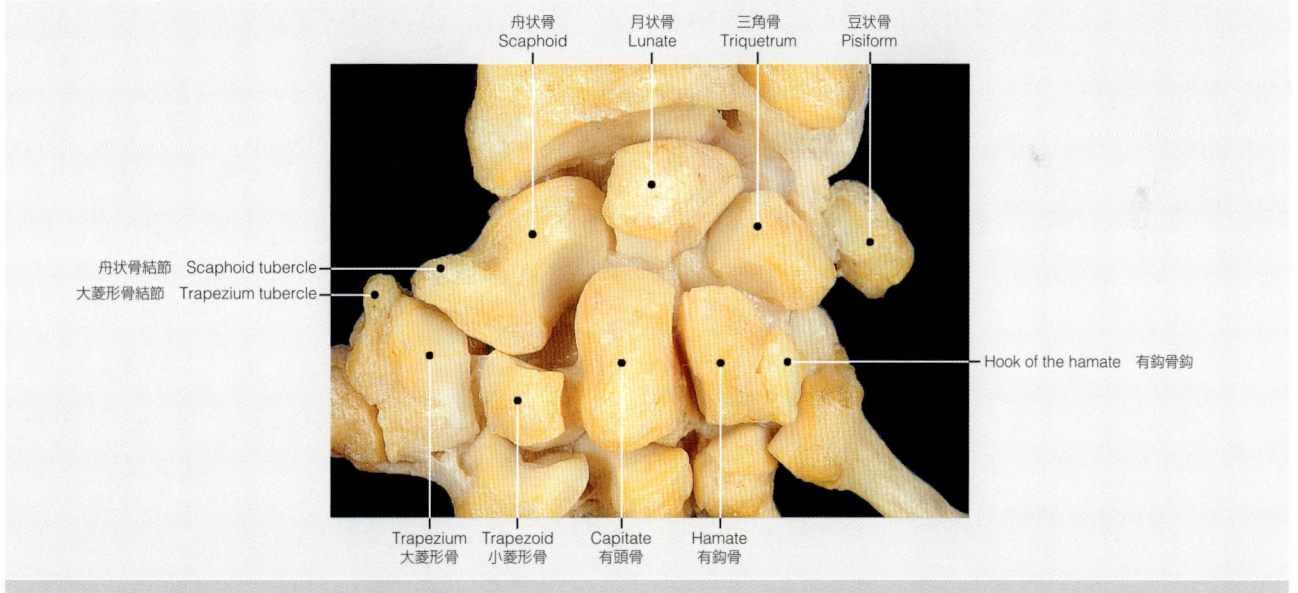

図 8-38　屈曲位の肘関節 X 線側面像

図 8-39　手根骨の前面．前方と骨間の靱帯は切除されているが，後方の靱帯は位置関係を保つために残されている．豆状骨は，深部の三角骨がみえるように移動してある（豆状骨はその背側面がみえている）．

手根骨

　手根骨は近位1列，遠位1列の横2列に並んだ8つの短骨で構成されている（図8-39〜8-42）．近位手根列は，橈側から尺側への順に，舟状骨，月状骨，三角骨そして豆状骨（三角骨の前方）で，遠位手根列は大菱形骨，小菱形骨，有頭骨，有鉤骨で構成されている．手根骨全体では前方（掌側）が陥凹しており，手根管の骨性要素を形成し，さまざまな構造物の通過路となっている．手根骨の背側面はわずかに凸型に膨隆しており，伸筋腱群に覆われている．

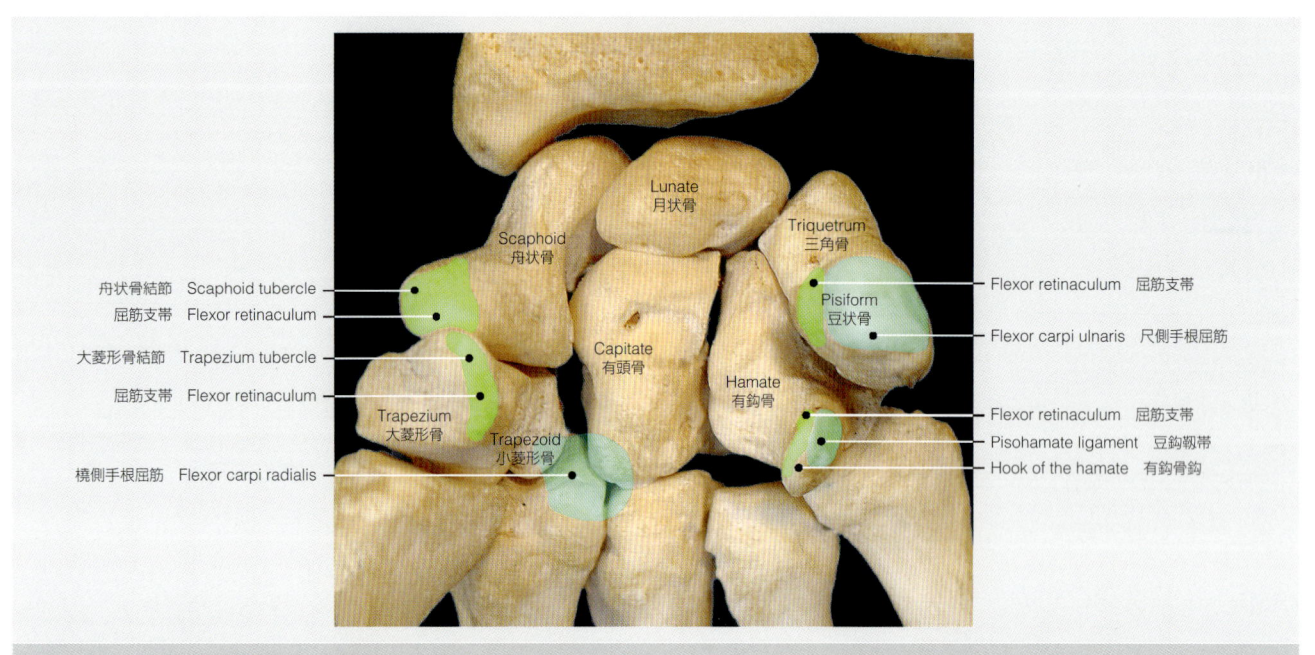

図 8-40 右手関節手根骨の手掌面

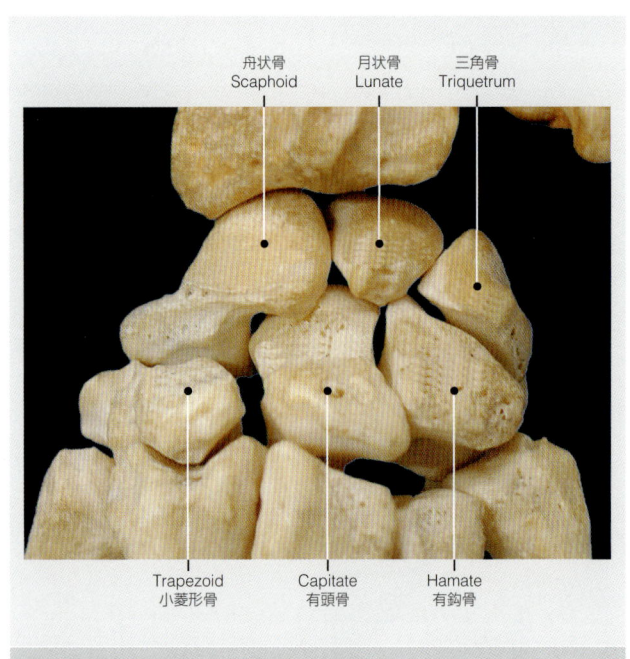

図 8-41 左手関節手根骨の背側面

図 8-42 手関節部の前頭断面

■ 舟状骨

舟状骨(scaphoid；舟形をしているため，ギリシャ語"skaphos"舟に由来する)は近位手根列で最大の骨である(図8-43)．舟状骨には近位極(proximal pole)，腰部(waist，または頸 neck)，遠位極(distal pole)がある．近位では橈骨の舟状骨関節面と関節を形成し，尺側では月状骨，有頭骨と，遠位では大菱形骨，小菱形骨と関節を形成している．舟状骨結節は外側手根側副靱帯と屈筋支帯の停止部となっている．舟状骨結節はまた手根管での，長母指屈筋腱の方向転換点にもなっている．舟状骨は解剖学的"嗅ぎタバコ入れ(snuff box)"の底で触れることができる．

■ 月状骨

月状骨(lunate；三日月形をしているため，ラテン語"luna"月に由来する)は近位列の2番目の骨である(図8-44)．月状骨は近位で橈骨の月状骨関節面と関節を形成し，遠位では有頭骨，有鈎骨と，橈側では舟状骨と関

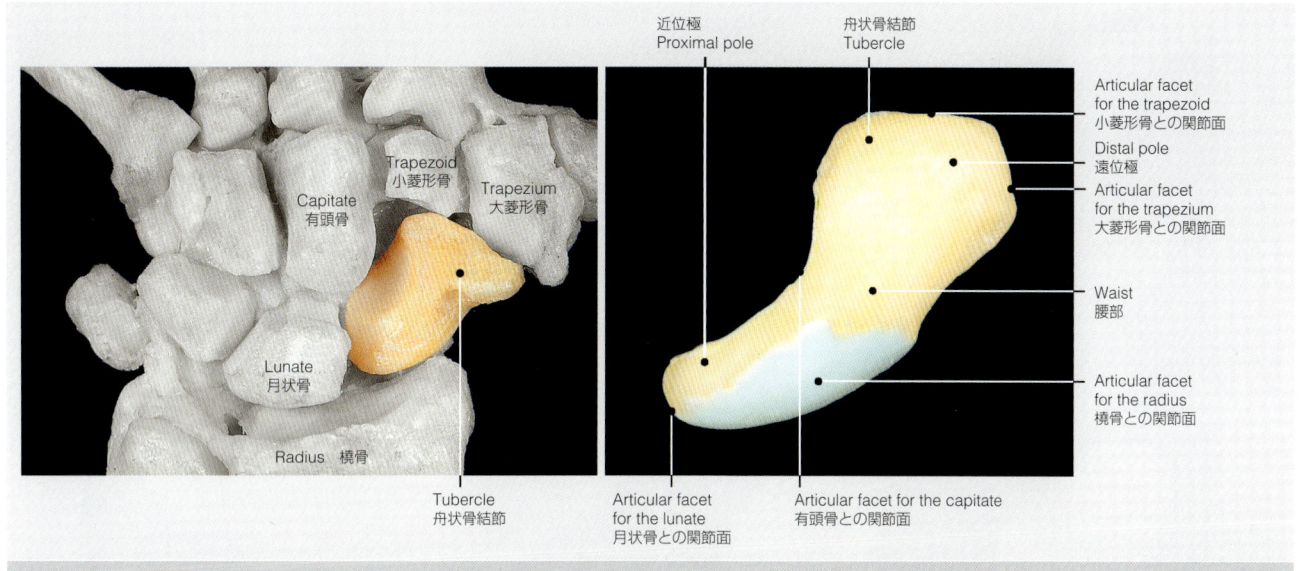

図 8-43　舟状骨の詳細

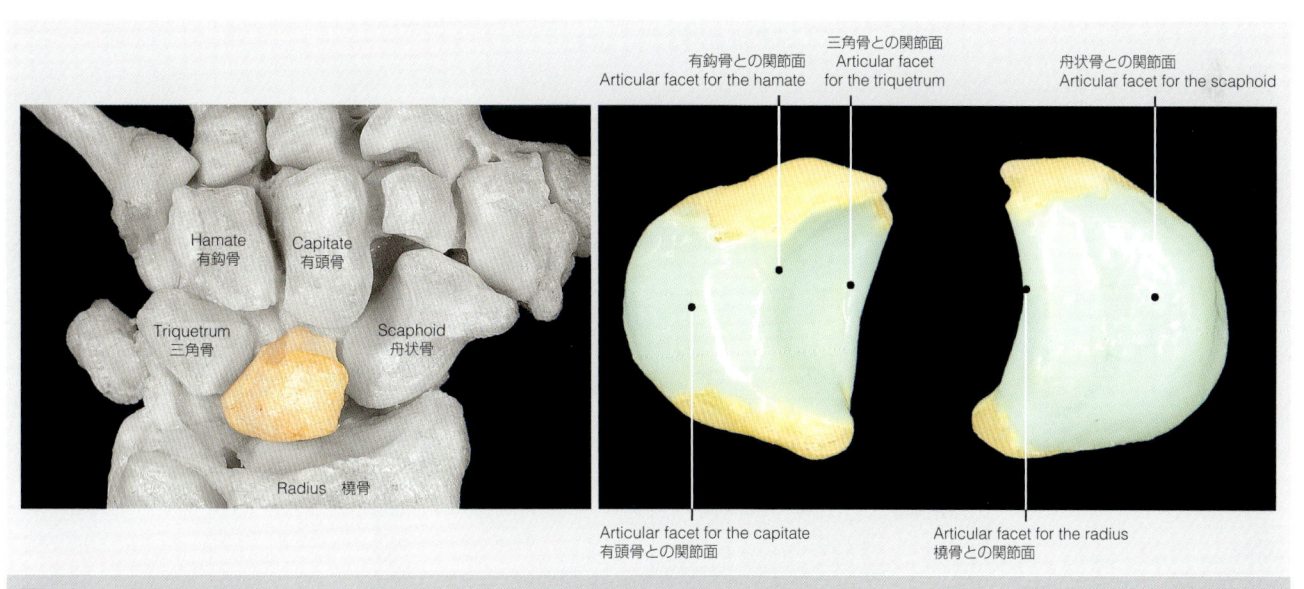

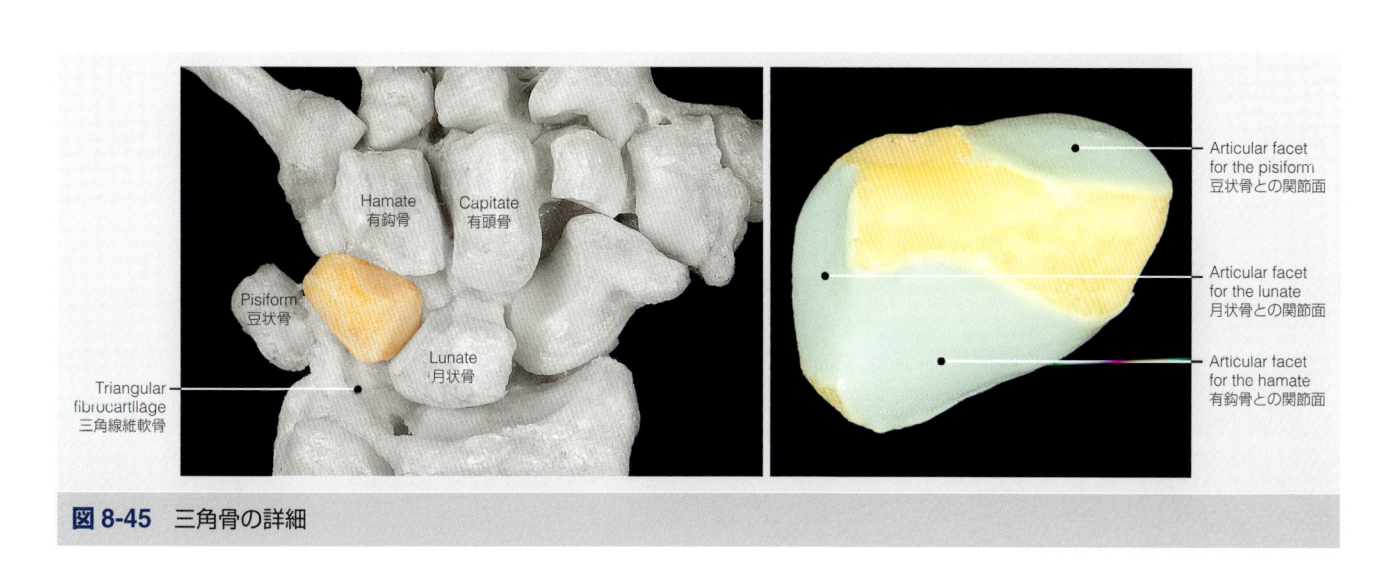

図 8-44　月状骨の詳細

図 8-45　三角骨の詳細

8　骨学

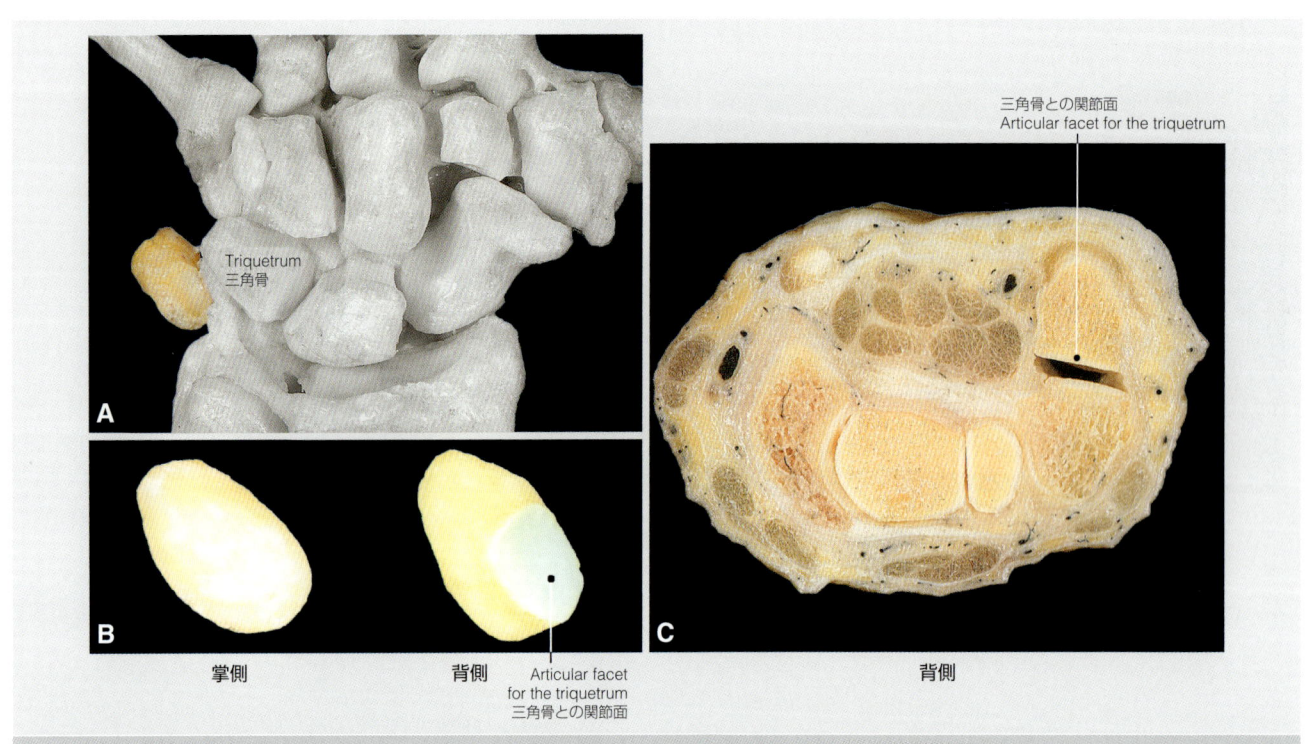

図 8-46 豆状骨． **A** 手関節掌側面と豆状骨の背側関節面．豆状骨は三角骨を示すために移動させた． **B** 豆状骨の詳細． **C** 手根部の横断面．

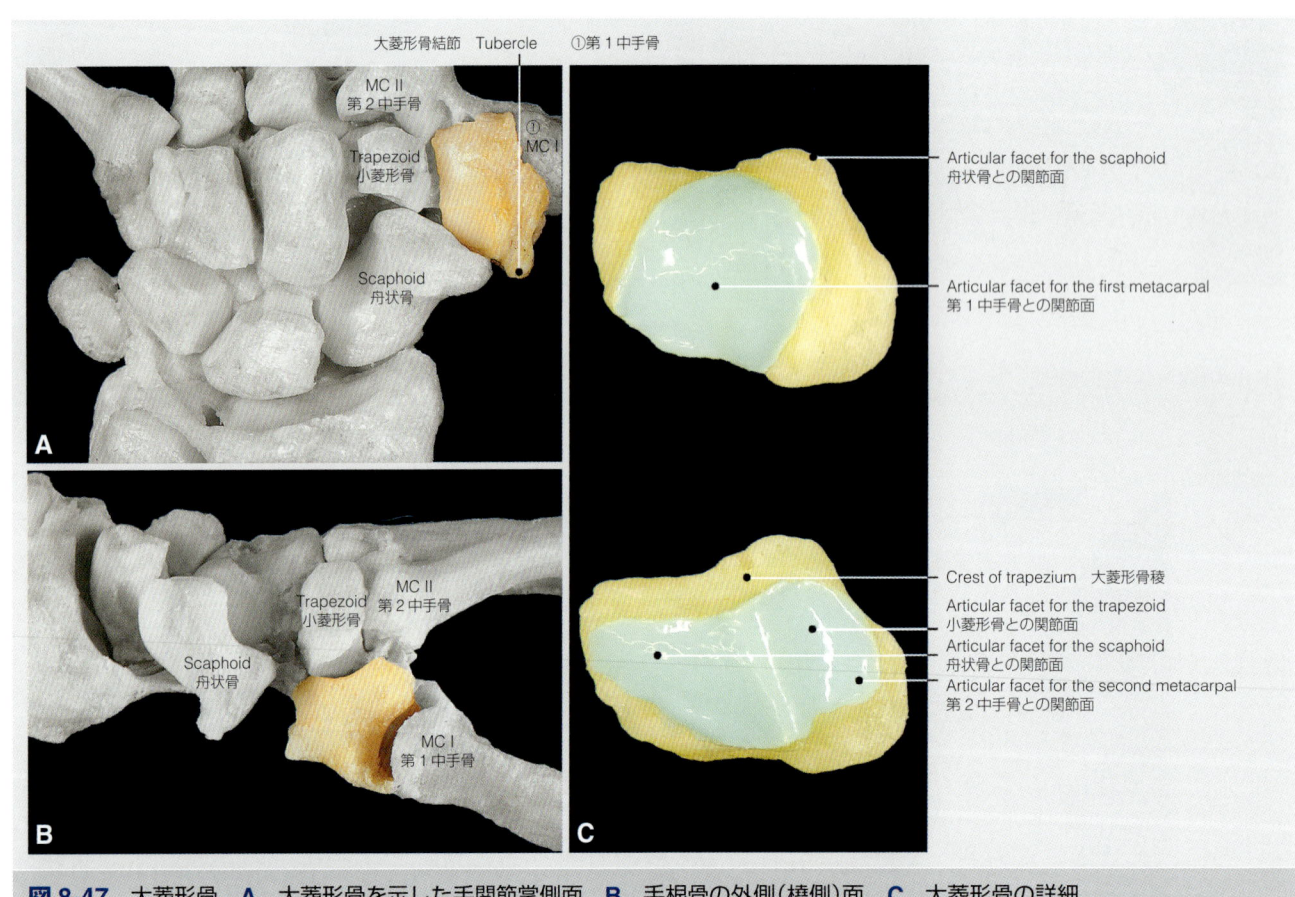

図 8-47 大菱形骨． **A** 大菱形骨を示した手関節掌側面， **B** 手根骨の外側（橈側）面， **C** 大菱形骨の詳細．

II　上肢帯と上肢

図 8-48　小菱形骨の詳細

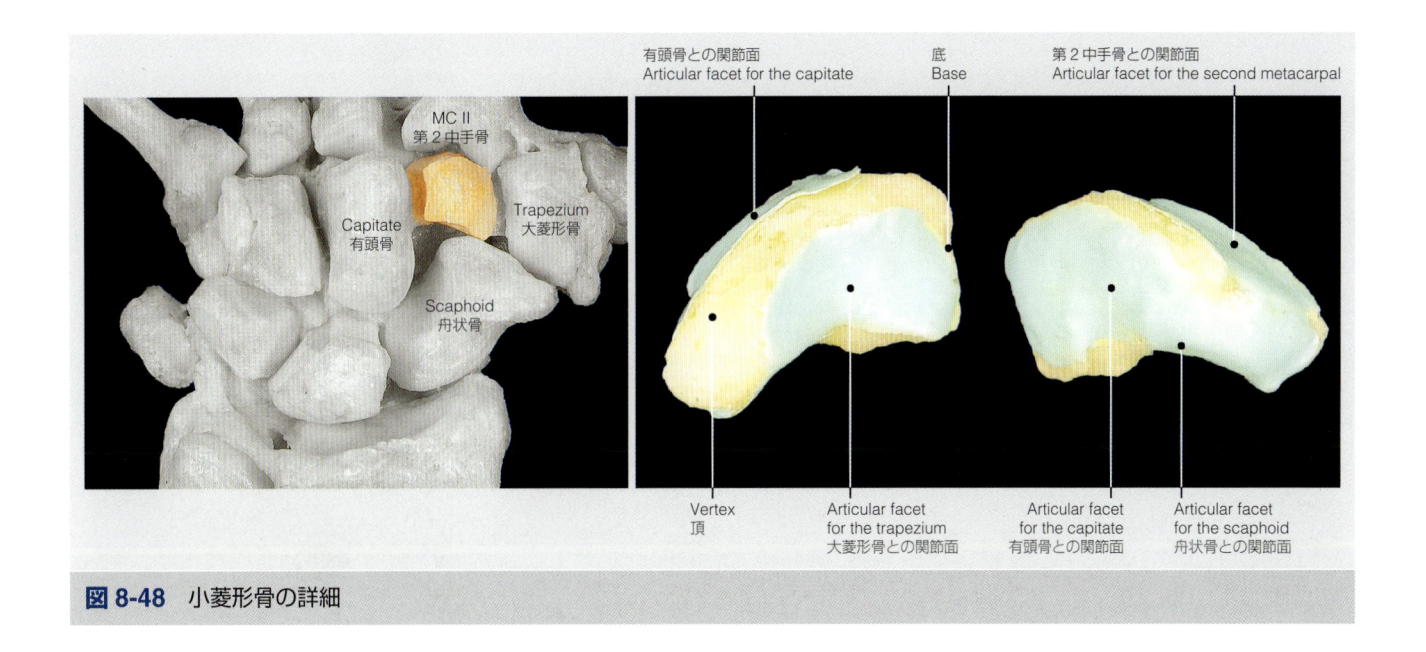

節を形成している．月状骨は手根中央関節の陥凹に位置するため，舟状骨と三角骨を通る横断面では観察されないことがあることに注意が必要である．月状骨と舟状骨は手根管の骨性底の一部を形成している．

■三角骨

三角骨(triquetrum；ラテン語"triquetrus"三角に由来する)は上外側に底をもつピラミッドのような形をしている(図 8-45)．三角骨は直接というよりも線維性軟骨(三角線維軟骨)を介して尺骨と関節を形成している．また，背側には内側手根側副靱帯の後束の付着部となっている小さな結節がある．三角骨は橈側で月状骨と，遠位で有鈎骨と，手掌側で豆状骨と関節を形成している．

■豆状骨

豆状骨(pisiform；エンドウ豆のような形から，ラテン語"pisum"エンドウ豆に由来する)は尺側手根屈筋腱の内部の種子骨である(図 8-40，8-46)．豆状骨は三角骨の手掌面と関節を形成している．豆状骨は屈筋支帯，内側手根側副靱帯，そして Guyon 管を覆う腱膜の付着部となっている．また，小指球を形成する筋線維の一部の起始部でもある．豆状骨は皮下に容易に触れることができる．

■大菱形骨

大菱形骨は遠位手根列の最も橈側の骨である(図 8-47)．近位では舟状骨と，遠位では骨性稜構造で分割される 2 つの小さな関節面を介して第 1，第 2 中手骨と関節を形成している．大菱形骨結節の前外側を橈側手根屈筋腱が通り，この結節がその通路輪郭を描いている(図 8-40)．この結節は屈筋支帯の付着部にもなっている．

■小菱形骨

小菱形骨は，近位で舟状骨，遠位で第 2 中手骨，尺側で小菱形骨，橈側で有頭骨というように，4 つの骨と関節を形成している(図 8-48)．

■有頭骨

有頭骨は，中央に位置する最も大きな手根骨である(図 8-49)．有頭骨は頭と頸と体から成る．近位で舟状骨，月状骨と，遠位で中央 3 つの中手骨と，橈側で小菱形骨と，尺側で有鈎骨とそれぞれ関節を形成している．

■有鈎骨

有鈎骨は遠位手根列で最も尺側にある(図 8-50)．有鈎骨は近位で月状骨，三角骨と，遠位で尺側の 2 つの中手骨と，橈側で有頭骨と関節を形成している．有鈎骨は手掌面の有鈎骨鈎(hamulus, hook of the hamate)と呼ばれる鈎状の突起が特徴で，この突起は小指球の筋と靱帯と屈筋支帯の停止部となっている(図 8-40)．この突起は皮下に触れることができる．

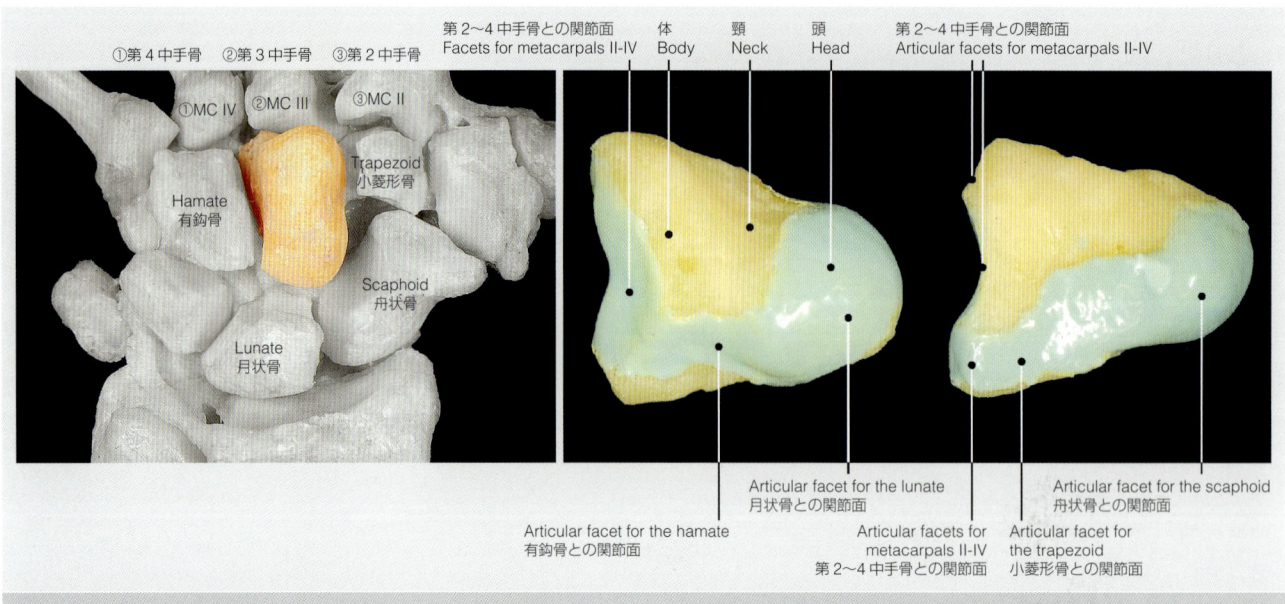

図 8-49 有頭骨の詳細

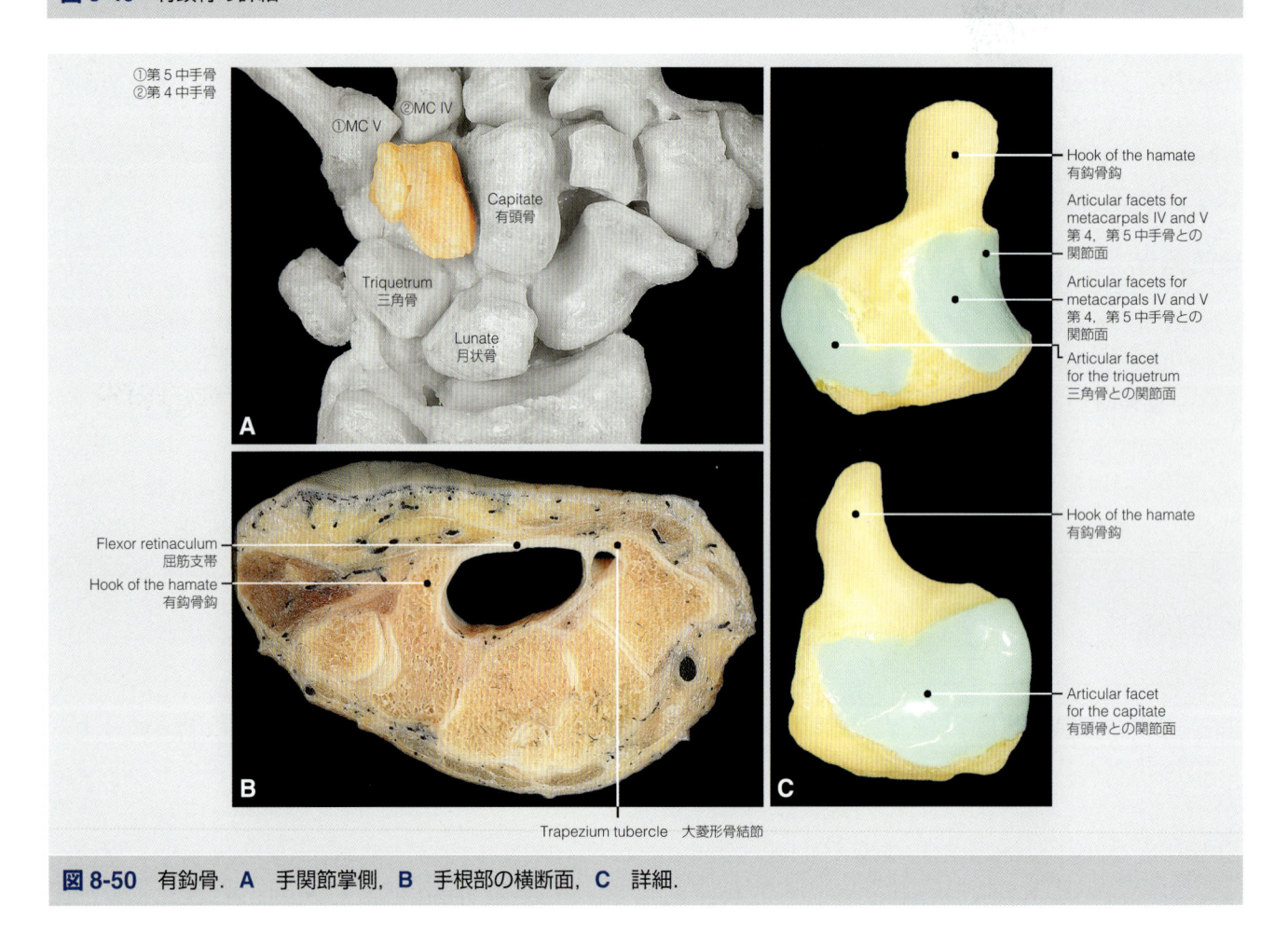

①第4中手骨　②第3中手骨　③第2中手骨
第2〜4中手骨との関節面　Facets for metacarpals II-IV
体　Body
頸　Neck
頭　Head
第2〜4中手骨との関節面　Articular facets for metacarpals II-IV

Hamate　有鈎骨
Trapezoid　小菱形骨
Scaphoid　舟状骨
Lunate　月状骨

Articular facet for the hamate　有鈎骨との関節面
Articular facet for the lunate　月状骨との関節面
Articular facets for metacarpals II-IV　第2〜4中手骨との関節面
Articular facet for the trapezoid　小菱形骨との関節面
Articular facet for the scaphoid　舟状骨との関節面

図 8-50 有鈎骨．**A** 手関節掌側，**B** 手根部の横断面，**C** 詳細．

①第5中手骨　②第4中手骨
Capitate　有頭骨
Triquetrum　三角骨
Lunate　月状骨

Flexor retinaculum　屈筋支帯
Hook of the hamate　有鈎骨鈎
Trapezium tubercle　大菱形骨結節

Hook of the hamate　有鈎骨鈎
Articular facets for metacarpals IV and V　第4，第5中手骨との関節面
Articular facets for metacarpals IV and V　第4，第5中手骨との関節面
Articular facet for the triquetrum　三角骨との関節面
Hook of the hamate　有鈎骨鈎
Articular facet for the capitate　有頭骨との関節面

II　上肢帯と上肢

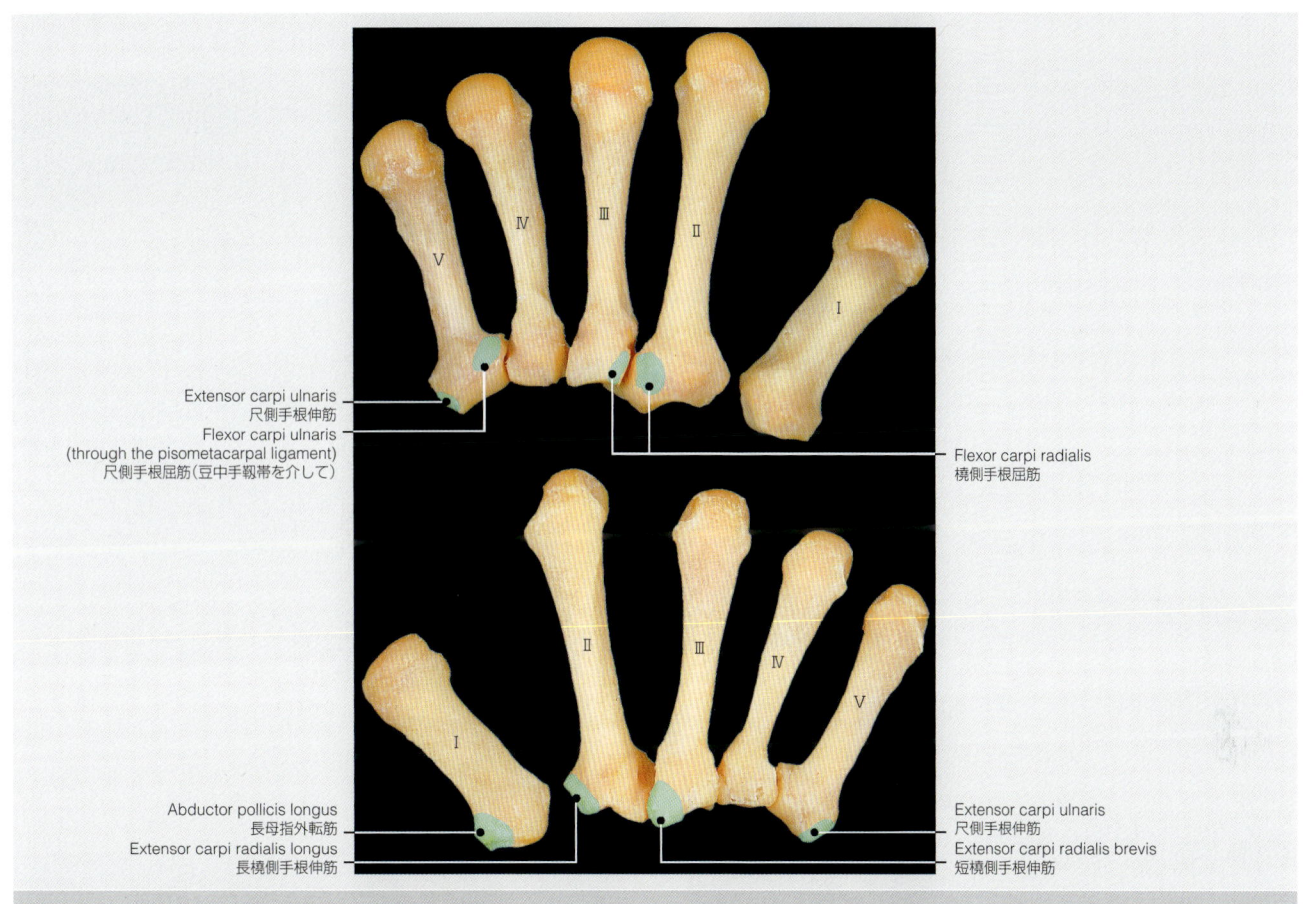

図 8-51 中手骨．上段は手掌面．下段は背側面．

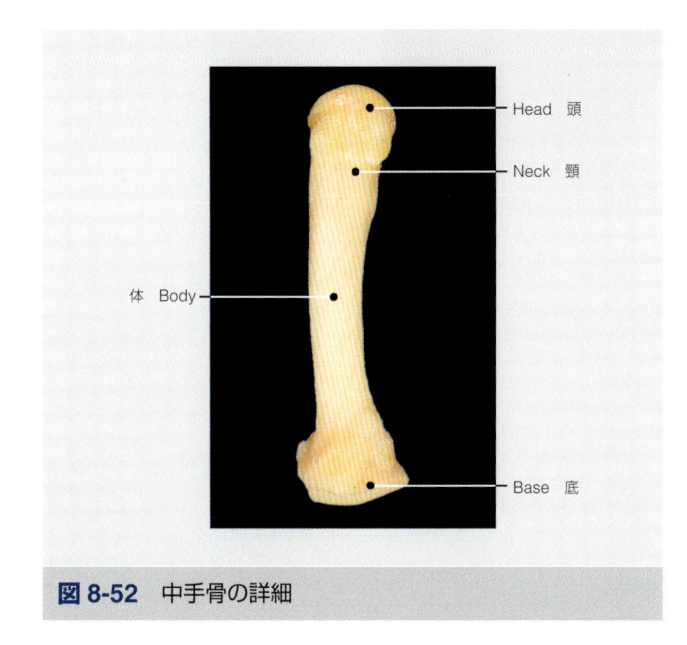

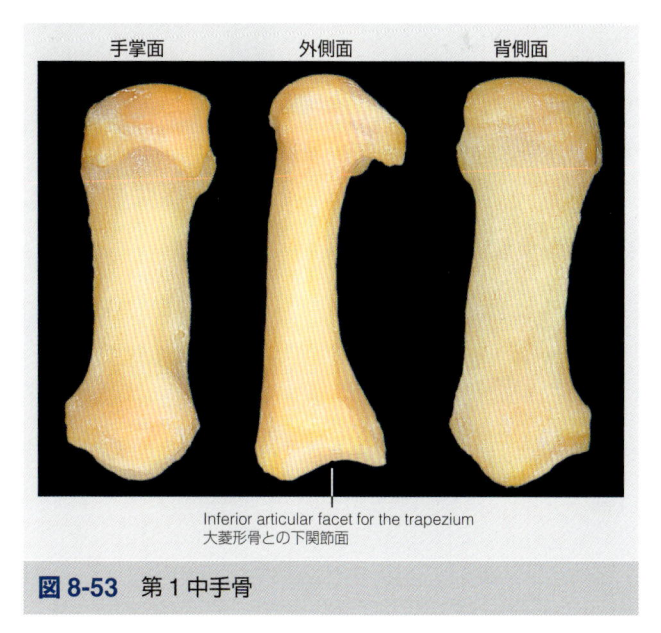

図 8-52 中手骨の詳細

図 8-53 第1中手骨

中手骨

中手骨は手掌の本来の骨格構造である（**図 8-51**）．5つの長骨は，それぞれの底で遠位手根列と連結している．中手骨はIが母指の中手骨でVが小指の中手骨というように，IからVまでローマ数字で番号がつけられている．中手骨前面は手根部で陥凹している．

他の多くの長骨と同様に，中手骨には2つの骨端と1つの体がある（**図 8-52**）．近位の骨端は底，遠位骨端は頭と

8 骨学 73

図 8-54 第 2 中手骨

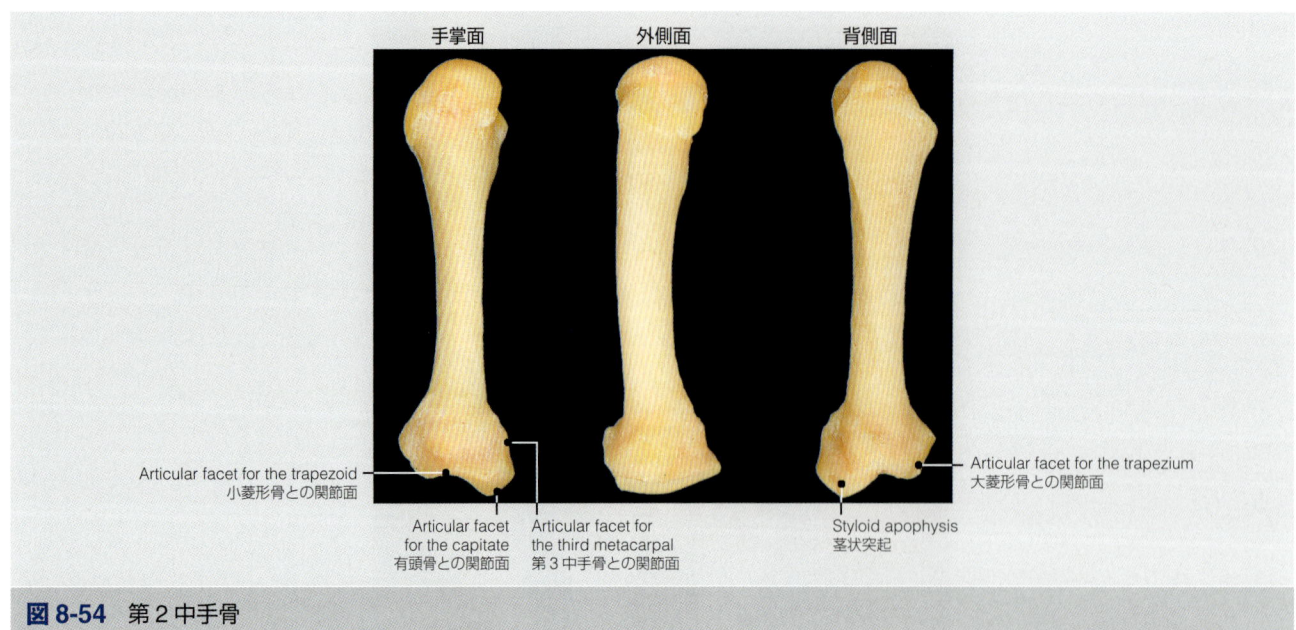

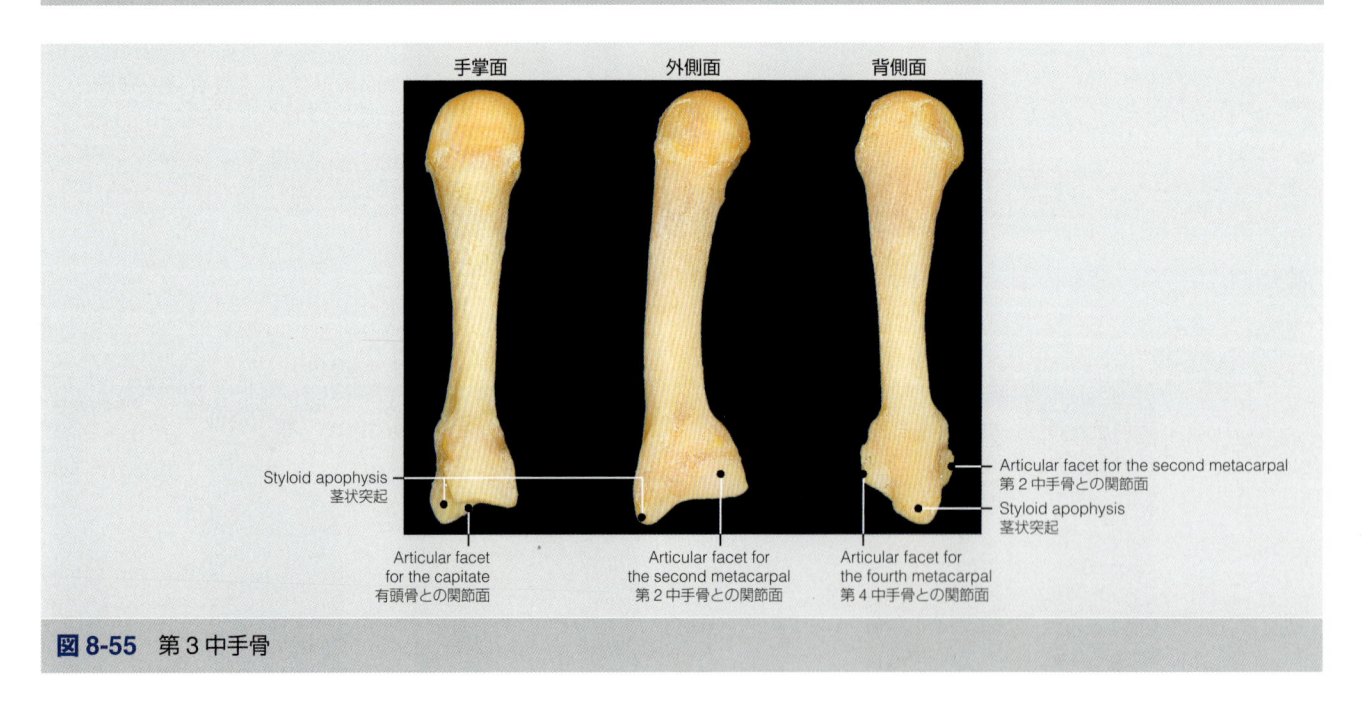

図 8-55 第 3 中手骨

呼ばれ，底と頭の間が体である．頭は，近位でわずかに細くなって頸となっている．底は遠位手根列と関節を形成し，頭は指骨底と関節を形成している．手を握って拳を作ると，中手骨頭は指の付け根の関節(ナックル)としてみられる．頭の両側には小結節があり，中手指節関節側副靱帯の付着部となっている．手部の靱帯や筋肉のいくつかは中手骨間に位置する．

中手骨の長さは第2，第3，第4，第5，第1の順で短くなっていく．しかし，臨床的には第3中手骨が最も突出している．これは，第2中手骨−大菱形骨関節が第3中手骨−有頭骨関節よりも近位にあるという，中手骨と遠位手根列との関係のためである．第1中手骨(図8-53)は大菱形骨と鞍関節を形成し，その下関節面は陥凹している．第2中手骨とは関節を形成していない．前腕からの腱の一部と母指球筋は，第1中手骨に付着する．第1中手骨は他の中手骨よりも強力で，他の中手骨が三角形の断面をもち，背面と2つの掌側面(前外側と前内側)があるのに対して，円形の断面をもっている．

第2中手骨では，下方に3つの関節面があり，大菱形骨，小菱形骨，有頭骨という3つの遠位手根骨列の骨と，さらに尺側の関節面は第3中手骨とそれぞれ関節を形成している(図8-54)．第2中手骨には橈側手根屈筋の手掌側の停

74　Ⅱ　上肢帯と上肢

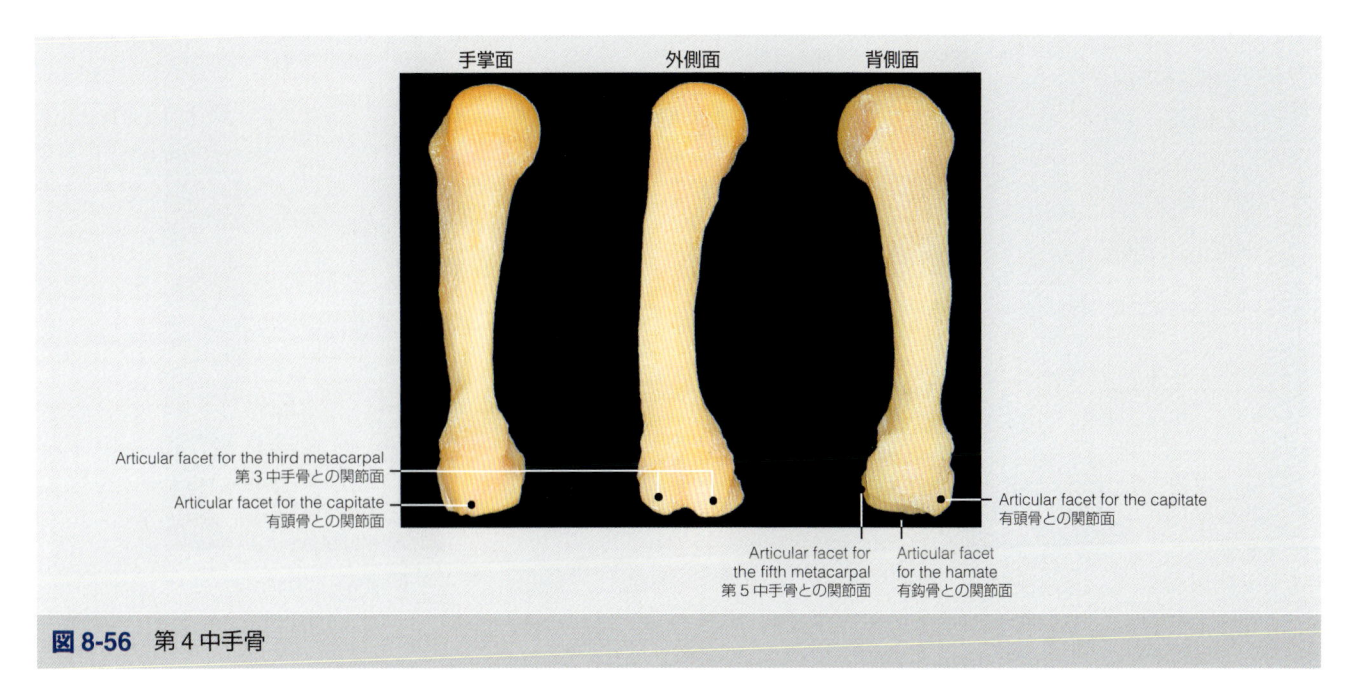

図 8-56　第 4 中手骨

図 8-57　第 5 中手骨

止部となる小さな茎状突起がある．

　第 3 中手骨は手部の中心軸に位置する（図 8-55）．茎状突起が背側にあり，短橈側手根伸筋の停止部となっている．第 3 中手骨底は，2 つの側方にある関節面で第 2 中手骨，第 4 中手骨と，近位の関節面で有頭骨と関節を形成している．

　第 4 中手骨には茎状突起がない（図 8-56）．第 4 中手骨底は，2 つの側方にある関節面で第 3 中手骨，第 5 中手骨と，近位の 2 つの関節面で有頭骨，有鈎骨とそれぞれ関節を形成している．

　第 5 中手骨底には第 4 中手骨に対する 1 つの側方の関節面と，有鈎骨に対する 1 つの近位関節面がある（図 8-57）．第 5 中手骨の後内側には尺側手根伸筋の停止部となる小さな茎状突起がある．

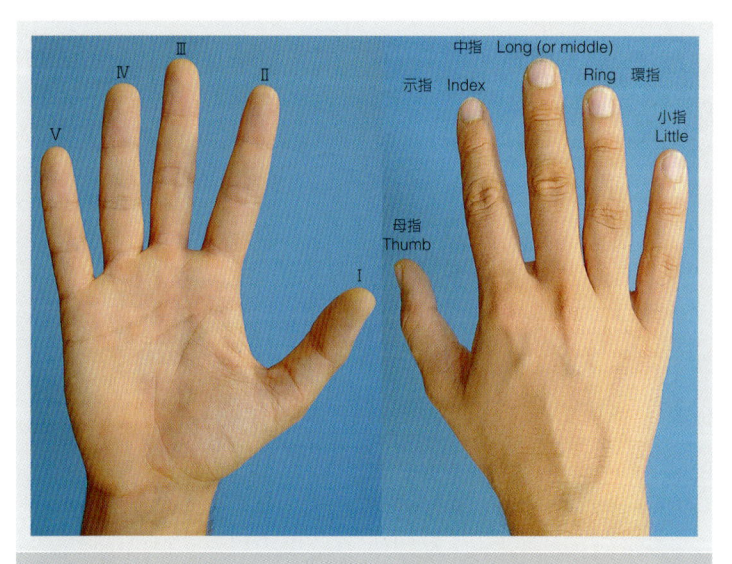

図 8-58　手の前面（左）と後面（右）

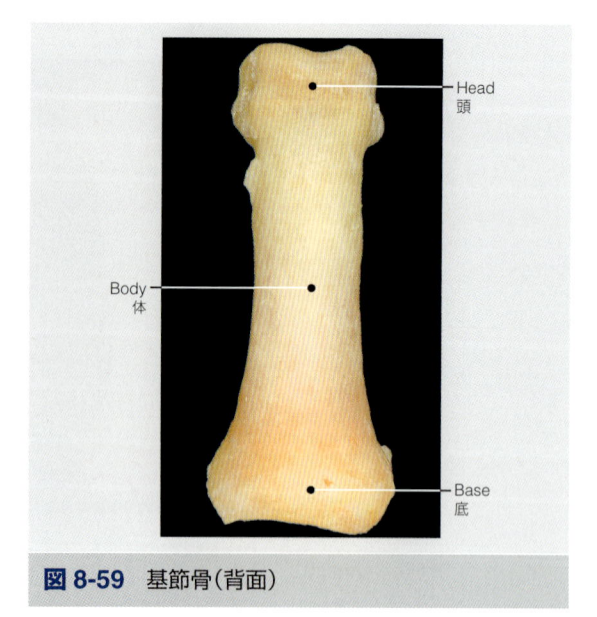

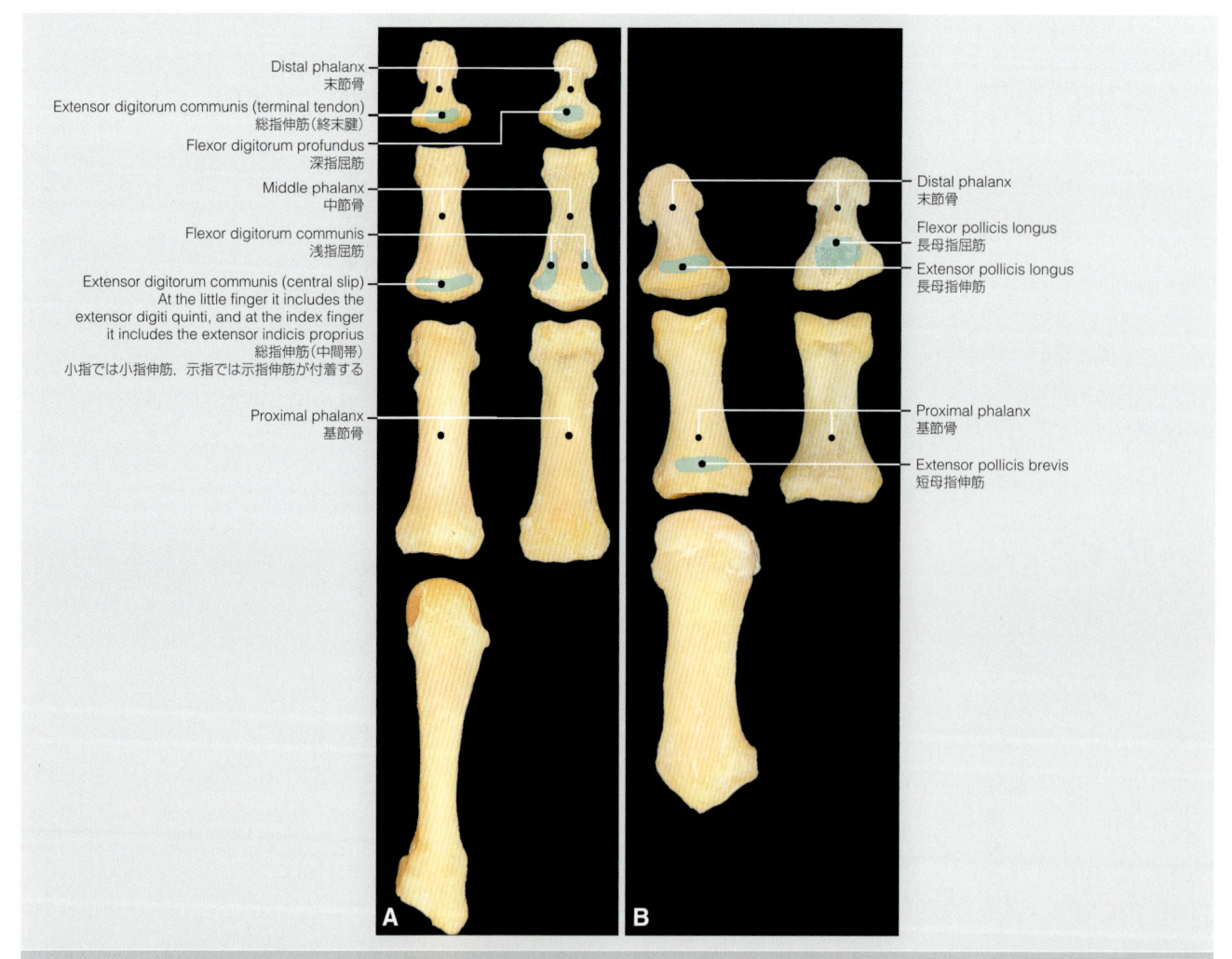

図 8-59　基節骨（背面）
- Head 頭
- Body 体
- Base 底

図 8-60　**A** 基節骨，中節骨，末節骨の背側面（左）と掌側面（右）および中手部の背側面．**B** 母指の中手骨と指骨（**A**と縮尺が異なる）．

A
- Distal phalanx 末節骨
- Extensor digitorum communis (terminal tendon) 総指伸筋（終末腱）
- Flexor digitorum profundus 深指屈筋
- Middle phalanx 中節骨
- Flexor digitorum communis 浅指屈筋
- Extensor digitorum communis (central slip) At the little finger it includes the extensor digiti quinti, and at the index finger it includes the extensor indicis proprius 総指伸筋（中間帯）小指では小指伸筋，示指では示指伸筋が付着する
- Proximal phalanx 基節骨

B
- Distal phalanx 末節骨
- Flexor pollicis longus 長母指屈筋
- Extensor pollicis longus 長母指伸筋
- Proximal phalanx 基節骨
- Extensor pollicis brevis 短母指伸筋

76　II　上肢帯と上肢

図 8-61 指の側面（下は母指）

図 8-62 末節骨

図 8-63 種子骨

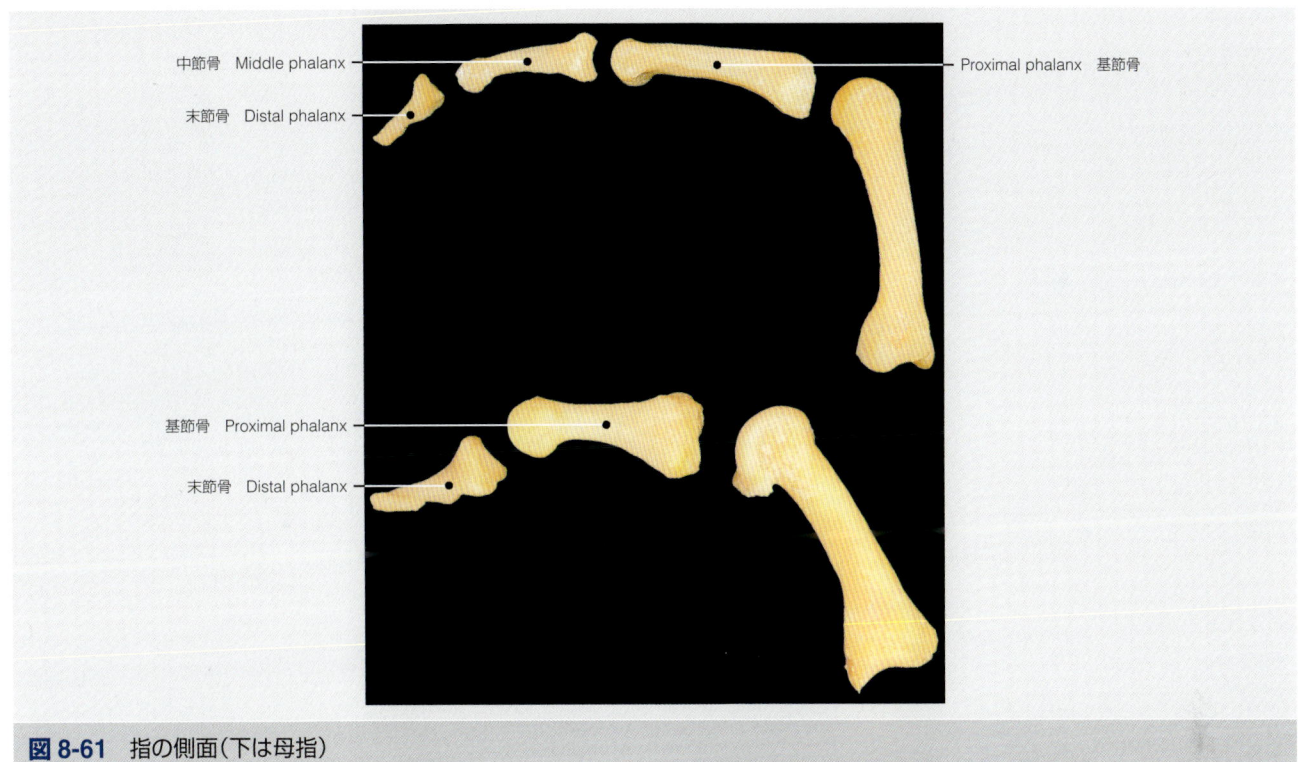

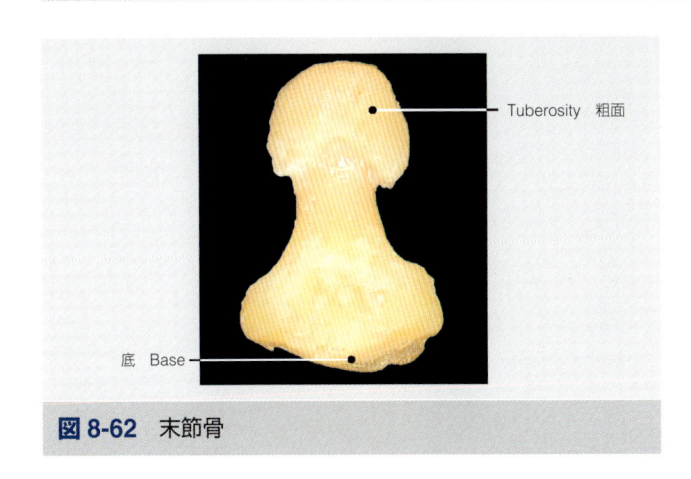

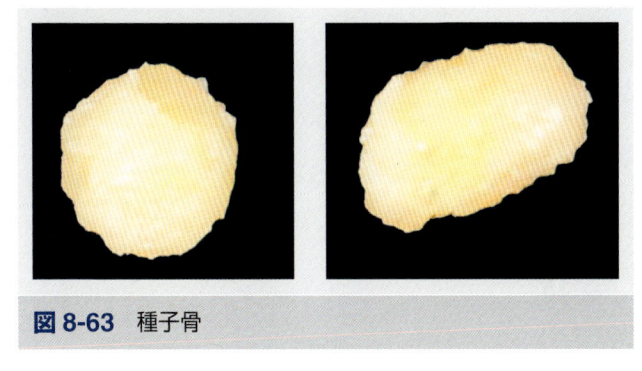

指骨

指は橈側から尺側に向かって母指（Ⅰ），示指（Ⅱ），中指（Ⅲ），環指（Ⅳ），小指（Ⅴ）と名前と番号がつけられている（図 8-58）．指骨は，近位端すなわち底と，滑車のある遠位端すなわち頭をもつ長骨である（図 8-59）．底と頭は体で結ばれている．

母指には2つしか指骨がなく，他の指にはそれぞれ3つの指骨がある（図 8-60, 8-61）．指骨は基節骨，中節骨，末節骨と呼ばれ，高さが低い支柱に似ている．中手骨と同様に，橈側から尺側に向かって母指から始まる番号がつけられている．

基節骨の底は対応する中手骨と，頭は中節骨底と関節を形成している．それぞれの頭の側面には近位指節間関節の側副靱帯付着部である小さな結節がある．掌側では，基節骨と中節骨の骨幹の側方に隆起した稜構造があり，この稜構造は線維鞘の付着部となっている．

中節骨底は基節骨頭と関節を形成しており，（示指から小指まで）浅指屈筋腱の停止部となっている．中節骨の頭は末節骨底と関節を形成している．中節骨頭には遠位指節間関節の側副靱帯付着部となる2つの小さな結節がある．

深指屈筋腱は末節骨底に付着する（図 8-62）．末節骨頭には末節骨粗面があるのが特徴である．母指末節骨には長

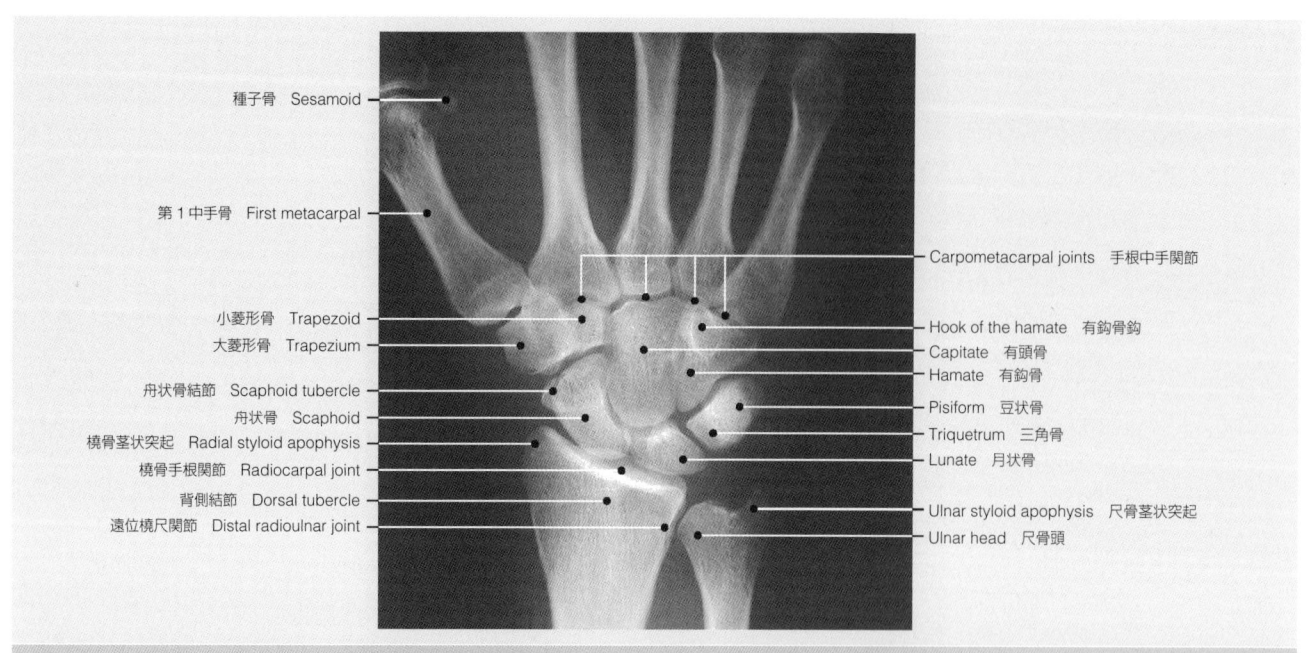

図 8-64　手根部の X 線正面(AP)像

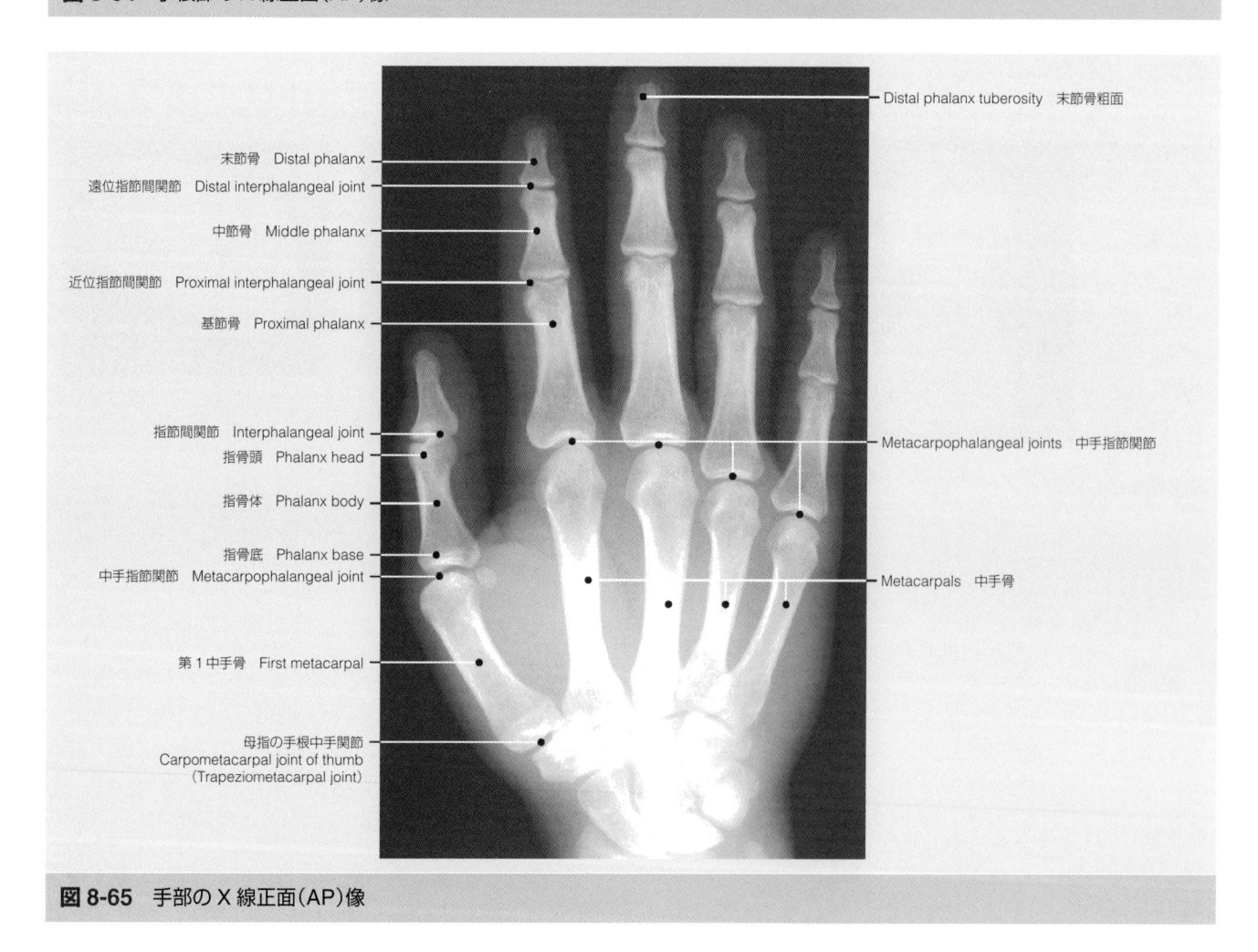

図 8-65　手部の X 線正面(AP)像

78　Ⅱ　上肢帯と上肢

母指屈筋が停止する．手部にはいくつかの種子骨がある（**図8-63**）．第1中手骨頭の近傍には一対の種子骨があり（**図8-64**），80％の人には第5中手骨頭レベルに別の種子骨がある．時には，他の中手指節間関節や指節間関節レベルで種子骨がみられることもある．

第1中手指節間関節の橈側の種子骨は短母指外転筋と短母指屈筋の停止部に，尺側の種子骨は母指内転筋の停止になっている．

図8-64，**8-65**はそれぞれ手根部と手部のX線像である．

Chapter 9 関節学
ARTHROLOGY

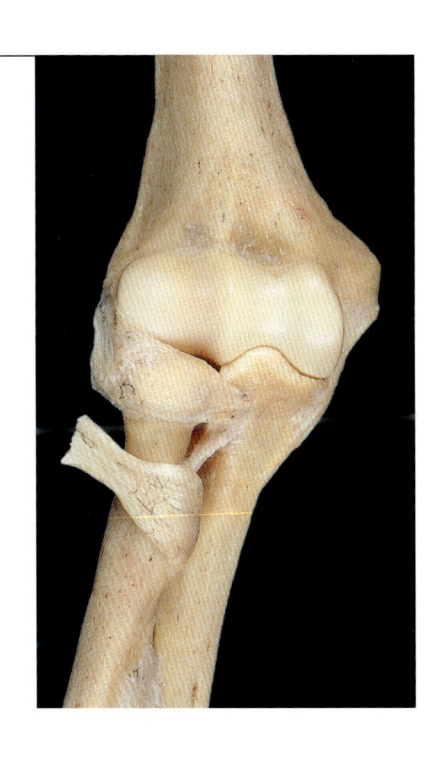

肩関節

　ここでは，胸鎖関節，肩鎖関節，肩関節（shoulder joint, glenohumeral joint），肩甲胸郭関節（scapulothoracic joints）について述べる．

　肩甲骨に付着する靱帯について，特記しておかなければいけないものがある．まず，上肩甲横靱帯は肩甲切痕を閉じて，肩甲上神経の通路を形成する（図9-1）．肩甲上動・静脈はこの靱帯の上を走行する．そして，この神経血管束は棘上窩から棘関節切痕（spinoglenoid notch）を通過し棘下窩に至る．この切痕は後方で肩甲棘と関節窩の間にある下肩甲横靱帯で形成されるアーチによって閉じられている（図9-2）．

　烏口肩峰靱帯は，その名が示すとおり，烏口突起の外側面と肩峰に付着している（図9-3，9-4）．烏口肩峰靱帯は，通常二叉に分かれ，内側部分は肩鎖関節に伸びている．さらに，この靱帯は肩峰下腔の天井部を形成し，ここに肩峰下包と棘上筋腱がある．

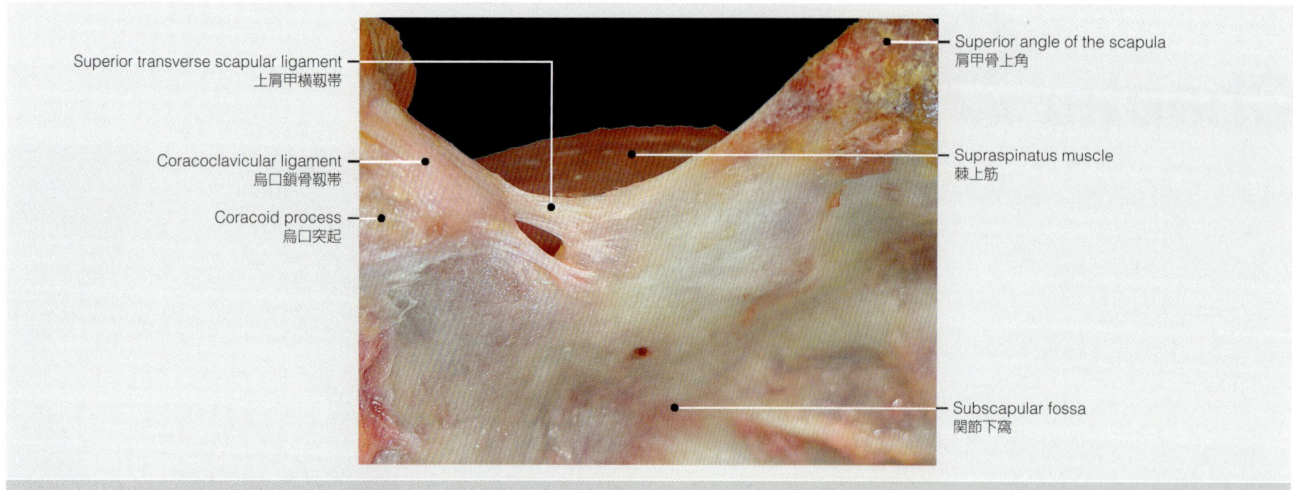

図 9-1 上肩甲横靱帯前面の拡大

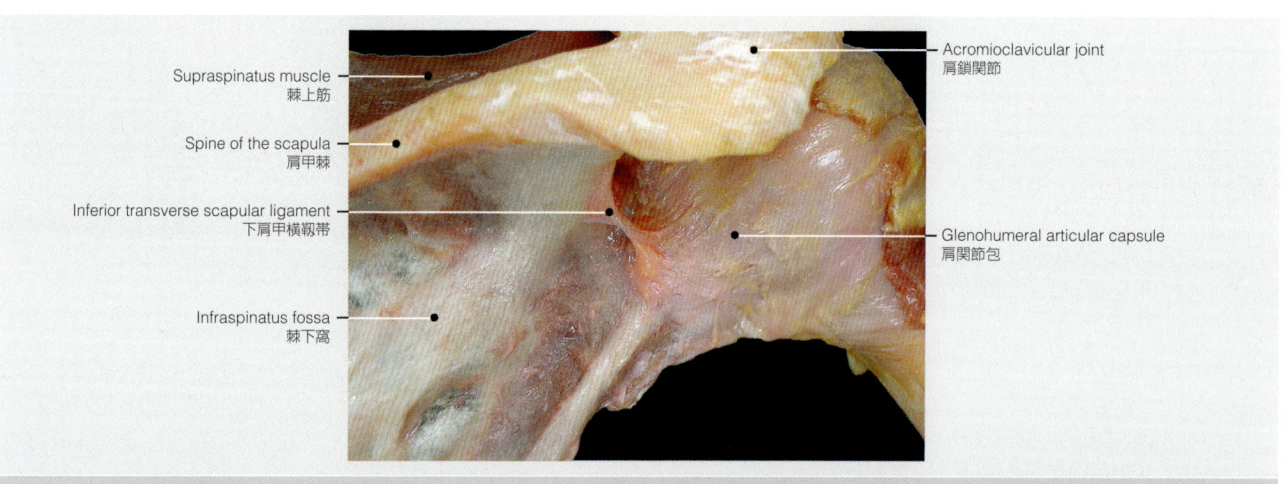

図 9-2 肩甲骨の後面

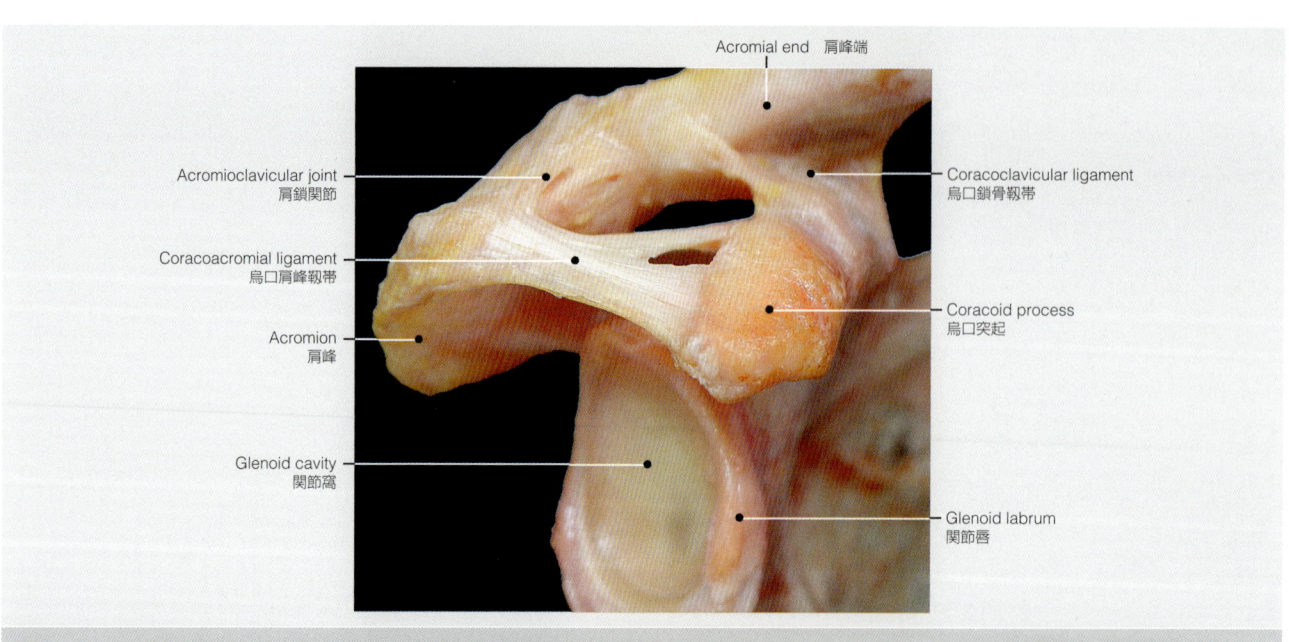

図 9-3 烏口肩峰靱帯．前外側面で烏口突起の先端と頸から斜走する線維束を示す．線維の一部は肩鎖関節に到達する．

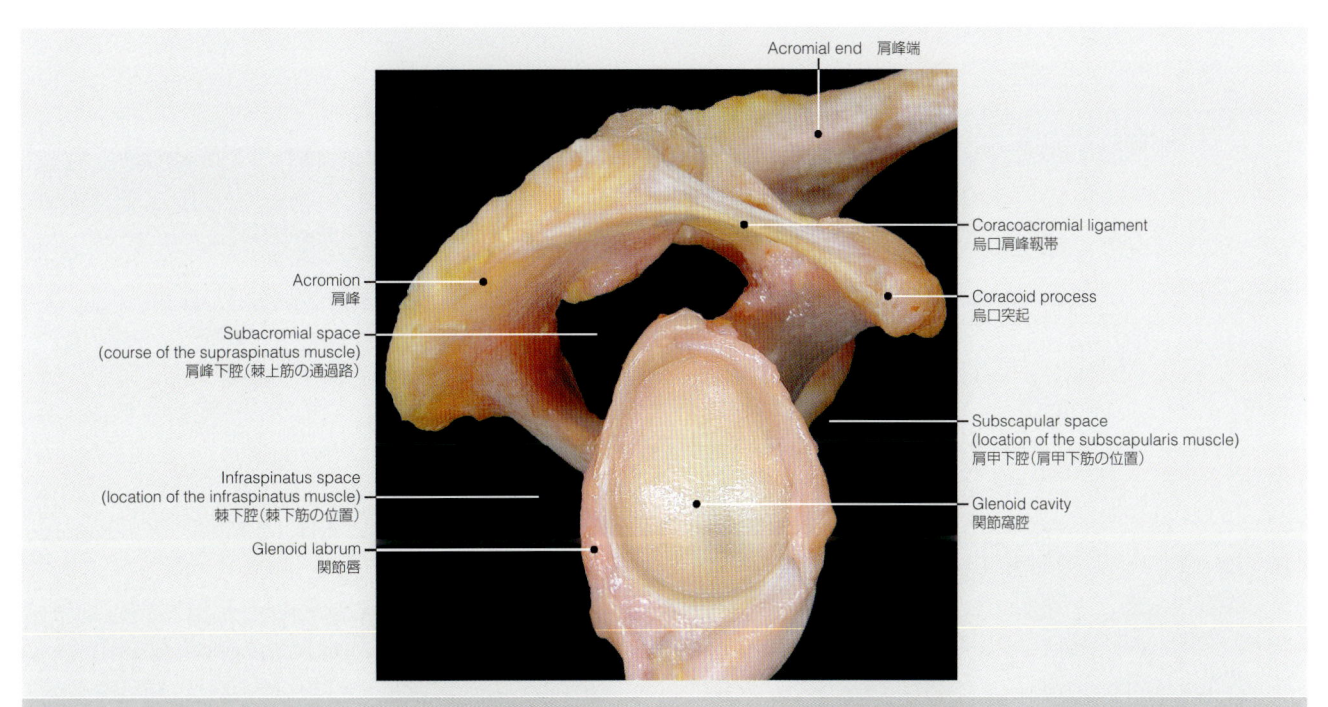

図 9-4 肩甲骨の外側面．肩峰と烏口肩峰靱帯で形成される天井部を示す．この天井部と関節窩が，肩峰下腔の輪郭を規定している．

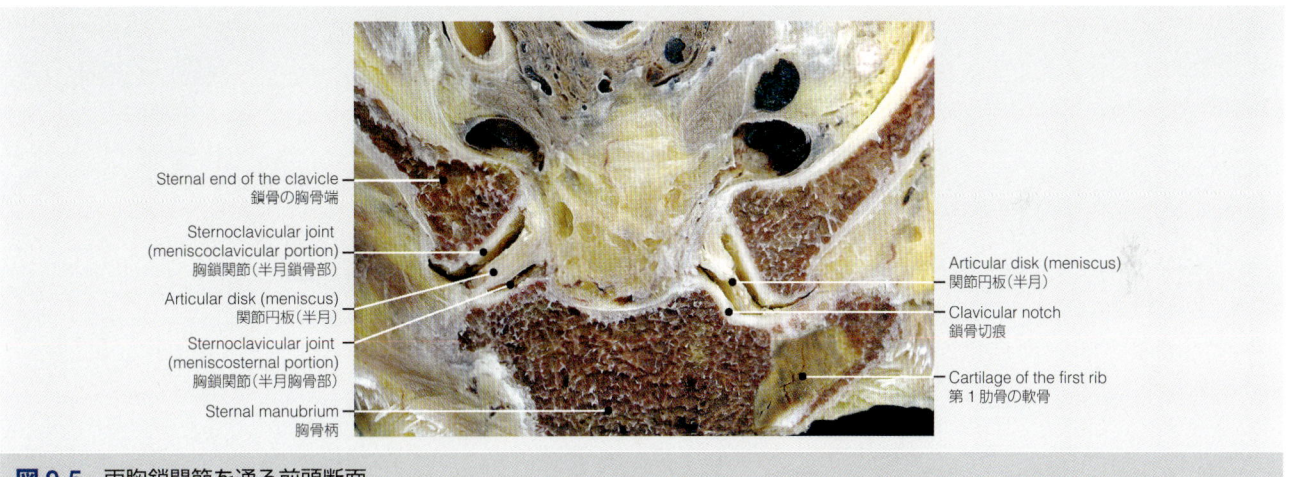

図 9-5 両胸鎖関節を通る前頭断面

■ 胸鎖関節

胸鎖関節は胸骨肋骨鎖骨による複合体の全体を含んでいる（図 9-5）．鎖骨の胸骨端と胸骨との関節面は，下方に伸びて第 1 肋骨とも関節を形成する．胸骨には鎖骨に対する鎖骨切痕とそのすぐ近傍に第 1 肋骨の肋軟骨に対する肋骨切痕がある．胸鎖関節は鞍関節で，関節面は関節円板によって分割されている．この関節円板は上方で鎖骨に，下方で胸骨と第 1 肋骨に付着している．この円板により，凸型の鎖骨関節面とやや陥凹する胸骨関節面の適合性が高まる．この円板によって，滑膜腔半月胸骨腔と，より可動性の大きい半月鎖骨腔という 2 つの滑膜腔に区別されることもある．この 2 つの腔は，円板中央の穴を通じて交通していることがある．

関節包は前・後の胸鎖靱帯で補強されている（図 9-6）．このほか，一方の鎖骨から反対側の鎖骨まで胸骨の頸切痕を越えて伸びる，いわゆる鎖骨間靱帯があり，関節上面を補強している（図 9-7）．この鎖骨間靱帯には，鎖骨から胸骨柄上方部分への短い線維と，鎖骨間をつなぐ長い線維がある．

肋鎖靱帯は鎖骨の胸骨端の下面に付着し（図 9-8），鎖骨を第 1 肋骨の軟骨部分に連結する．肋鎖靱帯は肋鎖関節包

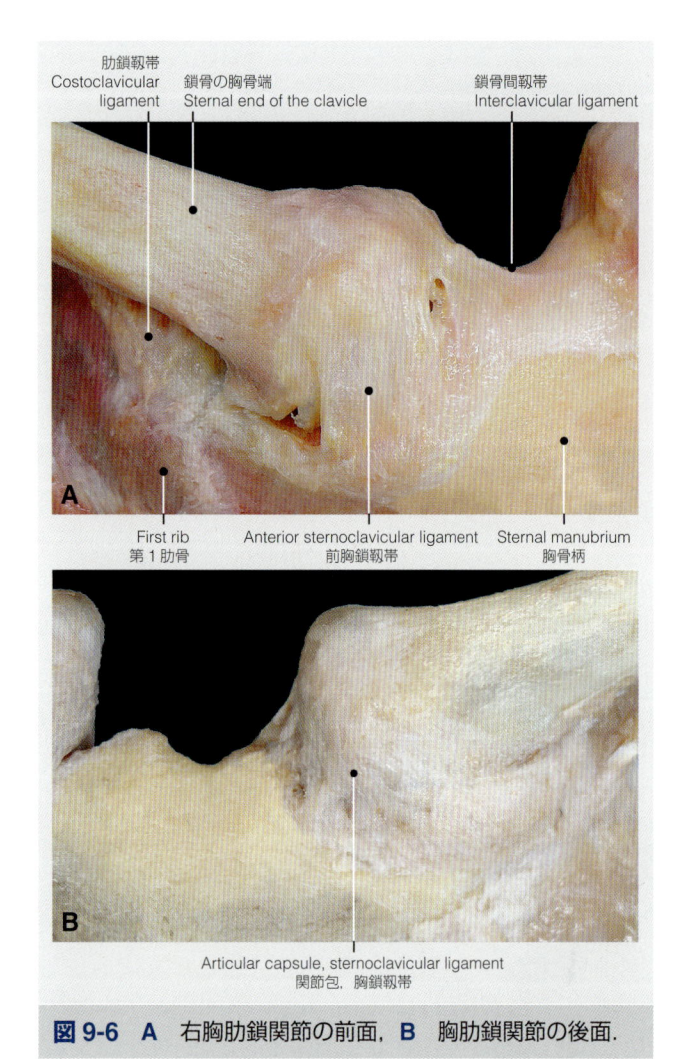

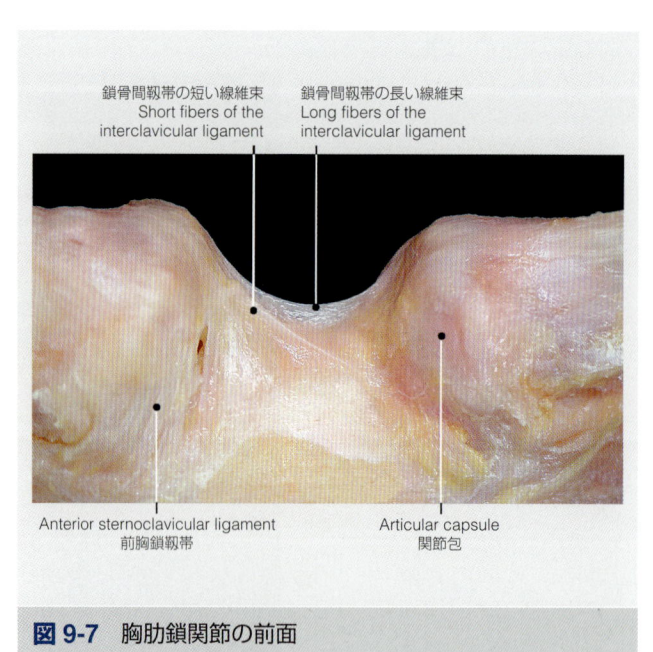

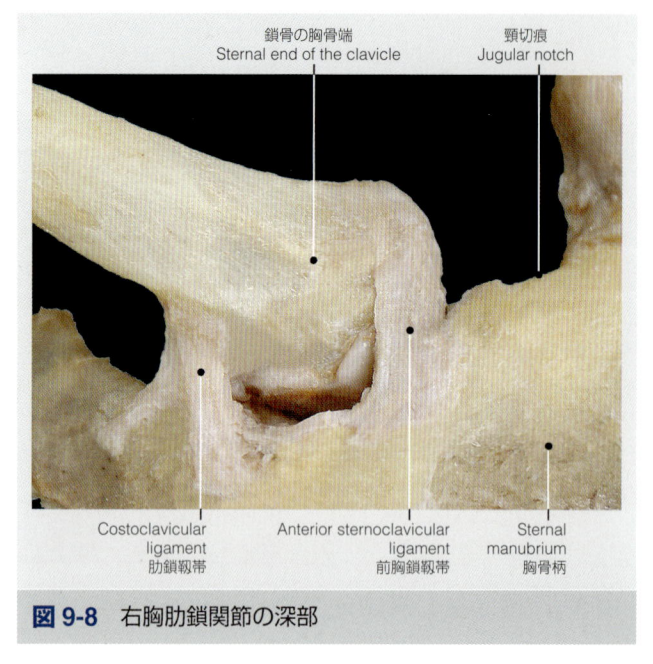

図 9-6　A　右胸肋鎖関節の前面，B　胸肋鎖関節の後面．

図 9-7　胸肋鎖関節の前面

図 9-8　右胸肋鎖関節の深部

とは直接的な関連をもっていない．

　肩関節の運動は，この胸骨肋骨鎖骨の複合体を介して伝えられる．この複合体には関節円板によって3次元の自由度がある．これらの運動は複雑ではあるが，挙上-下制，前方屈曲-伸展，内旋-外旋としてまとめることができる．

■ 肩鎖関節

　肩鎖関節は鎖骨の肩峰関節面と肩峰の鎖骨関節面で形成される平面関節である（図 9-9）．2つの関節面の間には関節半月がある（図 9-10）．関節包は上肩鎖靱帯と，その下方にあってやや薄い下肩鎖靱帯の2つの靱帯で補強されている（図 9-11）．

　烏口鎖骨靱帯も，少し離れてこの関節を補強している（図 9-12）．この靱帯は烏口突起の上面と鎖骨の肩峰端下面を連結し，2つの束があり，円錐靱帯は後内側に位置し，三角形で烏口突起から鎖骨の円錐靱帯結節を結んでおり，菱形靱帯は前外側に位置し，烏口突起の内側縁と鎖骨の菱形靱帯線を結んでいる．この2つの靱帯間には滑液包がある．この2つの靱帯は自由上肢からの荷重と応力を鎖骨と胸郭に伝達する．

図 9-9　肩鎖関節の骨格構造（上面）

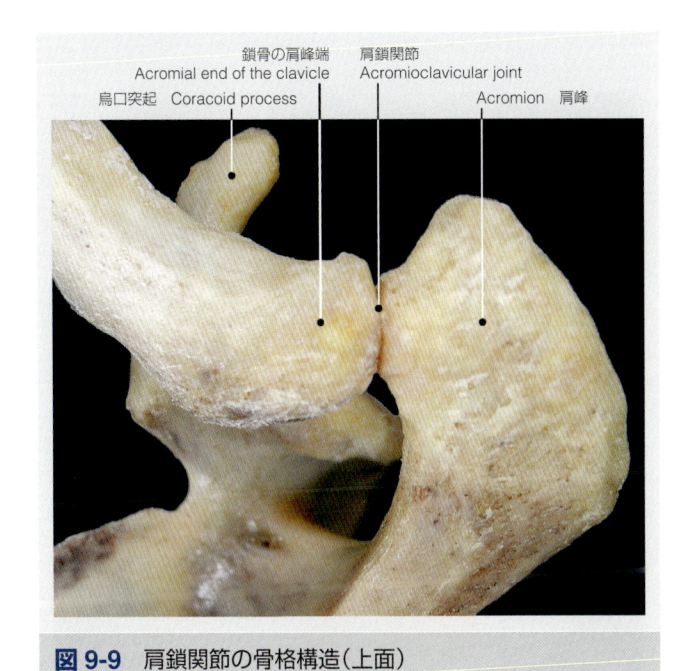

図 9-10　肩関節の前頭断面．肩鎖関節の関節半月が示されている．

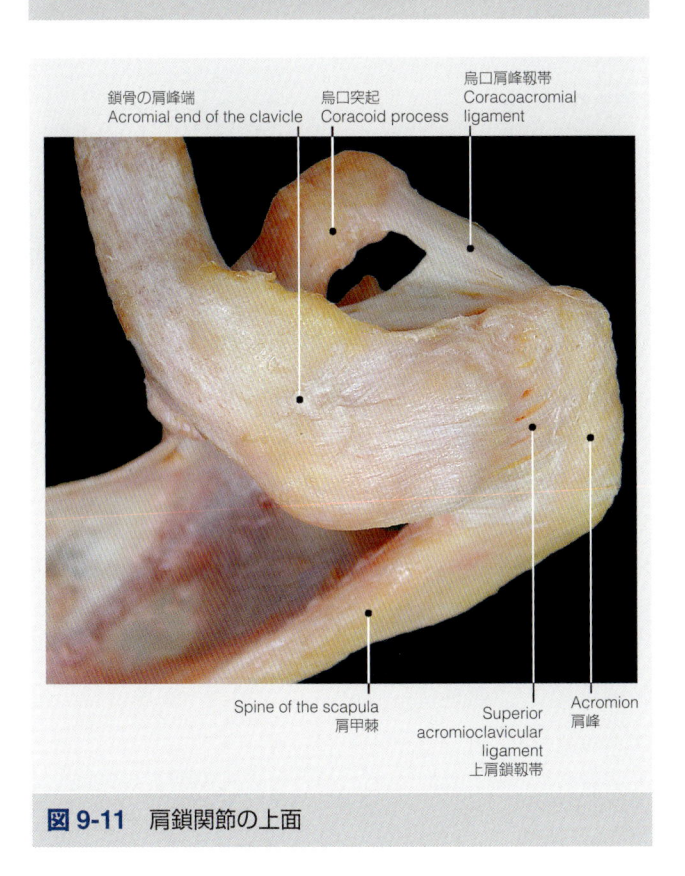

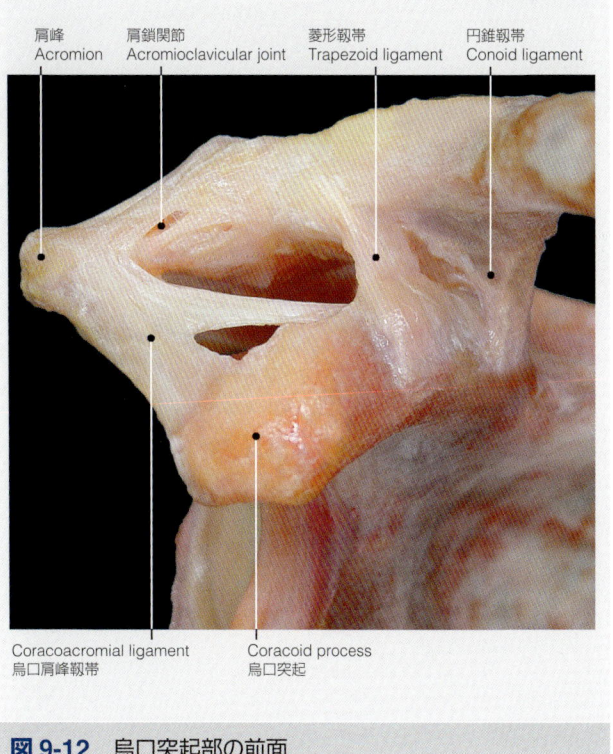

図 9-11　肩鎖関節の上面

図 9-12　烏口突起部の前面

9　関節学

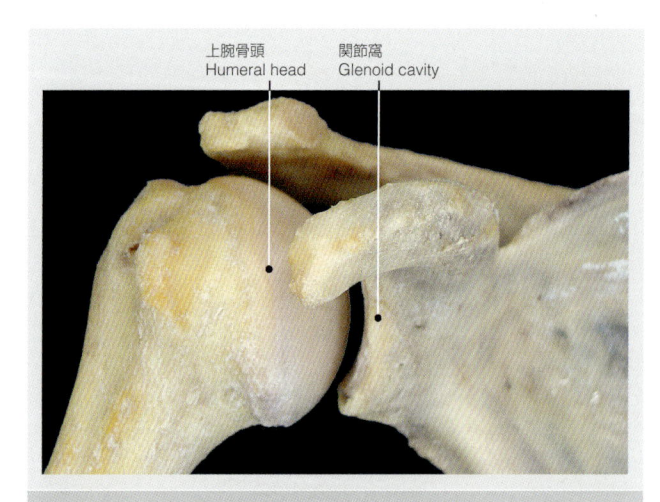

図 9-13 肩関節（上腕骨と肩甲骨）の前面

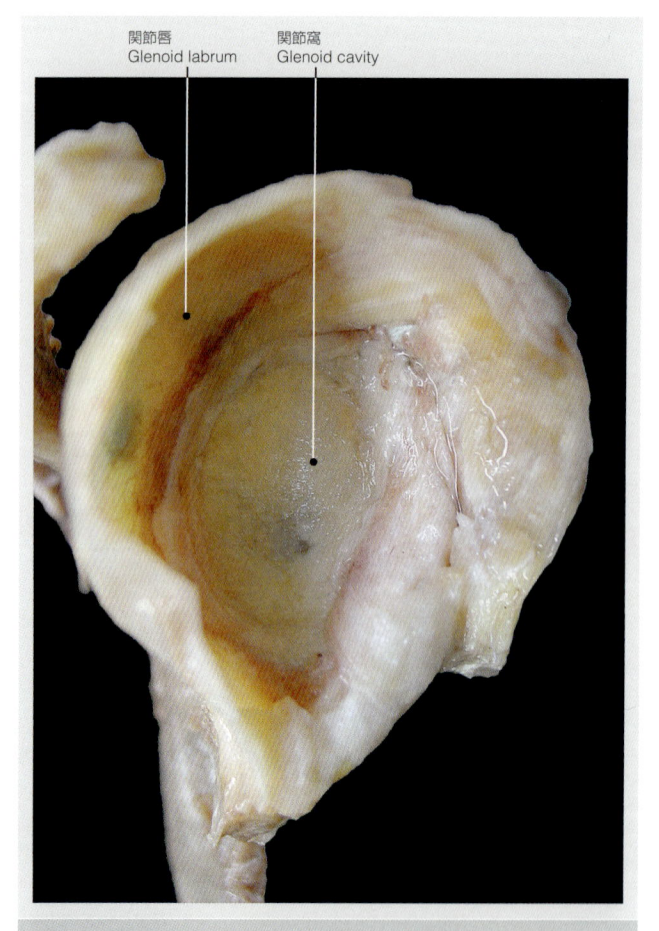

図 9-14 関節窩と関節唇の外側面

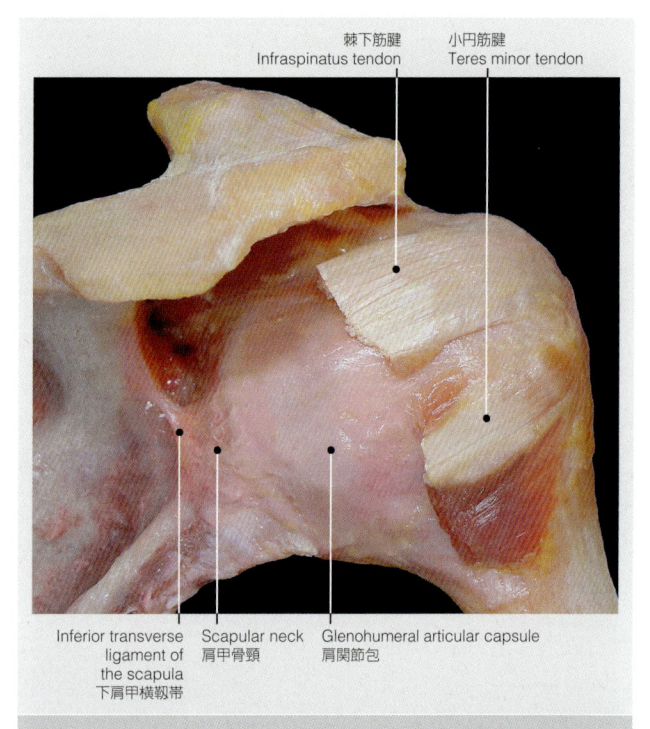

図 9-15 肩関節の後面．棘下筋と小円筋は切除されている．

■ 肩関節

　肩関節（shoulder joint, glenohumeral joint）は上腕骨と肩甲骨間の球関節である．関節は，関節軟骨に覆われた上腕骨頭の半球面の部分と肩甲骨の関節窩によって形成されている（図 9-13）．骨頭は明らかに関節窩よりも大きく，このためにある程度の形状の不適合性と不安定性が生じる．関節唇と呼ばれる漏斗状の線維性軟骨によって関節面が広がり，不適合性が改善している（図 9-14）．さらに，滑液には"吸引効果"があり，骨頭を関節窩に吸着させている．

　関節包は関節唇の周辺，肩甲骨頸，解剖頸に付着している（図 9-15）．上腕二頭筋長頭腱は肩関節包を貫くが，滑膜の外にとどまる．上腕骨では，上腕横靱帯（Brodie's ligament）が線維性関節包と上関節上腕靱帯の延長として，2つの結節間を結んでいる（図 9-16）．上腕横靱帯は結節間溝を閉鎖し，上腕骨二頭筋腱とその周囲の滑液鞘の通路となる導管を形成している．関節包は関節周囲の滑液鞘や滑液包に結合し（図 9-17），これらには肩甲下筋腱の腱下包や結節間の腱鞘が含まれる．

　肩関節の関節包は前方で3つの関節上腕靱帯で補強されており，それらは関節の内側からのみ観察される（図 9-18）．上関節上腕靱帯は，関節唇の外側面と関節切痕より上方部分の関節との間から起始して，上腕骨の小結節上方部分に付着している．この靱帯は，小さな空間で烏口上腕靱帯とは隔てられている．中関節上腕靱帯は上関節上腕靱帯と同じ起始をもつが，小結節の下方部分に付着している．この2つの靱帯間には，関節包が補強されていない三角形の領域がある．ここには，Weitbrecht's foramenと呼ばれる小さな円形の開口部があり，この開口部は肩甲

図9-16 上腕骨近位骨端の拡大

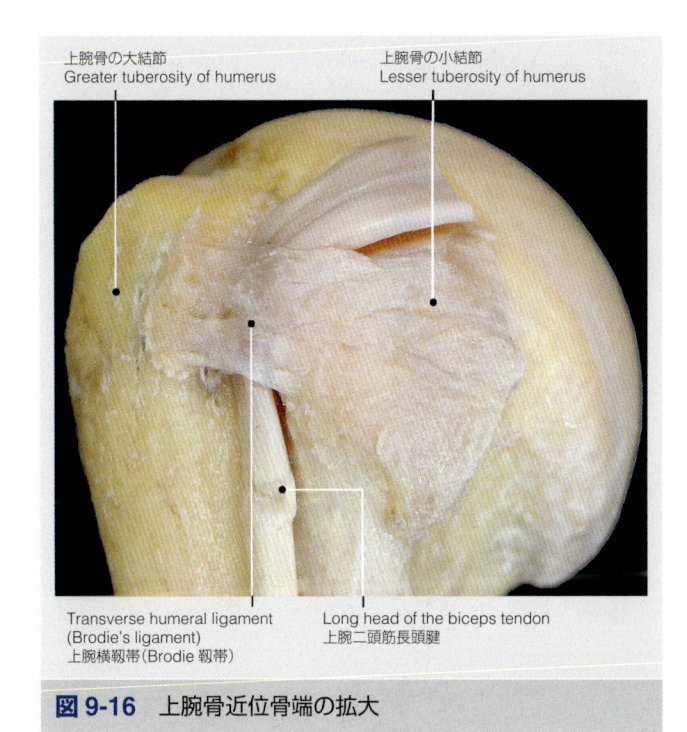

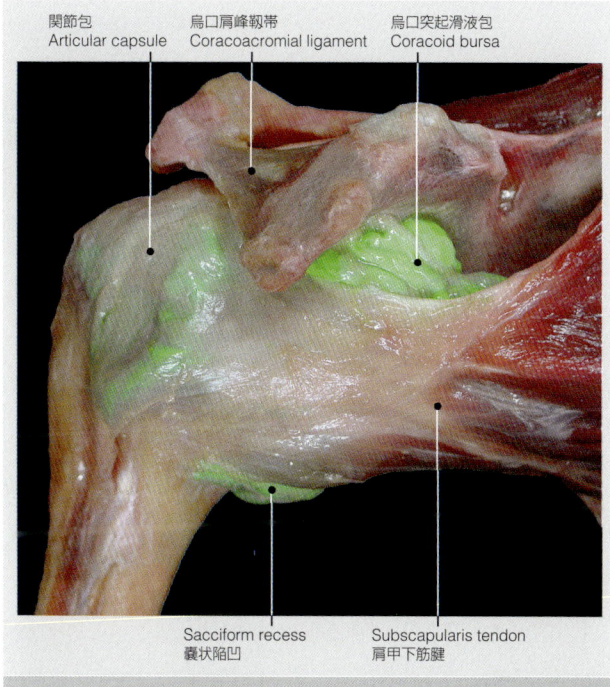

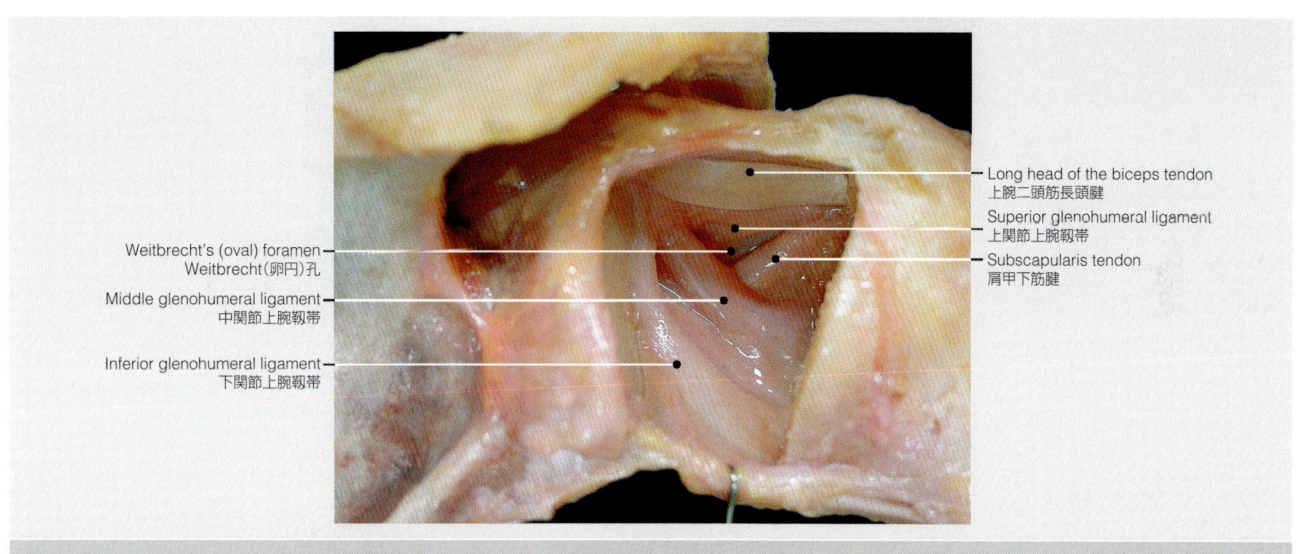

図9-17 肩関節の関節包と滑液包(滑液包には緑色のラテックスが注入されている)

図9-18 関節を開いて上腕骨頭を取り除いた状態の肩関節の前方関節包の後面

下筋腱の腱下包と交通している．下関節上腕靱帯は3つの関節上腕靱帯の中で，最も長くて最も強力である．この下関節上腕靱帯は，関節窩の前下方で関節切痕下方および肩甲頸を起始とし，上腕骨外科頸の前下方に向けて斜めに走行する．

肩関節は，上方で烏口上腕靱帯によって補強されており(図9-19)，この靱帯は烏口突起の底から上腕骨大結節の上方部分に向けて走行している．この靱帯には，烏口関節靱帯として知られる深部の線維束がある．Llorcaは，烏口上腕靱帯は小胸筋の遺残物で，小胸筋はかつては上腕骨に結合していたのではないかと推測している．下方部分には補強がなく，関節包の腋窩陥凹を形成し，肩関節可動域の増加に寄与している．

上述した靱帯群はいくらかゆるく，過度には動きを制限しないため，肩関節は安定していながらも人体で最も可動域の大きな関節である．したがって，深部の肩甲帯筋群は肩関節を動かすとともに安静時の筋トーヌスによって関節の安定性にも寄与している．これが，腱板が関節包に強固に付着し，可動性と安定性の両方に寄与していることの理由である(▶ Chapter 10)．

9 関節学

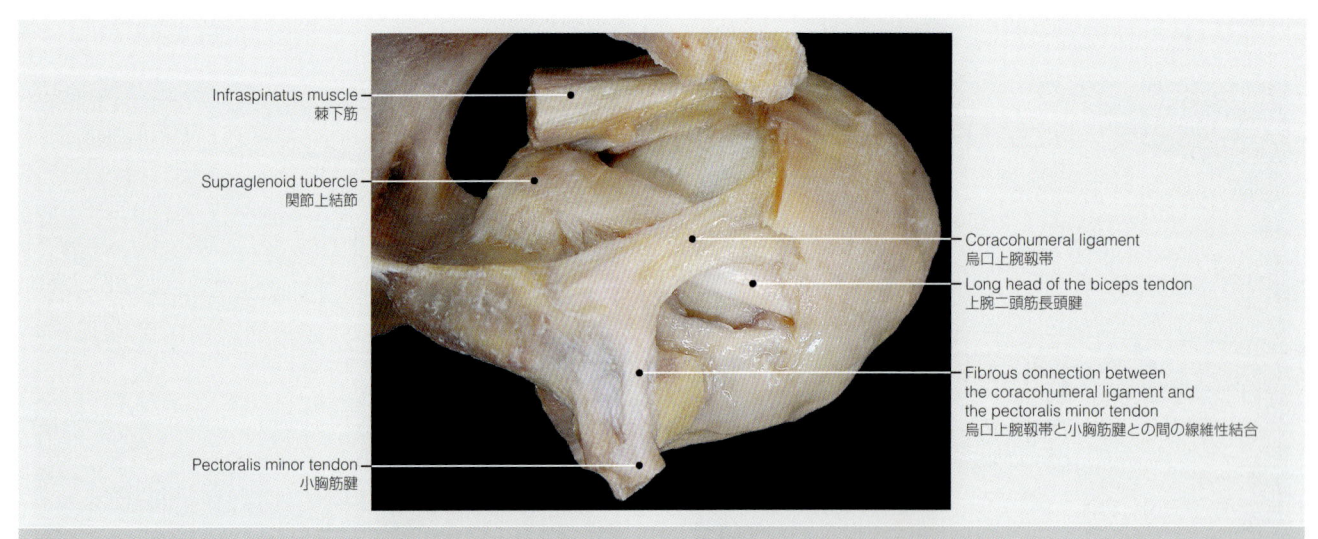

図 9-19 肩関節の上面．関節包が開かれ，上腕二頭筋長頭腱が示されている．

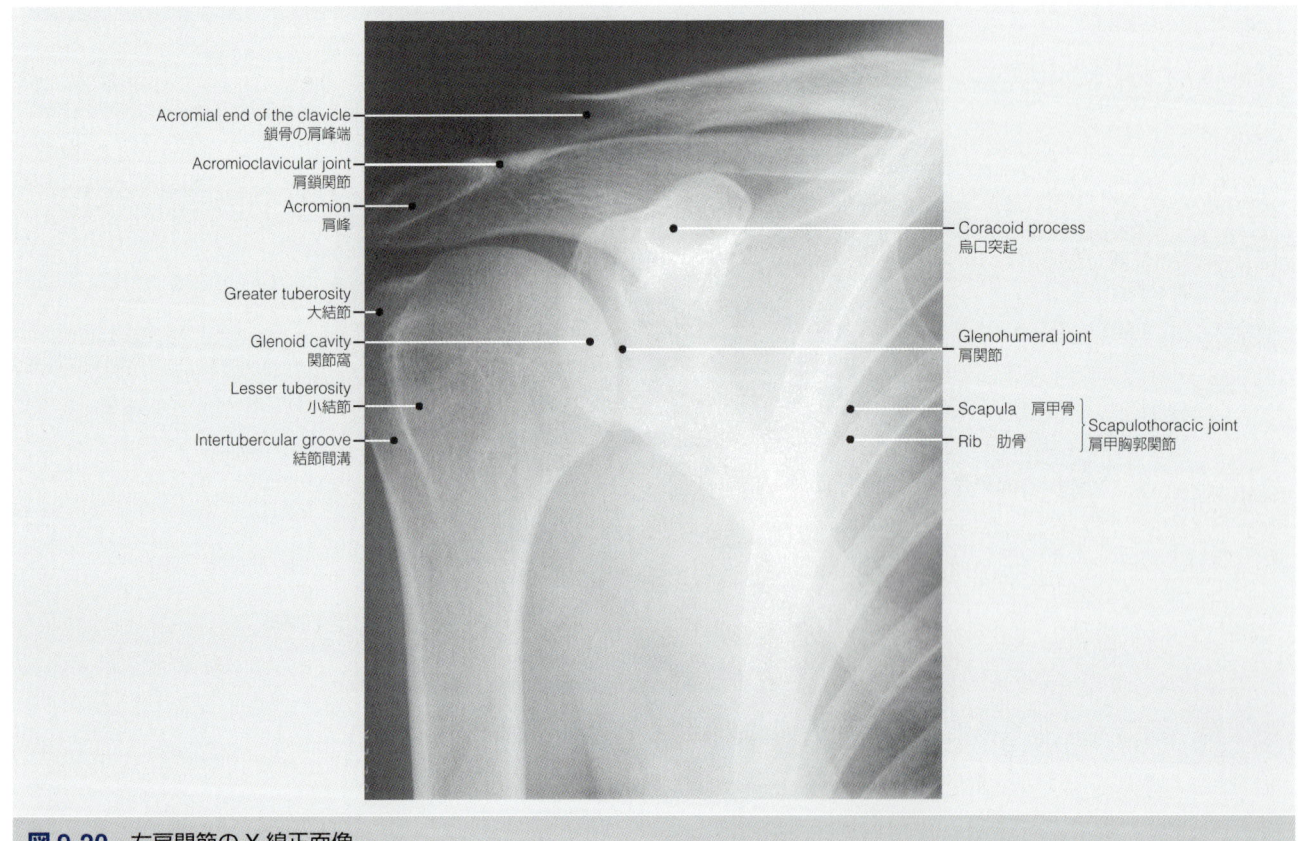

図 9-20 右肩関節の X 線正面像

■ 肩甲胸郭関節

肩甲胸郭関節は，骨同士を連結しているのではないため，厳密には関節ではない．肩甲骨の肋骨面は，前鋸筋と肩甲下筋によって胸郭とは隔てられており，可動関節のように胸壁上を滑走する．肩甲胸郭関節と呼ぶ代わりに，靱帯性の連結（syndesmopexy）という用語を用いることもある．

肩甲骨の運動は肩の運動に不可欠である．例えば肩の外転運動 180° のうち 60° は肩甲骨の回旋で得られる．

図 9-20 は右肩の X 線正面像で，肩鎖関節，肩関節，肩甲胸郭関節を示している．

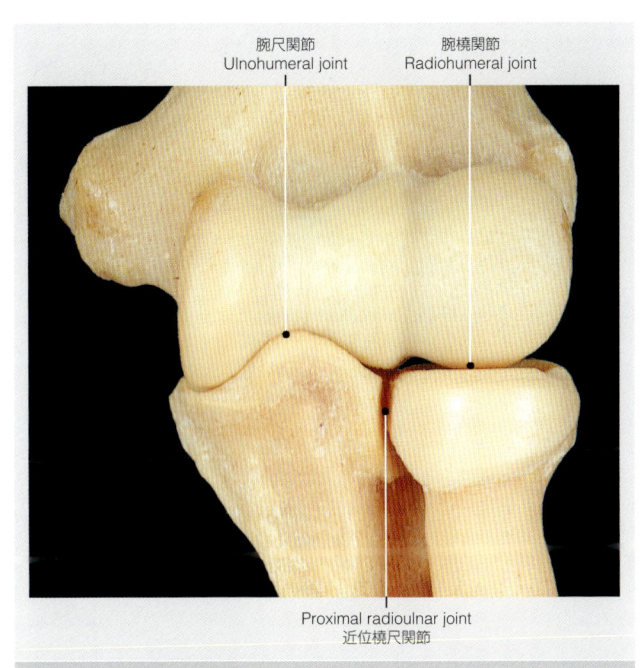

図 9-21 肘関節前面

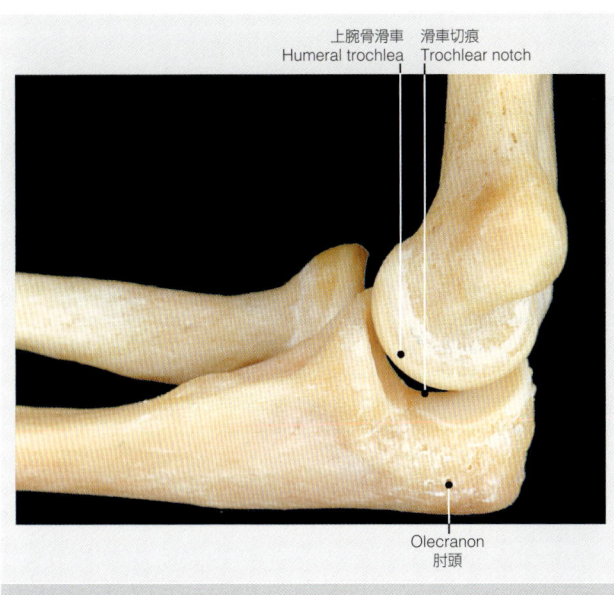

図 9-22 肘関節内側面

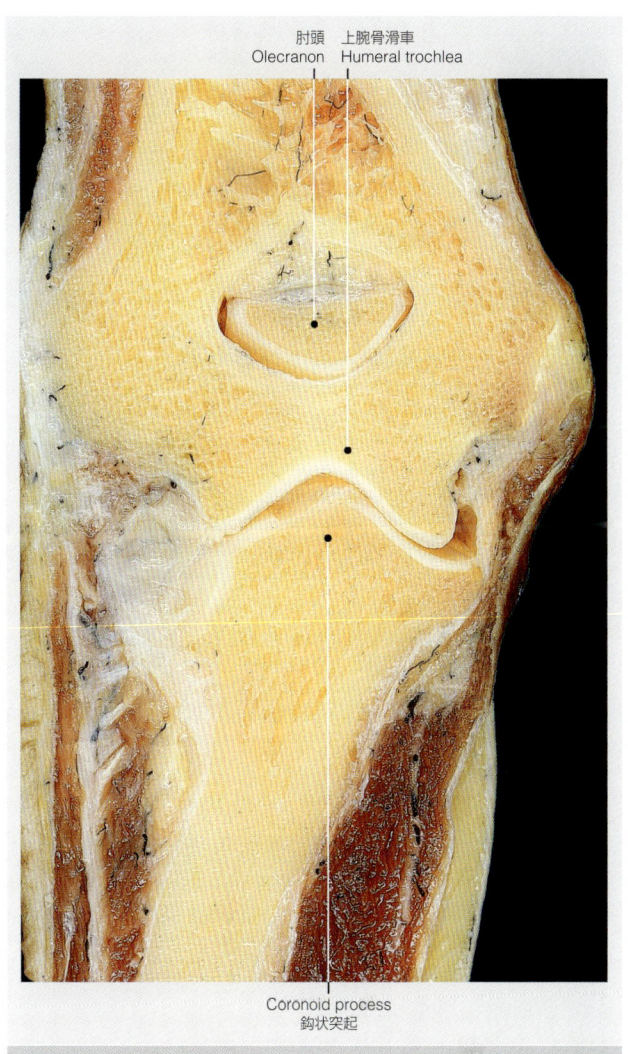

図 9-23 肘関節前頭断面

肘関節

　肘関節には，同一の関節包に包まれた腕尺関節，腕橈関節，近位橈尺関節という3つの関節が含まれる(**図 9-21**)．

■ 腕尺関節

　腕尺関節は滑車状の関節で，尺骨の滑車切痕と上腕骨滑車が結合している(**図 9-22**)．肘関節を屈曲すると，矢状面の稜構造の前方に位置する鈎状突起が鈎突窩に入り込む．肘関節を伸展した場合は，肘頭のくちばし状の部分が肘頭窩に入り込み，過度の伸展が制限される(**図 9-23**)．肘関節のさまざまな肢位を**図 9-24**〜**9-26**で示す．

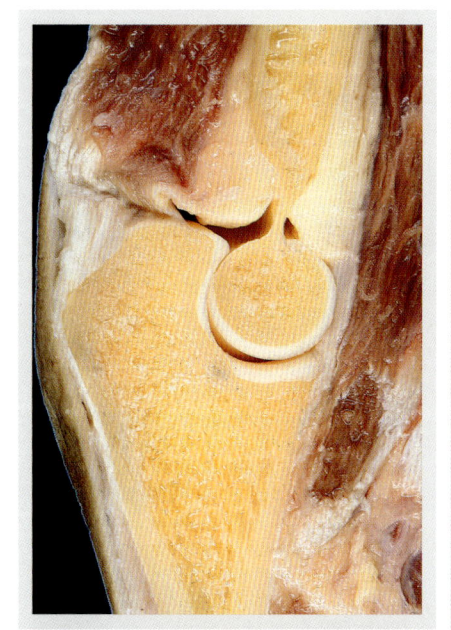

| 図 9-24 伸展時の肘関節（矢状断面） | 図 9-25 屈曲時（80°）の肘関節（矢状断面） | 図 9-26 屈曲時（120°）の肘関節（矢状断面） |

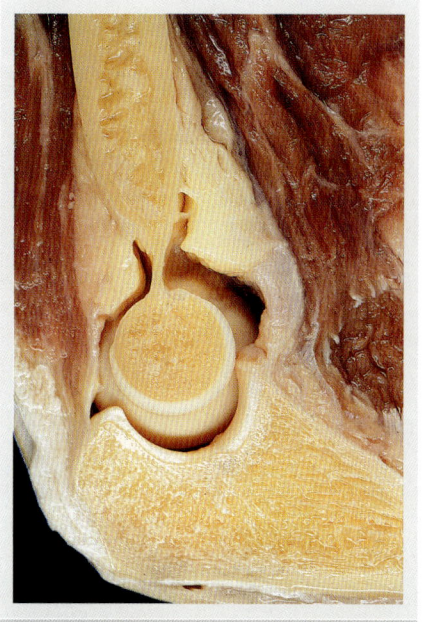

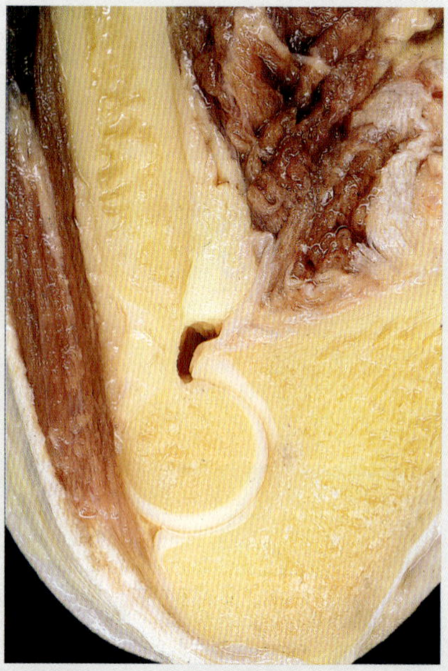

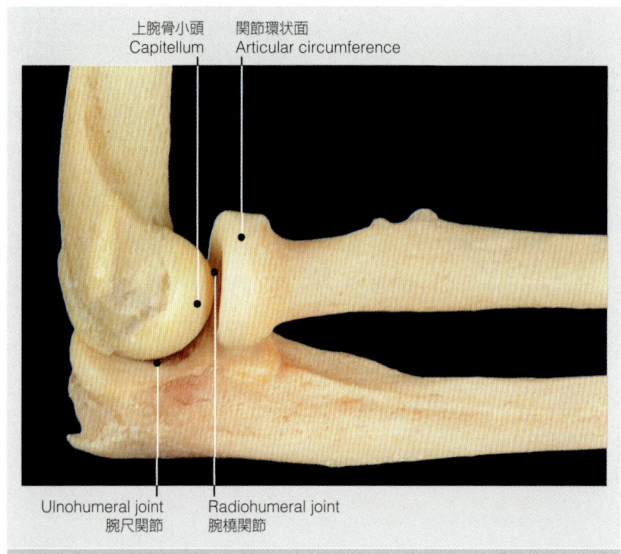

図 9-27 肘関節外側面

上腕骨小頭 Capitellum
関節環状面 Articular circumference
Ulnohumeral joint 腕尺関節
Radiohumeral joint 腕橈関節

■ 腕橈関節

　この関節の2つの関節面は，半球状の上腕骨小頭と橈骨頭の関節窩である（図 9-27〜9-29）．この関節は解剖学的には球関節であるが，機能的には靱帯性の結合を介して，尺骨の運動と連動する．屈曲・伸展では橈骨頭の関節窩は上腕骨小頭の球面と関節を形成し，同時に橈骨の関節環状面が小頭滑車溝に沿って滑ることで，最終的に上腕骨の橈骨窩の屈曲がなしとげられている．

■ 近位橈尺関節

　橈骨の関節環状面は尺骨の橈骨切痕に適合し回旋する．すなわち，この関節は車軸関節で，遠位橈尺関節と切り離して考えることはできない（図 9-30，9-31）．これらの回旋運動は回内・回外として知られており，肘関節の屈曲と伸展のすべての肢位で行うことが可能である．

　近位橈尺関節は2つの靱帯によって安定している．橈骨の輪状靱帯は，橈骨の頭と頸の関節面周囲にあり，尺骨の橈骨切痕の前面と後面に付着している（図 9-32，9-33）．輪状靱帯の内側面は薄い線維性軟骨層で覆われ，線維性環状構造の内で橈骨が回旋するのが容易になっている．もう1つが方形靱帯（Denuce 靱帯）である．この靱帯は橈骨切痕の下方縁と橈骨頸を結びつける薄い線維性帯状構造であって，橈骨切痕の両側に位置する半月体に伸びている（図 9-34，9-35）．回外・回内時に橈骨が回旋する際に，この靱帯が緊張して，この運動を制限する．

■ 関節包と靱帯

　線維性の関節包が肘関節を覆っている（図 9-36）．前方では関節包は鉤突窩の上方から始まり輪状靱帯，鉤状突起の前面，尺骨の2つの切痕（滑車切痕と橈骨切痕）に付着している．上腕骨の上顆は関節外である．関節包は関節を包み，肘関節の後面では肘頭窩上方に付着する（図 9-37）．

　肘関節包は，前方では比較的薄い靱帯によって補強され

図 9-28　肘関節矢状断面

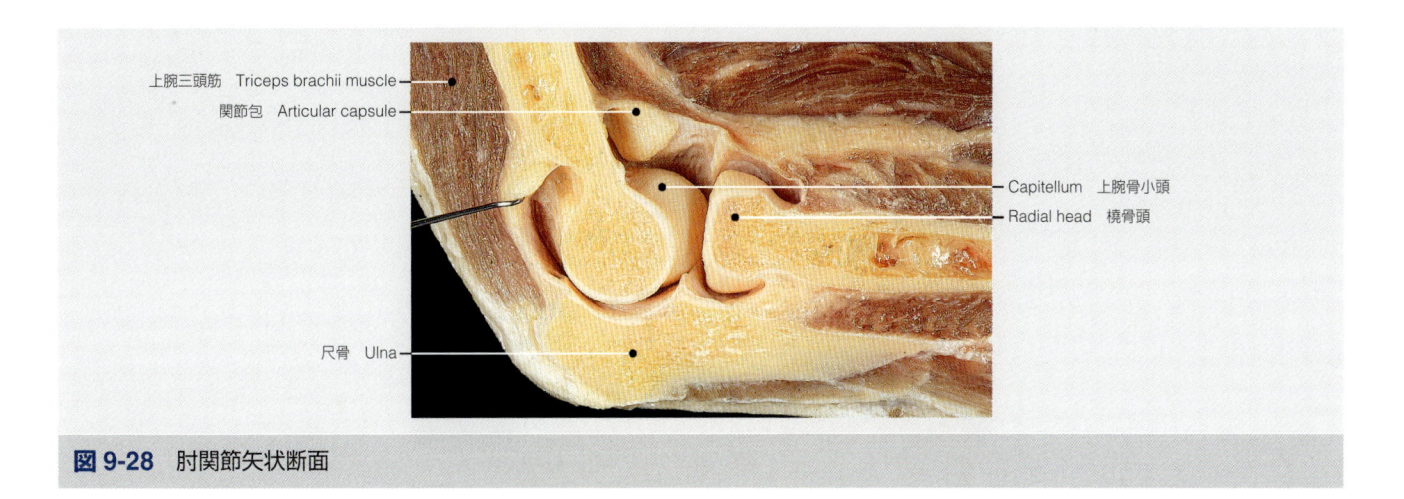

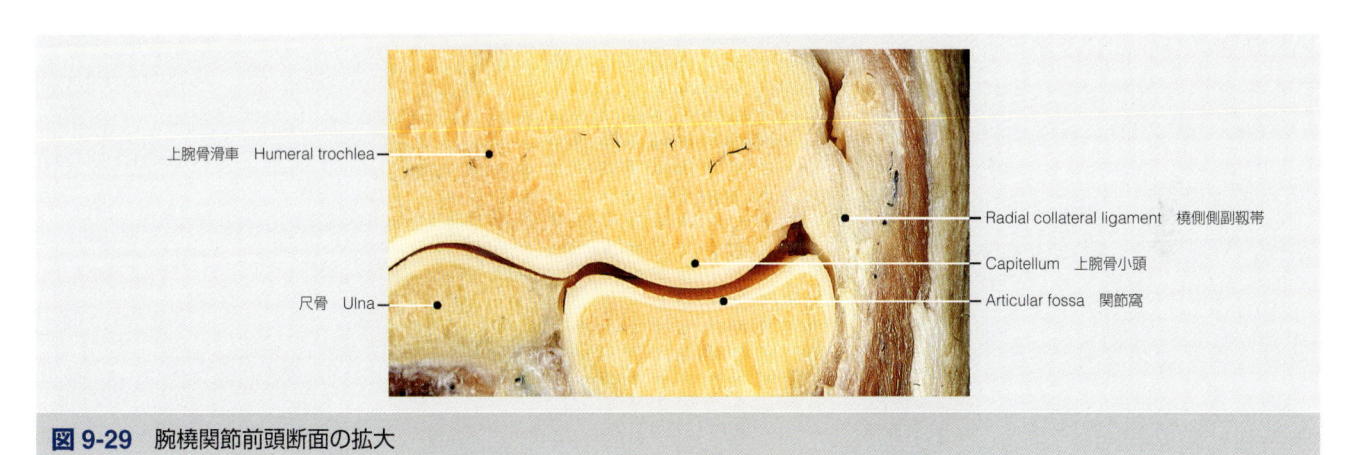

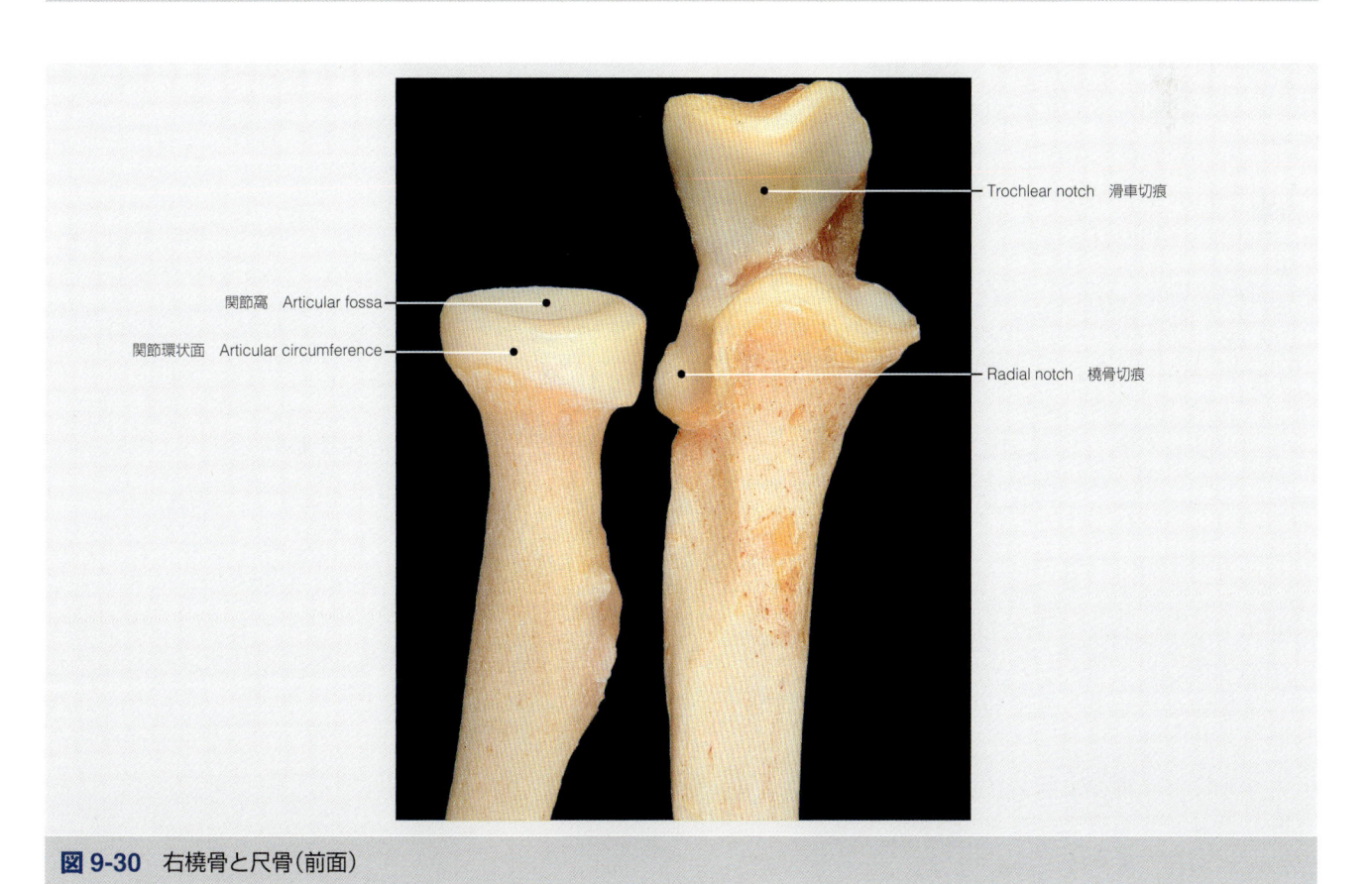

図 9-29　腕橈関節前頭断面の拡大

図 9-30　右橈骨と尺骨（前面）

9　関節学　91

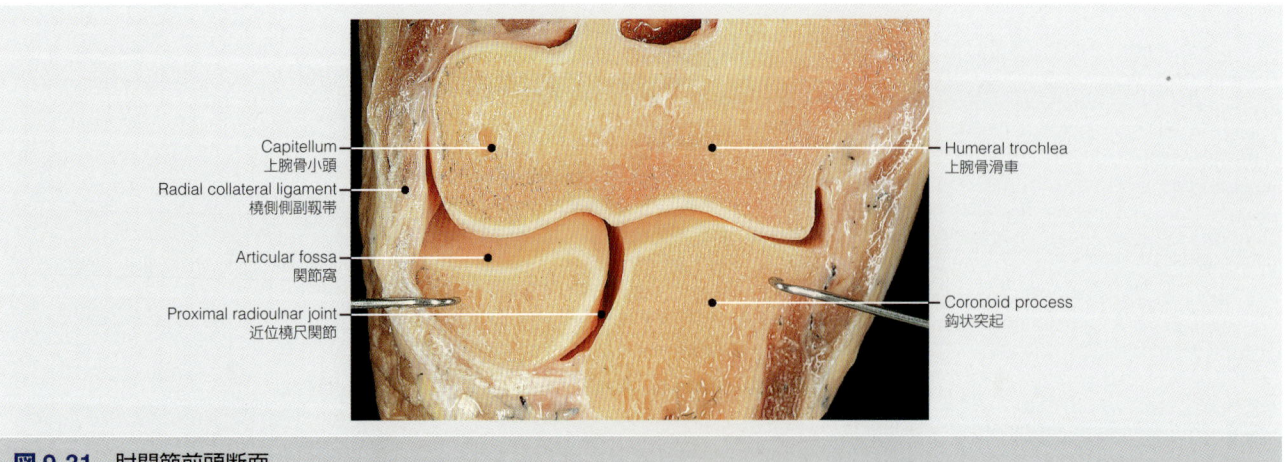

図 9-31 肘関節前頭断面

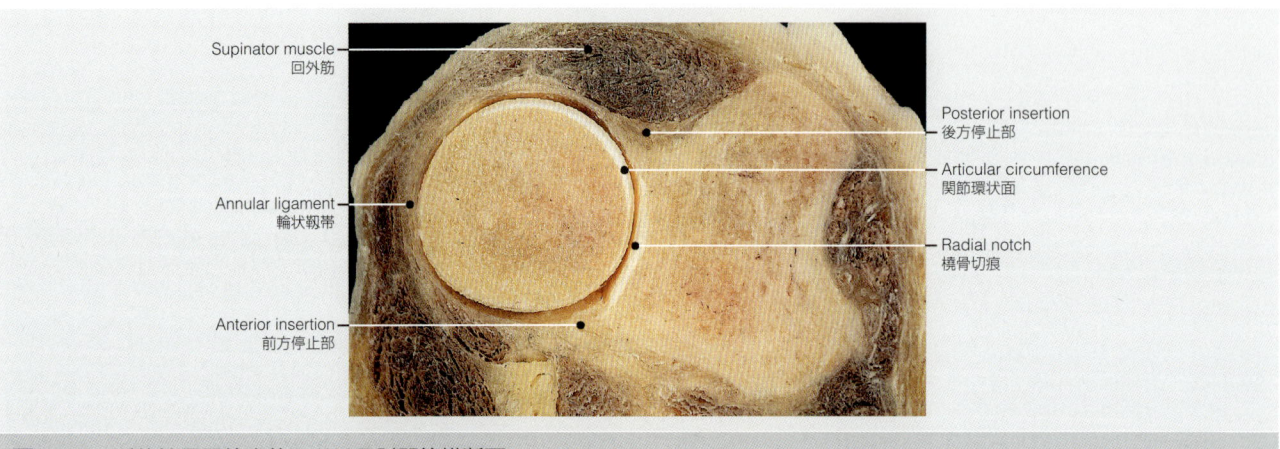

図 9-32 近位橈尺関節高位における肘関節横断面

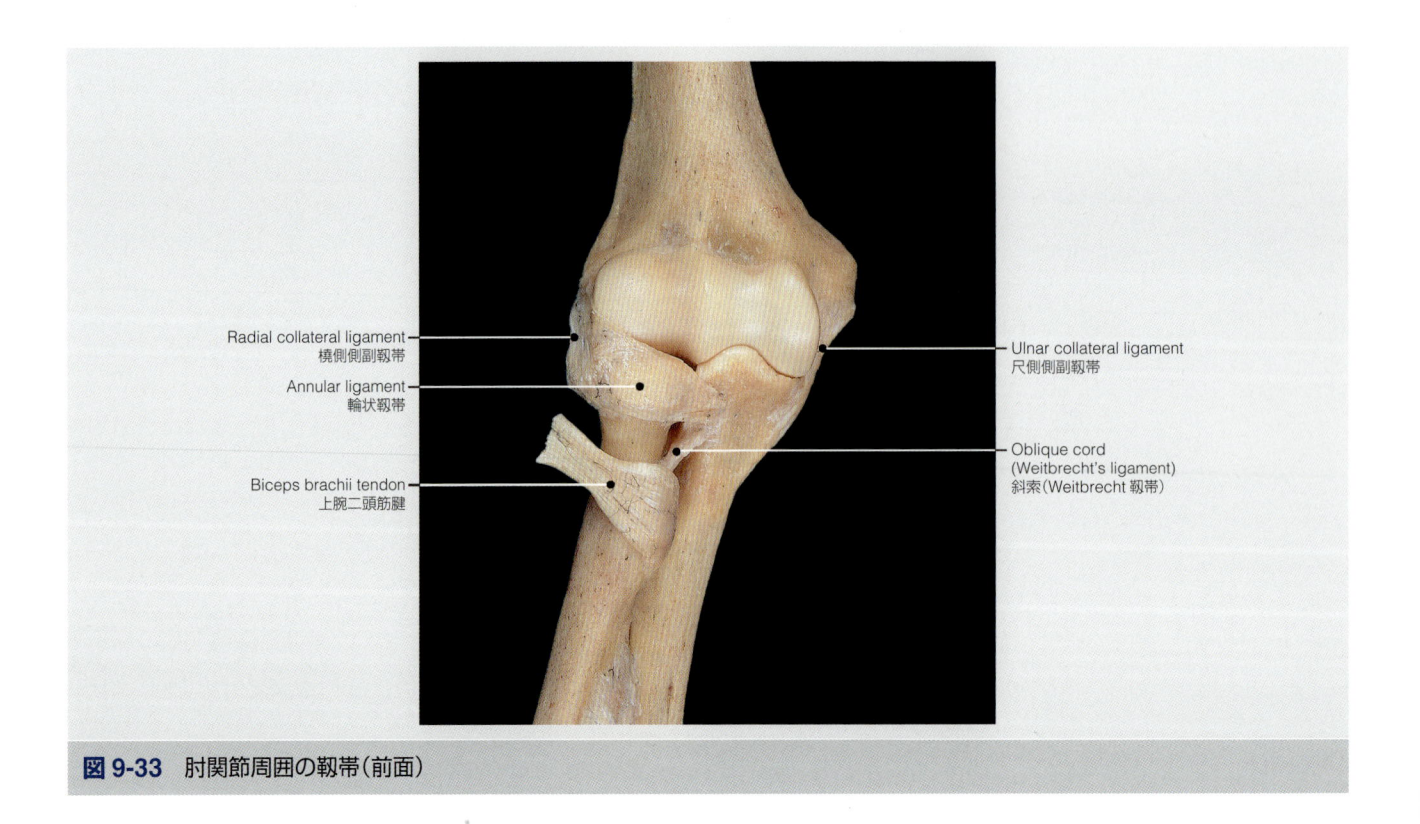

図 9-33 肘関節周囲の靱帯（前面）

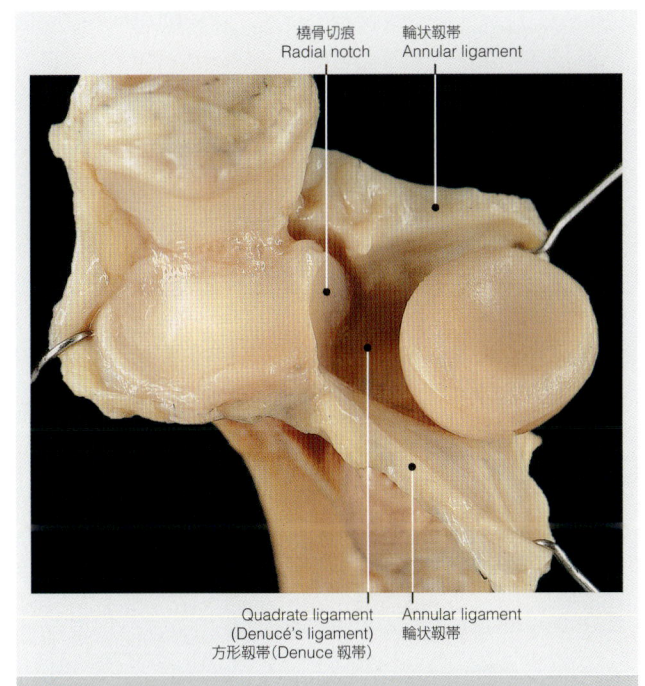

図 9-34 輪状靱帯を開いた近位橈尺関節（上面）

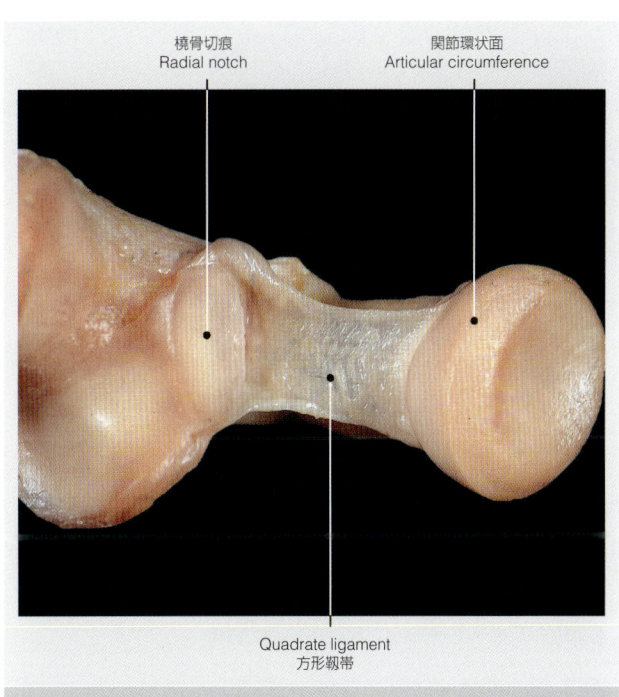

図 9-35 方形靱帯に緊張をかけるため橈骨と尺骨を引き離した状態での近位橈尺関節の上面

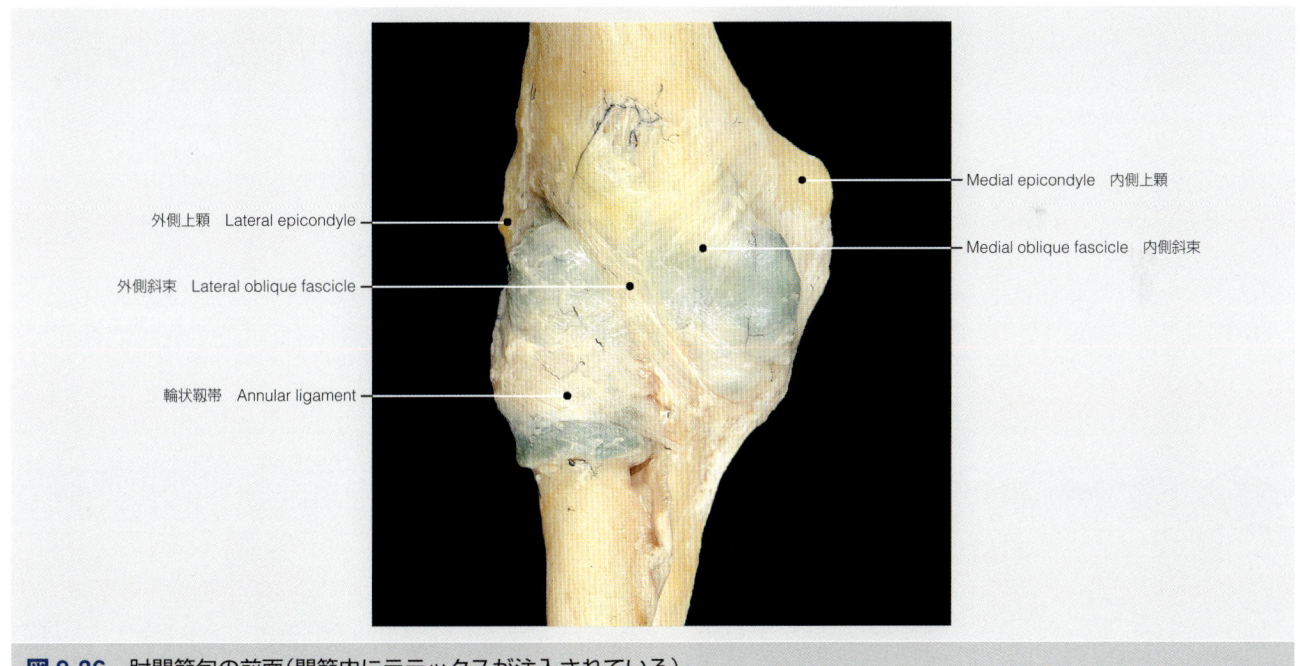

図 9-36 肘関節包の前面（関節内にラテックスが注入されている）

ている．この靱帯は，近位では前方の上腕骨の窩，内側上顆の前面，外側上顆の外側面の近位に付着している．この付着部から線維が三角形に融合しており，その頂点（遠位停止部）は鈎状突起と近位橈尺関節のレベルである．内外側上顆それぞれから生じる内側斜束，外側斜束の2つの小さな靱帯性の束が記載される場合もある．

後方では，関節包は肘頭と上腕骨を連結するいくつかの線維束で補強されており（図9-38），これらは肘頭窩近傍から肘頭先端に向けて斜走している．これらの上方には上腕上腕線維があり，肘頭窩を横走している．

肘関節内側面は尺側側副靱帯で補強されており，これは3つの線維束から構成されている（図9-39）．前束は内上顆の前内側面から輪状靱帯を補強する線維を送りながら鈎状突起に伸びている．中束はとても強固で内上顆下面から起

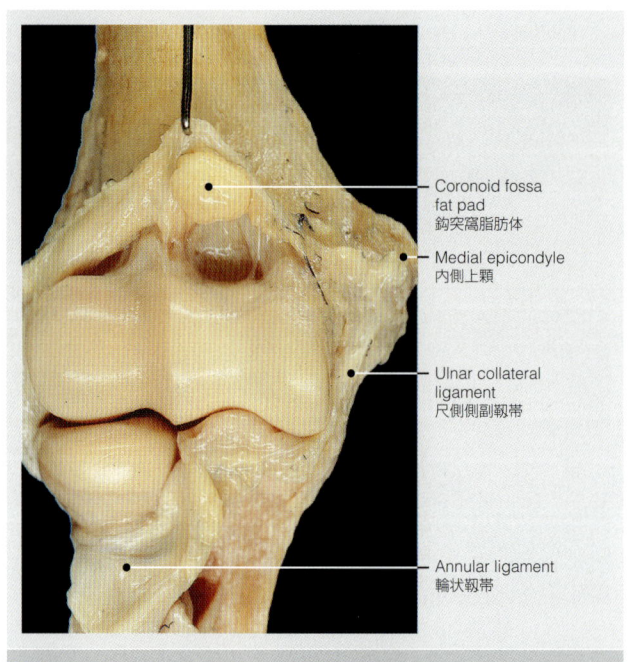

図 9-37 関節包を開いた肘関節（前面）

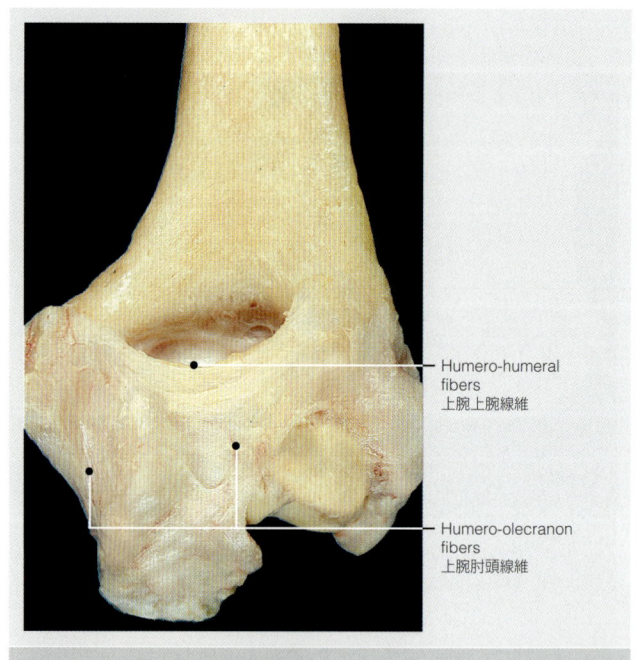

図 9-38 肘関節包後方の補強

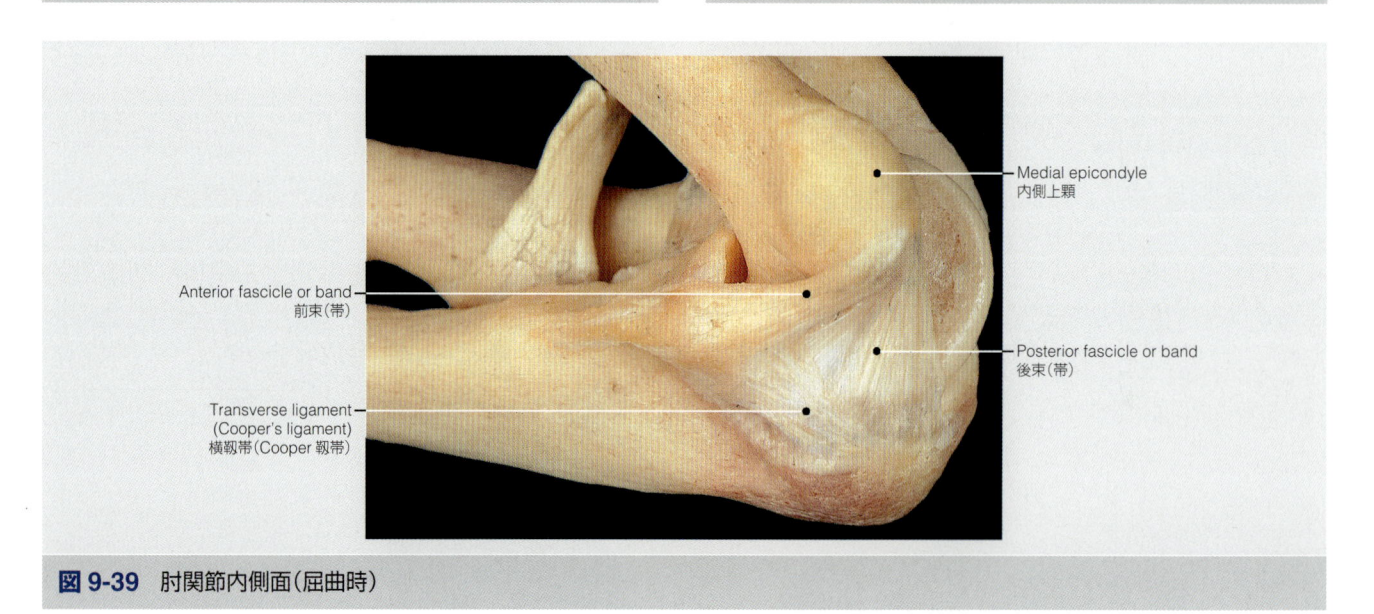

図 9-39 肘関節内側面（屈曲時）

こり，鈎状突起の内側面と尺骨内側に付着している．この2つの線維束は融合して，扇形をした1つの前帯（anterior band）となる．後束（Bardinet 靱帯）もまた扇形をしており，内上顆の後下面から起こり，肘頭の内側面に付着している．さらに，横束（横靱帯あるいは内側斜靱帯；Cooper 靱帯）が肘頭底から鈎状突起底に伸びている．尺骨神経は尺側側副靱帯のすぐ近位で，肘頭–上滑車管（olecranon-epitrochlear tunnel）すなわち肘部管（cubital tunnel）で尺側手根屈筋の2頭間の空間に進入する．

外側の補強は外側側副靱帯でなされている（図9-40）．外側側副靱帯は扇形で，通常は3つの線維束に分かれる．外上顆の前下面から生じて輪状靱帯の補強となって橈骨頭を覆う前束，外上顆の下面から尺骨の橈骨切痕に伸びて，輪状靱帯の後面を補強する中束，そして外上顆の後面から肘頭の外側面の結節に伸びる外尺側側副束の3つである．

上腕橈骨の半月体は，上腕骨と橈骨の間に位置している（図 9-41, 9-42）．半月型をした滑膜のヒダである．内部の陥凹は滑車の外側面に伸びている．

肘関節の血流は，上腕の側副動脈と橈側・尺側反回動脈の吻合による動脈網で形成されている．

図 9-43, 9-44 は主な骨の特徴を示した肘関節の検査画像である．

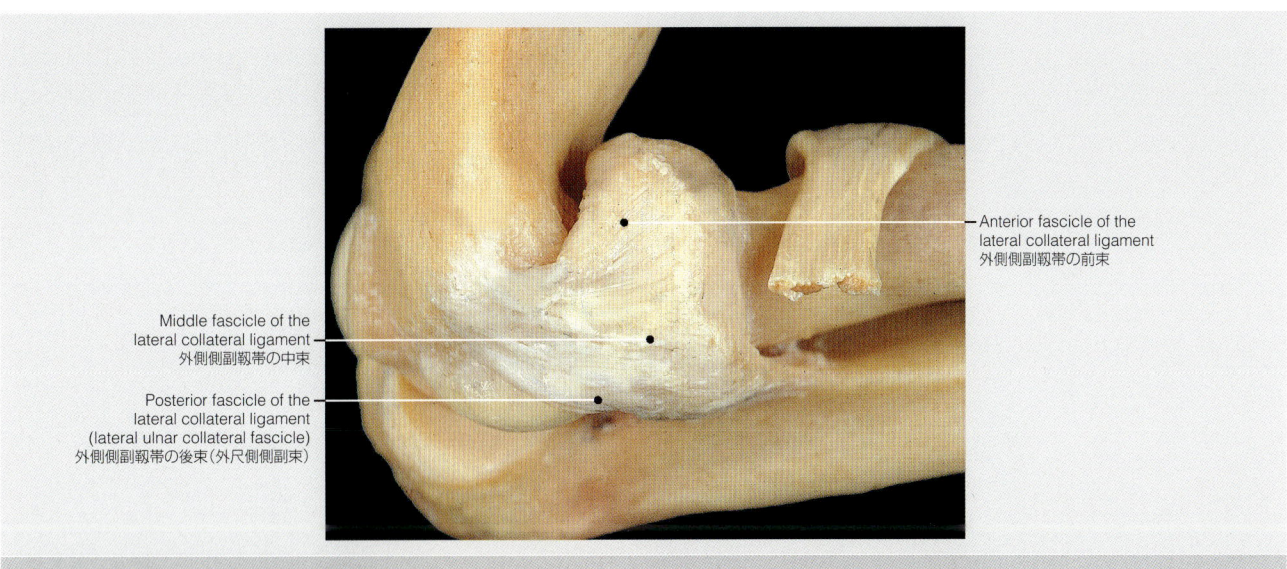

図 9-40　屈曲時の肘関節外側面（90°）

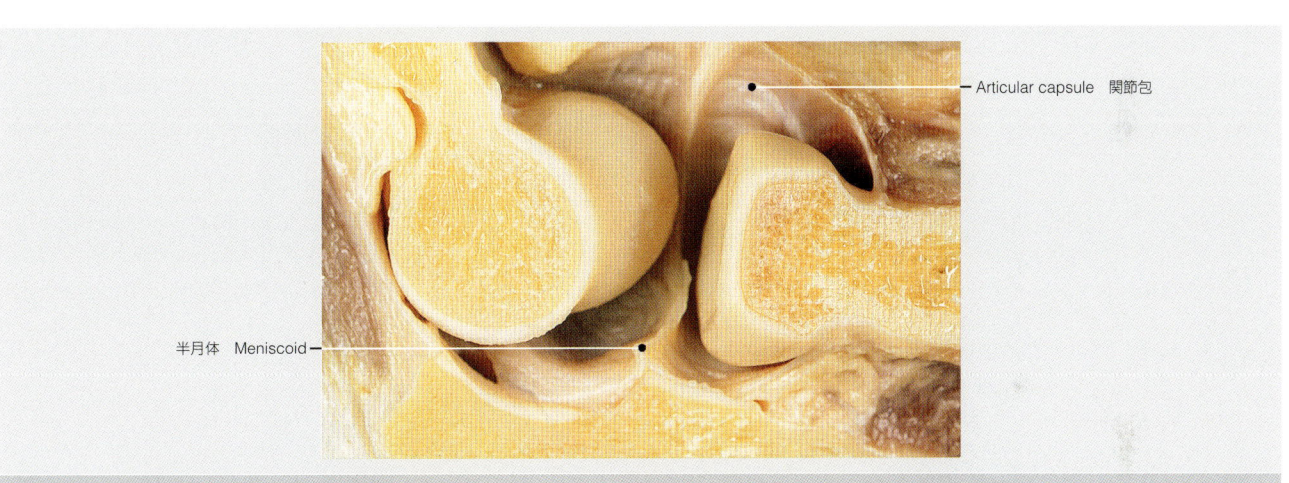

図 9-41　腕橈関節レベルでの肘関節矢状断面

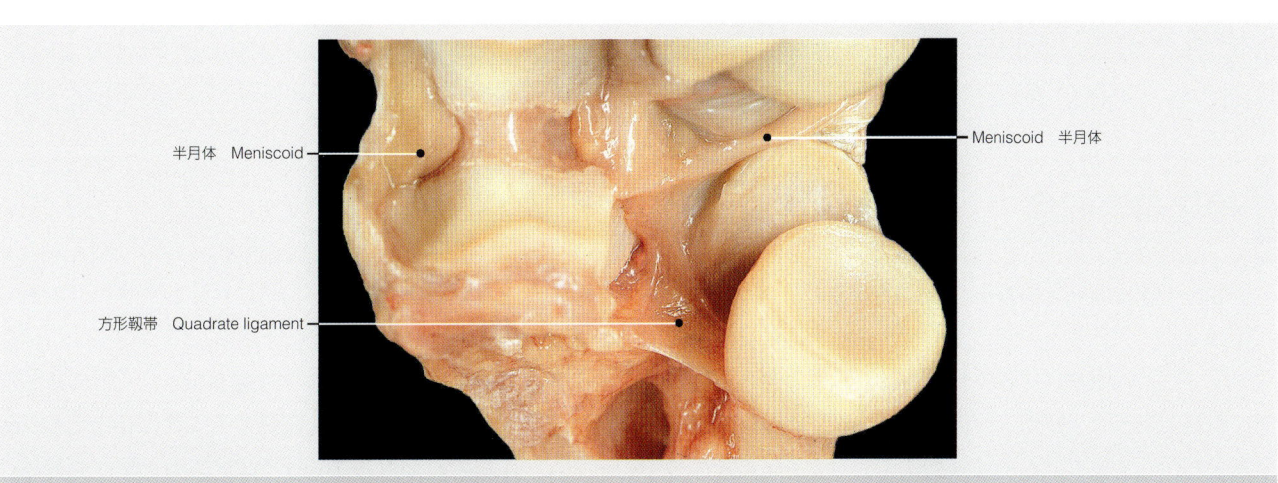

図 9-42　肘関節の関節包．半月体を示すために開いてある．

9　関節学

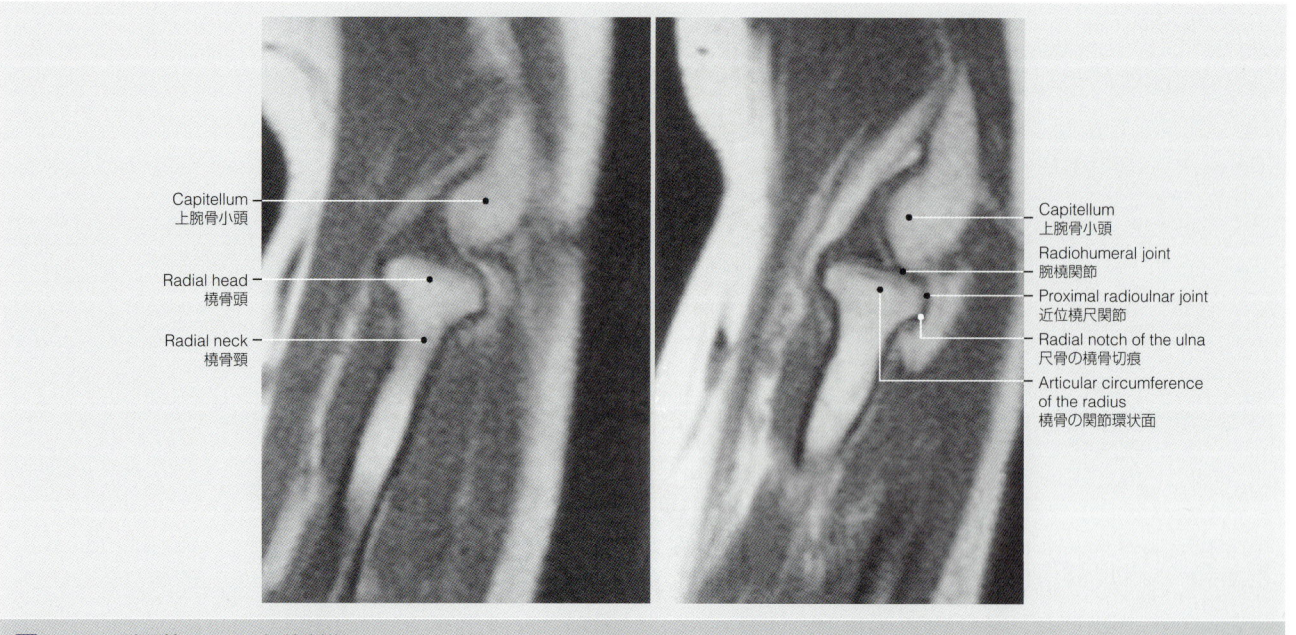

図 9-43 肘関節の MRI 矢状断像

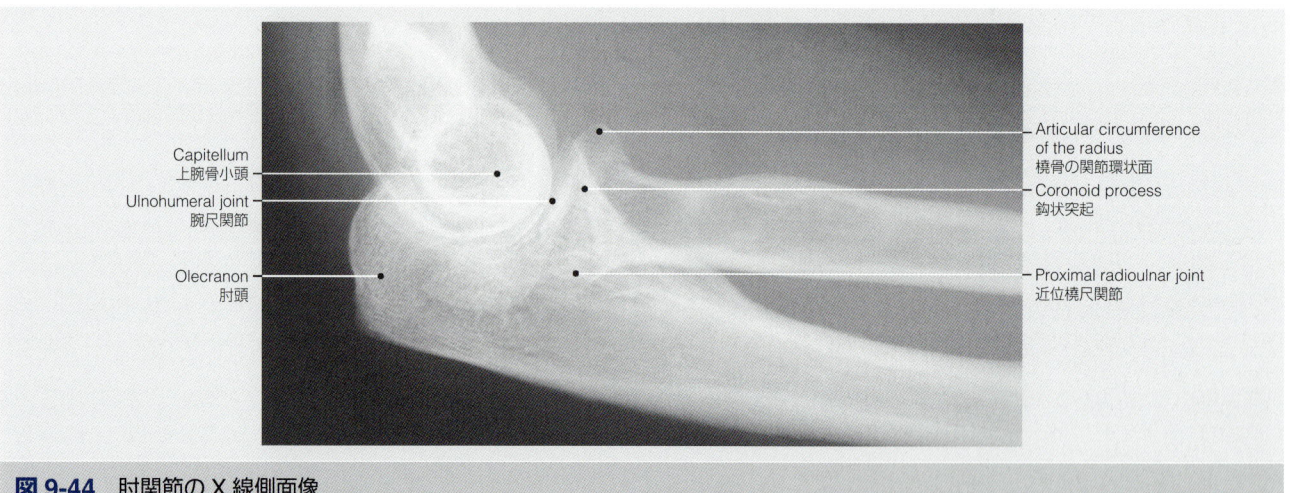

図 9-44 肘関節の X 線側面像

橈尺靱帯結合

橈骨と尺骨は前腕骨間膜を介して中央部で結びついており（**図 9-45**），この2つの骨の間を覆う線維性の連結となっている．この骨間膜は，近位半分では近位外側から遠位内側に斜走し，遠位半分では反対方向に走行する線維束のネットワークである．この線維束はすべて橈骨と尺骨の骨間縁に付着している．

前腕の骨間膜にはさまざまな機能がある．骨間膜によって，前腕部における屈筋と伸筋の付着部の面積が広くなっている．また，回外を制限する．この働きは，方形靱帯および前腕の筋骨格構造間の接触による制限と分担する機能

である．そして最後に，骨間膜を欠く場合でも著明な不安定性はないようではあるが，骨間膜は橈骨と尺骨間の荷重伝達において長軸方向の転位を防ぐ何らかの役割を果たしている，とする考えもある．

骨間間隙の近位面には斜索（Weitbrecht 靱帯）として知られる線維性の帯構造がある（**図 9-33**）．これは鈎状突起と尺骨粗面から生じ，遠位に斜走して橈骨粗面近傍に付着する．線維のほとんどの走行は骨間膜の近位部の線維のそれとは反対方向である．この靱帯は常に存在するが，その強度はさまざまで，機能も完全には明らかではない．長母指屈筋の筋束の残存（Gantzer 筋）とする考えもある．

上述した構造物に加えて，骨間膜と斜索の間には間隙があり，上腕二頭筋腱の遠位部と前骨間動・静脈の枝が後方

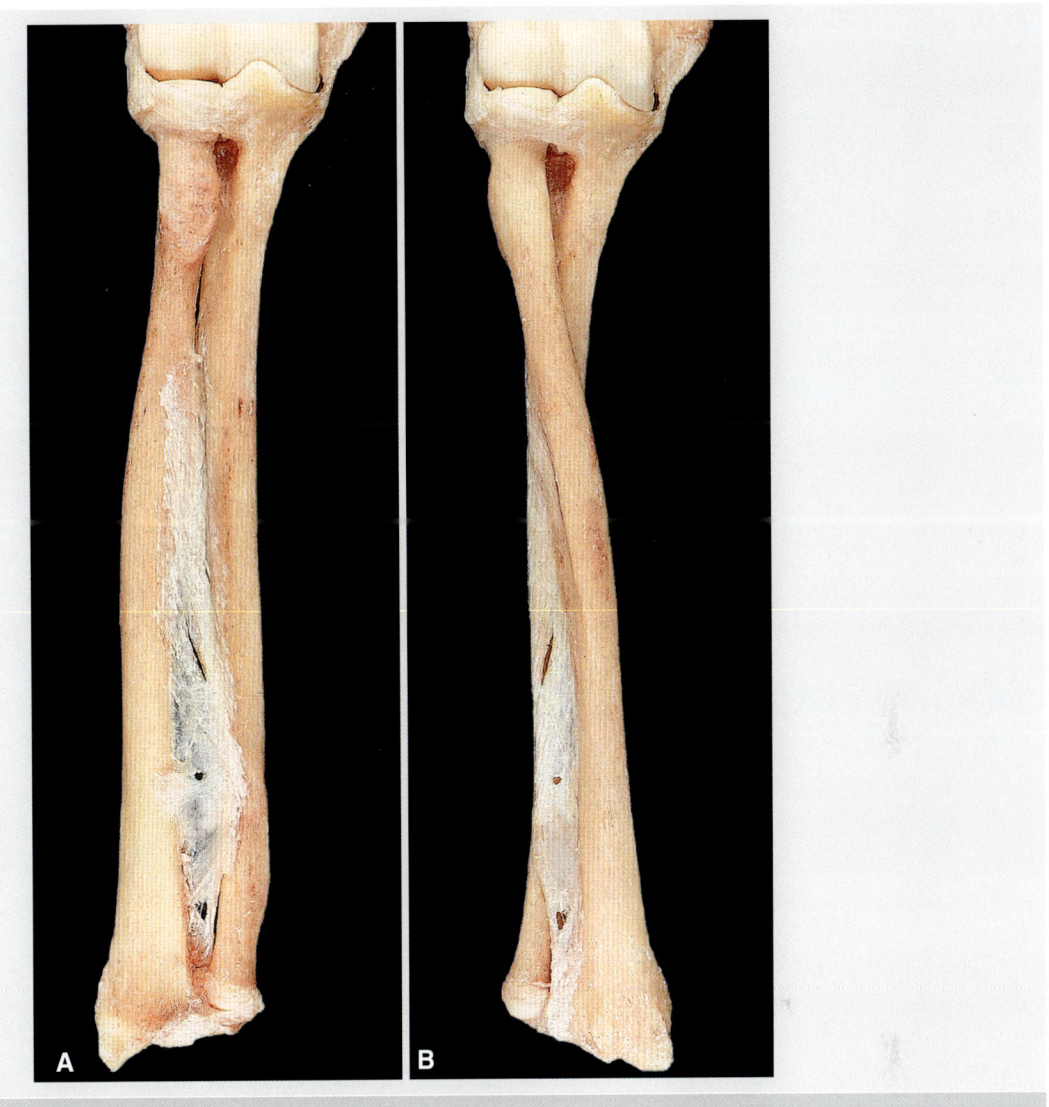

図9-45 A 前腕，回外位．B 回内位．

へ向かって通過している．遠位にはもう1つの空間があり，前骨間動脈が方形回内筋の下で後方へ向かう．

遠位橈尺関節

遠位橈尺関節は，橈骨の尺骨切痕による陥凹と尺骨の環状関節面で形成される車軸関節であり，回内・回外時に回旋する（図9-46，9-47）．この関節は近位橈尺関節とよく似ており，共同して働く．

これらの構造物はいくつかの靱帯で連結されている．遠位では，尺骨頭と近位手根列間に水平に位置する関節円板すなわち三角線維軟骨がある．この名が示すとおり，三角線維軟骨は底が橈骨の尺骨切痕下端，先端が尺骨茎状突起である三角形をしている．線維性の関節包は尺骨切痕の上縁，尺骨環状関節面，橈骨手根靱帯の前後縁に付着している．関節包は，いくらか弛緩した状態となっており，囊状陥凹によって回内・回外運動が許容されている．関節包は前・後橈尺靱帯で補強されている．前橈尺靱帯は線維性関節包の前方で不規則な走行をとるいくつかの線維束で形成されており，尺骨切痕の前面から尺骨頭と茎状突起に伸びている．後橈尺靱帯も同様に，同じ構造物を後方から連結する．小指伸筋腱が遠位橈尺関節の後面でみられる（第Ⅴ伸筋区画）．

この関節の滑膜は，上述の関節面の周辺および橈骨手根靱帯に付着している．この関節と橈骨手根関節とに通じる穴がみられることがある．

遠位橈尺関節は前後骨間動脈から血流の供給を受けている．尺骨神経，前骨間神経，後骨間神経によって神経支配を受けている．

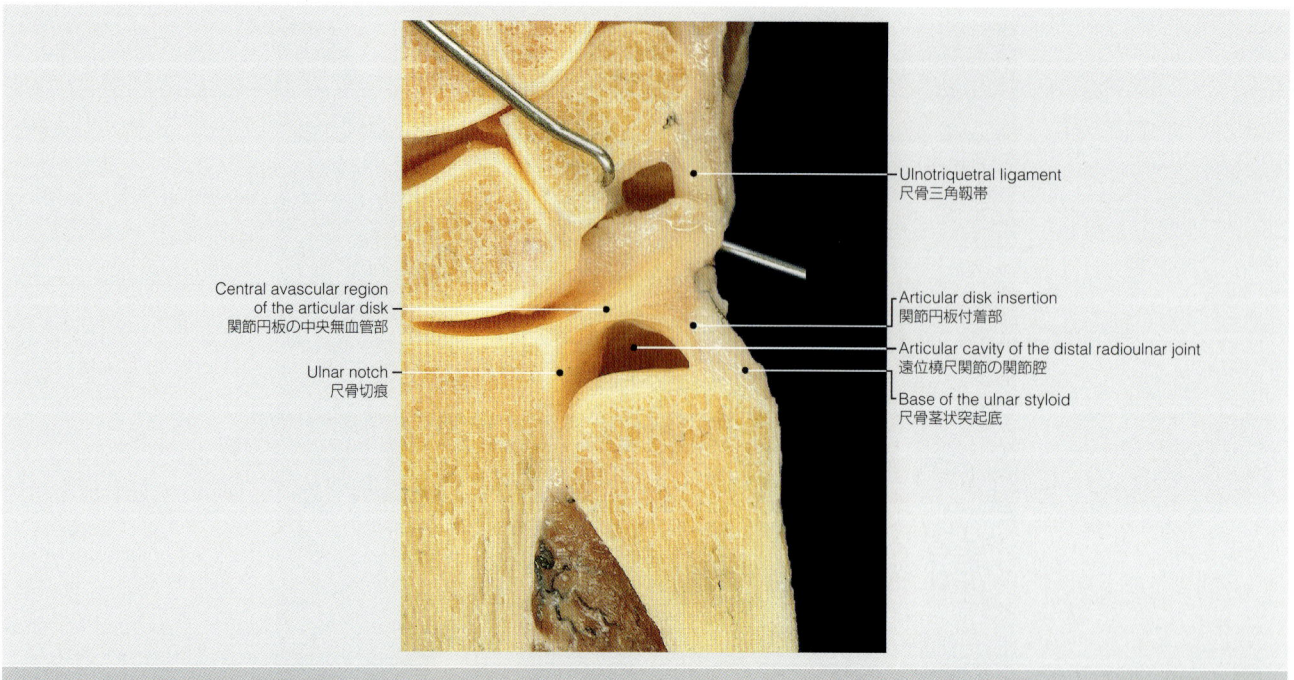

図 9-46 手関節尺側の前頭断面

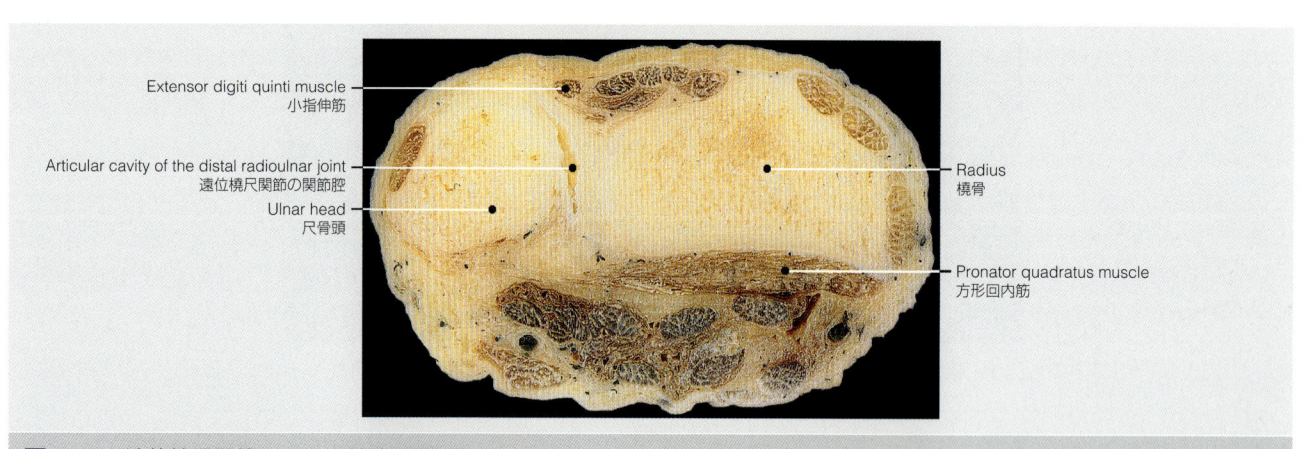

図 9-47 遠位橈尺関節レベルの前腕の横断面

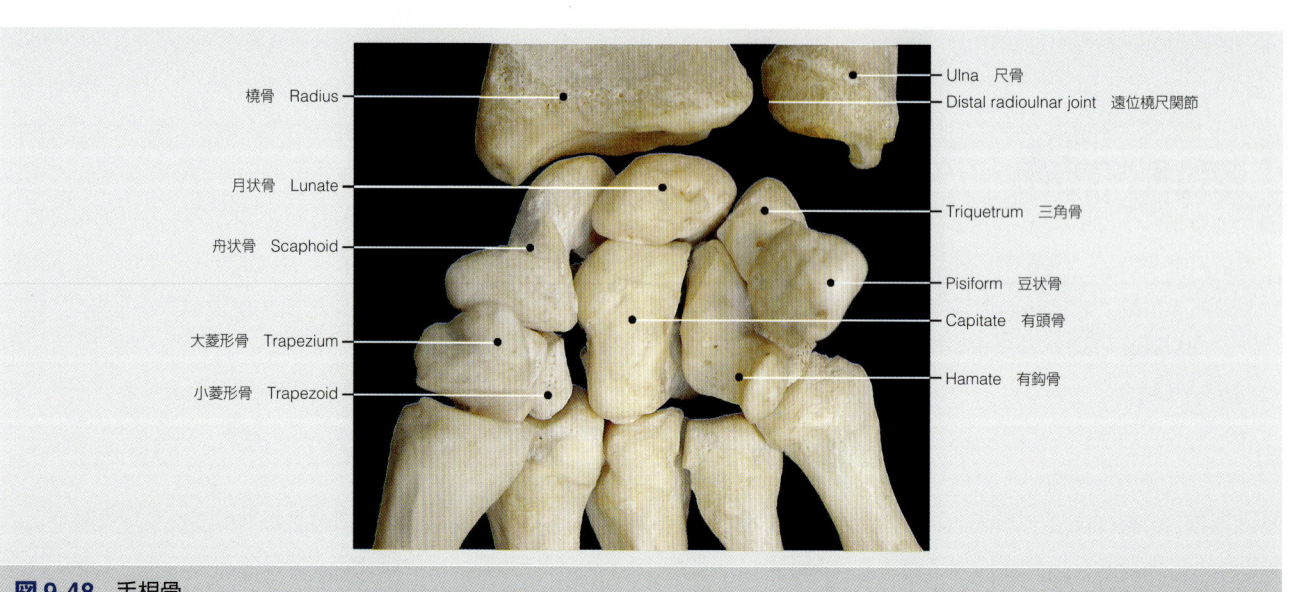

図 9-48 手根骨

98　II　上肢帯と上肢

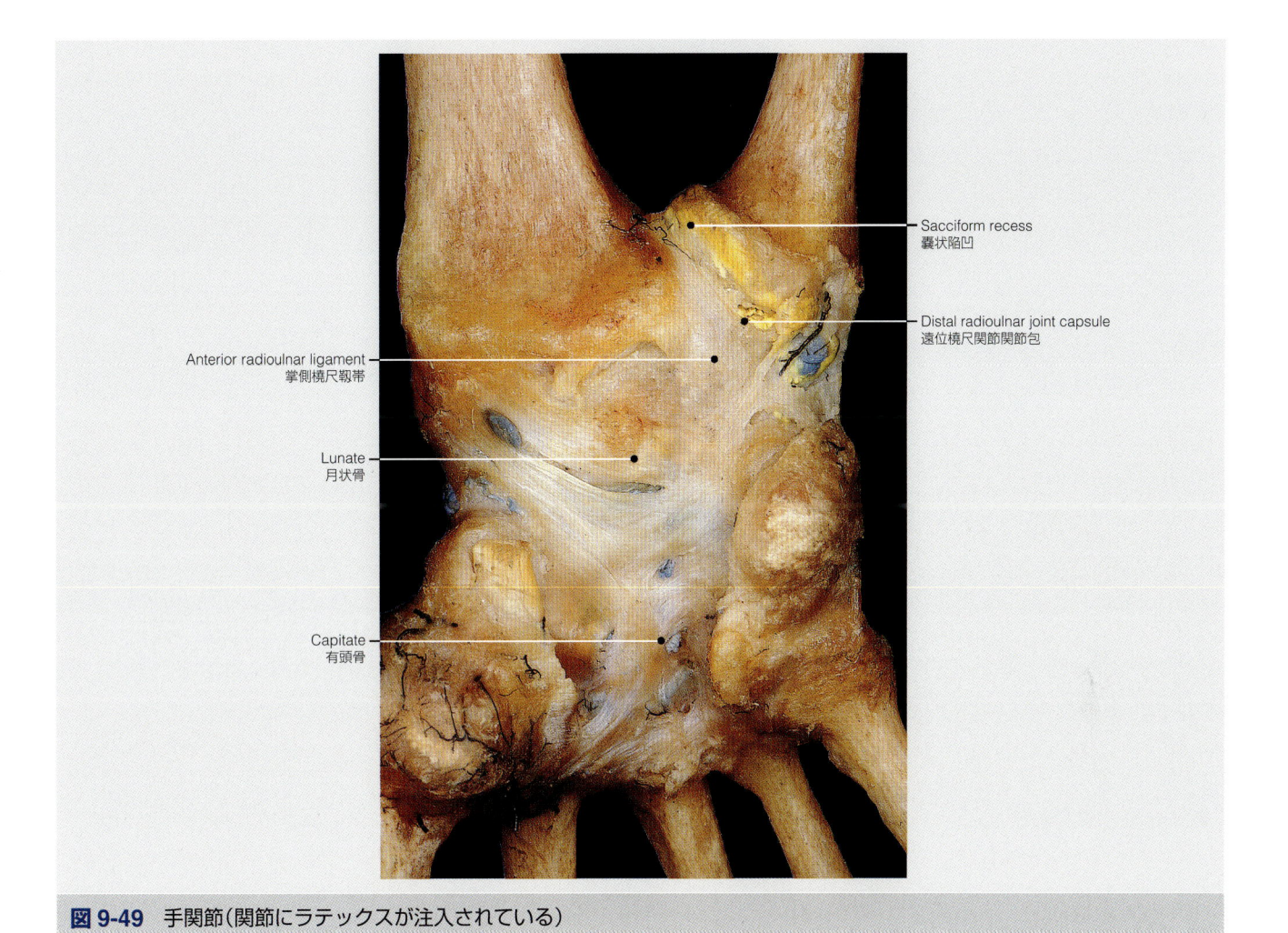

図 9-49 手関節（関節にラテックスが注入されている）

図 9-50 橈骨手根関節の前頭断面

橈骨手根関節

　尺骨は手根骨と直接には関節を形成しておらず，橈骨手根関節は橈骨遠位の2つの関節面および関節円板で形成されている．これらの構造物は，近位で陥凹する関節窩となっており，この関節窩は近位手根列の3つの関節面に適合している．舟状骨と月状骨は，それぞれに対応する橈骨の関節面と関節を形成するが，三角骨は関節円板の最も尺側，尺側の関節包および靱帯性構造と関節を形成する（**図 9-48〜9-50**）．橈骨手根関節は運動軸を2つもつ顆状関節で，有頭骨頭を通る横軸に対して内転と外転を行い，

9　関節学　99

図 9-51 手関節掌側の靱帯

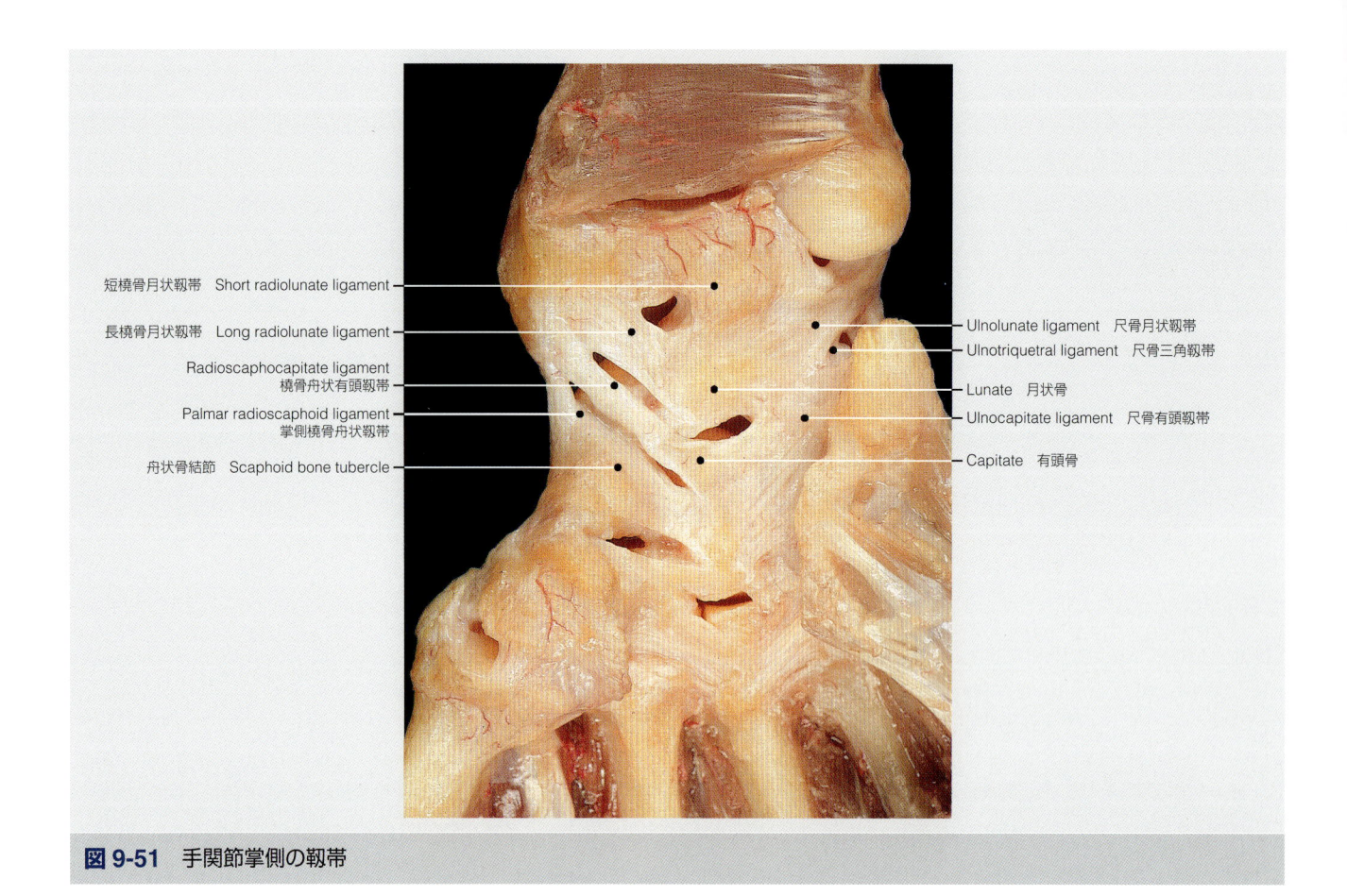

橈骨茎状突起から尺骨頭を通る左右軸に対して屈曲と伸展を行う．

■ 靱帯

橈骨手根関節包は橈骨関節面，関節円板の外周囲から舟状骨，月状骨，三角骨の関節面の末梢面に伸びている（図 9-49）．掌側で関節包は，それぞれの橈骨と尺骨の停止部によって名づけられる靱帯によって補強されている（図 9-51～9-54）．橈側と尺側の靱帯は手根部で2つのV字型，より小さい近位のものと遠位のものを形づくる．この複合体は前弓状靱帯と呼ばれることもある．掌側で橈骨に付着する靱帯は，関節包からの連続的な肥厚であり，一般に掌側橈骨手根靱帯と呼ばれている．この靱帯は橈骨の関節面と茎状突起の前縁から生じ，その線維は斜走し，橈骨舟状有頭靱帯以外は，近位手根列の各手根骨に向かう．

掌側橈骨手根靱帯には，橈骨舟状有頭靱帯，長橈骨月状靱帯，橈骨舟状月状靱帯，短橈骨月状靱帯が含まれる．

■ 橈骨舟状有頭靱帯

最も橈側に位置する靱帯であり，橈骨の茎状突起と橈骨前面の最外側面から生じている．線維は尺側方向に向かって斜走し，舟状骨に向かう．ほとんどの線維は舟状骨に停止するが，一部は有頭骨に付着する．これらの線維は尺骨有頭靱帯の線維と互いに入り込んで，遠位手根部のV字型を形成している．

■ 長橈骨月状靱帯

橈骨舟状有頭靱帯の内側に位置する．この靱帯は橈骨関節縁の前面から生じ，その線維は月状骨へ尺側方向に斜走し，骨間舟状月状靱帯の先端部分に向かう．この靱帯は，最終的に月状骨の掌側面に付着する．橈骨三角靱帯あるいは橈骨月状三角靱帯と呼ばれることもあったが，多くの場合，この靱帯は実質的に三角骨までは伸びていない．

■ 橈骨舟状月状靱帯（of Testut and Kuenz）

この構造は橈骨の舟状骨と月状骨との関節面の間にある小さな稜の前面から起始する．矢状断面で，この靱帯は舟状月状関節に向かい，2つの線維束に分かれる．1つは前方を補強している靱帯に深く付着し，他の1つは骨間舟状月状靱帯に付着する．最近の研究ではこの構造は真の靱帯線維を含まない血管の構造物であることが示されている．

図 9-52 橈骨手根の靱帯

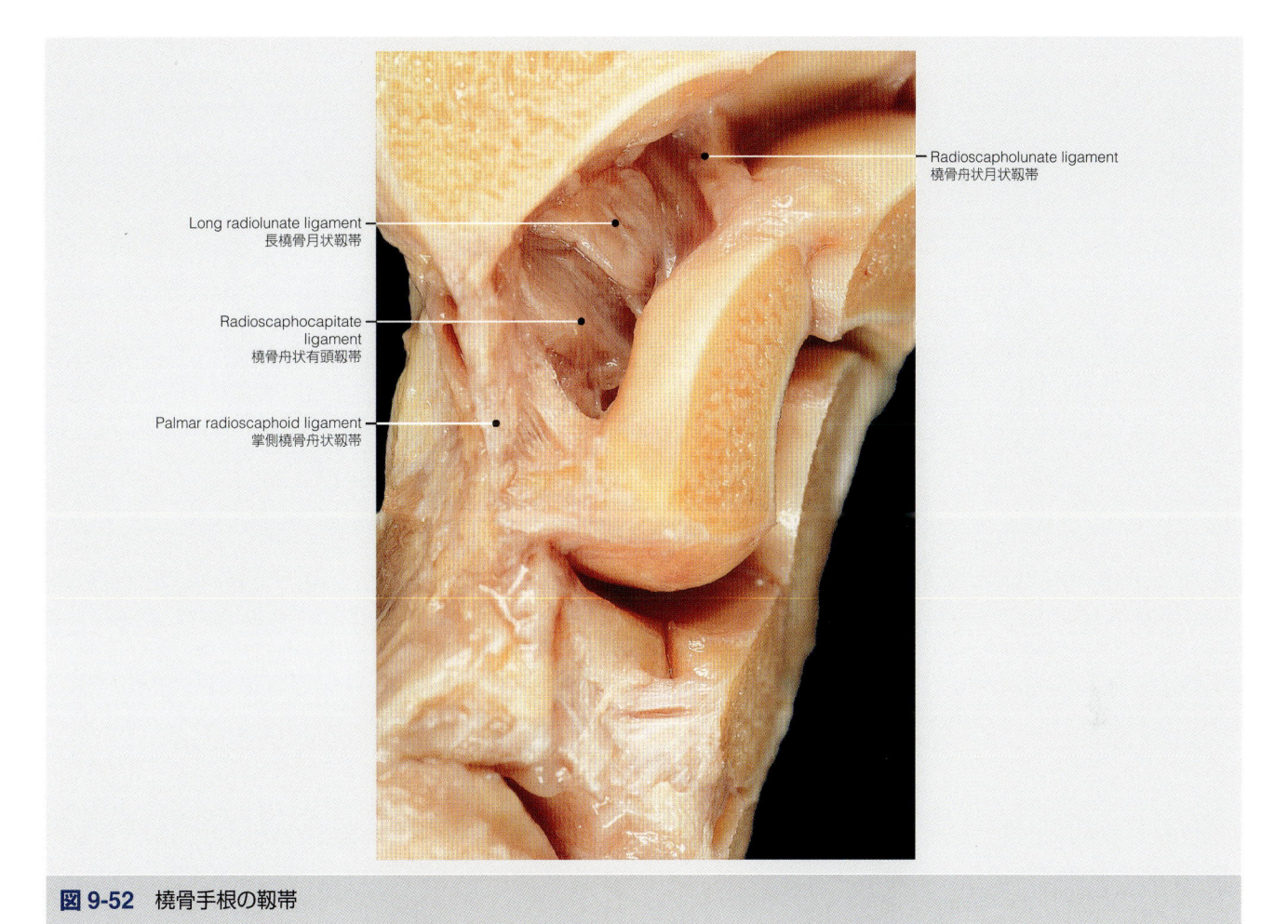

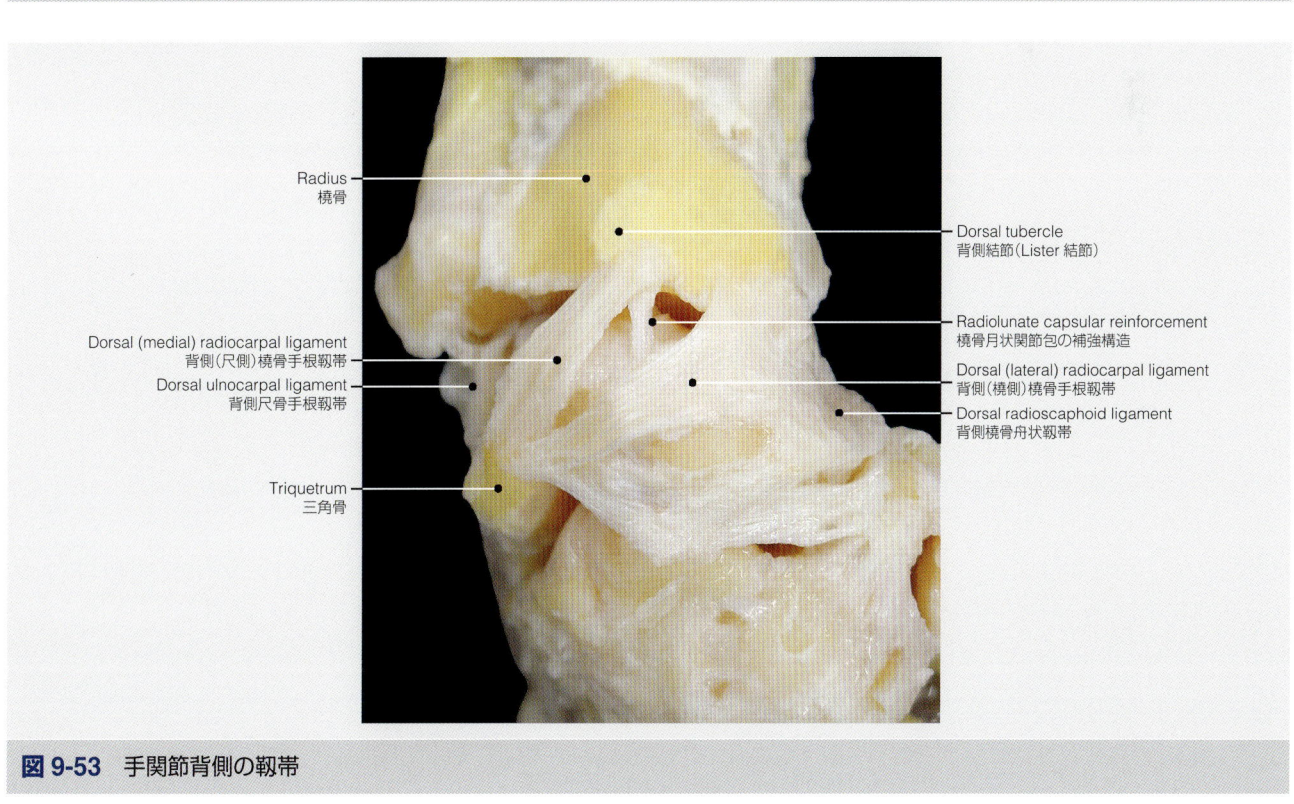

図 9-53 手関節背側の靱帯

9 関節学

図 9-54　内側側副靱帯

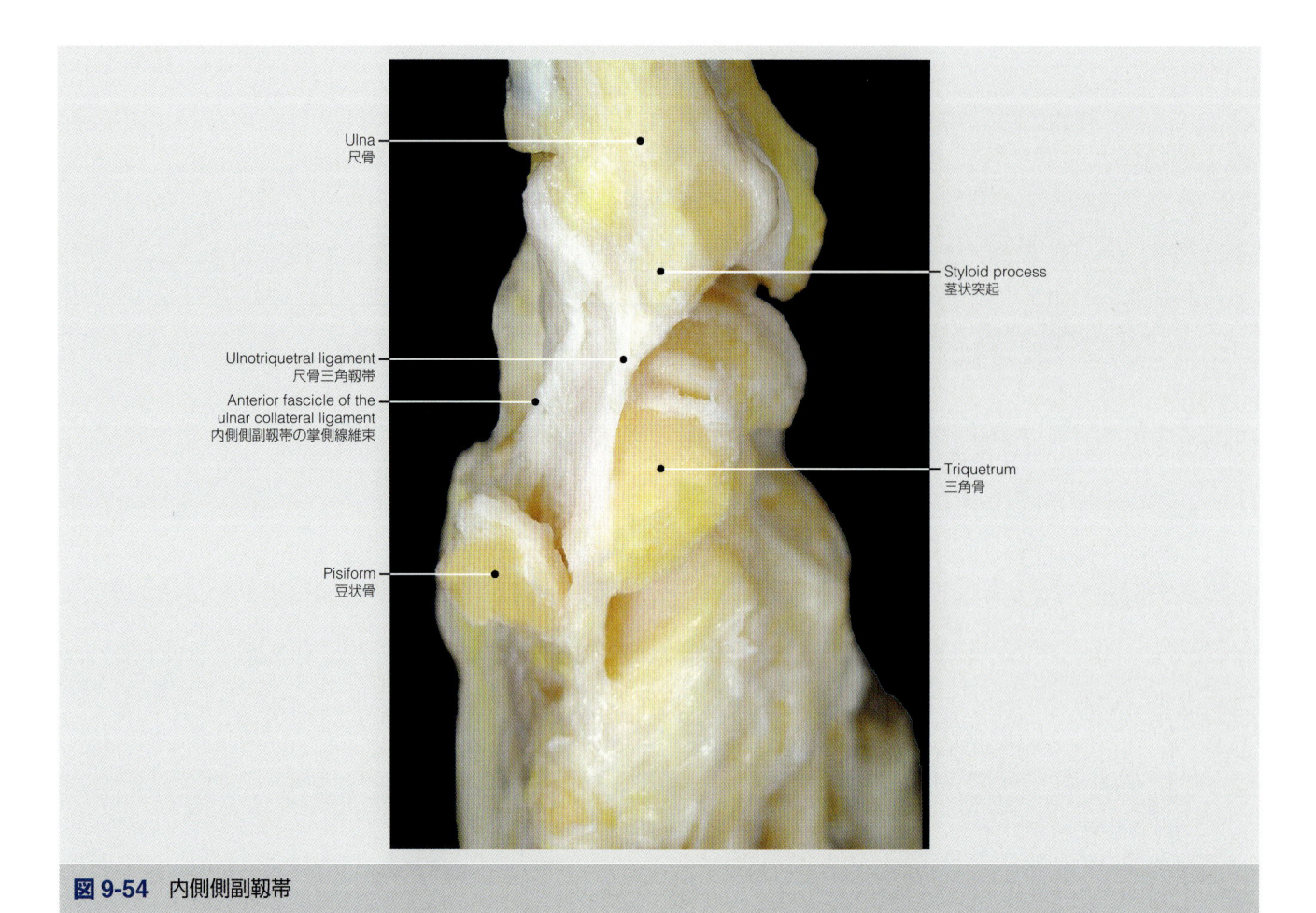

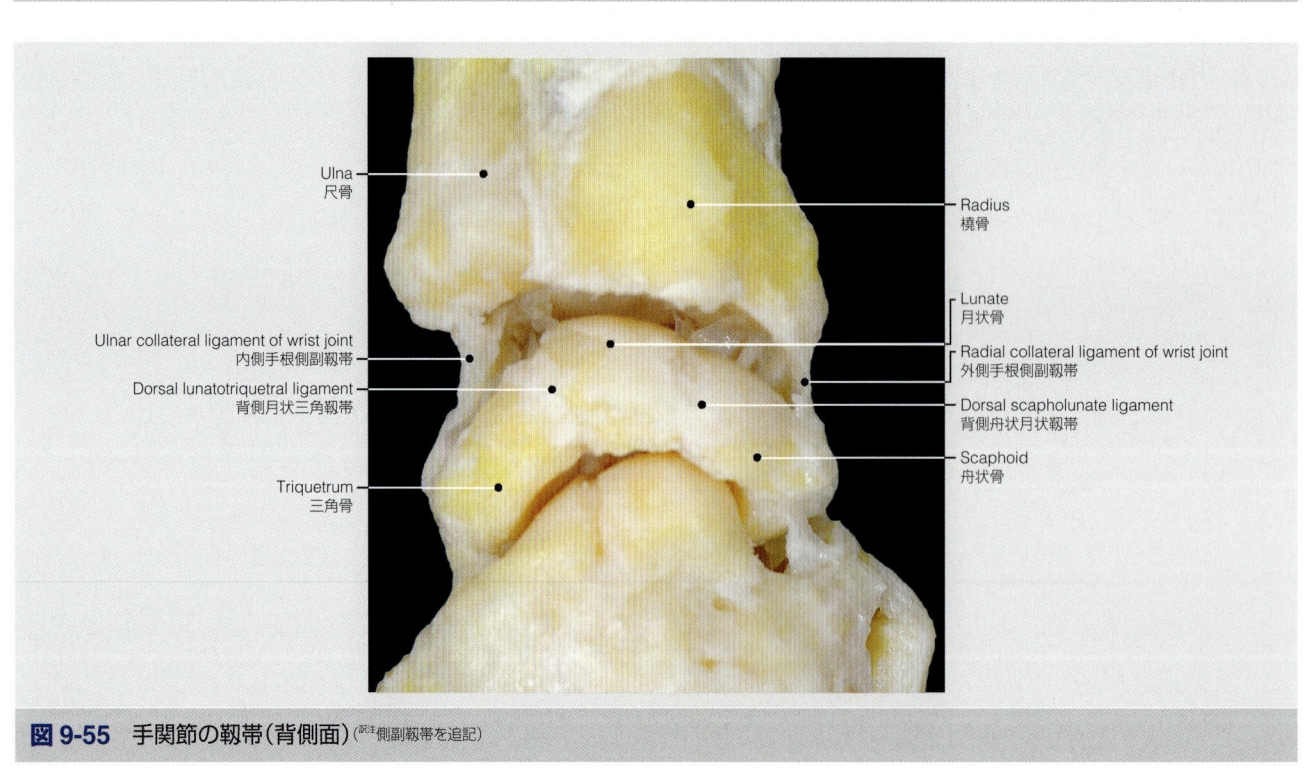

図 9-55　手関節の靱帯（背側面）(訳注側副靱帯を追記)

102　Ⅱ　上肢帯と上肢

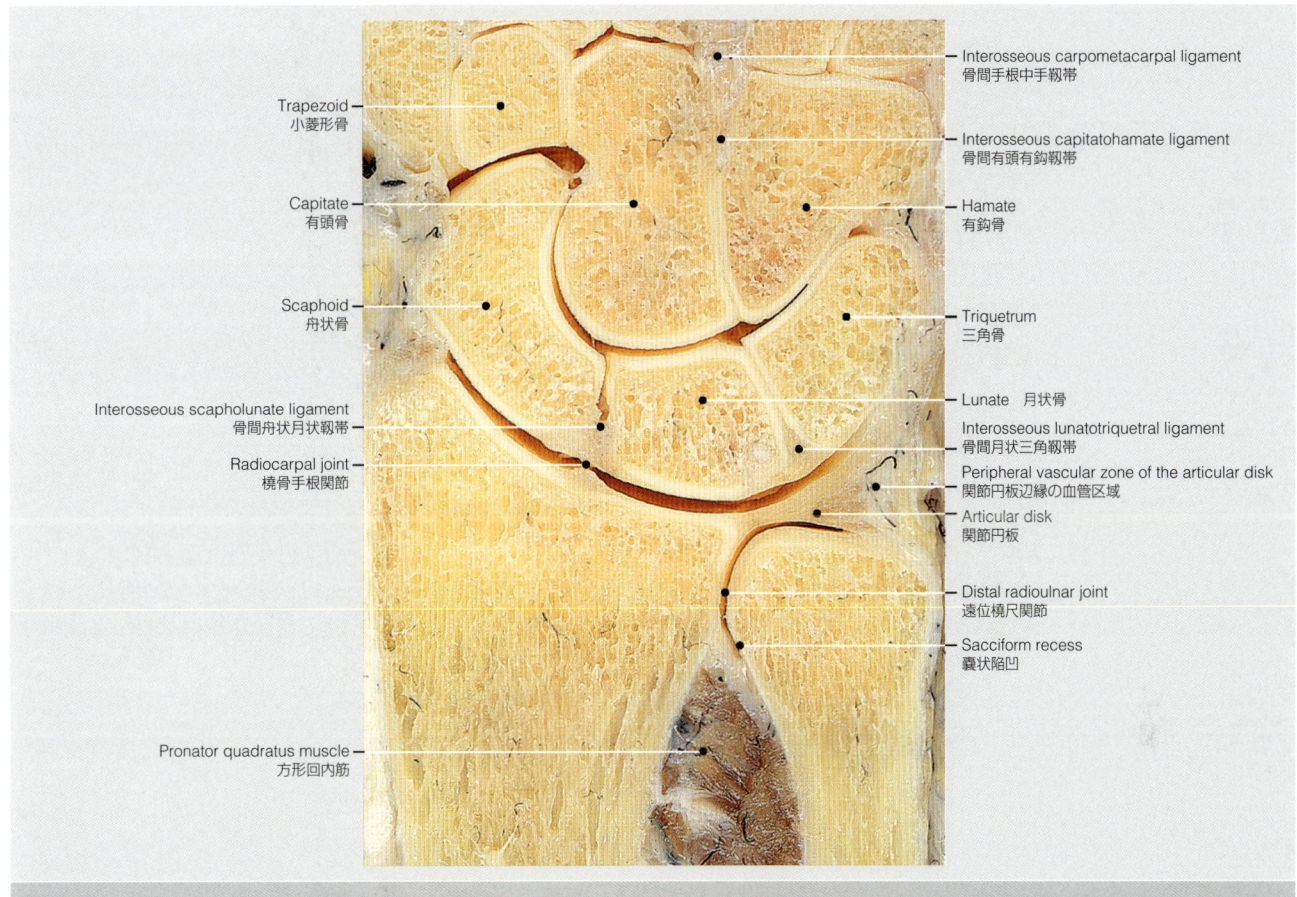

図 9-56 手根骨の前頭断面

■短橈骨月状靱帯

橈骨月状関節の前壁を形成するこの靱帯は橈骨の月状面との関節の前縁から月状骨へと広がる長方形の形をした靱帯である．その線維は長橈骨月状靱帯の線維と絡み合っている．

掌側で尺側から起こる靱帯はまとめて掌側尺骨手根靱帯として知られている（図9-51）．これらの靱帯は尺骨頭の前面，尺骨茎状突起，関節円板，掌側橈尺靱帯から起こる．掌側尺骨手根靱帯には尺骨月状靱帯，尺骨三角靱帯，尺骨有頭靱帯が含まれる．

■尺骨月状靱帯

短橈骨月状靱帯に続いて，その尺側に位置している．尺骨頭と掌側橈尺靱帯から起こり斜め橈側へ向かって月状骨に停止する．

■尺骨三角靱帯

尺骨月状靱帯の尺側で掌側橈尺靱帯から起こり，三角骨の近位掌側部に向かう．通常この靱帯には間隙があり，橈骨手根関節と豆状骨関節（豆状骨と三角骨間の関節）とを交通させている．

■尺骨有頭靱帯

尺骨茎状突起底と掌側橈尺靱帯から起こる．尺骨月状靱帯と尺骨三角靱帯の間にあり，一部の線維は三角骨と豆状骨のほか，豆状骨／三角骨間と月状骨／三角骨間の手根間靱帯に停止する．尺骨有頭靱帯は最終的に有頭骨に達して橈骨舟状有頭靱帯の線維と絡み合っている．

背側の靱帯には背側橈骨手根靱帯，背側橈骨舟状靱帯，背側尺骨手根靱帯が含まれる（図9-53）．

■背側橈骨手根靱帯

橈骨の関節面の後縁から起こる．線維は斜めに走行し月状骨と三角骨の背側面に停止するが，一部の線維は有頭骨まで達する．

■背側橈骨舟状靱帯

この靱帯は必ずしも存在しないことがある．その名のと

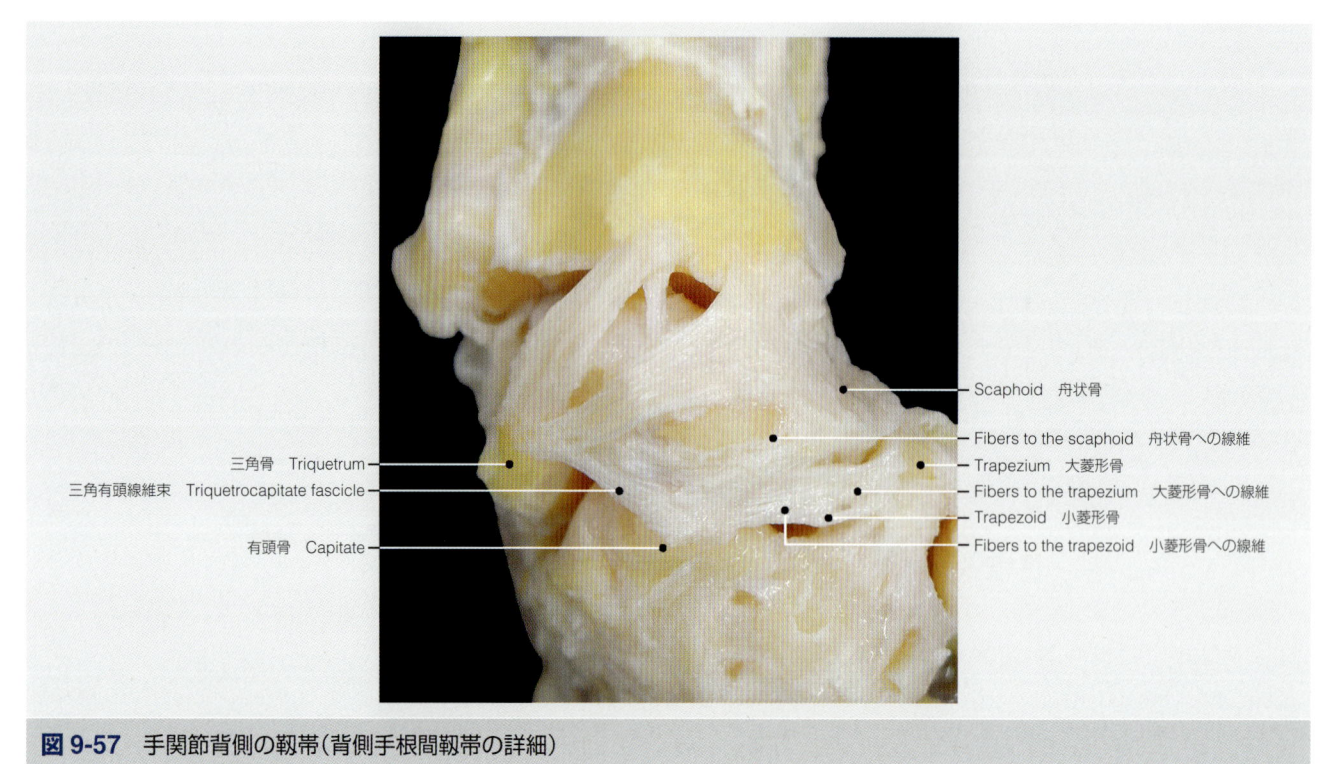

図 9-57 手関節背側の靱帯（背側手根間靱帯の詳細）

おり橈骨の舟状骨関節面の後面と舟状骨を連結する．

■ 背側尺骨手根靱帯

尺骨茎状突起と関節円板から起こり三角骨の後面に停止する．

手関節の側面は2つの構造（内側手根側副靱帯と外側手根側副靱帯）が補強している．

■ 内側手根側副靱帯

尺骨茎状突起に起始し，すぐ2つの線維束に分かれる（図9-54，9-55）．掌側線維束は豆状骨に，背側線維束は三角骨に停止する．この靱帯は第Ⅵ伸筋区画の床の一部にもなる．

■ 外側手根側副靱帯

橈骨茎状突起に起始し，線維束は舟状骨結節に停止する（図9-55）．この靱帯は第Ⅰ伸筋区画の下壁の一部となり，嗅ぎタバコ窩では橈骨動脈と近接している．

手根関節

手根関節には手根間関節と手根中央関節が含まれる（図9-56，図9-48）．

■ 手根間関節

手根間関節は各手根列内の骨と骨の間の平面関節である（図9-56）．

■ 近位手根列

近位手根列には3つの手根間関節がある．橈側から尺側へ，舟状骨は月状骨（舟状月状関節）と，月状骨は三角骨（月状三角関節）と関節を形成する．これらの関節面は平坦で垂直である．さらに三角骨の前面は豆状骨と関節を形成する．

舟状月状関節と月状三角関節は舟状骨と月状骨の関節面の上面に位置する骨間靱帯によって補強されている．これらの靱帯は舟状骨と月状骨が一体となった手根顆（carpal condyle）を形成するのに役立っている．これら骨間靱帯には掌側と背側の手根間靱帯がある（図9-74）．これらは骨から骨へと横走する一連の短い線維束からできている．さらに，長い手根間線維である背側手根弓状靱帯（posterior arcuate carpal ligament）が月状骨をまたいで舟状骨と三角骨をつないでいる．豆状骨には手根間靱帯がなく，豆状骨は背側の靱帯によって三角骨と，またいくつかの手根靱帯によって他の骨と結合している．

上述の関節には固有の滑膜があり，手根中央部の滑膜と

図9-58　掌側手根間靱帯

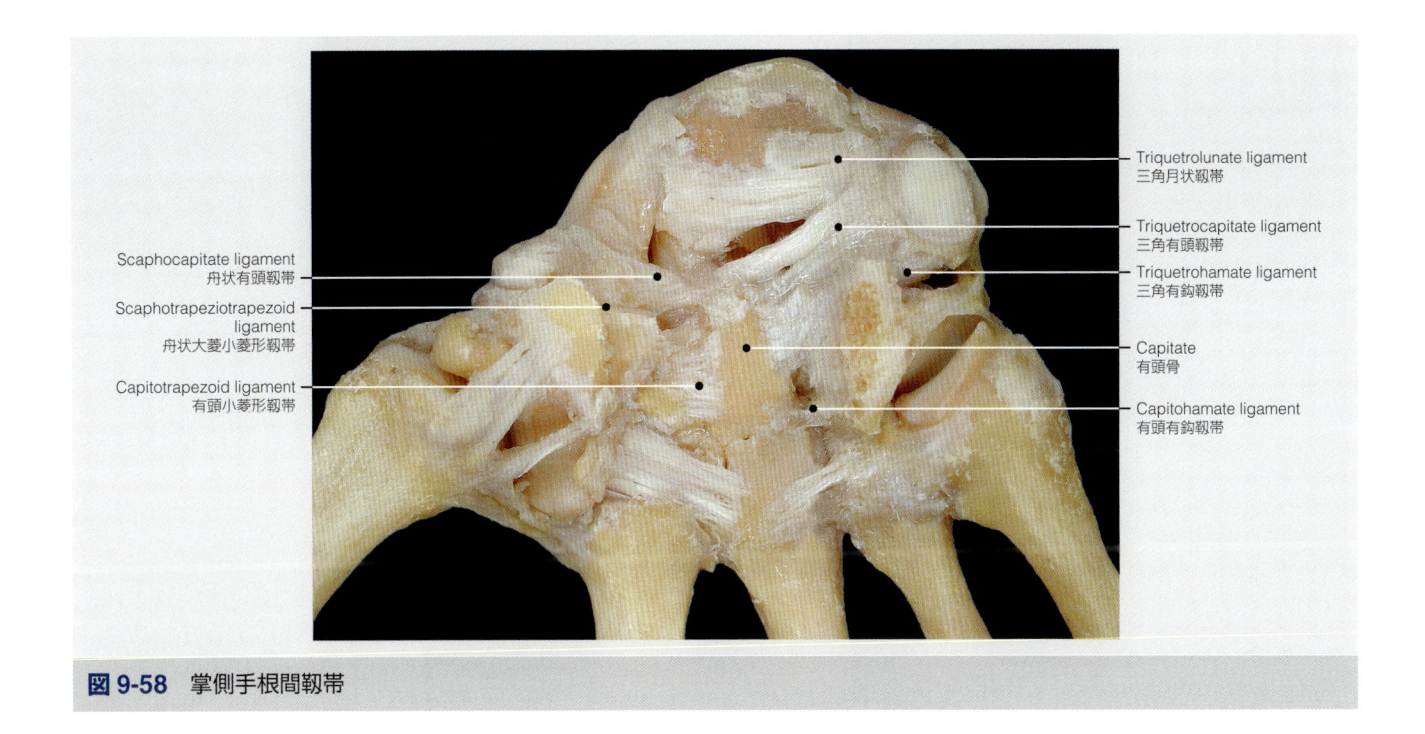

連続している．例外は豆状骨の滑膜で，これはしばしば橈骨手根関節腔に通じている．

■ 遠位手根列

遠位手根列には3つの関節がある．橈側から尺側へ，大菱形骨が小菱形骨と，小菱形骨が有頭骨と，有頭骨が有鉤骨と関節を形成する．

遠位手根列の関節を補強する靱帯は近位手根列のものと同様であるが，手根骨間の動きは少なく，背側・掌側骨間手根間靱帯とも呼ばれる．大菱形骨と小菱形骨の間には骨間靱帯はなく可動性がよくなっている．これらの関節の滑膜は手根中央関節につながっている．

■ 手根中央関節

手根中央関節は豆状骨を除いた近位手根列と遠位手根列の間にある関節である（図9-56，図9-48）．関節線はS字状に2つの顆をもった形をしている．橈側では舟状骨が凸面になり大菱形骨と小菱形骨で形成される凹面と適合する．中央と尺側では月状骨，三角骨，舟状骨の一部が凹面を形成し，有頭骨と有鉤骨の凸面と適合している．

■ 靱帯

いくつかの靱帯が記述されているが，それらには大きな個体差がある．外在性には手関節靱帯の線維が前腕骨の遠位骨幹端から遠位手根列へつながっている（橈骨手根靱帯，尺骨手根靱帯）．内在性の靱帯には掌側および背側手根間靱帯がある．これらには前述した同じ手根列内の骨をつなぐ線維束と手根列間のそれぞれをつなぐものがある．後者の靱帯には以下のものがある（図9-57～9-60）．

■ 背側手根間靱帯

三角骨の背側面から起始する．その斜走する線維が橈側に向かう．3つの小さな線維束に分かれ，それぞれ舟状骨，大菱形骨，小菱形骨に停止する．図9-57に示した標本では有頭骨に張り渡された線維も示されている．

■ 舟状大菱小菱形靱帯

舟状骨の掌側面から起始し舟状大菱形線維と舟状小菱形線維に扇状に広がっていく．

■ 舟状有頭靱帯

掌側にあるこの靱帯は，橈骨舟状有頭靱帯よりも遠位にある．舟状骨の遠位面から起始し有頭骨体に斜めに停止する．

■ 三角有頭靱帯

三角骨の掌側面から起始し有頭骨体へ斜めに走行する．

■ 三角有鉤靱帯

三角骨の遠位面に起始し有鉤骨鉤の底に停止する．

図 9-59 手根間靱帯の掌側

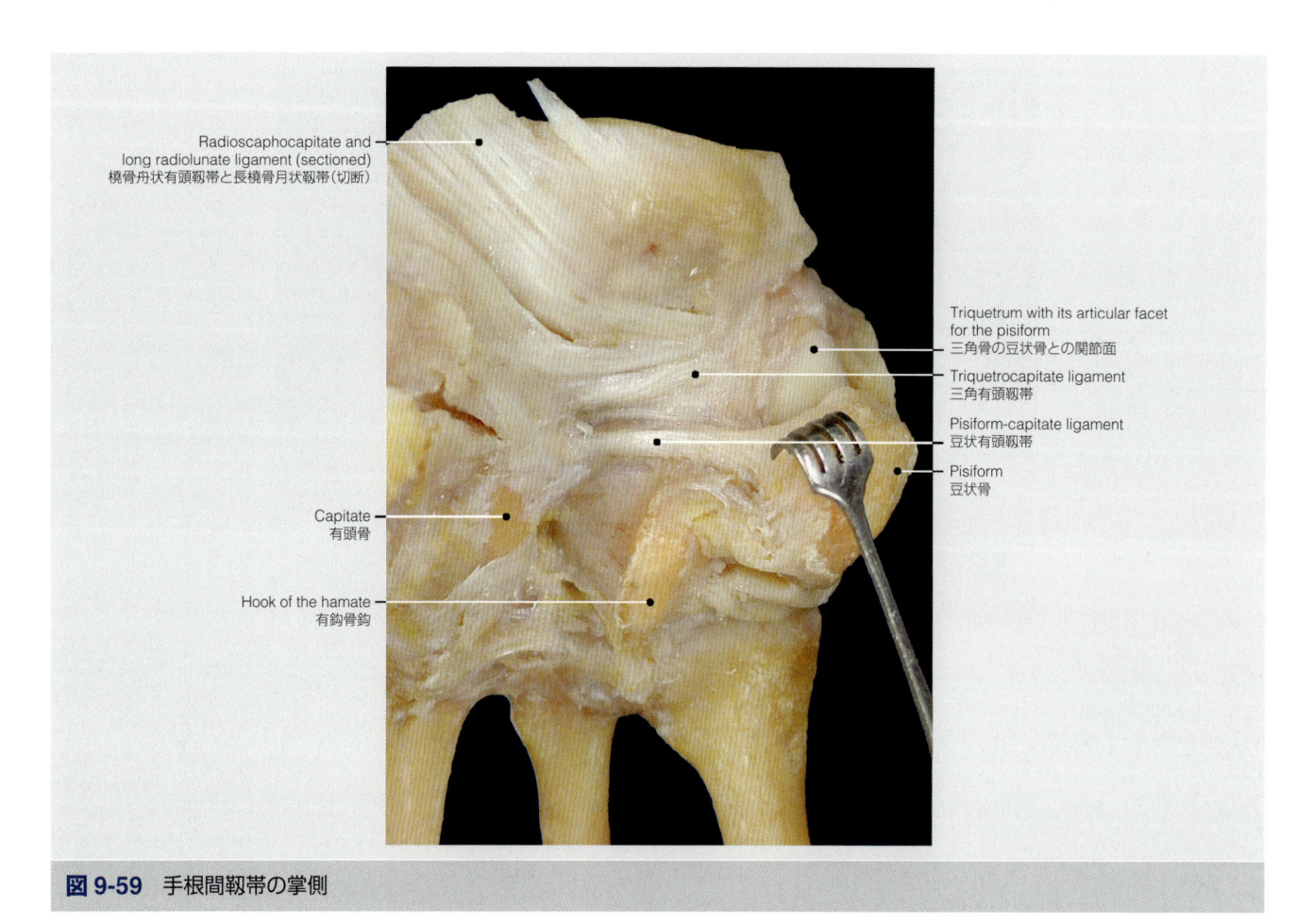

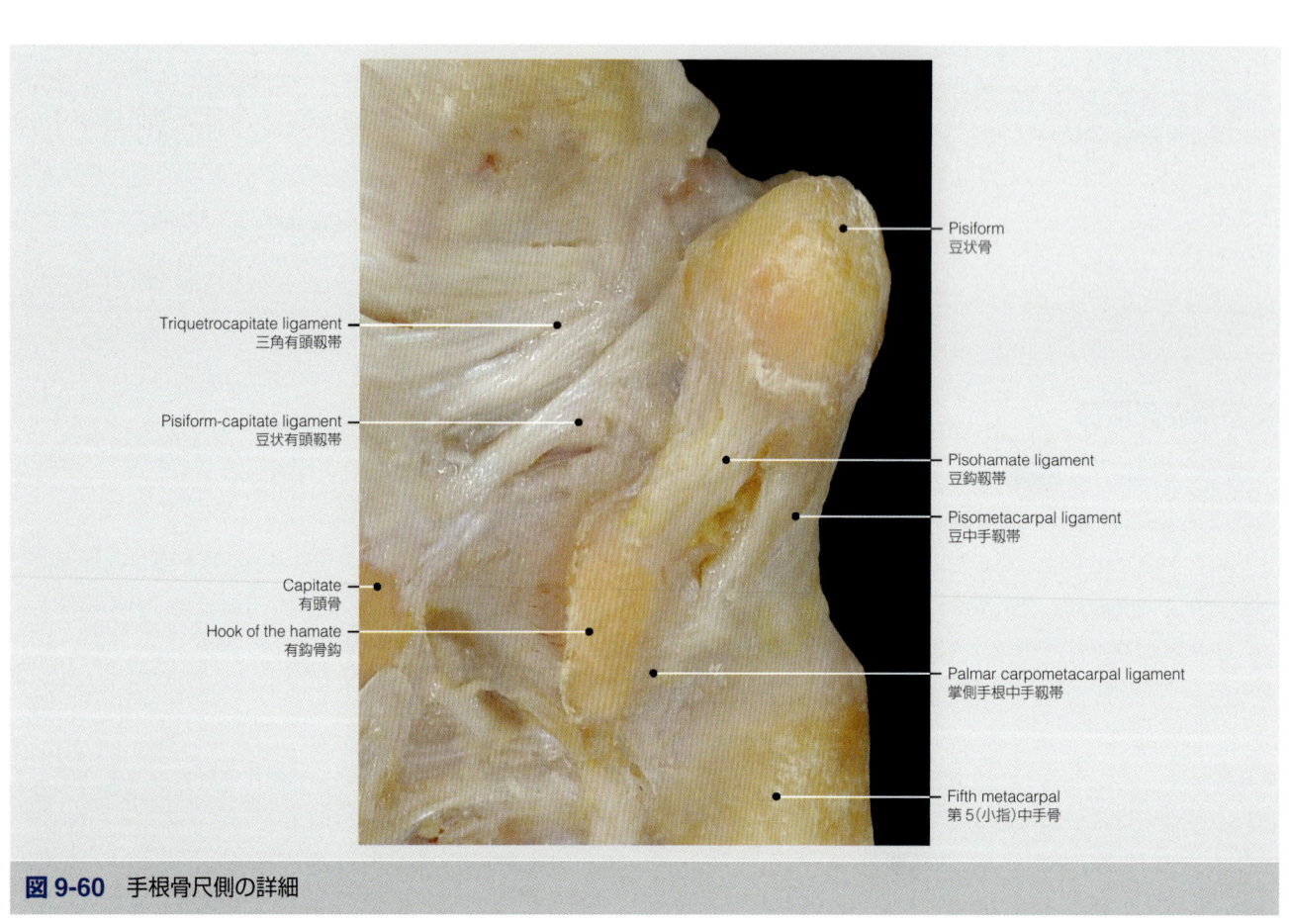

図 9-60 手根骨尺側の詳細

106　Ⅱ　上肢帯と上肢

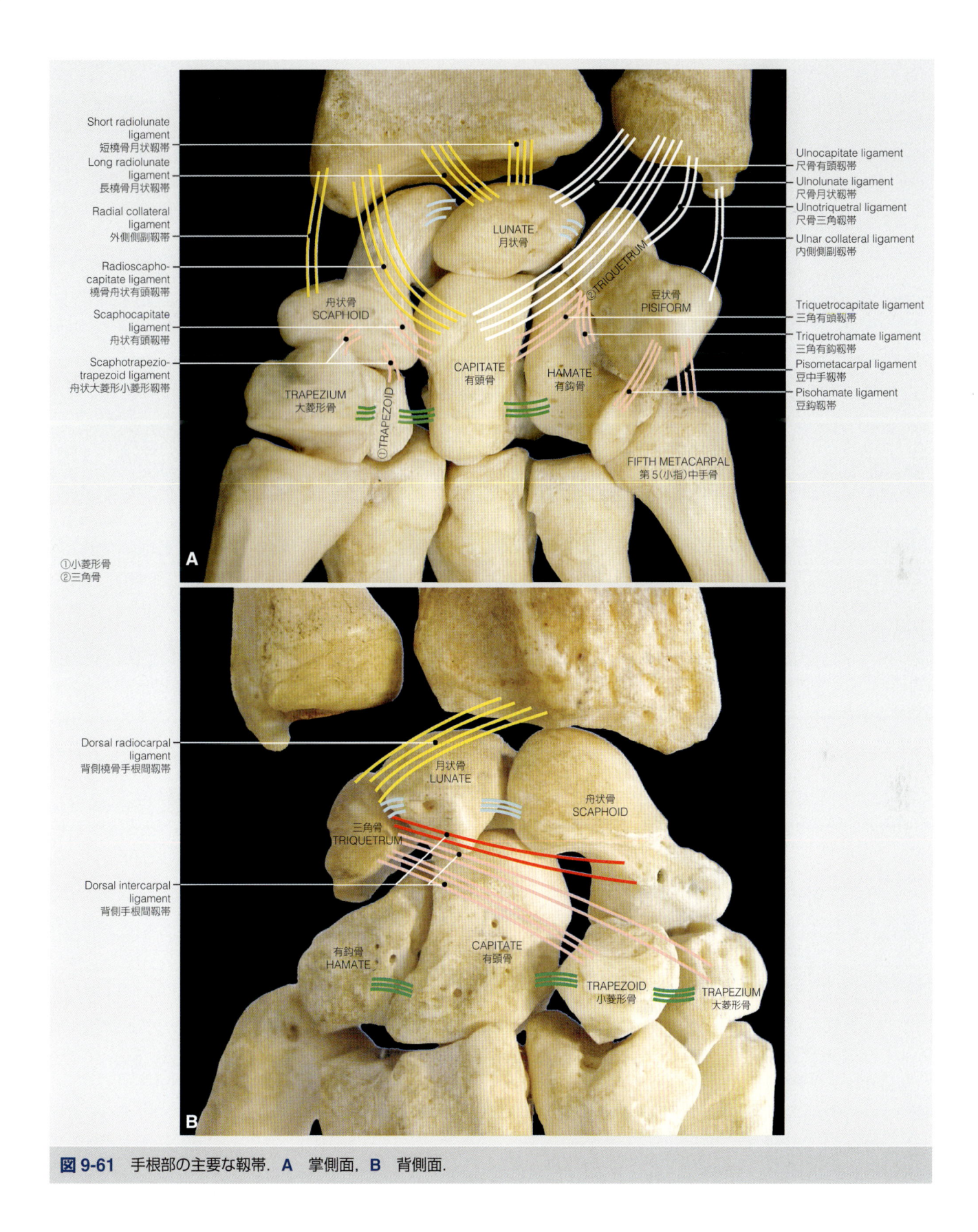

図 9-61 手根部の主要な靱帯．**A** 掌側面，**B** 背側面．

■ 豆鉤靱帯

尺側手根屈筋腱の延長と考えられ豆状骨から有鉤骨鉤に広がる．

■ 豆状有頭靱帯

三角有頭靱帯とは明らかに異なる線維束であり，豆状骨から有頭骨に向かって斜めに走行している．

9 関節学

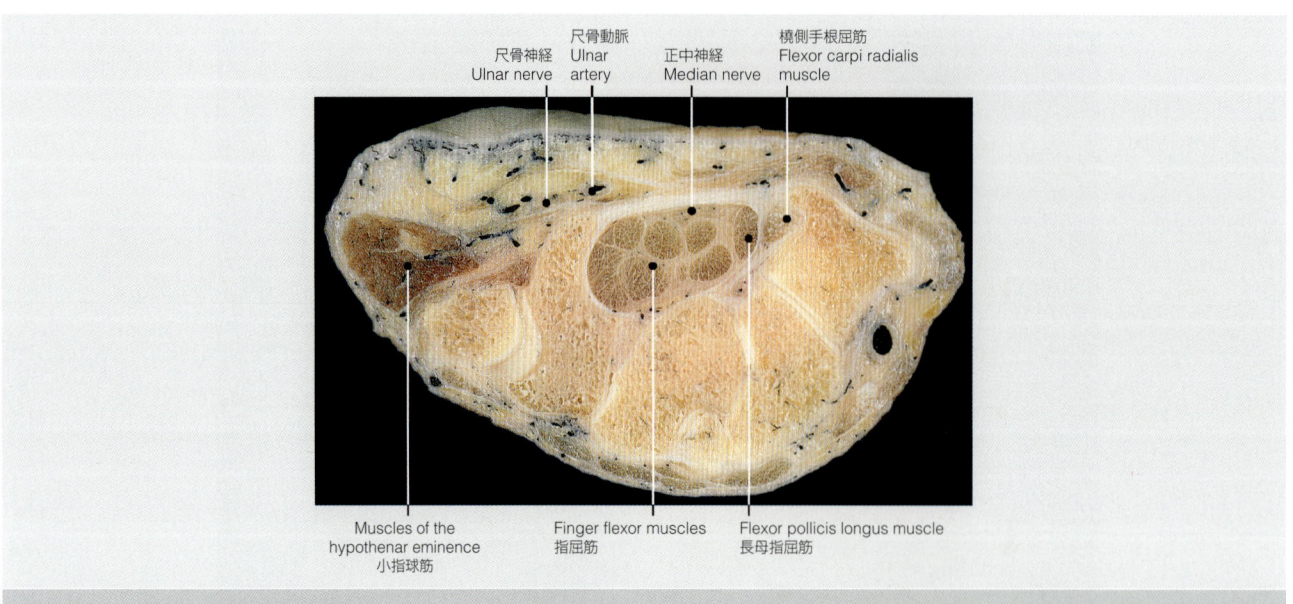

図 9-62 手根管レベルでの横断面

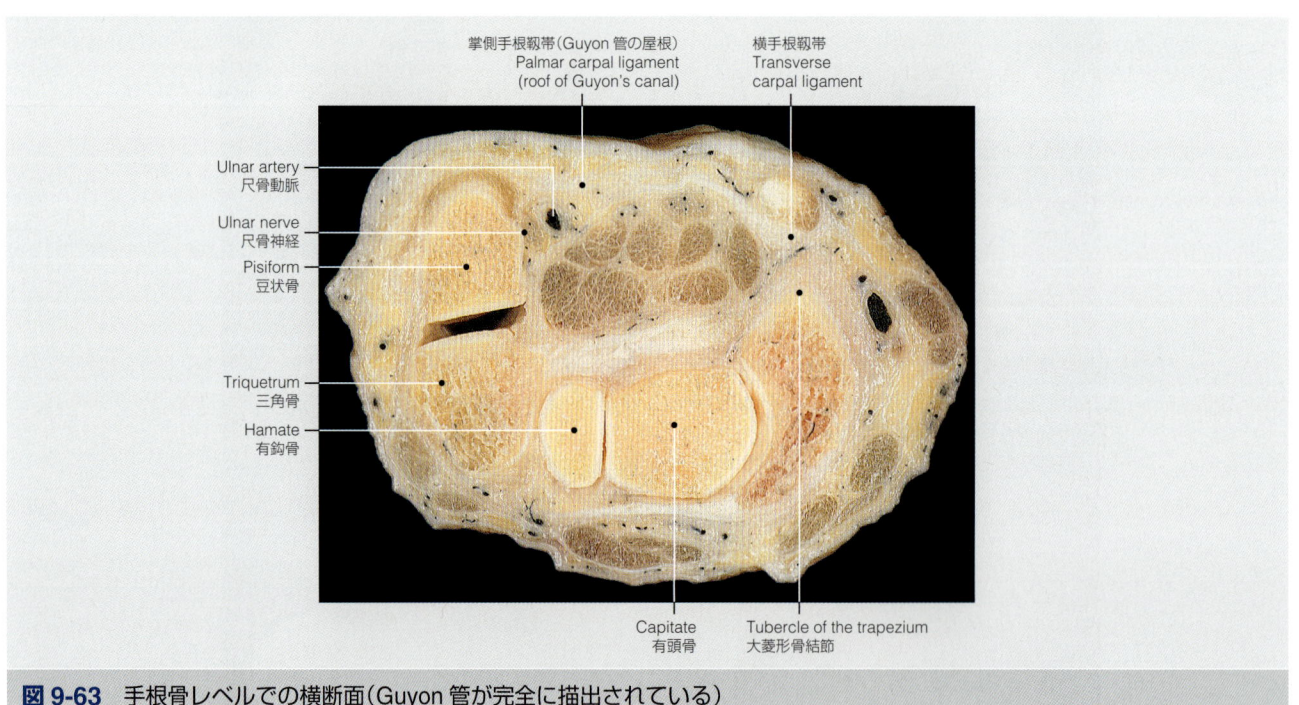

図 9-63 手根骨レベルでの横断面（Guyon 管が完全に描出されている）

　有頭骨は手根間靱帯にとって付着の中心となる骨で（**図 9-61**），有頭骨は月状骨以外の手根骨と靱帯でつながっている．これらをまとめて放射状手根靱帯（radiate carpal ligament）と呼ぶ．背側では，舟状骨を大菱形骨と小菱形骨につなぐ線維がある．外側では舟状骨結節から大菱形骨の外側へとつながる線維がある．通常，2 つの手根列間の骨間手根間靱帯はない．

　手根中央関節では 1 つの関節包がこの関節面の辺縁に付着している．一方，滑膜は豆状骨を除く近位手根列や遠位手根列や手根中手関節に通じていることもある．

　手根関節は手根部の動脈の掌側・背側アーチからの血行を受ける．手根関節は尺骨神経・正中神経・橈骨神経の感覚枝の一部と前・後骨間神経に支配されている．

　屈筋支帯（横手根靱帯，**図 9-62〜9-64**）は臨床的に重要な構造である．それは橈側では舟状骨と大菱形骨の結節から尺側の有鈎骨の鈎へ横走する線維束である．2 つの層に分かれる．表層の掌側手根靱帯は縦と斜めの線維で形成される前腕筋膜が肥厚した組織で，長掌筋腱や手の内在筋が

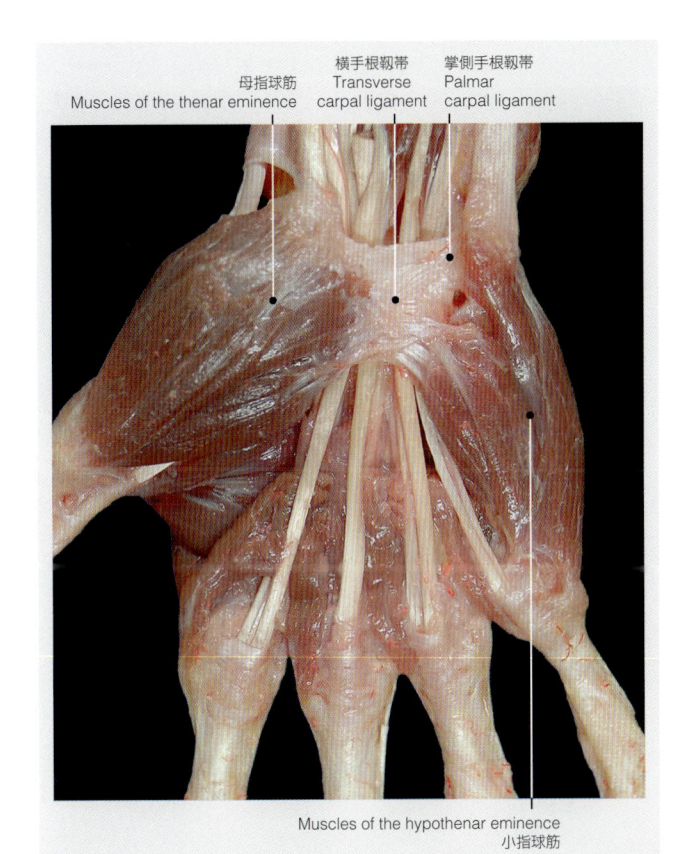

図 9-64　右手の掌側面

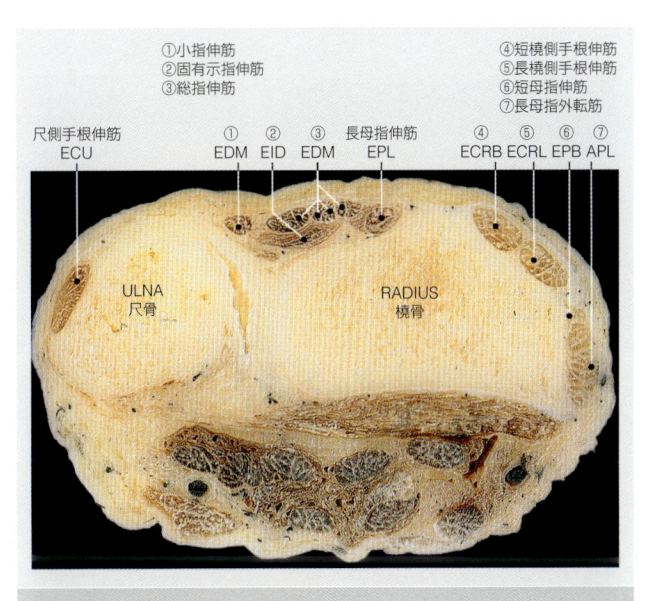

図 9-65　前腕遠位の横断面

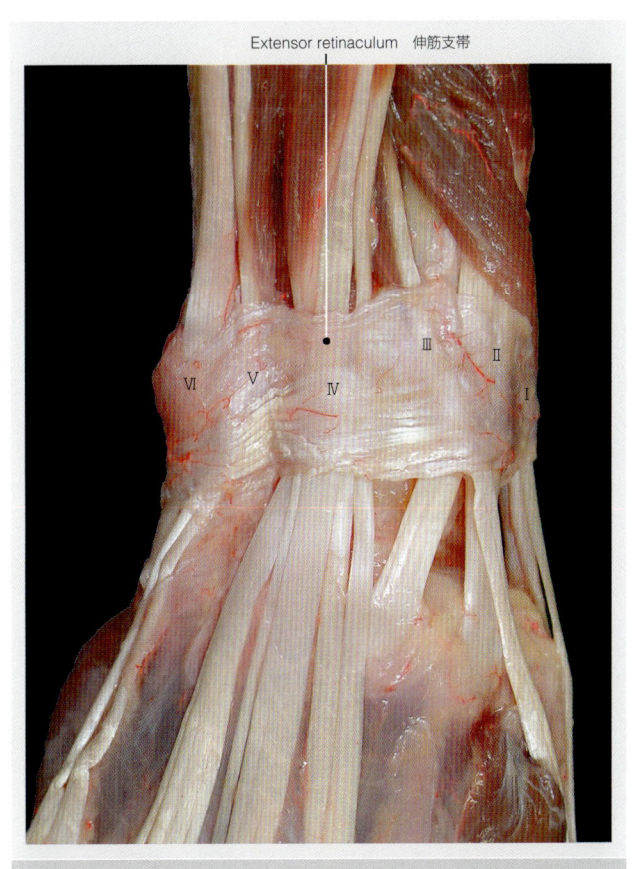

図 9-66　手関節背側，伸筋支帯と6つの伸筋区画（伸筋腱区画）

関連する．もう1つは深層にある横手根靱帯で，前述した骨の表面につく横走する線維からなる．長掌筋腱がGuyon管を通る尺骨神経とともにこれら2つの層の間を走行する．横手根靱帯は手根管として知られるスペースの屋根の部分に相当する．手根管は横手根靱帯から舟状骨，小菱形骨，有頭骨の前面につながる矢状面の隔壁によってさらに屈筋腱と正中神経が通る本当の手根管と橈側手根屈筋が通るより橈側のスペースに分けられる．

　前腕の背側の筋膜は橈骨手根関節のレベルで横走する線維によって補強され，伸筋支帯（背側手根靱帯）が形成される（図9-65，9-66）．伸筋支帯は橈骨遠位骨幹端の最橈側から尺骨茎状突起，三角骨，豆状骨へとつながっている．伸筋支帯は橈骨と尺骨に停止し，6つの骨線維性の管腔である伸筋区画（伸筋腱区画）を形成する．第Ⅰ〜Ⅳ区画は橈骨上に，第Ⅴ区画は遠位橈尺関節上に，第Ⅵ区画は尺骨上にある．第Ⅰ区画は橈側に位置し長母指外転筋と短母指伸筋腱が走行する．第Ⅱ区画は背側結節（Lister結節）の橈側に位置し，長・短橈側手根伸筋腱が走行する．第Ⅲ区画は長・短橈側手根伸筋に近接して背側結節（Lister結節）の尺側にあり長母指伸筋腱が走行する．第Ⅳ区画は遠位橈尺関節の橈側縁まで広がっており総指伸筋と固有示指伸筋腱が走行する．第Ⅴ区画は遠位橈尺関節上に位置し，その下壁は関節包の線維からなり，小指伸筋腱が走行する．第Ⅵ区画には尺側手根伸筋腱が走行し下壁の尺骨には溝がある．

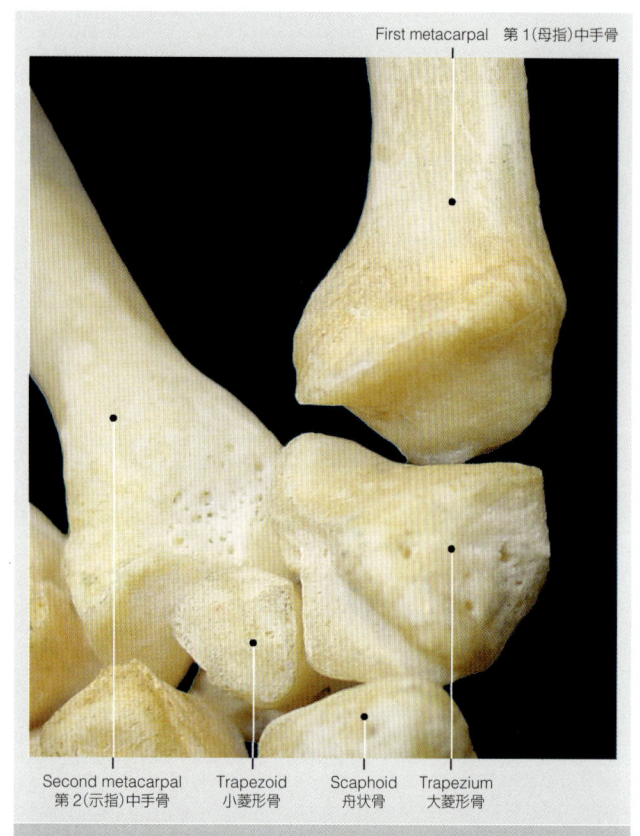

図 9-67 母指の手根中手関節(trapeziometacarpal joint)の骨構造

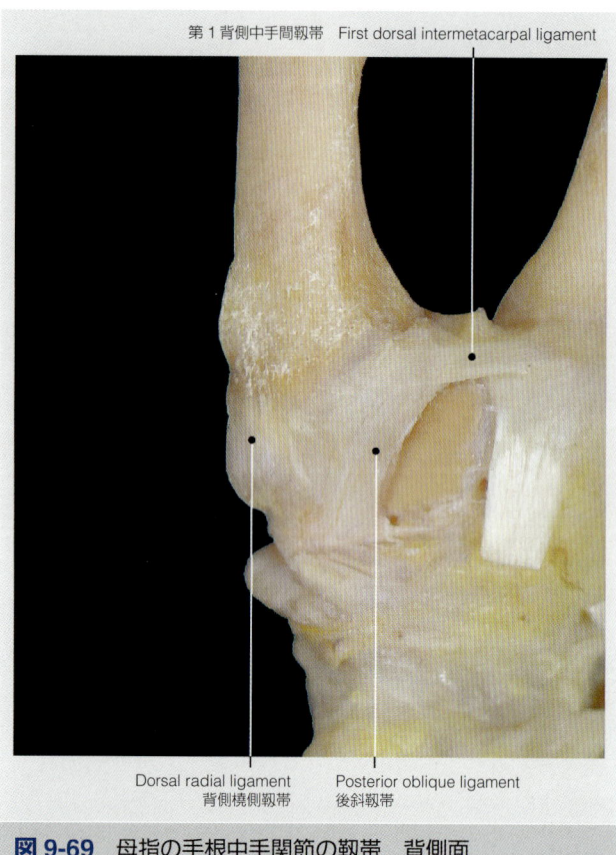

図 9-69 母指の手根中手関節の靱帯，背側面

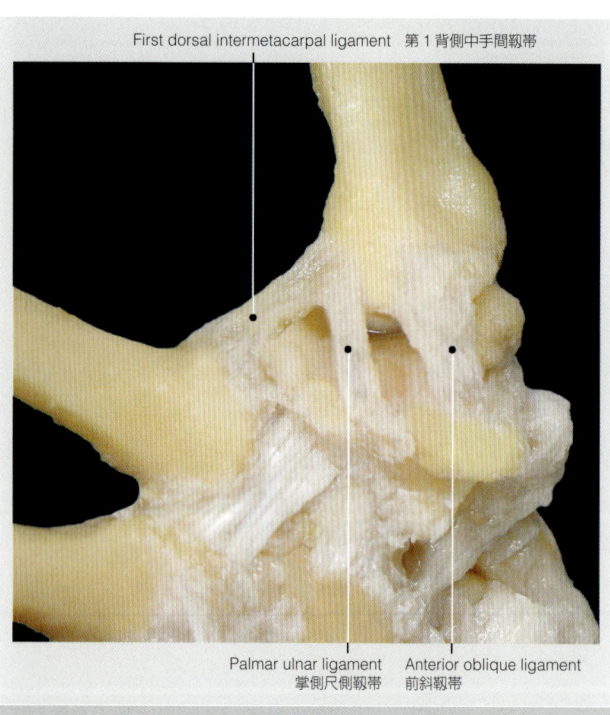

図 9-68 母指の手根中手関節の靱帯，掌側面

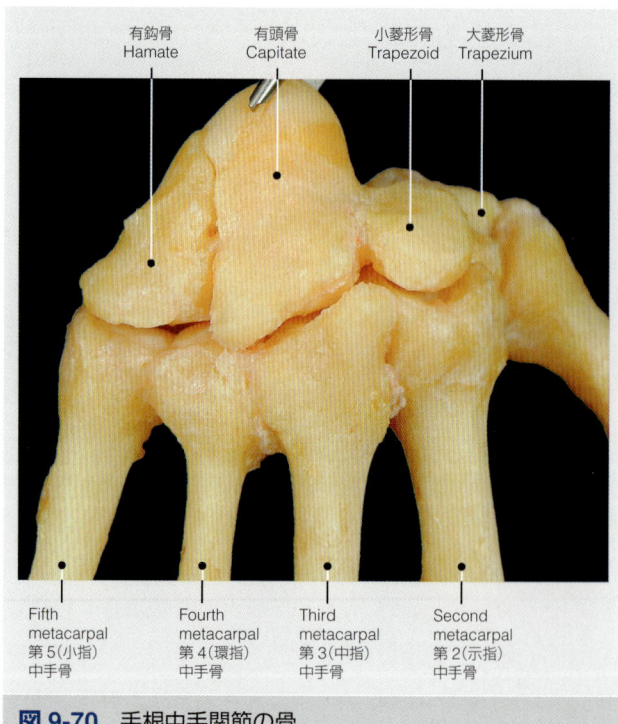

図 9-70 手根中手関節の骨

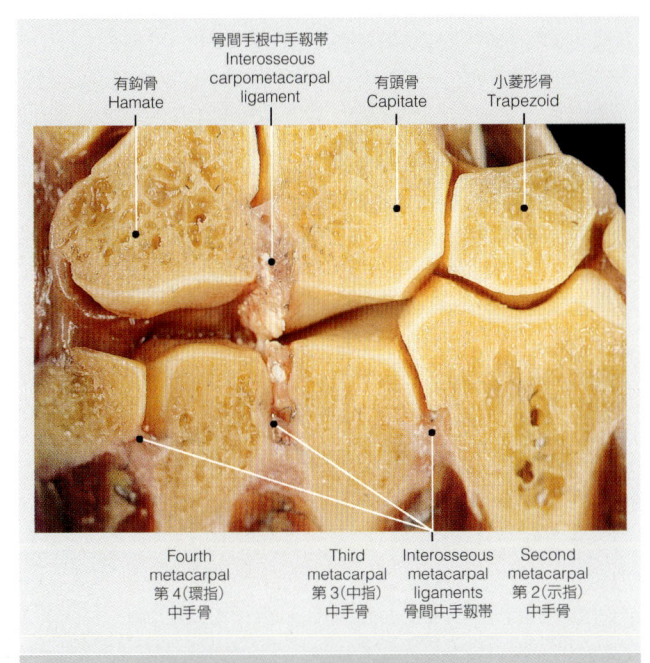

図 9-71 手根中手関節レベルでの前頭断

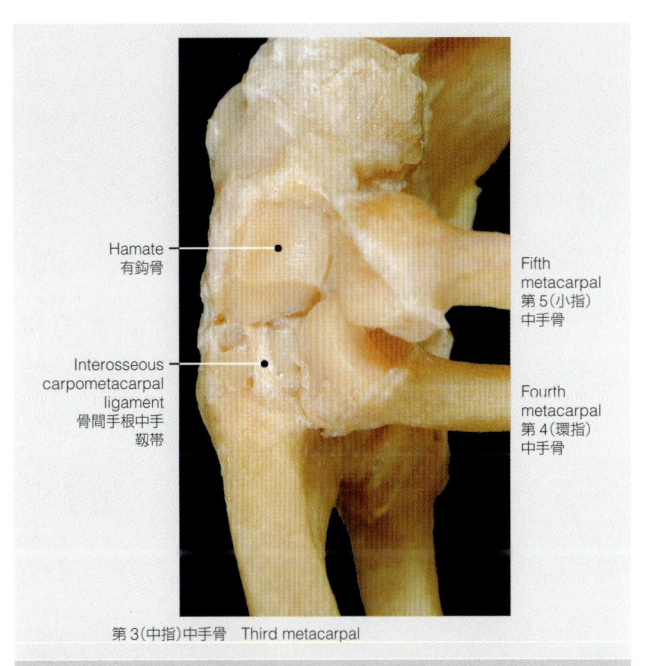

図 9-72 第4・5中手骨を反転した状態での骨間手根中手靱帯

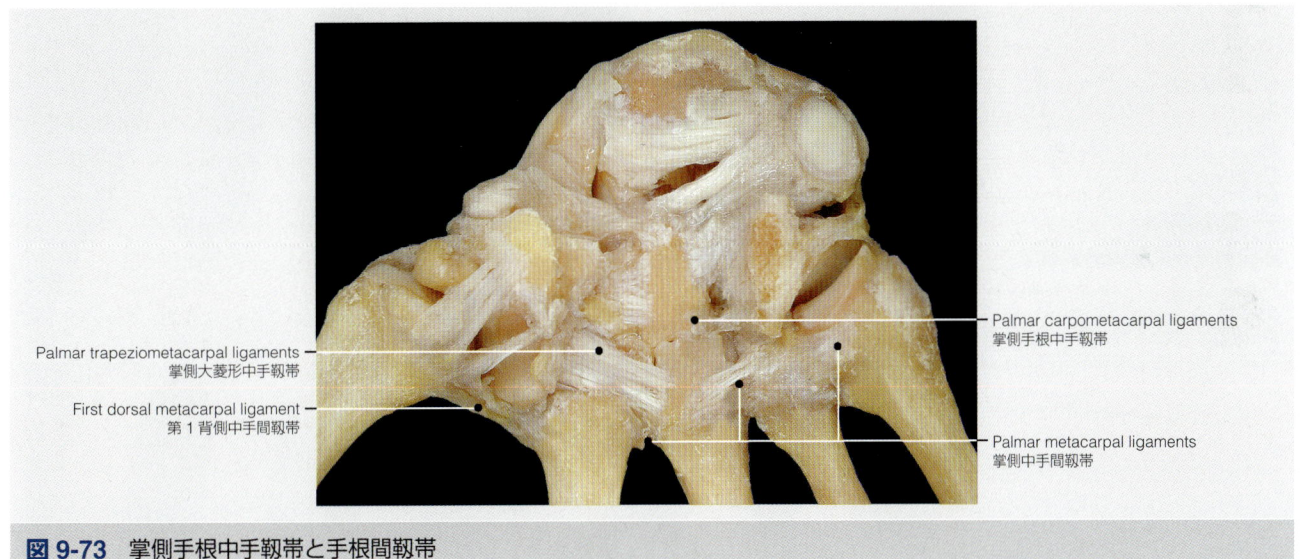

図 9-73 掌側手根中手靱帯と手根間靱帯

手の関節

手の関節には手根中手関節，中手間関節，中手指節関節，指節間関節がある．

■ 手根中手関節

手根中手関節は遠位手根列と5つの中手骨との関節である．母指の手根中手関節（trapeziometacarpal joint）は特に興味深い．その中手骨側関節面は正面からは凸面，横からみると凹面になる鞍状関節である（図9-67）．この関節包はとてもゆるく，第1中手骨底と大菱形骨関節面の辺縁を全周性に取り囲んでいる．この関節は5つの靱帯〔前・後斜靱帯（anterior/posterior oblique ligament），掌側尺側靱帯（palmar ulnar ligament），背側橈側靱帯（dorsal radial ligament），第1背側中手間靱帯（first dorsal intermetacarpal ligament）〕で補強されている（図9-68，9-69）．これらの靱帯の線維は斜めに走行しており，このことは母指の回内・回外時にこの靱帯が重要な役割を果たしていることを示している．

9 関節学

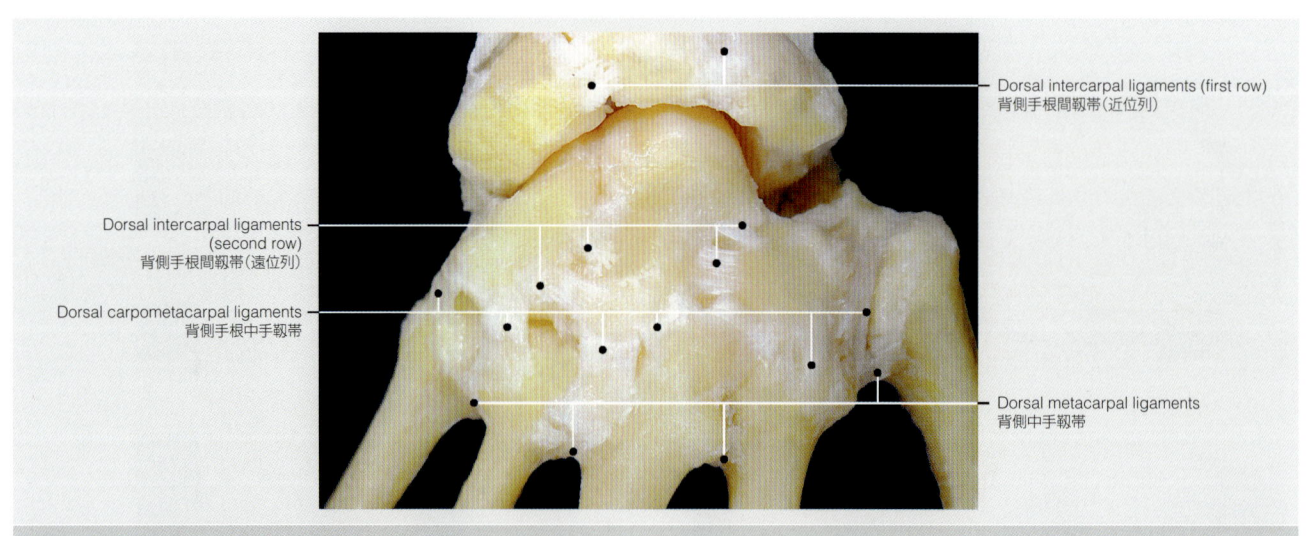

図 9-74　手根部と中手部の背側靱帯

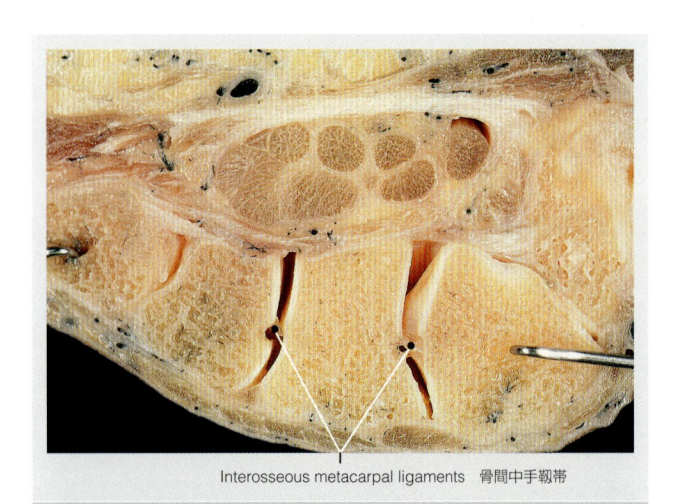

図 9-75　中手骨底での横断面

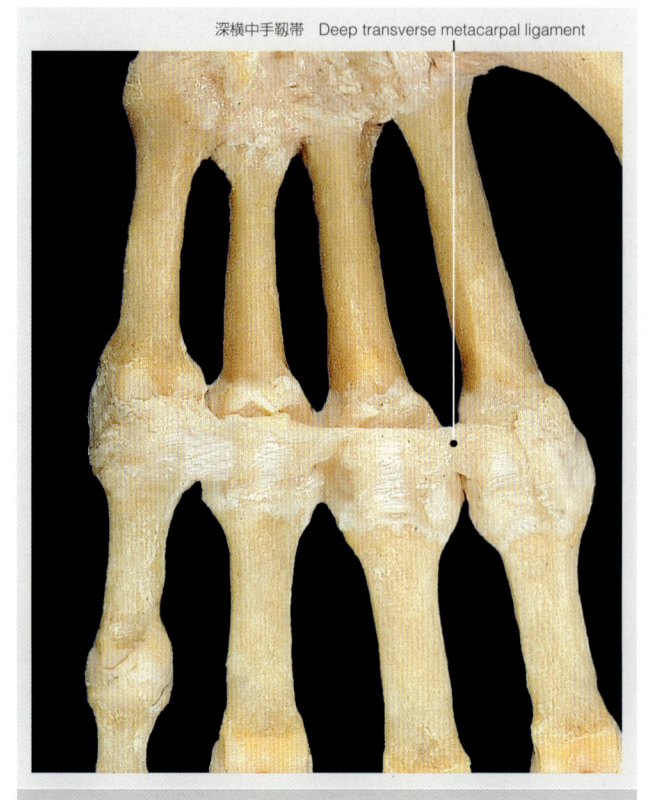

図 9-76　深横中手靱帯

　その他の4つの手根中手関節は平面関節である（図 9-70，9-71）．第2中手骨には3つの関節面があり，大菱形骨，小菱形骨，有頭骨と関節を形成する．第3中手骨は三角形の関節面を介して有頭骨と関節を形成する．第4中手骨は小さい関節面を介し有鈎骨，有頭骨と関節を形成する．第5中手骨には凸状の関節面があり有鈎骨の凹状の関節面と機能的に鞍関節を形成している．

　3つの靱帯構造が手根骨と中手骨との間にある．主要な骨間手根中手靱帯は2つの別々の線維束が有頭骨と有鈎骨の両骨間の関節の近くに付着する（図 9-71，9-72）．この靱帯は第3・4中手骨底の内側面に強固に付着している．

　掌側にいくつかの掌側手根中手靱帯が存在する（図 9-73）．1つは大菱形骨前面から第2・3中手骨に横走する．有頭骨から第2・3中手骨，時に第4中手骨に向かういくつかの線維束も存在する．第5中手骨に停止する掌側の靱帯はない．その代わり尺側手根屈筋腱の延長である豆中手靱帯が豆状骨を第5中手骨に連結する．

　背側手根中手靱帯は掌側の靱帯よりも強力で多数ある（図 9-74）．第2中手骨には通常2つの靱帯があり1つが中手骨底の茎状突起から小菱形骨へ，もう1つが大菱形骨へ付着する．第3中手骨底の茎状突起から有頭骨の背側面へは靱帯が1つある．小菱形骨へ付着する第2の靱帯が存在する場合もある．第4中手骨には2つの背側靱帯があり

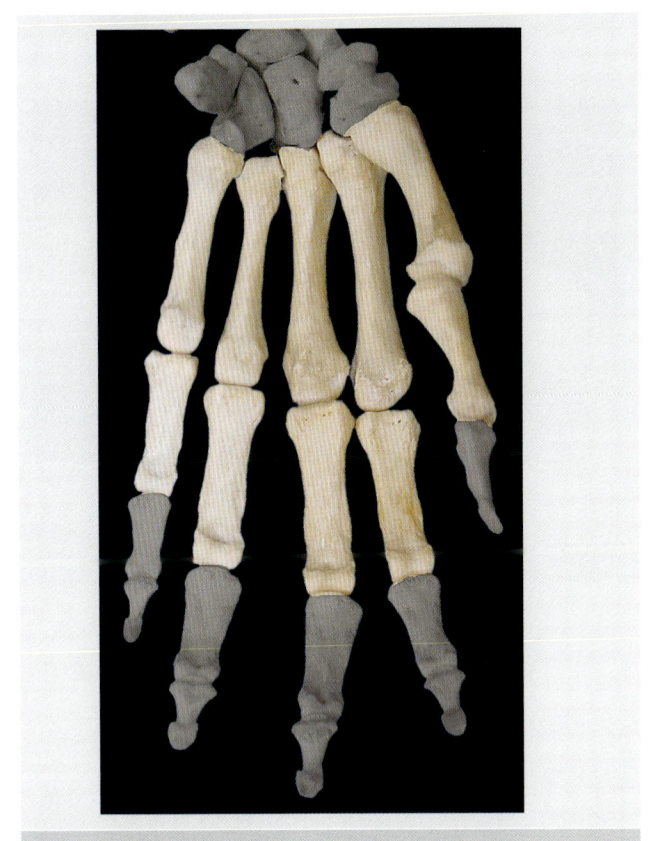

図 9-77　手の骨

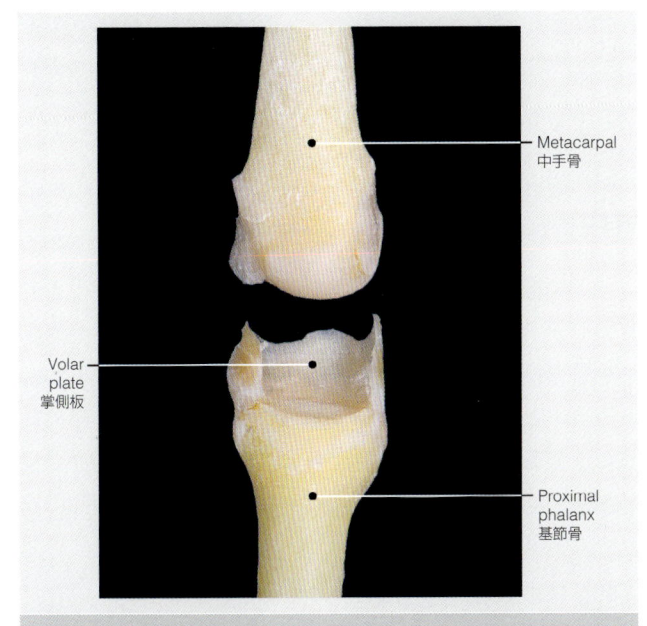

図 9-78　中手指節関節（掌側板を示すために関節を開いている）

図 9-79　中手指節関節の側副靱帯

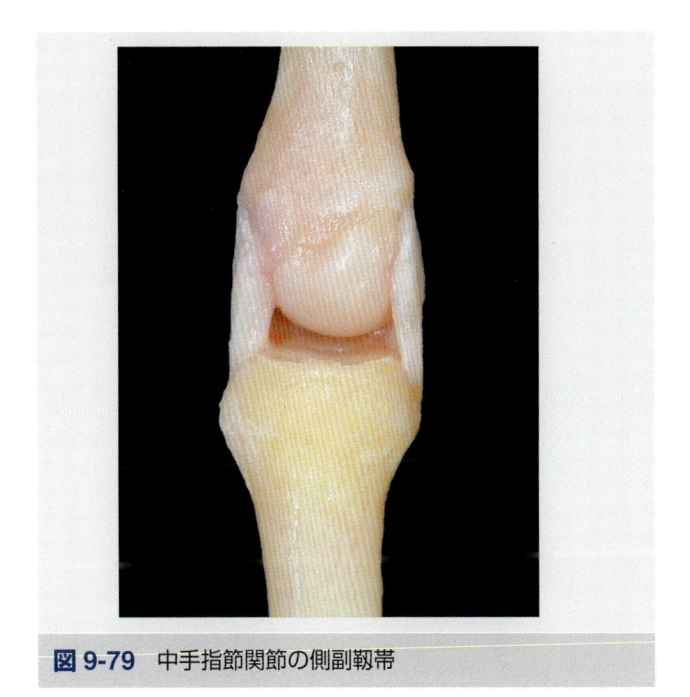

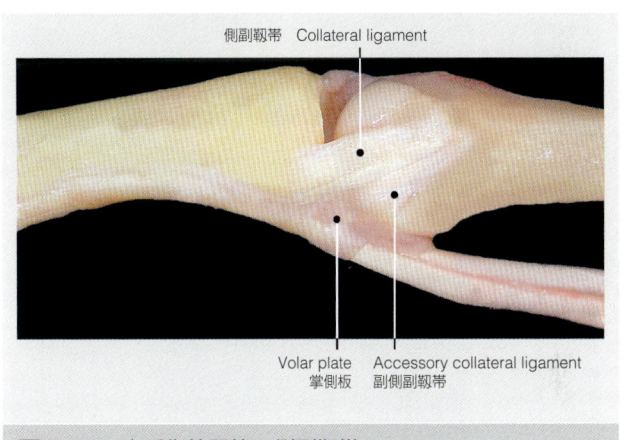

図 9-80　中手指節関節の側副靱帯

中手骨と有頭骨，有鈎骨を結んでいる．第5中手骨には背側靱帯が1つしかなく有鈎骨に付着する．第2〜5手根中手関節は1つの滑膜を共有しており，それはさらに手根中央関節とも交通している．

■ 中手間関節

　中手間関節は第2〜5中手骨の間にある．第1中手骨は離れている．中手間関節はあまり動きがなく平面関節に分類される（図9-73，9-74）．それらは小さく平坦，斜めの関節面で関節を形成する．第2中手骨は尺側関節面で第3中手骨と関節を形成する．第3中手骨は2つの関節面で第2と第4中手骨と関節を形成する．同様に第4中手骨は第3と第5中手骨と関節を形成する．第5中手骨は橈側関節面を介して第4中手骨と関節を形成する．

　中手骨の間のスペースは中手骨間隙と呼ばれる．これら4つのスペースには橈側から尺側に向けてⅠ〜Ⅳの番号がふられている．

　隣接する中手骨底同士を横方向に連結する3つの靱帯

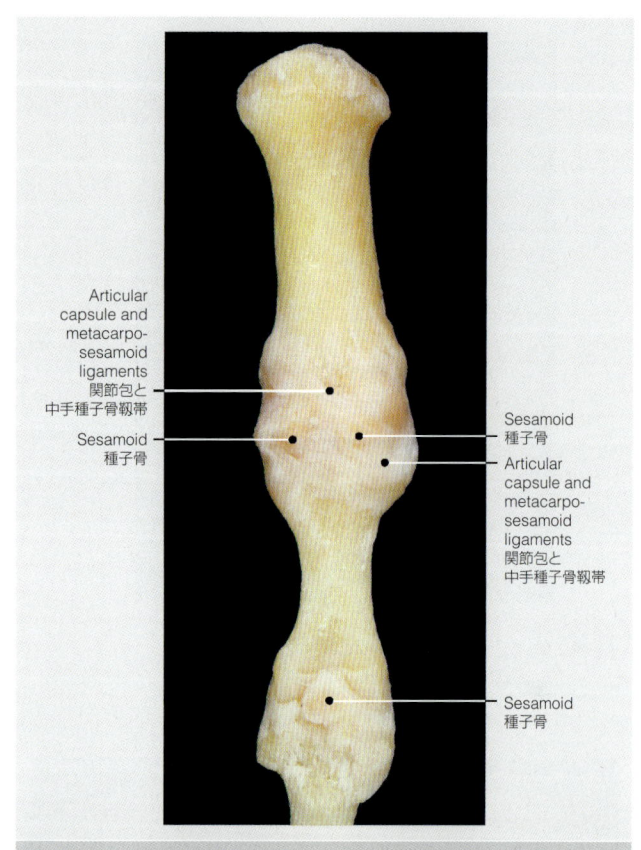

図 9-81 母指の中手指節関節と指節間関節と種子骨

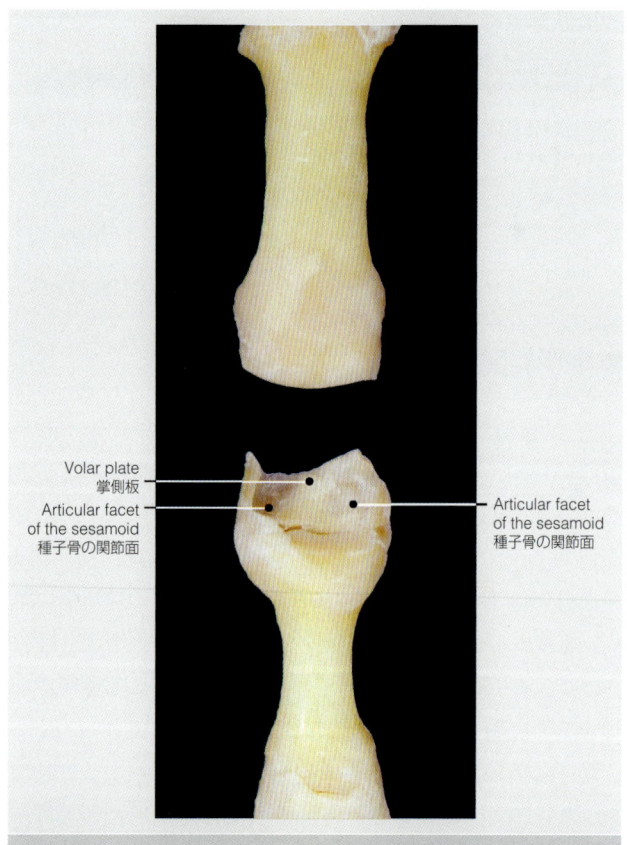

図 9-82 母指の中手指節関節（種子骨の関節面を示すため開いたところ）

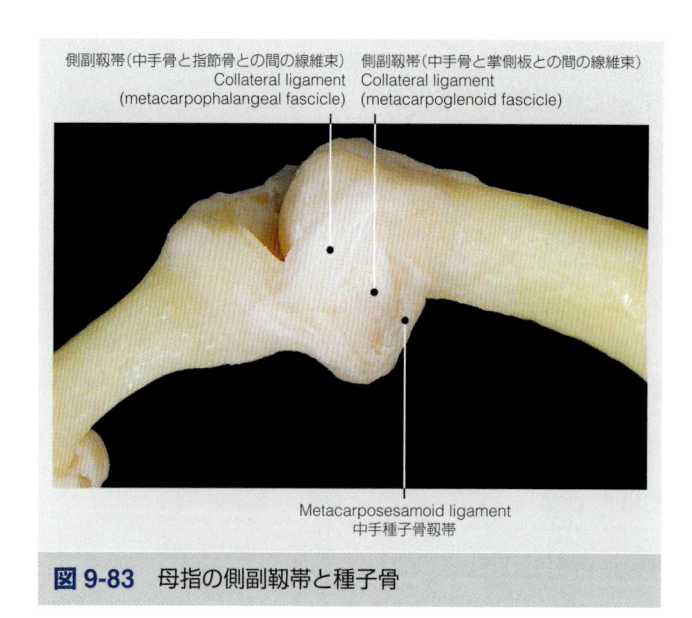

図 9-83 母指の側副靱帯と種子骨

（掌側中手靱帯，背側中手靱帯，骨間中手靱帯）がこれらの関節を補強している．骨間中手靱帯は背側・掌側中手靱帯の間で関節包内にある（**図 9-75**）．遠位では第2〜5中手骨は深横中手靱帯で連結されている（**図 9-76**）．深横中手靱帯については次の中手指節関節でも触れる．中手間関節の滑膜は手根中手関節と交通している．

中手間関節は背側手根動脈弓と深掌動脈弓から立ち上がる背側・掌側中手動脈から血行をうけている．中手間関節は尺骨神経，正中神経，橈骨神経からの枝に加えて前・後骨間神経によって神経支配されている．

■ 中手指節関節

中手指節関節は球関節であるが，機能上はある程度の回旋が可能な顆状関節である（**図 9-77**）．この関節は半球状の中手骨頭と基節骨底の関節窩からなる．屈曲，伸展，外転，内転と軽度の回旋の動きが可能である．中手骨頭の掌側は基節骨底の関節窩の関節面よりも大きく，掌側には線維軟骨である掌側板（掌側靱帯）があり，実質的に関節の接触面積がより大きくなっている（**図 9-78**）．掌側板は関節掌側に固定されており側方へと広がっている．

薄くてゆるい関節包が関節面の辺縁に背側では中手骨背面も少し覆って位置している．

側副靱帯は関節両側で中手骨頭の結節と陥凹部から基節骨底の結節に向けて扇状に広がっている（**図 9-79**）．この側副靱帯には2つの構成要素がある（**図 9-80**）．側副靱帯と副側副靱帯（accessory collateral ligament）で，副靱帯は掌側板と指の線維鞘に停止する．それらは伸展位ではゆるく，屈曲位で緊張する．近傍には伸展機構の矢状索（sagit-

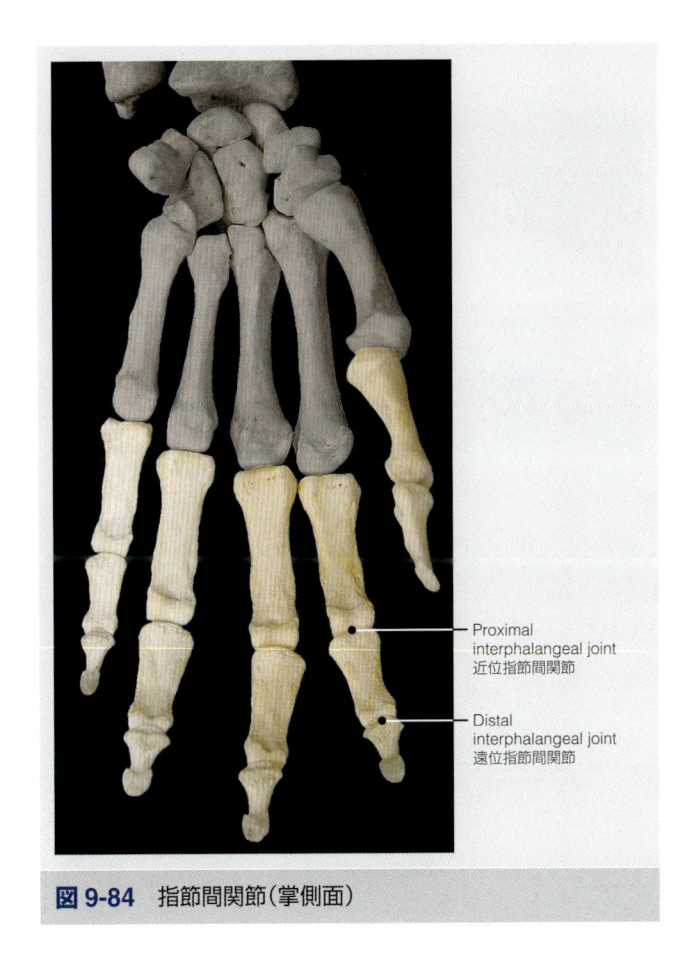

図 9-84 指節間関節（掌側面）

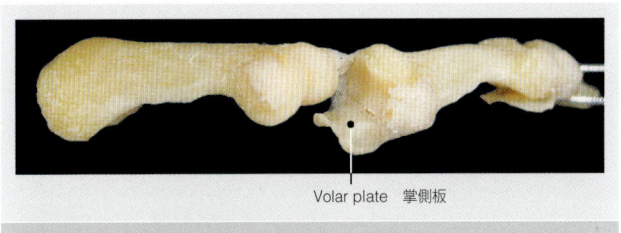

図 9-85 近位指節間関節（掌側板を示すため開いたところ）

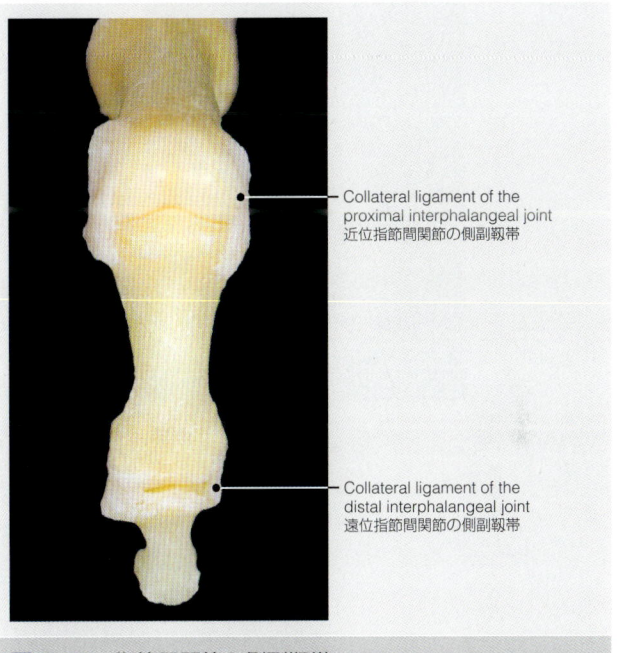

図 9-86 指節間関節と側副靱帯

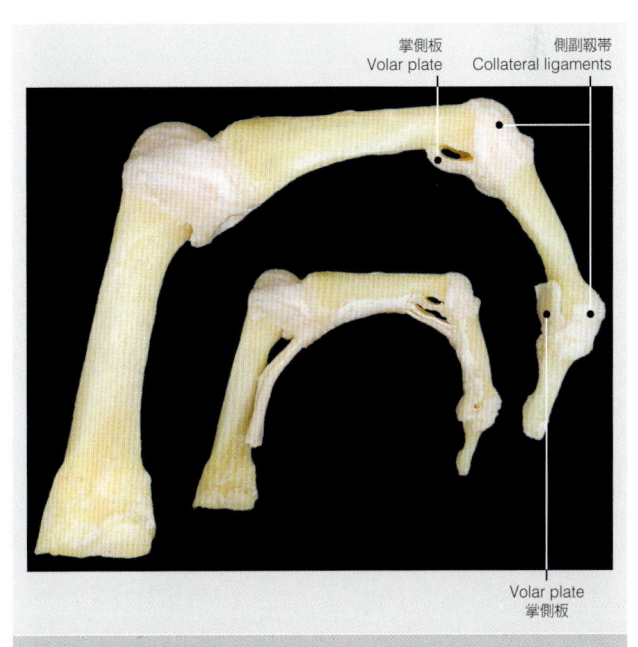

図 9-87 指の関節〔小さな標本では関節の構成要素と屈筋腱と腱鞘（pulley）を示す〕

tal band）が浅層にある．これについては後述する．

母指の中手指節関節ではより多くの掌側の線維が種子骨に付着しており，これを中手種子骨靱帯と呼ぶ人もいる（図 9-81，9-83）．前面には掌側靱帯（掌側板）があり，その線維は輪状の形をとり，屈筋腱の滑液鞘の背側に位置する．掌側靱帯の線維は両側の側副靱帯の間に広がり，基節骨底にしっかりと付着している．前述したように深横中手靱帯（→ 図 9-76）が掌側にあり，第1中手骨を除く隣接する中手骨頭・掌側板の間を結びつけている．

母指の中手指節関節には独特な特徴がある．他の中手指節関節と同様の特徴をもつが機能的には滑車関節である．前面には肥厚した掌側板の中に2つの種子骨があり，これらと関節を形成する．側副靱帯の多くの線維はこれら種子骨に付着している（図 9-82，図 9-83）．

各中手指節関節には非常に弛緩した滑膜がある．

中手指節関節は浅掌動脈弓からの指動脈によって血行を受ける．神経支配は指神経から受ける．

■ 指節間関節

指節間関節は第2～5指で3つの指節骨を，母指では2

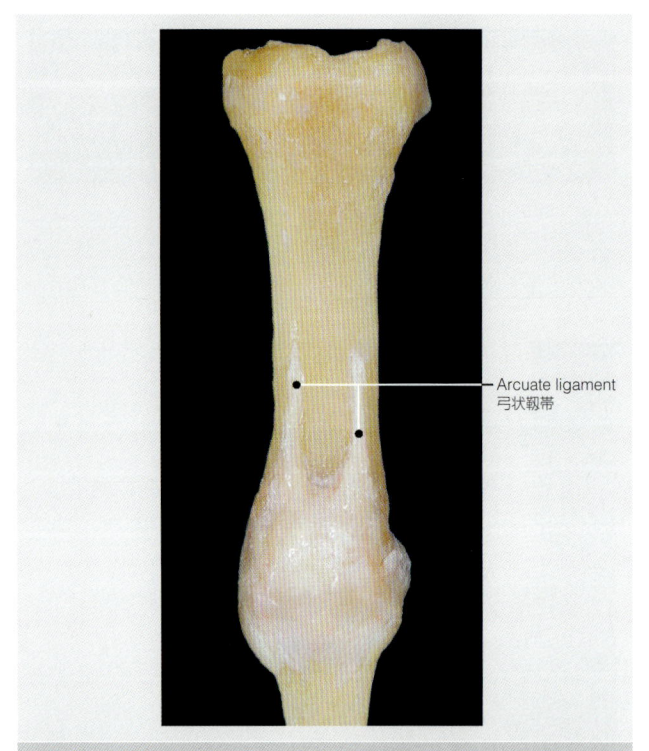

図 9-88　掌側板と弓状靱帯で覆われた近位指節間関節の掌側面

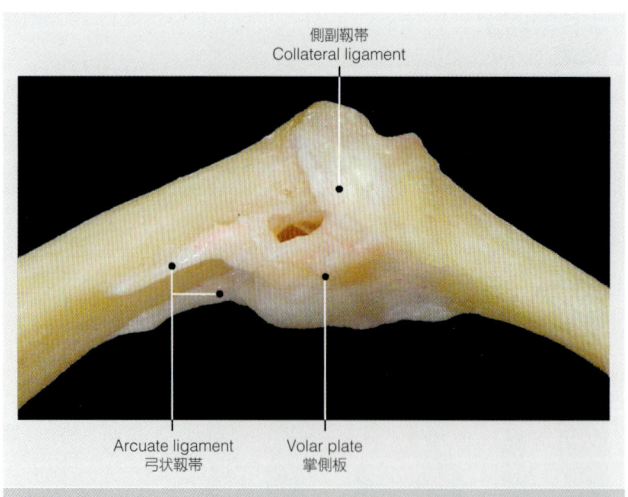

図 9-89　近位指節間関節の斜外側（掌側板は弓状靱帯と接触する部位を曲げることで動きに対応する）

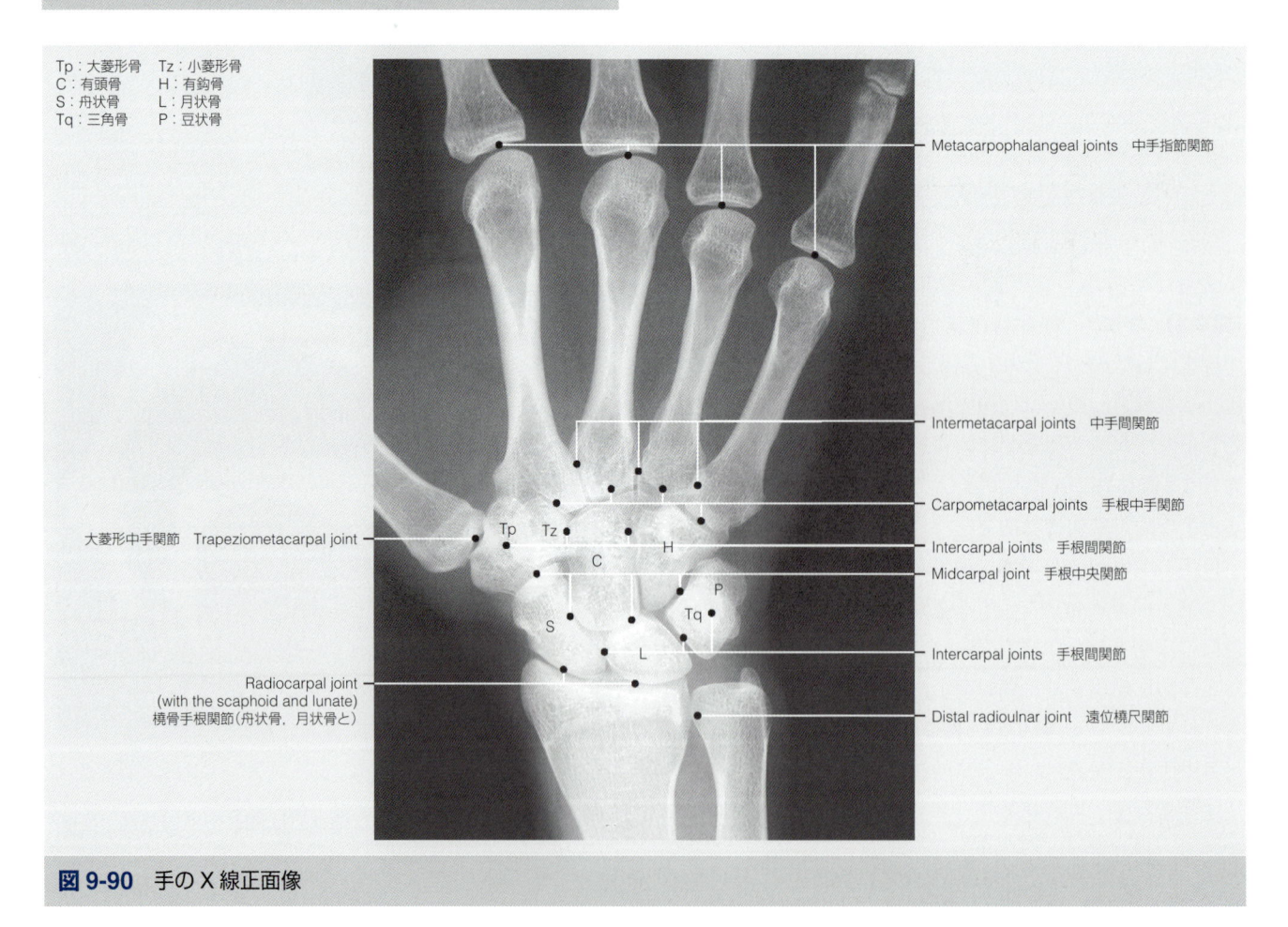

Tp：大菱形骨　　Tz：小菱形骨
C：有頭骨　　　H：有鈎骨
S：舟状骨　　　L：月状骨
Tq：三角骨　　　P：豆状骨

図 9-90　手の X 線正面像

116　II　上肢帯と上肢

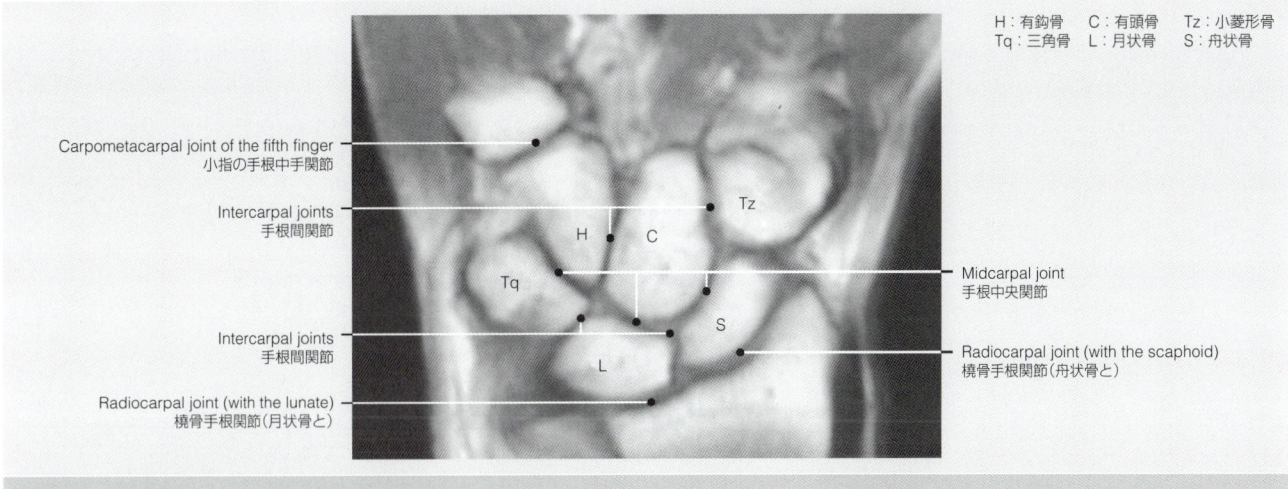

図 9-91　手関節の MRI 冠状断像

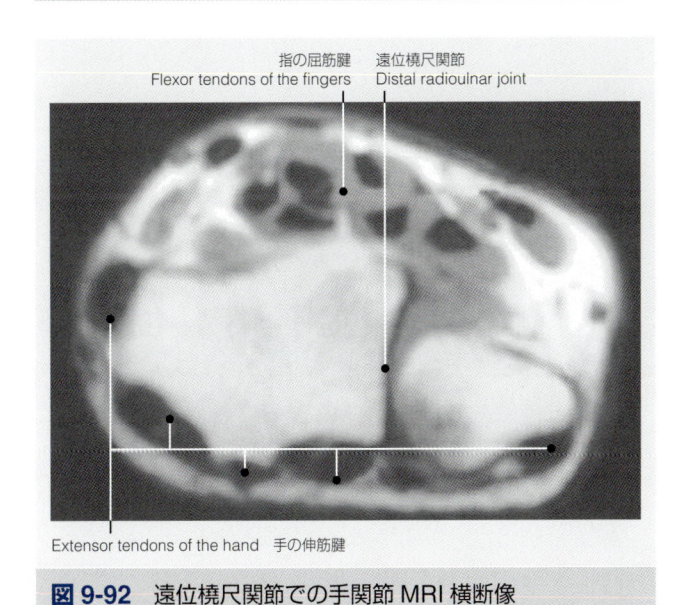

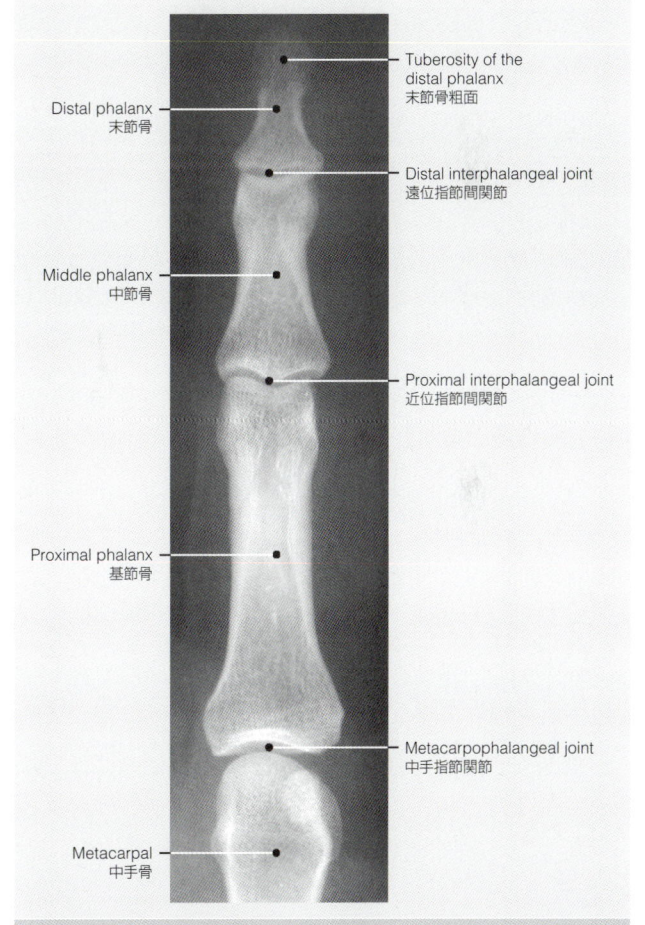

図 9-92　遠位橈尺関節での手関節 MRI 横断像

図 9-93　指の X 線正面像

つの指節骨を連結する（図 9-84）．第 2〜5 指には 2 つの指節間関節があり，基節骨と中節骨の間は近位指節間関節，中節骨と末節骨の間は遠位指節間関節である．母指では指節間関節は 1 つだけである．

指節骨頭は滑車のような形状で 2 つの顆部とその間に矢状に走る溝がある（図 9-85）．これらの顆部は対応する指節骨の陥凹した関節面と関節を作る．骨頭と向き合う関節面は中央の小さな稜によって 2 つの陥凹面に分かれている．これらの関節は滑車関節（trochlear joint）と考えられるが屈曲伸展運動に回旋の要素もある．

線維性の関節包は指節間関節の関節面辺縁に付着する．中手指節関節と同様に指節間関節には指節骨底に掌側板があり関節の接触面積を大きくしている．側副靱帯（図 9-86）も同様で主と副の線維束がある．側副靱帯は指節骨頭の結節から隣接する指節骨底の結節と掌側板へ向かって扇状に広がっている．

掌側板（図 9-85, 9-87）の近位停止部は通常，手綱靱帯〔checkrein ligament，（弓状靱帯 arcuate ligament）〕と呼ばれ指節骨の辺縁に停止する（図 9-88, 9-89）．手綱靱帯は近位指節関節の過伸展を制限し屈曲時の掌側板の移動を導

9　関節学　117

いている．

　各指節間関節には背側と掌側に小さな滑膜陥凹のそれぞれ固有の関節包がある．関節の血行と神経支配はそれぞれ指動脈，指神経によって行われる．

　図 9-90〜9-93 は手と手関節，指の検査画像である．

Chapter 10 筋学
MYOLOGY

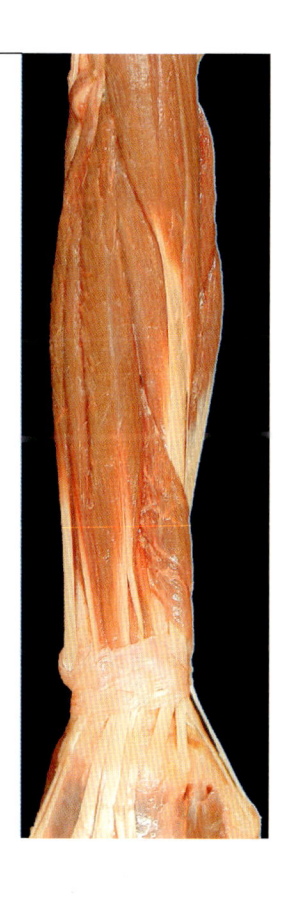

頭部・胸郭から肩甲骨への筋

■ 僧帽筋

　胚性初期には僧帽筋は頭蓋骨近傍に位置している．その後，尾側の上肢帯，胸郭へと移動する．僧帽筋は胸郭背側上方の浅層にある．平坦で，幅が広く，三角形をしたこの筋は，上部と下部をあわせると僧の頭巾に似ていることから以前はラテン語で頭巾つきの僧衣を意味する"cucullaris"と呼ばれた．僧帽筋はその線維方向から3つに区分される（図10-1）．

　僧帽筋の下行部は最も頭側にあり，線維は斜め下に向かって走行する．起始は外後頭隆起と後頭骨の上項線で上方の腱膜を介している．外後頭隆起からC6-7にかけて広がる項靱帯からも起始する．すべてのこれらの線維は鎖骨の肩峰端上面の後縁に停止する（図10-2）．この下行部線維はその固定点と可動する点によっては上肢帯または後頭頸椎部に作用しうる．上肢帯に対しては肩を挙上し肩甲骨を外側に傾ける．これらの作用により関節窩（glenoid）は挙上され肩外転，屈曲，特に60°以上に貢献する．後頭骨から頸部に対しては，両側の僧帽筋の収縮により頭が伸展し，片側のみの収縮では頭の伸展とともに頸を同側へ側屈，対側へ回旋させる．

　僧帽筋横行部は脊椎に対して垂直に走行する平行な線維からできている．C3-7の棘突起と棘上靱帯から三角形の腱膜を介して起始する．両側の僧帽筋の腱膜が頸胸部で菱形になっている．これらの線維は鎖骨の肩峰端，肩峰の後内側縁，肩甲棘外側1/3，肩鎖関節内側面に停止する．頸椎から起始する横行部は，頸椎で起始が固定されると，肩甲骨を内転し外側に傾け，関節窩（glenoid）を挙上し，肩の屈曲と外転に貢献する．

　僧帽筋の上行部は上外側へ向かって斜めに走行する線維からなる．起始はT4-12の棘突起と棘上靱帯で，下方の腱膜を介する．肩甲棘の上内側縁への上行する線維は三角形の腱膜を介して停止している．この腱膜は脊椎三角（spinal trigone）の上を滑走する．胸椎部からのこれらの線維が固定されると，これらの線維は肩甲骨を引き下げ，

図 10-1 体幹の背面

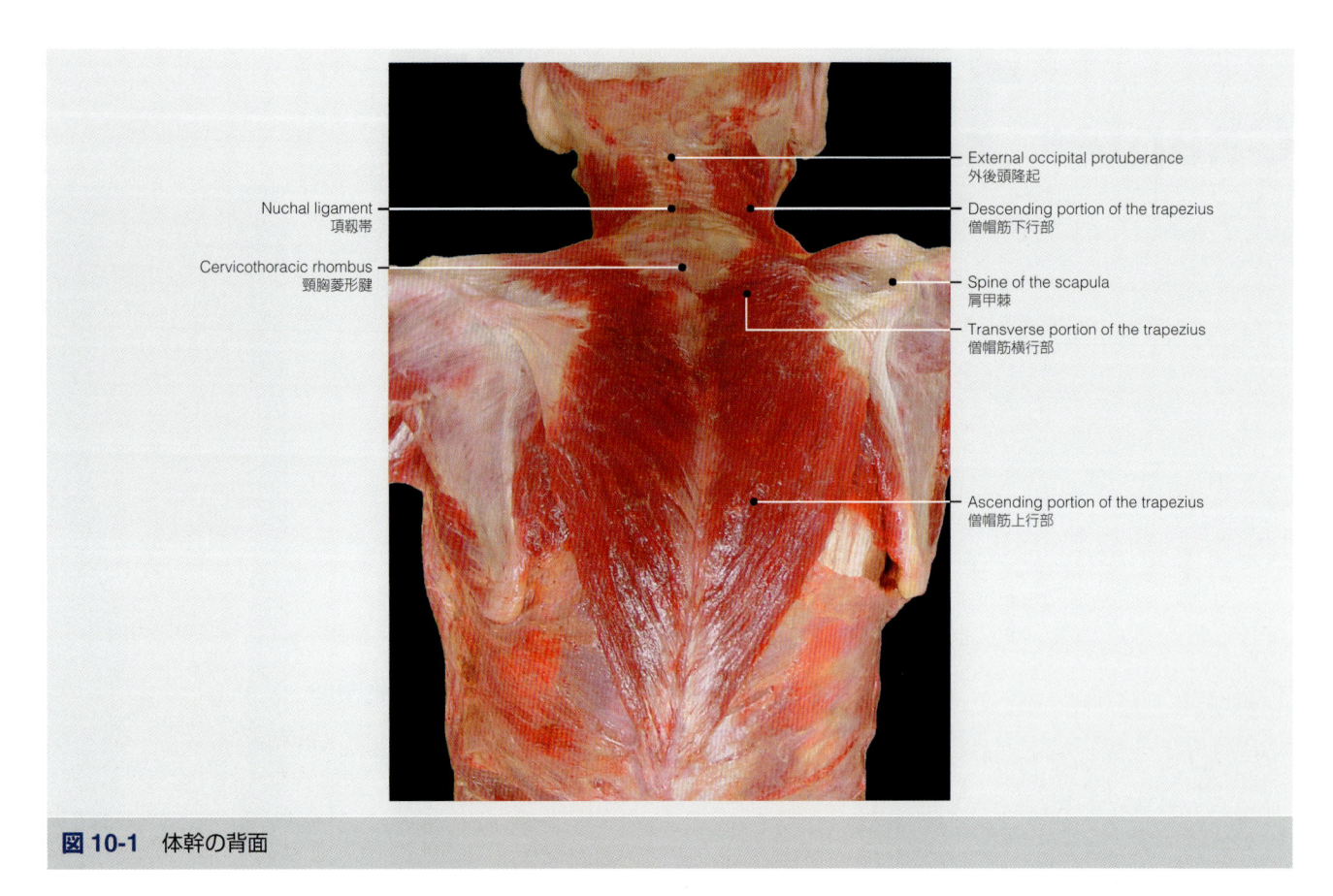

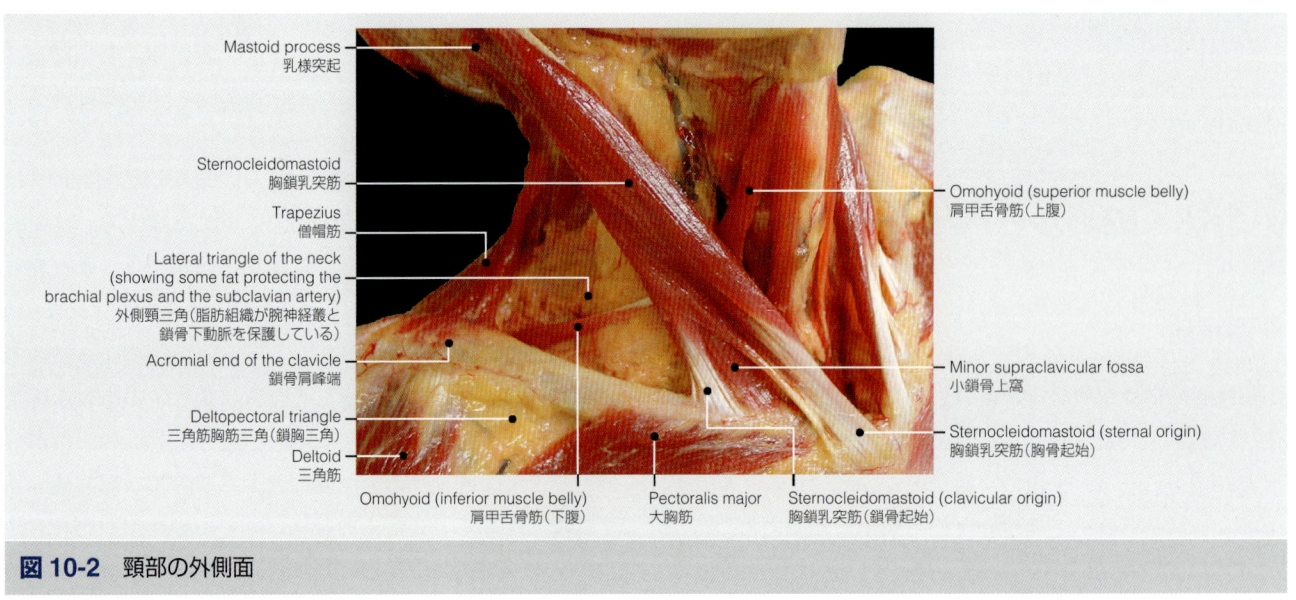

図 10-2 頸部の外側面

外側に傾け，肩の屈曲，外転に貢献する．

僧帽筋は副神経と頸神経叢のC4への枝から神経支配を受ける．

■ 胸鎖乳突筋

胸鎖乳突筋は頸部外側に位置する（図10-2，10-3）．この筋は2つの部分（胸骨部と鎖骨部）に分かれる．

胸骨部はさらに胸骨-後頭骨の線維束と胸骨-乳様突起の線維束に分けられる．それらは胸骨柄の上前面から起こる．胸骨-後頭骨の線維束は後頭骨の上項線の外側面に，胸骨-乳様突起の線維束は側頭骨の乳様突起の外側面に停止する．

鎖骨部は鎖骨-後頭骨の線維束と鎖骨-乳様突起の線維束

120　Ⅱ　上肢帯と上肢

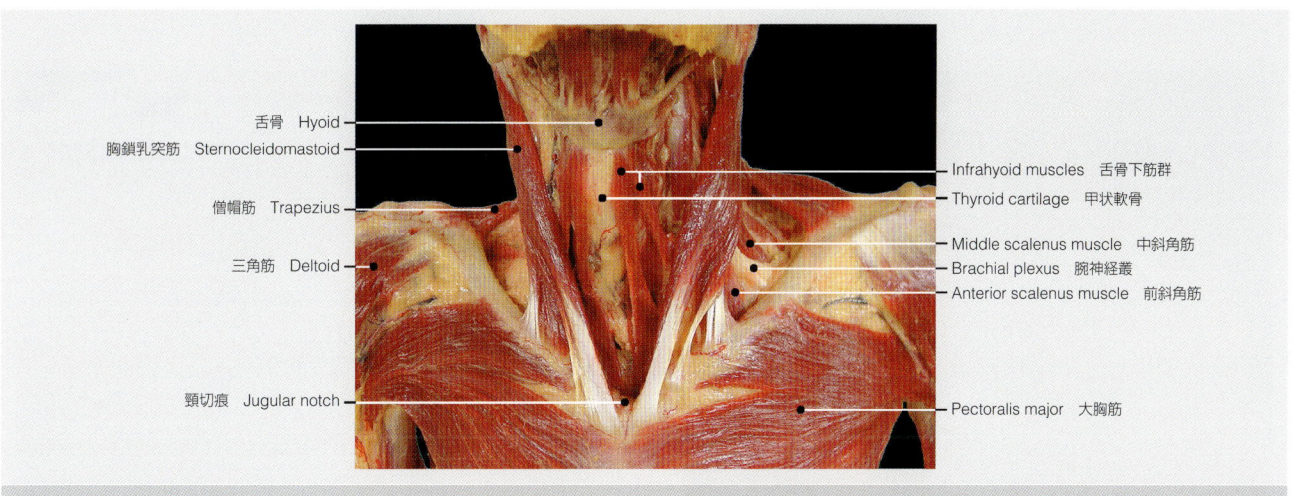

図 10-3　頸部の前面

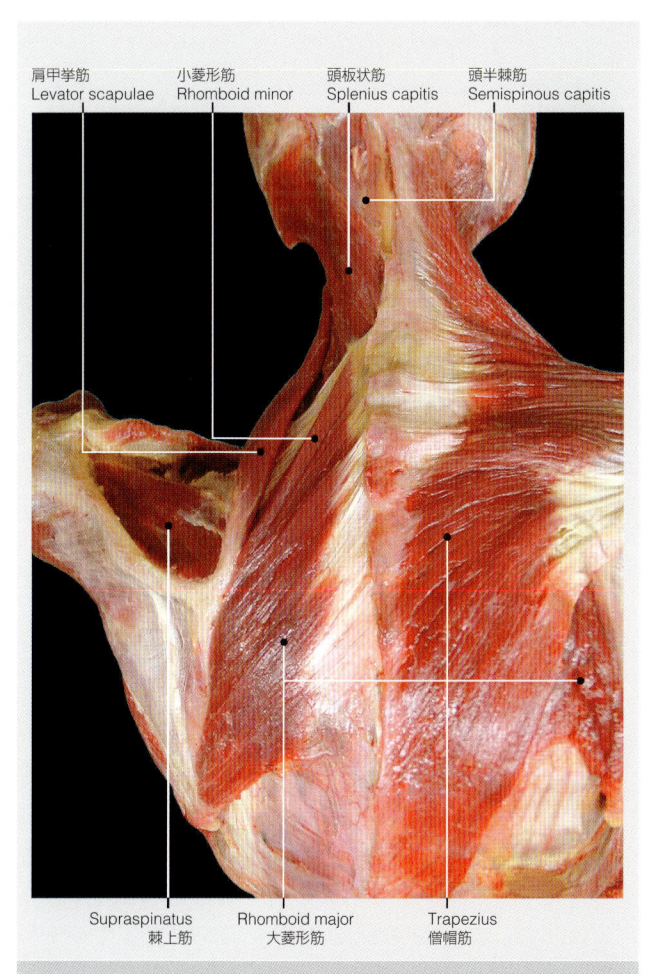

図 10-4　体幹の背面（左側は僧帽筋を切除して下層の筋を示している）

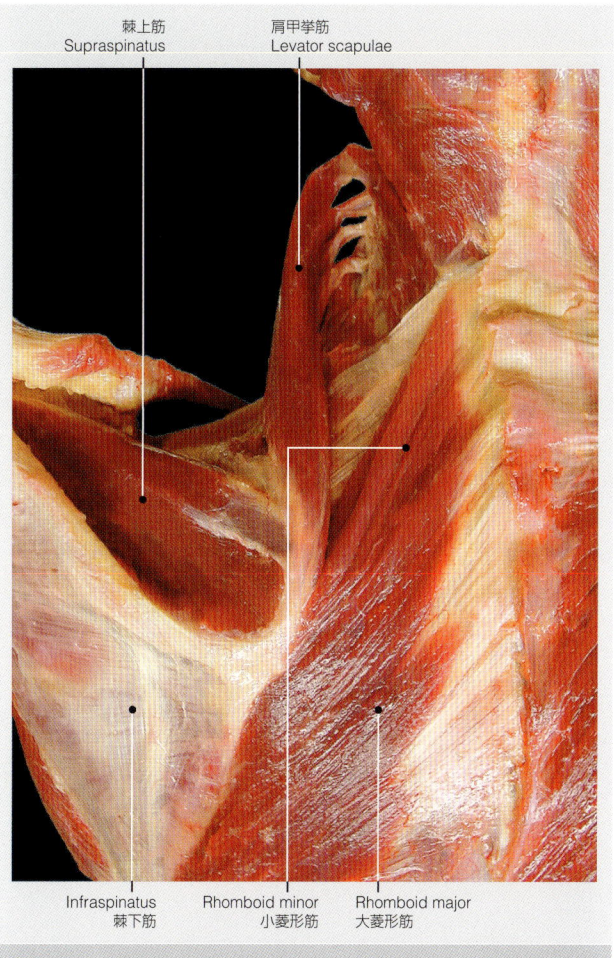

図 10-5　肩甲骨周囲（肩甲挙筋を多少ずらし，肩甲挙筋の指状に分かれた起始部がみえるようにしている）

に分けられ，鎖骨の胸骨端の上面から起こる．鎖骨-後頭骨の線維束は上項線の外側に停止し，鎖骨-乳様突起の線維束は乳様突起の頂と前縁に停止する．

　片側での筋収縮は頭を伸展，同側へ側屈，対側へ回旋させる．両側の筋収縮では頭を伸展させ，鎖骨と胸骨への作用で吸気を補助する．

　副神経と頸神経叢（C3-4）の前枝から神経支配を受ける．

■ 菱形筋

平坦で薄く菱形をした筋肉（図10-4，10-5）で通常一塊

10　筋学　121

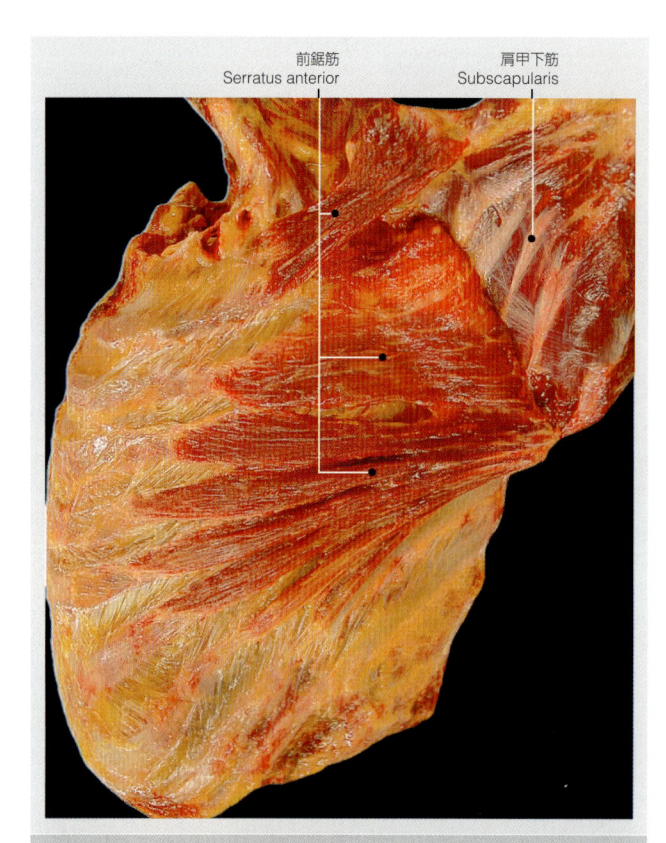

図 10-6　前鋸筋（肩甲骨は移動されている）

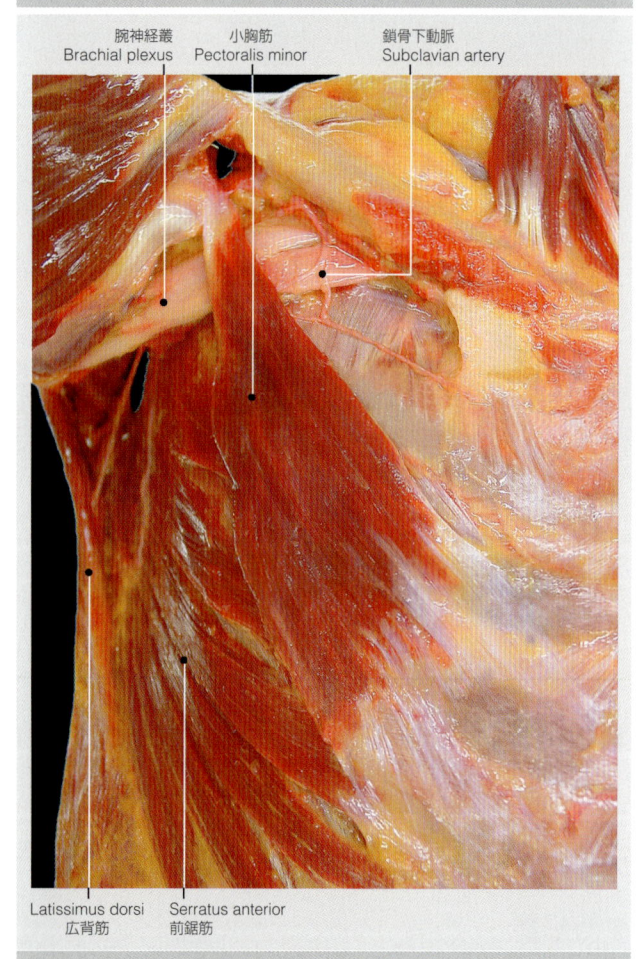

図 10-7　体幹の前面（大胸筋は除かれている）

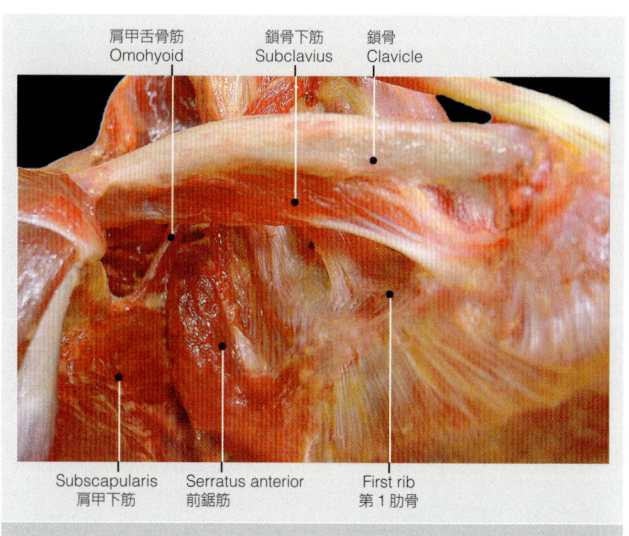

図 10-8　鎖骨下筋の詳細（血管，神経，大胸筋，小胸筋は除かれている）

になっているため大菱形筋と小菱形筋とを区別しにくい．筋間には薄い膜があり肩甲骨の背側の静脈が貫通している．

大菱形筋はT1-4の棘突起と棘上靱帯から起こり肩甲棘より下方で肩甲骨内側縁に停止する．

小菱形筋はC6-7の棘突起と棘上靱帯，下方の項靱帯から起こり，肩甲棘周囲とそれより上方で肩甲骨内側縁に停止する．

菱形筋は肩甲骨を挙上，内転する．また関節窩（glenoid）が下を向くように肩甲骨を内側に傾け肩の内転を助ける．また，胸壁に対して肩甲骨を安定させる作用もある．

肩甲背神経（C4-5）の神経支配を受ける．

■ 肩甲挙筋

肩甲挙筋はC1-4の横突起の後結節から4つの線維束として起こる（図10-4，10-5）．これらの線維束は一体となり小菱形筋の上方の肩甲骨内側縁で肩甲骨上角（superior angle）に停止する（このため，angular muscleとしても知られる）．

肩甲挙筋は肩甲骨を挙上，内転させる．また，関節窩（glenoid）が下を向くように肩甲骨を内側に傾けるので肩内転を助ける．さらに頸部の安定にも働いており，片側の筋収縮は頸を側屈させる．

肩甲背神経（C4-5）の神経支配を受ける．

表 10-1 頭部から肩甲骨への筋

筋肉	僧帽筋	胸鎖乳突筋
起始	外後頭隆起，上項線，項靱帯，C7-T12 の棘突起	乳様突起
停止	肩甲棘と鎖骨遠位 1/3	胸骨柄，鎖骨の胸骨端 1/3
支配神経	副神経[XI]と頸神経叢	副神経[XI]と頸神経叢
機能	上肢帯を挙上し肩甲骨を回旋することで肩の外転に寄与する（頭に対しては胸鎖乳突筋と同様の作用）	頭の伸展，同側への側屈，対側への回旋

表 10-2 胸郭から肩甲骨への筋

筋肉	菱形筋	肩甲挙筋	前鋸筋	小胸筋	鎖骨下筋
起始	小：C6-7 の棘突起，大：T1-4 の棘突起	C1-4 の横突起	第 1～9 肋骨	第 3～5 肋骨	第 1 肋骨
停止	肩甲骨内側縁	肩甲骨上角	肩甲骨内側縁	烏口突起	鎖骨下面
支配神経	肩甲背神経	肩甲背神経	長胸神経	胸筋神経	鎖骨下筋神経
機能	肩甲骨の内転，回旋，肩の内転に寄与	肩甲骨の挙上	肩甲骨を胸郭へ押しつける	肩の突き出し	鎖骨の安定

■ 前鋸筋

この筋肉の名前は肋骨を起始とする筋肉の形が鋸の歯に似ていることから鋸を意味するラテン語の "serrare" に由来する（図 10-6）．以前，この筋肉の名前は胸壁の外側を覆っているため外鋸筋（serratus lateralis）であった．前鋸筋は，上部（線維束が平行に走行する），中部（線維束が広がる），下部（線維束が収束する）の 3 つの部分からなる．

上部は第 1，2 肋骨とその外側肋間筋膜から起こる．これらの線維束は水平方向に走行し，肩甲骨の上角近くの内側縁の前方に停止する．

中部は第 2～4 肋骨から起こる．その線維束は広がって肩甲骨の上角と下角を除く肩甲骨内側縁の全前面に停止する．

表 10-3　胸郭から上腕骨への筋

筋肉	広背筋	大胸筋
起始	T7から正中仙骨稜，腸骨稜，第10～12肋骨，肩甲骨下角	鎖骨，胸骨，第1～7肋骨
停止	小結節稜	大結節稜
支配神経	胸背神経	胸筋神経
機能	肩の内転，伸展，内旋	肩の内転，屈曲，内旋

下部は第5～9肋骨から起こる．その線維束は融合収束し肩甲骨の下角と内側縁前下方に停止する．

前鋸筋は肩甲骨を胸壁に固定するのに加え肩甲骨胸郭連結で肩甲骨を前方へ動かす．この際，関節窩(glenoid)が挙上され肩外転・屈曲を助ける．また，肩甲骨が固定されている時は肋骨を引き上げ胸郭の径を大きくすることで吸気を助ける．

長胸神経(C5-7)の神経支配を受ける．

■ 小胸筋

小胸筋は大胸筋の下層にある三角形の筋肉である(図10-7)．第3～5肋骨の上外側面から3つの線維束が個別に起こる．それらは1つの腱に収束し烏口突起の内側面に停止する．

小胸筋と鎖骨下筋は鎖骨胸筋筋膜に覆われている．この筋膜は烏口突起，鎖骨，胸壁前面に付着する．

小胸筋は前鋸筋と同様に肩を前方に動かす．肩甲骨が固定されている時は肋骨を挙上することで呼気を助ける．

内側・外側胸筋神経(C6-8)の神経支配を受ける．

■ 鎖骨下筋

鎖骨下筋は第1肋骨の上面，その肋骨助軟骨結合，肋軟骨から起こる小さな筋肉である(図10-8)．鎖骨下面の鎖骨下筋溝に停止する．

この筋は鎖骨と胸骨を近づけ，動作時に胸鎖関節を安定させる働きがある．また，鎖骨の骨折時には腕神経叢と鎖骨下動・静脈，腋窩動・静脈を保護する．

鎖骨下筋神経(C5-6)の小さな枝の神経支配を受ける．

■ 肩甲舌骨筋

肩甲舌骨筋は舌骨下筋群の一部である(図10-2)．この筋は肩甲切痕近くに停止するが，頸部の筋群と一緒に後述する．

表10-1，10-2は肩甲骨周囲の筋について起始，停止，神経支配，機能をまとめたものである．

胸郭から上腕骨への筋

表10-3は胸郭から上腕骨への筋肉について起始，停止，神経支配，機能をまとめたものである．

■ 広背筋

腰背部の表層部にある平坦で幅の広い三角形の筋肉であ

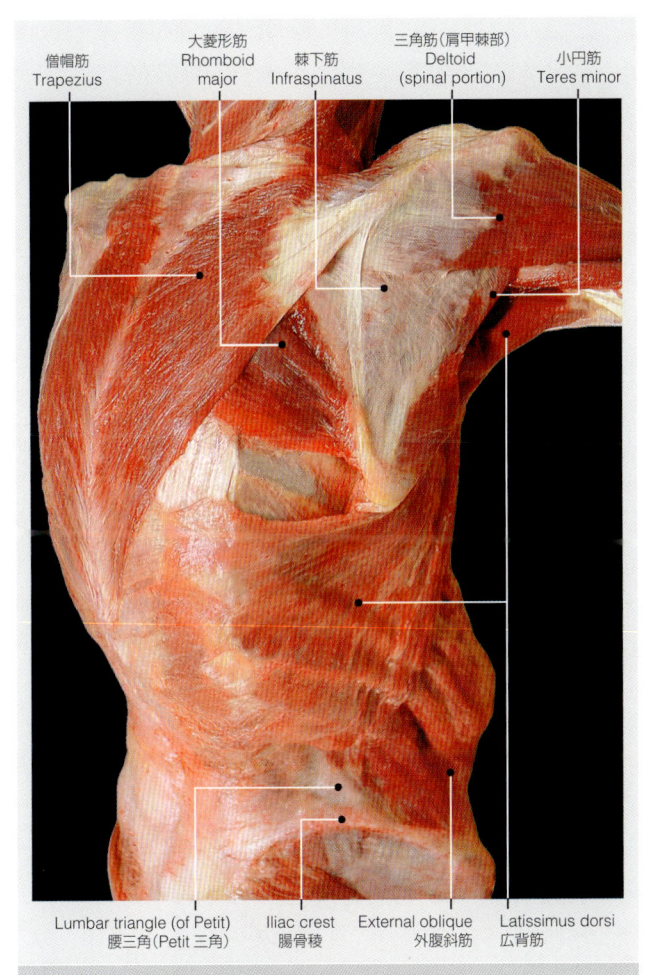

図 10-9　胸郭から肩甲骨への筋（外側面）

図 10-10　胸郭から肩甲骨への体幹表層筋（前面）

る（図10-9）．広背筋は3つの部分-上部（水平に走行），中部（斜走），下部（垂直に走行）が融合し上腕骨の前面に停止する．

T7-12とL1-5の棘突起，棘上靱帯から起始し，正中仙骨稜からも胸腰筋膜（腰菱形腱；lumbar rhomboid）を介して起こる．また腸骨稜の外唇，第10～12肋骨，肩甲骨下角からも起始する．すべての線維が融合し腱に移行し結節間溝の深層，小結節稜に停止する．

肩甲骨下角へ作用し関節窩（glenoid）を引き下げ回転させることにより上腕を内転させる．また，上腕を伸展し内旋させる．上腕が固定されている際にはこの筋により体幹が持ち上げられ，よじ登るのに貢献する．

両側の筋が収縮すると体幹は伸展する．この筋肉はまた強制呼気にも作用し，咳の頻度が多い呼吸状態の患者では下部線維が肥大化している．

胸背神経（C6-8）の神経支配を受ける．

■ 大胸筋

胸郭前面の表層に位置する平坦で扇状の筋肉である（図10-10）．大胸筋は鎖骨下面と胸骨に付着する鎖骨胸筋筋膜に完全に覆われている．この筋膜は外側で腋窩筋膜へとつながる．腋窩筋膜は大胸筋と広背筋をつなぐとともに腋窩の脂肪組織を覆っている．大胸筋は3つの部分，鎖骨部（斜め下に走行），胸肋部（横走），腹部（斜め上に走行）からなる．

鎖骨部は鎖骨内側半分の前縁から起始する．

胸肋部は胸骨前面，第1～6肋軟骨の外側面と第7肋骨より起こる．大胸筋の深部線維束は第3～5肋骨の軟骨部から起始する．

腹部は腹直筋鞘と第7より下位の肋骨から起こるが一貫しない．

すべての肋骨からの線維束は1つのU字型の腱にまとまり大結節稜に停止する．鎖骨部の線維束は遠位部に停止し，その腱の前方部分を形成する．腱の後方部方は胸肋部

表10-4 肩甲骨から上腕骨への筋

筋肉	三角筋	棘上筋	棘下筋
起始	鎖骨，肩峰，肩甲棘	棘上窩	棘下窩
停止	三角筋粗面	上腕骨大結節	上腕骨大結節
支配神経	腋窩神経	肩甲上神経	肩甲上神経
機能	肩屈曲，外転，伸展	肩外転	肩外旋

(つづく)

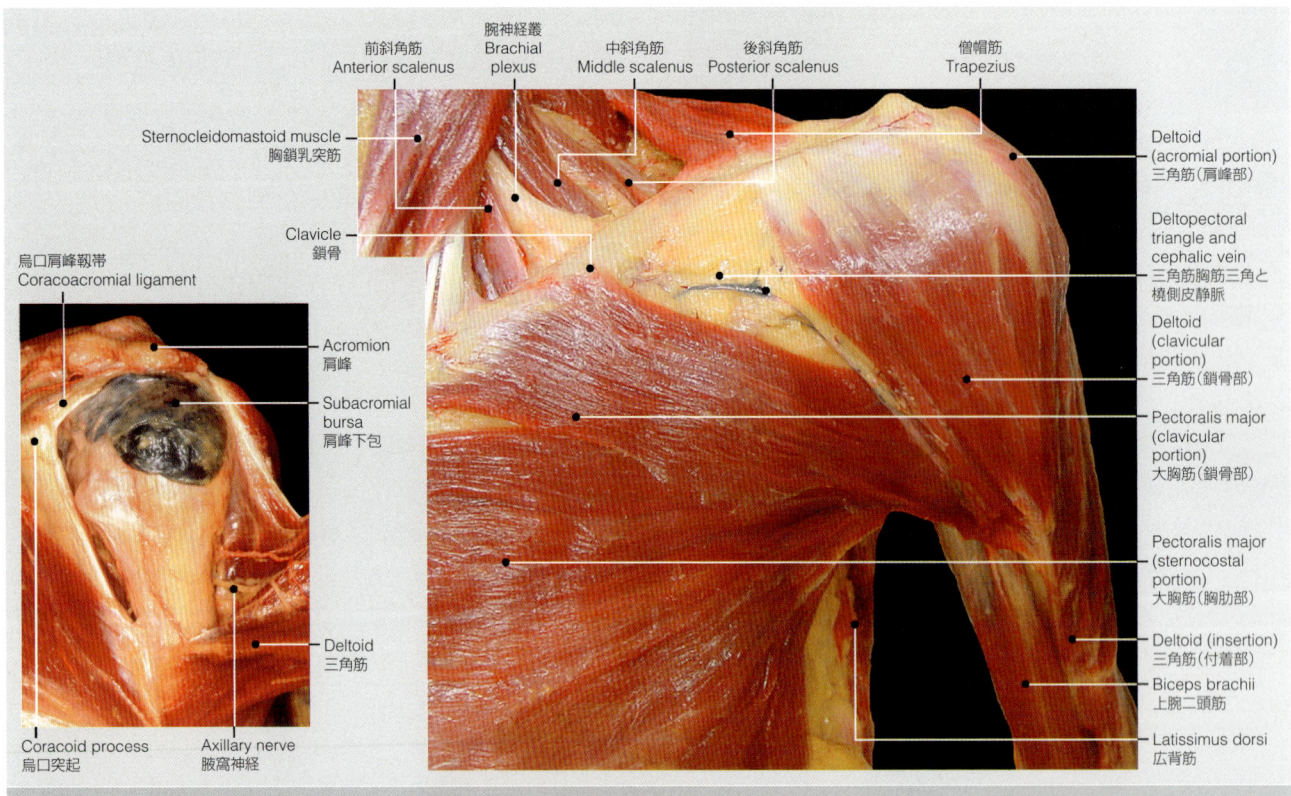

図10-11 体幹から肩甲骨にかけての表層筋前面(右)と三角筋を除いた標本(肩峰下包にラテックスが注入されている)(左)

(つづき)

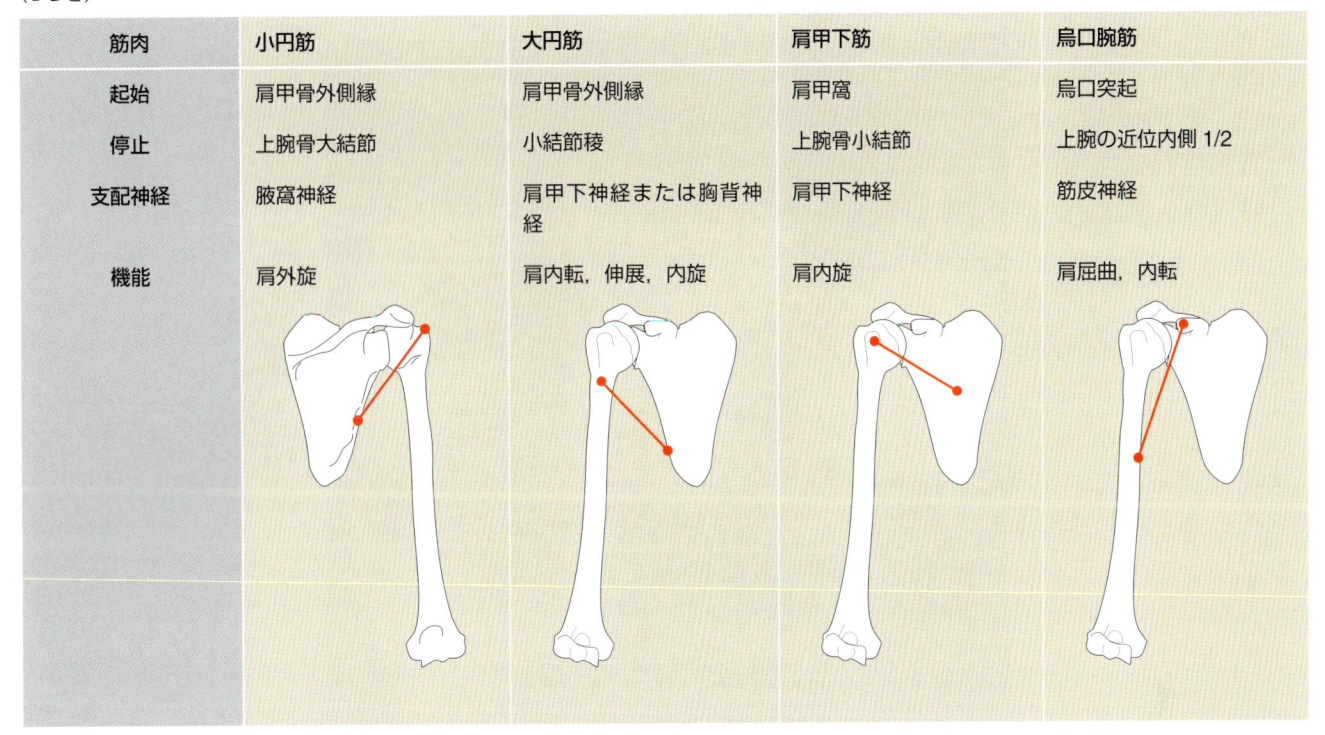

筋肉	小円筋	大円筋	肩甲下筋	烏口腕筋
起始	肩甲骨外側縁	肩甲骨外側縁	肩甲窩	烏口突起
停止	上腕骨大結節	小結節稜	上腕骨小結節	上腕の近位内側1/2
支配神経	腋窩神経	肩甲下神経または胸背神経	肩甲下神経	筋皮神経
機能	肩外旋	肩内転, 伸展, 内旋	肩内旋	肩屈曲, 内転

と腹部からの線維束からなり腹部からの線維束は近位部に斜めに停止する.

鎖骨部と胸肋部上方の線維は上腕を屈曲, 内転, 内旋させる. 鎖骨部はまた上腕骨を吊り上げる働きもしている. 胸肋部の線維は上腕を内転, 水平屈曲, 内旋させる. これらの線維はすべて肩を前方に突き出す作用がある. 上肢が固定しているときにはこれらの線維は肋骨と胸骨の付着部を介して吸気を助ける. 下位の胸肋部の線維と腹部の線維は上腕を外転位から内転させる(または, よじ登り動作の際に体幹を動かす). これらの線維もまた肋骨と胸骨の付着部を介して吸気を助ける.

大胸筋は内・外側胸筋神経(C6-8)の神経支配を受ける.

肩甲骨から上腕骨への筋

表10-4は肩甲骨から上腕骨への筋肉の起始, 停止, 神経支配, 機能をまとめたものである.

■ 三角筋

この筋は三角形の形状をしており三角形の底辺が起始部に, 頂点が停止部にあたる(**図10-9**, **10-10**). 肩全体を覆う特徴的な形状をしている. 三角筋は強力な三角筋筋膜に覆われている.

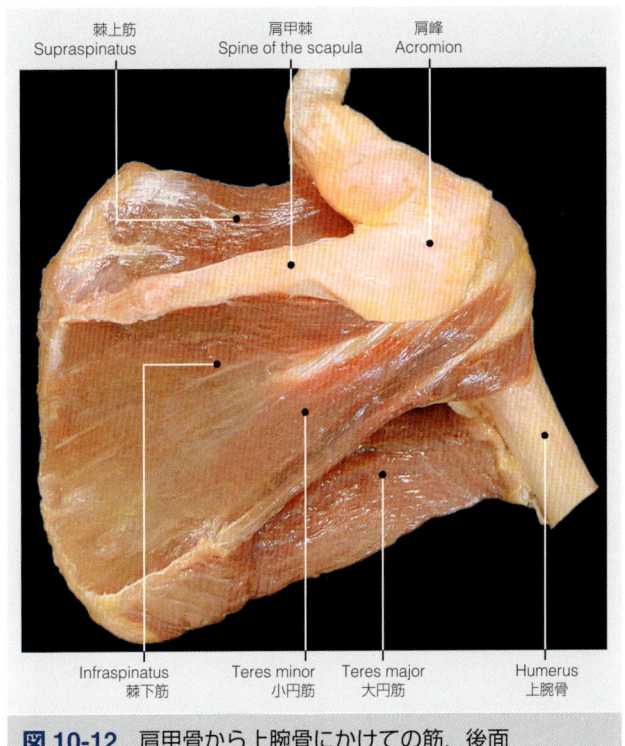

図10-12 肩甲骨から上腕骨にかけての筋, 後面

線維の起始部によって3つの部分(鎖骨部, 肩峰部, 肩甲棘部)に区別される.

鎖骨部は鎖骨外側1/3の前縁に起始し, 大胸筋の鎖骨部の線維束とは三角筋胸筋三角で分離している. 肩峰部は肩峰の外側縁から起始し鎖骨部とは明らかな分離箇所はな

図 10-13 肩甲骨から上腕にかけての筋の前面,および大胸筋と広背筋の上腕骨への付着部

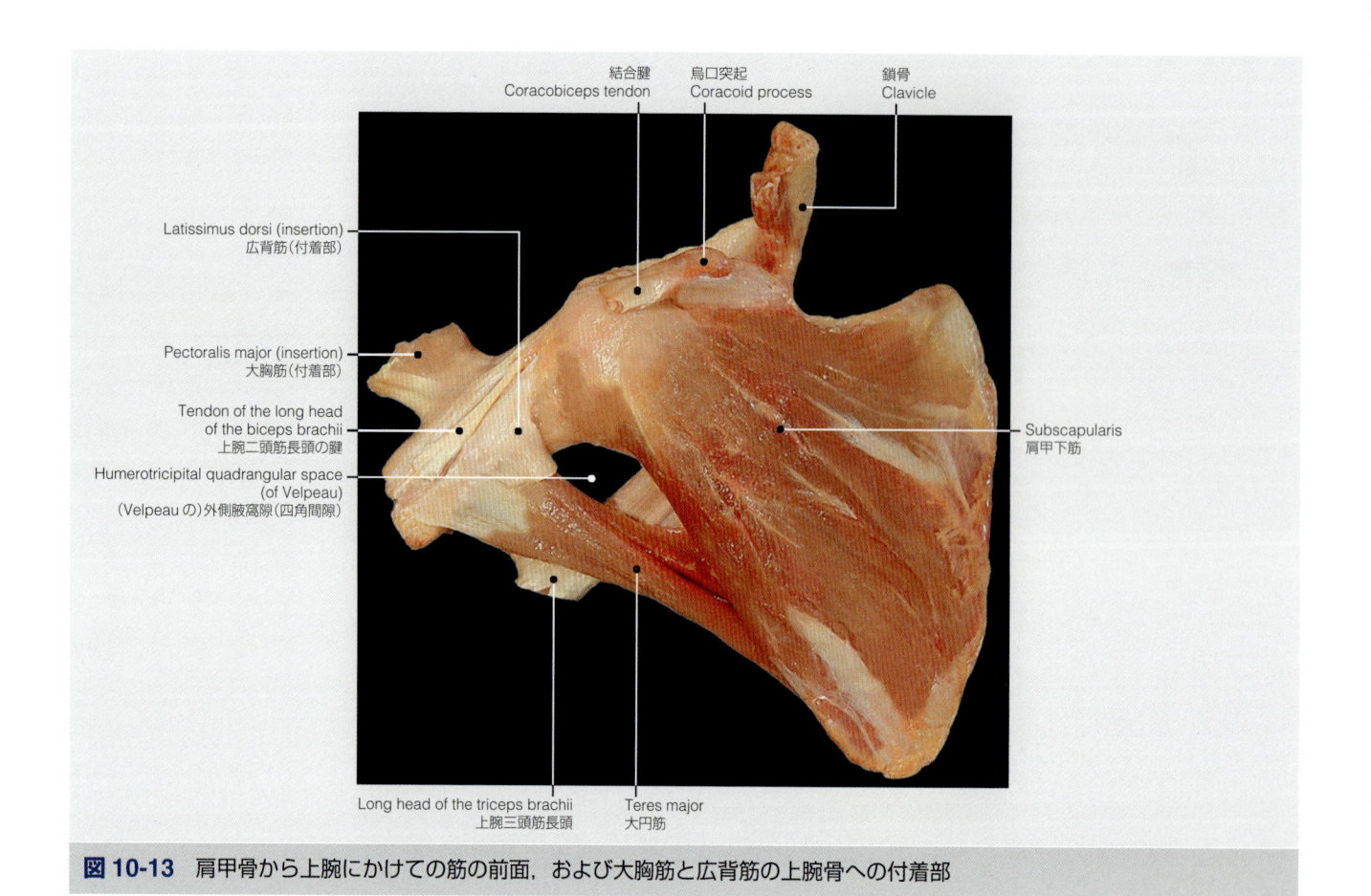

い.肩甲棘部は肩甲骨の肩甲棘下縁から起こる.

起始部の前面には小さく,後面には大きな腱膜がある.筋線維は他の多羽状筋のように多方向に斜走する.すべての線維はV字型に集まり上腕骨の三角筋粗面に停止する.

三角筋下包は肩関節の関節包とこの筋肉の間に位置し,肩峰下包と交通することがある(図 10-11).

三角筋鎖骨部は上腕を屈曲,内旋させる.肩峰部は上腕を外転させるが,30°以上の外転では鎖骨部や肩甲棘部の線維も外転に作用する.肩甲棘部は肩を伸展,外旋させる.三角筋は自由上肢を吊り下げ,肩を安定化させている.

腋窩神経(C6-8)の神経支配を受ける.

■ 棘上筋

肩甲骨の棘上窩と棘上筋膜から起こる短い筋肉である(図 10-12,▶ 図 10-4,10-5).その線維は肩峰と烏口肩峰靱帯で作られる肩峰下腔の下を通って収束する.肩峰下包は肩峰下腔の屋根と筋の間に位置しておりインピンジメント(衝突,はさみこみ)が起こりやすい部位である.

棘上筋の筋線維は停止部近くでは腱となり肩関節の線維性の関節包と密に絡んでいる.棘上筋腱は上腕骨大結節の上面(superior facet)に停止する.このため関節の安定に役立つ.

主な役割は肩の外転である.肩が約70°外転すると大結節は肩峰と接するようになる.棘上筋と肩峰下包のインピンジメントはこの部位で最も多い障害である.この骨性の衝突を避けるため他の筋肉が上腕を外旋させることで肩が180°まで外転できるようになる.

肩甲上神経(C4-6)の神経支配を受ける.

■ 棘下筋

棘下窩,棘下筋膜,棘下筋と大円筋・小円筋との間にある線維性の筋間中隔から起こる平坦な筋肉である(図 10-12,▶ 図 10-9).この筋には3つの線維束がある.上部は肩甲棘の下から起こる水平線維,中部は斜走する線維,下部は小円筋と同様に上行する線維である.

筋線維は停止部近くでは腱となり肩関節の関節包後面と密に絡んでいる.このことで内旋時の動的な安定機構として,また外旋時の関節包を引き締める役割をして関節の後方安定性が得られている.肩関節近傍で腱の下方に棘下筋の腱下包が存在する.棘下筋腱は上腕骨大結節の中面

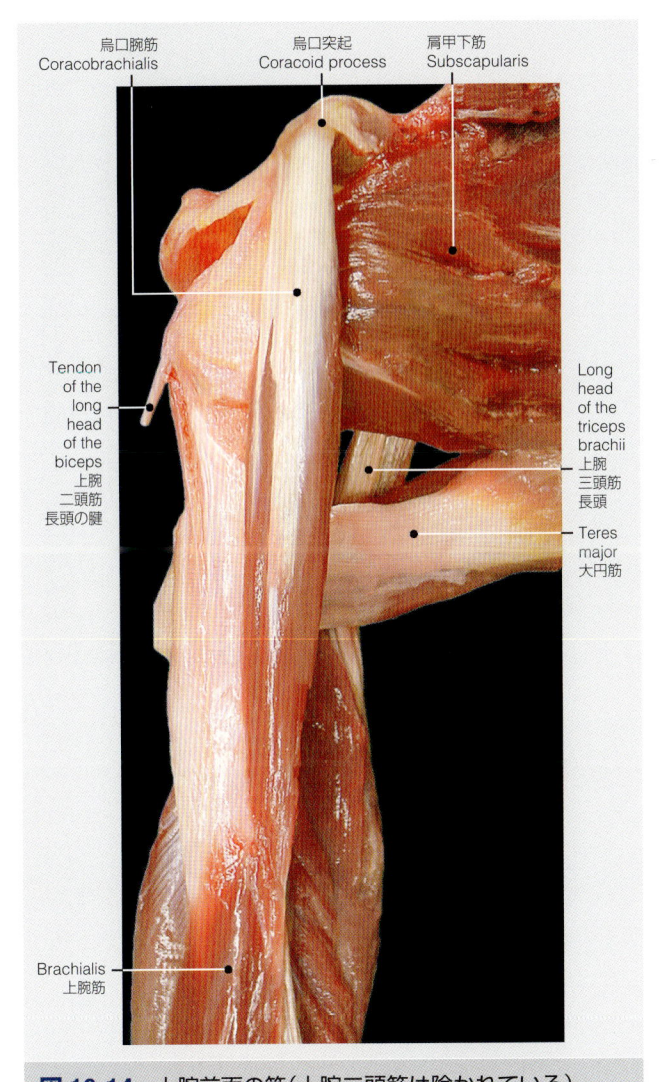

図 10-14 上腕前面の筋（上腕二頭筋は除かれている）

図 10-15 肩甲下筋と肩甲上神経の関係

(middle facet)に停止する．

主な作用は上腕の外旋である．

肩甲上神経(C4-6)の神経支配を受ける．

■ 小円筋

肩甲骨外側縁の上面，局所の線維性の筋間中隔，棘下筋膜から起始する（図10-12，図10-9）．その線維は斜め上方へ走行し腱に移行して肩関節の関節包の後面と密に絡んでいる．この腱の停止は大結節の下面(inferior facet)である．

小円筋が収縮すると関節包後面をしっかりしめる．また上腕を外旋させ，インピンジメントを避けるように作用する．この筋はまた，動的な靱帯としても関節を安定化させている．

腋窩神経(C5-6)の神経支配を受ける．

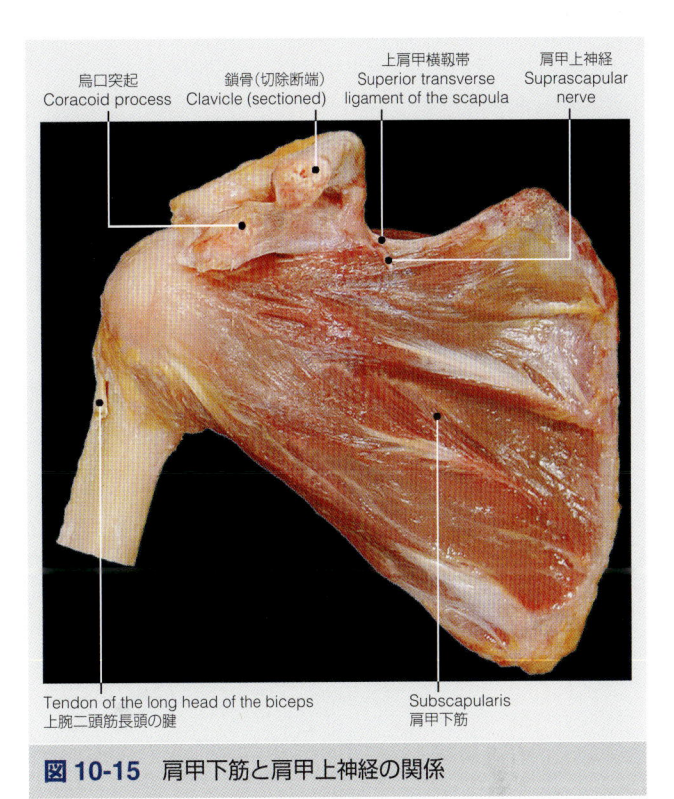

■ 大円筋

肩甲骨外側縁の下面から起こる．この起始は棘下窩とは小さな斜めの稜線で分かれている（図10-12〜10-14）．大円筋は肩甲骨の下縁，大円筋膜，筋間中隔からも起始する．

大円筋線維は前方へ向かって斜めに上行し平坦な腱性部を介して小結節稜に停止する．この腱と上腕骨の間には大円筋の腱下包が存在する．

大円筋の上腕骨への作用は内転，内旋，軽度の伸展である．上腕が固定されているときには大円筋は肩甲骨下角が外側へ向くように肩甲骨を傾ける．

肩甲下神経の下枝(C5-7)または胸背神経の神経支配を受ける．

■ 肩甲下筋

この筋肉は肩甲骨の肋骨側を覆っており，筋線維は牽引されるといくつかの束を形成する（図10-13〜10-15）．その線維は斜め外側上方へ向けて走行して収束し腱となり，肩関節包と密に絡んでいる．肩甲下筋の腱下包が関節の近くにある．

肩甲下筋の腱性部は関節包の前面を補強して能動的な靱帯の役割を果たす．また，この筋は内旋時に関節包をしっ

烏口腕筋

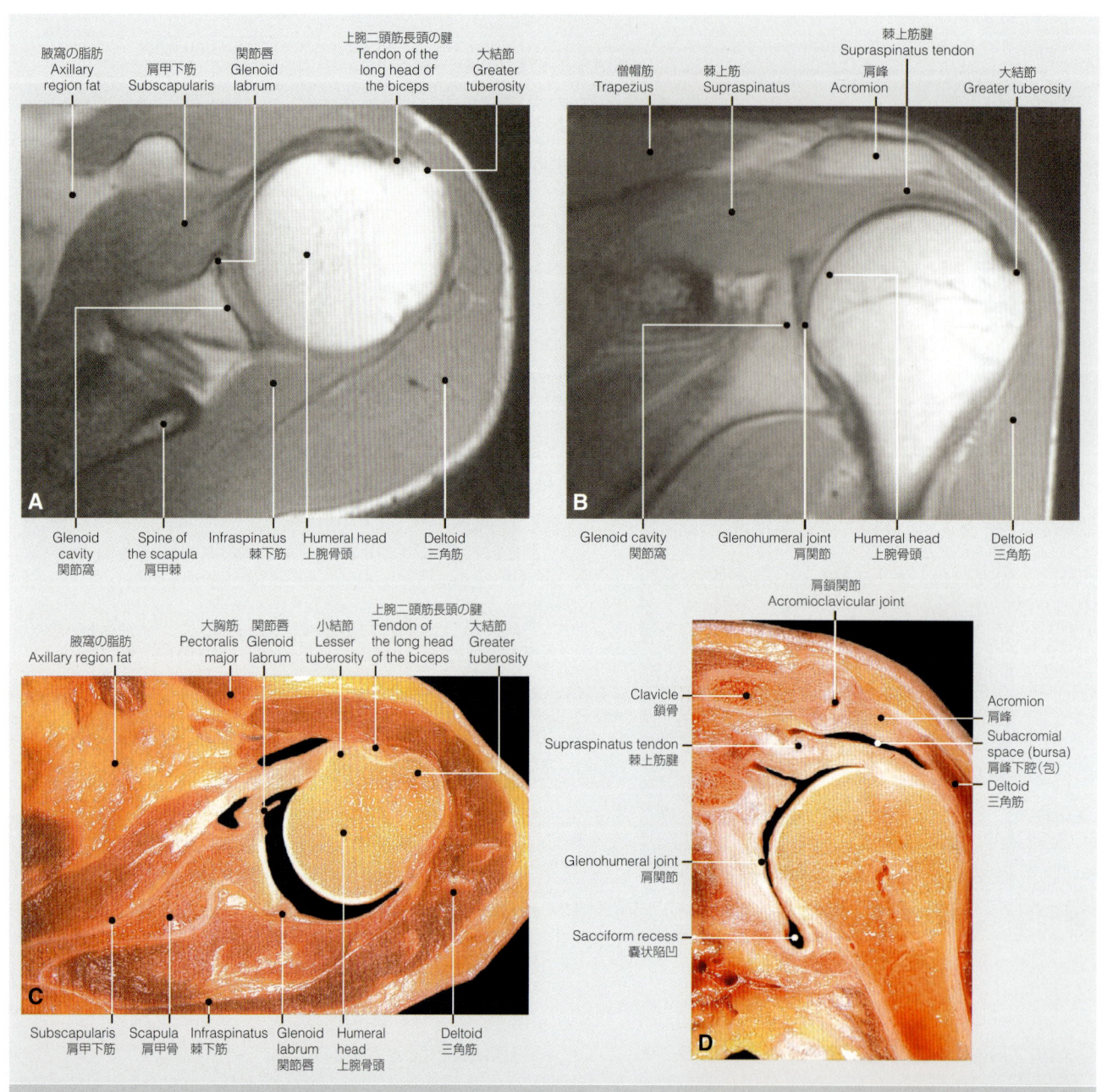

図 10-16 肩．**A** MRI 横断面，**B** MRI 冠状断面，**C** Aとほぼ同じレベルでの横断面．腕神経叢と腋窩動・静脈が腋窩の脂肪の中に含まれている，**D** Bとほぼ同じレベルの冠状断面．

かりと引き締める．腱性部の線維は上腕骨小結節と小結節稜の近位面に付着する．

主な作用は肩の内旋である．また肩内転にも軽度作用する．

肩甲下神経（C5-8）の2つの枝の神経支配を受ける．

■ 烏口腕筋

この長い筋肉は上腕内側にある（**図 10-14**）．烏口突起の尖から起こり上腕二頭筋の短頭と腱を共有する．そのためこの共通の起始部は coracobiceps または結合腱（conjoint tendon）と呼ばれることもある．

上腕近位 1/3 で上腕二頭筋と離れ，上腕骨近位 1/3 の前内側面に停止する．

烏口腕筋と滑液包はその直下にある肩甲下筋との間にある．

主な作用は上腕を安静位に持って行くことである．また上肢を吊り下げておくためにも重要である．

筋の近位を貫通する筋皮神経（C6-7）の神経支配を受け

表 10-5　上腕の筋

筋肉	上腕二頭筋	上腕筋	上腕三頭筋
起始	長頭：関節上結節 短頭：烏口突起	上腕骨遠位半分の前面	長頭：関節下結節 外側頭：上腕骨上外側 内側頭：上腕骨下内側
停止	橈骨粗面	尺骨粗面	肘頭
支配神経	筋皮神経	筋皮神経	橈骨神経
機能	肘屈曲と前腕回外	肘屈曲	肩と肘の伸展

る．このため烏口腕筋はしばしば有孔筋（perforated muscle）と呼ばれる．

腱板

腱板は肩関節の回旋と安定に働く肩甲骨から上腕骨にかけての4つの筋群のことである（図10-16）．腱板は関節の下方を除いて肩関節包を取り囲み，それを補強している．腱板を構成しているのは肩甲下筋，棘上筋，棘下筋，小円筋である（図10-12）．

上腕の筋

上腕には筋肉の区画が2つ（前区画と後区画）ある．それらは筋間中隔によって仕切られ，内側筋間中隔は上腕骨内側縁と上腕筋膜との間に外側筋間中隔は上腕骨外側縁と上腕筋膜との間にある．前区画は屈筋（上腕筋と上腕二頭筋）を含むため屈筋区画とも呼ばれる．後区画は主要な伸筋（上腕三頭筋）を含む．これらの筋はすべて包帯のように横走する結合組織からなる上腕筋膜によって覆われている．

表10-5は上腕の筋の起始，停止，神経支配，機能をまとめたものである．

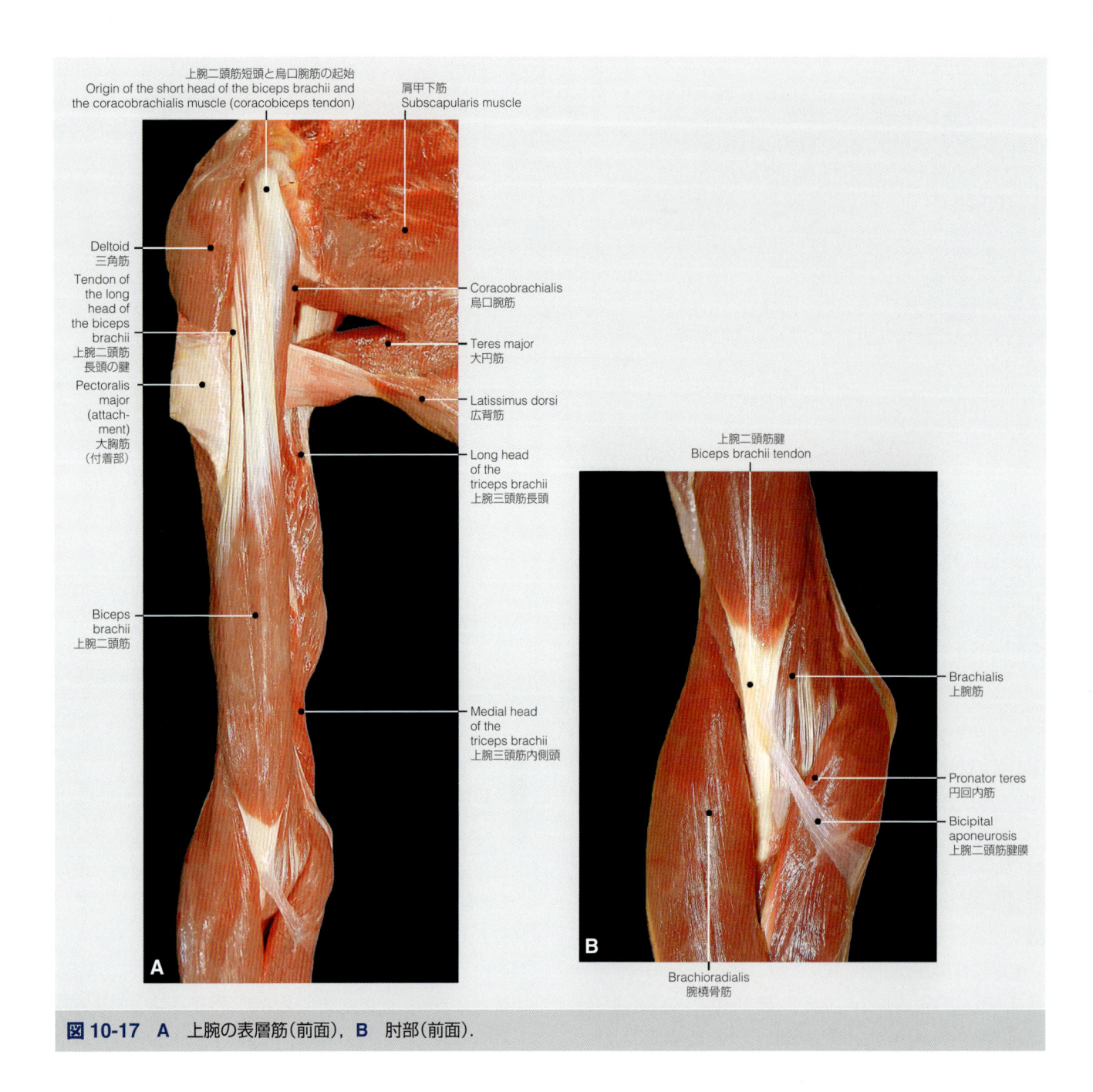

図 10-17　**A**　上腕の表層筋(前面)，**B**　肘部(前面).

■ 上腕二頭筋

名前のとおり，この筋肉には2つの頭部がある（"bi-"の2と"-ceps"の頭）．短頭と長頭は上腕中央で一緒に1つの筋腹になる（図10-17）．

上腕二頭筋長頭は肩甲骨の関節上結節から起こり結節間溝に向かう．そして長頭は上腕骨の結節間溝とこの溝を閉じる上腕横靱帯で作られる骨線維性の導管の中を通る．ここで腱の走行の方向が変わるが腱は周囲の骨との摩擦が減るように腱鞘によって保護されている．方向を変えた後，腱は上腕長軸に沿って下行する．

上腕二頭筋短頭は烏口突起の先端から起こるが，その腱性付着部を烏口腕筋と共有している．短頭の線維は上腕に向かって下行する．

両頭から続く筋線維は上腕の中央で一緒になり1つの筋腹となる．この筋腹は肘まで上腕筋の表層を上腕長軸に沿って続く．肘では上腕二頭筋は非常に強い腱となって橈骨粗面に停止する（図10-18）．また，遠位で上腕二頭筋が腱になるところでは上腕二頭筋腱膜（lacertus fibrosus）と呼ばれる腱性の組織があり内側に広がって前腕腱膜と一緒になる．

上腕二頭筋停止部には2つの滑液包がある．腱と橈骨粗

132　Ⅱ　上肢帯と上肢

図 10-18　肘部深層（前面）

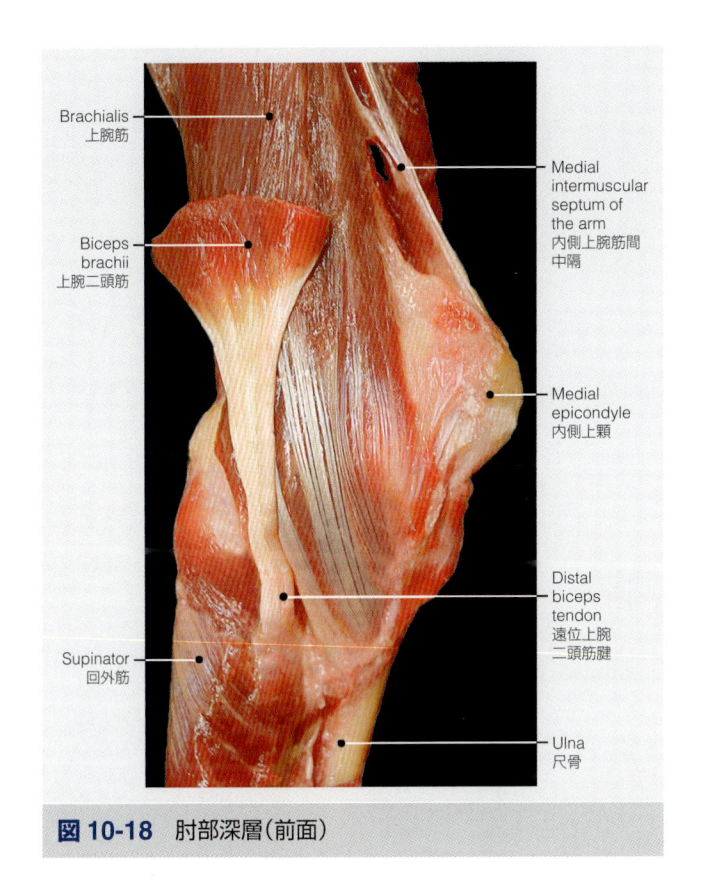

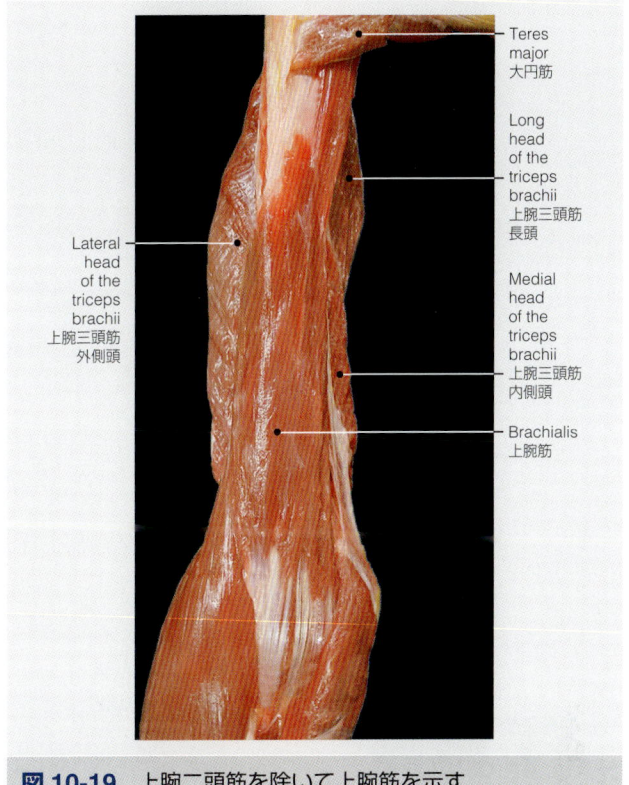

図 10-19　上腕二頭筋を除いて上腕筋を示す

面の間の上腕二頭筋橈骨包と上腕二頭筋，尺骨，斜索の間にある骨間肘包である．

　上腕二頭筋は二関節筋であり肘と肩に作用する．肘に対しては屈筋と回外筋として作用し，主に回外した前腕を屈曲させる．その力は上腕二頭筋腱膜を介して尺骨にも伝わる．肩に対しては上肢を吊り下げるほか，肩を屈曲させる．上腕二頭筋腱はまた長頭が結節間溝で腱の走行の方向を変えるため肩の外転に働く．一方で短頭は内転に多少働く．

　上腕二頭筋と上腕筋はともに筋皮神経（C6-7）の支配を受ける．

■ 上腕筋

　上腕筋は上腕前区画で上腕二頭筋の深層，上腕骨の前面にある紡錘状筋である（図 10-17〜10-19）．上腕骨の前面遠位1/2，三角筋粗面の下縁・内縁，上腕の筋間中隔から起始する．その筋線維は遠位へと走行し肘前方関節包と尺骨鉤状突起の下面，尺骨粗面に停止する．この筋の主な機能は前腕の回内外に関係なく肘屈曲である．

■ 上腕三頭筋

　名前のとおり，3つの頭部（"tri-"の3と"-ceps"の頭）のある（長頭，内側頭，外側頭）羽状筋である（図 10-19〜10-22）．上腕の後区画にある唯一の筋肉である．

　上腕三頭筋長頭は肩甲骨の関節下結節から起こる．大円筋の上を越え Velpeau の間隙を形成する．

　上腕三頭筋外側頭は上腕骨で橈骨神経溝の近位外側面と上腕の外側筋間中隔の後面より起こる．

　上腕三頭筋内側頭は三頭のうちで最も大きい．上腕の筋間中隔と上腕骨で橈骨神経溝の遠位内側面および上腕筋間中隔から起こる．

　これらの三頭は一緒に幅広い強力な腱となって尺骨肘頭と肘関節包後面に停止する．内側線維は腱の内側に，長頭線維は腱の上部に，外側線維は腱の外側に停止し大きな羽状筋となる．

　上腕三頭筋の深層では，三頭筋の一部である肘関節部の筋線維が伸展位で肘関節包を引き締める．

　橈骨神経（C6-8）の神経支配を受ける．

図 10-20 肘屈曲位での上腕背側面

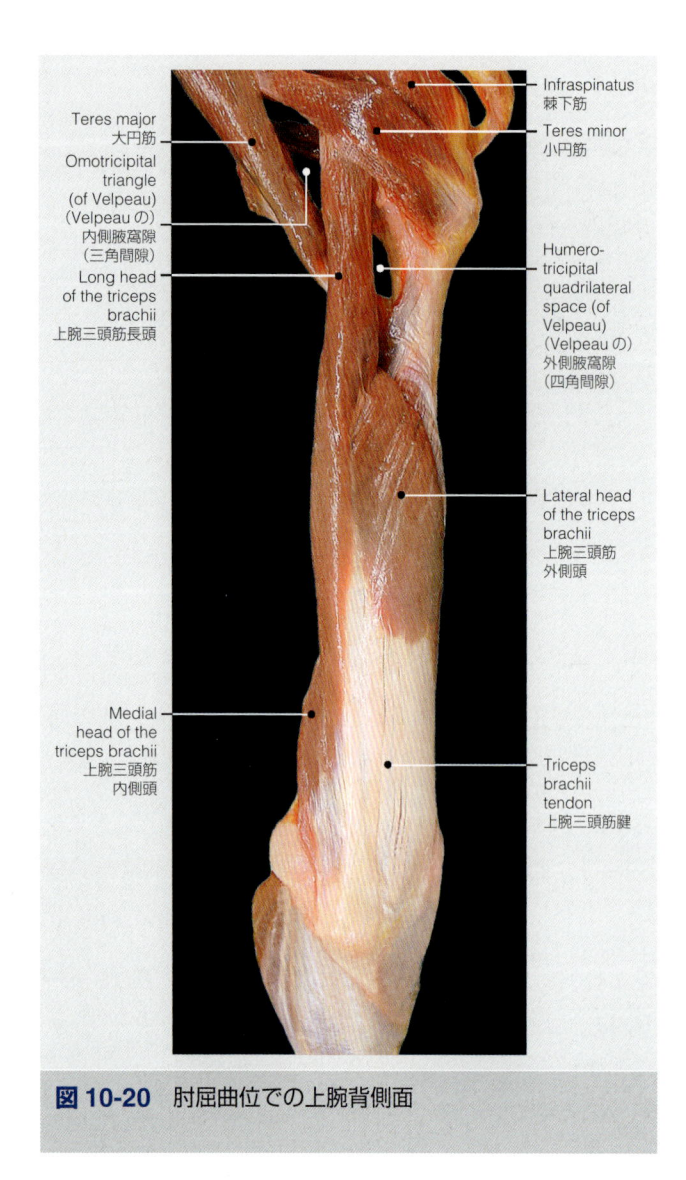

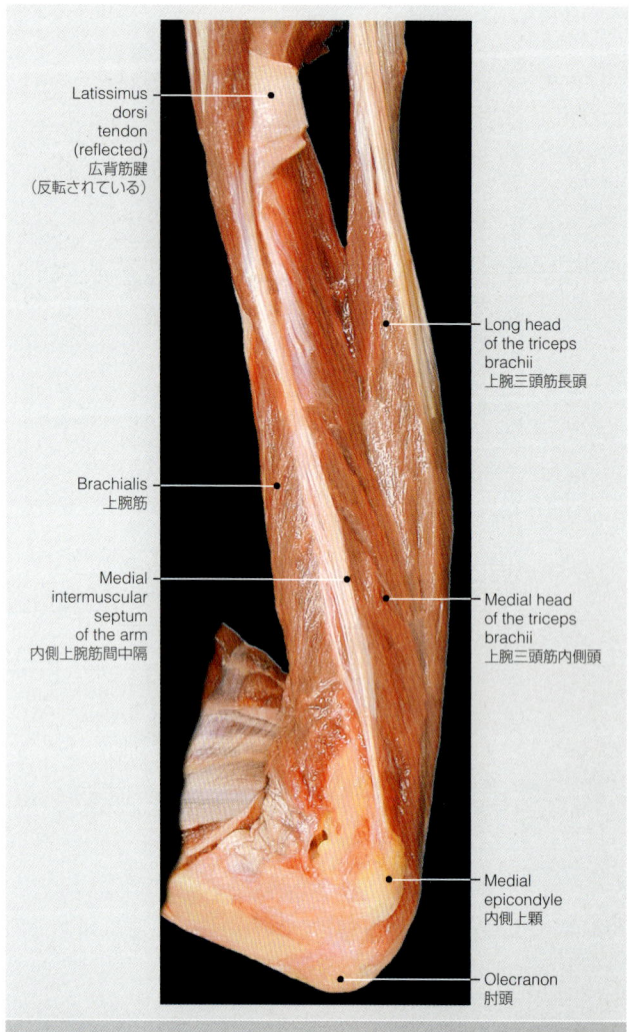

図 10-21 肘屈曲位での上腕内側面（上腕二頭筋は除かれている）

前腕の筋

前腕の筋は3つの区画〔前（屈筋）区画が1つと後（伸筋）区画が2つ〕に区分される．

■前区画

前区画に属する筋は表層から深層へ4層で構成される．
前腕の前面の筋（**図 10-23**）は腱膜様の組織（前腕筋膜）によって包帯のように覆われている（**図 10-24**）．前腕筋膜には屈筋腱と表層の伸筋腱も付着する．前腕筋膜は内側・外側上顆，肘頭，尺骨後縁に強固についている．前腕の区画はこの前腕筋膜から続く結合組織と，骨，前腕骨間膜によって区分けされている．

■第1層

第1層の筋はともに上腕骨内側上顆（medial humeral epicondyle または epitrochlea）に停止しているため内側上顆筋群（epitrochlear muscles）と呼ばれる．これらは円回内筋，橈側手根屈筋，長掌筋，尺側手根屈筋である（**表 10-6**）．

●円回内筋

肘窩の内側縁にあたり，このグループの筋の中では最も外側に位置する（**図 10-25** ▶ p.138）．起始は2つある．①上腕頭は内側上顆前面，内側上腕筋間中隔，円回内筋と橈側手根屈筋との間の内側上顆の筋間中隔（intermuscular epitrochlear septum）から起こる，②尺骨頭は鈎状突起の内側面から起こる．両頭は遠位外側へ向かって斜めに走行し合して橈骨外側面を包む平坦な腱になる．停止部は回内筋粗面である．

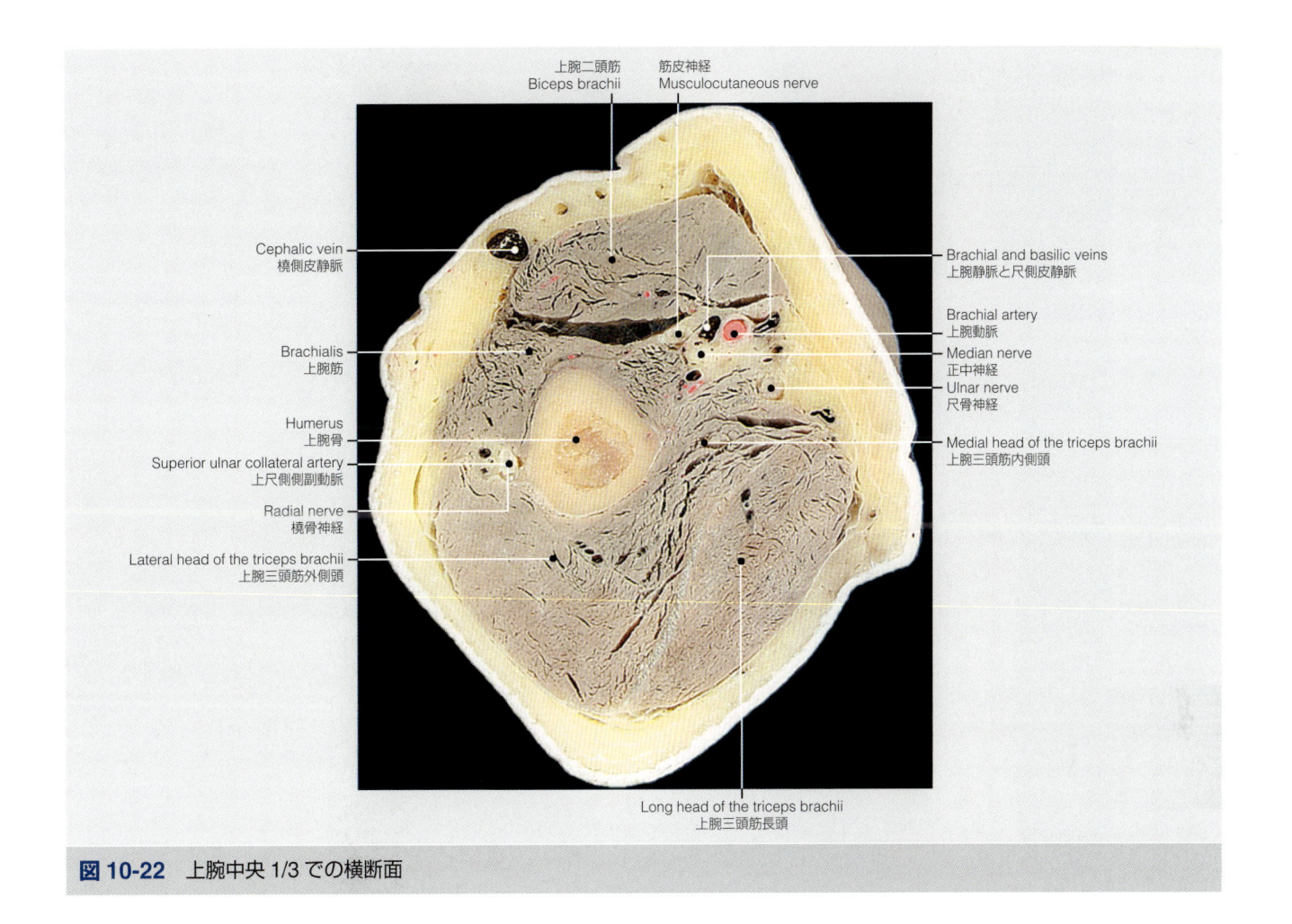

図 10-22 上腕中央 1/3 での横断面

　円回内筋の機能は2つある．主な機能は前腕の回内である．内側上顆の線維によって肘屈曲にも働く．

　正中神経（C6-7）の神経支配を受ける．正中神経はこの筋の上腕頭（表層）と尺骨頭（深層）の間を通って前腕に入る．尺骨動脈はこの筋の尺骨頭の深層にある．

● 橈側手根屈筋（flexor carpi radialis, palmaris major）

　円回内筋の内側に位置する紡錘筋である（図 10-23，10-26 ▶ p.138）．上腕骨内側上顆から内側上顆筋群（epitrochlear muscles）の共通の起始を介して起こる以外に前腕筋膜，他の区画との間の内側上顆筋間中隔からも起こる．これらの線維は合して1つの筋腹を作り前腕中央で長い腱へと移行し第2中手骨掌側面に停止する（図 10-27 ▶ p.138）．この腱は手根管では独自のトンネル内を走行する．そのトンネルは橈側手根屈筋の腱鞘となり摩擦を防いでいる（図 10-28，10-29 ▶ p.139）．

　手根部の屈曲と橈屈（外転）に働く．また，前腕回内，肘屈曲にも働く．

　正中神経（C6-8）の神経支配を受ける．

● 長掌筋（palmaris longus, palmaris minor）

　長掌筋は存在しないこともある（図 10-23）．橈側手根屈筋の内側に位置し，起始を共有している．筋肉部は非常に短く長い腱として前腕前面表層に続く．停止部は屈筋支帯と手掌腱膜の頂点で，手掌腱膜は扇状に広がる．

　主な機能は屈筋支帯を引っ張ることで手関節を屈曲させることである．手掌腱膜も牽引し指屈曲にも軽度働く．肘屈曲の作用はわずかである．

　正中神経（C7-T1）の神経支配を受ける．

● 尺側手根屈筋（flexor carpi ulnaris, cubitalis anterior）

　長掌筋に隣接しており，前腕第1層の最も内側の筋肉である（図 10-23）．上腕頭と尺骨頭の2つの起始部がある（図 10-30 ▶ p.139）．上腕頭は内側上顆，内側上腕筋間中隔，内側上顆筋間中隔から起こる．尺骨頭は尺骨の後内側縁，肘頭内側面，前腕筋膜から起始する．これらの線維はアーチ，すなわち Osborne のアーケードを形成する．このアーケードの床面は尺骨神経溝を形成する．この内側上顆から肘頭にかけてのトンネル（epitrochlear-olecranon

図 10-23 前腕前面の浅層の筋

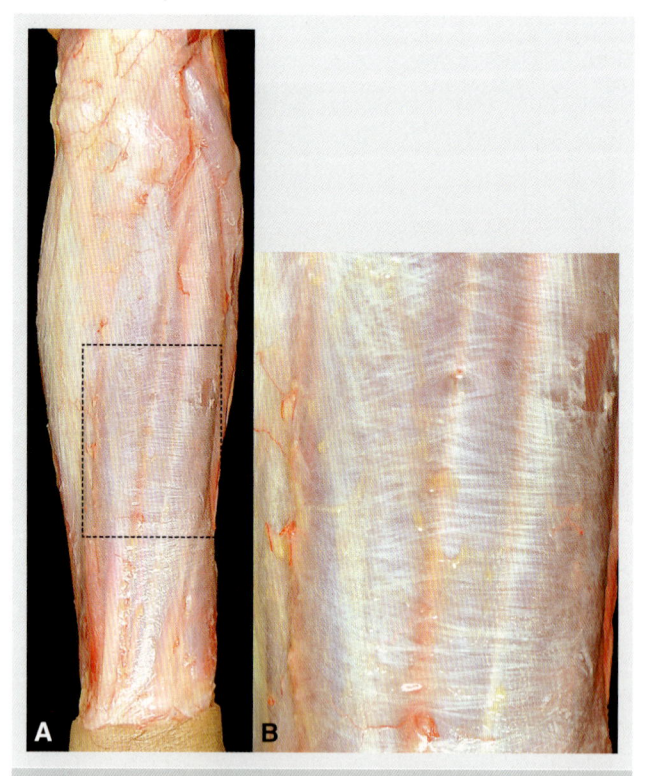

図 10-24 A 前腕背面，B 前腕筋膜の詳細．

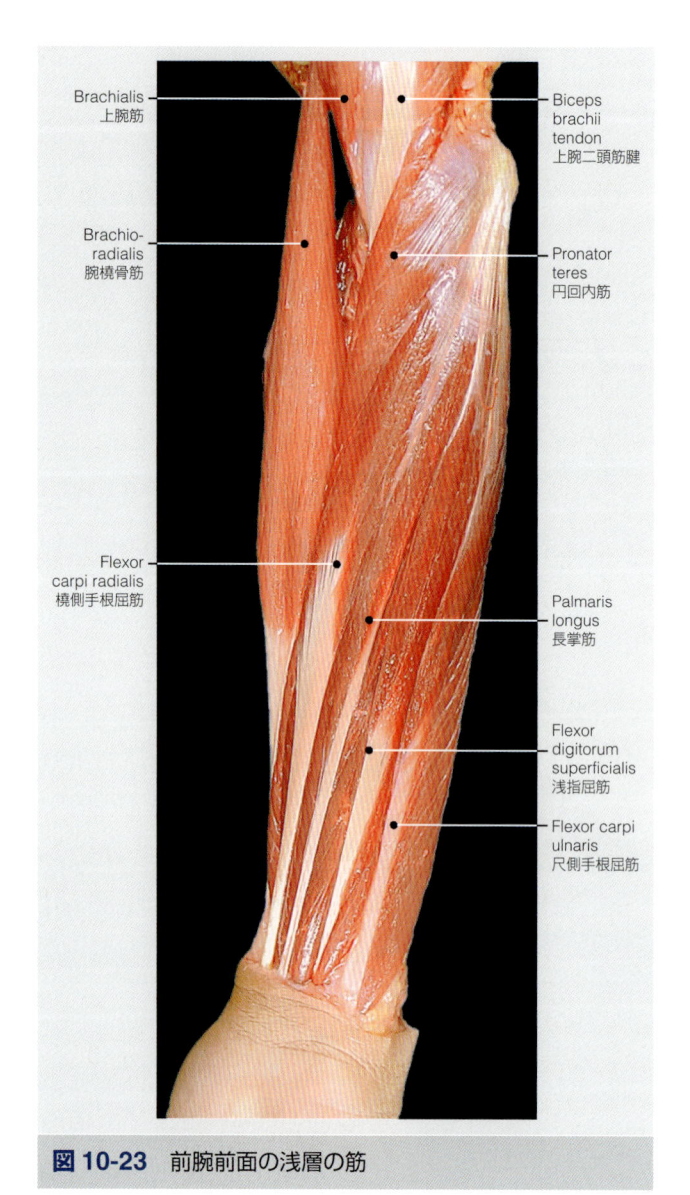

tunnel)には尺骨神経と尺側反回動脈の後枝が通る．これら2頭は1つの筋腹となり腱に移行して前腕尺側を走行し豆状骨に停止する（豆状骨は腱の中にある種子骨と考えられている）．腱は豆鈎靱帯を介して有鈎骨鈎へ，豆中手靱帯を介して第5中手骨底に広がる（**図 10-31**，**10-32** ▶ p.140）．その他の腱線維は手掌腱膜へとつながる．

手関節の屈曲と尺屈（内転）および肘屈曲に働く．

尺骨神経（C7-T1）の神経支配を受ける．

■第2層：浅指屈筋

第2層にある筋は浅指屈筋のみである（**図 10-33** ▶ p.140）．これは幅が広く平坦な筋で円回内筋，橈側手根屈筋，長掌筋，尺側手根屈筋の深層に位置している．浅指屈筋には2頭（上腕尺骨頭，橈骨頭）がある．上腕尺骨頭は内側上顆，内側側副靱帯，鈎状突起から起こり，橈骨頭は橈骨の前面についている．両頭が作るアーチの深層には間隙があり，正中神経と尺骨動脈が通る．この幅広い筋の線維は2つの平面に並ぶ．中指（Ⅲ）と環指（Ⅳ）への線維はより浅層にあり，示指（Ⅱ）と小指（Ⅴ）への線維はより深層にある．このように並ぶことで浅指屈筋腱が手根管を通過しやすくなっている．浅指屈筋腱は中節骨に2本の腱束になって停止する（**図 10-34〜10-36** ▶ p.140，141）．これらの腱束は深指屈筋腱が通過するためのアーチを形成する．このため浅指屈筋は有孔屈筋（perforated flexor muscle），深指屈筋は貫通屈筋（perforating flexor muscle）とも呼ばれる．この関係は後述する深指屈筋の項でも説明されている．

各指の近位指節間関節，中手指節関節，手根中手関節，手関節の屈曲に働く．また非常にわずかだが肘の屈曲にも働く．

正中神経（C7-T1）の神経支配を受ける．

■第3層

第3層は浅指屈筋と前腕骨，骨間膜との間にある．第3層の筋はもともと一塊であったが母指への屈筋が発達につ

表10-6　前腕の前区画第1層の筋

筋肉	円回内筋	橈側手根屈筋	長掌筋(変異あり)	尺側手根屈筋
起始	上腕頭:内側上顆 尺骨頭:鉤状突起	内側上顆	内側上顆	上腕頭:内側上顆 尺骨頭:肘頭内側面
停止	橈骨の回内筋粗面	第2中手骨の掌側面	手掌腱膜の屈筋支帯	豆状骨(豆鉤靭帯を介して有鉤骨鉤, 豆中手靭帯を介して第5中手骨底)
支配神経	正中神経	正中神経	正中神経	尺骨神経
機能	前腕回内と肘屈曲	手関節屈曲・橈屈, 前腕回内, 肘屈曲にも働く	屈筋支帯を介した手関節屈曲, 手掌腱膜の緊張, 指の屈曲(軽度)	手関節の屈曲と尺屈

れて時間をかけて特化したと考えられている．第3層には深指屈筋と長母指屈筋がある．

● 深指屈筋

前腕の前内側を覆っている(図10-37 ▶ p.141)．起始は尺骨前面と骨間膜,時に橈骨前面である．この筋は遠位に向かって走行し前腕中央で4つの腱に分かれる．深指屈筋腱は手根管を通過し,浅指屈筋腱の間を通って末節骨に停止する(図10-38 ▶ p.142)．両屈筋腱は基節骨レベルの腱交叉(chiasma)で交叉する(図10-38〜10-41 ▶ p.142)．深指屈筋腱の停止部は幅広く平坦で扇状に広がっている．

機能は浅指屈筋の機能に似ており,加えて末節骨を屈曲する．したがって,臨床の診察では浅指屈筋は近位指節間関節を屈曲させるのみだが深指屈筋は遠位指節間関節も屈曲させることで両者を区別する．

屈筋腱は手根管を通過する際,共通の腱鞘(総腱鞘)に覆われている．この腱鞘は小指では遠位に続き腱を完全に覆う．示指,中指,環指では腱鞘は中手骨レベルでいったん途切れるが,その遠位で指の滑液鞘が再び現れる．

深指屈筋の神経支配は二重になっており,示指と中指への筋は正中神経の枝である前骨間神経支配で,環指と小指への筋は尺骨神経(C7-T1)支配である．

(p.142につづく)

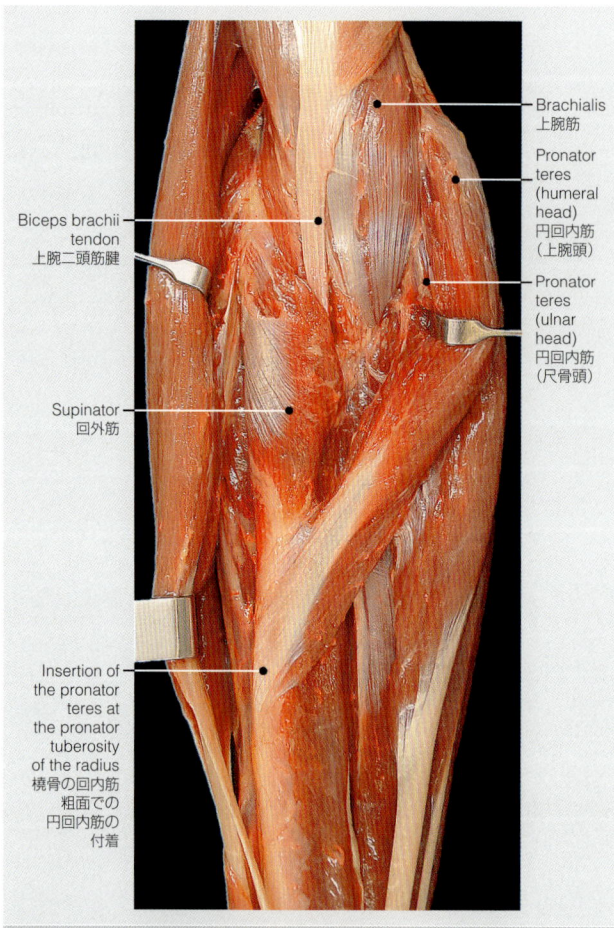

図 10-25 円回内筋とその橈骨付着

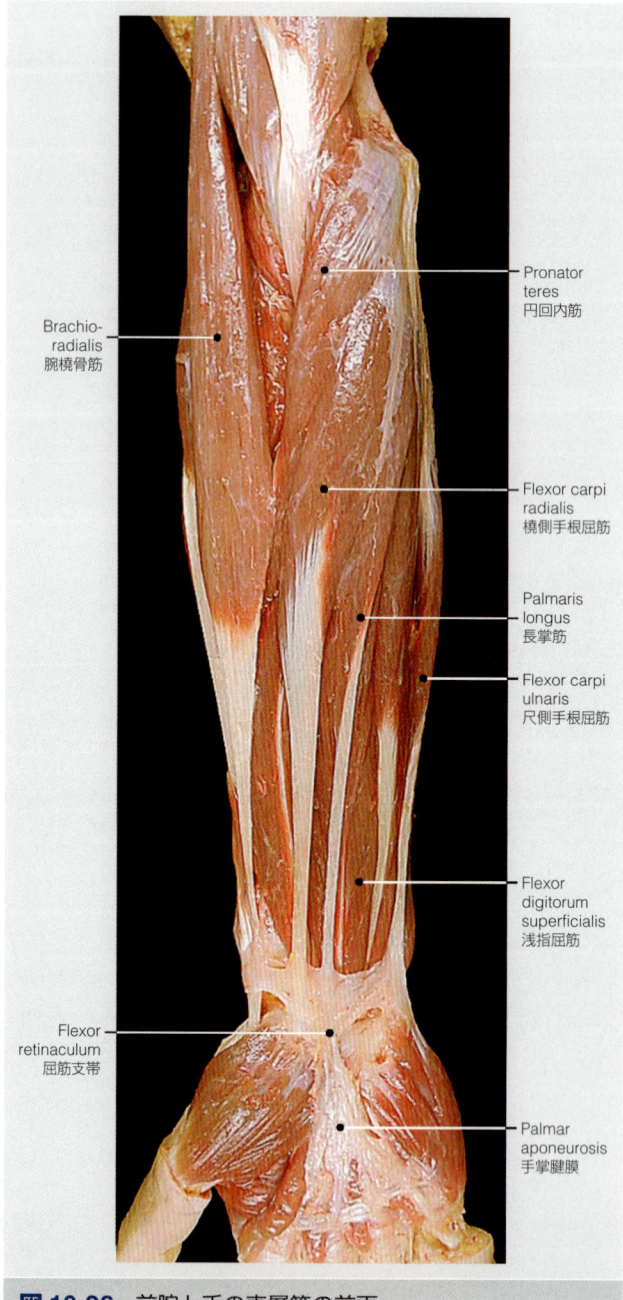

図 10-26 前腕と手の表層筋の前面

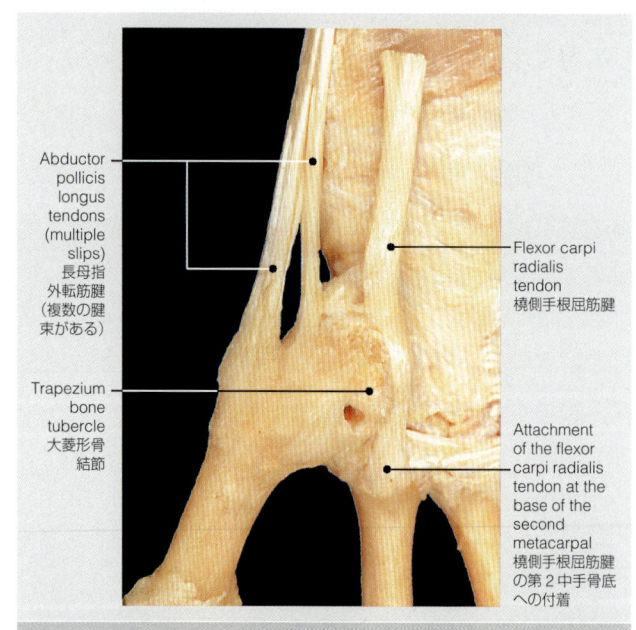

図 10-27 手根骨橈側の深部の前面．橈側手根屈筋と長母指外転筋の付着を示している．

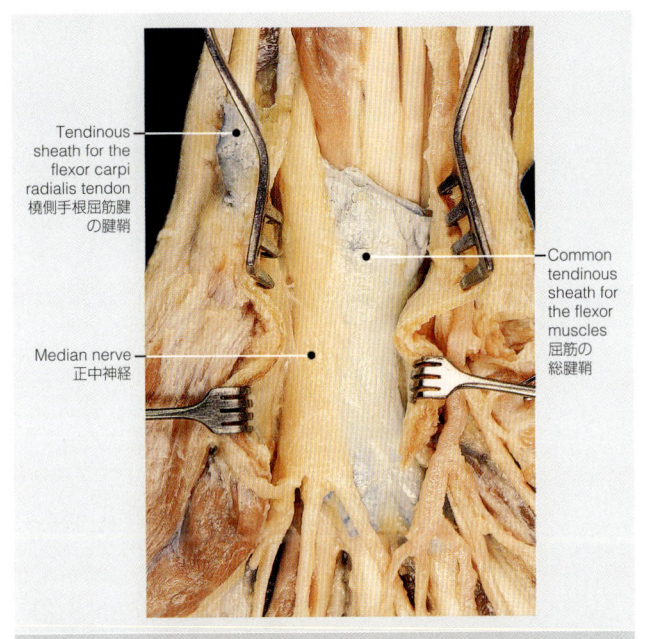

図 10-28 手関節掌側（青色ラテックスが腱鞘内に注入されている）．橈側手根屈筋は独立した腱鞘（この写真では開かれている）を通る．

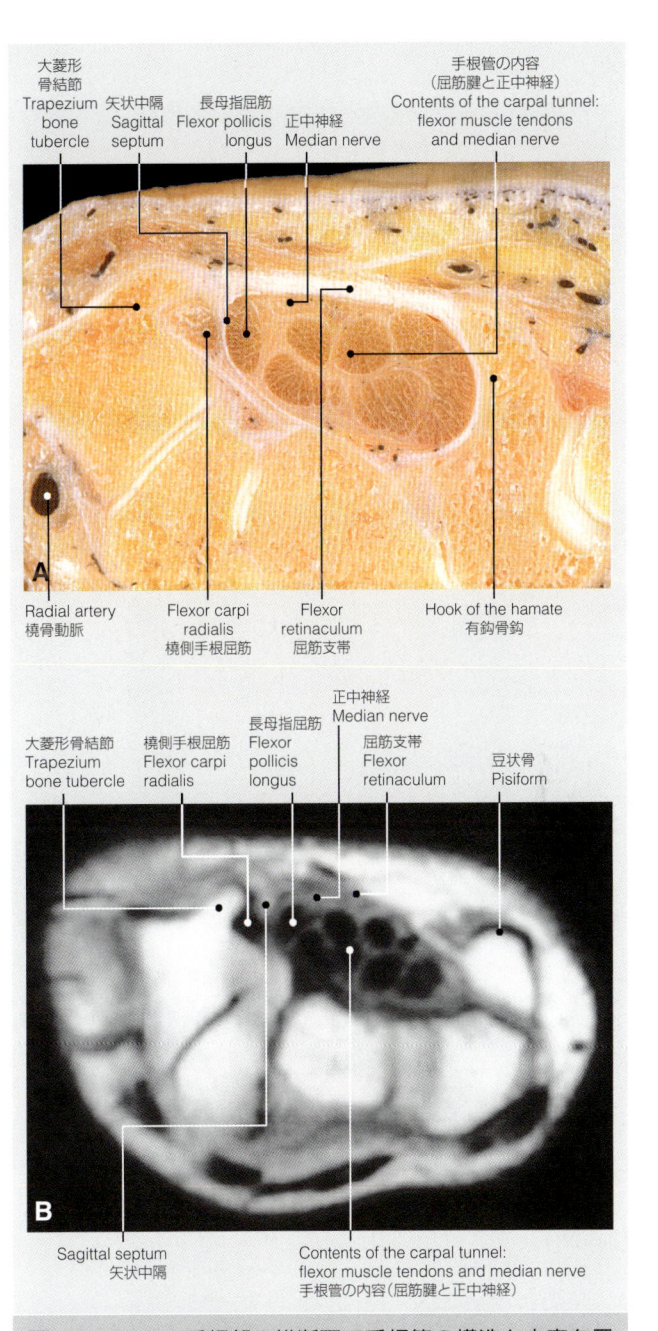

図 10-29 **A** 手根部の横断面で手根管の構造と内容を示す．橈側手根屈筋腱は屈筋支帯から生じる矢状中隔によって他の構造物とは分離されている．**B** **A** より少し近位でのCTで手根管の内容を示す．

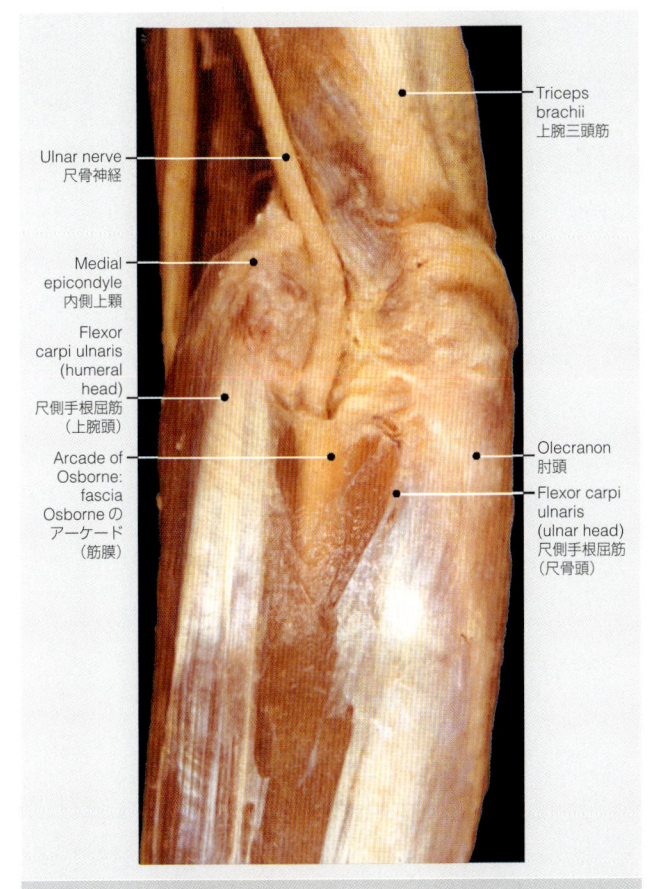

図 10-30 肘の後内側面

10 筋学　139

図 10-31　手関節の内側面

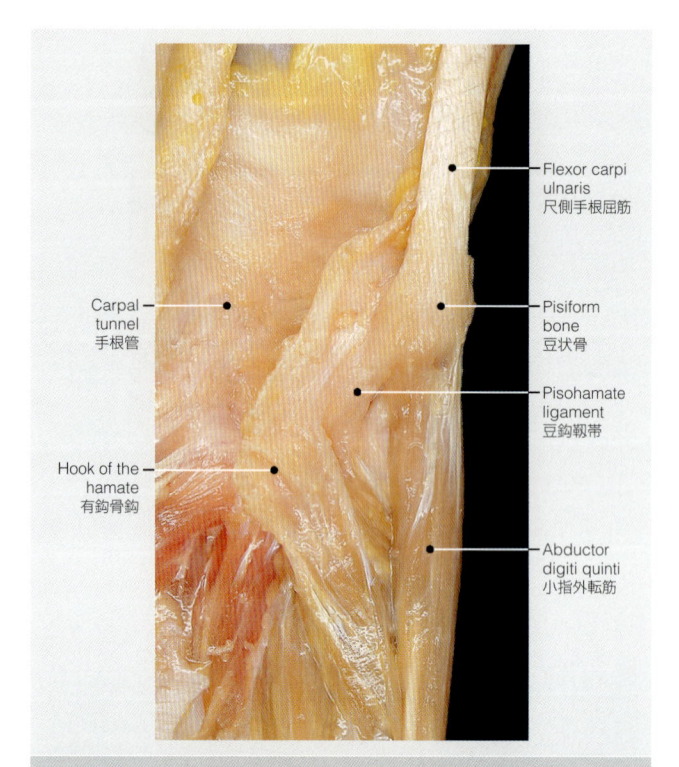

図 10-32　手根管の内容を除去した後の手関節の遠位前面．内在筋は残っている．

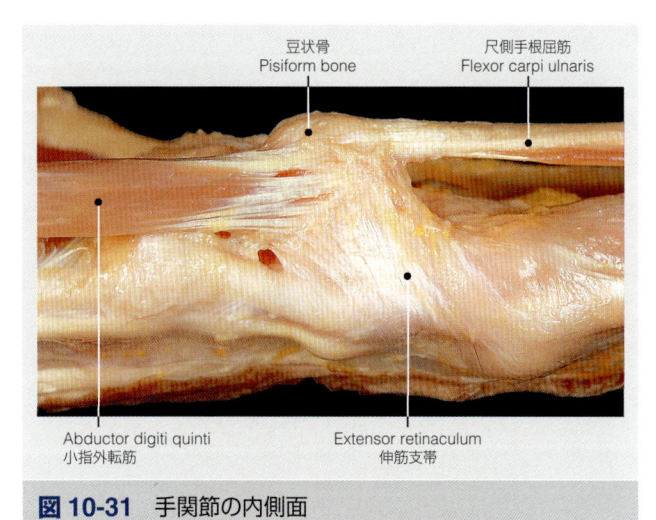

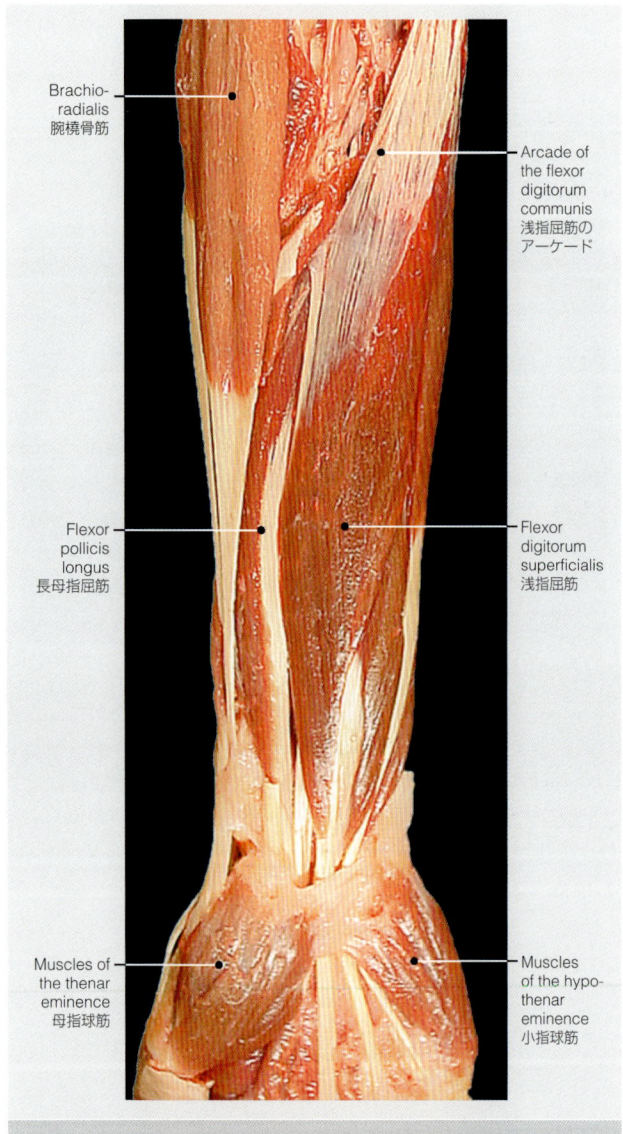

図 10-33　第1層の筋を除いた後の前腕の前区画

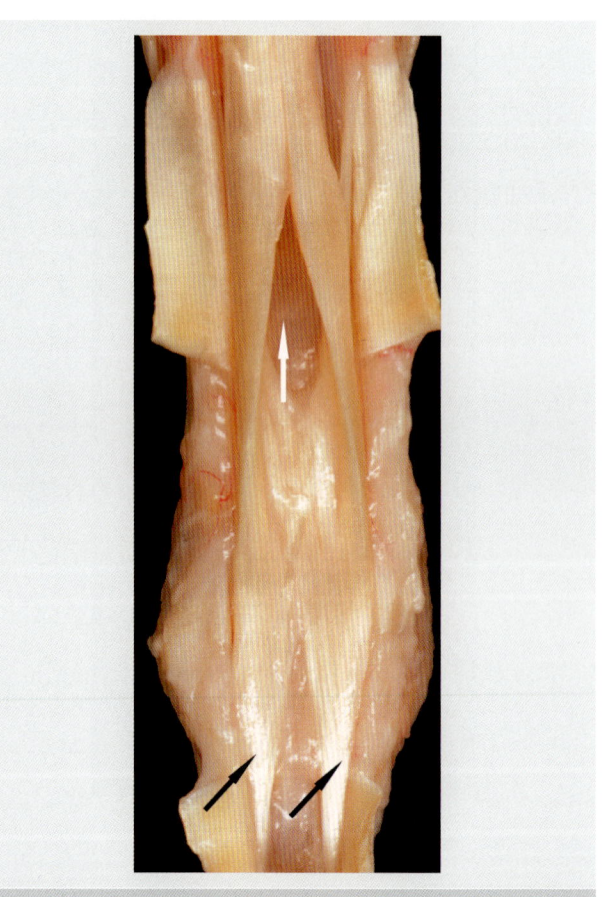

図 10-34　3つの指節骨のある指における浅指屈筋の停止部．2つの脚（黒矢印）により中節骨底に付着する．深指屈筋腱の通路（白矢印）を形成している．

140　II　上肢帯と上肢

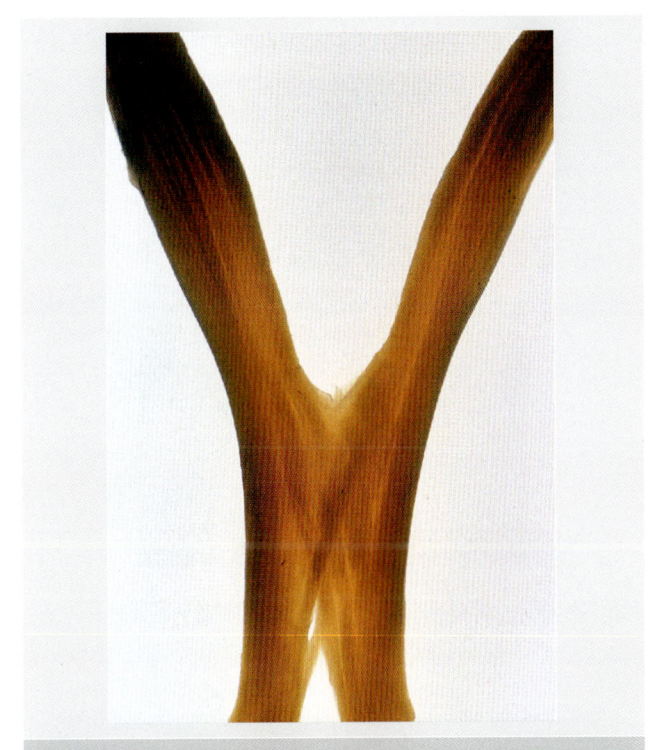

図 10-35 Camperの腱交叉（chiasma）での浅指屈筋腱の脚．線維が交叉している．

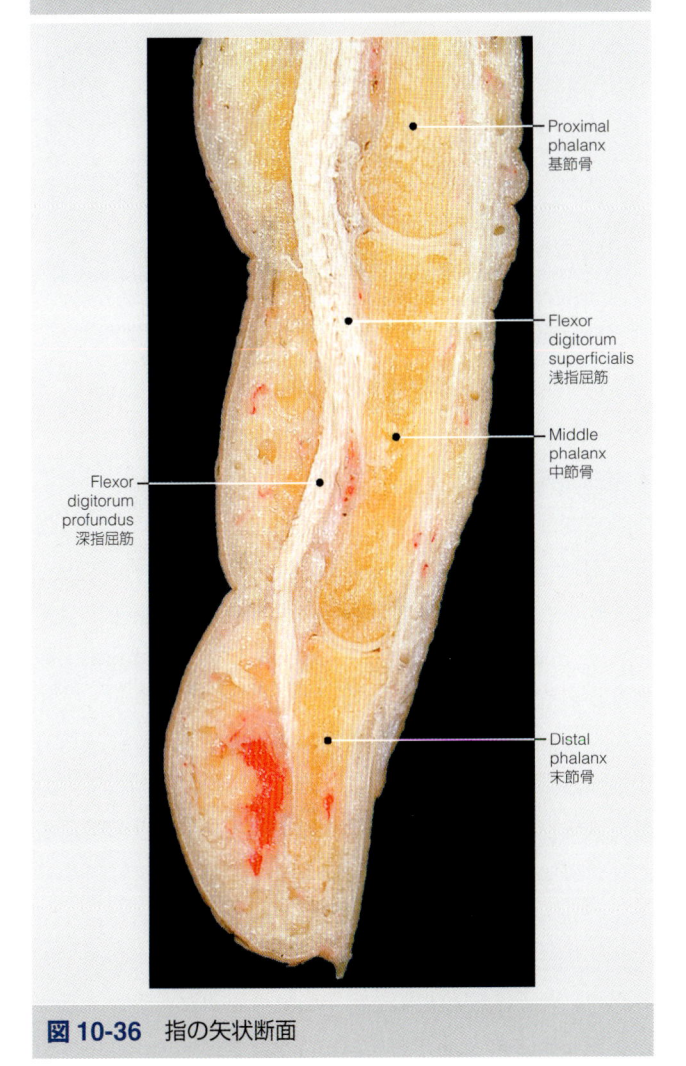

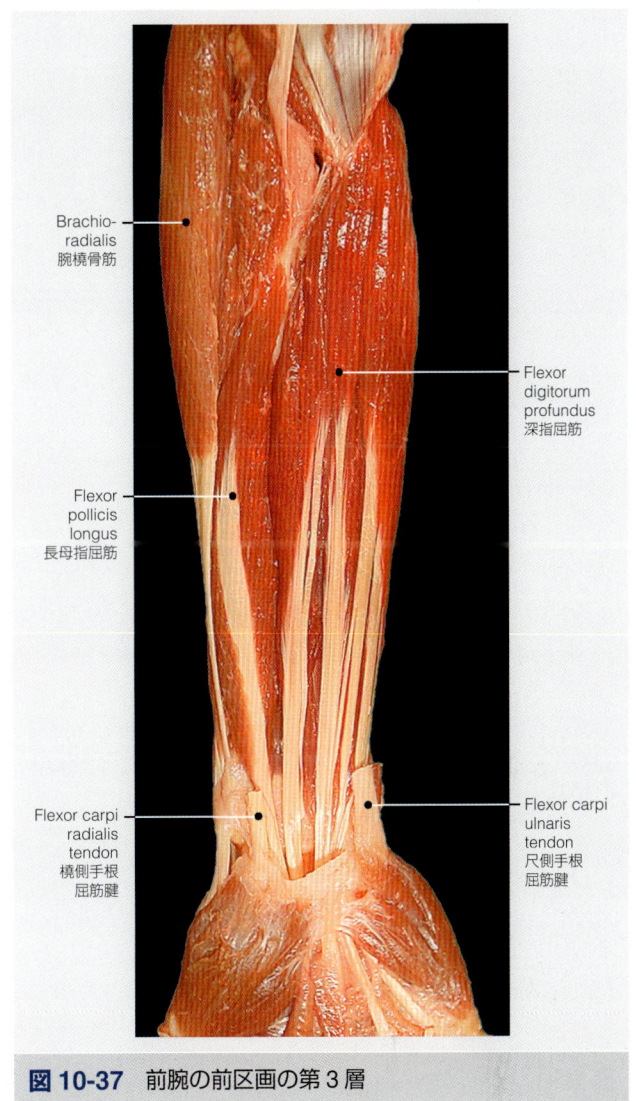

図 10-37 前腕の前区画の第3層

- Brachio-radialis 腕橈骨筋
- Flexor digitorum profundus 深指屈筋
- Flexor pollicis longus 長母指屈筋
- Flexor carpi radialis tendon 橈側手根屈筋腱
- Flexor carpi ulnaris tendon 尺側手根屈筋腱

図 10-36 指の矢状断面

- Proximal phalanx 基節骨
- Flexor digitorum superficialis 浅指屈筋
- Middle phalanx 中節骨
- Flexor digitorum profundus 深指屈筋
- Distal phalanx 末節骨

10 筋学 141

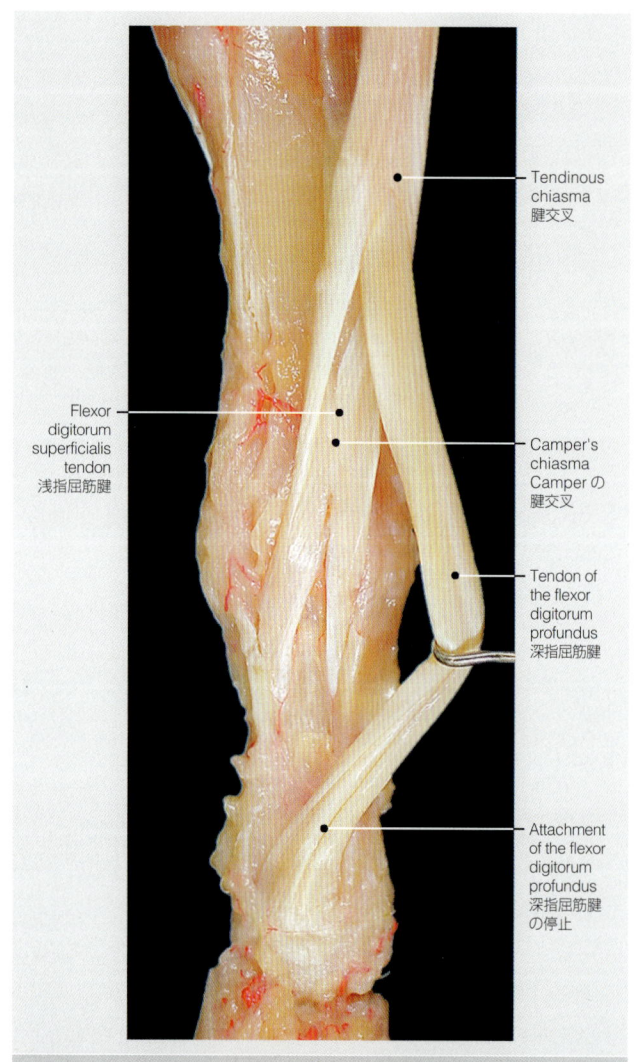

図 10-38 指の2つの屈筋腱の関係を示す指の前面

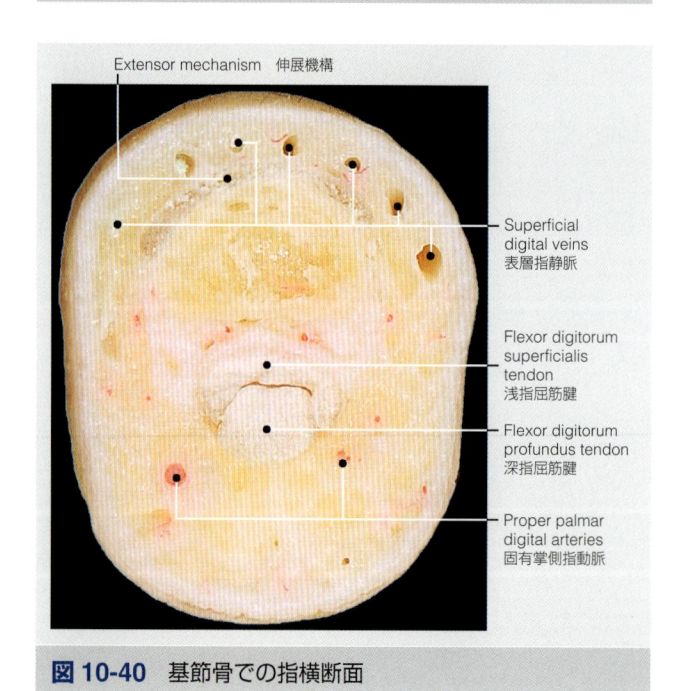

図 10-39 手掌腱膜を除いた後の手掌側の筋（前面）

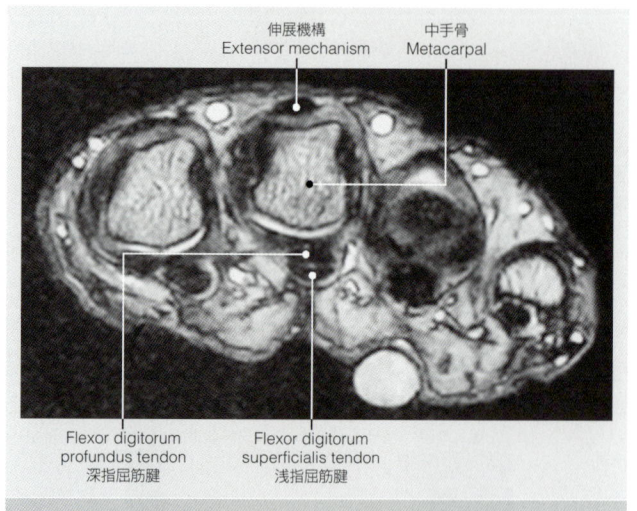

図 10-40 基節骨での指横断面

図 10-41 中手骨頭レベルでのMRI横断面

● 長母指屈筋

長母指屈筋はこの層の橈側にある（図10-42）．起始は橈骨の前面と骨間膜の外側面である．時にGantzerの副頭として知られる補強する筋束がある．この筋束は非常に変異が大きく（図10-43），鉤状突起や内側上顆または内側上顆筋群から起こり得る．

長母指屈筋の線維は深指屈筋の橈側でまっすぐ，遠位方向へ向かって走行する．遠位では腱に移行し，手根管内の最外側を通り，舟状骨結節で向きを変える．短母指屈筋の2つの筋束を貫通し母指末節骨底に停止する．この腱は手根管から末節骨まで長母指屈筋の腱鞘に覆われる．

主な機能は末節骨の基節骨に対する，そして中手骨，大菱形骨に対する屈曲である．手関節の屈曲にも働く．正中神経（C6-8）の枝である前骨間神経に支配される．

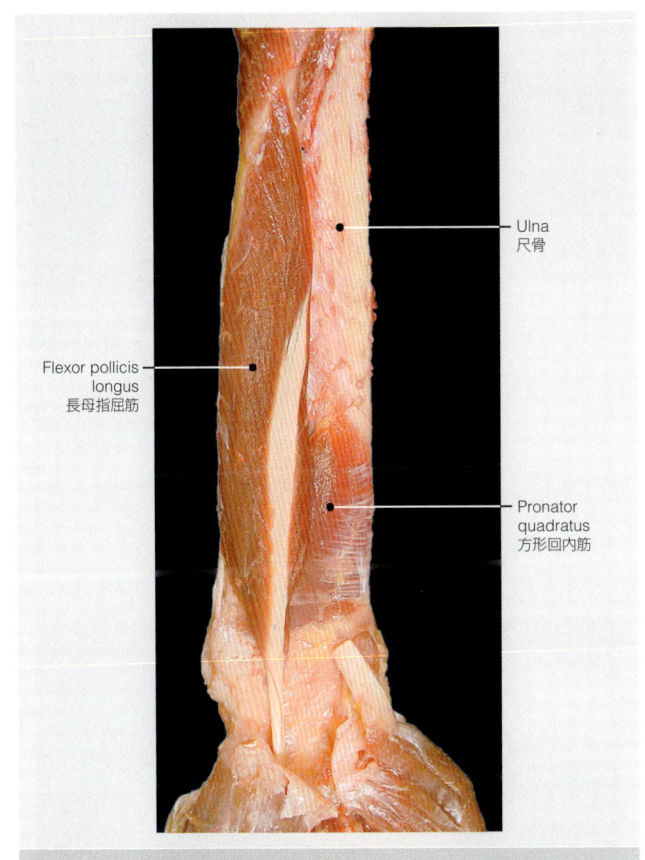

図 10-42　前腕深部の筋の前面

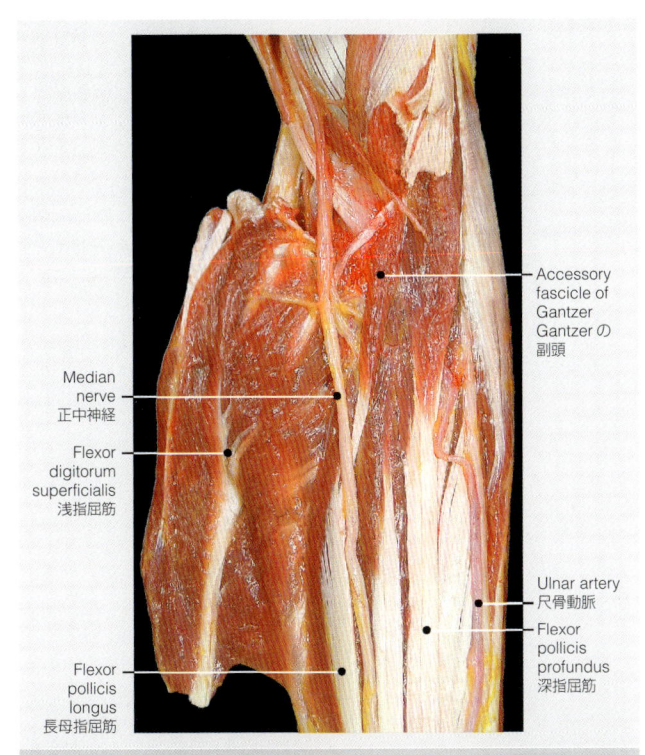

図 10-43　前腕．浅指屈筋を避けて Gantzer の副筋束を示す．

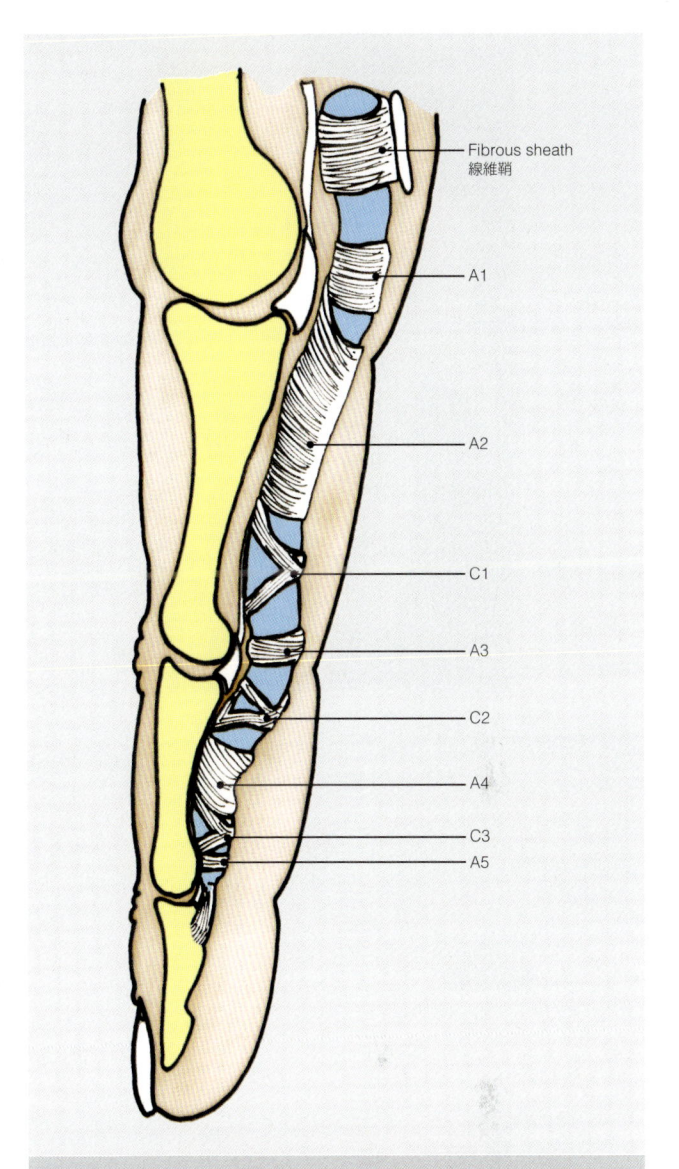

図 10-44　3つの指節骨から成る指での線維鞘（滑車 pulley）と滑膜（青）

■屈筋腱遠位部間の関係

屈筋腱は線維鞘を通って指節骨へ停止する（図 10-44, 10-45）．その腱鞘は指を曲げたときに指から腱が離れないよう滑車（pulley）の役割をする．その線維鞘には，横走する線維から成る A1, A2, A3, A4, A5 と番号のついた5つの輪状部（annular portion）と十字形にクロスする線維から成る C1, C2, C3 と番号のついた3つの十字部（cruciform portion）がある．この線維鞘は骨線維性の導管を作りその中を屈筋腱が共通の滑膜鞘に包まれて走行する（図 10-46）．

屈筋腱を分離してみると，腱と腱鞘内の側副血管の枝を送る小さな線維組織，いわゆる腱のヒモ（vincula tendinum）がみられる（図 10-47）．長いヒモは屈筋腱を栄養し

10　筋学　143

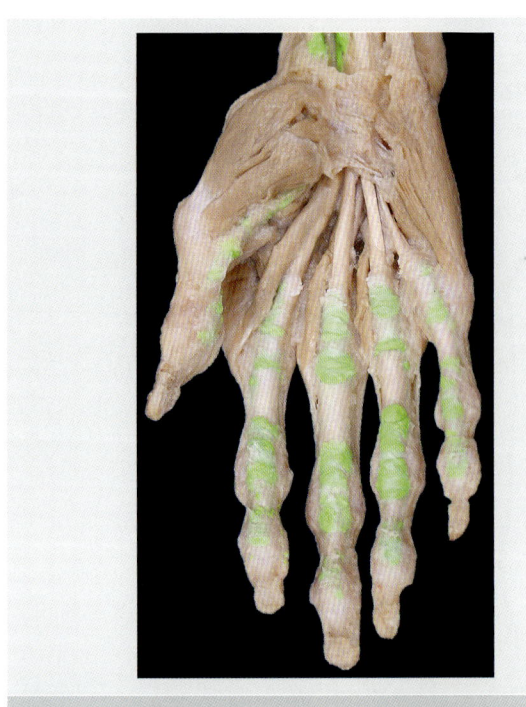

図 10-45 屈筋の腱鞘（緑色のラテックスが注入されている）

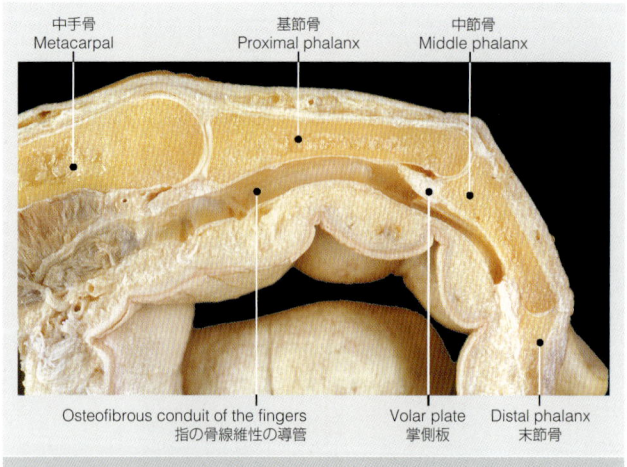

図 10-46 指の骨線維性の導管（屈筋腱を除いて示す）

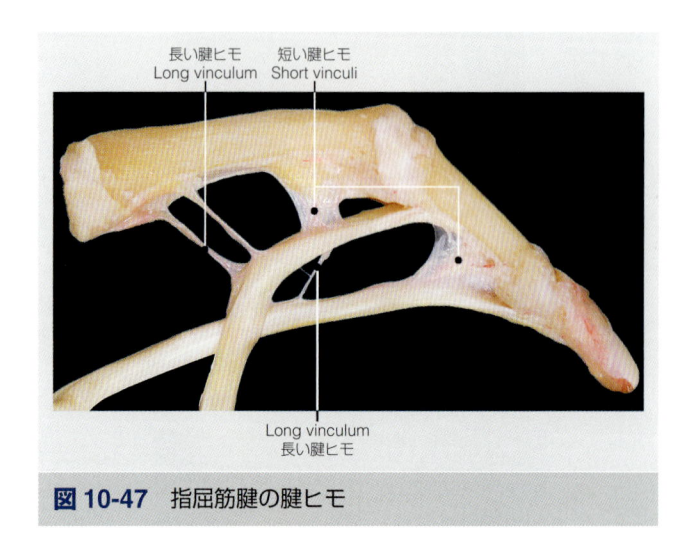

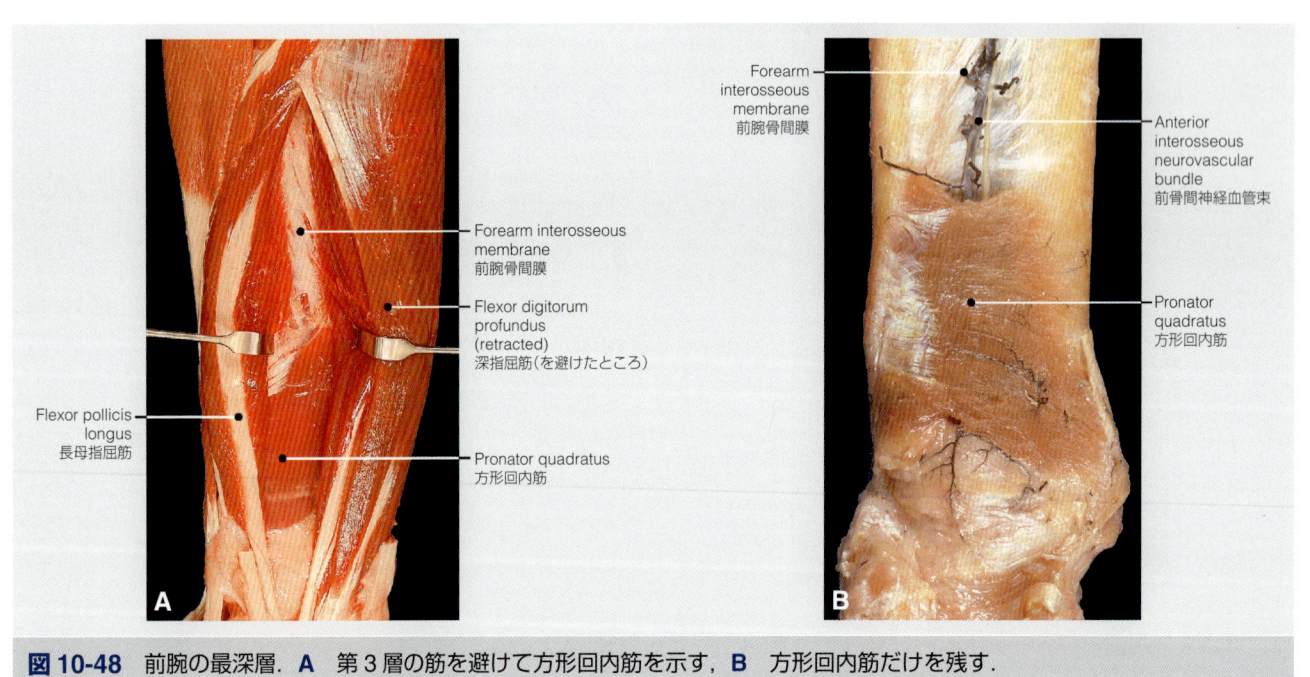

- 中手骨 Metacarpal
- 基節骨 Proximal phalanx
- 中節骨 Middle phalanx
- Osteofibrous conduit of the fingers 指の骨線維性の導管
- Volar plate 掌側板
- Distal phalanx 末節骨

図 10-47 指屈筋腱の腱ヒモ

- 長い腱ヒモ Long vinculum
- 短い腱ヒモ Short vinculi
- Long vinculum 長い腱ヒモ

図 10-48 前腕の最深層．A 第3層の筋を避けて方形回内筋を示す，B 方形回内筋だけを残す．

A:
- Forearm interosseous membrane 前腕骨間膜
- Flexor digitorum profundus (retracted) 深指屈筋（を避けたところ）
- Flexor pollicis longus 長母指屈筋
- Pronator quadratus 方形回内筋

B:
- Forearm interosseous membrane 前腕骨間膜
- Anterior interosseous neurovascular bundle 前骨間神経血管束
- Pronator quadratus 方形回内筋

II 上肢帯と上肢

基節骨レベルに位置している．短いヒモは腱の遠位停止部のすぐ近位にあり，その1つの腱にのみ向かう．

■第4層：方形回内筋

方形回内筋は第4層にある唯一の筋である（**図10-48**，**10-49**）．この平坦で四角形をした筋は前腕の遠位1/4に位置している．尺骨前面で腱として起始し，その筋線維は横走し橈骨前面に筋性に停止する．

主な機能は前腕の回内である．尺骨に対して橈骨を引っ張り回転させることで回内が生じる．また，特に手関節屈曲位の状態で手掌で物を押す時などに骨間膜とともに橈骨と尺骨の位置関係を維持する．

前骨間神経（C7-T1）の神経支配を受ける．

表10-7は前腕の前区画第2〜4層の各筋の起始，停止，神経支配，機能をまとめたものである．

■後区画

この部位には2層，表層と深層，がある．表層には4つの筋が，深層には5つの筋がある．

■表層

表層の筋は上腕骨外側上顆において起始部を共有しており，後区画の橈側にある筋とともに外側上顆筋群（epicondylar muscles）に含まれる．この層には肘筋，総指伸筋，小指伸筋，尺側手根伸筋がある．

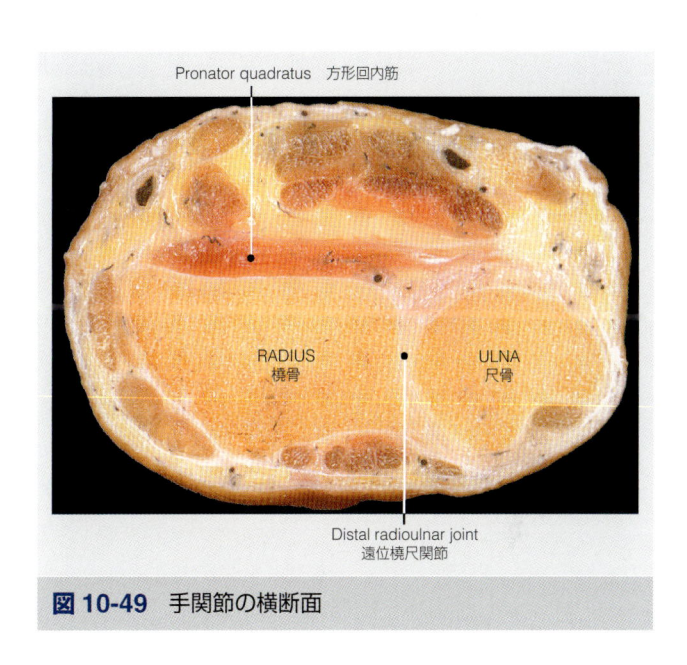

図10-49 手関節の横断面

表10-7 前腕の前区画第2〜4層の筋

筋肉	浅指屈筋	深指屈筋	長母指屈筋	方形回内筋
起始	内側上顆，鈎状突起，橈骨前面	尺骨と骨間膜の近位1/2	橈骨前面（内側上顆）	尺骨遠位1/4の前面
停止	指中節骨体	指末節骨底の前面	母指末節骨底の前面	橈骨遠位1/4の前面
支配神経	正中神経	正中神経（示指と中指）と尺骨神経（環指と小指）	正中神経	正中神経
機能	近位指節間関節の屈曲，腱がまたぐその他の関節の屈曲	遠位指節間関節の屈曲，腱がまたぐその他の関節の屈曲	母指指節間関節，腱がまたぐその他の関節の屈曲	回内

表 10-8　前腕の後区画表層の筋

筋肉	肘筋	総指伸筋	小指伸筋	尺側手根伸筋
起始	外側上顆	外側上顆	外側上顆	外側上顆，尺骨近位後外側面
停止	肘頭外側縁（尺骨近位後面）	指の伸展機構（指末節骨底）	指の伸展機構（指末節骨底）	第5中手骨の茎状突起
支配神経	橈骨神経	橈骨神経	橈骨神経	橈骨神経
機能	軽度な肘の伸展	第2～5指の伸展	手関節の伸展と第5指の伸展	手関節の伸展と尺屈

表 10-8 は前腕の後区の画表層の各筋の起始，停止，神経支配，機能をまとめたものである．

● 肘筋

肘関節の一部と考え得る三角形の筋である（図 10-50）．実際，肘筋は支配神経の共有からもわかるように上腕三頭筋の内側頭が遠位，外側に広がったものである．肘筋の線維は，外側上顆と外側側副靱帯から肘頭外側縁と尺骨後面に向けて扇状に広がる．肘関節との間には滑液包があるがこの滑液包は肘関節の滑膜と交通がある．

機能は肘伸展時に肘関節包を緊張させ，肘関節包がインピンジしないように働く肘伸展の補助的な役割である．

橈骨神経（C7-8）の神経支配を受ける．

● 総指伸筋

外側上顆の後面，前腕筋膜，外側上顆の筋間中隔から起こる（図 10-51）．その線維は長軸方向に走行し3つの束に分かれる．1つは示指へ，1つは中指へ，1つは環指と小指へ向かう．指への腱は1つの平面上に並び，第Ⅳ伸筋区画を通り，伸展機構につく．総指伸筋腱には中手骨レベルで隣接する腱と腱を結ぶ腱間結合（junctura tendinum）が

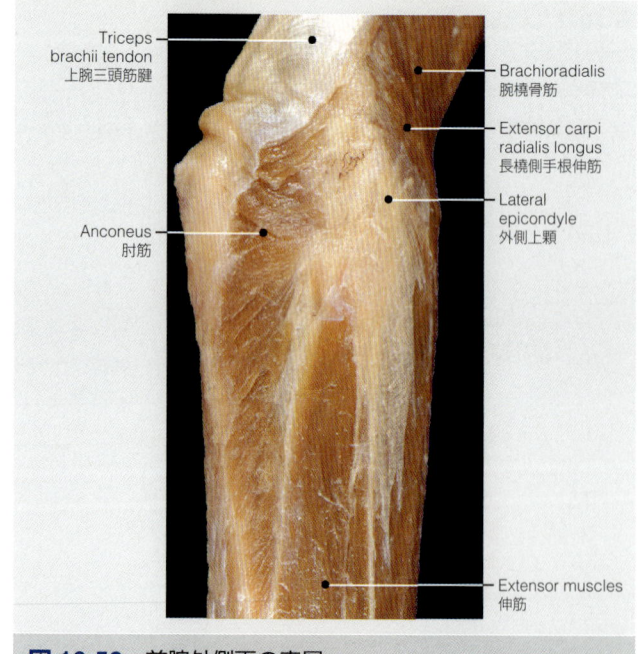

図 10-50　前腕外側面の表層

ある（図 10-52）．腱間結合は中指と環指の間，環指と小指の間には常に存在する．これらの結合のため総指伸筋による各指の独立した伸展は制限される．伸筋支帯の第Ⅳ伸筋

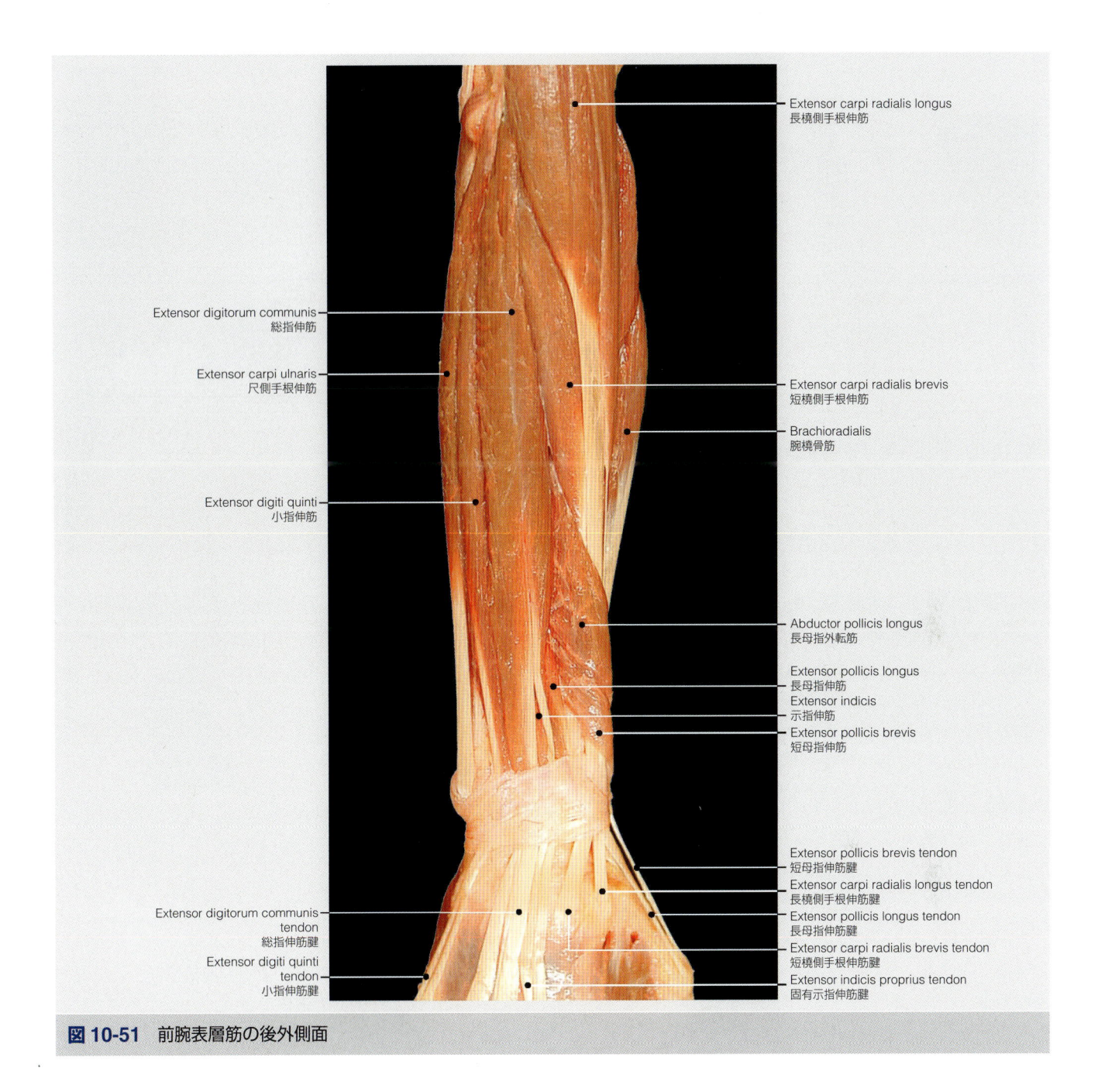

図 10-51 前腕表層筋の後外側面

区画内で総指伸筋は示指伸筋と腱鞘を共有している(**図 10-53〜10-55**, **表 10-9**).

機能は手指の伸展と外転である.手関節内転にも働く.総指伸筋は示指から小指の中手指節関節を伸展させ,また,指節間関節の伸展にも寄与する.

橈骨神経(C6-8)の神経支配を受ける.

● 小指伸筋

小指伸筋は総指伸筋の内側に位置する.総指伸筋とは薄い腱性の層で分けられているのみで,神経支配を共有しており総指伸筋の一部のようにみえる(**図 10-51**).外側上顆,前腕筋膜,外側上顆の筋間中隔から起こる.線維は手関節で腱鞘に保護され,第Ⅴ伸筋区画を通過する(**図 10-53〜10-55**).背側面からみると,総指伸筋の尺側で,1つまたは2つの腱がある(**図 10-56** ▷ p.150).これらの腱は伸展機構を介して末節骨底に停止する.

小指伸筋には総指伸筋と同様の機能があり,すなわち,小指の伸展を強化している.

橈骨神経(C7-8)の神経支配を受ける.

● 尺側手根伸筋

尺側手根伸筋はこの面では最も尺側にある腱である(**図 10-51**).起始は二頭で,上腕頭と尺骨頭がある.上腕頭は外側上顆,外側側副靱帯,外側上顆部の筋間中隔から

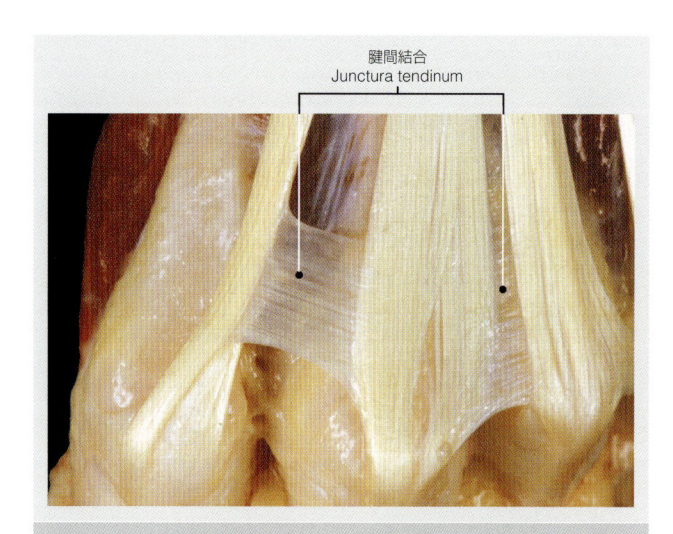

図 10-52　総指伸筋の腱間結合の詳細

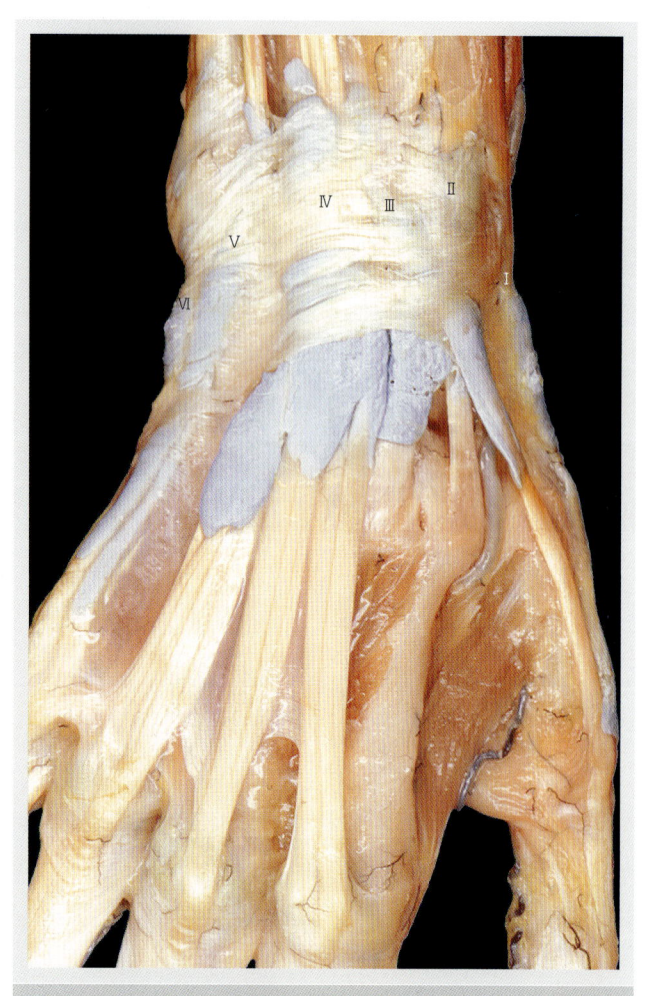

図 10-53　手根と指の伸筋腱の腱鞘（青のラテックスが注入されている）（→ 表 10-9）

起始する．尺骨頭は尺骨の後面と前腕筋膜から起こる．これらの線維は1つの筋腹に合した後，腱に移行する．この腱は尺側手根伸筋の腱鞘で保護された第Ⅵ伸筋区画を通って尺骨茎状突起と第5中手骨底に停止する（図 10-53〜10-55）．

主な機能は手関節の伸展と内転（尺屈）である．

橈骨神経（C7-8）の支配を受ける．

■ 深層

深層に近接するには表層すなわち上顆の筋群を取り除く必要がある．深層には回外筋の他，個々の指が独立した運動をより正確に行えるようにする筋が含まれている．

表 10-10 は前腕の後方区画深層の各筋の起始，停止，神経支配，機能をまとめたものである．

● 回外筋

平坦な筋で肘の後外側部位の深部にある（図 10-57，図 10-25）．外側上顆，回外筋稜，尺骨外側面，輪状靱帯後面，外側側副靱帯から起始する．これら多数の起始から線維は2層に扇状に広がり，この2層の間を橈骨神経が通過する（図 10-58）．浅層は斜めの線維で形成される．深層はより幅広く，尺骨の回外筋稜から起こった線維がより水平方向に走行する．これらの2層は動きから橈骨神経を保護するための脂肪組織によって隔てられている．回外筋のすべての線維は後方から前方へ向かって橈骨を取り囲み橈骨の後縁と前外側面に停止する．滑液包が回外筋と伸筋群の間にあり，動きを滑らかにしている．

回外筋の機能はその名前のとおり前腕の回外である．回内外時に尺骨は固定軸として機能する．腕尺関節では回旋は起こらない．回外筋の筋収縮により回外筋の橈骨上の巻きがもどされ，橈骨を外側へ回旋する動き，すなわち回外が起こる．この前腕の回外運動は肘の屈曲伸展とは独立して近位・遠位の橈尺関節の機能により行われる．

橈骨神経（C6）の支配を受ける．橈骨神経深枝はこの筋を貫通した後，後方へ走行し前腕背面で枝分かれする．

● 長母指外転筋

短母指伸筋，長母指伸筋，示指伸筋の近位橈側にある（図 10-59 → p.152）．肘筋の下層で骨間膜後面とその隣接する橈骨・尺骨面から筋性の起始として起こる（→ 図 8-36 参照）．その線維は橈側へ向かって斜めに走行し1本あるいは複数の腱に移行し，長・短橈側手根伸筋と交叉する．滑液包が長母指外転筋，短母指伸筋より深い橈側の伸筋群とを隔てている．長母指外転筋と短母指伸筋は腱鞘で保護された第Ⅰ伸筋区画をともに通過する（図 10-53〜10-55）．長母指外転筋の腱はいくつか存在する場合がある．一部は第1中手骨底の後外側面に停止して，残りは大菱形骨や母指球の腱膜に停止することになる（図 10-60 → p.152）．

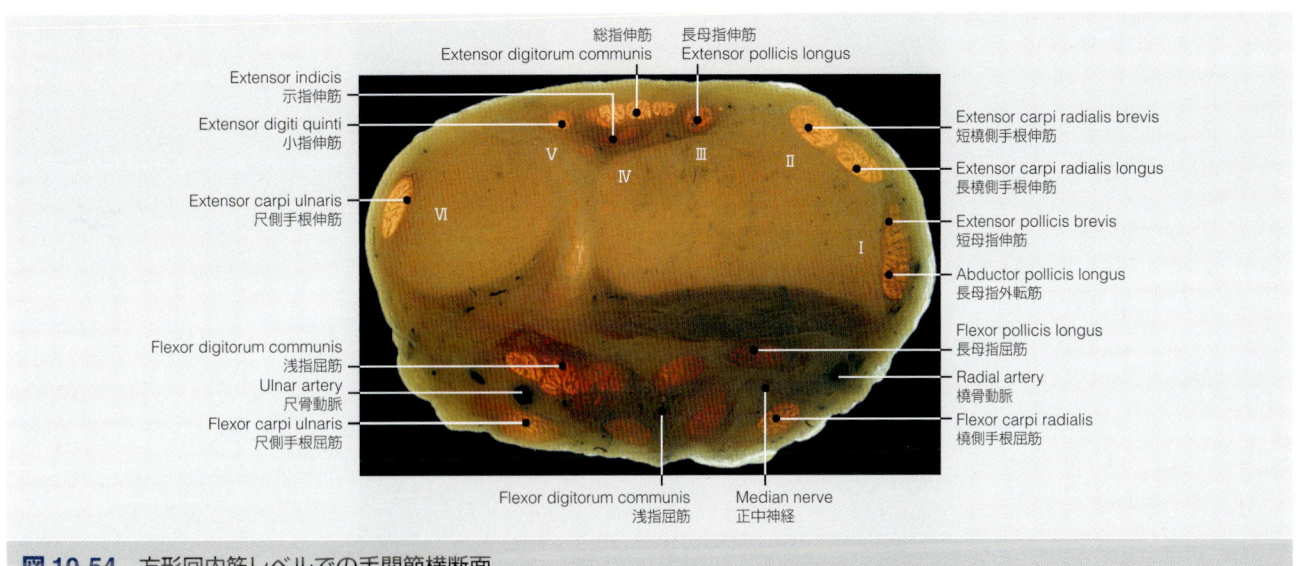

図 10-54 方形回内筋レベルでの手関節横断面

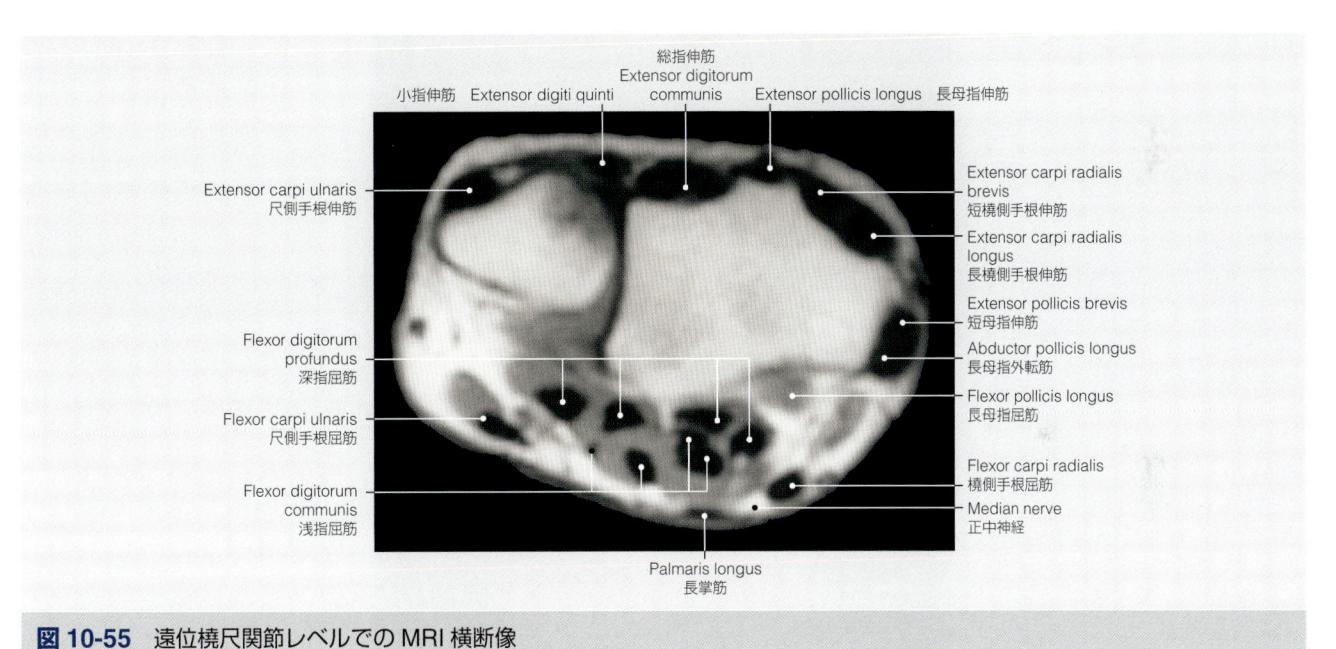

図 10-55 遠位橈尺関節レベルでの MRI 横断像

表 10-9 手関節の伸筋区画

Ⅰ	Ⅱ	Ⅲ
長母指外転筋 短母指伸筋 （長母指外転筋と短母指伸筋の腱鞘）	長橈側手根伸筋 短橈側手根伸筋 （橈側手根伸筋の腱鞘）	長母指伸筋 （長母指伸筋の腱鞘）
Ⅳ	Ⅴ	Ⅵ
総指伸筋 示指伸筋 （総指伸筋と示指伸筋の腱鞘）	小指伸筋 （小指伸筋の腱鞘）	尺側手根伸筋 （尺側手根伸筋の腱鞘）

母指の手根中手関節と手関節の橈屈に働く．手関節屈曲と回外にも多少働く．

すべての伸筋同様，長母指外転筋は橈骨神経（C7-8）の支配を受ける．

● 短母指伸筋

長母指伸筋と発生や機能の起源を共有している（図 10-61 ▶ p.152）．その線維は長母指外転筋の遠位から起こり斜めに走行して腱となり橈側の伸筋と交叉する．第

10 筋学　149

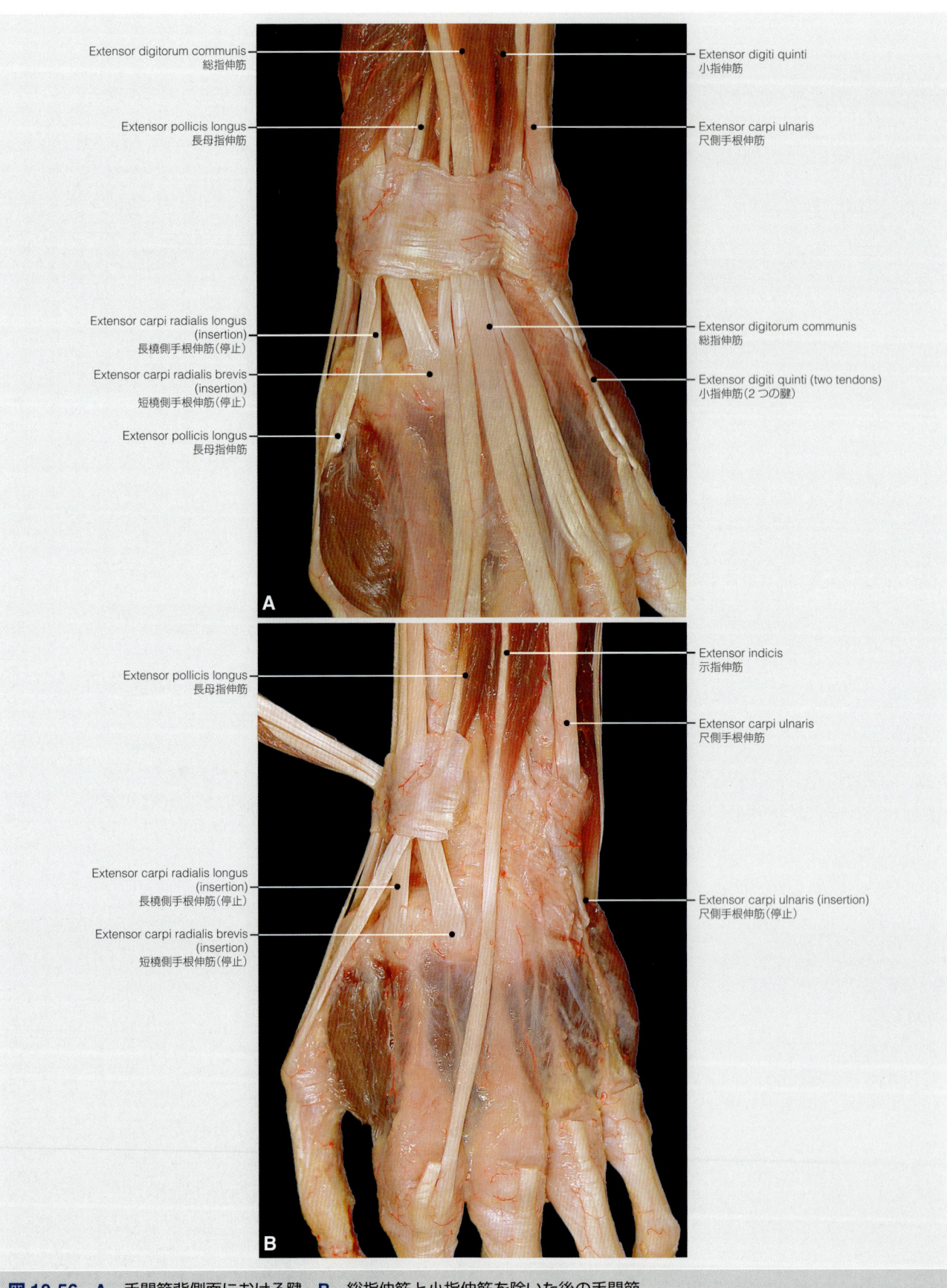

図 10-56　A　手関節背側面における腱．B　総指伸筋と小指伸筋を除いた後の手関節

表 10-10　前腕の後区画深層の筋

筋肉	回外筋	長母指外転筋	短母指伸筋	長母指伸筋	示指伸筋
起始	外側上顆，回外筋稜	骨間膜後面，その隣接する橈骨・尺骨	骨間膜後面，橈骨後面	骨間膜後面，尺骨後面	骨間膜後面，尺骨後面
停止	橈骨近位 1/4 を取り囲む	第 1（母指）中手骨底	伸展機構，母指基節骨底	伸展機構，母指末節骨底	伸展機構，示指末節骨底
支配神経	橈骨神経	橈骨神経	橈骨神経	橈骨神経	橈骨神経
機能	回外	母指外転と手根骨の橈屈（外転）	母指伸展と手根骨の橈屈（外転）	母指伸展と手根骨の橈屈（外転）	示指伸展と手関節伸展

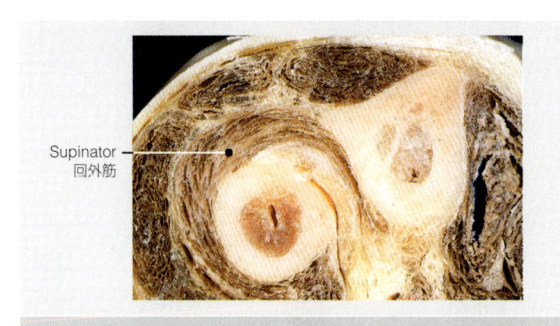

図 10-57　回外筋の位置（前腕近位 1/3 での横断面）

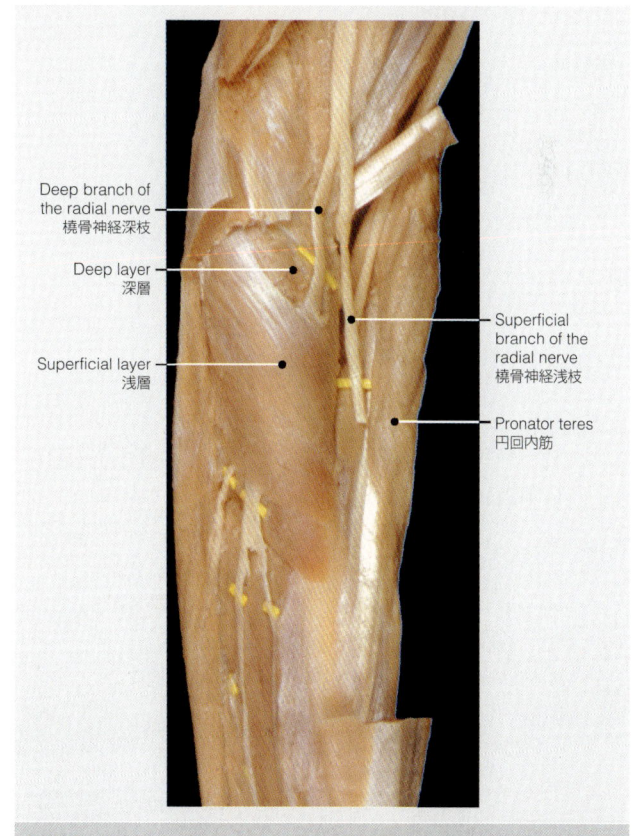

図 10-58　肘の外側面（外側上顆筋群と腕橈骨筋は切除されている）

I 区画を通過して，母指基節骨底の遠位側に停止する．短母指伸筋が欠損している場合もある．

主な機能は母指の中手指節関節の外転と伸展である．手関節の橈屈，屈曲にも働く．

橈骨神経（C7-8）の支配を受ける．

●長母指伸筋

短母指伸筋の遠位尺側に位置している（図 10-59, 10-61）．尺骨の中 1/3 の後面と骨間膜から起こる．線維は斜めに走行し第Ⅲ伸筋区画を通過する．腱は長母指伸筋の腱鞘で覆われている（図 10-53〜10-55）．この腱は背側結節（Lister 結節）で橈側に曲がり母指の末節骨底背面に停止する．

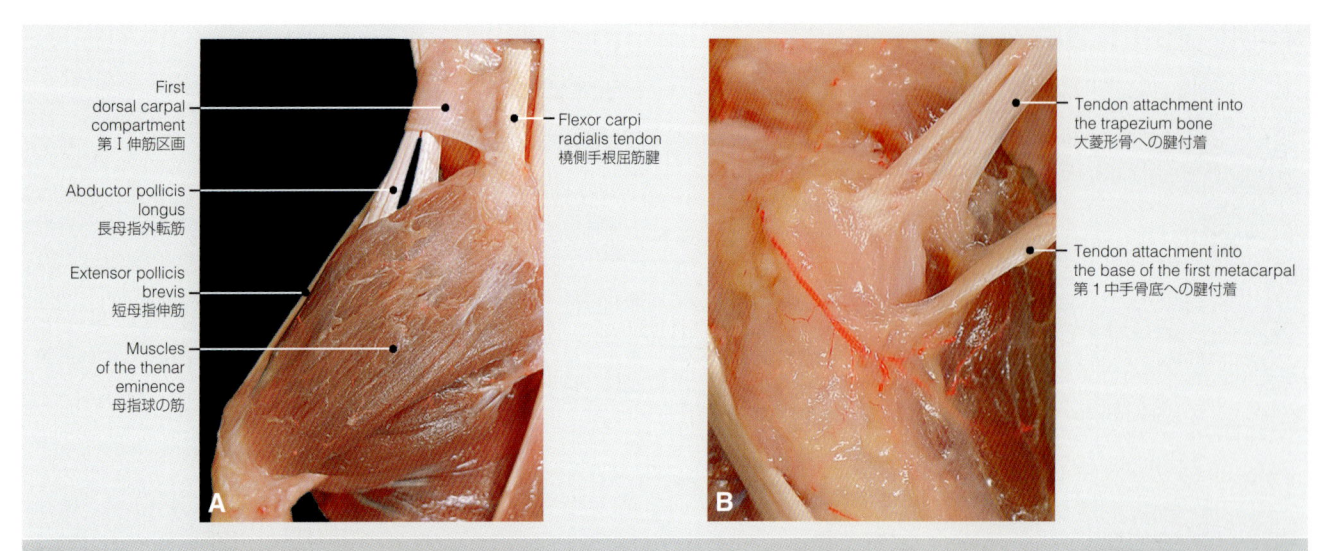

図 10-60 A 手関節と手近位の外側の掌側面．長母指外転筋にはいくつかの腱があることに注目．B 長母指外転筋腱の大菱形骨と第1中手骨底への付着．

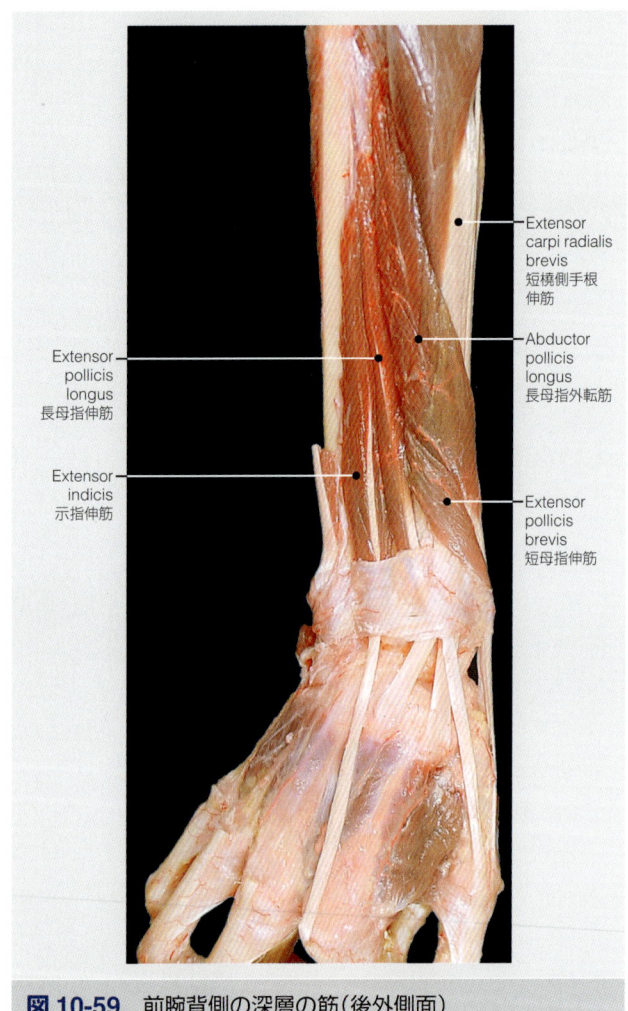

図 10-59 前腕背側の深層の筋（後外側面）

図 10-61 手関節と手の外側面

機能は母指の中手指節関節，指節間関節の伸展である．手関節の伸展，回外にも働く．

橈骨神経（C7-8）の神経支配を受ける．

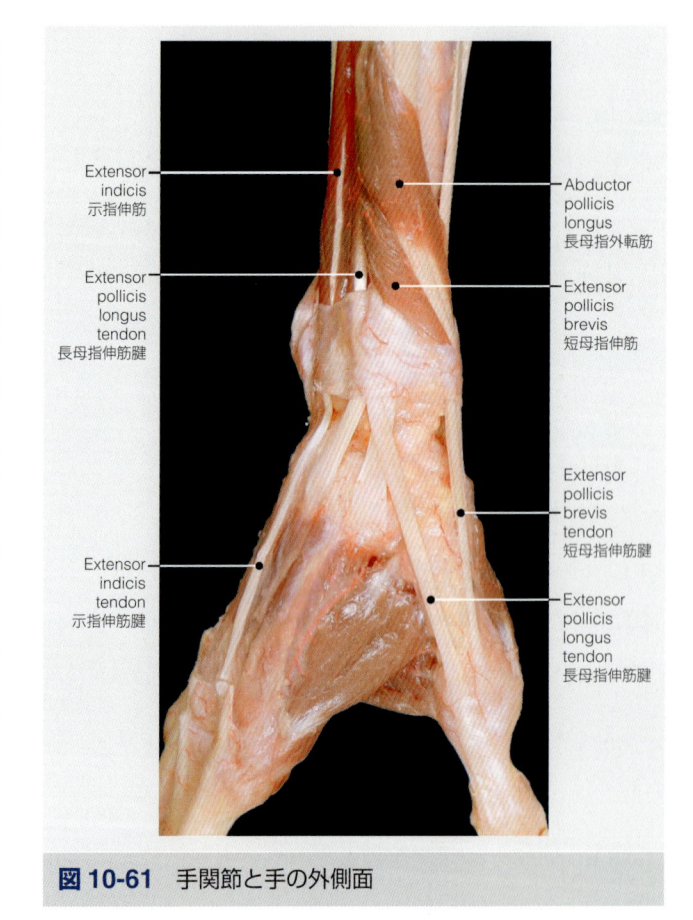

●示指伸筋（訳注 本書では固有示指伸筋と記載されているが用語集では示指伸筋とされている）

長母指伸筋の尺側，遠位にある（**図 10-59**）．尺骨後面と骨間膜から起こる．その線維は斜め橈側に向かい腱に移行し，総指伸筋とともに第IV伸筋区画を通る．遠位で伸展機構に移行する．

この腱と示指への総指伸筋とを区別するには2つの方法

152　II　上肢帯と上肢

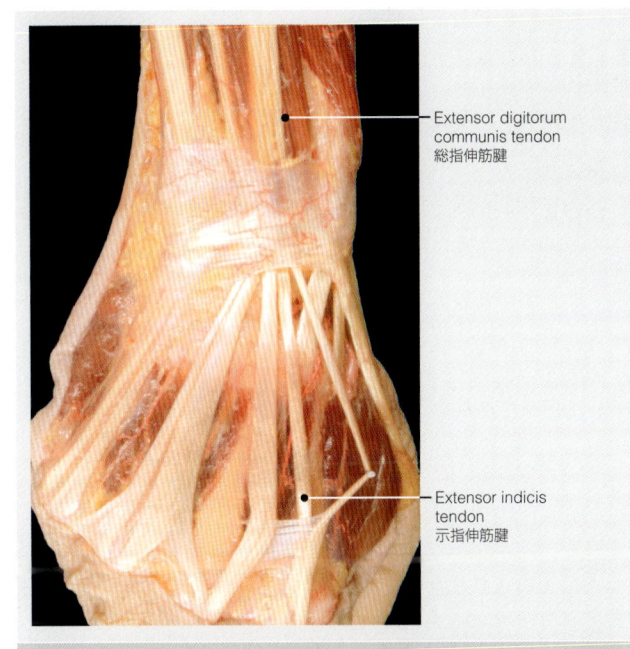

図 10-62　手関節と手の背面．総指伸筋を避けて，示指伸筋が総指伸筋の腱間結合とは独立していることを示している．

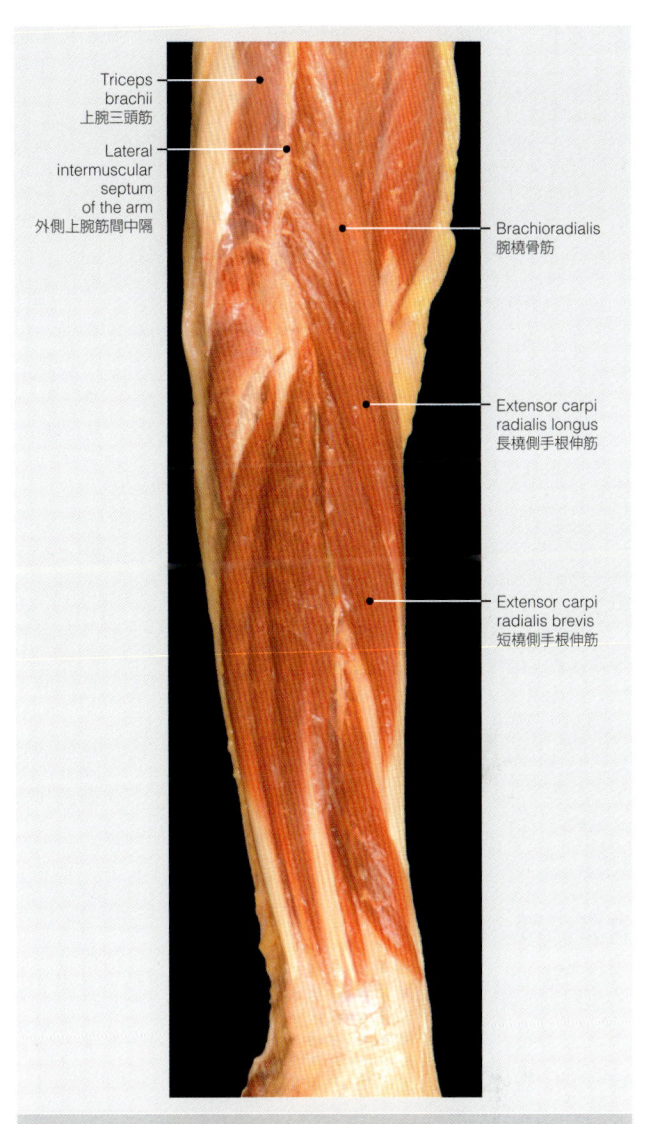

図 10-63　前腕の後側面．浅層の筋を示す．

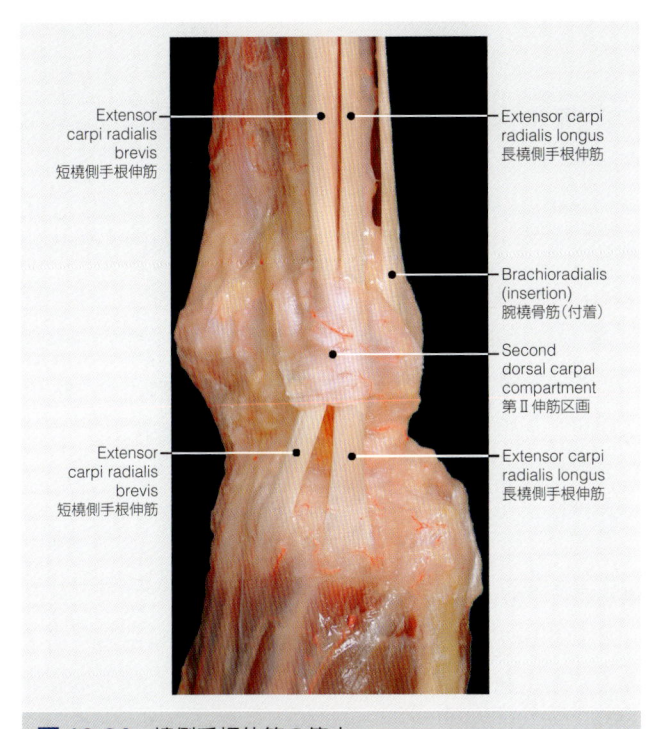

図 10-64　橈側手根伸筋の停止

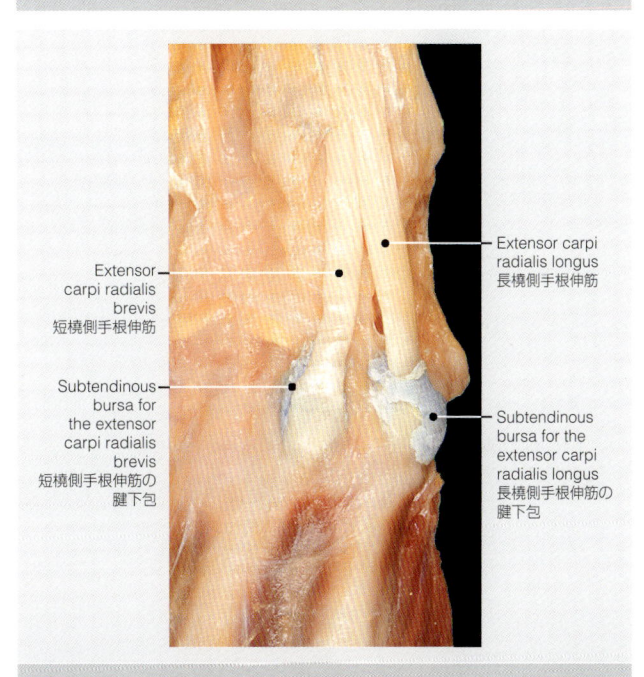

図 10-65　橈側手根伸筋の腱下包（ラテックスを注入してある）

がある．第1は，示指伸筋腱はより深部を走行し腱間結合がないこと，第2は，総指伸筋腱の尺側にあること（図 10-62）である．

　機能は総指伸筋と同様であり，示指の伸展を補強しており，他指とは独立した運動を可能にしている．

　橈骨神経（C7-8）の神経支配を受ける．

10　筋学　153

表10-11 前腕の後区画(橈側)の筋

筋	腕橈骨筋	長橈側手根伸筋	短橈側手根伸筋
起始	上腕骨外側縁,外側上腕筋間中隔	外側顆上稜	外側上顆
停止	橈骨茎状突起	示指中手骨底	中指中手骨底(茎状突起)
支配神経	橈骨神経	橈骨神経	橈骨神経
機能	肘屈曲,前腕を回旋の中間位に戻す	手根部の伸展と橈屈	手根の伸展

■後区画(橈側)

後区画の橈側,前腕外側面には上腕骨から起始し手根骨と橈骨茎状突起へつながる長い筋がある.この区画には3つの筋,腕橈骨筋,長橈側手根伸筋,短橈側手根伸筋がある(**表10-11**).

■腕橈骨筋

腕橈骨筋は上腕骨外側面で橈骨神経溝の遠位と外側上腕筋間中隔から起こる(**図10-63**).この扁平で長い筋は前腕外側面を遠位に向かい橈骨の茎状突起外側面に幅の広い長い腱として停止する.腕橈骨筋は橈骨神経浅枝(感覚枝)を覆っている.

腕橈骨筋は肘の屈曲筋である.過去にはsupinator longus(長回外筋)と呼ばれたが,これは間違った名称である.というのはこの筋の主な機能は回内した前腕を回外し,回外した前腕を回内するという前腕を中間位に保つことであるためである.

肘関節より近位で橈骨神経(C5-6)からの神経支配を受ける.

■長橈側手根伸筋

外側顆上稜,外側上腕筋間中隔,上腕骨外側上顆から起こる(**図10-63**, **図10-51**).これは腕橈骨筋のすぐ遠位に位置している.その線維は腕橈骨筋の後方で手背に向かう.前腕遠位で腱となり橈骨に沿って走行し,短橈側手根伸筋腱を覆っている.これら2つの腱は第Ⅱ伸筋区画を通過し,両腱は腱鞘を共有している(**図10-53**).第Ⅱ伸筋区画を出た後,長橈側手根伸筋は第2中手骨の底と茎状突起に停止する(**図10-64**).腱と骨の間には腱下包があり腱を摩擦から保護している.

長橈側手根伸筋は手関節の伸展と外転(橈屈)に働く.

肘関節の近位で橈骨神経(C5-6)の支配を受ける.

■短橈側手根伸筋

短橈側手根伸筋(2つめの外在性橈側筋)は上腕外側上顆,筋間中隔,外側側副靱帯から起こり,外側上顆筋群(epicondylar muscles)と起始を共有する(**図10-63**, **図10-51**).その線維は長橈側手根伸筋の深層にあり,長い腱に移行し,第Ⅱ伸筋区画に入る.その後斜めに走行し第3中手骨の茎状突起に停止する(**図10-64**).腱下包が腱と骨との間にあり,動きによる摩擦から保護する(**図10-65**).

短橈側手根伸筋は前腕の軸に近く位置しており,したがってその主たる働きは,手関節の背屈である.手関節の外転(橈屈)作用は非常に少ない.

図 10-66　前腕遠位 1/3 での主な筋（横断面）

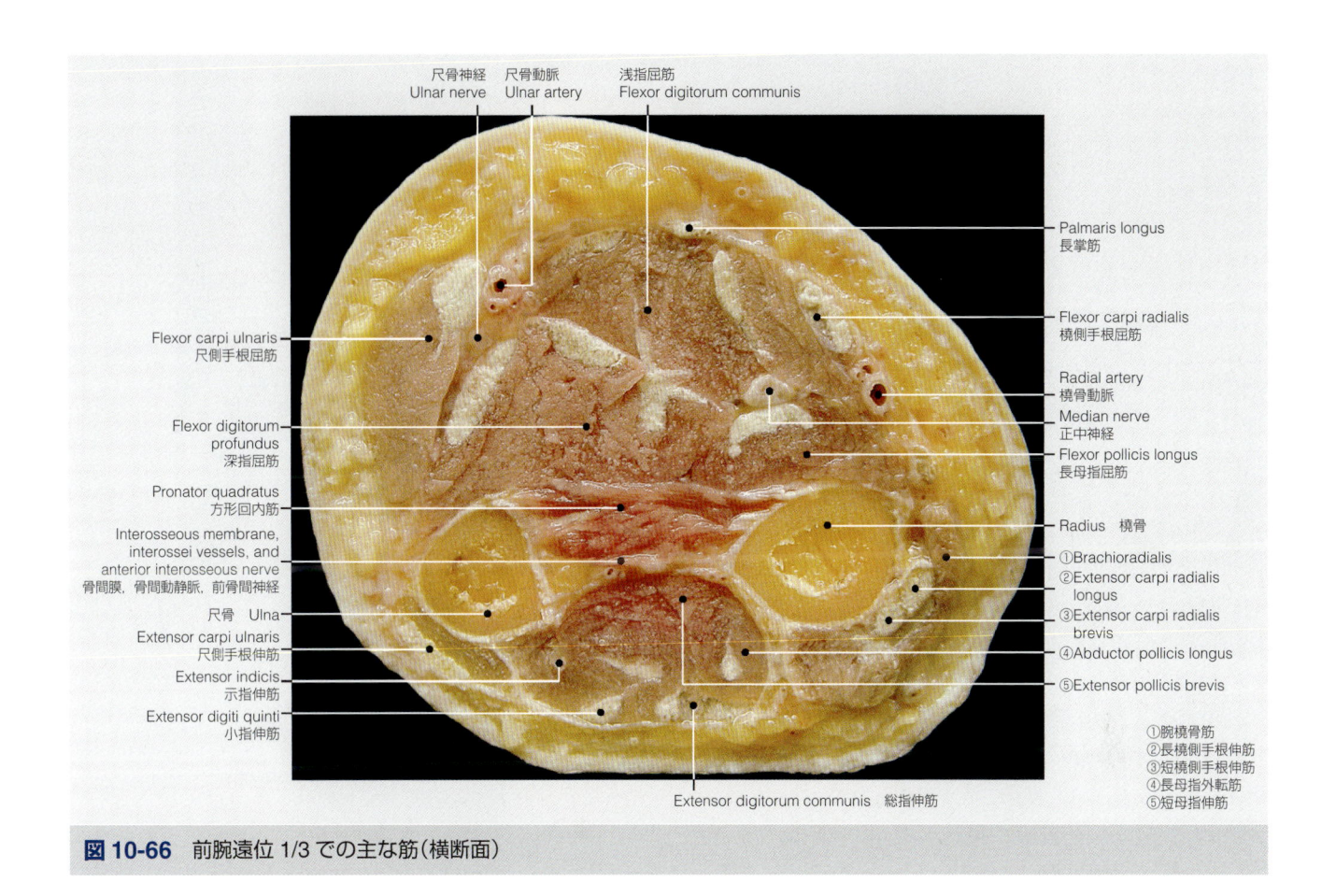

表 10-12　母指球の筋

筋	短母指外転筋	短母指屈筋	母指対立筋	母指内転筋
起始	屈筋支帯，舟状骨	浅頭：屈筋支帯，大菱形骨 深頭：有頭骨，小菱形骨	屈筋支帯，大菱形骨	横頭：第2・3中手骨 斜頭：有頭骨，小菱形骨，手根骨の靱帯
停止	外側の種子骨 基節骨底の橈側面 伸展機構	浅頭：外側種子骨 深頭：内側種子骨 基節骨底の橈側面 伸展機構	第1中手骨	内側種子骨 基節骨底の尺側面 伸展機構
神経支配	正中神経	浅頭：正中神経 深頭：尺骨神経	正中神経	尺骨神経
機能	母指外転	母指屈曲	母指対立	母指内転

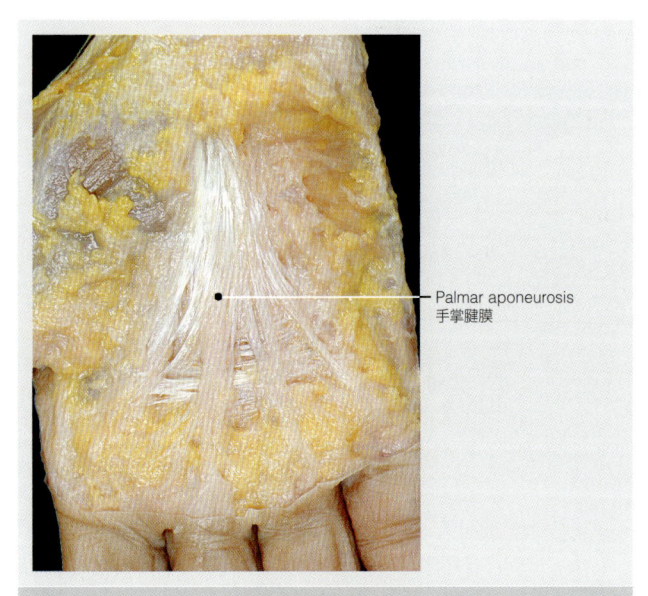

図 10-67 手掌．中央手掌部を覆う手掌腱膜と皮下脂肪組織を示す．

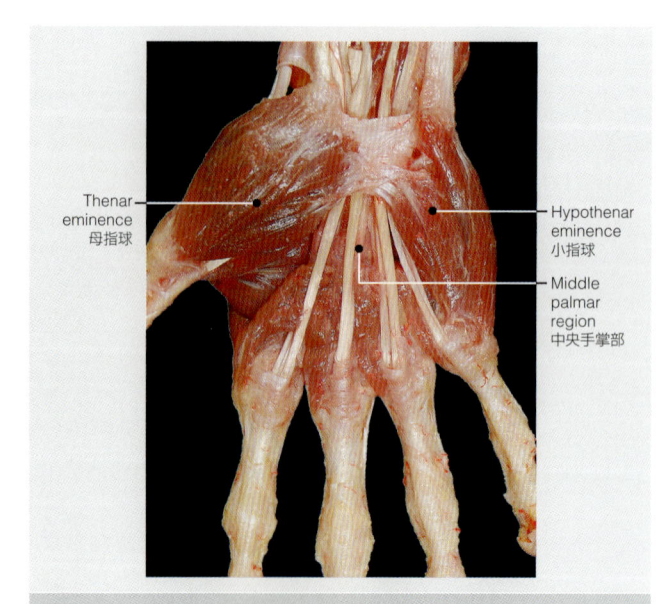

図 10-68 手掌．手掌腱膜が除かれている．

短母指伸筋と長母指外転筋の筋線維は前腕遠位で橈側手根伸筋を覆うように位置し，第Ⅰ伸筋区画に入る．長母指伸筋は伸筋区画を出た後で，これら橈側手根伸筋浅層を通り交叉する（図 10-59，10-61）．

橈骨神経（C6-7）の支配を受ける．

表 10-11 は後区画（橈側）の筋の起始，停止，神経支配と機能をまとめたものである．図 10-66 はこの部位における筋の横断面である．

手の筋

手のすべての筋肉は掌側にある．背側には伸筋腱と前腕筋膜からつながる背側筋膜があるのみである．浅層の手背筋膜は皮下にあり，深い背側骨間筋を覆う背側骨間筋膜と区別できる．伸筋腱はこれら2つの筋膜の間に位置する．

手掌の筋肉は母指球，小指球，中央手掌部の3部位に分けられる（図 10-67，10-68）．手における外転・内転は中指を通る手を2分する仮想軸を基準に表現されることに注意する．

■ 母指球

母指球の筋は母指に作用し，母指は第2中手骨に対して約45°の角度をなしている．母指球には表層から深層に4つの筋がある．ここでは，表層から深層に向かって順に記述する．

図 10-69 母指球筋

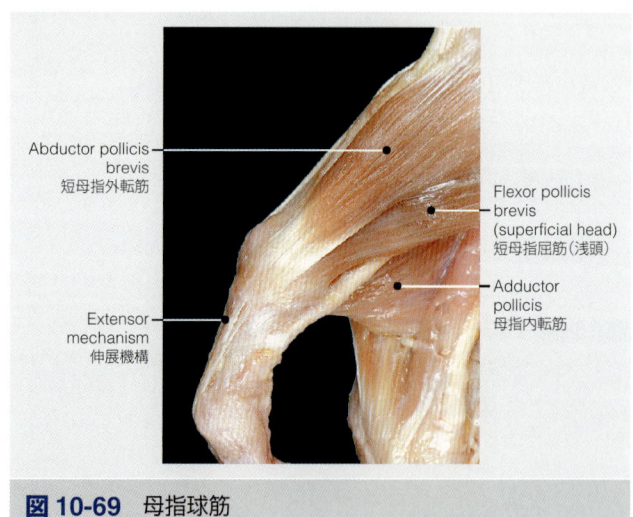

表 10-12 は母指球の筋の起始，停止，神経支配と機能をまとめたものである．

■ 短母指外転筋

舟状骨と屈筋支帯の前外側から起こり，しばしば長母指外転筋の線維鞘への広がりがある（図 10-69）．短母指外転筋の線維は母指基節骨底の橈側結節，外側の種子骨，伸展機構に向かう．一部の線維は短母指伸筋に広がる．

主な機能は母指外転である．母指を解剖学的位置から前内側へ弧を成して動かし，母指の対立動作を助ける．背側への線維の広がりがあることから短母指外転筋は後述する骨間筋と同様の作用ももち，中手指節関節の屈曲と指節間関節の伸展にも働く．正中神経（C6-7）の支配を受ける．

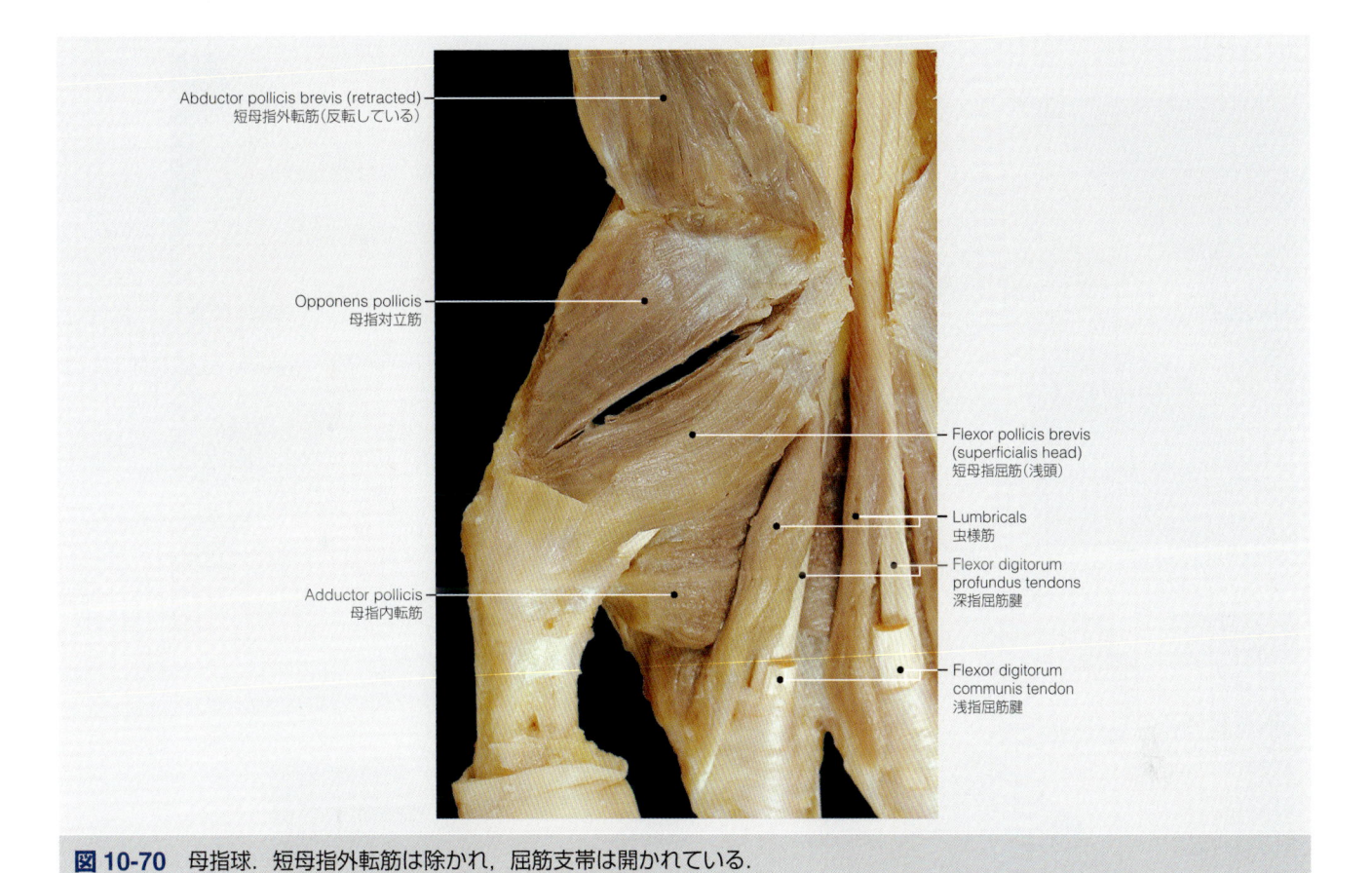

図 10-70 母指球．短母指外転筋は除かれ，屈筋支帯は開かれている．

- Abductor pollicis brevis (retracted) 短母指外転筋（反転している）
- Opponens pollicis 母指対立筋
- Adductor pollicis 母指内転筋
- Flexor pollicis brevis (superficialis head) 短母指屈筋（浅頭）
- Lumbricals 虫様筋
- Flexor digitorum profundus tendons 深指屈筋腱
- Flexor digitorum communis tendon 浅指屈筋腱

図 10-71 母指球．長母指屈筋と短母指屈筋（浅頭）がよけられている．

- Opponens pollicis 母指対立筋
- Flexor pollicis brevis (superficial head) 短母指屈筋（浅頭）
- Flexor pollicis brevis (deep head) 短母指屈筋（深頭）
- Flexor pollicis longus 長母指屈筋
- Lumbricals 虫様筋
- Adductor pollicis 母指内転筋

10 筋学

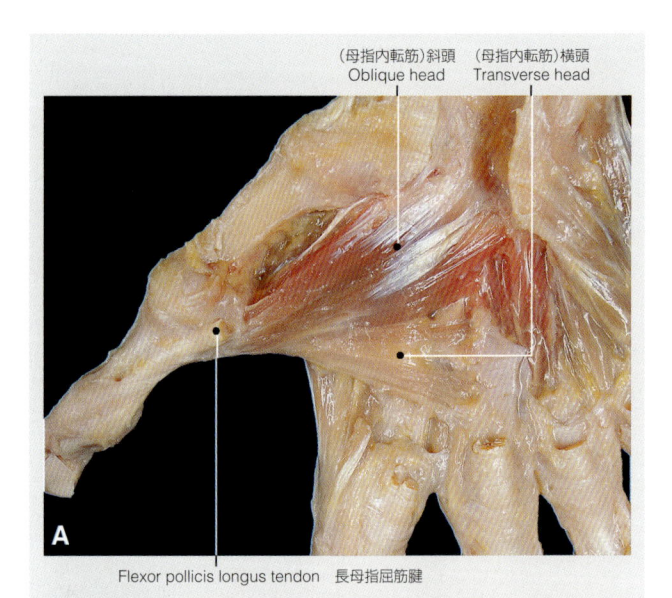

図 10-72 母指内転筋（A）とその停止の詳細（B）

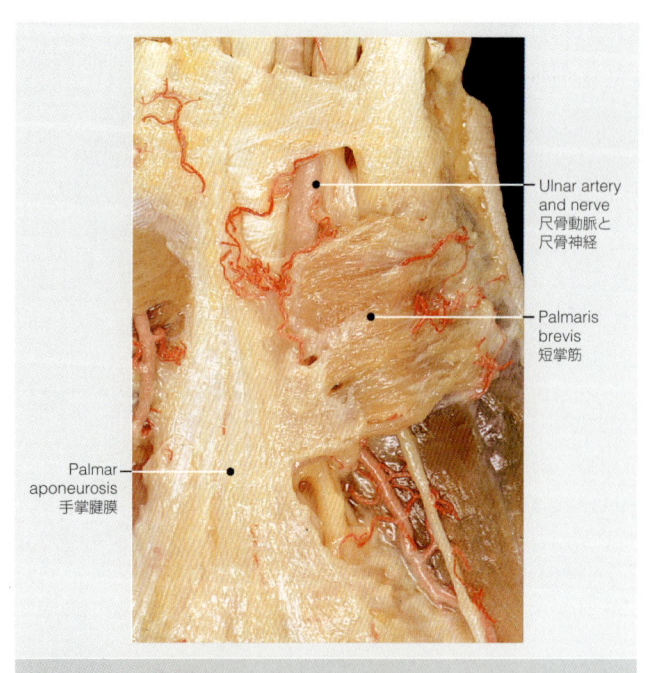

図 10-73 短掌筋

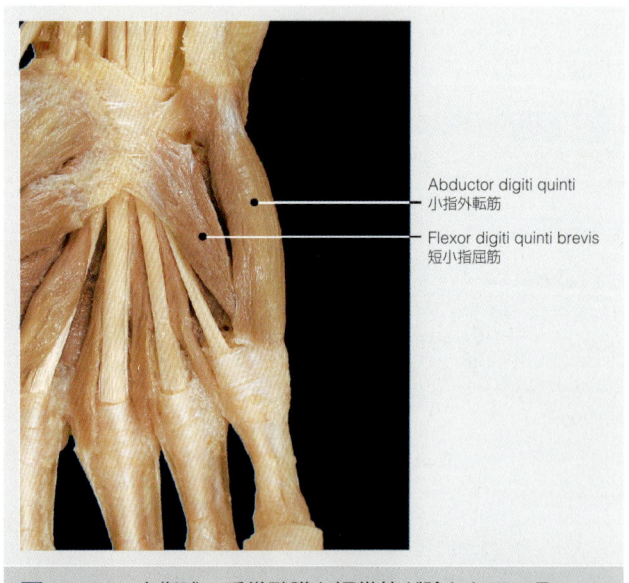

図 10-74 小指球．手掌腱膜と短掌筋が除かれている．

■短母指屈筋

　短母指外転筋に隣接し，斜め内側に位置している（図 10-69，10-70）．この筋には2束ある．浅頭が屈筋支帯と大菱形骨から起こり，深頭（図 10-71）が有頭骨と小菱形骨から起こる．長母指屈筋腱はこの2頭の間に位置している．両者の線維は合して1つの筋腹となって外側の種子骨と母指基節骨の橈側に向かう．深頭が内側の種子骨に停止する例もある．遠位では腱は短母指外転筋と伸展機構に合する．

　母指中手指節関節の屈曲と，伸展機構を介した指節間関節の伸展に働く．母指対立にも働く．

　浅頭は正中神経（C6-7）の支配を受け，深頭は尺骨神経（C8-T1）の支配を受ける．このような別々の神経支配から，浅頭が真の母指球筋であり，一方，深頭は第1骨間筋であるとの考えがある．

■母指対立筋

　短母指外転筋の深層に位置する小さな筋である（図 10-70）．この筋を個別の1つの筋として同定するのは困難である．屈筋支帯と大菱形骨稜から起こる．斜めに走行して第1中手骨橈側面に，少し巻きつくように停止する．

表10-13 小指球の筋

筋	小指外転筋	短小指屈筋	小指対立筋
起始	屈筋支帯 豆状骨	屈筋支帯 有鈎骨鈎	屈筋支帯 有鈎骨鈎
停止	小指基節骨底の内側面	小指基節骨底	小指中手骨体
神経支配	尺骨神経	尺骨神経	尺骨神経
機能	小指外転	小指の中手指節関節の屈曲	小指の対立

機能は母指の対立である．この筋は母指を内転，回旋させ母指尖を指と向き合わせることで母指によるつまみ動作を助けている．

正中神経(C6-7)の神経支配を受ける．

■ 母指内転筋

母指球の中で最も深く，最も内側にあり，第1と第2の2つの中手骨間隙の掌側を覆っている(図10-69〜10-72)．母指内転筋は2頭からなる．横頭(中手骨頭)は第3中手骨前面と第2中手骨底から起こる．斜頭(手根頭)は3つの遠位手根列の橈側の骨，主に小菱形骨と有頭骨の前面およびそれらを覆う靱帯から起こる．2頭の間には裂孔があり深掌動脈弓と尺骨神経深枝が通過する．すべての線維は母指中手指節関節に向かい内側の種子骨，母指基節骨底の内側面，伸展機構に停止する．

主な機能は母指の内転と中手指節関節の屈曲と軽度内旋で，母指を示指に近づける動きである．

尺骨神経(C8-T1)の深枝の神経支配を受ける．

■ 小指球

母指球同様，小指球にも4つの筋がある．そのうち3つは小指に，1つは皮下に作用する．

表10-13は小指球筋の起始，停止，神経支配，機能をまとめたものである．

■ 短掌筋

手掌腱膜と屈筋支帯の尺側面から起こる平行な横走する線維束からなる(図10-73)．この線維束は小指球を覆う皮膚の深層に停止する．この痕跡的な筋の大きさは人によってさまざまである．

機能は停止する皮膚を引き締めること，尺側神経血管束を保護することである．

尺骨神経(C8-T1)浅枝の支配を受ける．

■ 小指外転筋

小指球で最も大きな筋である(図10-74，10-78)．この扁平な筋は豆状骨，豆鈎靱帯，尺側手根屈筋腱の延長，屈筋支帯から起こる．その線維は遠位に向かって走行し，小指の中手指節関節，基節骨底の尺側面，伸展機構に停止する．

小指外転筋は小指の中手指節関節を外転，屈曲させる．また，指節間関節を伸展させる．

尺骨神経(C8-T1)深枝の神経支配を受ける．

■ 短小指屈筋（訳注:記載がなかったので加筆した）

屈筋支帯，有鈎骨鈎から起始する．その線維は尺側遠位へ向かって走行し，小指基節骨底に停止する．短小指屈筋は小指の中手指節関節を屈曲させる．

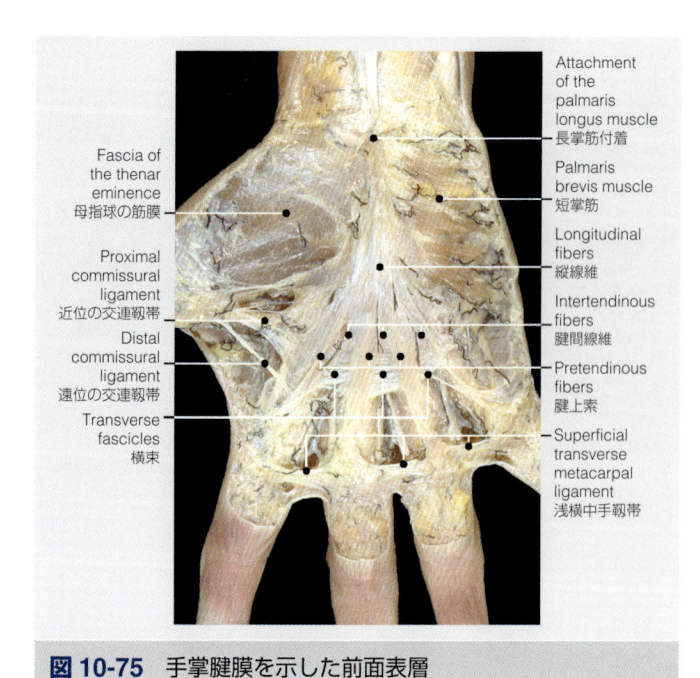

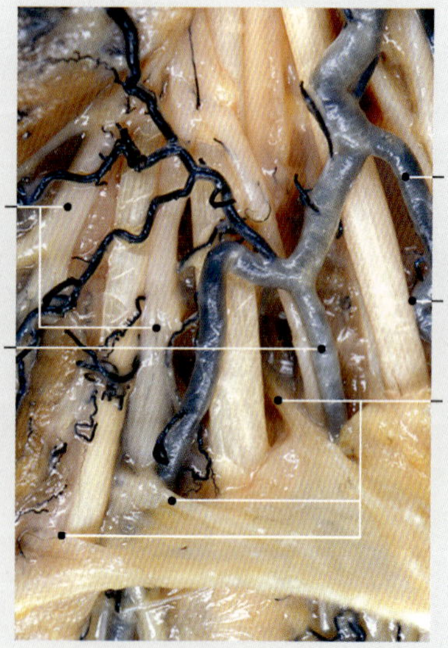

図 10-75 手掌腱膜を示した前面表層

図 10-76 指屈筋腱と神経血管束．手掌腱膜の矢状中隔で形成される間隙に入っていくところ

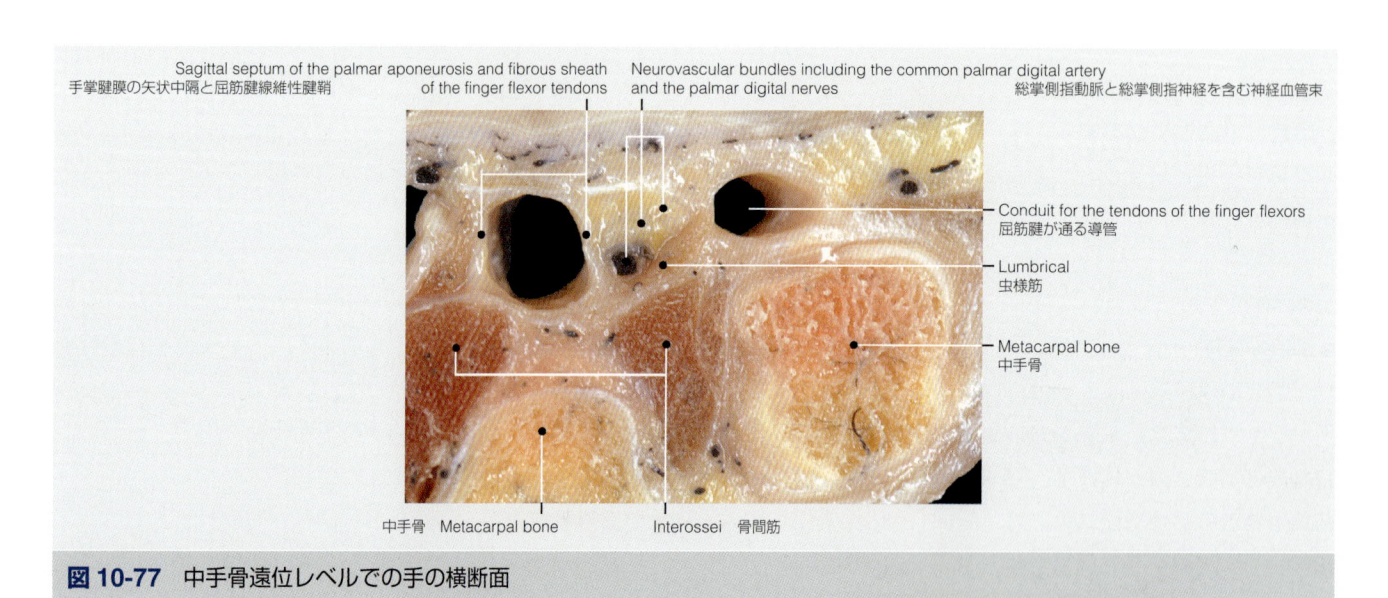

図 10-77 中手骨遠位レベルでの手の横断面

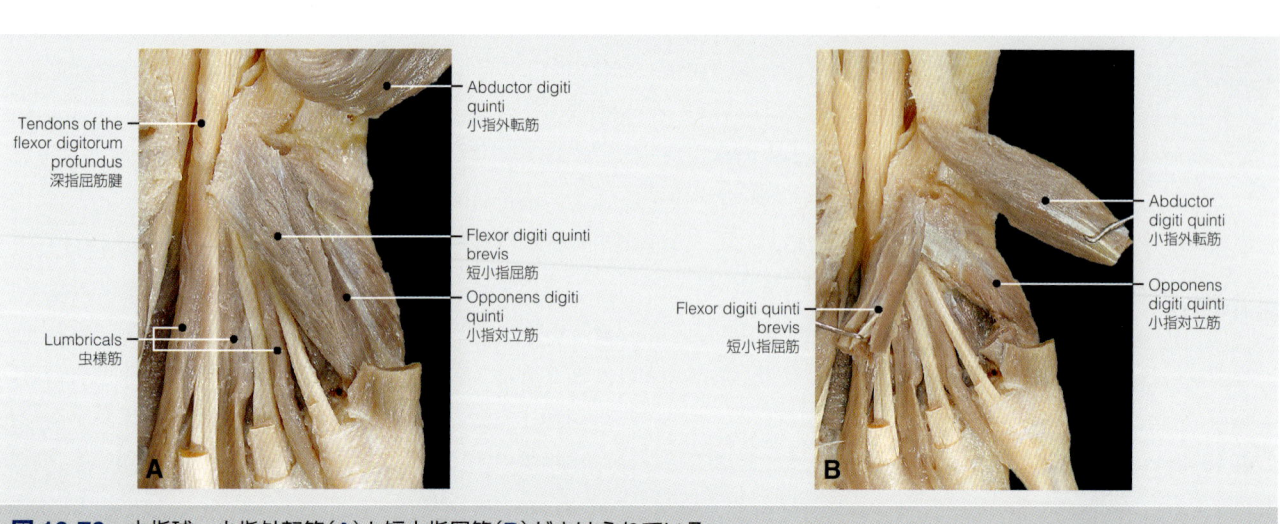

図 10-78 小指球．小指外転筋（**A**）と短小指屈筋（**B**）がよけられている．

160　Ⅱ　上肢帯と上肢

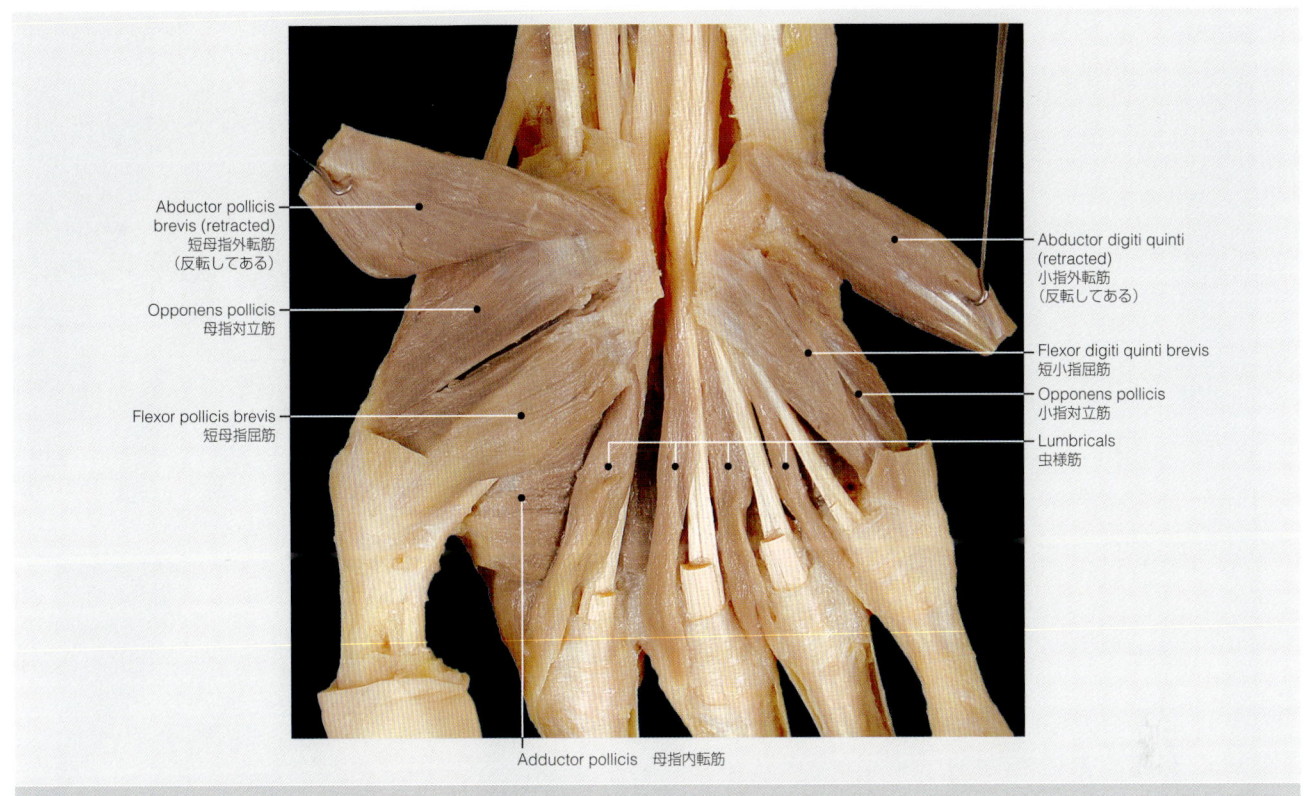

図 10-79 ホルムアルデヒド保存の標本．母指球と小指球の筋がすべて示されている．

■ 小指対立筋

小指球で最も深い筋である（図 10-78）．短小指屈筋の下層に位置し，短小指屈筋と分けることは困難である．小指対立筋は有鈎骨鈎，豆鈎靱帯，屈筋支帯から起こる．その線維は短小指屈筋より深部にあり，第5中手骨の頭と体の尺側面に巻きついている．

小指対立筋は小指を外転，屈曲させる．少しの回旋の要素があり小指が母指に対して対立が可能となる．

尺骨神経（C8-T1）深枝の神経支配を受ける．

■ 中央手掌部

中央手掌部には手掌腱膜と，その深部にある筋群と手掌の神経血管束が含まれる．ここにある筋はすべて伸展機構と指伸筋腱に停止している．

表 10-14 は中央手掌部の筋の起始，停止，神経支配，機能をまとめたものである．

■ 手掌腱膜

前腕筋膜は手掌に連続している．その筋膜は母指球と小指球では薄く，中央手掌部では厚く手掌腱膜を形成する（図 10-67）．

手掌腱膜は母指球と小指球の間の間隙を占めている（図 10-75，図 10-67）．縦の線維が長掌筋停止部を頂点として三角形に，扇状に広がる．遠位では中手骨頭，屈筋腱の線維鞘，指の基節骨底の皮下にまで広がる．これらの線維は屈筋腱が走行する直上では厚くなっており，各指の腱上索を形成し手掌指節皮線周囲の皮膚に停止する．この部位で腱上索からは指を取り囲む2つの線維束が分かれ，矢状方向の線維性中隔を形成しながら基節骨の背側面に停止する．その他，腱間にあたる部位にはより細い線維があり腱間線維として知られている．これらの線維は遠位に向かい中手骨間隙レベルで皮膚の深層に停止する．横走する線維には2種類があり，遠位の線維は浅横中手靱帯と呼ばれる．この靱帯にはさらに2種類の線維束がある．長い線維が浅層にあり第2から第5中手骨にかけて広がり，短い線維が隣接する中手骨同士を連結している．横走線維は縦走線維と交叉しその部位を強化する．もう1つの横走線維である近位の細い線維は手掌腱膜の横束と呼ばれる．

指間アーチは横束と浅横中手靱帯の間のレベルで，縦の線維と横の線維により作られる間隙である．虫様筋と手掌の神経血管束がこれらのアーチを通る．

手掌腱膜には矢状面の中隔もあり，手掌の3つの区域を

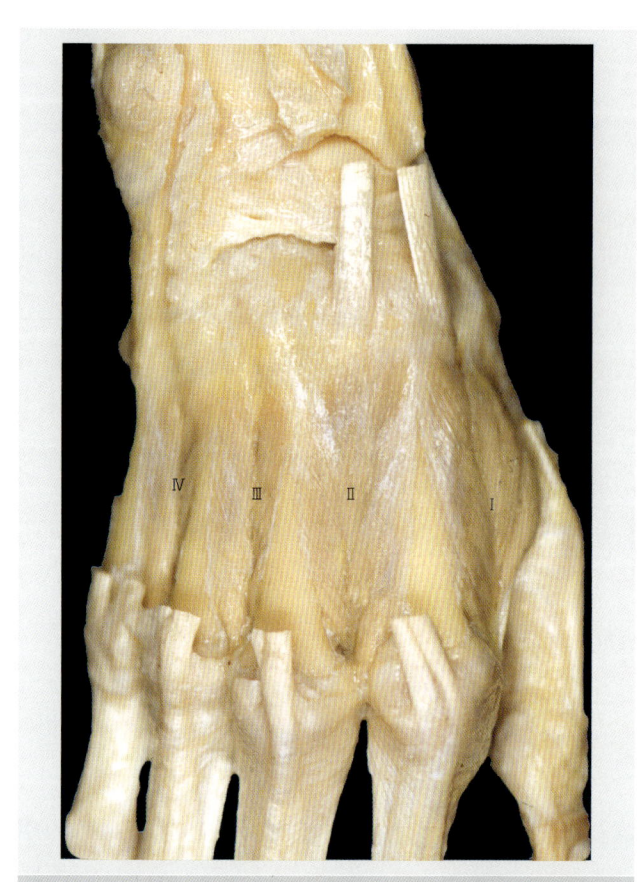

図 10-80 背側骨間筋（I〜IV）．前腕の背側筋腱が除かれている．

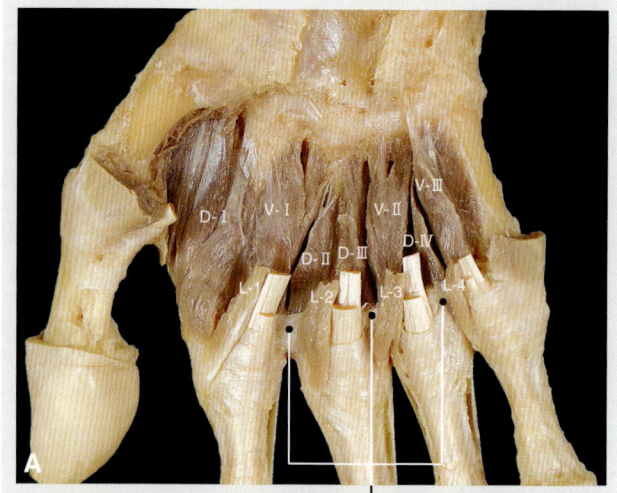

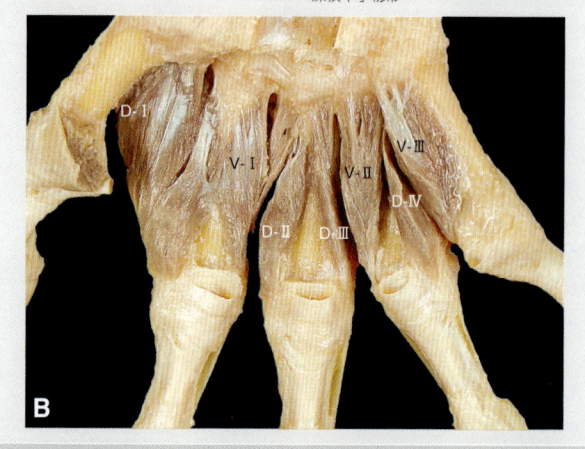

図 10-81 手掌における骨間筋の関係を示した標本（A，B）．B 横中手靱帯を切除し指を外転させている．
V：掌側骨間筋，D：背側骨間筋

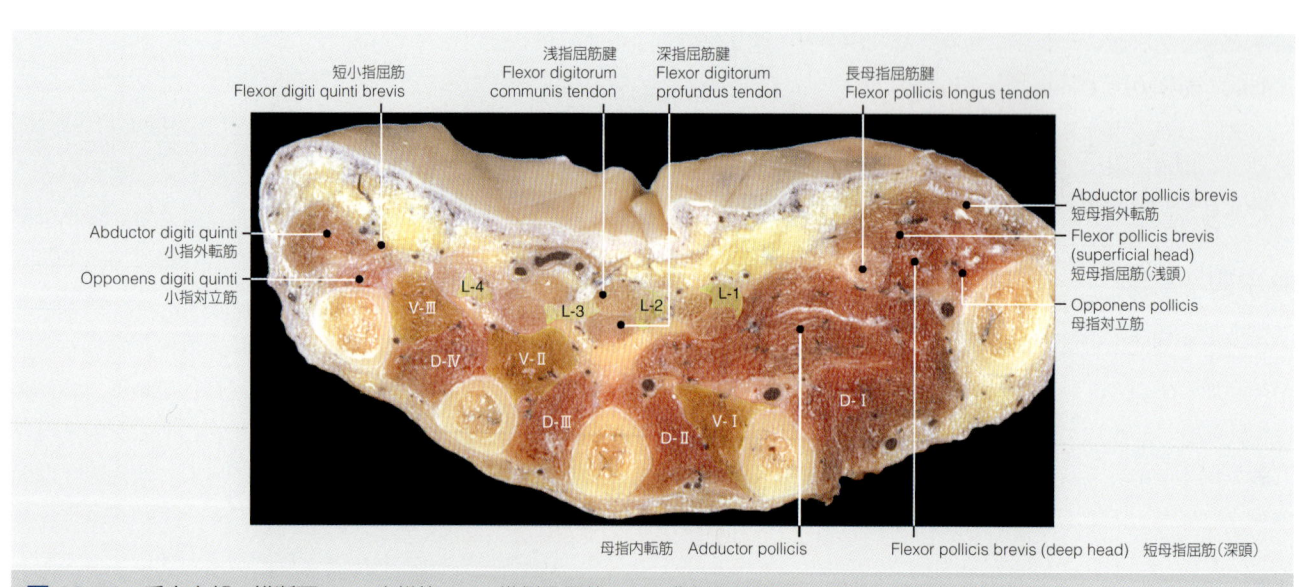

Deep transverse metacarpal ligament
深横中手靱帯

浅指屈筋腱 Flexor digitorum communis tendon
深指屈筋腱 Flexor digitorum profundus tendon
短小指屈筋 Flexor digiti quinti brevis
長母指屈筋腱 Flexor pollicis longus tendon
小指外転筋 Abductor digiti quinti
小指対立筋 Opponens digiti quinti
短母指外転筋 Abductor pollicis brevis
短母指屈筋（浅頭） Flexor pollicis brevis (superficial head)
母指対立筋 Opponens pollicis
母指内転筋 Adductor pollicis
短母指屈筋（深頭） Flexor pollicis brevis (deep head)

図 10-82 手中央部の横断面　L：虫様筋，V：掌側骨間筋，D：背側骨間筋

162　II　上肢帯と上肢

表10-14 中央手掌部の筋

筋	虫様筋	背側骨間筋	掌側骨間筋
起始	深指屈筋腱の橈側	骨間隙1〜4	骨間隙2〜4
停止	指の伸展機構	各指の伸展機構　示指(橈側),中指(橈側と尺側),環指(尺側)	各指の伸展機構　示指(尺側),環指と小指(橈側)
神経支配	正中神経(示指と中指) 尺骨神経(環指と小指)	尺骨神経	尺骨神経
機能	中手指節関節の屈曲と指節間関節の伸展,指の橈側偏位	中手指節関節の屈曲と指節間関節の伸展,指の外転	中手指節関節の屈曲と指節間関節の伸展,指の内転

分けている(図10-76, 10-77).尺側の線維性中隔は手掌腱膜の内側縁から起こり第5中手骨に付着する.小指球の区画はこの内側にあたる.同様に橈側の線維性中隔は手掌腱膜の橈側縁から起こり第3中手骨に付着する.母指球の区画はこの外側にあたる.これらの間が中央手掌の区画である.

手掌腱膜は手の構造物を保護し,主にしっかりとした握り動作の際に機能する.

■虫様筋

虫様筋(虫を意味するラテン語"lumbricus"に由来)は深指屈筋腱からおよそ屈筋支帯のレベルで起始する.この筋の収縮により深指屈筋腱の緊張が高くなる(図10-78, 10-79).虫様筋は4つあり橈側から尺側へ順に番号がついている.第1,第2虫様筋は各々示指,中指の深指屈筋腱の橈側から起こる.第3虫様筋は環指の腱の橈側と中指の腱の尺側とから起こる.第4虫様筋は小指の腱の橈側と環指の腱の尺側とから起こる.すべての虫様筋は浅横中手靱帯の下で,深横中手靱帯の上,伸展機構の橈側を通り,伸展機構に連結する.

この独特な筋は屈筋腱と伸展機構を連結し,複雑な動きを可能にしている.虫様筋は骨間筋とともに,中手指節関節を屈曲,指節間関節を伸展させる.また指を橈屈(橈側偏位)させる働きもある.

第1,第2虫様筋は正中神経(C7-T1)の神経支配を受ける.第3,第4虫様筋は典型的には尺骨神経(C8-T1)の神経支配を受けるが,正中神経が第3虫様筋を支配することもある.

■骨間筋

この筋は中手骨間隙にある.骨間筋には背側骨間筋と掌側骨間筋がある.

●背側骨間筋

背側骨間筋は4つあり,羽状筋である(図10-80〜10-82).第1背側骨間筋は,示指外転筋としても知られており,第1骨間隙の境界域を限定する2つの中手骨,すなわち第2中手骨橈側面全体,および第1中手の骨尺背側面から起こる.その腱は示指の基節骨の橈側面と中手指節関節の関節包に停止する.第2背側骨間筋は第2中手骨間隙,すなわち第3中手骨橈側面全体と第2中手骨尺側面の一部から起こる.第2背側骨間筋は中指の基節骨底の橈側面と中手指節関節の関節包に停止する.第3背側骨間筋は第3中手骨間隙,すなわち第3中手骨の尺側面全体と第4中手骨の橈側面の一部から起こる.この筋も第2背側骨間筋と同様に中指に,しかしその内側面に停止する.第4背側骨間筋は第4中手骨間隙,すなわち第4中手骨の尺側面全体

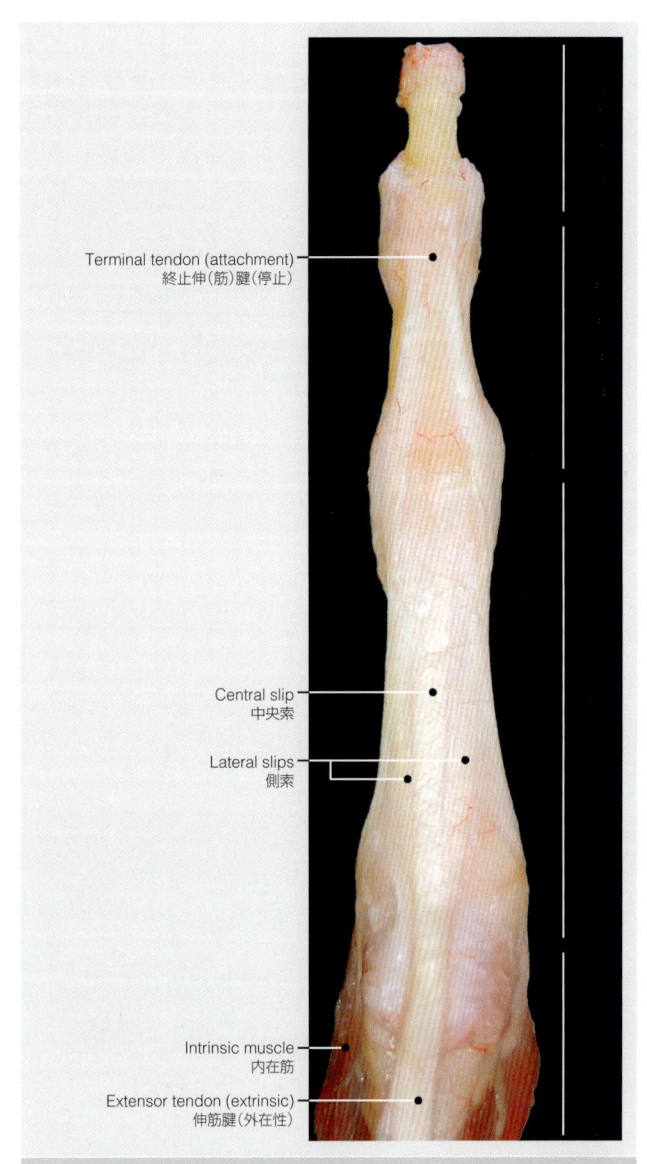

図 10-83　伸筋腱と伸展機構を示した指背側面

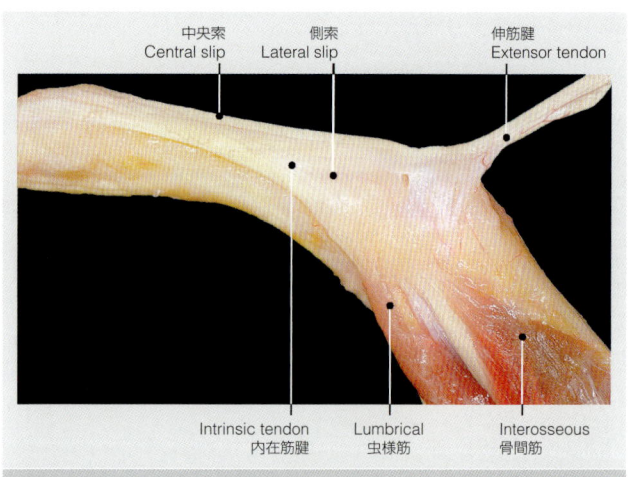

図 10-84　中手指節関節と基節骨レベルでの伸展機構の側面

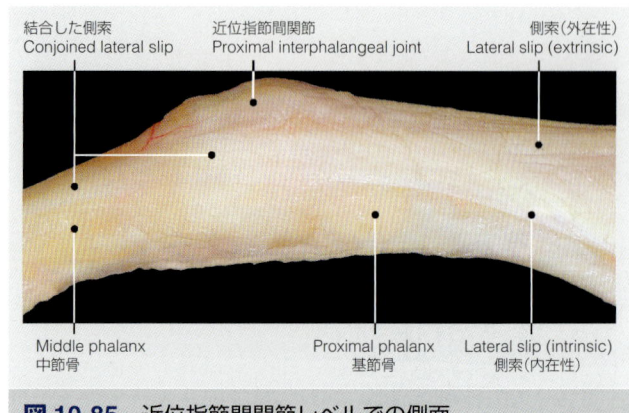

図 10-85　近位指節間関節レベルでの側面

と第5中手骨の橈側面の一部から起こる．この筋は環指の基節骨底の尺側面と中手指節関節の関節包に停止する．これらの背側骨間筋は各々対応する腱を介して，その指の伸展機構にも連結する．

背側骨間筋は手指を外転する（中指には両側に筋がついているので橈側へも尺側へも外転する）．中手指節関節を屈曲，指節間関節を伸展し，この位置で指を引き離すという機能がある．

尺骨神経（C8-T1）の深枝の神経支配を受ける．

● 掌側骨間筋

掌側骨間筋は3つあり，背側骨間筋よりも小さい（図 10-81，10-82）．背側骨間筋と同様に橈側から尺側へと番号がつけられている．これまで第1掌側骨間筋は第1中手骨底の尺側から起こり母指内側の種子骨と伸展機構に停止し，母指内転筋の一部と考えるとの記載もあり，教科書によっては掌側骨間筋が3つではなく4つと記載されることもあったが，現在ではこのような記載はなされない．第1掌側骨間筋は第2中手骨の尺側から起こり，その腱を介して示指の伸展機構に停止する．第2掌側骨間筋は第4中手骨掌側面から，第3掌側骨間筋は第5中手骨の橈側面から起こり，これら両筋は第2〜4虫様筋と一緒にそれぞれの指の伸展機構の橈側に停止する．中指には掌側骨間筋はない．

その機能は指を手の正中線に向けて動かすことである．第1掌側骨間筋はこの役割を母指内転筋とともに果たす．掌側骨間筋の主たる役割は，指同士を引き寄せつつ中手指節関節を屈曲，指節間関節を伸展させることである．

尺骨神経（C8-T1）の深枝の神経支配を受ける．

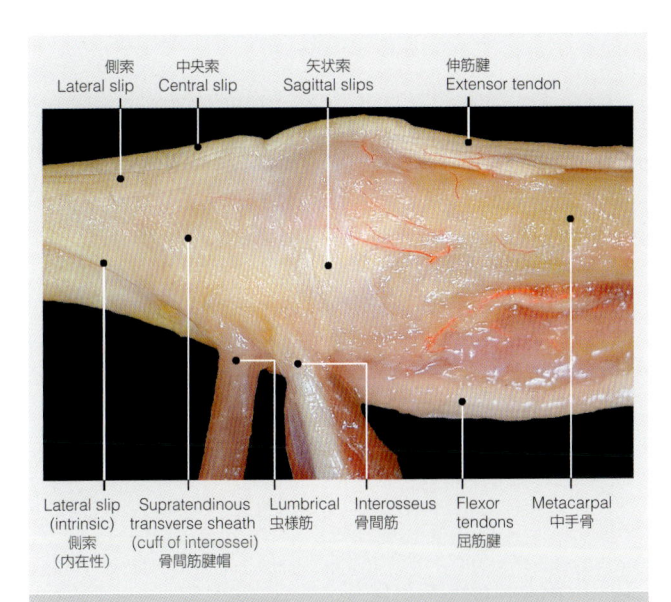

図 10-86　中手指節関節レベルでの伸展機構の側面

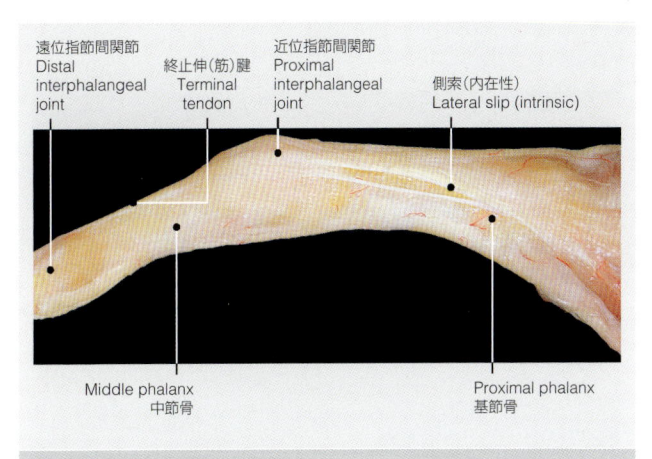

図 10-87　伸展機構の側面

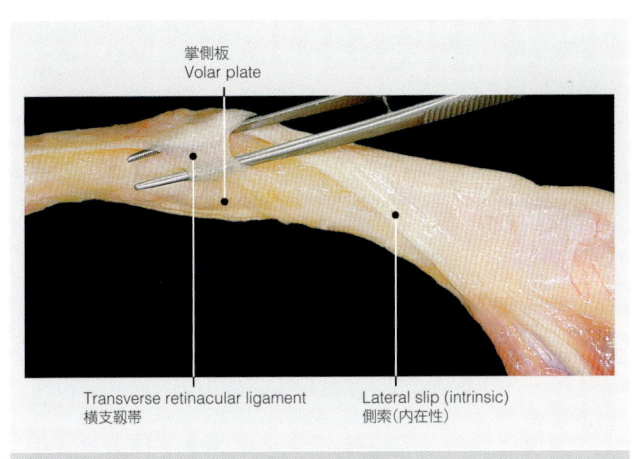

図 10-88　伸展機構の側面．横支靱帯．

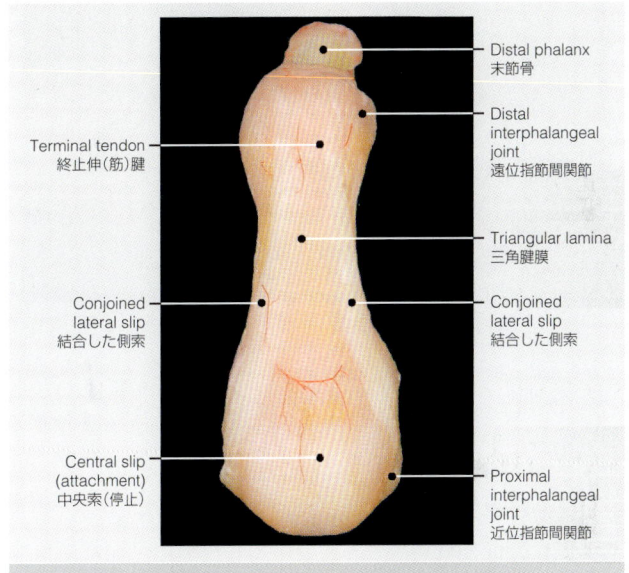

図 10-89　中節骨と指節間関節の背側面．三角腱膜．

伸展機構

　伸展機構では，手の内在筋からの腱，総指伸筋腱，示指伸筋腱，小指伸筋腱，母指伸筋腱が複雑に配列している（図10-83～10-89）．これらの腱は靱帯性と腱膜性の構造からなる複雑なネットワークによって互いに連結している．さまざまな筋がこの伸展機構へ停止することにより2つの基本的な動作が可能になる．それらは長い外在筋による指の伸展と，短い内在筋による指節間関節の伸展を伴う中手指節関節の屈曲である．

　中手指節関節レベル（図10-84）では，伸展機構には正中に短い線維索があり斜め遠位へ向かい基節骨底と関節包へ停止する．さらに矢状索があり，これは掌側板と屈筋腱の腱鞘に付着する．

　基節骨の中1/3レベルで，指伸筋腱は2つの側索と1つの中央索の3つの（線維）索に分かれる（図10-83，10-84）．中央索は中節骨底に停止する．その中央索には停止部付近で虫様筋と骨間筋の腱から斜走する線維が合流する場合がある．一方，外在筋である指伸筋腱の側索（図10-85，10-87）は斜め方向に近位指節関節と基節骨頭の側面に向かう．このレベルでこの指伸筋腱の側索に内在筋からの側索が合流し末節骨底に停止する．

　骨間筋には基節骨外側結節への付着と伸展機構への移行の2つの停止があり，このため前述のように指節間関節の伸展に働く．伸展機構の背側面は腱膜性で骨間筋腱帽（supratendinous transverse sheath，cuff of the interossei）と呼ばれる（図10-86）．

10　筋学　165

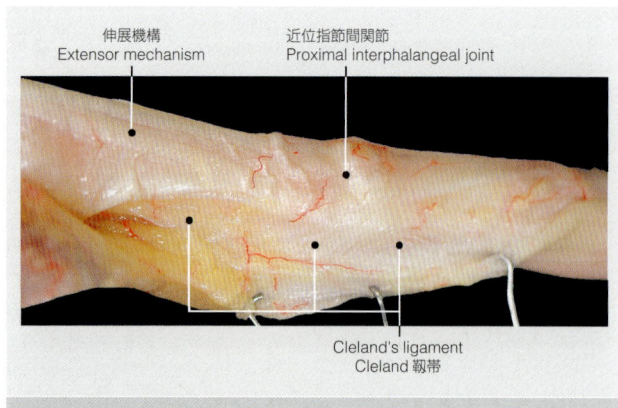

図 10-90 Cleland 靱帯

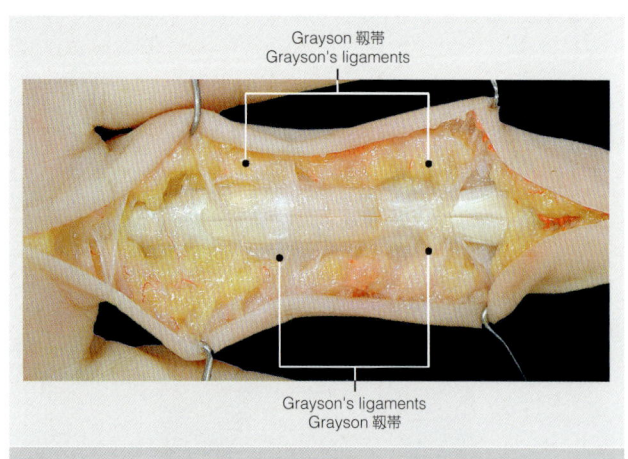

図 10-91 Grayson 靱帯（指掌側面）

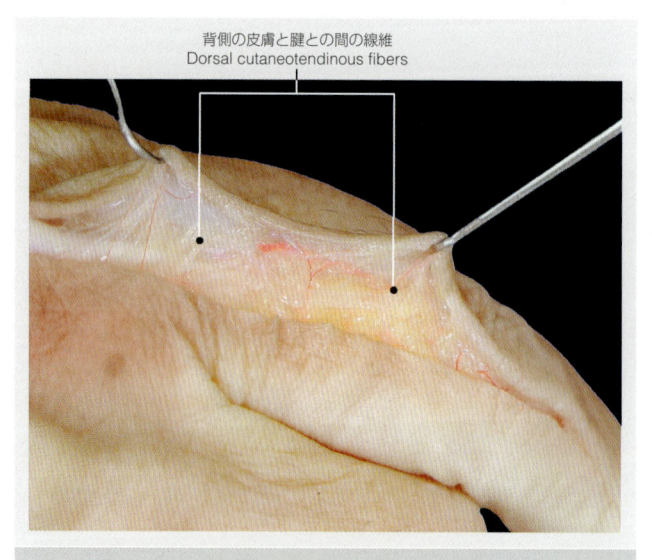

図 10-92 指の背側面で表層を切開してある．

骨間筋腱は 2 つの線維索，すなわち内在筋の中央索と内在筋の側索に分かれる．この前者の内在筋の中央索は指背側へ向かい，外在性の指伸筋腱の中央索と合流し中節骨底に停止する．後者の内在筋の側索は近位指節間関節へ斜めに走行し指伸筋腱の側索と合流し末節骨の背側面に停止する．

支帯構造には斜支靱帯と横支靱帯，三角腱膜がある．

横支靱帯は近位指節間関節レベルで結合した側索の縁から起こり（図 10-88），掌側板の掌側面と皮下組織に停止する．

三角腱膜は中節骨の遠位から末節骨の腱停止部まで側索の内側縁同士を結ぶ薄い腱膜構造である（図 10-89）．

指の皮膚の靱帯

指皮膚の靱帯には，神経血管束を保護し，指の動きと皮膚との間の緊張を伝達するという非常に大切な機能がある．最も重要な靱帯は指間靱帯（みずかき靱帯），Cleland 靱帯，Grayson 靱帯，および背側で皮膚と腱を結ぶ線維である．

指間靱帯（みずかき靱帯）は指間で神経血管束の周囲に位置している．その横走線維は浅横中手靱帯（図 10-75）として知られており，神経血管束を保護し指の外転（指の間が離れること）を制限する，すなわちこの線維とその上の皮膚は中手指節関節のすぐ遠位で指外転でぴんと張る．

Cleland 靱帯（図 10-90）は指の側方にあり 4 つの線維性の中隔からなっている．第 1 の中隔は基節骨遠位 1/2 から中節骨近位 1/3 までの間にある．その線維は神経血管束の背側にあり斜めに走行しこれを覆う皮膚の筋膜に向かう．Landsmeer の横支靱帯の線維が第 1 と第 2 の中隔の間にみられる．第 2 の中隔は伸展機構の側索，中節骨底，掌側板，屈筋腱の線維鞘から起こり，斜め遠位に向かい皮膚に停止する．第 3 の中隔は中節骨頭の外側，遠位指節間関節の関節包，屈筋腱の線維鞘から起こる．その線維は斜め近位に向かい，第 2 の線維とともに深筋膜に停止する．第 4 の中隔は遠位指節間関節と末節骨底から起こり指尖の深筋膜に向かう．

Grayson 靱帯（図 10-91）は指掌側面にあり屈筋腱の線維鞘，特に A2，A3 腱鞘から起こる．Grayson 靱帯は神経血管束よりも掌側にある．線維は指の前面を斜めに走行し，基本的には指の掌側面全体を覆うが近位部の線維は遠位方向に，遠位部の線維は近位方向に向かう．これらの線維は指節間関節の掌側皮線を形成する．

種々の数の背側の皮膚と腱を結ぶ線維（dorsal cutaneotendinous fiber）が伸展機構と皮膚の間を，特に指の関節部で結合している（図 10-92）．

Chapter 11 神経学
NEUROLOGY

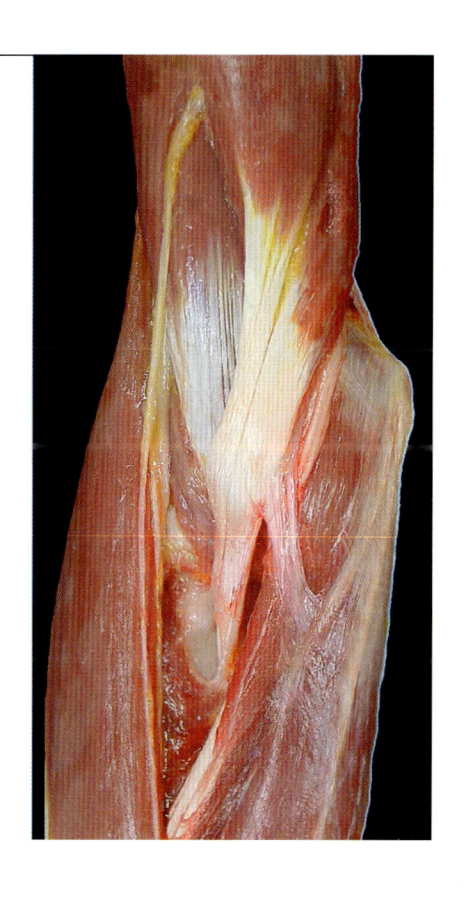

はじめに

　上肢と上肢帯はC5-T1神経根の前枝により形成される腕神経叢から神経支配を受ける（図11-1, 11-2）．腕神経叢にはC4やT2からも神経線維が入る場合がある．腕神経叢は後頸三角の深部に現れるようになり（図11-3），そこから斜角筋三角（interscalenic triangle, 前斜角筋と中斜角筋によって形成される三角, 斜角筋隙）を通り，第1肋骨と上腕に向かって外側遠位の方向に斜めに走行する（図11-4）．腕神経叢は（神経）根，神経幹，分岐，神経束，枝に分けられる．

　上神経幹はC5, C6神経根から形成される．C4からの線維が入ることもよくある．中神経幹はC7から形成される．下神経幹はC8, T1から形成されるが，T2からの線維が入ることもよくみられる（図11-5）．

　神経幹は前分岐と後分岐に分かれた後，神経束を形成する．神経束は腋窩動脈との位置関係によって後，外側，内側の名前がついている（図11-19）．後神経束は各幹の後

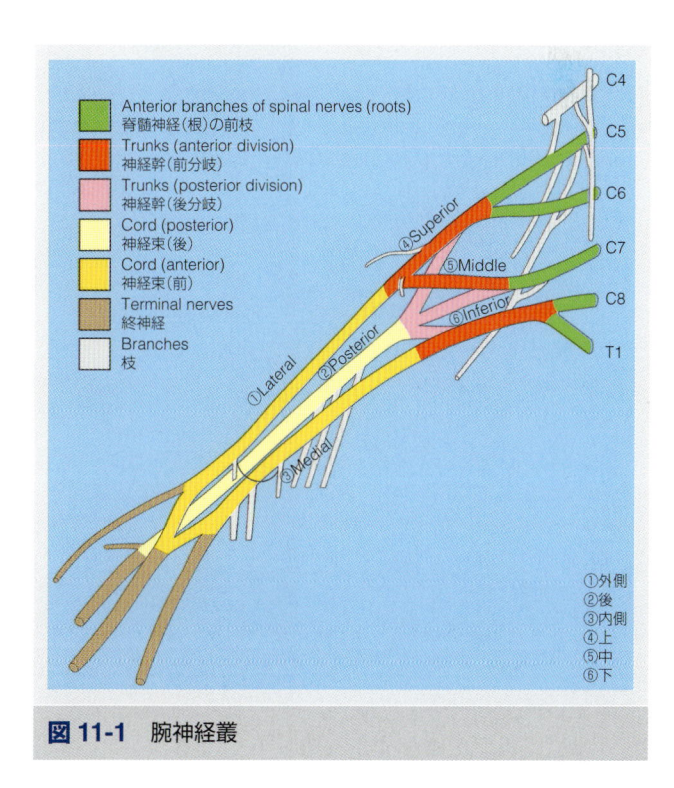

図11-1　腕神経叢

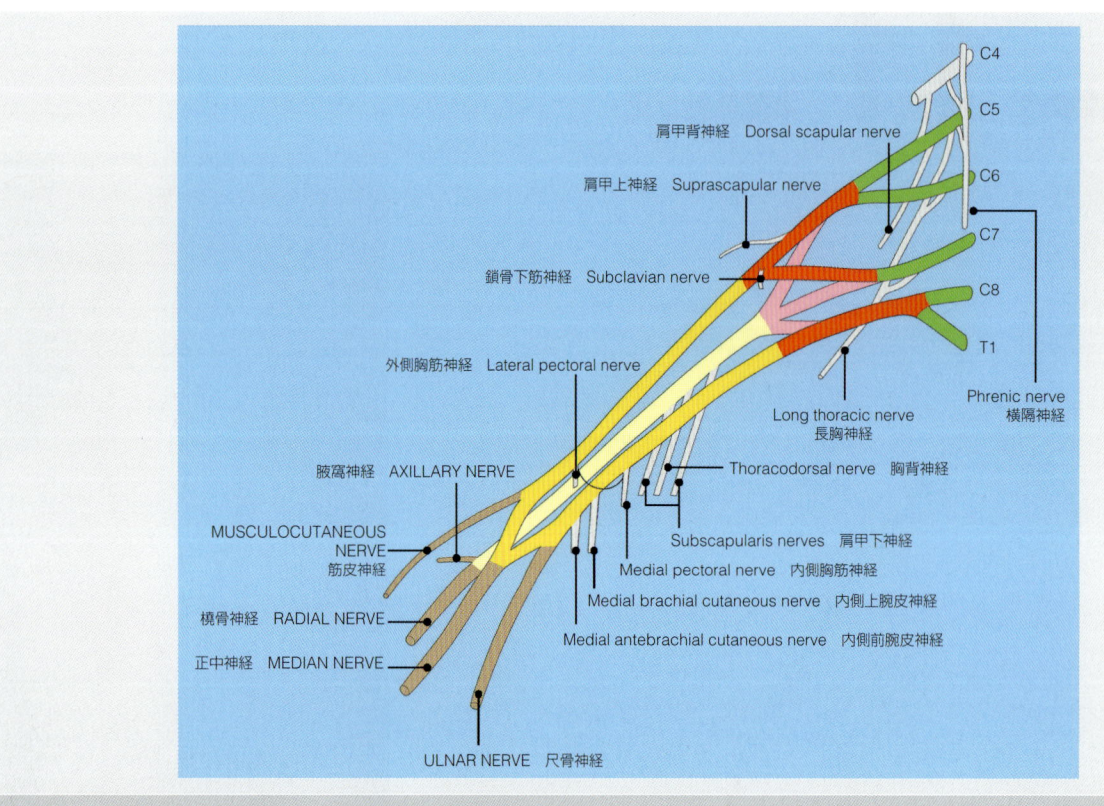

図 11-2　腕神経叢とその終枝

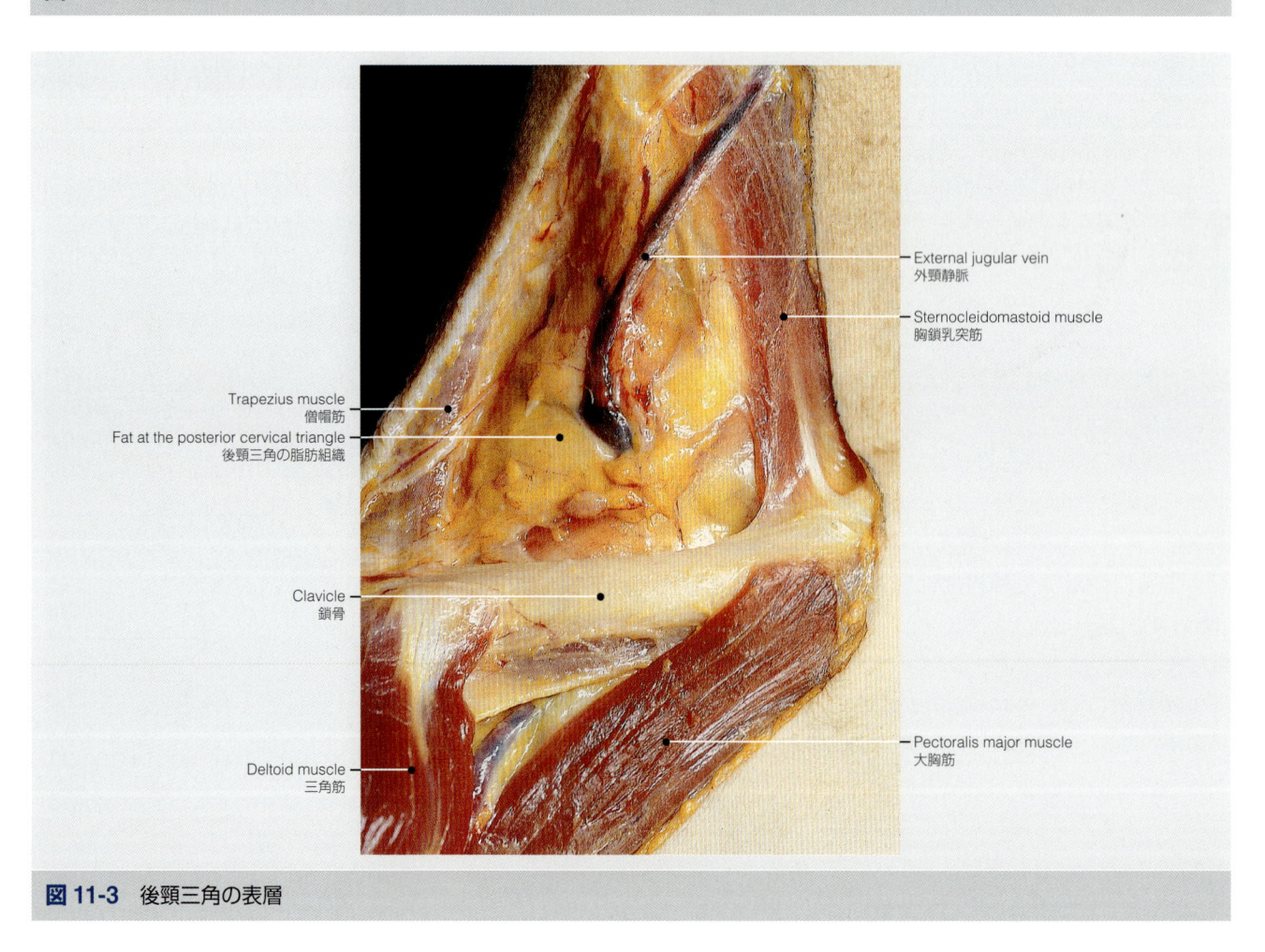

図 11-3　後頸三角の表層

168　Ⅱ　上肢帯と上肢

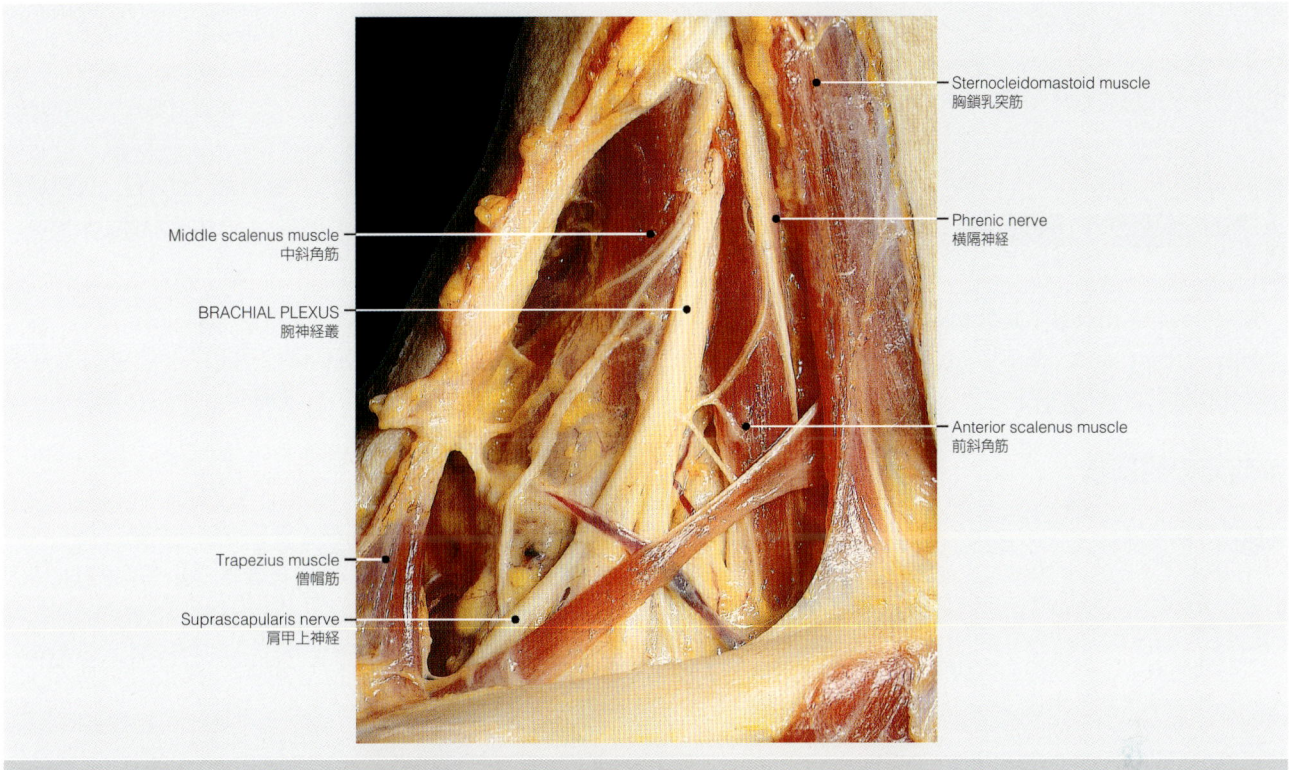

図 11-4　後頸三角の脂肪組織と筋膜を切除した後の腕神経叢の展開

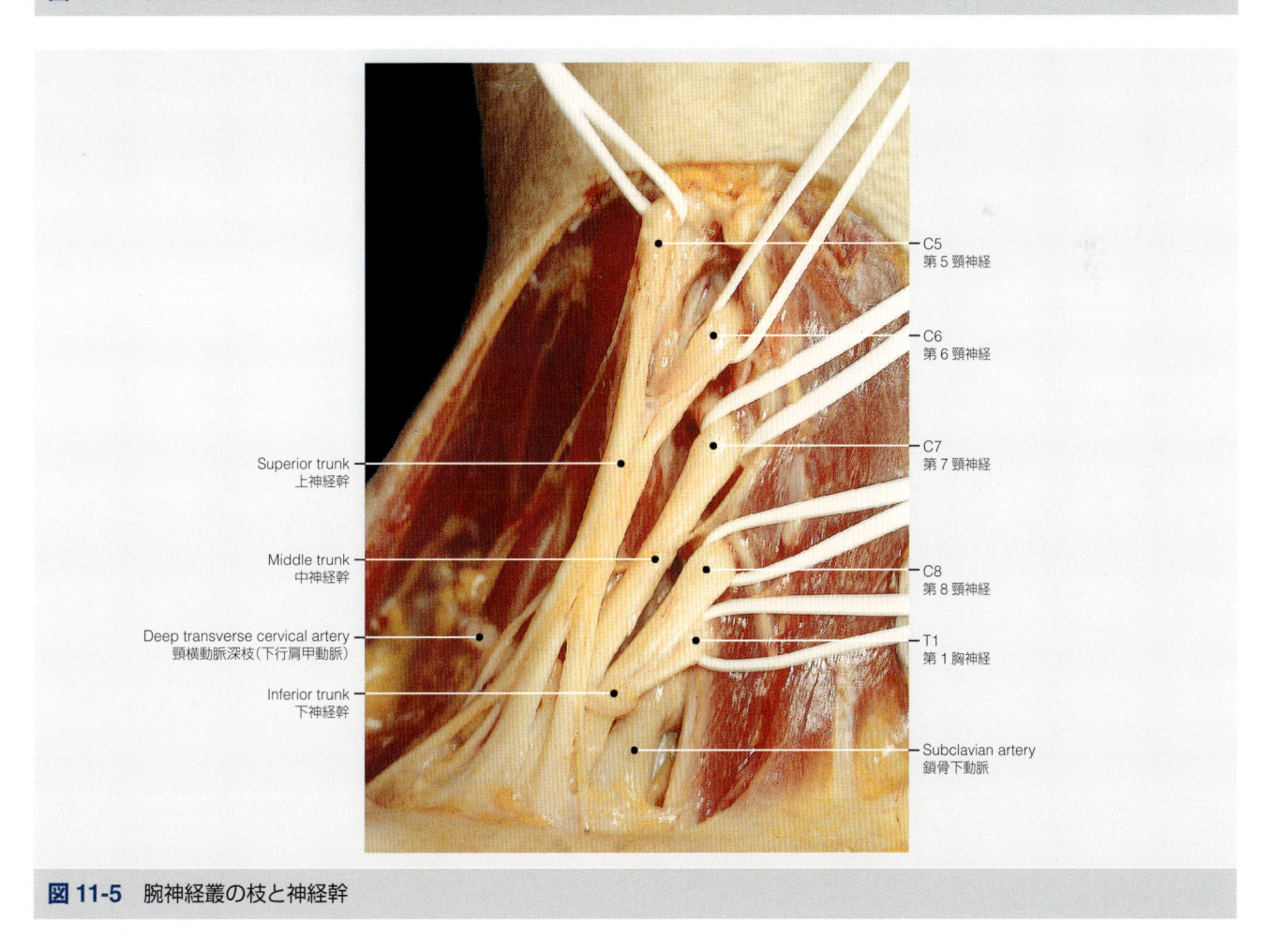

図 11-5　腕神経叢の枝と神経幹

11　神経学

分岐が融合して，外側神経束は上神経幹と中神経幹の前分岐によって，また内側神経束は下神経幹の前分岐によって，それぞれ形成される（図 11-5）．

腕神経叢の側副枝

腕神経叢の側副枝は上肢帯の筋を支配する．側副枝は前方の筋を支配する前方側副枝と後方の筋を支配する後方側副枝に分けられる（図 11-6）．

■ 前方の側副枝

■ 鎖骨下筋神経

上神経幹の前方近位から起こり（図 11-7），腕神経叢，前斜角筋，鎖骨下静脈の前面を内側に下行し，鎖骨下筋の中央に達する．この神経は副横隔神経から生じることもある．

■ 内側胸筋神経

通常，鎖骨のレベルで内側神経束から起こる（図 11-8〜11-10）．この神経は内側神経束から起こるため内側胸筋神経と呼ばれるが，外側胸筋神経よりも外側に位置する．内側胸筋神経は腋窩動脈の前面で鎖骨胸筋筋膜と小胸筋を貫き，内側下方へ斜めに走行して，大胸筋へのいくつかの枝に分かれる．この神経は大胸筋と小胸筋の両者を支配している．

■ 外側胸筋神経

内側胸筋神経とほぼ同じレベルで外側神経束から起こる（図 11-8，11-10）．前述のように，この神経は内側胸筋神経の内側に位置する．外側胸筋神経は枝を出し，内側胸筋神経の同様な枝と吻合し胸筋神経柄を形成する．外側胸筋神経の深枝は小胸筋に達し，一部は小胸筋を貫いて大胸筋を支配する．

■ 後方の側副枝

■ 肩甲上神経

上神経幹から起こるが，C5 からのみでなく C4 からの線維もあることは少なくない（図 11-6，11-11）．肩甲切痕のある後外側に向かい，肩甲骨の上肩甲横靱帯の下を通って棘上窩に達し棘上筋を支配する（図 11-12）．その後，棘関節切痕で下肩甲横靱帯の下を通って棘下窩に達し，棘下筋を支配する（図 11-13，11-14）．枝のいくつかは肩関節包後面に達する．

■ 肩甲背神経

C5 から起こり，中斜角筋を貫いて後斜角筋に接している（図 11-15）．背側に向かい肩甲挙筋と大・小菱形筋の下を通り，これらの筋を支配する（図 11-16）．肩甲背神経は前鋸筋の非常に近くを走行しており前鋸筋に神経枝を送る場合もある．

■ 肩甲下神経

通常，近位と遠位の 2 つの枝からなる．胸背神経はこれら 2 つの枝の間から起こる（図 11-17，11-18 ▶ p.174）．近位の枝は肩甲下筋の表面にあり，この筋を支配するが，遠位の枝は垂直に走行し，肩甲下筋の下部と大円筋を支配する．一部の枝は肩関節包前面に達する．

■ 胸背神経

2 本の肩甲下神経の間で後神経束から起こる（図 11-17，11-18 ▶ p.174）．肩甲下筋の前面を胸背動脈に沿って下方に向かって走行する．広背筋に達し神経支配する．

■ 長胸神経

C5-7 の前枝が椎間孔を出た後すぐに形成される．C5，C6 からの枝は前斜角筋を貫くが C7 からの枝はその前面を走行する．この神経は後斜角筋と腕神経叢の間を垂直に下方に走行する（図 11-6）．胸郭の外側面に位置し肩甲下筋と前鋸筋の間のくぼみにあり，これらの筋を支配する（図 11-11，11-18 ▶ p.174）．

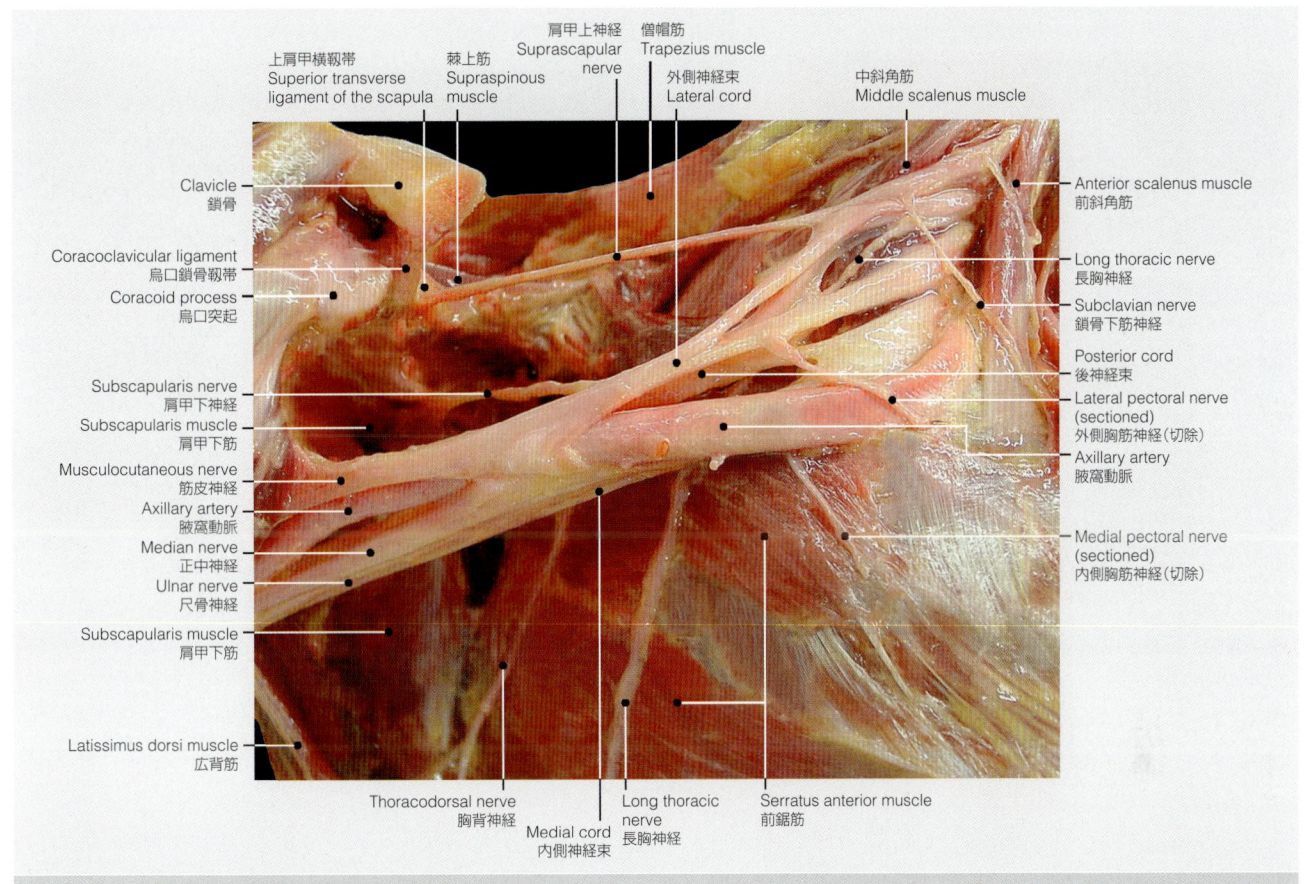

図 11-6　腕神経叢の側副枝（鎖骨は切除されている）

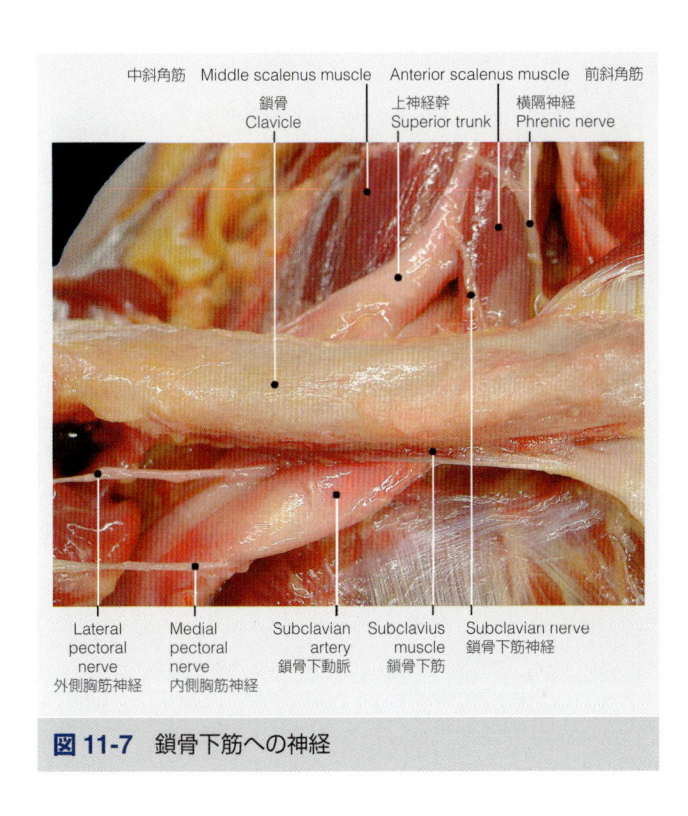

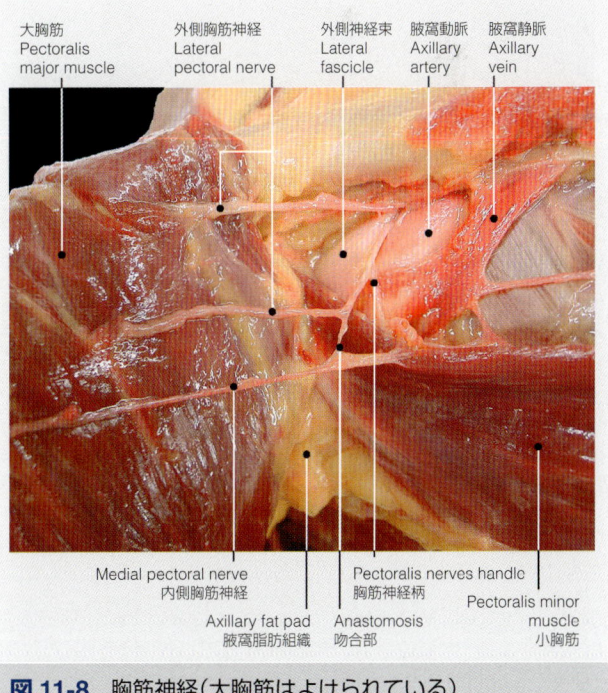

図 11-7　鎖骨下筋への神経

図 11-8　胸筋神経（大胸筋はよけられている）

11　神経学

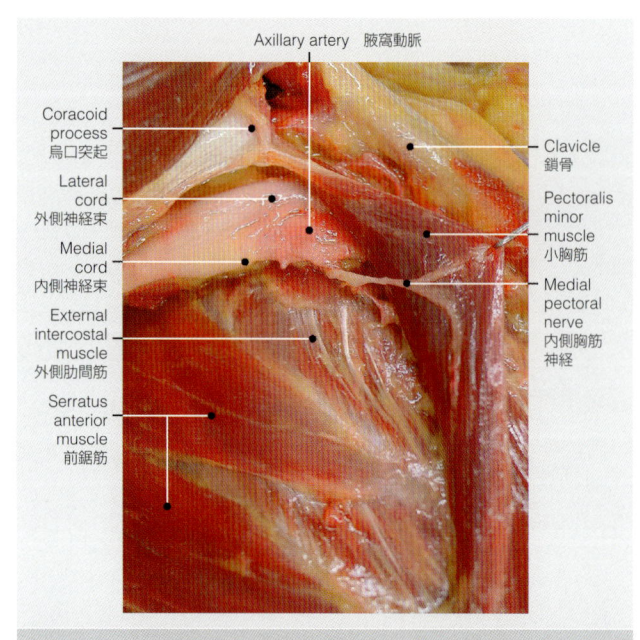

図 11-9　内側胸筋神経が小胸筋（少し反転されている）へ達するところの詳細

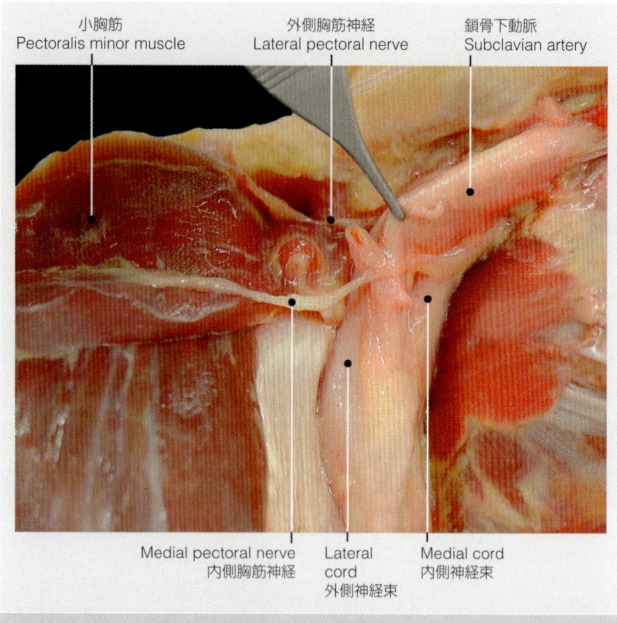

図 11-10　小胸筋の神経支配（神経がよくみえるように筋を外して反転している）

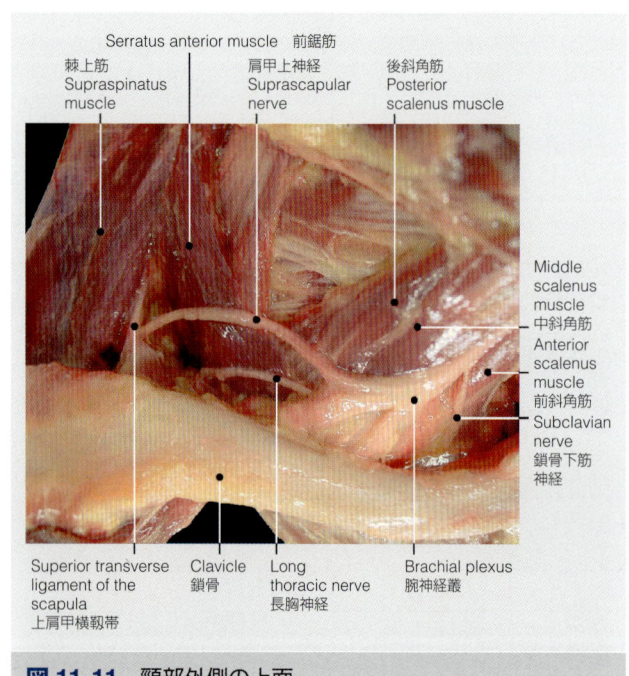

図 11-11　頸部外側の上面

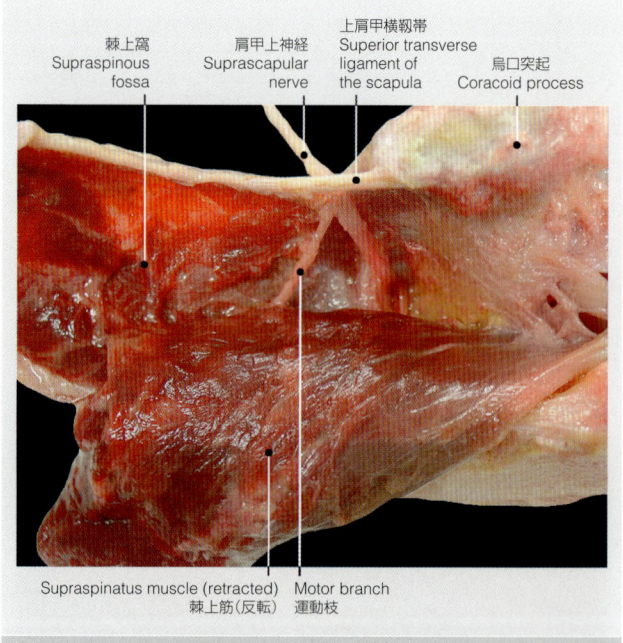

図 11-12　肩甲上神経の棘上窩への到達と棘上筋（反転されている）への神経支配

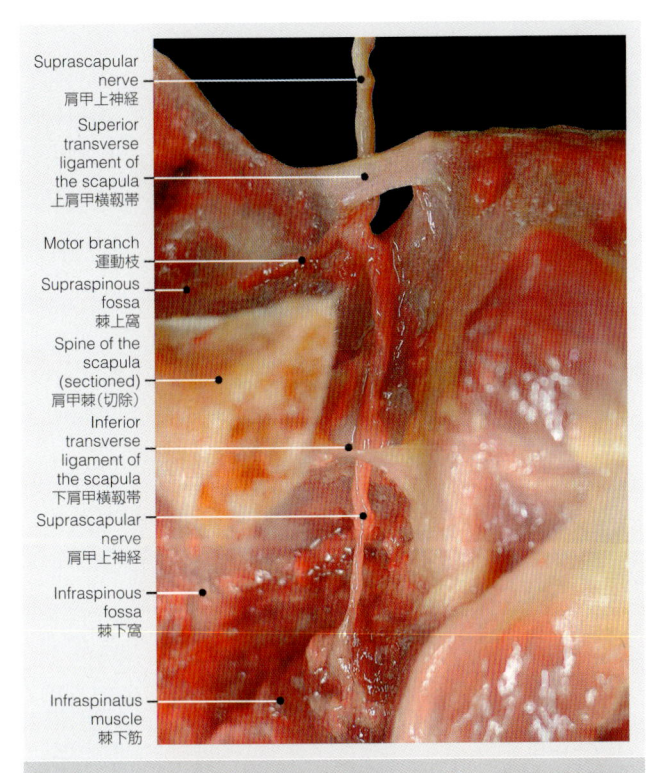

図 11-13 肩甲骨の背面．肩甲棘を切除し，肩甲上神経の走行と棘下筋への神経支配を示す．

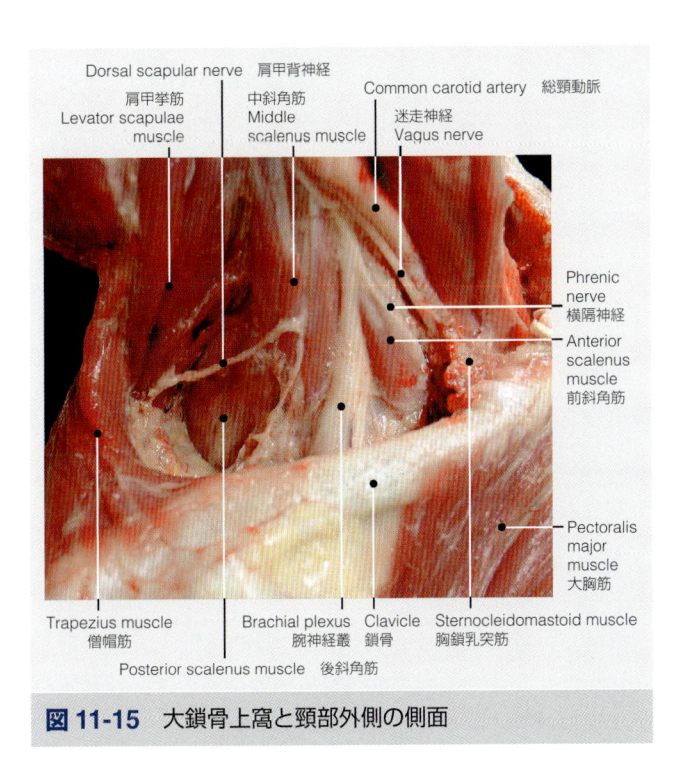

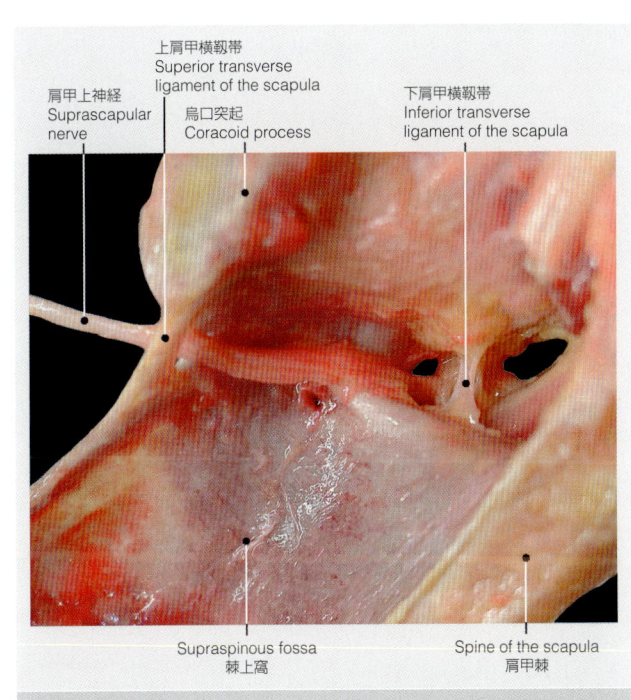

図 11-14 棘上筋を除いた後の肩甲骨の上面．肩甲上神経の走行が観察される．

図 11-15 大鎖骨上窩と頸部外側の側面

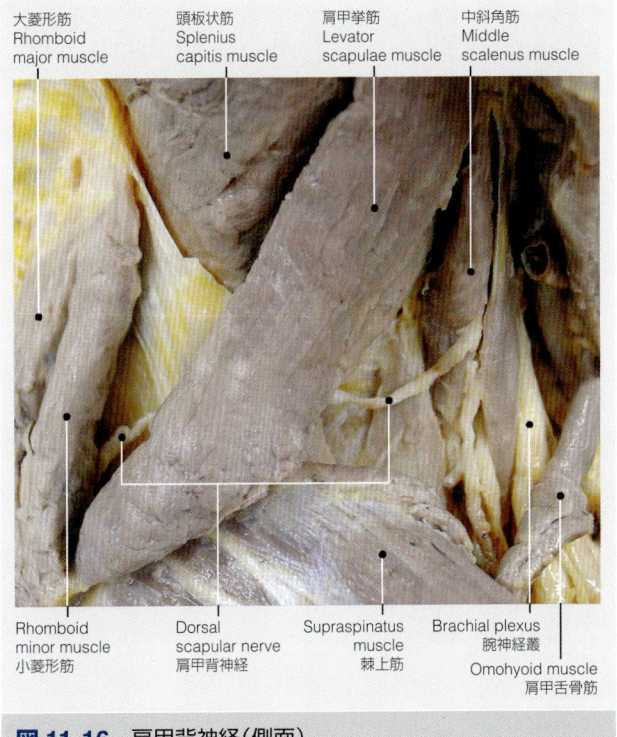

図 11-16 肩甲背神経（側面）

11 神経学

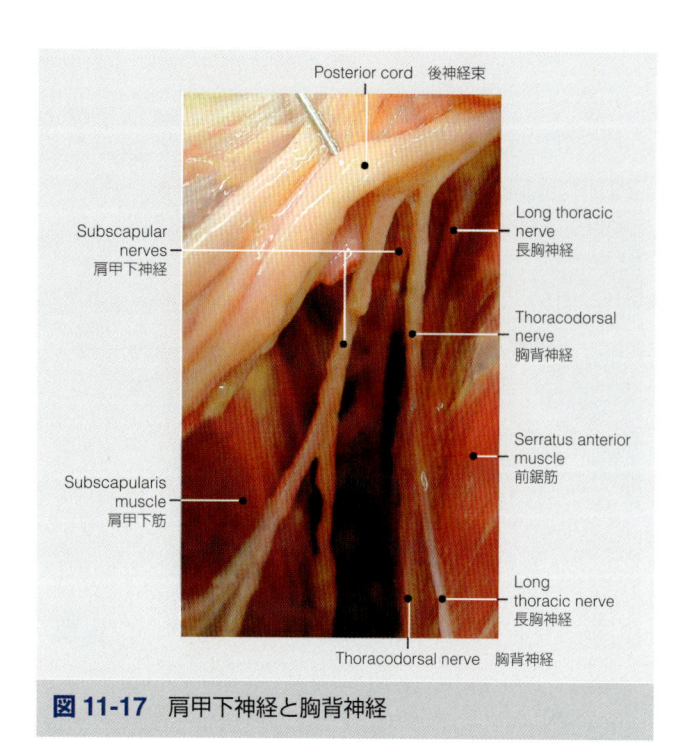

図 11-17 肩甲下神経と胸背神経

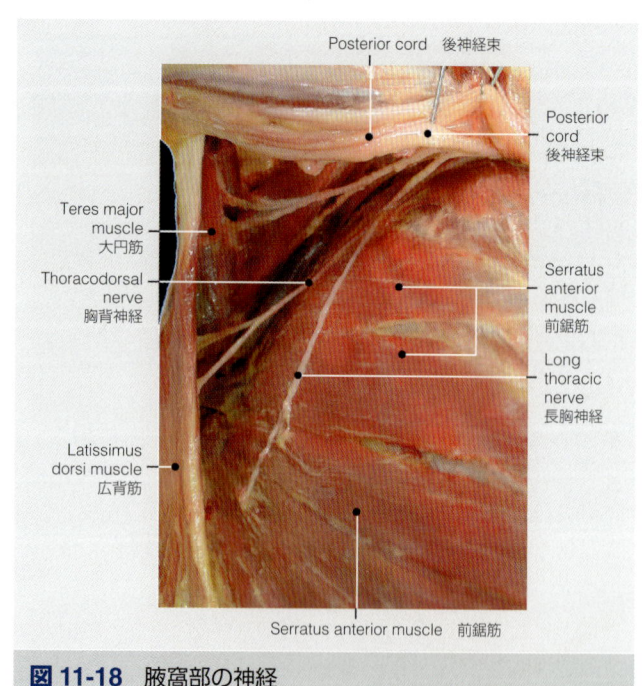

図 11-18 腋窩部の神経

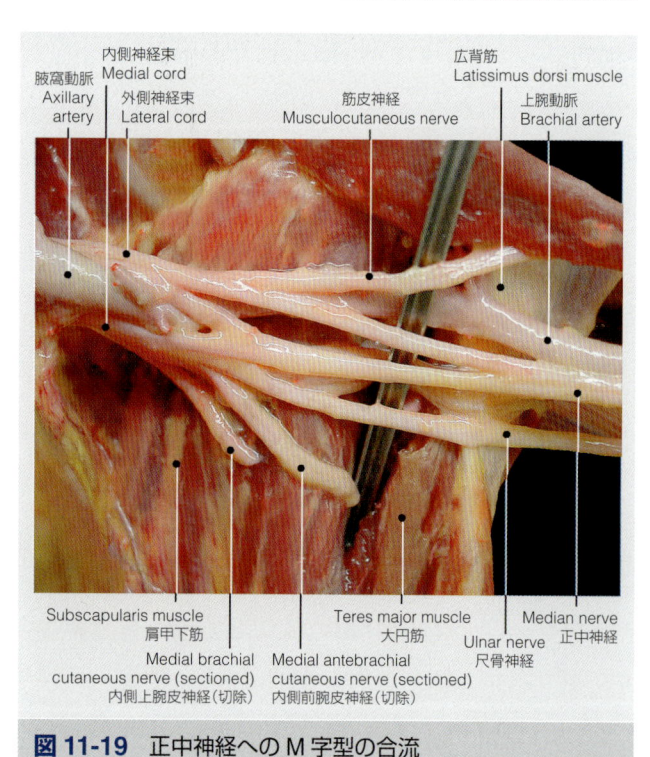

図 11-19 正中神経へのM字型の合流

覚神経が含まれる．腋窩部でおよそ小胸筋と同じレベルで正中神経より外側で起こる．外側に出て烏口腕筋を貫き，上腕二頭筋と上腕筋の間を走行する（図 11-20）．これらの筋，上腕骨，肘関節前面に枝を送り，肘屈筋を神経支配する．上腕中央で正中神経と吻合していることもある．末梢で上腕二頭筋腱の外側で皮下に出て外側前腕皮神経となる．

■ 正中神経

腋窩で，筋皮神経と尺骨神経の間から起こる．正中神経は外側神経束と内側神経束からの線維が合流しておりM字型の形をとる（図 11-19）．上腕の内側神経血管束の中で上腕動脈の前面を垂直に下方へと走行する．

■ 尺骨神経

腋窩で，内側神経束から起こり（図 11-19），正中神経の内側を走行する．上腕の内側神経血管束の中で上腕動脈の背側を垂直に下方へと走行する（図 11-20）．

■ 内側上腕皮神経

腕神経叢の内側神経束から起こるが，通常T2からの線維（肋間神経）の吻合がある．内側上腕皮神経は腋窩脂肪織と上腕筋膜（図 11-21）を貫通して，その名前のとおり上腕の内側の皮膚感覚を支配する．

上腕への神経

■ 筋皮神経

腕神経叢の外側神経束の終末枝で，C5-7からの線維を含んでいる（図 11-19）．上腕での運動神経と，前腕での感

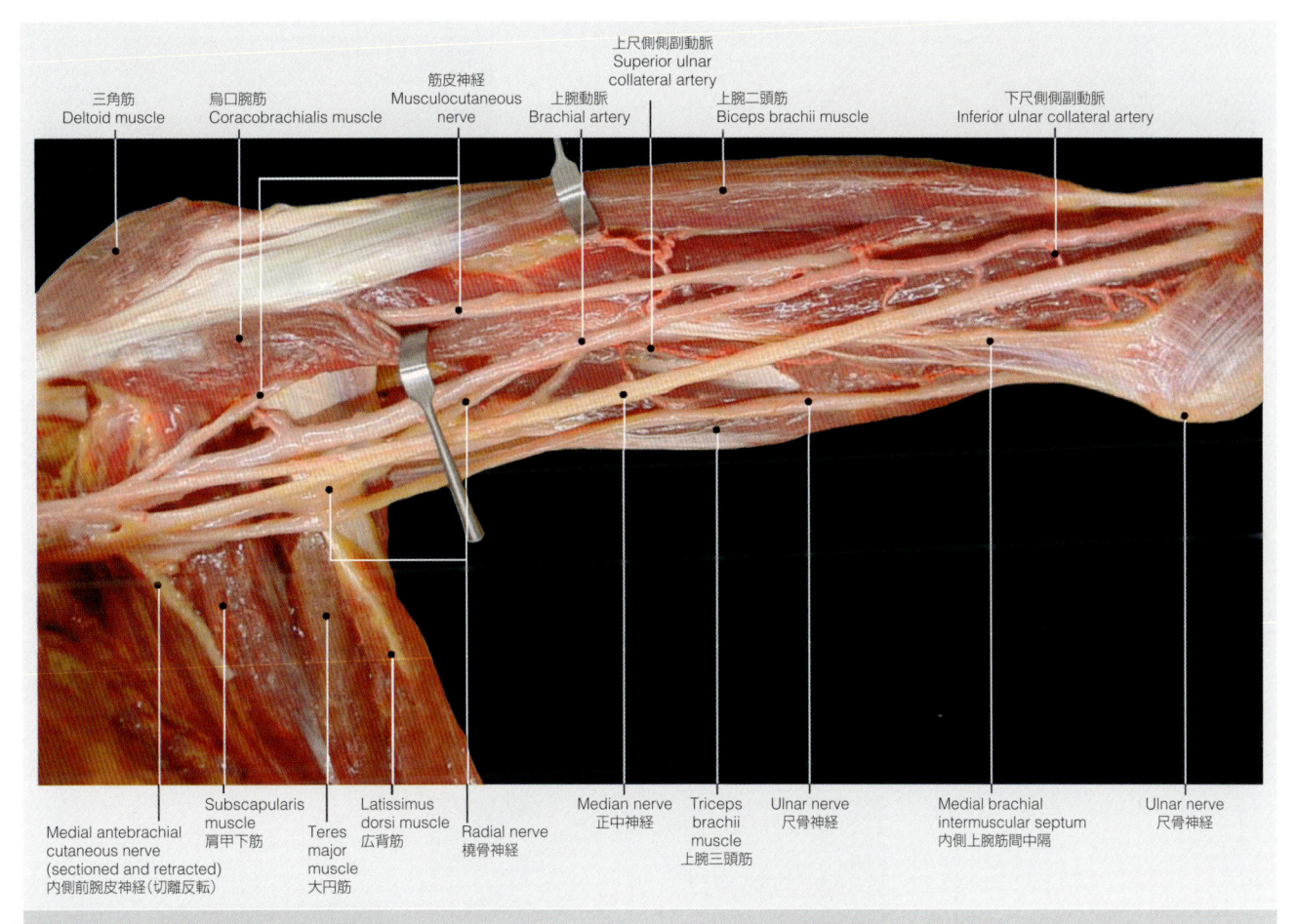

図 11-20　上腕の神経血管（内側面）

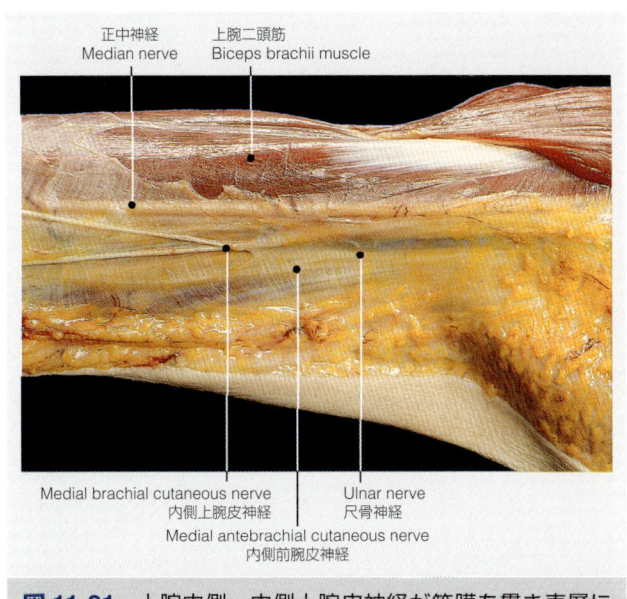

図 11-21　上腕内側．内側上腕皮神経が筋膜を貫き表層に出ている．

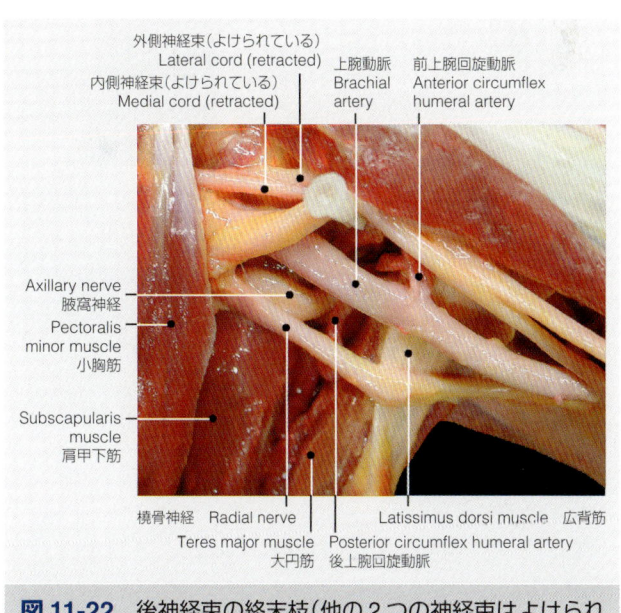

図 11-22　後神経束の終末枝（他の2つの神経束はよけられている）

11　神経学

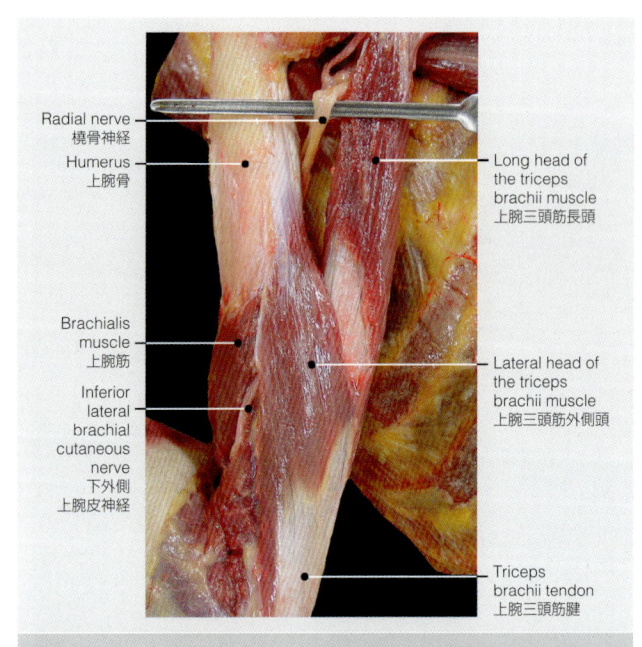

図 11-23 上腕三頭筋の筋腹の間での橈骨神経の走行（プローブで示されている）

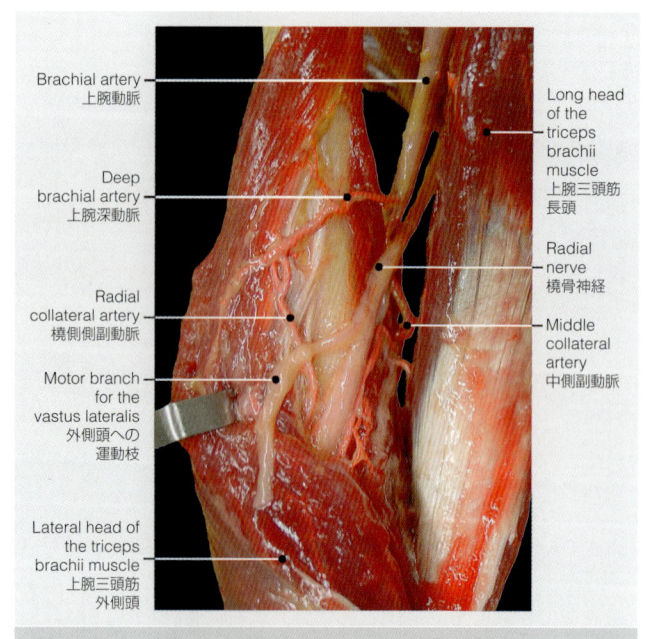

図 11-24 上腕骨の橈骨神経溝上にある橈骨神経

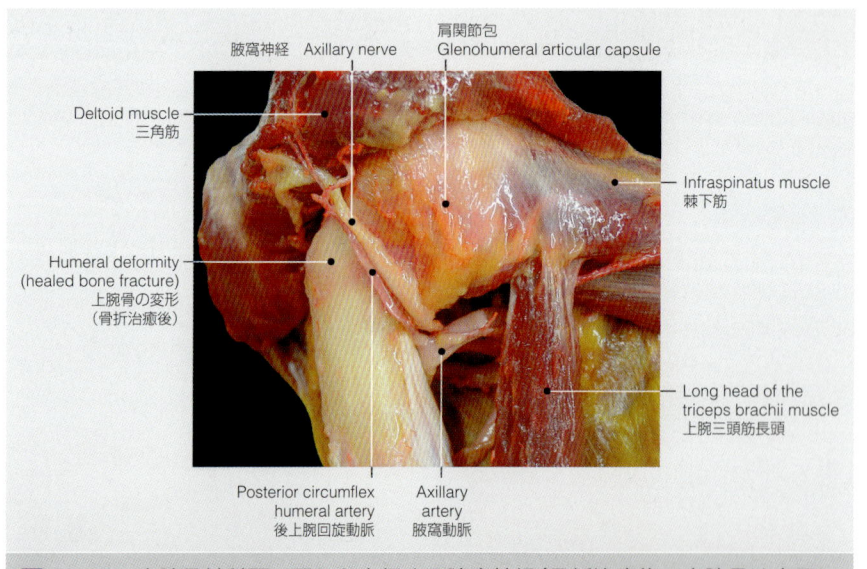

図 11-25 上腕骨外科頸の周りを走行する腋窩神経（骨折治癒後で上腕骨は内反しているため腋窩神経が傷んでいるかもしれない）．三角筋は上方へよけられている．

■ 橈骨神経

後神経束から起こる（図 11-20，11-22）．腋窩から外側末梢へ向かい上肢の後面を走行する．この神経は神経支配している上腕三頭筋の内側頭と外側頭の筋腹の間を上腕を斜めに（図 11-23），そして上腕骨のラセン状の橈骨神経溝に密着して走行する（図 11-24）．上腕の遠位1/3では外側にあり，そして外側筋間中隔を貫いて前面に出てくる．肘部では外側二頭筋溝の深部にある．

橈骨神経は上腕での走行中に上腕三頭筋各頭と肘筋に枝を送る．この領域では，また，感覚枝である後上腕皮神経，下外側上腕皮神経が出ている．

■ 腋窩神経

腋窩部で，肩甲下筋の前面で腕神経叢の後神経束から起こる（図 11-22）．（Velpeauの）四角間隙を通って後方へ走行する．この部位で小円筋への運動枝を送る．その後，上腕骨外科頸の上を，肩関節包に密着して走行する（図 11-25）．

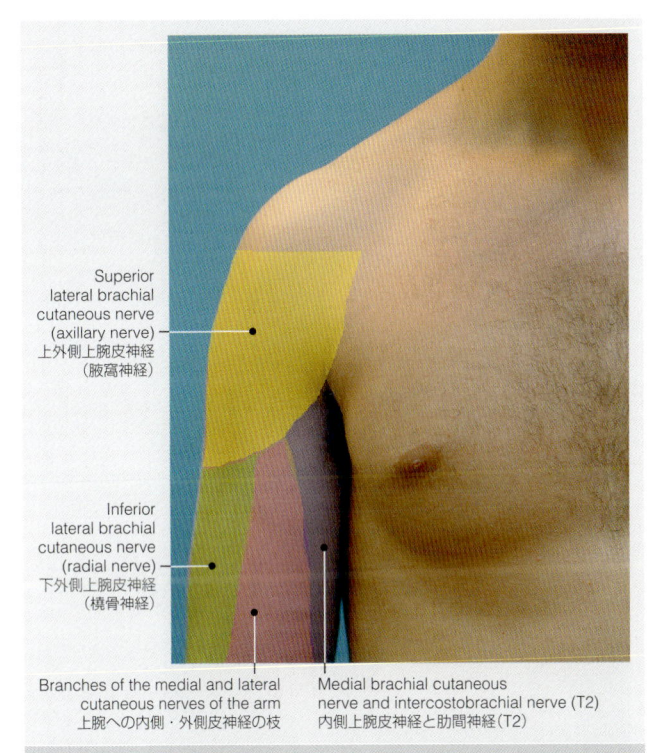

図 11-26 肩から上腕にかけての皮膚神経支配（前面）

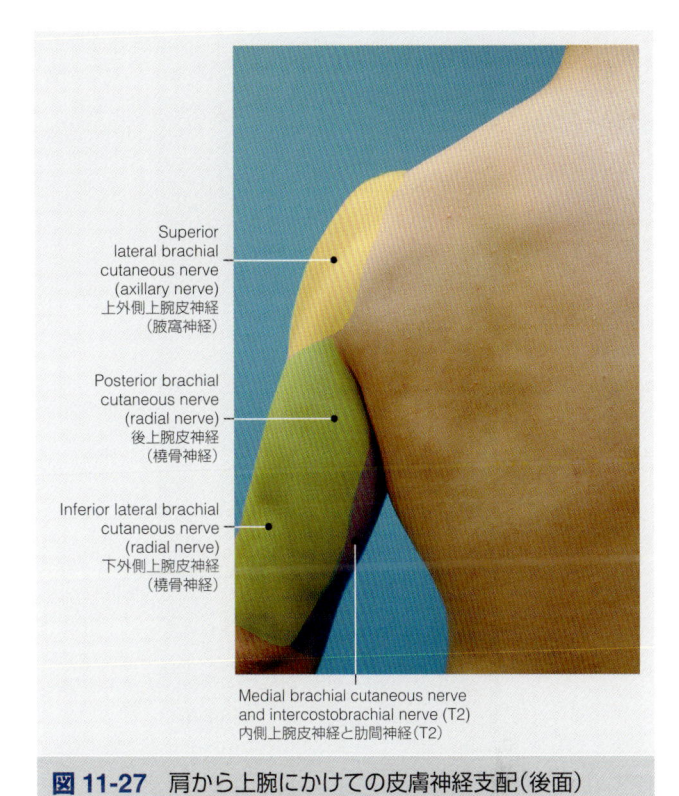

図 11-27 肩から上腕にかけての皮膚神経支配（後面）

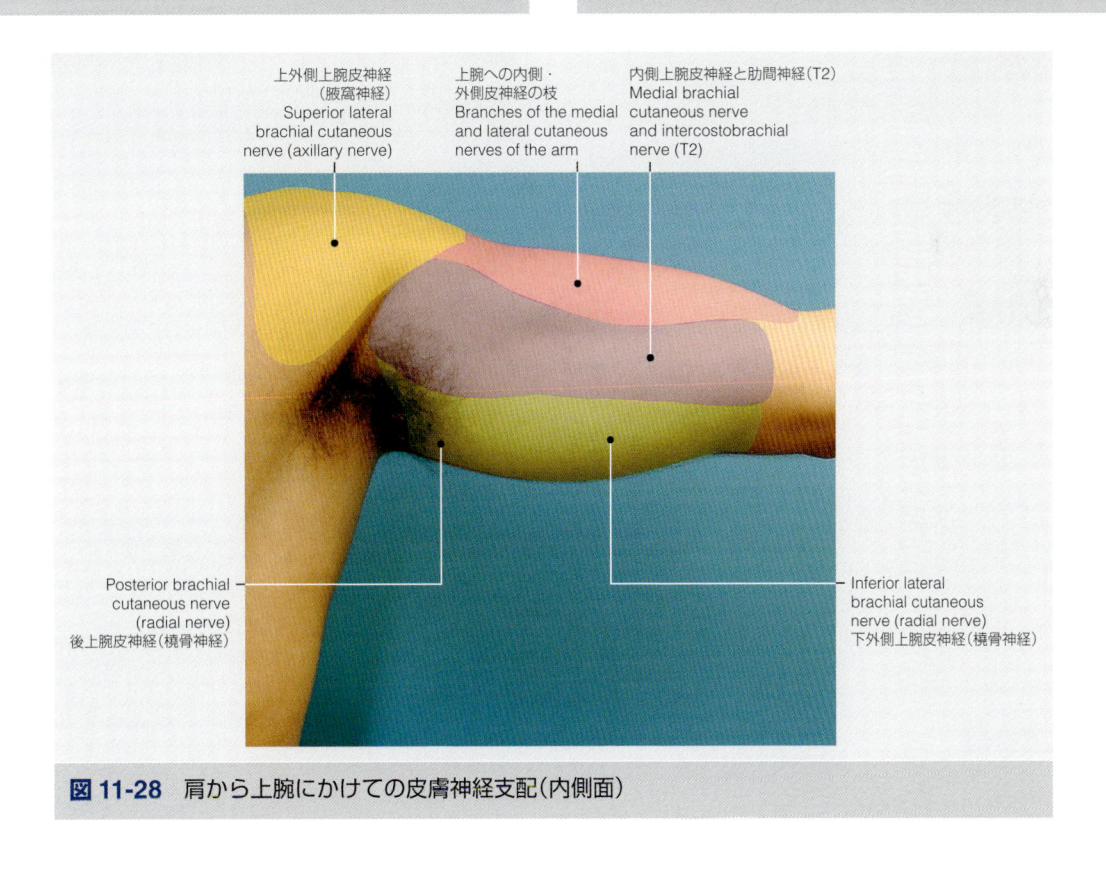

図 11-28 肩から上腕にかけての皮膚神経支配（内側面）

　腋窩神経はこの経過中に三角筋を支配するとともに，上外側上腕皮神経を出しこの領域の感覚を支配する．

　図 11-26～11-28 に肩と上腕での皮膚感覚の支配神経を示す．

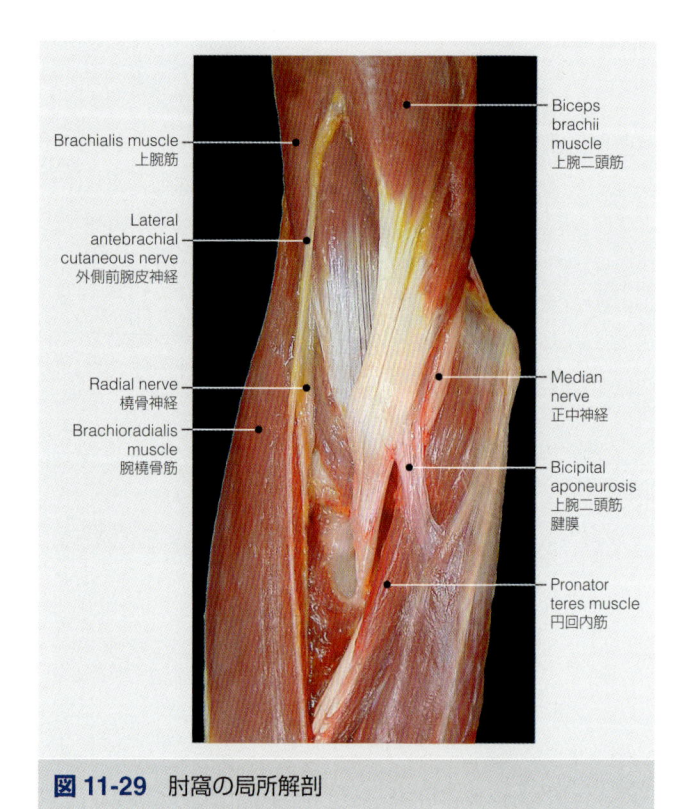

図 11-29　肘窩の局所解剖

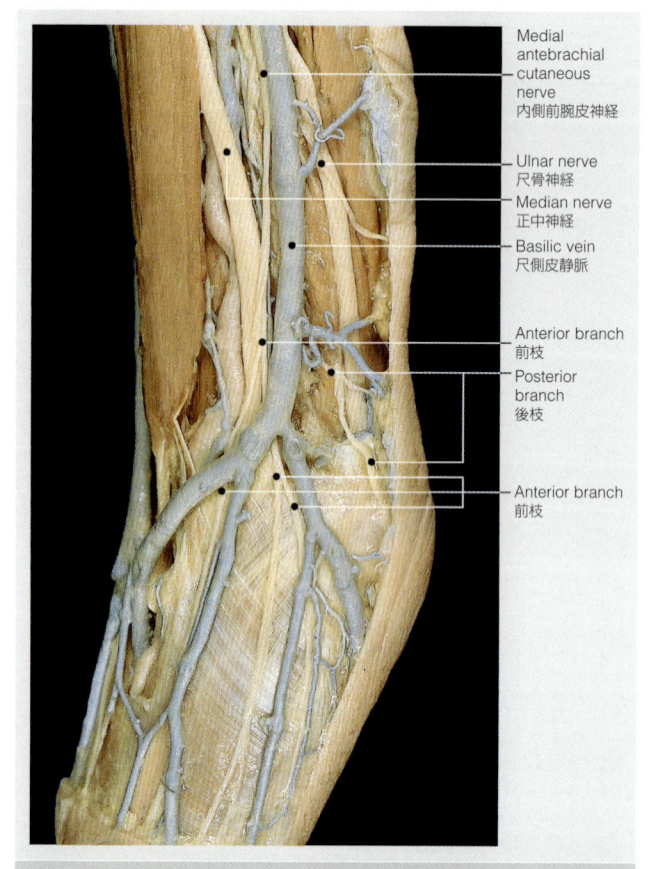

図 11-30　肘部の前内側面（静脈には青のラテックスが注入されている）．内側前腕皮神経が静脈に沿って走行することに注意．

前腕への神経

外側前腕皮神経

　筋皮神経（C5-7）の終末枝である．上腕筋と上腕二頭筋の間にあり，外側二頭筋管で上腕筋膜を貫き皮下で浅層の静脈と伴走する（図 11-29）．この神経はわずかに斜めに走行し前腕外側に向かいこの部位の皮膚感覚を支配する．

　支配領域には橈骨茎状突起と手関節背面までの前腕後外側面が含まれる．橈骨茎状突起レベルで橈骨神経の枝としばしば吻合する．前外側面では母指球まで続き，そこでも橈骨神経と吻合する．

内側前腕皮神経

　この神経は，前腕に分布するが，内側上腕皮神経の副神経として知られることがある末梢神経である．腕神経叢の，特に内神経束（C8-T1）の終末枝である（図 11-20）．上腕内側面を尺側皮静脈に沿って走行する（図 11-21）．上腕中央にて上腕筋膜を貫通し皮下で尺側皮静脈に伴走するようになる．いくつかの枝に分かれて前腕内側面の感覚を支配する（図 11-30）．

　前枝は前腕から手関節までの前内側面を，後枝（尺側枝）は前腕近位 2/3 の後内側の皮膚に分布する．

　図 11-31，11-32 は前腕の感覚領域を示した図である．

正中神経

　C6-T1 を含む内側神経束と外側神経束の両方からの線維で構成される腕神経叢の終末神経である（図 11-9）．内側神経束からくる内側を走行する線維は C8，T1 からの線維を含み手内在筋を支配する．外側神経束からくる外側を走行する線維は C6，C7 からの線維を含み前腕の筋への運動線維と感覚線維を含む．

　正中神経は上腕動脈とともに内側二頭筋管を通り，上腕二頭筋腱膜の下層を走行して，前腕に達する（図 11-29）．前腕近位で円回内筋，橈側手根屈筋，長掌筋に運動枝を送る（図 11-33）．

　正中神経が円回内筋の 2 頭間を通過することは大切な点である（図 11-34）．そして浅指屈筋の上腕尺骨頭と橈骨頭の線維で形成されるアーチの下を通り，その後は浅指屈筋

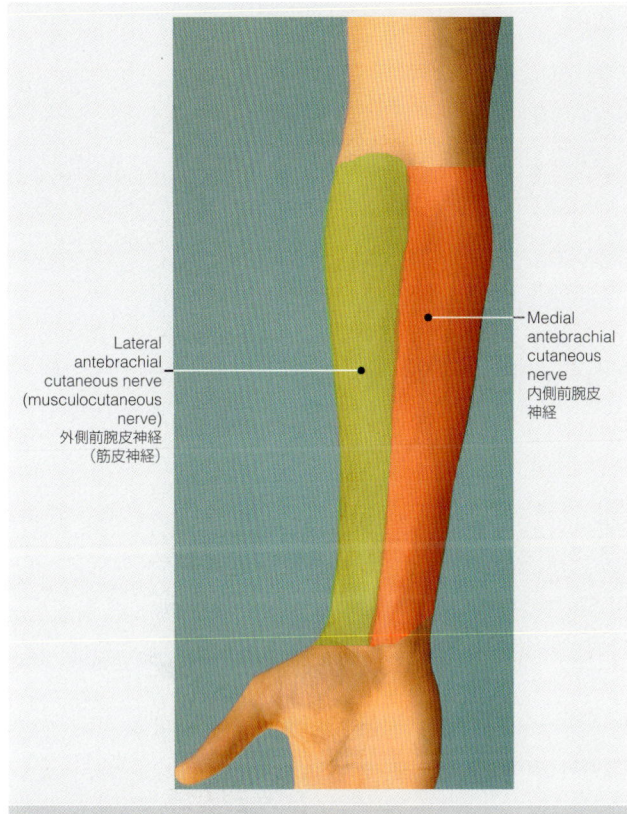

図 11-31　前腕の皮膚感覚支配（前面）

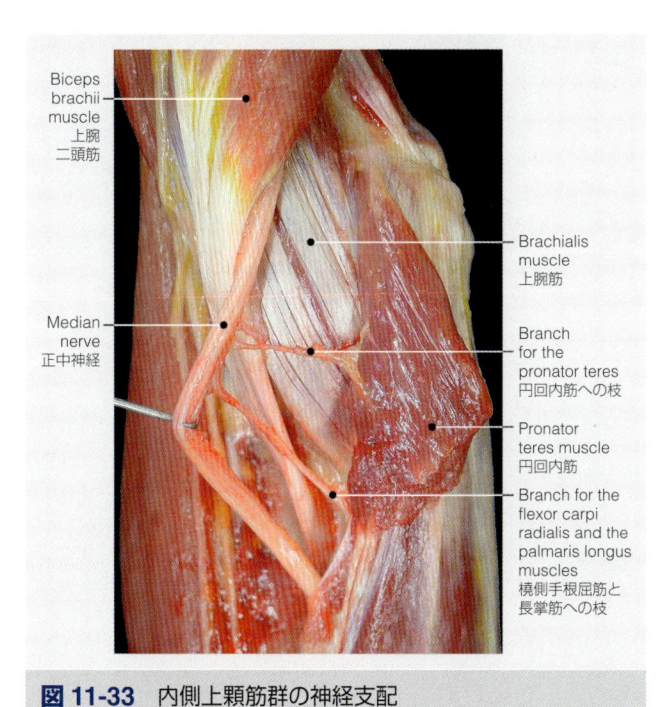

図 11-32　前腕の皮膚感覚支配（後面）

図 11-33　内側上顆筋群の神経支配

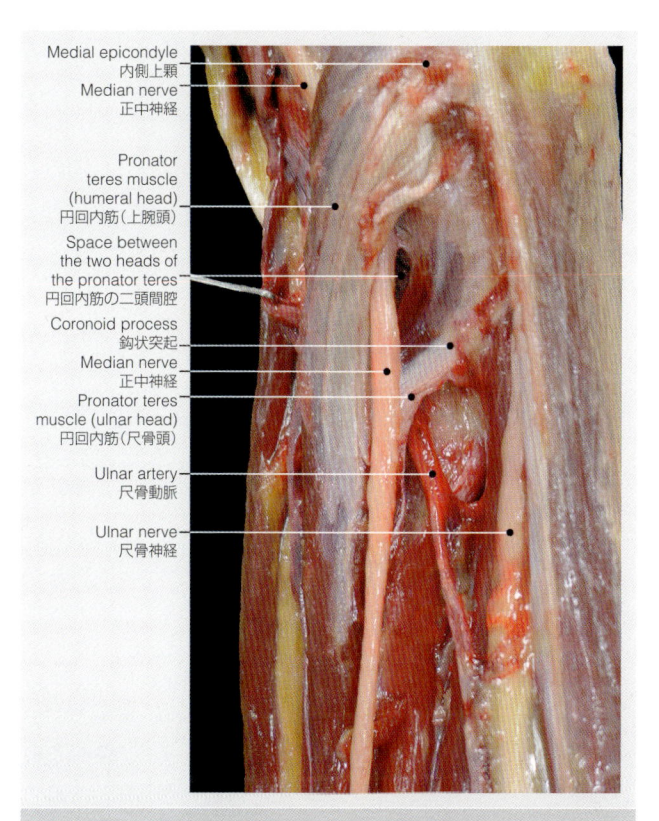

図 11-34　前腕の神経走行．正中神経が円回内筋を貫くところがみえる．

11　神経学　179

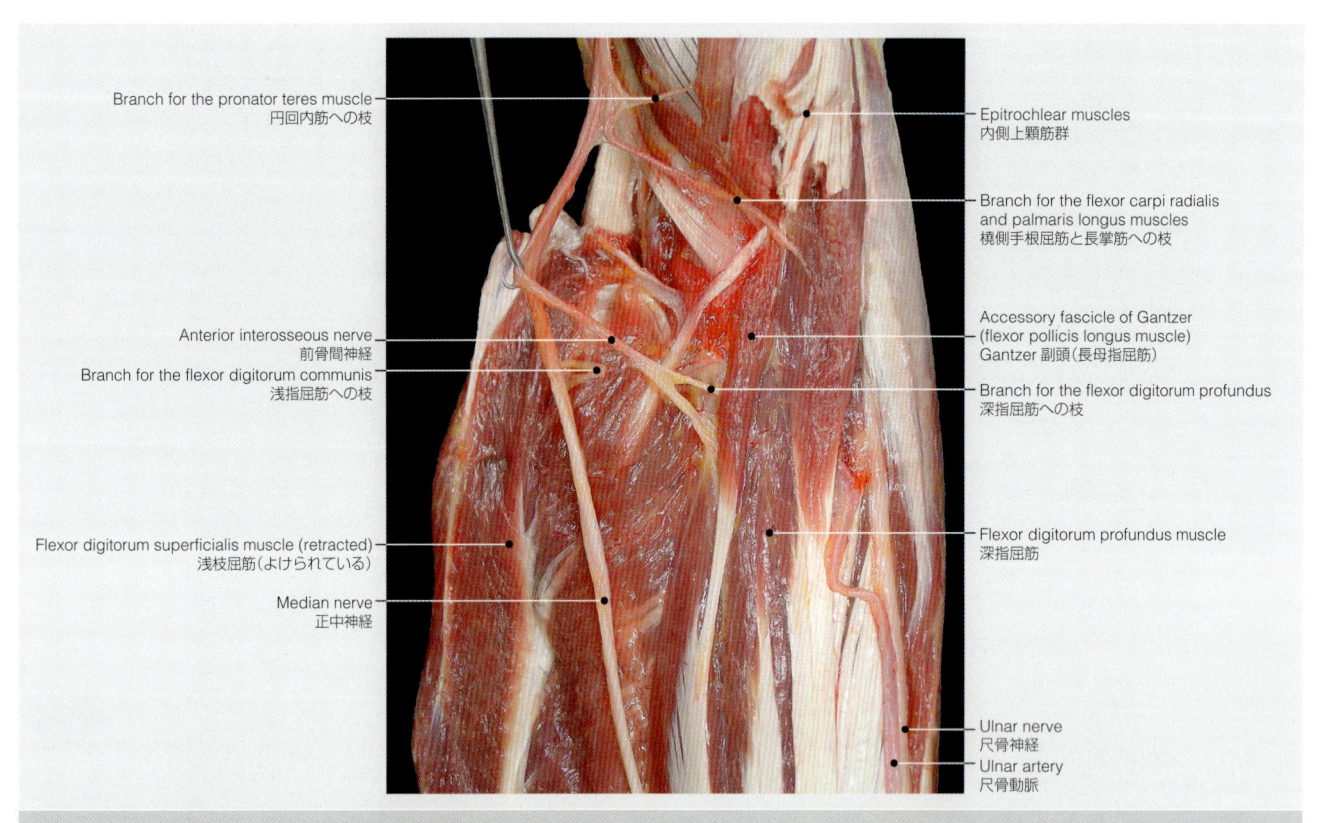

図 11-35 深指屈筋上にある正中神経の運動枝（浅指屈筋は外側によけられている）

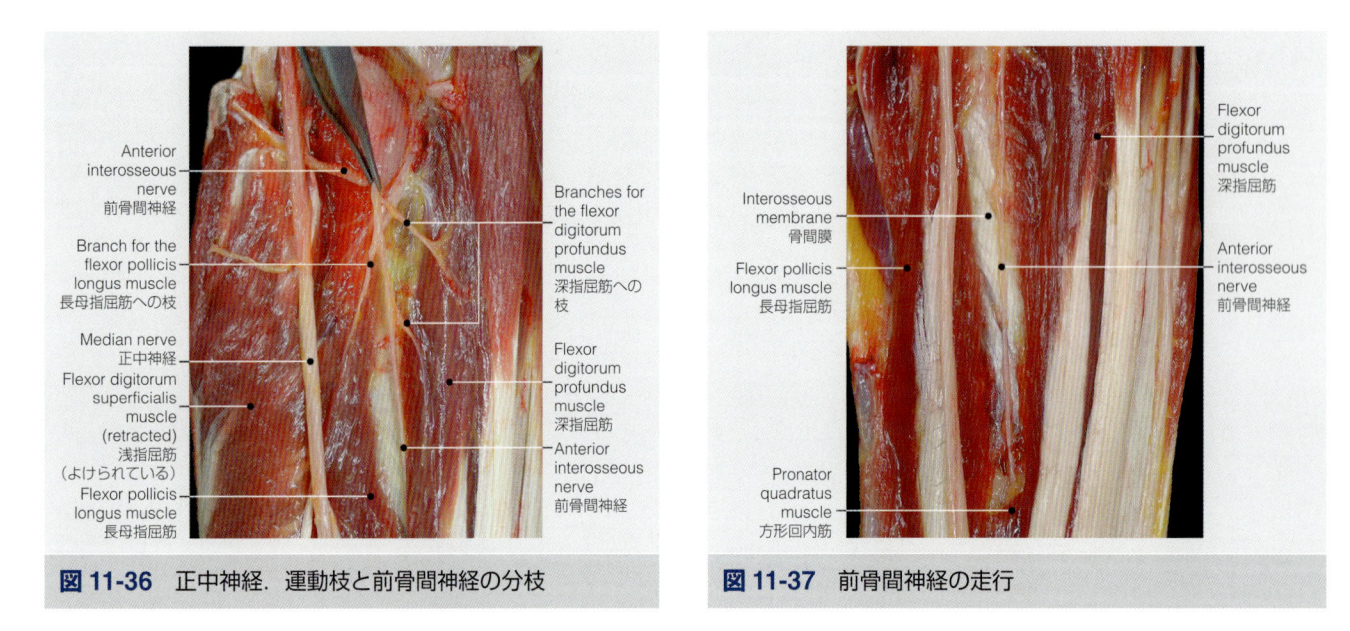

図 11-36 正中神経．運動枝と前骨間神経の分枝

図 11-37 前骨間神経の走行

と深指屈筋の間にある．この部位で浅指屈筋に運動枝を出す．アーチのすぐ下で前骨間神経が分岐する（図 11-35，11-36）．前骨間神経は深指屈筋と長母指屈筋（両方とも正中神経支配）の間にあり骨間膜上を走行する（図 11-37）．正中神経は深指屈筋のうち示指と中指のみを支配し，一方，環指と小指の深指屈筋は尺骨神経の支配である．前骨間神経は前腕の軸に沿って走行し，方形回内筋の下に達し

この筋を支配する．その後，手関節関節包へと向かう．また，前腕両骨の骨幹も正中神経の支配である．

正中神経の残りの線維は浅指屈筋と深指屈筋の間を走行する．Martin-Gruber 吻合（いつもあるわけではない）は正中神経と尺骨神経との間を連結する小さな枝で，深指屈筋の下層にある．前腕遠位 1/3 では正中神経は橈側手根屈筋と長母指屈筋腱の尺側で，浅指屈筋と長掌筋の橈側に位置

Ⅱ 上肢帯と上肢

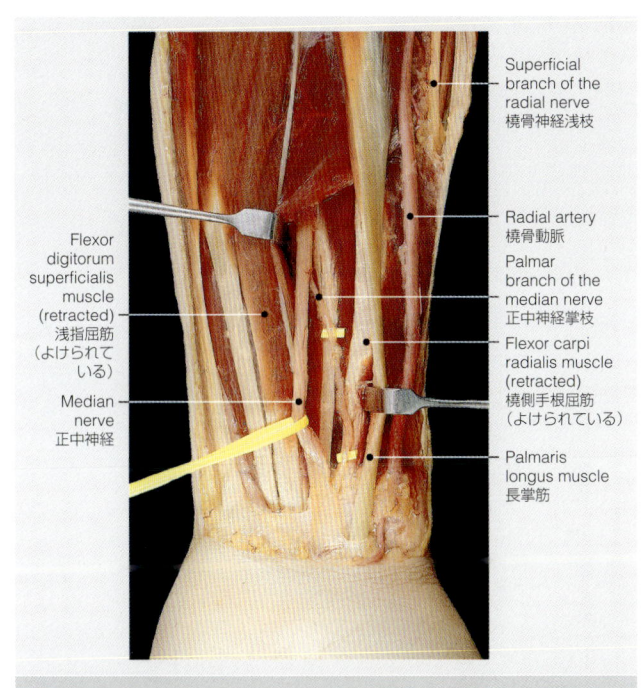

図 11-38 前腕遠位 1/3 で表層を展開した正中神経掌枝

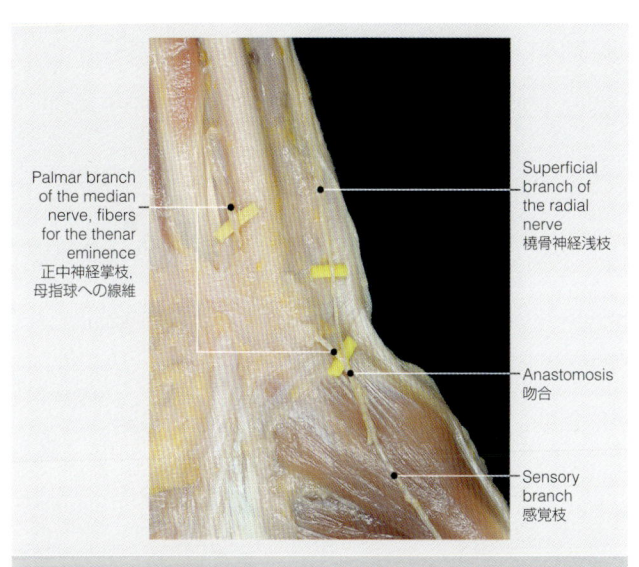

図 11-39 手関節前面の表層．正中神経と橈骨神経との間の吻合に注意．

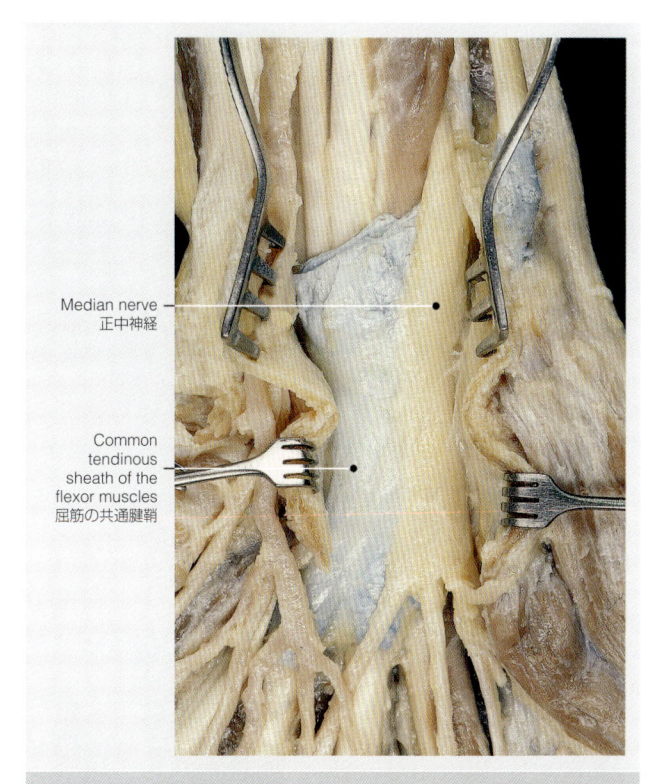

図 11-40 手根管を開放して腱と神経の関係（屈筋腱鞘に青のラテックスが注入されている）

している．この部位で正中神経の掌枝が分岐し，それは手関節の近位およそ3～4 cmで正中神経の橈側からである（図 11-38）．掌枝は前腕筋膜を貫き2つの枝になって，皮膚に分布する．1つの枝は手掌（母指球）の前橈側を支配し（図 11-39），もう1つの枝は中央手掌を支配する．

正中神経は手関節部で手根管に入る（図 11-40）．しばしば手根管内で母指球筋への筋枝を分岐することがあるが，

11 神経学 181

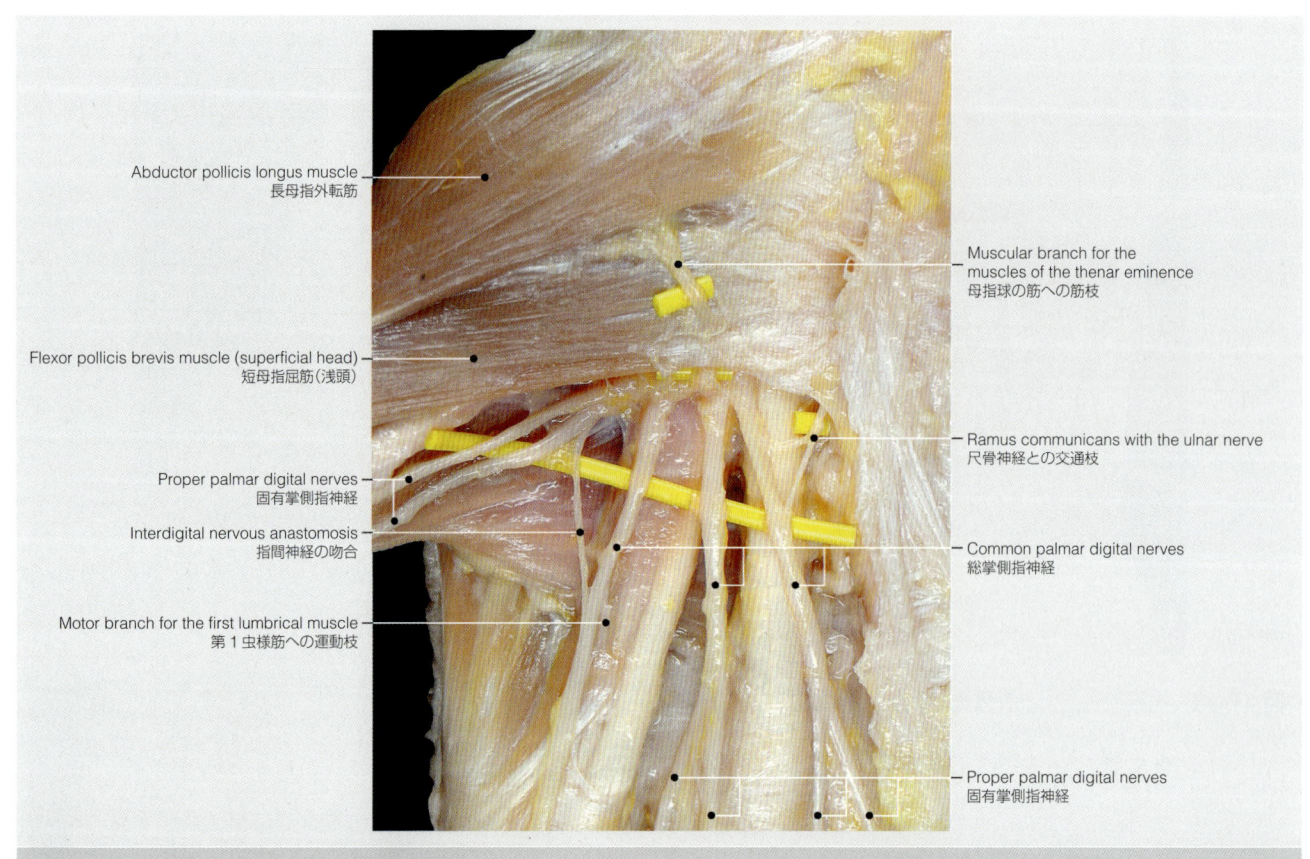

図 11-41　手根管の出口での正中神経

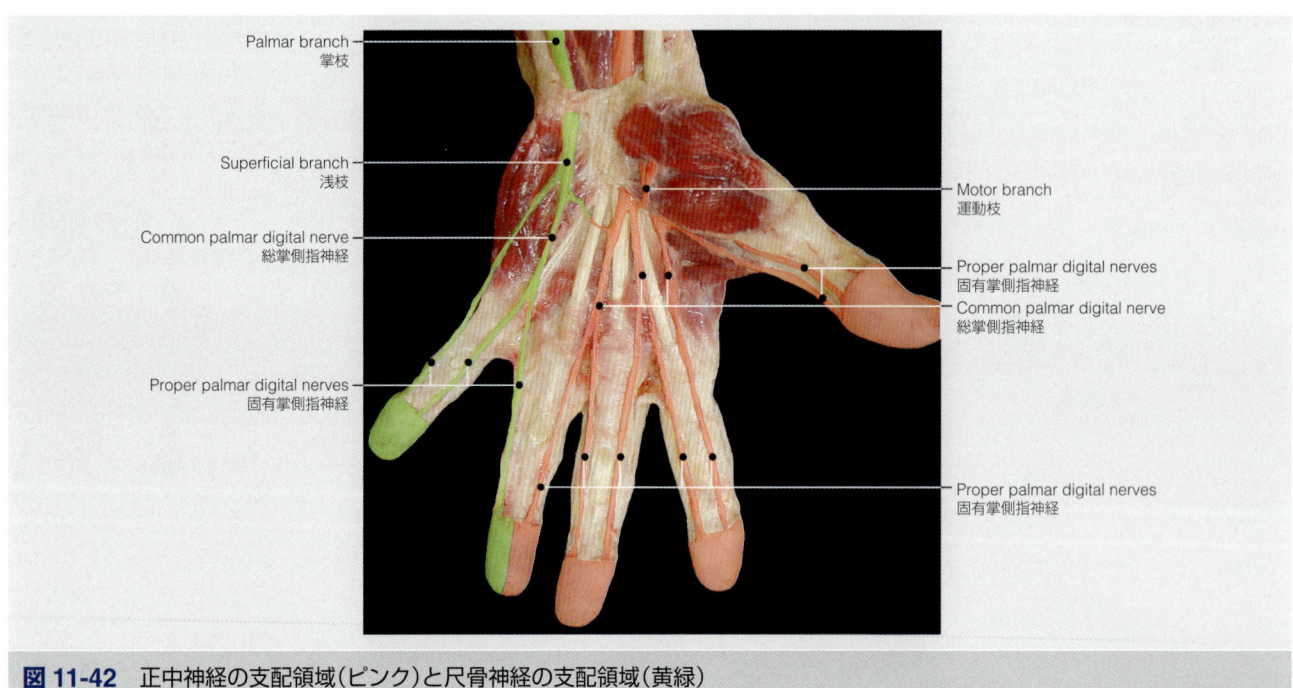

図 11-42　正中神経の支配領域（ピンク）と尺骨神経の支配領域（黄緑）

182　Ⅱ　上肢帯と上肢

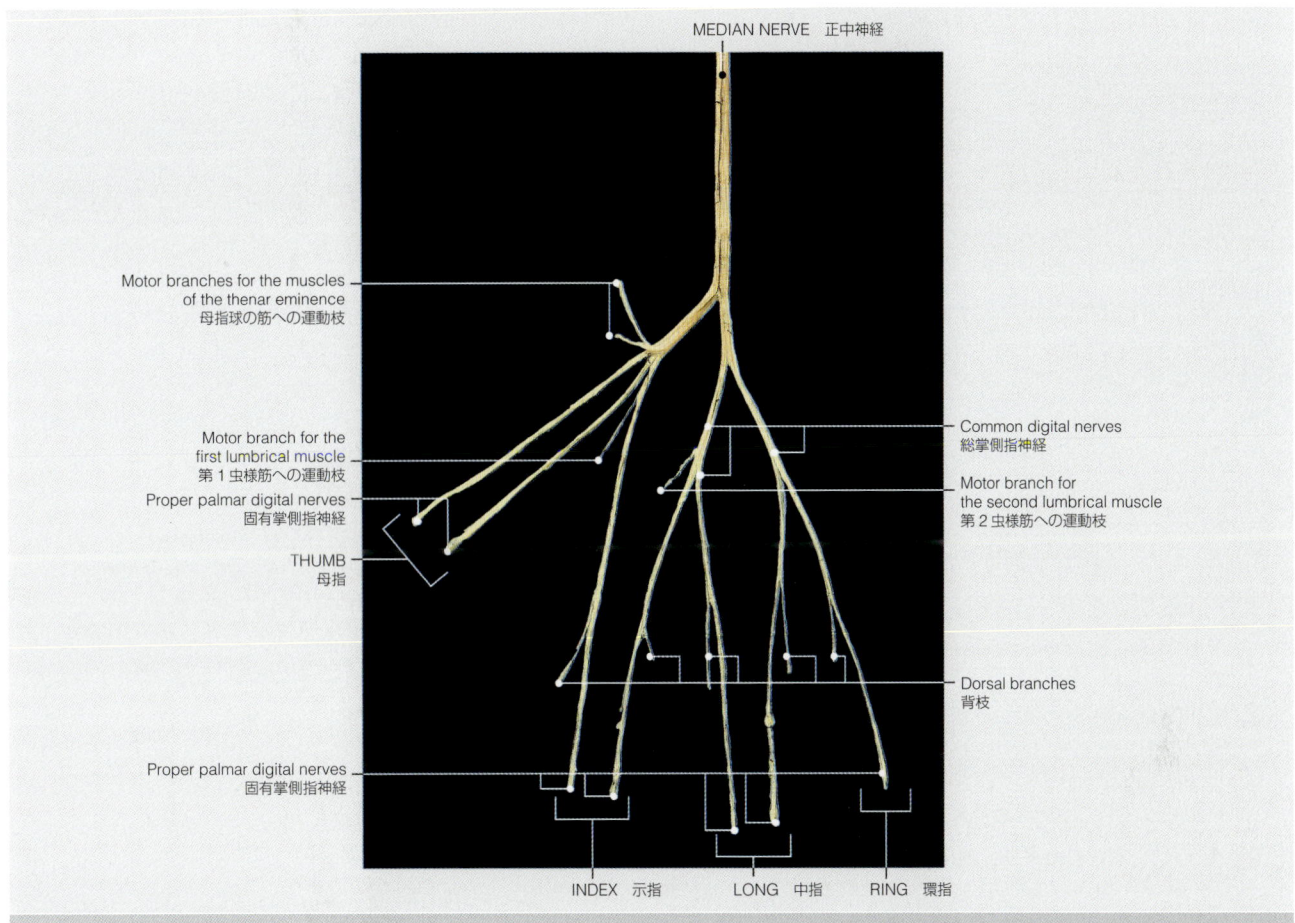

図11-43 正中神経の枝

通常は手根管からの出口で正中神経橈側からの反回枝が筋枝を送る（**図11-41**）．この反回枝は正中神経支配である短母指屈筋の浅頭と短母指外転筋の間に位置している．反回枝は深部を走行し母指対立筋に達する．また総指神経を通じて第1・2虫様筋へ分岐する．時に，Riche-Cannieu吻合が母指球において正中神経と尺骨神経を連結する．

総掌側指神経は手根管の出口で分岐する．これらの感覚神経は第1, 2, 3骨間隙を走行し，中手骨頭レベルで固有指神経に分かれ指尖までの終末枝となる（**図11-42**, **11-43**）．各総指神経は隣接する異なる指に向かう2本の枝に分かれる．これらの指神経は指屈筋腱のおのおのの側に位置する．正中神経から分岐した指神経は母指，示指，中指，環指橈側の掌側面の感覚を支配する．また，背枝を通じて示指と中指の中節と末節の背面，環指の背橈側面の感覚も支配する（**図11-44**）．

尺骨神経との交通枝（感覚枝，Berentini吻合）（**図11-41**）があることがあり手根管の出口で屈筋腱の上を通る．

図11-45 は正中神経の運動枝の図である．

図11-46, **11-47** は手の皮膚感覚支配を示している．

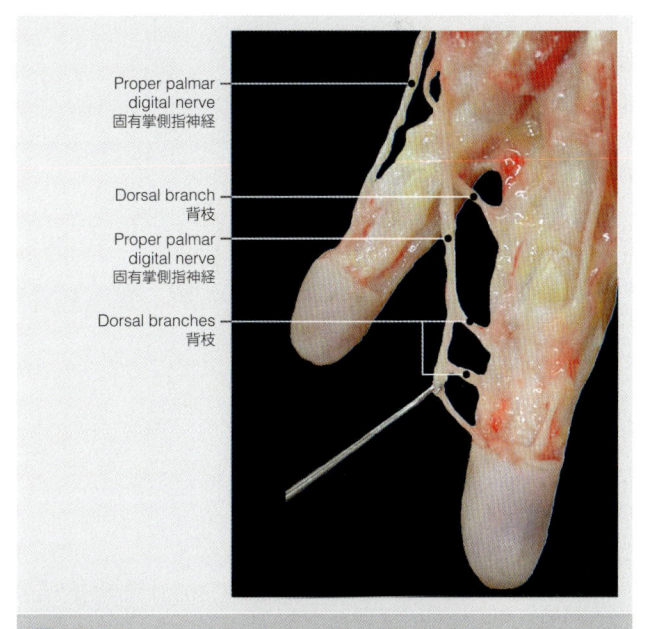

図11-44 固有掌側指神経を指の背面の感覚を支配する背枝と一緒に引っ張っているところ

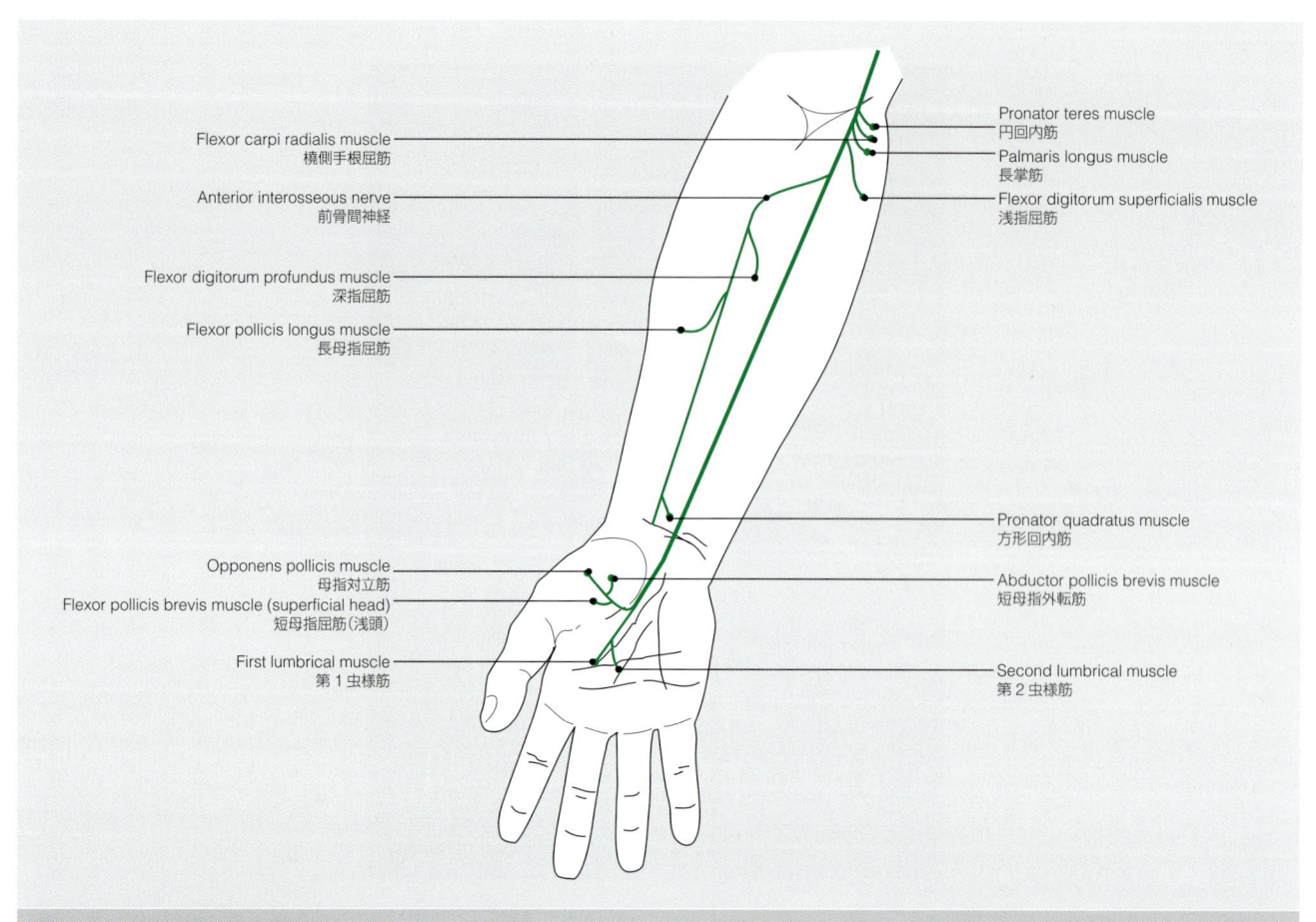

図 11-45　正中神経の運動枝

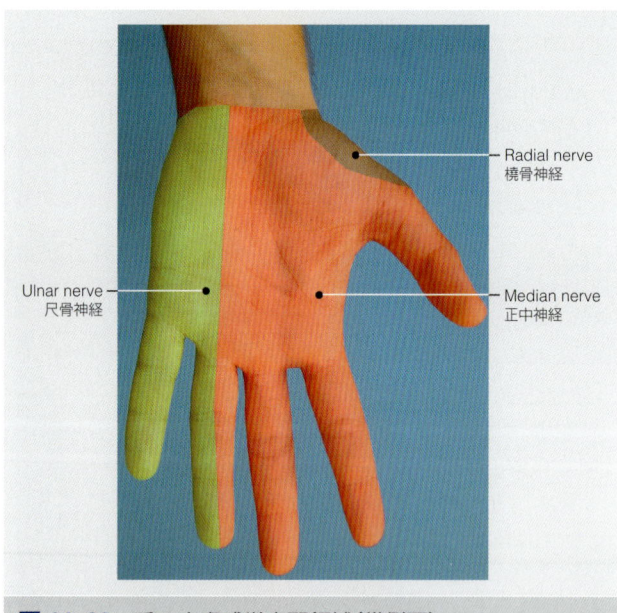

図 11-46　手の皮膚感覚支配領域（掌側面）

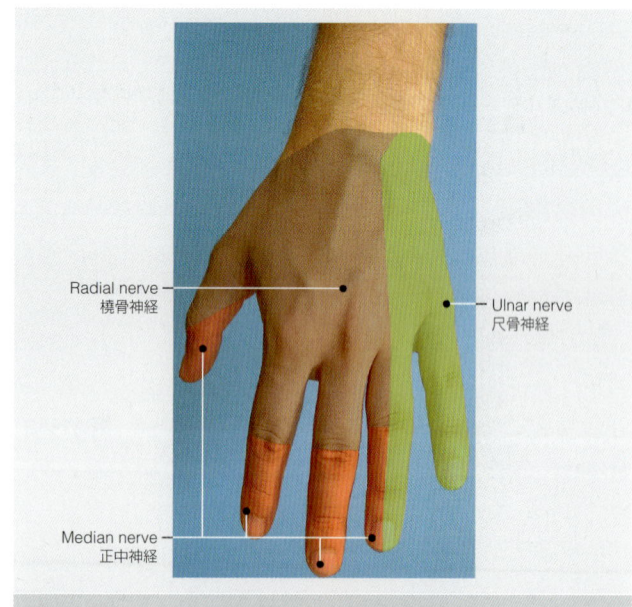

図 11-47　手の皮膚感覚支配領域（背側面）

184　Ⅱ　上肢帯と上肢

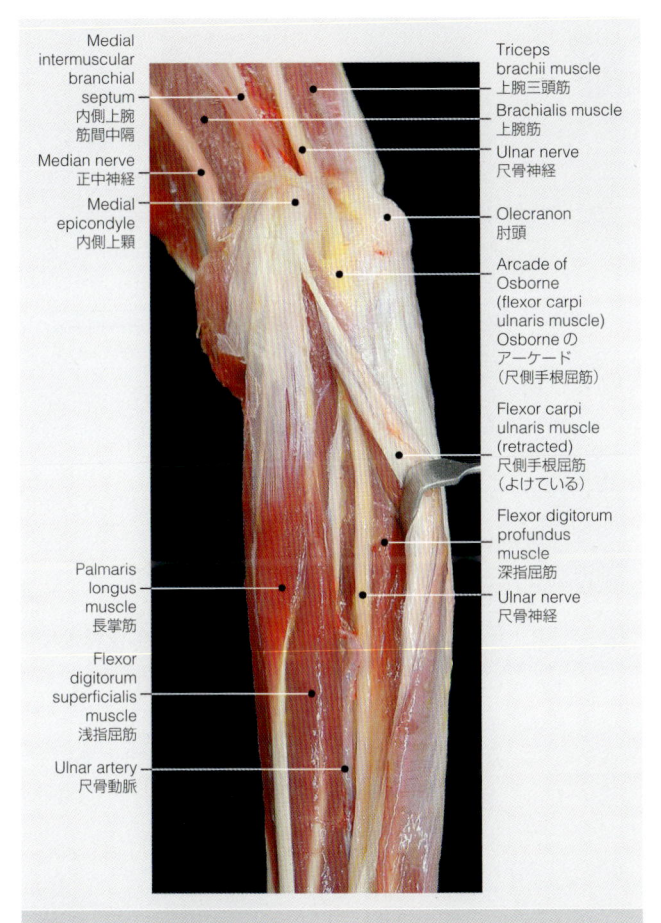

図 11-48　肘部の内側面

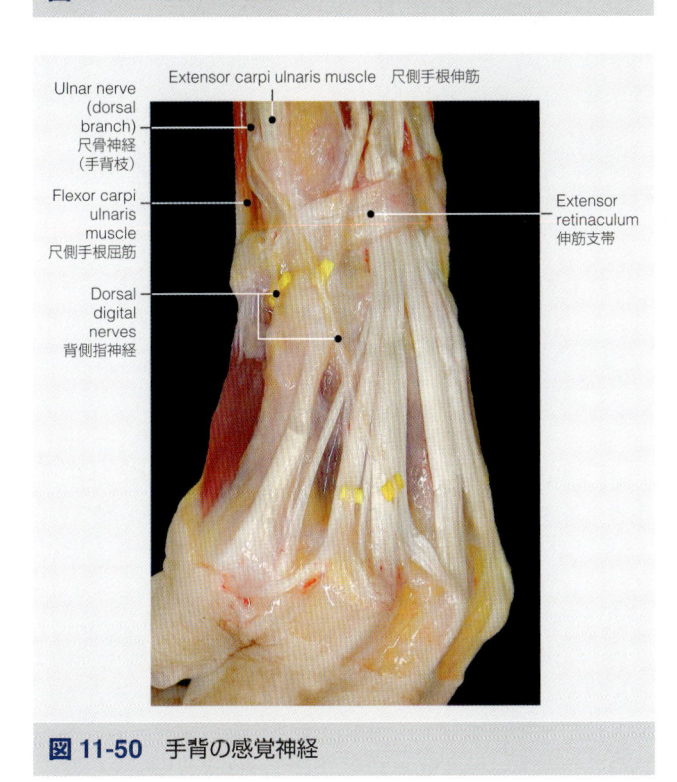

図 11-49　深指屈筋の神経支配

図 11-50　手背の感覚神経

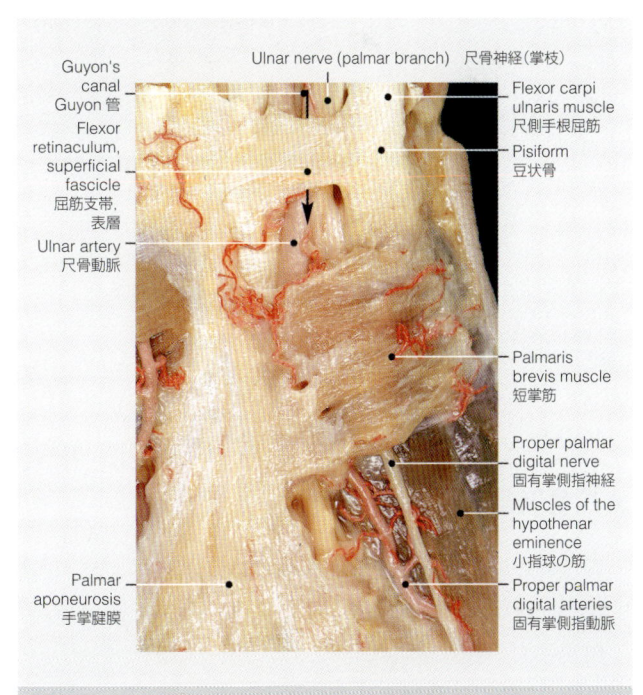

図 11-51　Guyon 管を通過する尺骨神経

11　神経学　185

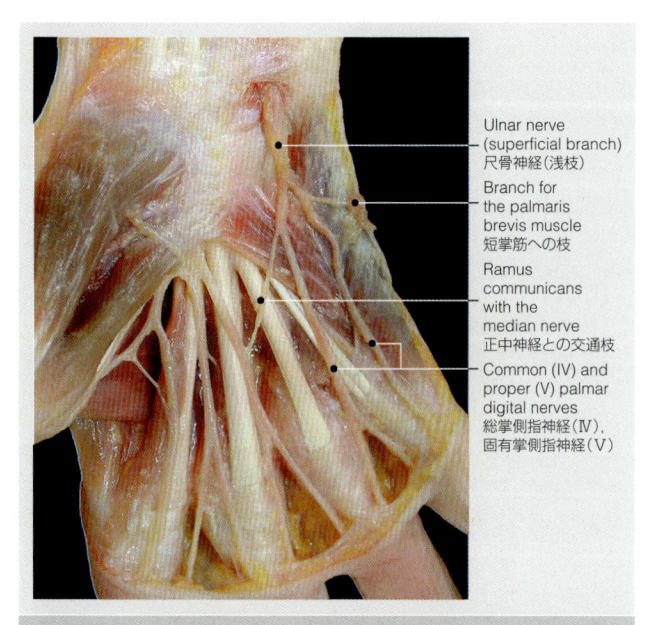

図 11-52 手掌側皮膚への神経の展開

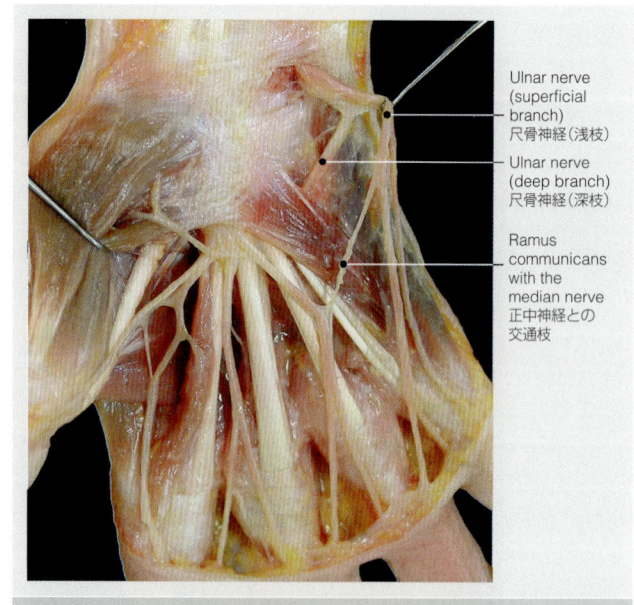

図 11-53 尺骨神経浅枝を引っ張り，深枝が小指球筋のアーケードを通過するところの展開

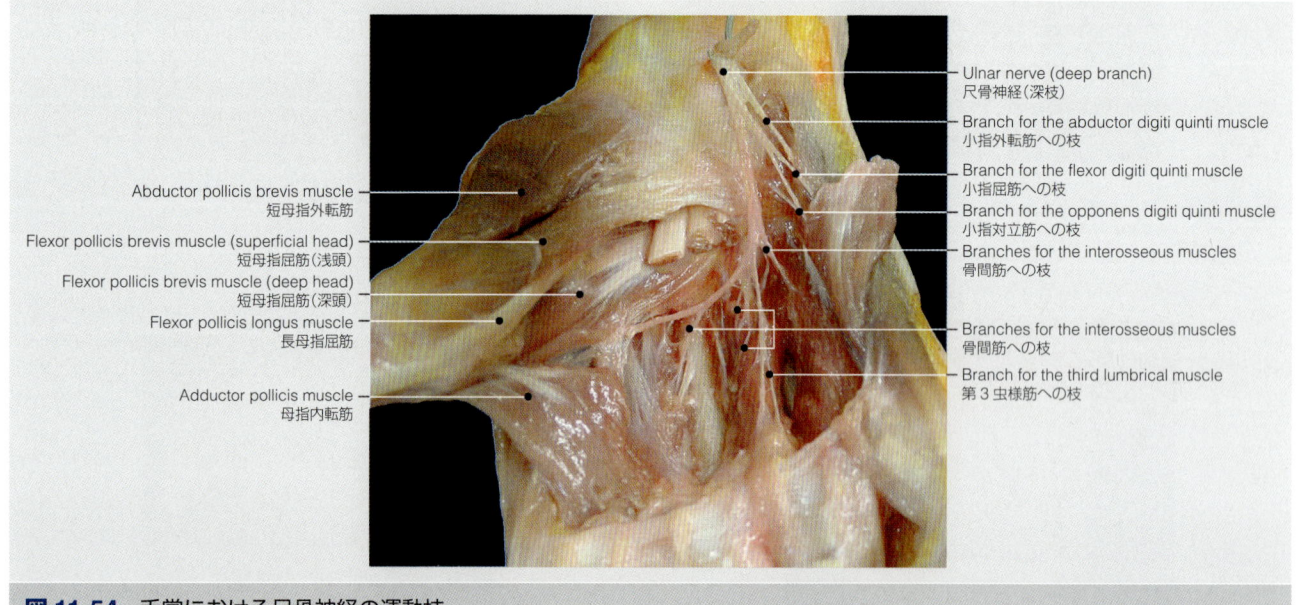

図 11-54 手掌における尺骨神経の運動枝

■尺骨神経

腕神経叢内側神経束の終末神経で，C8，T1 からの線維を含む．肘部管で前腕に入り，尺骨神経溝を通過し，尺側手根屈筋の二頭の起始で形成される Osborne のアーケードの下を通る（図 11-48）．尺側側副靱帯とは小さな滑液包によって隔てられている．このレベルで肘関節への関節枝を出す．

尺骨神経は尺側手根屈筋の深層を前腕軸に平行に進む．前腕近位 1/3 で尺側手根屈筋へ運動枝を送る．前腕中央で環指と小指への深指屈筋束を神経支配する（図 11-49）．尺骨神経は尺骨動脈の外膜へ小さな枝，いわゆる Henle の神経を出す．

前腕の尺側面，手関節から約 5 cm 近位で尺骨神経は 2 つに分かれる．1 つは尺骨神経手背枝で，背側に向かい尺側手根屈筋の下走行し，手の尺側の後面の皮膚感覚を支配する．この枝はさらに環指，小指，中指尺側へ向かういくつかの背側指神経に分かれる（図 11-50）．もう 1 つの枝である本幹は掌側に位置している．

手関節では尺骨神経は，Guyon 管として知られる屈筋

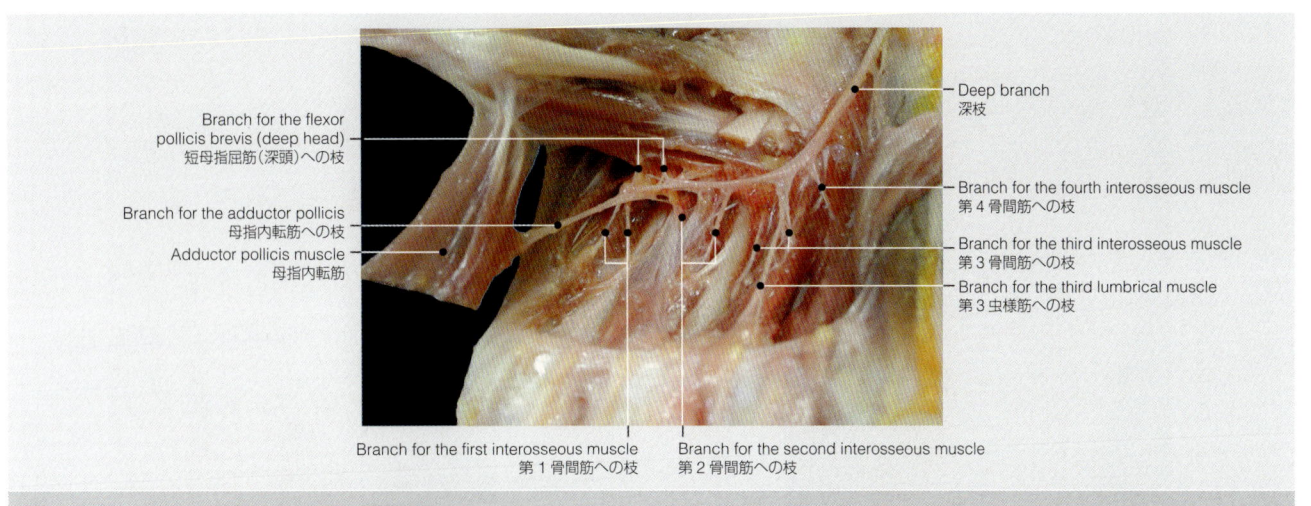

図 11-55　母指球での尺骨神経の運動枝

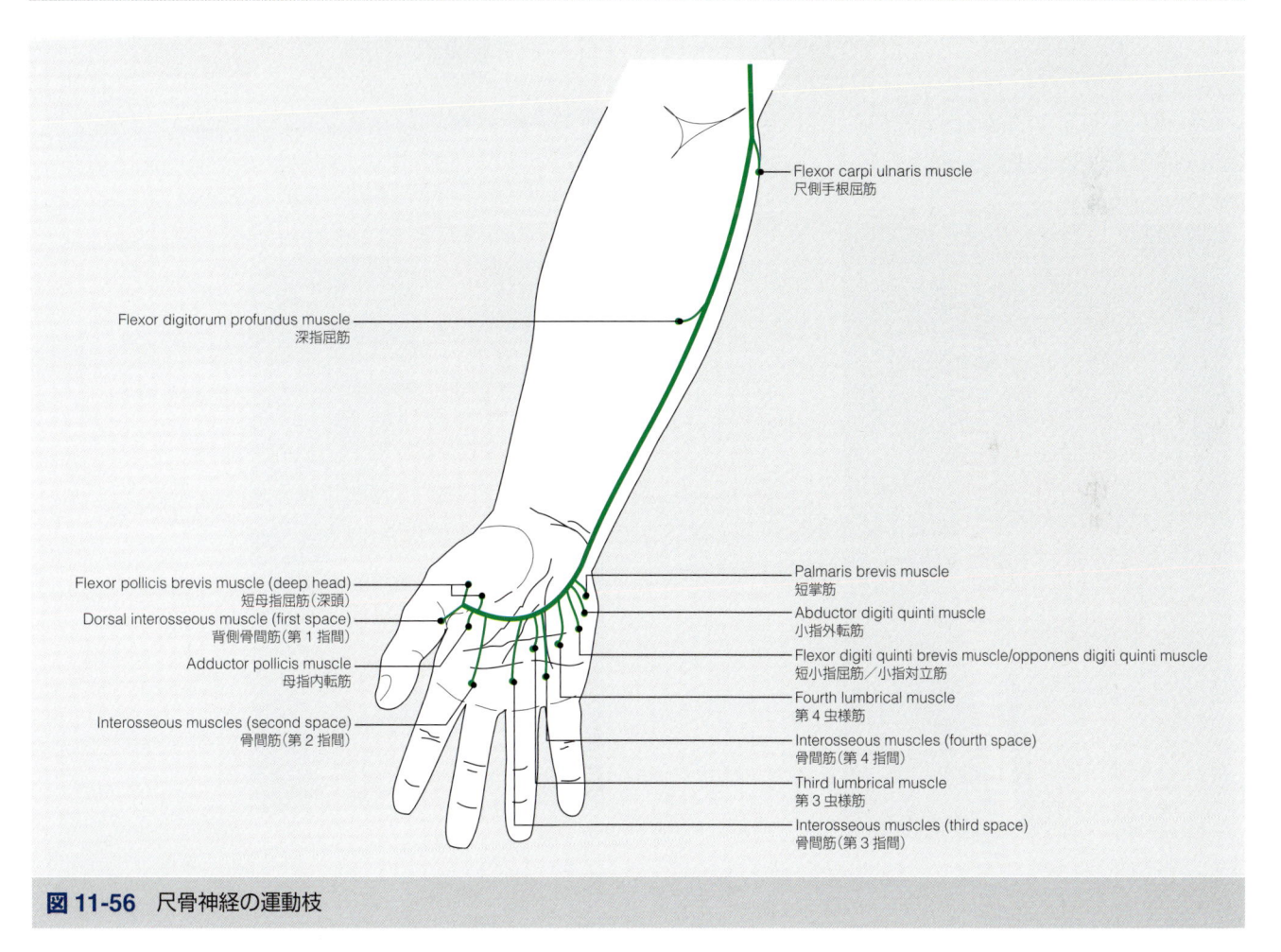

図 11-56　尺骨神経の運動枝

支帯の深層で尺骨動脈の尺側に位置する．この Guyon 管の屋根は屈筋支帯の浅層と短掌筋である（図 11-51）．

ここで尺骨神経は，さらに運動枝（深枝）と運動・感覚混合枝（浅枝）とに分かれる．浅枝は近位で交通枝を介して正中神経と吻合する．遠位でこの枝は屈筋支帯表層と短掌筋の下に位置しており，この筋へ小さな運動枝を出す（図 11-52）．この部位で尺骨神経浅枝は第 4 指間へ総指神経を出し，総指神経は通常中手骨頭レベルで固有指神経に分かれる．これらの感覚神経は小指と環指尺側半分の掌および背側の皮膚に達する．小指尺側への固有指神経は浅枝から直接枝分かれする．

尺骨神経深枝は Guyon 管で始まる運動枝で，小指球の

11　神経学　187

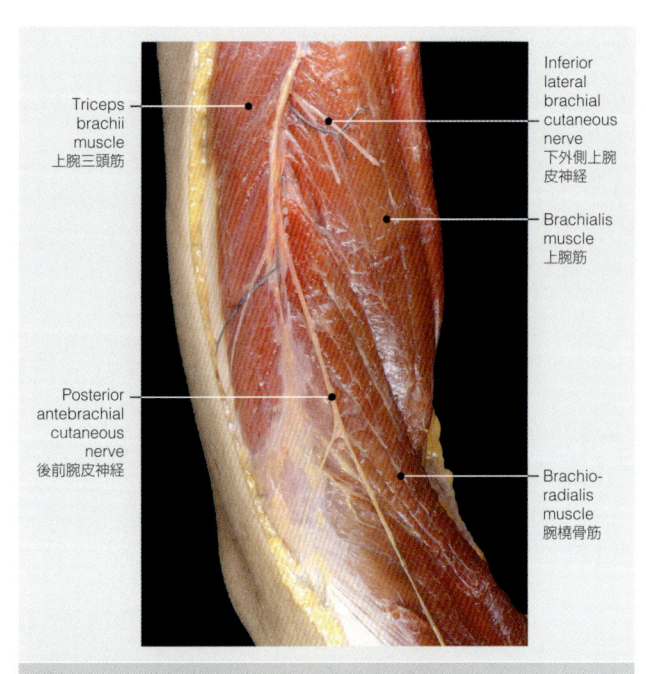

図 11-57 肘外側での表層の神経の展開

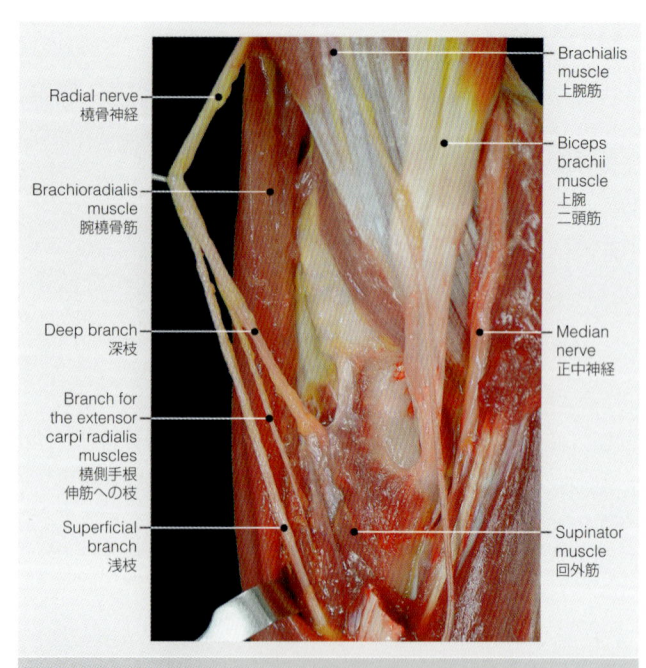

図 11-58 橈骨神経の浅枝と深枝および運動枝の展開（橈骨神経を引っ張っている）

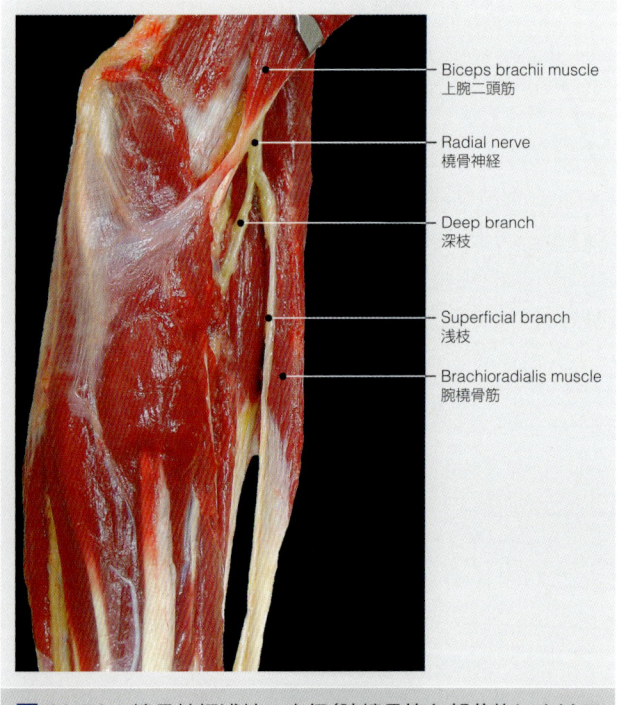

図 11-59 橈骨神経浅枝の走行（腕橈骨筋を部分的によけている）

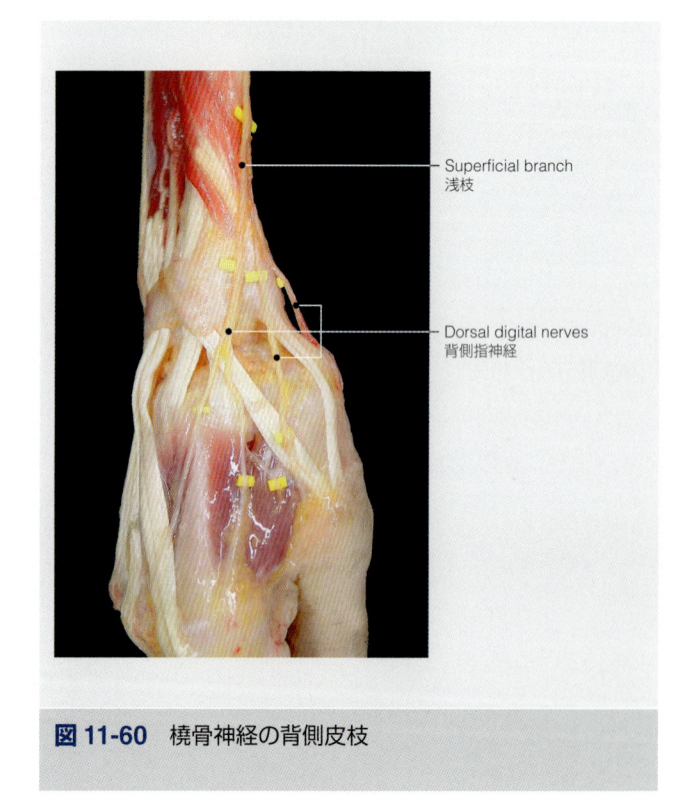

図 11-60 橈骨神経の背側皮枝

筋起始部で作られるアーケードに入る（図 11-53）．深枝は有鈎骨鈎に接して走行した後，中手骨の骨間の面に入る（図 11-54）．まず小指球のすべての筋へ運動枝を出す．その後，手の深部を深掌動脈弓に沿って横走する．ここで掌側・背側骨間筋と第3・4虫様筋へ小さな筋枝を出す．深枝は母指内転筋の裂孔を通過し，短母指屈筋深頭に達して，第1中手骨間隙に終わり，これらの筋を支配する（図 11-55）．

図 11-56 は尺骨神経の運動枝を図で示した．

188　II　上肢帯と上肢

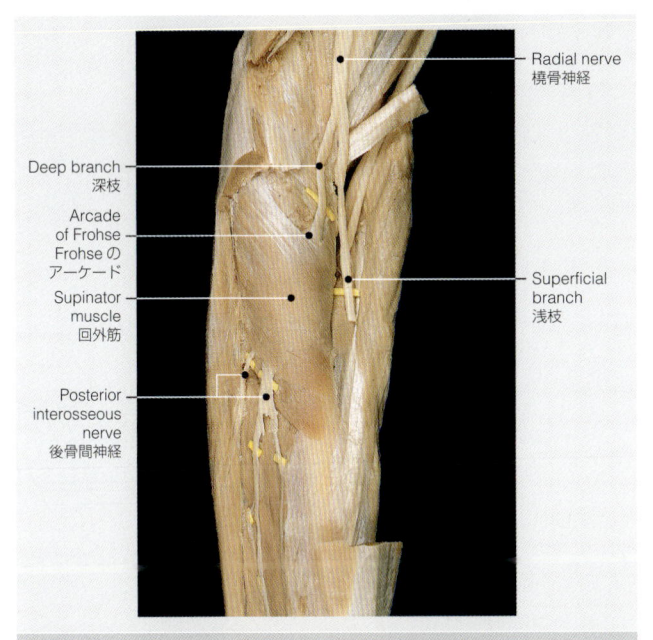

図 11-61　橈骨神経深枝が回外筋を通っていくところ

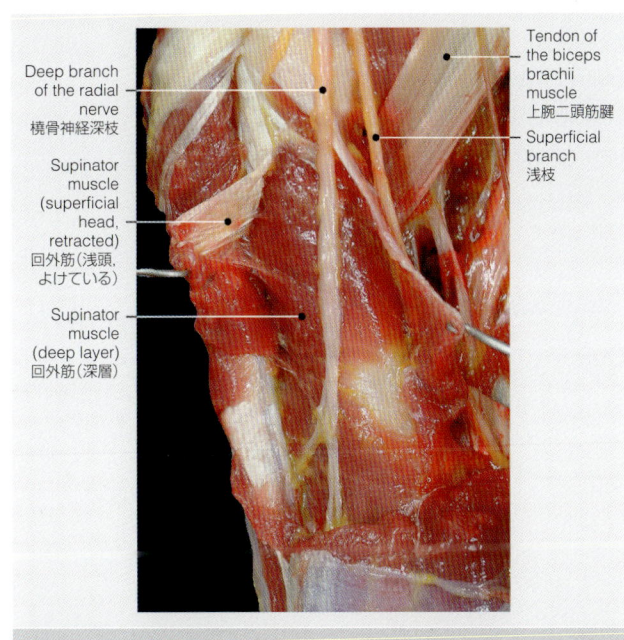

図 11-62　回外筋の二層間にある橈骨神経深枝

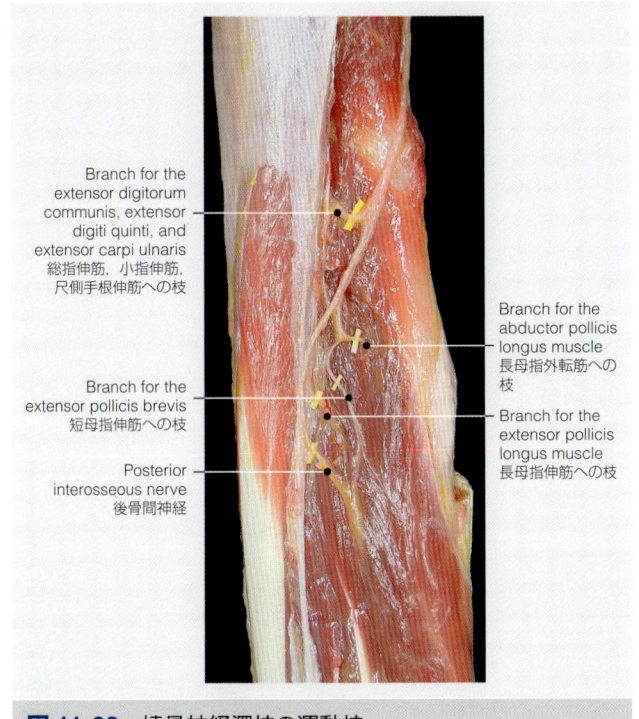

図 11-63　橈骨神経深枝の運動枝

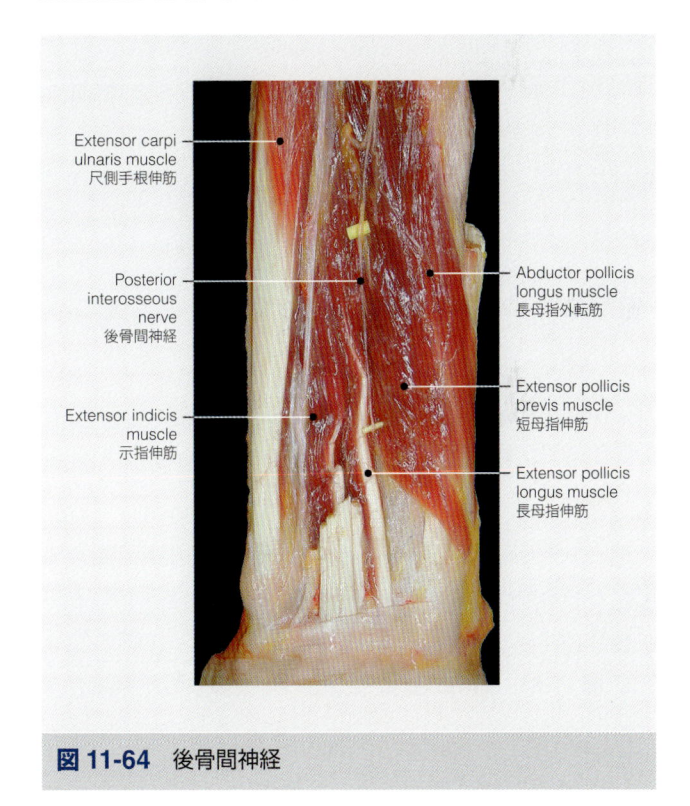

図 11-64　後骨間神経

■ 橈骨神経

　腕神経叢後神経束の終末神経である．C5-T1 までの線維を含み，伸筋・回外筋を神経支配する．

　橈骨神経は外側で，上腕筋と腕橈骨筋の間で前腕に入る．肘関節よりも近位で，腕橈骨筋，長橈側手根伸筋，肘筋，短橈側手根伸筋へ筋枝を出す．また，皮枝である後前腕皮神経も分岐し，内側・外側前腕皮神経の間の前腕背側の皮膚に分布する（図 11-57）．上腕の外側では橈骨神経の感覚枝が下外側上腕皮神経を形成する．

　橈骨神経は外側二頭筋溝を通り（図 11-29，図 7-4），この部位で浅枝と深枝に分かれる（図 11-58，11-59）．浅枝は感覚神経で，腕橈骨筋の深部で，その腱膜内を橈骨動脈とともに走行する（図 11-59）．この枝は手関節の約 5 cm

11　神経学　189

図 11-65 橈骨神経の運動枝

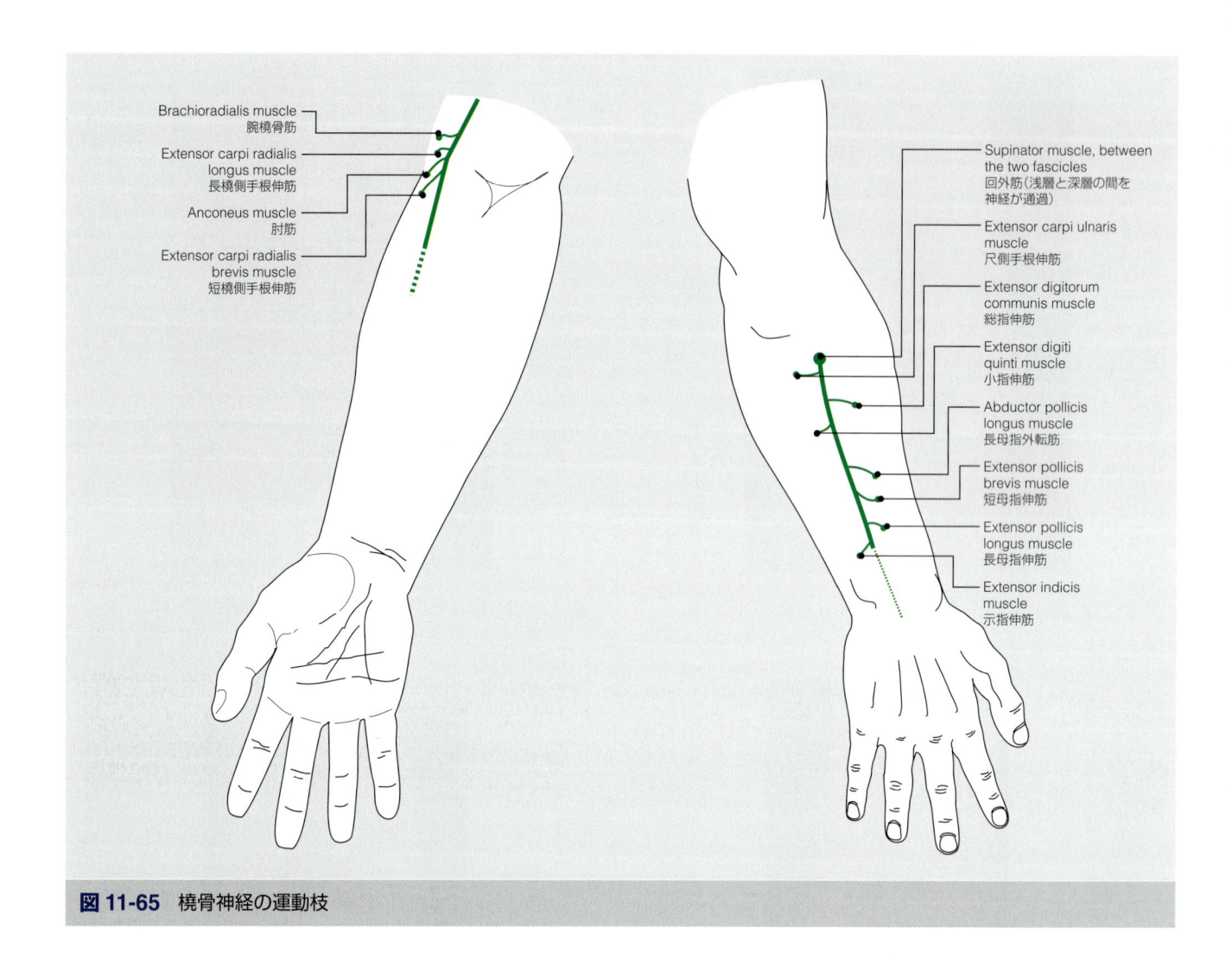

　近位で前腕筋膜を貫き背側表層に向かい，腕橈骨筋の背側と橈側手根伸筋の腱の間に位置する．最終的に何本かの感覚神経終末枝である背側指神経（**図 11-60**）となり，母指，示指，中指半分の近位指節間関節までの背側皮膚感覚を支配する．手背では尺骨神経と吻合する交通枝がみられる．
　橈骨神経深枝は Frohse のアーケードを通って回外筋の2頭（**図 11-61**，**11-62**）を貫き，その後橈骨の周りを後方へ向かう．アーケードを通った後，前腕後区画の伸筋に運動枝を送る．この枝は表層の筋のみでなく，後骨間神経となって深層の筋にも分布する（**図 11-63**，**11-64**）．最終的に後骨間神経は前腕骨間膜上で，第Ⅳ伸筋区画を通り手関節に達する．
　図 11-65 は橈骨神経の運動枝を示した図である．

Chapter 12 血管学
ANGIOLOGY

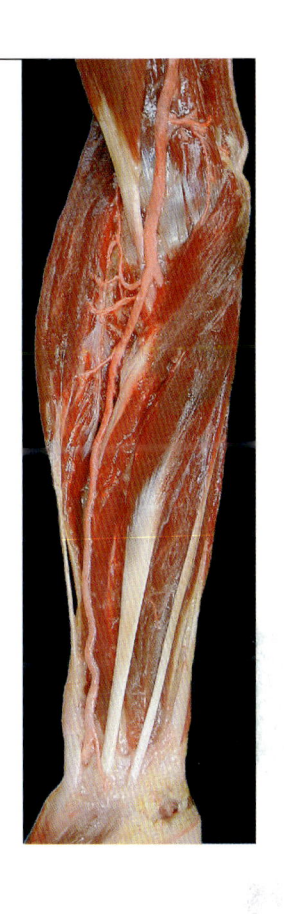

動脈

■ 鎖骨下動脈

上肢帯と上肢の動脈は鎖骨下動脈から分岐する．この動脈の起始は上縦隔の前方にあり，右側では胸鎖関節の後方で腕頭動脈から，左側では大動脈弓から分岐する（図 12-1）．この血管の内側部は鎖骨の後方に，外側部は鎖骨の下方に位置する．これはこの血管がアーチ状を呈し，その頂部が斜角筋の間に位置するからである．左右の鎖骨下動脈の走行は同様であるが，左は右に比べて深部に位置し，より長く，直接大動脈弓から分岐するので小さな胸郭部がある．鎖骨下動脈は通常，斜角筋間へ入る手前，斜角筋の間，そして斜角筋を通過後の3つの部分に分けられる．

■ 斜角筋の手前の鎖骨下動脈

鎖骨下動脈の斜角筋の前方部は，中斜角筋と前斜角筋との間の空間である斜角筋三角（interscalenic triangle，斜角筋隙）に位置する頂部へ向かって上行する（図 12-2）．この頂部は肺尖部の胸膜の上で，第1肋骨の前面にある鎖骨下動脈溝の上に位置する．この場所でアーチ状のこの血管はカーブして鎖骨の下を尾側方向に向かい，腋窩動脈となる．

鎖骨下動脈の主要な分枝はこの斜角筋の手前の部分で枝分かれし，体幹，頸部，脳などさまざまな領域に向かう．これらの分枝を以下に記す．

■ 内胸動脈

胸郭の前方を胸骨の内面に沿って下行する（図 12-3）．

■ 椎骨動脈

頸椎の横突孔，通常は第6頸椎（C6）レベル，に向かう．

■ 甲状頸動脈

以前は甲状頸肩甲動脈幹と呼ばれたもので，前斜角筋の手前で鎖骨下動脈から分かれ，以下の4つの重要な分枝を

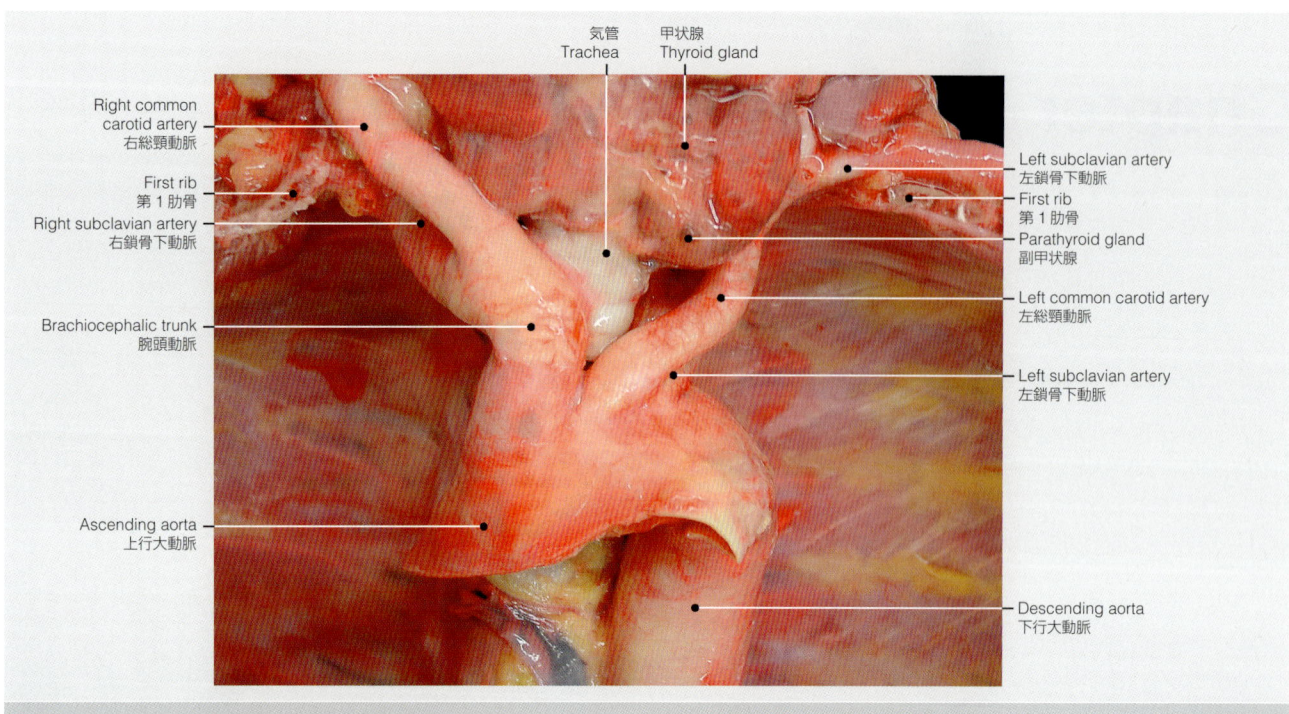

図 12-1 縦隔の前面（心臓と肺は取り除かれている）．大動脈とその最初の分枝

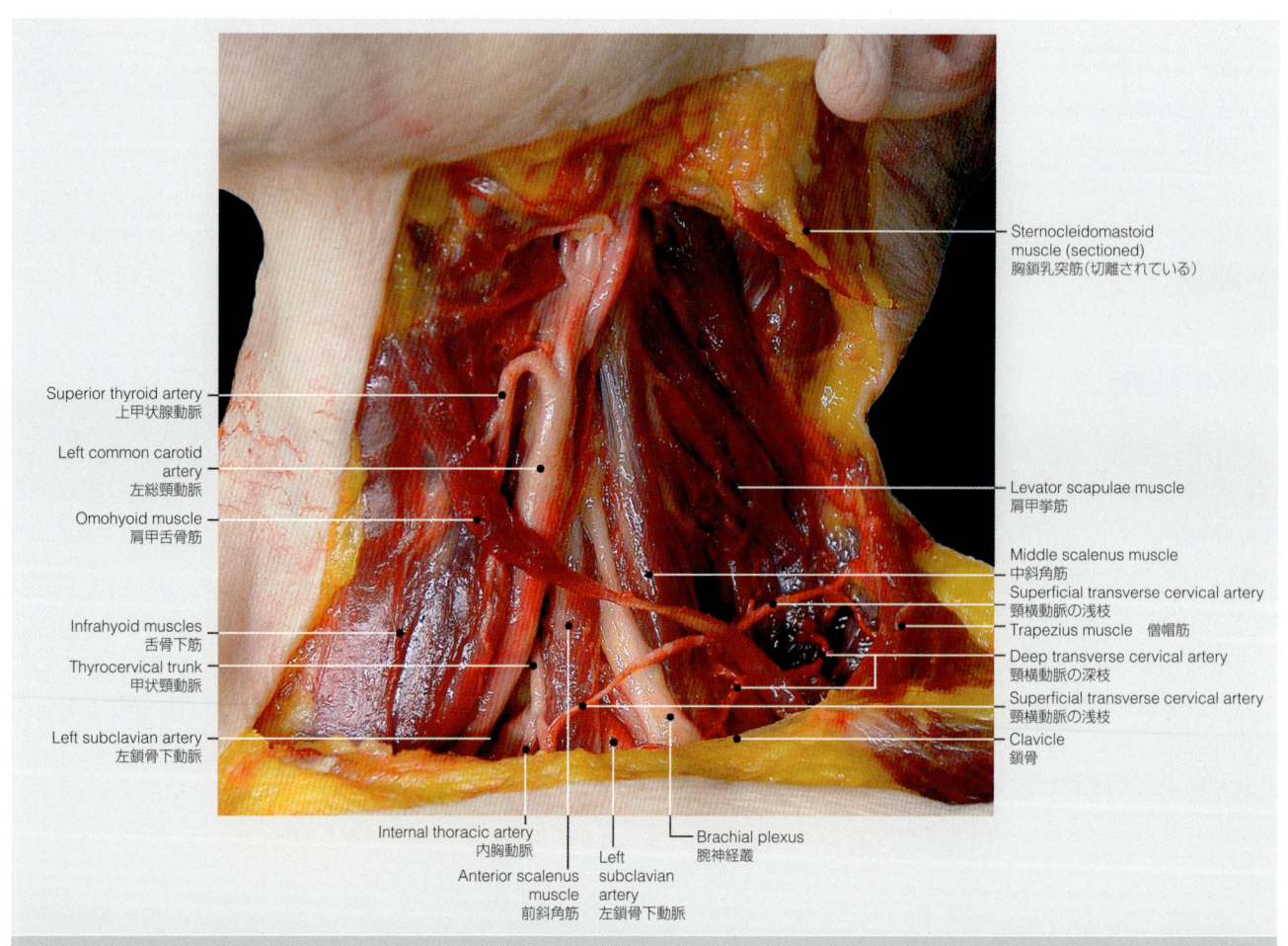

図 12-2 頸部の動脈（胸鎖乳突筋は切離されている）．甲状頸動脈が斜角筋の手前で出ている．斜角筋隙（前斜角筋と中斜角筋の間）から鎖骨下動脈と腕神経叢が出ている．

出す．

●下甲状腺動脈

下甲状腺動脈はいくつかの枝に分かれる．

この動脈は，この部位だけでなくいくつかの臓器や甲状腺にも血流を供給するので，頸部の章（▶Chapter 18）で記述される（図12-4）．

●上行頸動脈

下甲状腺動脈，鎖骨下動脈から起始する場合もある．名前に示されるように，この動脈は前斜角筋と頭直筋の前方で，横隔神経の内側を頭側に走行する．時に頭蓋骨底に達する．斜角筋と肩甲挙筋の起始に血流を供給する（図12-4）．

●頸横動脈

浅枝と深枝に分かれる．①浅枝は上行頸動脈近くから起始し，胸鎖乳突筋の後方で斜角筋と肩甲舌骨筋の前方を水平外側方向に走行する．甲状頸動脈から浅枝として分岐する場合もある．この動脈は腕神経叢上でアーチを形成し，腕神経叢に血流を供給する．僧帽筋，肩甲挙筋，頸板状筋にも血流を供給する．この浅枝はさらに上行枝および下行枝に分かれる．②深枝は前斜角筋の後方で腕神経叢の上神経幹と中神経幹との間か，または第5, 6神経根との間を走行し，中斜角筋上を越えて肩甲骨の上角に至る．

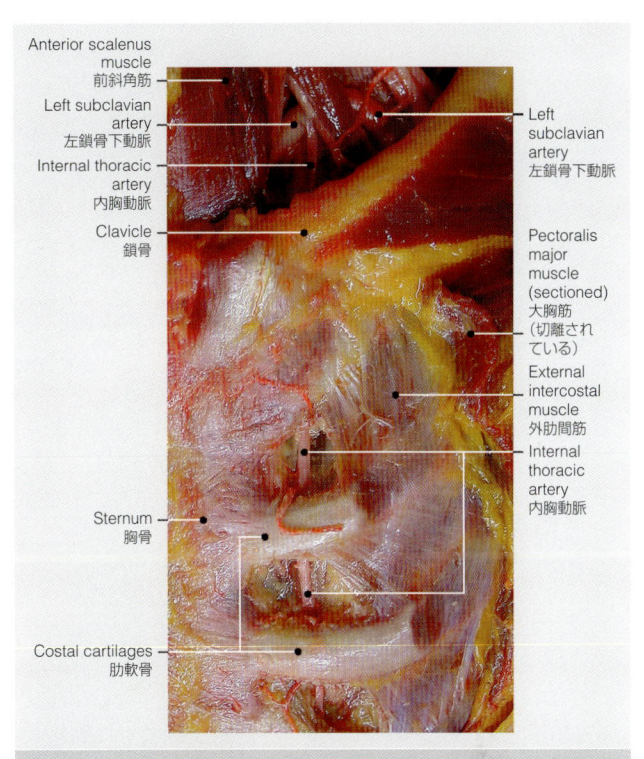

図 12-3 前胸壁（内胸動脈の観察が容易になるように開窓されている）

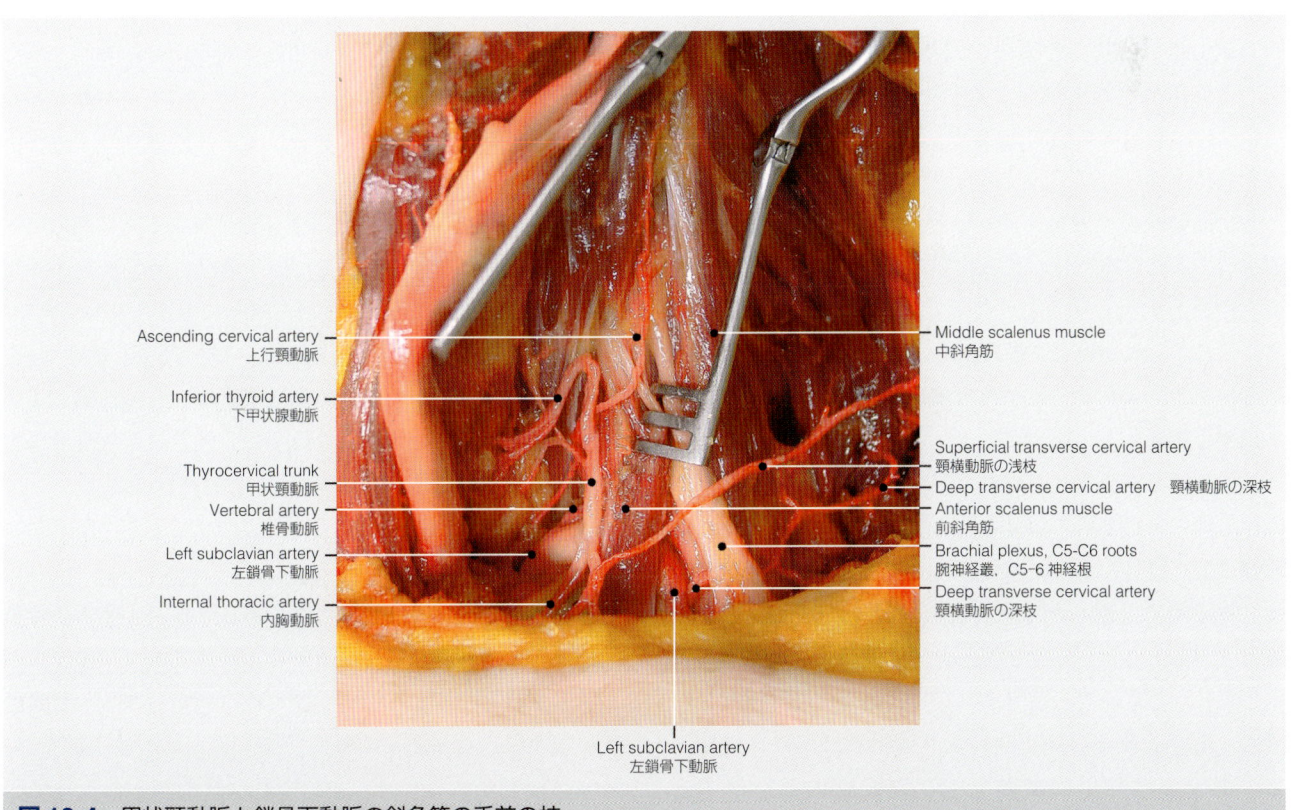

図 12-4 甲状頸動脈と鎖骨下動脈の斜角筋の手前の枝

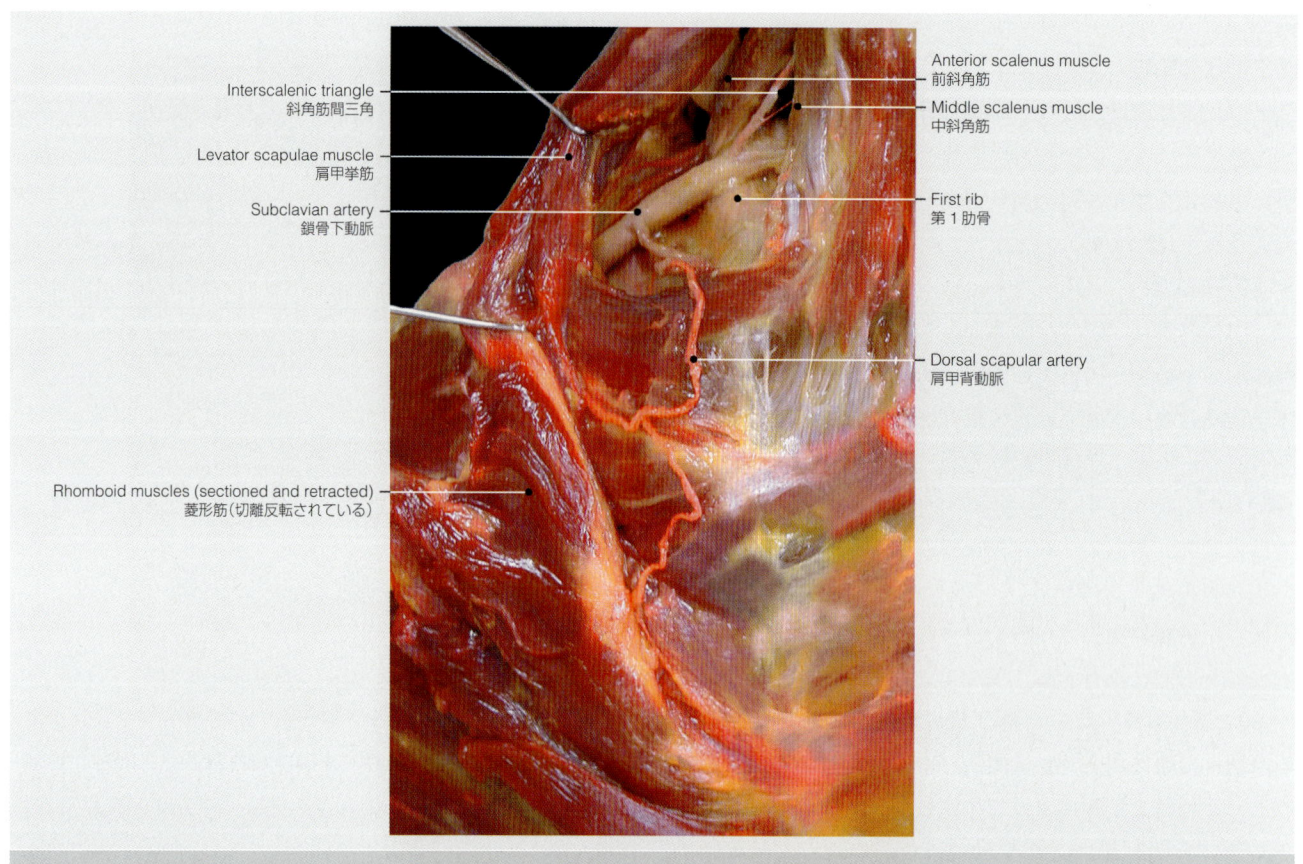

図 12-5 頸部の後面．鎖骨下動脈から直接分枝する肩甲背動脈（菱形筋は切離反転されている）

このレベルで棘上筋（肩甲上動脈との吻合を介して），僧帽筋，頸部や肩峰周囲の筋肉の近傍で，それらへの枝を出す．この深枝は肩甲挙筋と頸板状筋との間に上行枝を出し，この上行枝は頸横動脈の浅枝と吻合し深部項筋群に血流を供給する．この下行枝は肩甲背神経とともに肩甲挙筋と菱形筋の深部を遠位に向かって走行し，広背筋に至る．通常この深枝は肩甲骨の後方筋群に枝を出し，肩甲上動脈や肩甲回旋動脈と吻合し，動脈のネットワークを形成する．この下行枝が鎖骨下動脈から出ていることがあり，肩甲背動脈と呼ばれることがある（図 12-5）．

● 肩甲上動脈

前斜角筋と横隔神経の前方で，肩甲骨に向かって水平に外側方向に走行する．鎖骨の肩峰端のレベルでこの動脈は肩峰枝と，鎖骨の下方で前胸郭へ向けて胸郭への分枝を出す．胸鎖関節，肩鎖関節，肩関節に小さい枝を出すという報告もある．しかし主要血管は上肩甲横靱帯の上を通り肩甲切痕に至る．一方，肩甲上神経はこの靱帯の直下を走行する．肩甲上動脈は棘下窩に入り棘下筋に血流を供給する．終末部は肩甲回旋動脈や肩甲背動脈と吻合する（図 12-6）．

■ 肋頸動脈

肋頸動脈は鎖骨下動脈の斜角筋の間の部分にあり，前斜角筋の後方で，鎖骨下動脈の後壁から分岐する．肺尖部の上で後方に曲がり，頸部と胸郭に 2 つの動脈を出す．深頸動脈は後方に向かって走行し，第 7 頸椎と第 1 胸椎の横突起の間で，第 8 頸神経と第 1 肋骨頸の上で，下方に凸のアーチを形成する．この場所から，頭半棘筋，頸半棘筋，多裂筋の間で頸部筋群に沿って上行し軸椎に至る．この部位で，後頭動脈，椎骨動脈，上行頸動脈，頸横動脈と吻合する．もう 1 つの枝である最上肋間動脈は第 1-2 肋間動脈の共通枝であり，第 1-2 肋骨間を走行する．後方筋群や皮膚への背枝と，第 1-2 胸椎の椎間腔へ入る脊髄枝がある．

■ 腋窩動脈

鎖骨下動脈から連続したものである．通常，第 1 肋骨を横切るところから一般に腋窩動脈と呼ばれるが，鎖骨の下を通過するところから腋窩動脈と呼ぶ考えもある．腋窩動脈の後方には第 1 肋間の外肋間筋，前鋸筋の最上鋸状部，腋窩の後壁がある．そしてこの動脈は大胸筋の下縁に至る．この血管の分枝はすべて血管の前下方表面から出てい

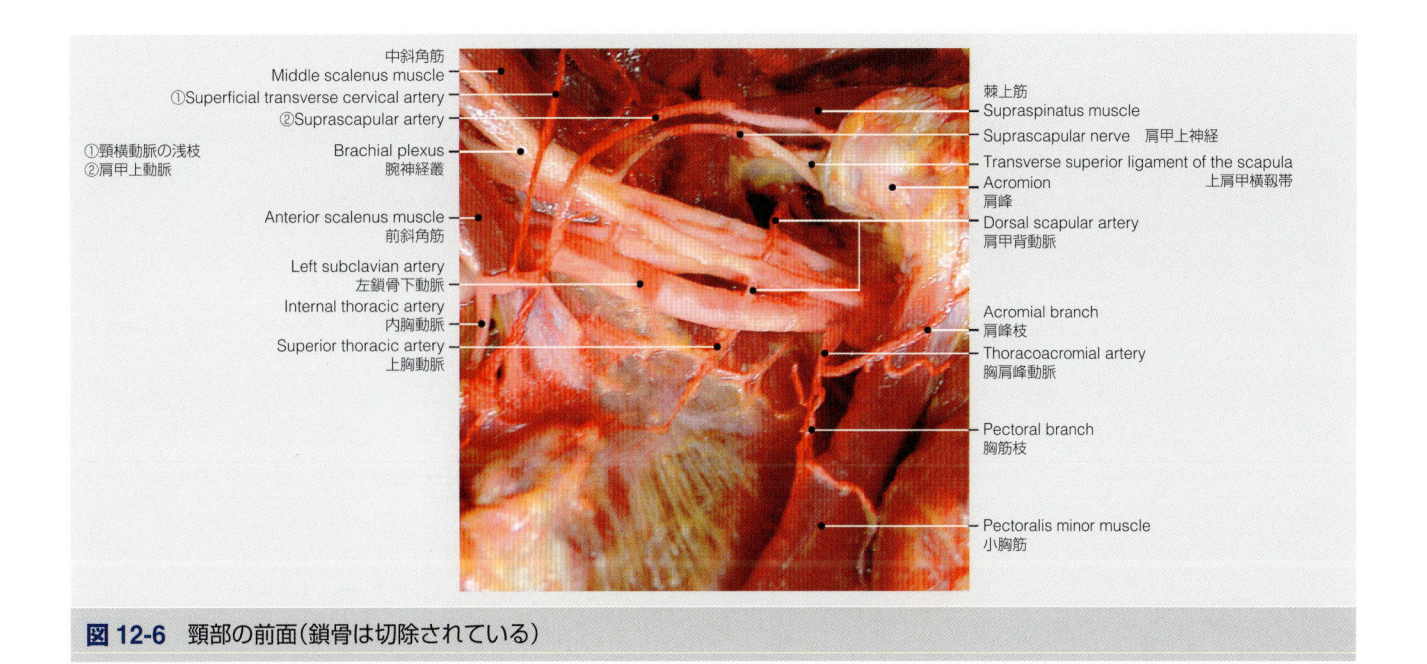

図12-6 頸部の前面（鎖骨は切除されている）

る．ここでは小胸筋との位置関係で，その内側，後方，外側に分けて解説する．

■ 小胸筋の内側での分枝

● 最上胸動脈（上胸動脈）

この小さな血管は鎖骨下筋の後方で分枝し前胸壁に沿って下行し，鎖骨胸筋筋膜を貫通する．その筋肉への枝は鎖骨下筋，大・小胸筋，前鋸筋の上部への血流を供給する．その後，第1-2肋間，第2-3肋間を走行し，いくつかの枝が皮膚に達する．女性ではこの血管は外側乳腺枝を介して乳腺に分枝する．この枝は前胸壁のさまざまな血管と吻合する（図12-6）．

● 胸肩峰動脈

この血管は腋窩動脈が小胸筋の上縁に到達した部位で分岐する．外側かつ頭側の方向に短く走行した後，鎖骨胸筋筋膜を貫通し，いくつかの枝をすべての方向に送る．ここではいくつかの枝について解説する．①胸筋枝は胸筋，前鋸筋の上部，胸壁の前面の間を下行する．②肩峰枝は鎖骨に平行に外側方向に走行し，三角筋に覆われ，烏口突起の上を通り肩峰に至る．③三角筋枝は外側に向かい，その後，三角筋胸筋間にある橈側皮静脈と同じ走行をとり，三角筋と大・小胸筋に分布する．④鎖骨枝は小さな枝で，鎖骨下筋，鎖骨，胸鎖関節に至る（図12-6，12-7）．

■ 小胸筋の後方での分枝

腋窩動脈が小胸筋の後方を通過するときは，腋窩脂肪の後方で腕神経叢の神経束の間を通る．神経束は腋窩動脈との位置関係で，外側神経束，後神経束，内側神経束と呼ばれる．腋窩動脈の分枝は肩関節と胸郭の外側に向かう．

● 外側胸動脈

この血管は小胸筋の後方でその下縁から分枝して，胸筋群に枝を出す（図12-8）．第5-6肋間まで下行し，その部位で小胸筋と前鋸筋との間，長胸神経の近くを走行し，周囲の筋群へ分枝を送る．大胸筋の下縁で前方に走行を変え外側乳腺枝を介して乳腺に至る．

● 肩甲下動脈

この血管は肩甲下筋の外側縁で分枝する（図12-8）．上腕回旋動脈との共通幹から分枝することもある．内側方向に下行し，橈骨神経の後方，正中神経の前方を通る．肩甲下筋の前方を通り，肩甲下筋への枝および隣接した脂肪，リンパ節へ枝を送る．

肩甲下動脈は最終的に2つの終末枝である胸背動脈と肩甲回旋動脈に分かれる．胸背動脈は肩甲下動脈の走行どおりに腋窩の後壁を尾側方向に進む．肩甲骨の外側縁で胸背神経を伴って走行し，大円筋，広背筋，肋間筋，前鋸筋に血流を供給する．肋間枝と肩甲背動脈と吻合し，胸郭の外側の皮膚に達する．肩甲回旋動脈（図12-8，12-9）は腋窩の内側部へ向けて，後方に向かうアーチを形成し，3つの分枝を送る．第1枝は肩甲下筋の前面を養う．第2枝はより大きく，内側腋窩隙を通り，肩甲骨の外側縁を回って棘下窩に至り，この部位で肩甲上動脈と吻合する．第3枝は辺縁動脈である．肩甲骨の外側縁に沿って大円筋と小円筋

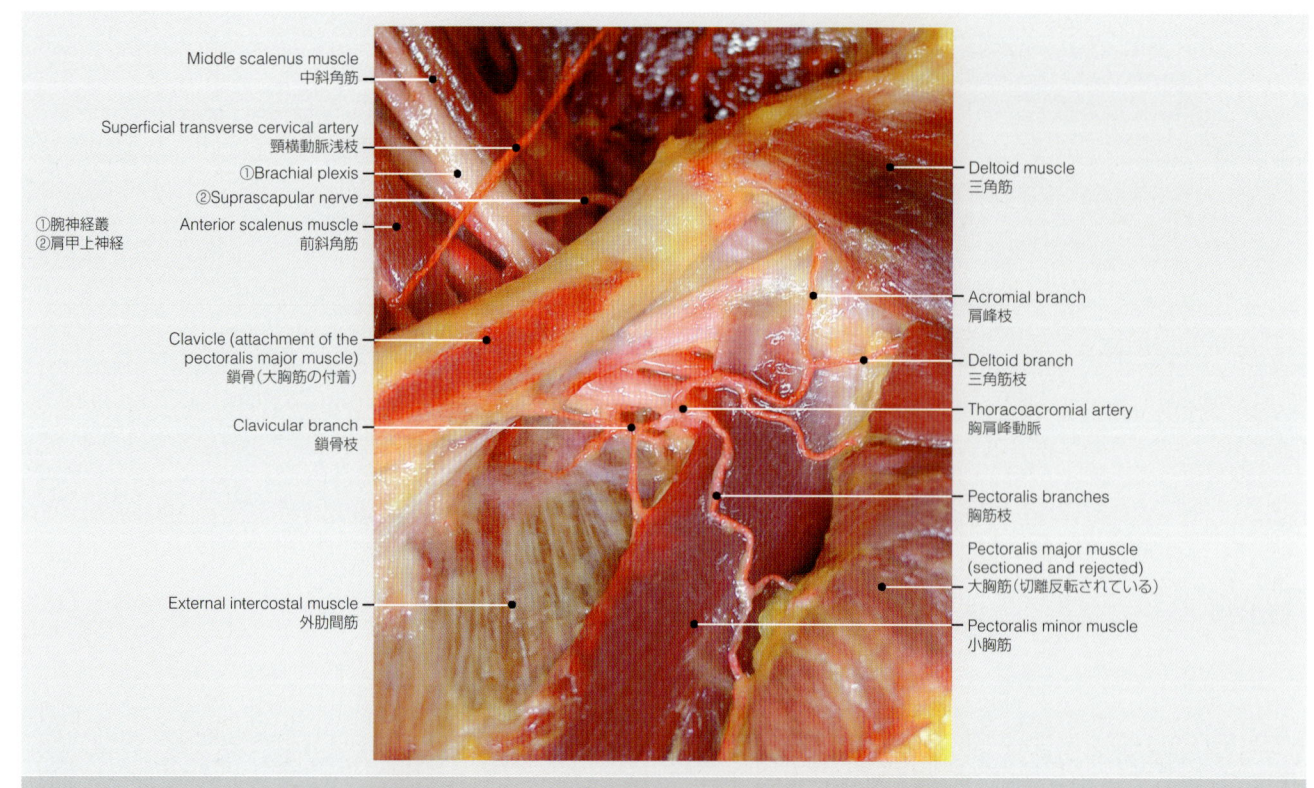

図 12-7 胸肩峰動脈（大胸筋が切離反転されている）

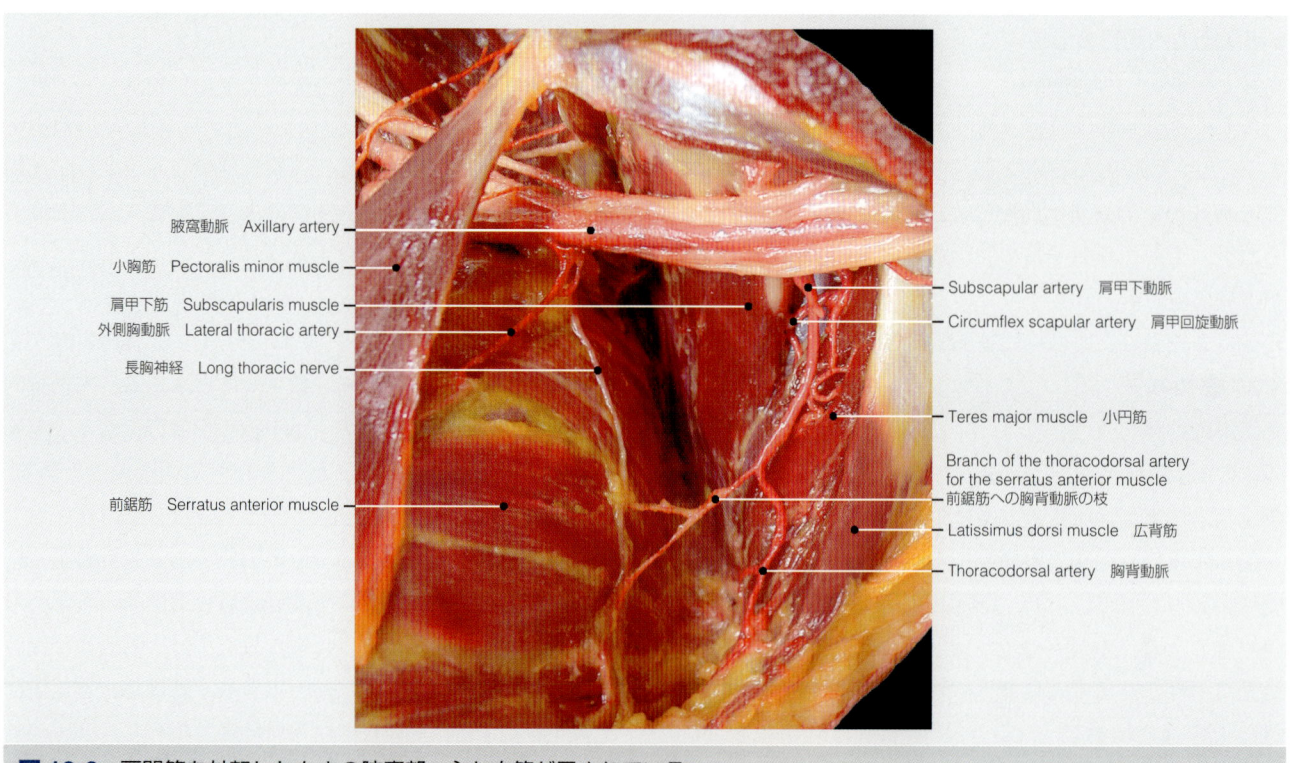

図 12-8 肩関節を外転したときの腋窩部．主な血管が示されている．

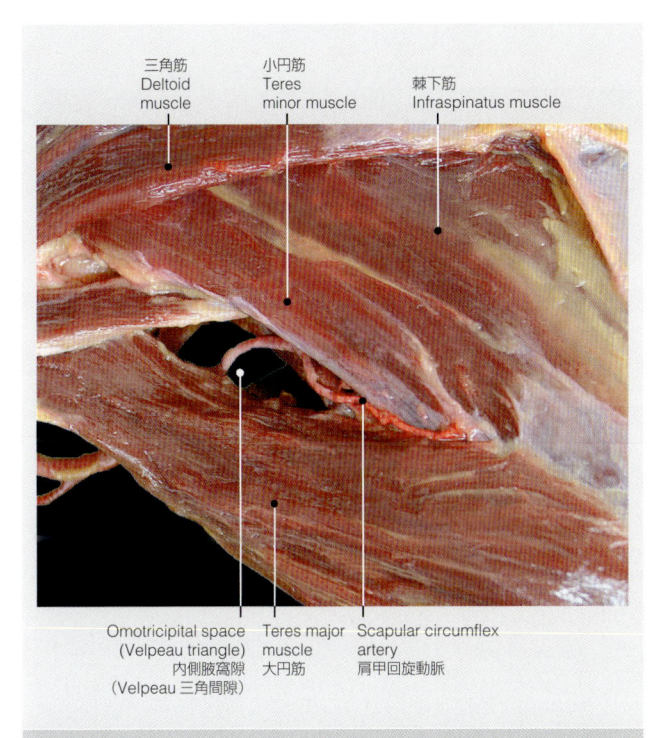

図 12-9 三角筋および肩甲部の後面．内側腋窩隙を肩甲回旋動脈が走行している．

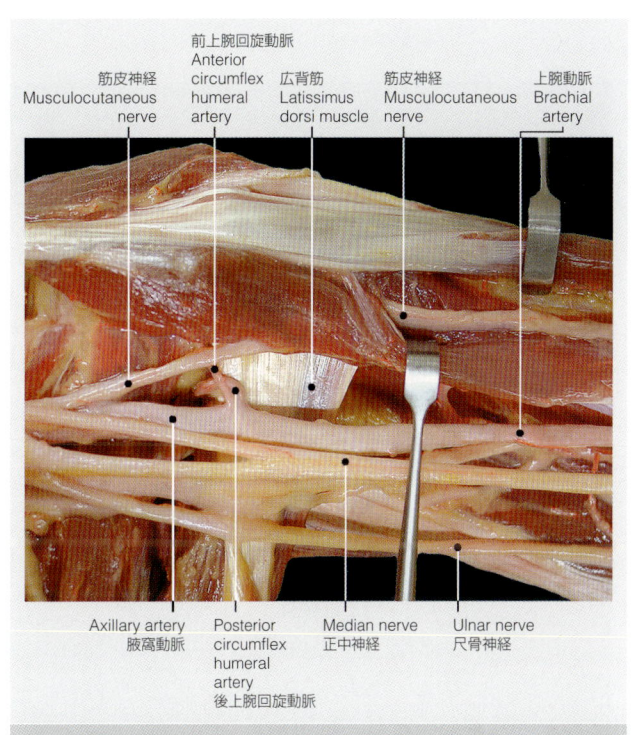

図 12-10 腋窩部位．腋窩動脈と腕神経叢の分枝との関係が示されている．

との間を通り肩甲骨の下角に至り，肩甲背動脈および胸背動脈と吻合する．

■ 小胸筋の外側での分枝

腋窩動脈の外側部分は上腕骨の外科頸の近くに位置し，それを取り囲む複数の分枝（回旋動脈）を出す．これらの分枝は共通する幹から分かれることもあるが，多くはそれぞれ分離した動脈として分枝する．

● 前上腕回旋動脈

この動脈はいくつかの枝に分かれることがある（図 12-10）．大きい分枝は広背筋の上を越え，烏口上腕筋と上腕二頭筋短頭の下で，上腕骨頭を骨に近接して取り囲むように走行する．この血管は外側に向かい，このとき上腕二頭筋長頭の下を通る．上行枝が結節間溝を通り結節間の腱鞘と骨膜に血流を供給し，肩関節包に達する．下行枝は三角筋に向かい，後上腕回旋動脈と吻合する．

● 後上腕回旋動脈

この動脈は肩甲下動脈とほぼ同じレベルで腋窩動脈の後壁から分枝する（図 12-10，▶ 図 11-25）．橈骨神経とともに，上腕骨頸周囲で後方へ向かうアーチを形成する．この分枝は四角間隙を上腕骨の近くで通過し，この部位でこの間隙を形成する筋である大円筋，小円筋，上腕三頭筋と広背筋に枝を出す．最後にこの血管は三角筋と肩関節包に分

枝を送る．多くの場合，前上腕回旋動脈や胸肩峰動脈と吻合するが，上腕深動脈の三角筋枝と吻合する場合もある．

■ 上腕動脈

腋窩動脈は，大胸筋の下縁もしくは上腕骨外科頸から肘で橈骨動脈と尺骨動脈に分岐するまでの間，上腕動脈と呼ばれる（図 12-11）．

上腕動脈は腋窩を過ぎると，最初，烏口上腕筋の内側を，次に上腕二頭筋の内側に位置する．上腕骨の長軸に平行に上腕の前区画の内側で上腕筋と上腕二頭筋との間の溝を走行する．最後に，肘の前方で内側二頭筋管に入り，橈骨動脈と尺骨動脈という 2 つの主要な枝に分かれる．

人によっては上腕動脈の変異である浅上腕動脈が正中神経の前方にみられることがある．通常，上腕動脈は正中神経の後方に走行するのとは正反対である．

上腕動脈はいくつかの筋枝を送るが，その配置には大きな個人差がある．一般に橈側に向かう枝は屈筋群に血流を供給し，尺側に向かう枝は伸筋群に血流を供給する．三角筋枝は上腕骨を後方に回り，その上行枝と下行枝が三角筋の外側面を養う．

上腕動脈は三角筋枝のレベルであって大円筋の下にあたるところで上腕深動脈を出す（図 12-12，12-13）．上腕深動脈は橈骨神経とともに橈骨神経溝の中を斜めに外側方向

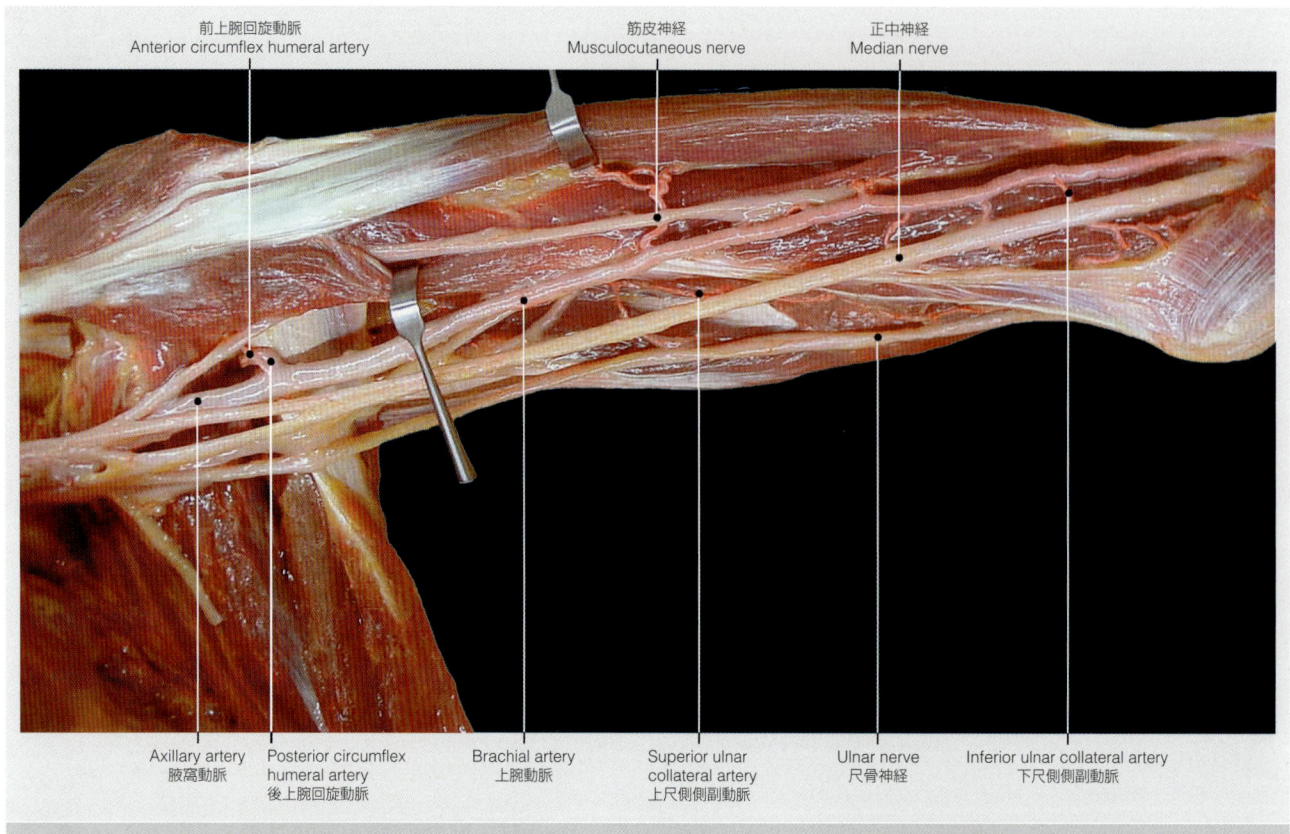

図 12-11　上腕の内側面と主要な神経血管

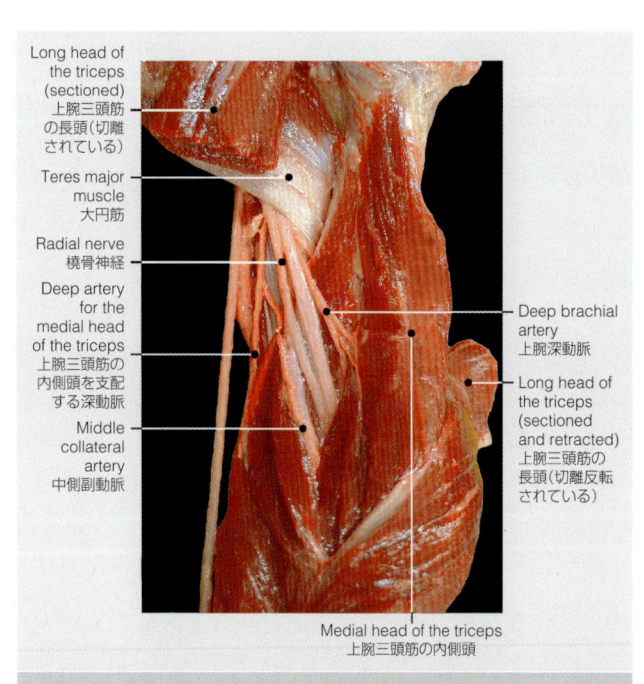

図 12-12　上腕三頭筋部位の後面．橈骨神経と上腕深動脈が示されている．この標本では中側副動脈が近位ですでに分枝している．

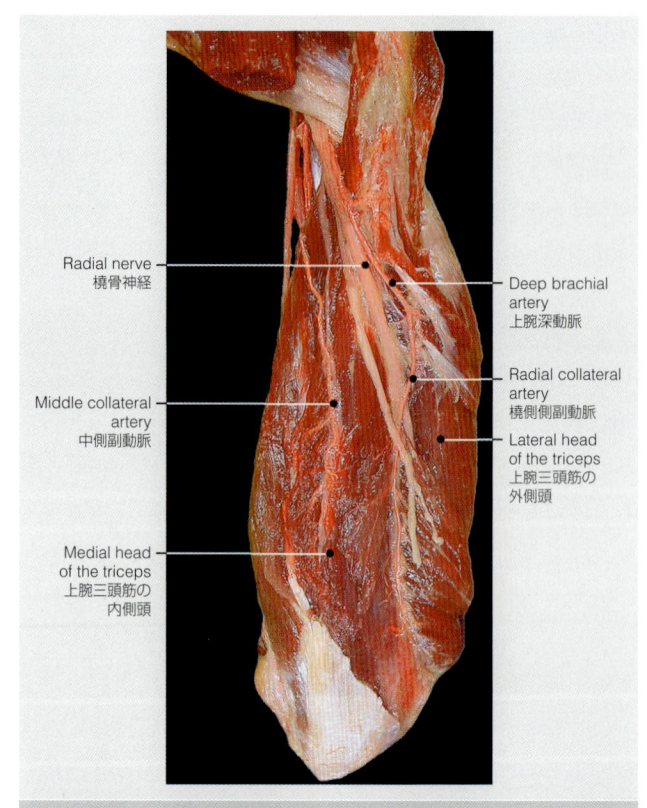

図 12-13　上腕三頭筋部位の後面（上腕三頭筋の長頭を反転してある）．橈側側副動脈が肘関節外側へ走行しているのが示されている．

198　II　上肢帯と上肢

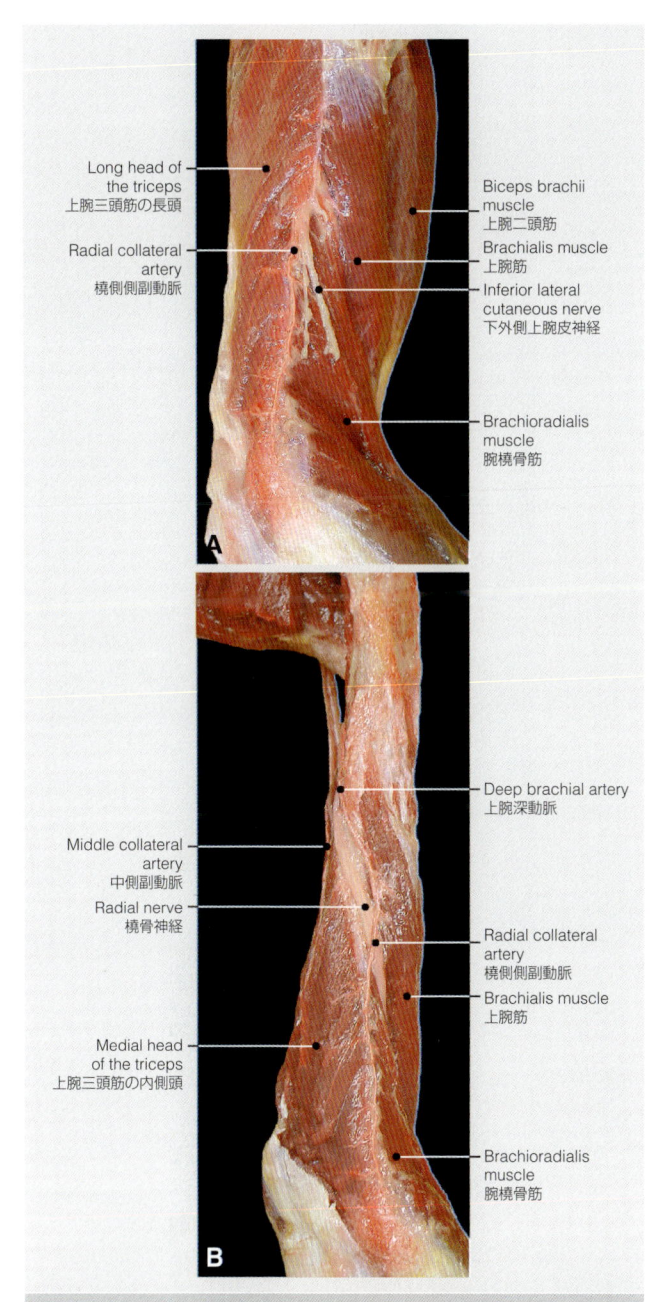

図 12-14 上腕三頭筋部位の外側面．**A** 表層，**B** 上腕三頭筋の長頭と外側頭および上腕二頭筋が切除されている．肘関節外側へ向かう橈側側副動脈の全長が示されている．

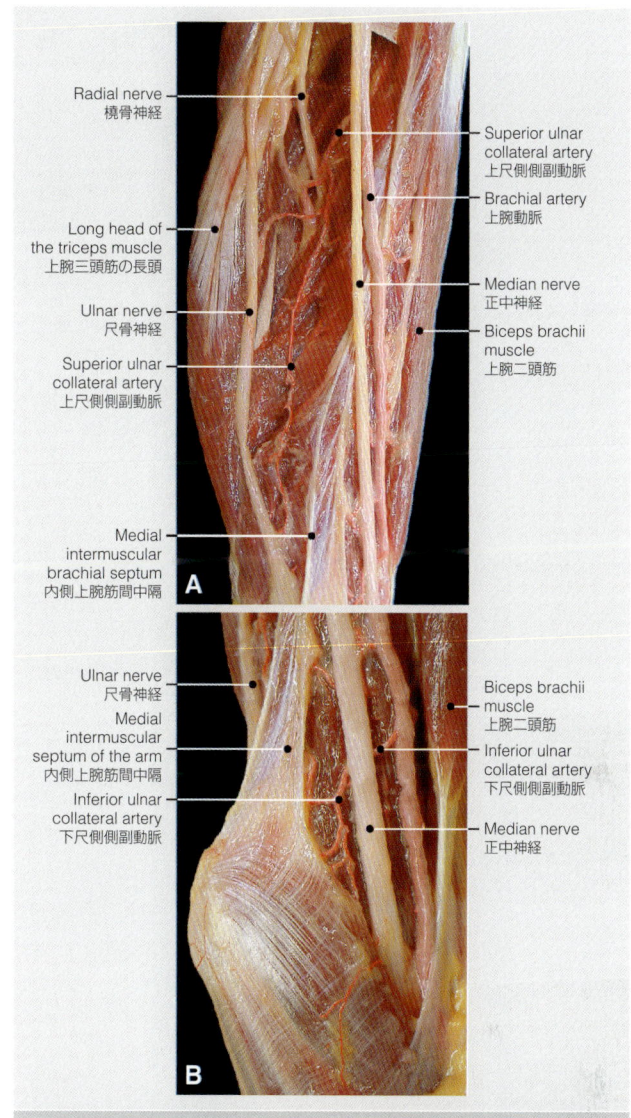

図 12-15 図 12-11 で示された標本の詳細．尺側側副動脈が観察できるよう，上腕筋がよけられている．**A** 尺骨神経を少しよけた後の上尺側側副動脈，**B** 下尺側側副動脈．

に走る．その経過中で上腕三頭筋枝や，三角筋や烏口上腕筋への逆行性の枝を出す．また上腕骨へいくつかの栄養動脈も送る．この上腕深動脈は上腕三頭筋の筋腹間を通過するとき三頭筋に多くの筋枝を出すが，それらのうち最大のものは上腕三頭筋内側頭への深動脈である（**図 12-12**）．中側副動脈は上腕骨の外側縁から分かれ，上腕の後内側面を下行し肘の血管網に達し，反回骨間動脈と吻合する．上腕深動脈は橈側側副動脈となり，橈側反回動脈と吻合し，肘の動脈網を形成する（**図 12-12**，**12-14**）．小さな分枝が橈骨神経へ衛星動脈（satellite artery）を形成する．

上腕動脈はその走行過程で上腕骨栄養動脈を出し，いくつかの入口部から上腕骨骨幹に入る．

尺側では 2 つの側副動脈が上腕動脈から分岐する．

上尺側側副動脈は上腕深動脈の近傍から分岐し，上腕筋と上腕三頭筋への筋枝を出した後，尺骨神経とともに上腕の長軸方向に沿って走り，上腕遠位に達し，そこで内側筋間中隔を貫通する（**図 12-11**，**12-15**）．上尺側側副動脈は下尺側側副動脈，中側副動脈，反回動脈と吻合し肘の動脈網を形成する．

下尺側側副動脈は上腕骨内側上顆の上方で，上腕の遠位 1/3 のレベルで分岐する（**図 12-11**，**12-15**）．正中神経と内側前腕皮神経との間に位置して，上腕筋と円回内筋へ分枝

12 血管学 199

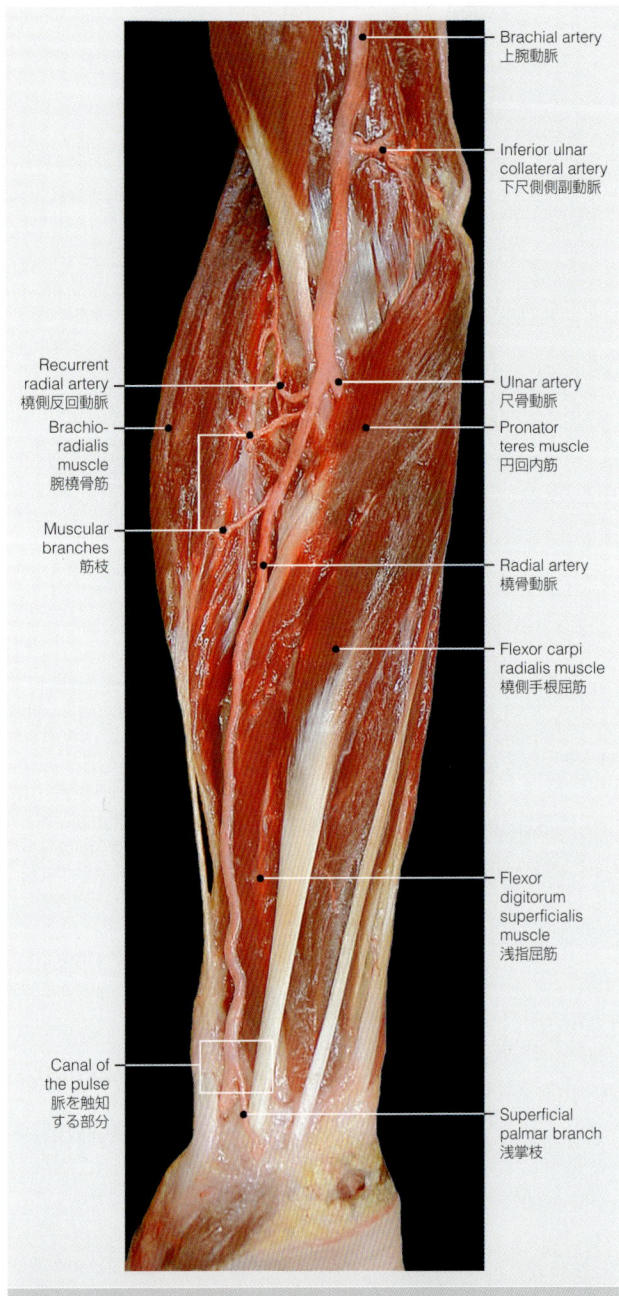

図 12-16 前腕の前面．橈骨動脈の主要分枝が展開されている．

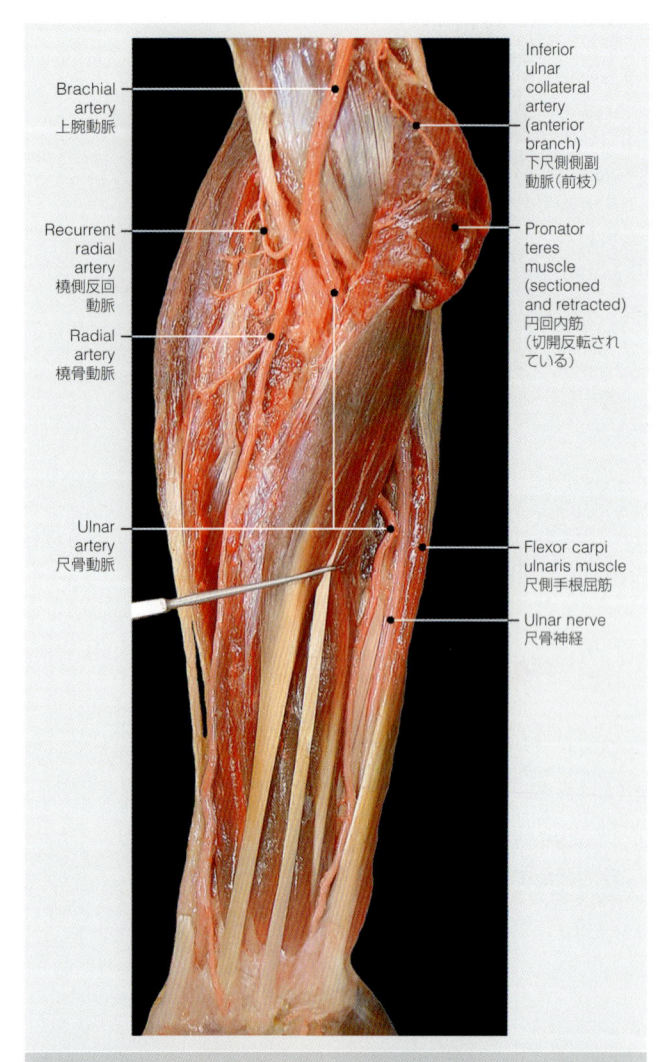

図 12-17 円回内筋が切除された前腕の前面．尺骨動脈の起始が観察される．

に入る（図 12-16）．円回内筋の上腕頭の深部で橈骨動脈と尺骨動脈とに分かれる．

橈骨動脈は橈骨頭の近くで小さい分枝である橈側反回動脈を出す（図 12-16，12-17）．この分枝は外側上顆へと上行し橈側側副動脈と吻合する．橈側反回動脈は前腕の外側区画の筋群に血流を供給する．

尺骨動脈は円回内筋の下で上腕動脈から分かれ，尺側反回動脈を出すが，この反回枝は上腕動脈から直接分枝することもある．尺側反回動脈は橈骨粗面の近傍で尺骨動脈から分枝し，近位，内側方向に向かい，前枝と後枝の2つに分かれる．前枝は上腕筋の内側に位置し上行して下尺側側副動脈と吻合し，円回内筋と上腕筋へ分枝を出す．後枝は尺骨神経と同様の走行をたどり，内側上顆方向に上方，背側に走行，上尺側側副動脈と吻合し肘の関節動脈網を形成する．

を送る．肘の動脈網で尺側反回動脈，上尺側側副動脈と吻合し，上腕の内側筋間中隔を貫通する後枝を出す．上腕三頭筋と腕橈骨筋へ枝を送り，肘頭窩の上方で肘の動脈網と吻合し終わる．横枝が両側の上腕骨上顆間を走行し，この下尺側側副動脈と上腕深動脈の分枝，とりわけ中側副動脈と吻合する．

■ 橈骨動脈と尺骨動脈

上腕動脈は上腕二頭筋腱膜の下で内側二頭筋管を通り肘

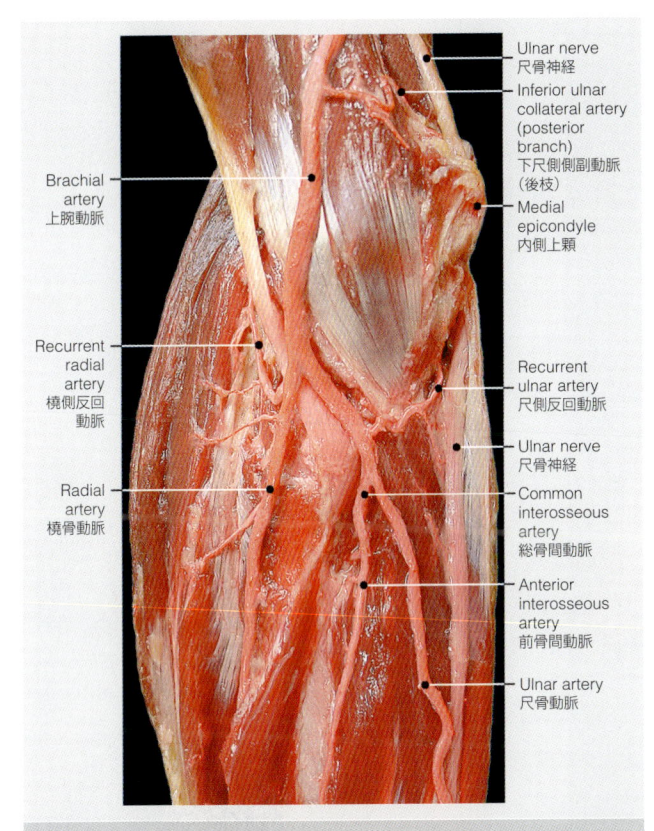

図 12-18　上腕骨上顆に付着する筋が切除された前腕の前面．肘関節と前腕近位の詳細．

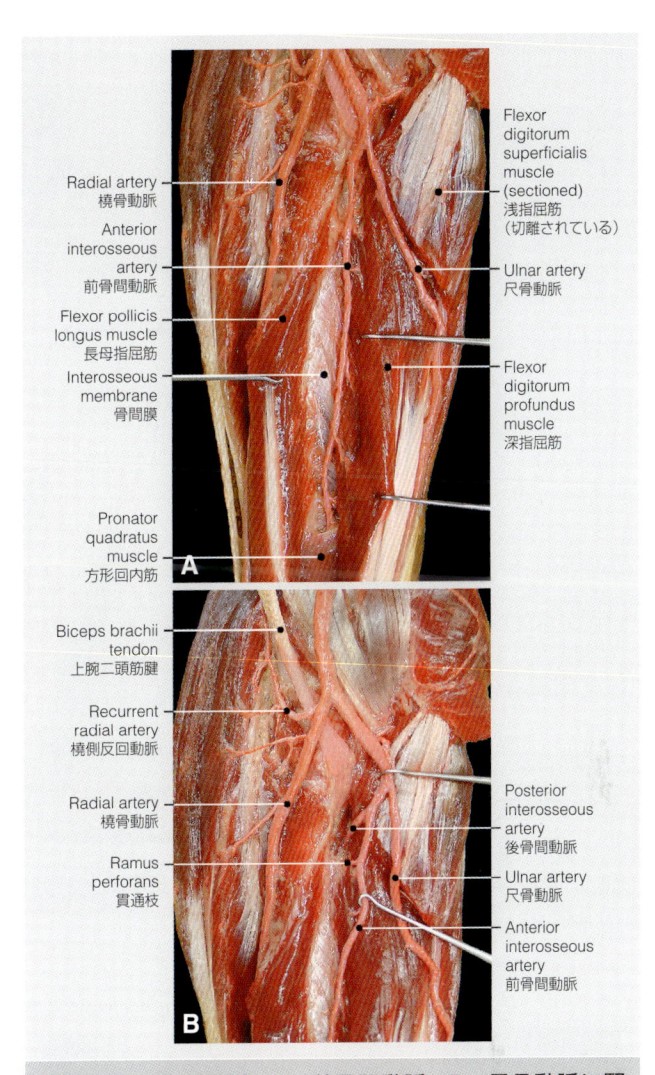

図 12-19　骨間動脈．**A** 前骨間動脈，**B** 尺骨動脈に緊張をかけ，後骨間動脈を示している．

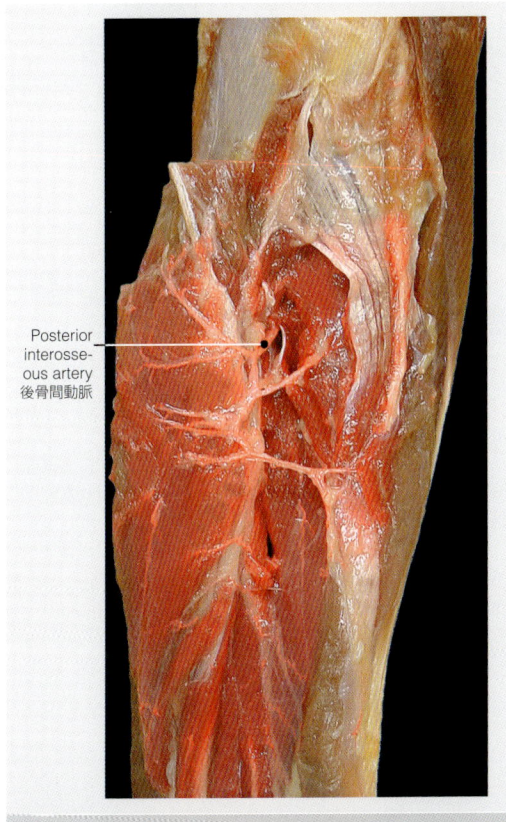

図 12-20　前腕の後区画．後骨間動脈が示されている（第1層を除去してある）．

　側副動脈，反回動脈，肘関節周囲の小分枝同士の複雑な血管吻合は肘関節動脈網と呼ばれ，特に後面でみられる．
　橈骨動脈は橈側反回動脈の枝を出したあと，前腕の前外側に沿って内側の橈側手根屈筋腱と外側の腕橈骨筋との間を走行する（図 12-16）．まっすぐ長軸方向に向かい手関節に達する．
　尺骨動脈は円回内筋の深部を通り尺側手根屈筋の深部を前腕の前内側面に沿って進み，手関節に達する（図 12-17）．
　近位では尺骨動脈は総骨間動脈を出し，これはさらに前骨間動脈と後骨間動脈の2つの枝に分かれる（図 12-18〜12-20）．前骨間動脈は骨間膜の前方に位置し，手関節に向かって下行する．方形回内筋の下で骨間膜を背側へ貫通し，背側手根動脈網に血流を供給する．この前骨間動脈は前腕の前区画の深層の筋に多数の分枝を出し，さらに骨間膜をいくつかの場所で貫通して，後区画の深層の筋に血流

12　血管学　201

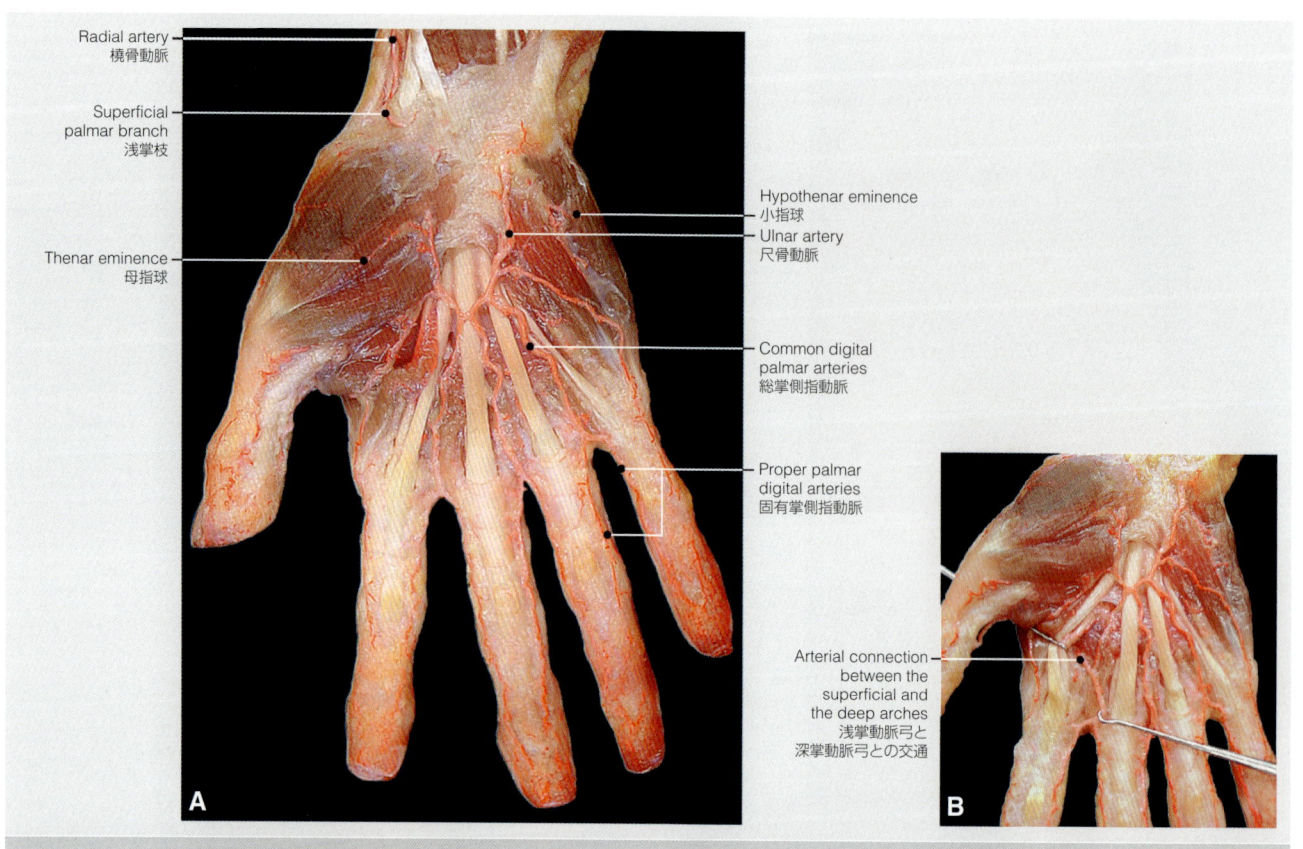

図 12-21　A　浅掌動脈弓が観察される（手掌腱膜は除去されている），B　浅掌動脈弓と深掌動脈弓との交通．

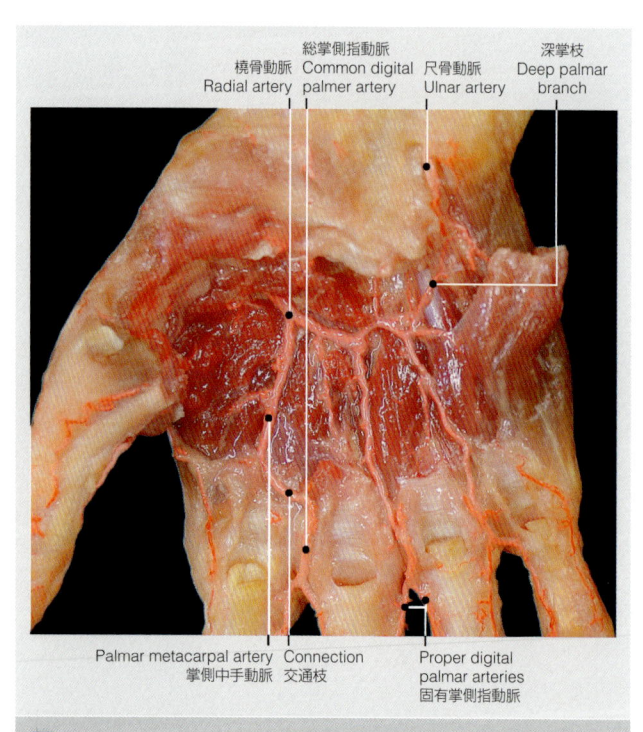

図 12-22　深掌動脈弓と主要な動脈分枝

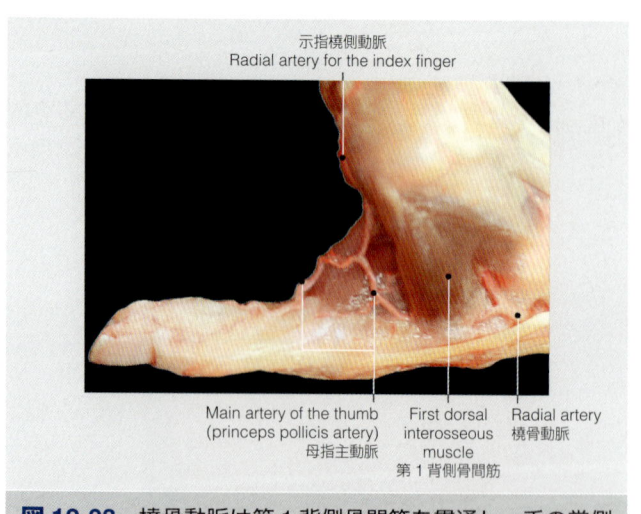

図 12-23　橈骨動脈は第1背側骨間筋を貫通し，手の掌側で深掌動脈弓を形成する．母指主動脈と示指橈側動脈も示されている．

を供給する．同じレベルで正中神経への衛星動脈（satellite artery）である小さい細動脈が前腕の正中神経に達する．総骨間動脈の2つ目の分枝は後骨間動脈で，この分枝は骨間膜と斜索との間の裂孔を貫通して後方に至り，後骨間神経とともに骨間膜の後方に位置し，長軸方向に手関節の背側に向かい背側手根動脈網と吻合する．この動脈は上腕骨

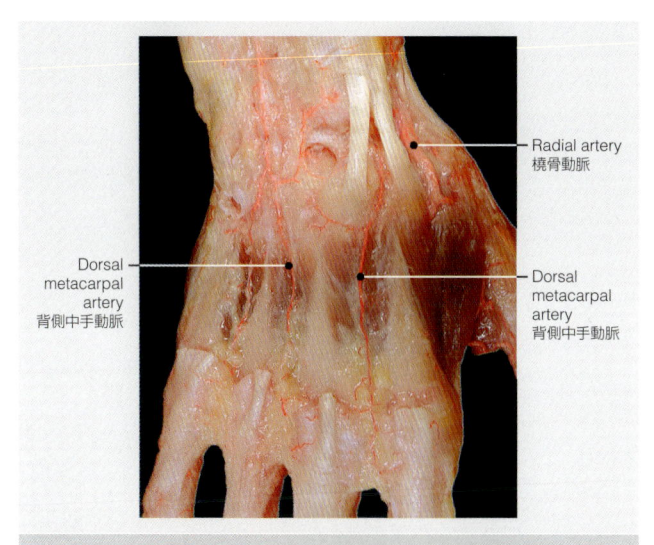

図 12-24　背側中手動脈が示されている手の背側面

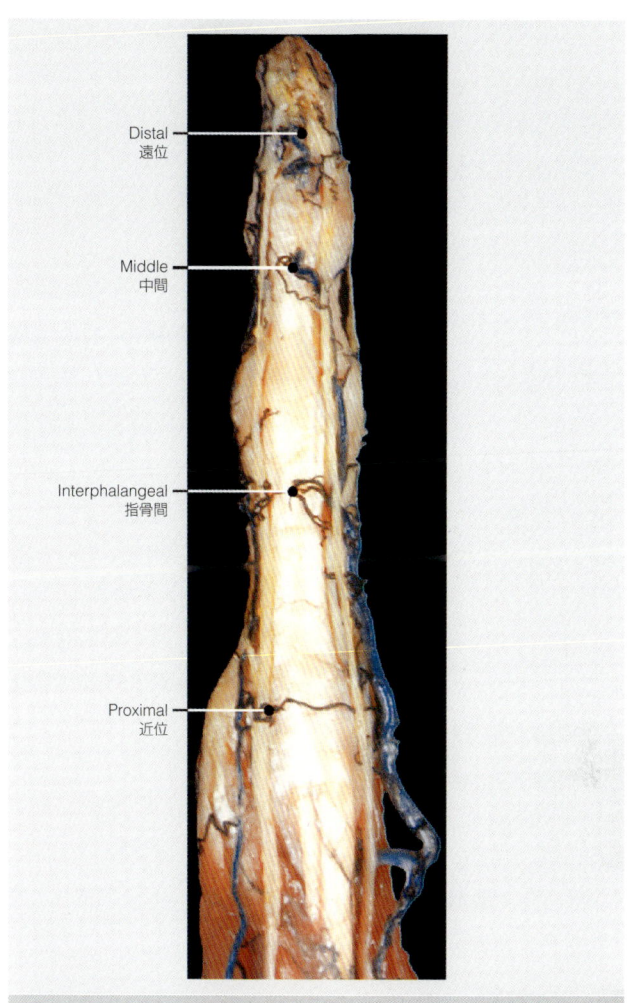

図 12-25　横指動脈（観察が容易になるよう動脈に青いラテックスを注入してある）

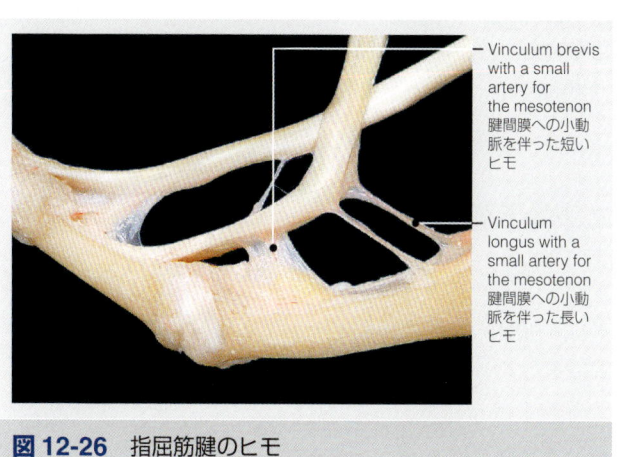

図 12-26　指屈筋腱のヒモ

上顆に付着する筋や周囲の筋に血流を供給する．また，反回骨間動脈を出し，この動脈は肘筋の下に位置し，上行して肘関節動脈網で中側副動脈と吻合する．

　方形回内筋の遠位側では橈骨動脈は前方の手根動脈網に向かう小さい分枝を出し，掌側手根枝と呼ばれる．舟状骨のレベルでの小さい浅掌枝は母指球の方向へ向かい，尺骨動脈と吻合し浅掌動脈弓を形成する（図 12-21）．浅掌動脈弓は手掌腱膜と指屈筋腱との間に位置する．橈骨動脈の本幹は大菱形骨の近位を走行し解剖学的嗅ぎタバコ入れで背側に至る．この場所でこの動脈は 2 つの分枝を出す．1 つは背側手根枝で，尺骨動脈由来の背側枝および後骨間動脈と吻合し背側手根動脈網を形成する．もう 1 つは母指への背側動脈で母指の背側を末梢へ向かう．

　橈骨動脈は第 1 背側骨間筋間へと向かい，その筋間を通った後，再び手掌側へ入る．手掌で尺骨動脈の深掌枝と吻合し深掌動脈弓を形成する．この動脈弓は指屈筋腱群の下に位置する．

　尺骨の遠位端のレベルでは尺骨動脈は 2 つの分枝を出す．掌側手根枝は方形回内筋の遠位側の辺縁で分岐し，橈骨動脈由来の掌側手根枝と吻合し掌側手根動脈網を形成する．尺骨動脈はこの同じ場所で背側手根枝も出し，橈骨動脈からの背側手根枝と吻合し掌側と同様に背側手根動脈網を形成する．同じように，深掌動脈弓も橈骨動脈と尺骨動脈の深掌枝との吻合という様式で形成される．この尺骨動脈の深掌枝は有鉤骨鉤の近くに尺側枝を出している．（図 12-22）．

　浅掌動脈弓からはそれぞれの骨間隙に総掌側指動脈が出て（図 12-21），これらはさらに指の両側から指尖までを養う固有掌側指動脈に分かれる．

　深掌動脈弓は中手骨間隙に血流を供給する掌側中手動脈を出す（図 12-22）．母指には深掌動脈弓由来の固有の主動脈があり母指主動脈と呼ばれる．この母指主動脈は橈骨動脈が第 1 背側骨間筋を通って手掌に入る部分で分岐してい

12　血管学　203

る．この動脈は母指の屈筋側を養う（図12-23）．

浅掌動脈弓と深掌動脈弓との間には，2つの重要な吻合がある．1つは母指手動脈が示指橈側動脈を出すことで，示指の橈側を走行する固有掌側指動脈と吻合する．その他，深掌動脈弓の掌側中手動脈と浅掌動脈弓の掌側の動脈との間には多くの吻合が存在する．

手の背側では背側手根動脈網から背側中手動脈が分枝し，背側指間部に向かって走行する（図12-24）．手の掌側では，総掌側指動脈と掌側中手動脈が吻合した後，貫通枝が背側に出て，中手指節骨間関節のレベルで背側中手動脈と吻合する．

指の掌側で固有掌側指動脈間に4つの横枝，すなわち近位に1つ，指節骨間に1つ，中間に1つ，遠位に1つの横指動脈がある（図12-25）．近位の動脈は中手骨頭レベルで，指節骨間の動脈は近位指節骨間関節の近くで，中間の動脈は示指から小指では中節骨頭のレベルでそれぞれ分岐し，遠位の動脈は指尖部での固有掌側指動脈の遠位端が相当する．

基節骨底で固有掌側指動脈から屈筋腱鞘の腱間膜への分枝が出る．これらの分枝は腱間膜にあって屈筋腱とヒモに血流を送る（図12-26）．

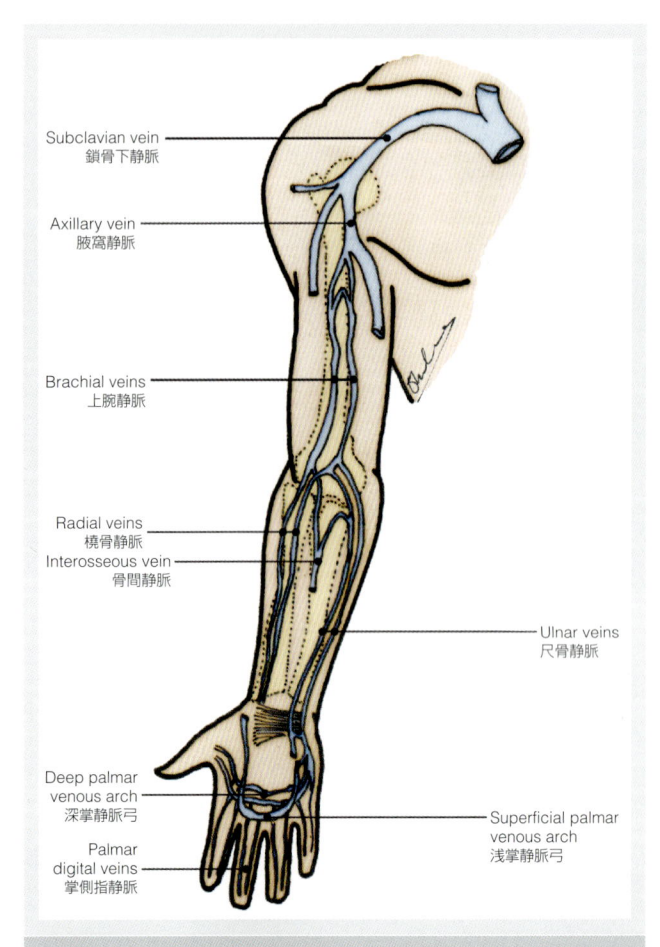

図 12-27 上肢の深静脈（図解）

静脈

上肢の静脈は鎖骨下静脈に流入し，深静脈と浅静脈の2つの系に分けられる（図12-27～12-29）．深静脈は通常1本の動脈に対して2本の静脈があり（例外は1本である腋窩静脈），同名の動脈を伴い，動脈と同じ走行をたどる．

■ 鎖骨下静脈

鎖骨下静脈は第1肋骨の辺縁から腕頭静脈に合するまで走行する．上肢，肩関節，前胸壁からの血液がそそぐ．腋窩静脈と鎖骨下静脈の分枝は前述した動脈と同名である．

鎖骨下静脈には以下にあげる4つの静脈が直接流れ込む．胸筋枝で，胸筋群，前胸壁からの血流がそそぐ．肩甲背静脈，胸肩峰静脈は同名の動脈と同様の走行をたどる．腋窩静脈については以下に詳述する．

■ 腋窩静脈と上腕静脈

腋窩静脈の範囲は腋窩動脈のそれと同じである．腋窩静脈は上腕静脈といくつかの他の静脈から流入を受け鎖骨下静脈に流れ込む．胸壁の外側，肩関節，上肢からの大部分の静脈がこの静脈に流入する．よく知られている衛星静脈（satellite vein）には肩甲下静脈，肩甲回旋静脈，胸背静脈，上腕回旋静脈，外側胸静脈がある．上腕静脈には橈骨静脈と尺骨静脈からの流入があり，これらの走行は同名の動脈と同じである．前骨間静脈と後骨間静脈は深層にある．

手掌には2つの静脈弓がある．浅掌静脈弓には掌側指静脈を介して，指の前方の静脈液が流入する．深掌静脈弓には掌側中手静脈が流れ込む．

■ 橈側皮静脈と尺側皮静脈

指の浅静脈は背側で顕著で背側指静脈叢を形成し，背側中手静脈を介してさまざまな手背静脈に流入する．形成された手背静脈網から，手の外側，内側でそれぞれ橈側皮静脈と尺側皮静脈が起こる．

橈側皮静脈は前腕と上腕の外側を上行し，鎖骨下窩で筋膜を貫通した後，腋窩静脈に流入する．時に橈側皮静脈には背側のもう1つの静脈である副橈側皮静脈からの血液がそそぐ．

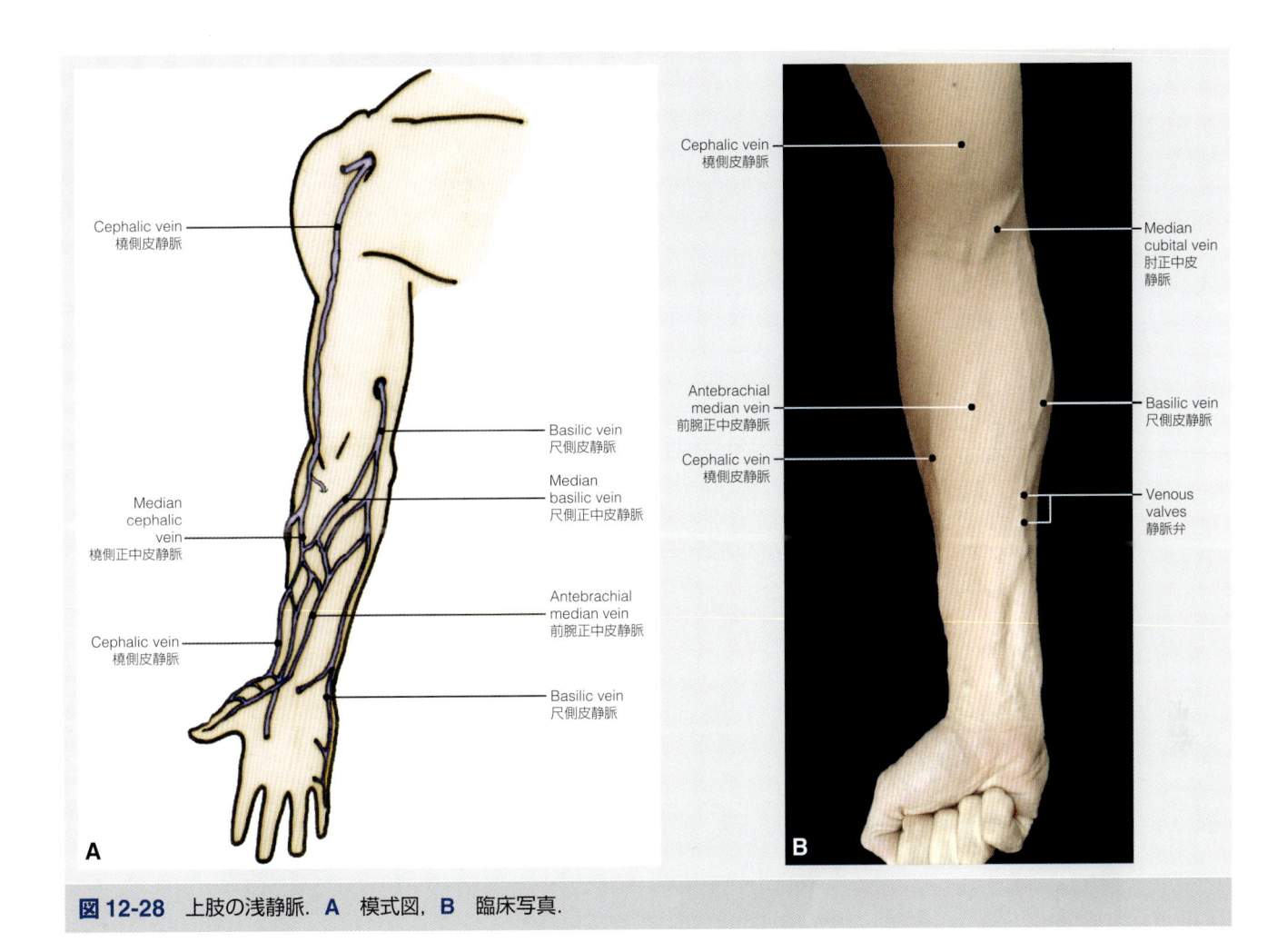

図 12-28 上肢の浅静脈．**A** 模式図，**B** 臨床写真．

　尺側皮静脈は前腕と上腕の内側を上行する．上腕の中央部で筋膜を貫通し，深層に入り腋窩静脈にそそぐ．

　前腕の遠位 1/3 で前腕正中皮静脈が 2 つの枝に分かれ，外側枝は橈側正中皮静脈となり橈側皮静脈にそそぐ．内側枝は尺側正中皮静脈となり尺側皮静脈にそそぐ．この肘正中皮静脈は最もよく静脈注射に使用される部位である．

リンパ管系

　胸腹壁，乳腺部位，自由上肢からのリンパが流入する上肢の主要なリンパ節には 6 つの主なグループ，すなわち胸筋リンパ節，肩甲下リンパ節，上腕リンパ節，中心腋窩リンパ節，三角筋胸筋リンパ節，上腋窩リンパ節がある．これらは鎖骨下リンパ本幹に集まり，さらに右側では右リンパ本幹と上大静脈にそそぎ，左側では胸管と腕頭静脈にそそぐ．

　上肢にはそのほか滑車上リンパ節といったリンパ節が多くの場所でみられる．

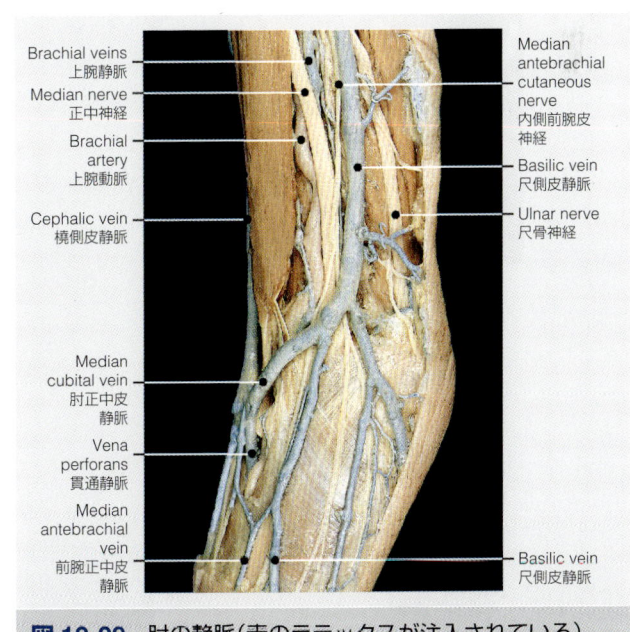

図 12-29 肘の静脈（青のラテックスが注入されている）

III 頭部と体幹
HEAD AND TRUNK

Chapter 13 局所部位と表面解剖
TOPOGRAPHIC REGIONS AND SURFACE ANATOMY

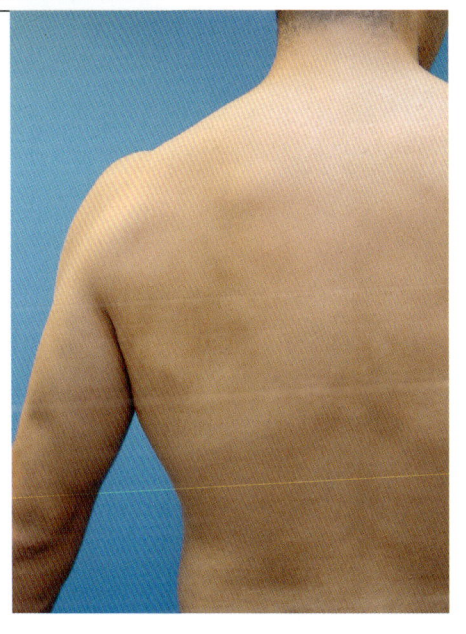

はじめに

ここでは頭部，頸部，背部，腹部に関して説明する．前胸部と側胸部（上肢帯）はChapter 7に記述されている．

頭部（頭）

頭部はいくつかの領域に分けられ，そのうちのいくつかはその深部の骨の名前で呼ばれる（図13-1）．前頭部（額）は前方に位置し前頭骨を覆い，頭頂部は頭部の側面で頭頂骨の上である．側頭部は耳（耳介部）の周囲に位置し，側頭骨の鱗部を覆う．乳様突起部は側頭骨の乳様突起を覆い，後頭部は頭部の後面で後頭骨の上である．

顔の部位は頭蓋顔面骨と顔面表情筋の上である．眼窩部は眼を取り囲む領域で，上縁は上眼溝で下縁は下眼溝で境される．眼窩の下は眼窩下部であり，頬部は口の唇部の両脇の領域である．顔面の頬は頬骨を覆う頬骨部に一致する．頬骨部の下後方は耳下腺と咬筋を覆う耳下腺咬筋部である．鼻部は鼻を含む領域で，鼻部から唇部の両脇にかけて鼻唇溝がある．顎，すなわちオトガイ（頤）部と唇部との間にはオトガイ（頤）唇溝がある．

頸部

頸部は前部と後部から構成される．

■ 前部

前部はいくつかの三角に分けられる（図13-2）．

■ 前頸三角

前頸三角は正中線，下顎骨，胸鎖乳突筋により境界される．この三角はさらに4つの三角に分けられる．

● 顎下三角

下顎骨と2つの筋腹のある顎二腹筋により境界され，顎下腺，舌下神経，顎舌骨筋，顔面動脈を含む．

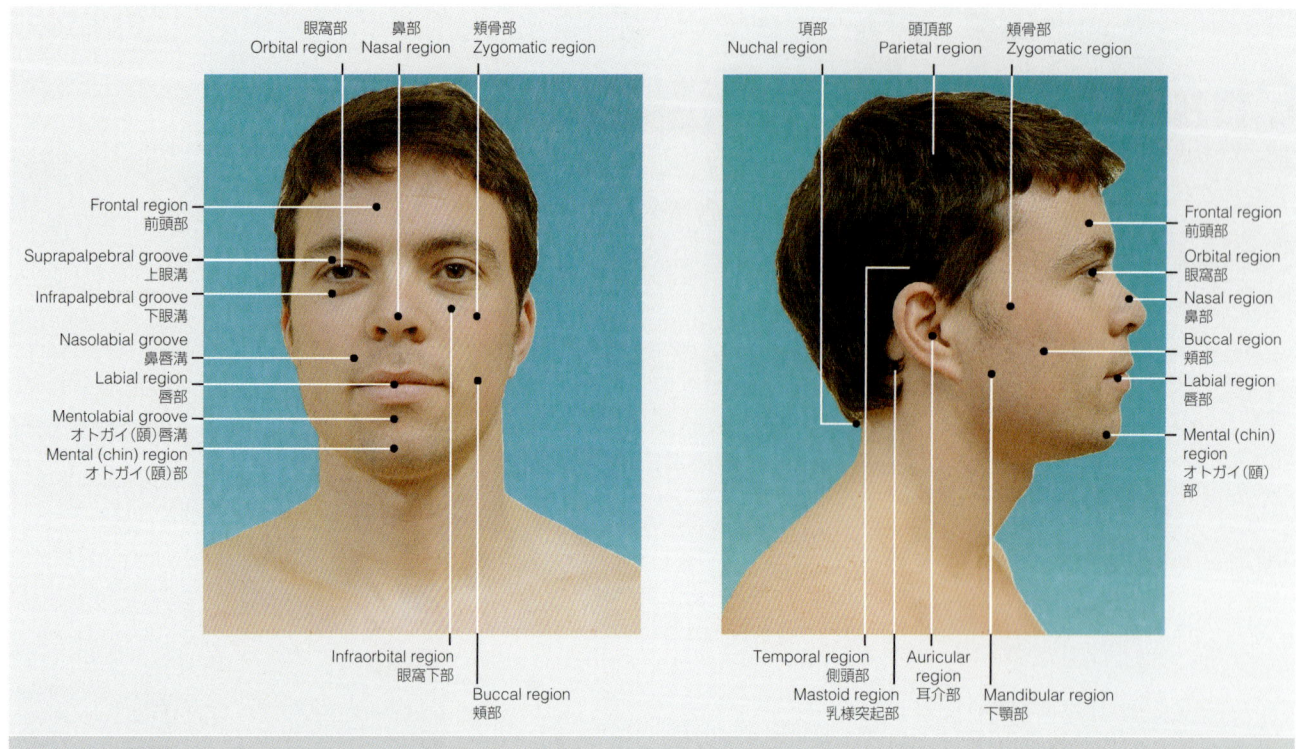

図 13-1 頭部

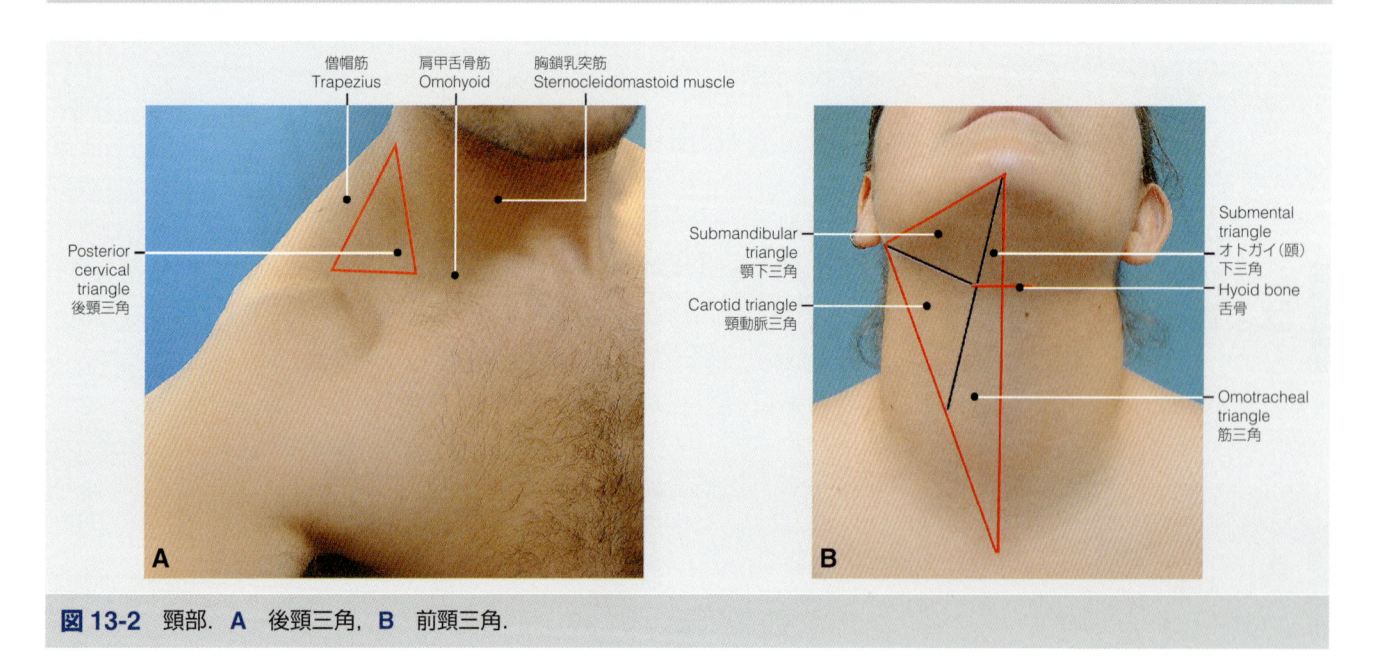

図 13-2 頸部．**A** 後頸三角，**B** 前頸三角．

- ● 頸動脈三角

  胸鎖乳突筋，顎二腹筋の後腹，肩甲舌骨筋の上腹により境界され，内頸静脈，迷走神経，頸動脈を含む．

- ● 筋三角（omotracheal triangle, muscular triangle）

  喉頭と気管（正中），舌骨，肩甲舌骨筋の上腹，胸鎖乳突筋により境界され，舌骨下筋，甲状腺，副甲状腺を含む．

- ● オトガイ（頤）下三角

  顎の下に位置し，下顎骨，舌骨，顎二腹筋の前腹により境界される．

  前頸三角は胸鎖乳突筋により後頸三角と分けられる．胸鎖乳突筋の鎖骨部と胸骨部の間に小さい三角が形成され小鎖骨上窩と呼ばれる（図 10-2）．

- ■ 後頸三角（外側頸三角）

  後頸三角は鎖骨，胸鎖乳突筋の後縁，僧帽筋の前縁によ

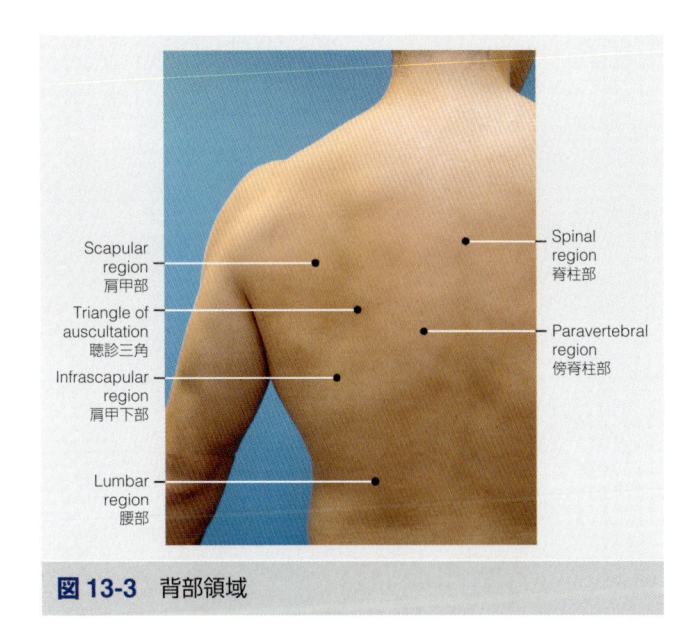

図 13-3　背部領域

り境界される．この後頸三角の中にもう1つ肩甲鎖骨三角（大鎖骨上窩）があり，この三角は，鎖骨，胸鎖乳突筋，肩甲舌骨筋の下腹により境界される．

■ 後部

項部すなわち後頭部（図 13-1）は上縁が外後頭隆起，下縁が隆椎（第7頸椎），側縁が乳様突起で境界される（訳注：訳者が訂正した）．

図 13-4　腹部領域

背部（背中）

脊柱部は背中の正中に位置し，棘突起の皮下隆起が明らかである（図 13-3）．傍脊柱は脊柱部の両脇の領域で，脊柱起立筋により形成される脊椎に平行な筋柱を含む．

肩甲部は肩甲骨上であり，肩甲下部はその尾側である．腰部は腸骨稜より頭側で肩甲下部の尾側である．脊柱部の最も尾側は仙骨部で，仙骨を覆う．

背部には2つの小さな三角がある．聴診三角は僧帽筋の上行線維，広背筋，大菱形筋により境界され，腰三角（Petit三角）は，腸骨稜，広背筋，外腹斜筋により境界される．

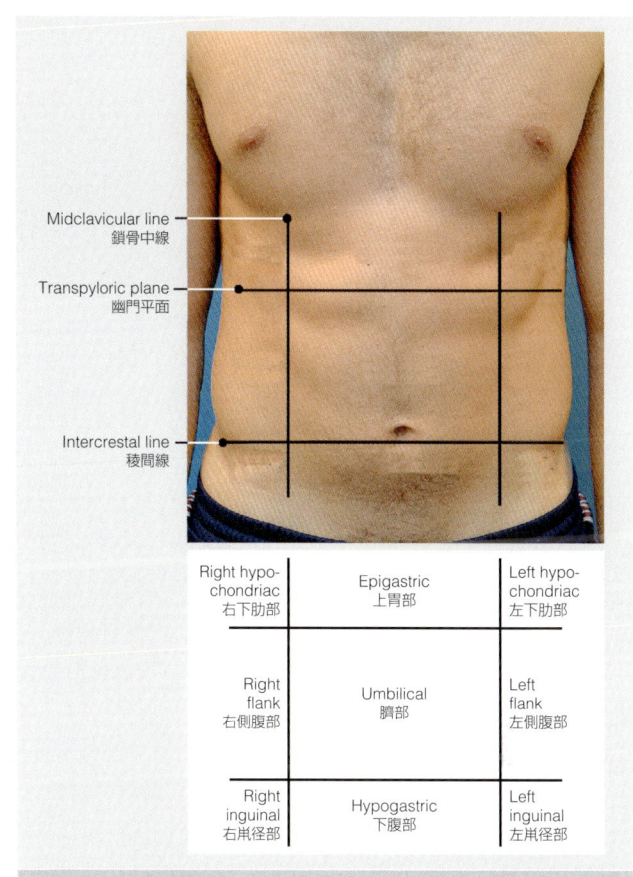

腹部

腹部は9つの部位に分けられる（図 13-4）．そのうち3つは鎖骨中線より左外側，3つは左右の鎖骨中線の内側，3つは右外側にある．

外側領域は頭側から尾側方向に，下肋部，側腹部，鼠径部に分けられる．下肋部は幽門平面（恥骨結合と胸骨柄の上縁との中点を通る水平線）により側腹部と分けられ，側腹部と鼠径部は稜間線（腸骨稜を通る水平線）により分けられる．

3つの内側領域は頭側から尾側方向に，幽門平面と稜間線により上胃部，臍部，下腹部〔恥骨部（pubic）〕に分けられる．

13　局所部位と表面解剖

Chapter 14 骨学
OSTEOLOGY

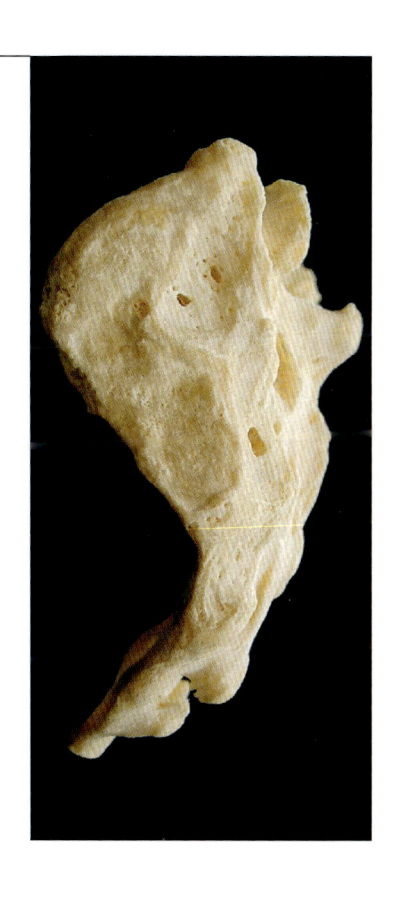

脊柱

脊柱(軸骨格)は体幹の軸を形成し，下肢帯と上肢帯を介して四肢と結合する(図14-1)．ほとんどの人で脊柱は33個の椎骨から構成され，椎骨の間には椎間円板(椎間板)が介在し半関節(amphiarthrosis)を形成する．

脊椎は，頸椎(7椎骨)，胸椎(12椎骨)，腰椎(5椎骨)，仙骨(仙椎)(5椎骨)，尾骨(尾椎)(3〜5椎骨)が区別される．

前頭面では生理的な脊柱でも右もしくは左への外側カーブ(10°以下)の軽度のS字状を呈することがあり生理的側弯と呼ぶ．矢状面では4つのカーブが観察される．頸椎と腰椎では前方へ凸のカーブ状を呈し前弯と呼ぶ．

一方，胸椎と仙骨では後方へ凸のカーブ状を呈し後弯と呼ぶ．これらは生理的なカーブで，完全に直線的な脊柱よりもはるかに大きな安定性と可動性が得られる．

脊柱によって可能となる全体の動きは，それぞれの椎間関節の小さい動きの組み合わせによる．こうして脊柱は屈曲，伸展，側屈，回旋の動きが可能である．

■ 典型的な椎骨

図14-2 は典型的な椎骨と，すべての椎骨に共通な詳細を示す．

椎骨は短骨で，皮質骨の薄い骨皮質に囲まれた海綿骨から構成される．

椎体は脊柱の前柱(anterior column)を構成し，それぞれの椎体には2つの終板があり，椎間板を介して隣接する椎体と連結する．椎体の辺縁は線維輪端〔annular epiphysis，環状骨端(ring apophysis)，➡ 図14-20〕により形成される．椎体は尾側方向にいくほど大きく，腰椎が最も大きい．

椎弓は椎骨の後方部分で，2つの横突起と1つの棘突起の3つの突起がある．棘突起は皮下にあり，背中の正中で触知可能である．椎弓板は横突起と棘突起の間にある．椎弓板はわずかに斜めの方向に向いており，このため上方の椎弓板が下方の椎弓板と重なり合い，脊髄を保護する機能が強化されている．横突起と棘突起の間の空間にほとんど

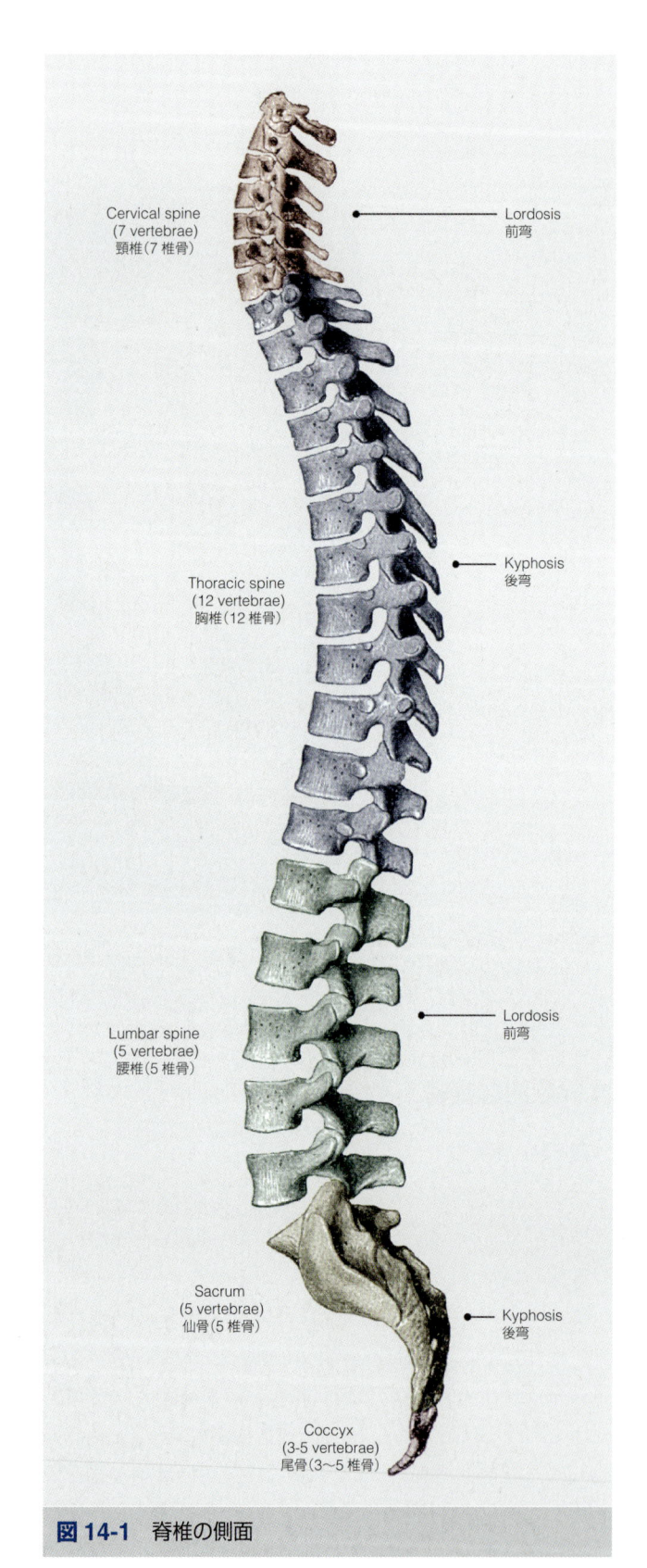

図 14-1 脊椎の側面

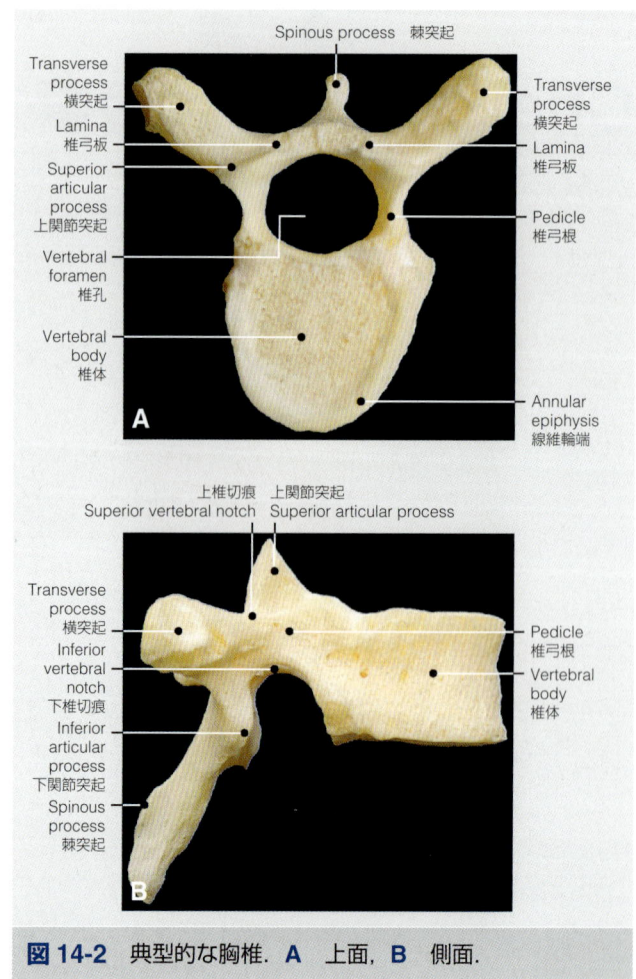

図 14-2 典型的な胸椎．A 上面，B 側面．

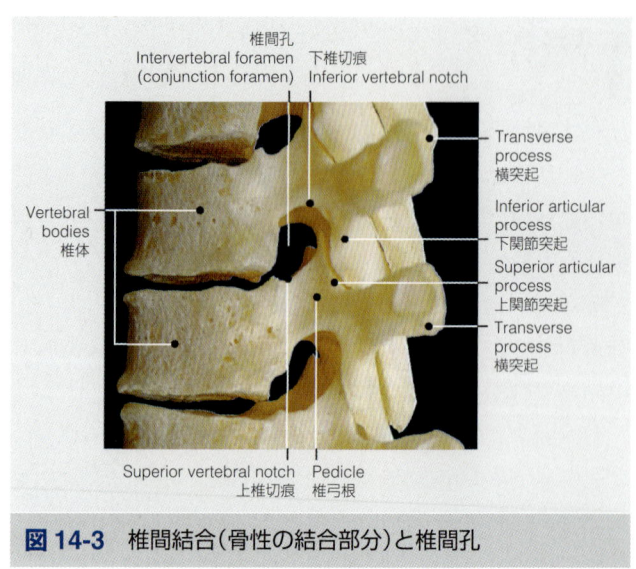

図 14-3 椎間結合（骨性の結合部分）と椎間孔

の背部の傍脊柱筋が走行している．

　後弓と椎体は2つの椎弓根により結合される．この部位には2つの上関節突起（すぐ頭側の椎骨と関節を形成する）と2つの下関節突起（隣接する尾側の椎骨と関節を形成する）があり，椎間関節を形成する．この複合体が脊柱の後柱（posterior column）を構成する（図 14-3）．

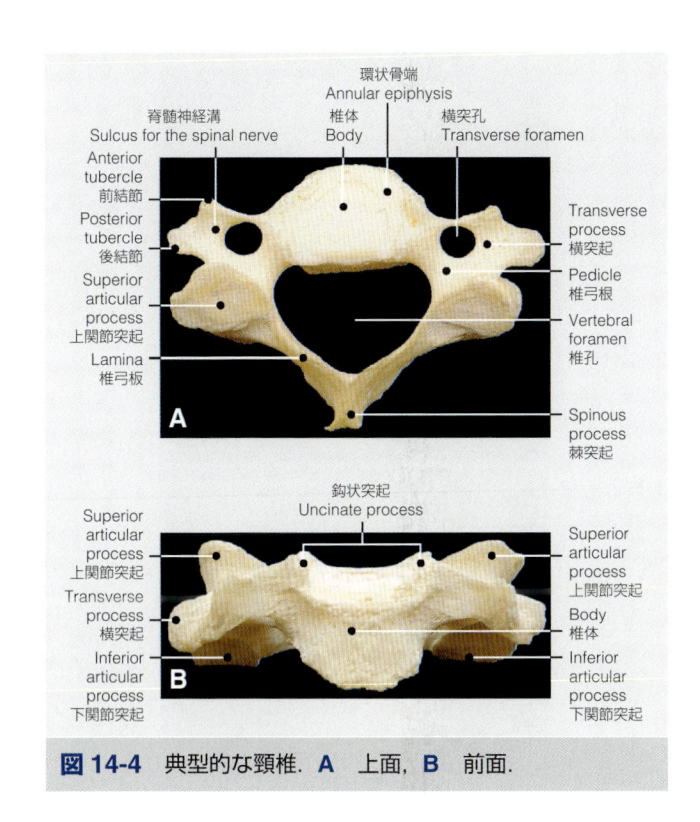

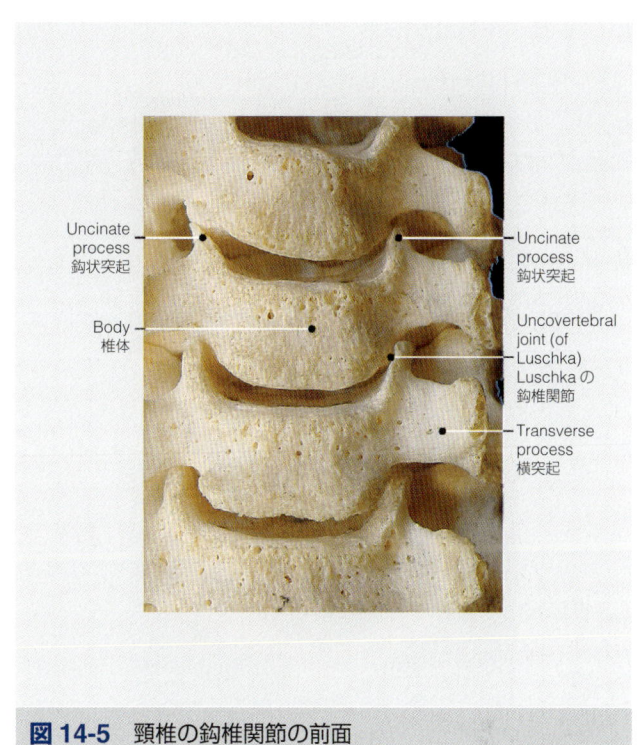

図 14-4 典型的な頸椎. **A** 上面, **B** 前面.

図 14-5 頸椎の鉤椎関節の前面

　椎孔は椎弓と椎体の後面との間の三角形の空間で, 脊髄が通る. それぞれの椎孔は椎骨が脊柱として重なり合うことにより脊柱管を形成する.

　おのおのの椎弓根には上椎切痕, 下椎切痕がある. 椎骨が結合することによりこれらの切痕は椎間孔を形成し, この椎間孔を通して脊髄神経が出てくる.

■頸椎

　後頭骨と第1胸椎との間に7つの頸椎がある. 上位の2つの頸椎は環椎(C1)と軸椎(C2)と呼ばれ, これらについては後述する. 第3〜7頸椎の特徴は(図 14-4)両端に鉤状突起のある長方形の椎体である. これらの鉤状突起はフックとして機能し頸椎間の相互の適合に寄与し, 椎体との間で鉤椎関節(Luschka関節)を形成する(図 14-5).

　横突起にはいくつかの特徴がある. C1-7(C7を除いて)の横突孔には椎骨動脈が通り, 衛星静脈とFrancois-Frankの交感神経を伴う. C2-7の横突起には前結節と後結節があり, 筋肉が付着する. 前結節は肋骨の名残と考えられ, 後結節が本来の横突起である. 頸動脈結節(Chassaignac結節)は大きく隆起したC6の前結節をいい, 総頸動脈はこの前方を走行する. 前・後の結節間に脊髄神経溝(C3-7)があり, 椎間孔を出た後の脊髄神経が通る. C3-5のレベルには前結節と後結節との間に3つ目の結節, 斜角筋結節があり, 前斜角筋が付着する. いくつかの頸椎の棘突起先端には2つの結節があり, このためこれらは二分棘突起とも呼ばれる.

　最も隆起する棘突起はC7棘突起で, 首の屈曲位で容易に観察できる. このためC7は隆椎と呼ばれる. このC7の横突起には前結節がない. これは筋が付着しないためである.

　頸椎レベルで椎間関節は下後方向に傾斜している.

■環椎(C1)

　C1は頭蓋骨を支持しており, 天空を支えたギリシャ神話の巨人(アトラス)にちなんで環椎と呼ばれる(図 14-6). 環椎は特徴的なリング状の形態をしている. 進化学的には環椎の椎体はC2に結合し, 軸椎の歯突起を形成している. この点は後述する. 外側塊が特徴的な形状で, ここから横突孔を有する横突起が出る. その上関節面は腎臓のような形状で, 後頭顆と連結し, 一方, 下関節面は軸椎と連結する. 両側の外側塊はC1の前弓と後弓とで結合している. 前弓には前面に前結節が, 背面には軸椎の歯突起と対する歯突起窩がある. 後弓には後結節と椎骨動脈が頭蓋骨に入る前に通過する椎骨動脈溝がある.

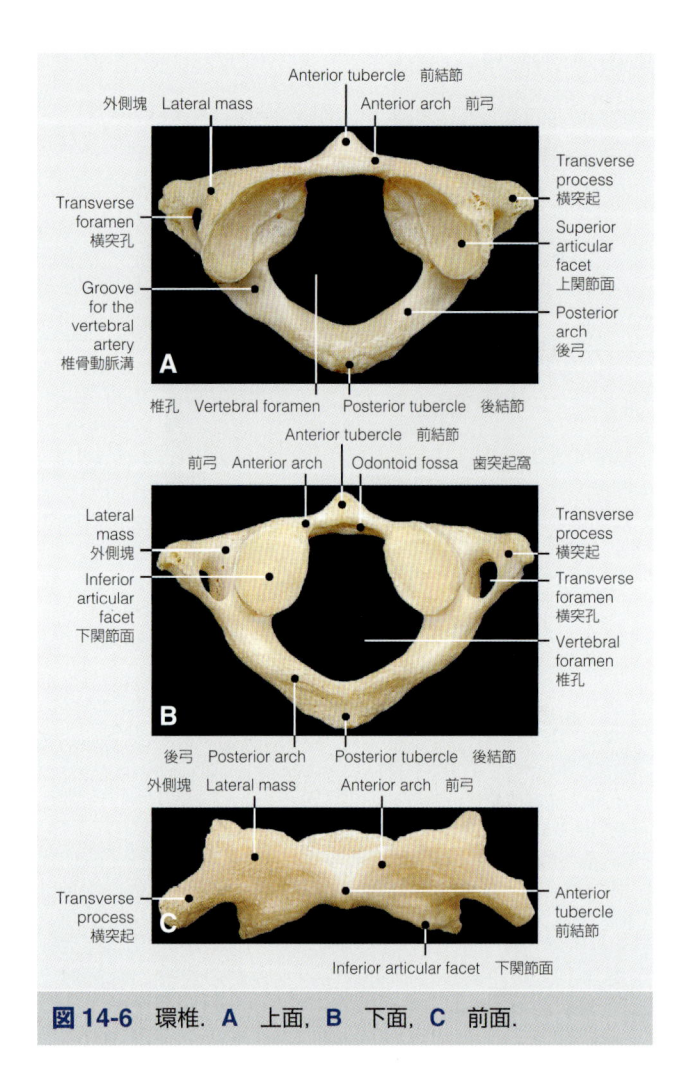

図 14-6　環椎．A 上面，B 下面，C 前面．

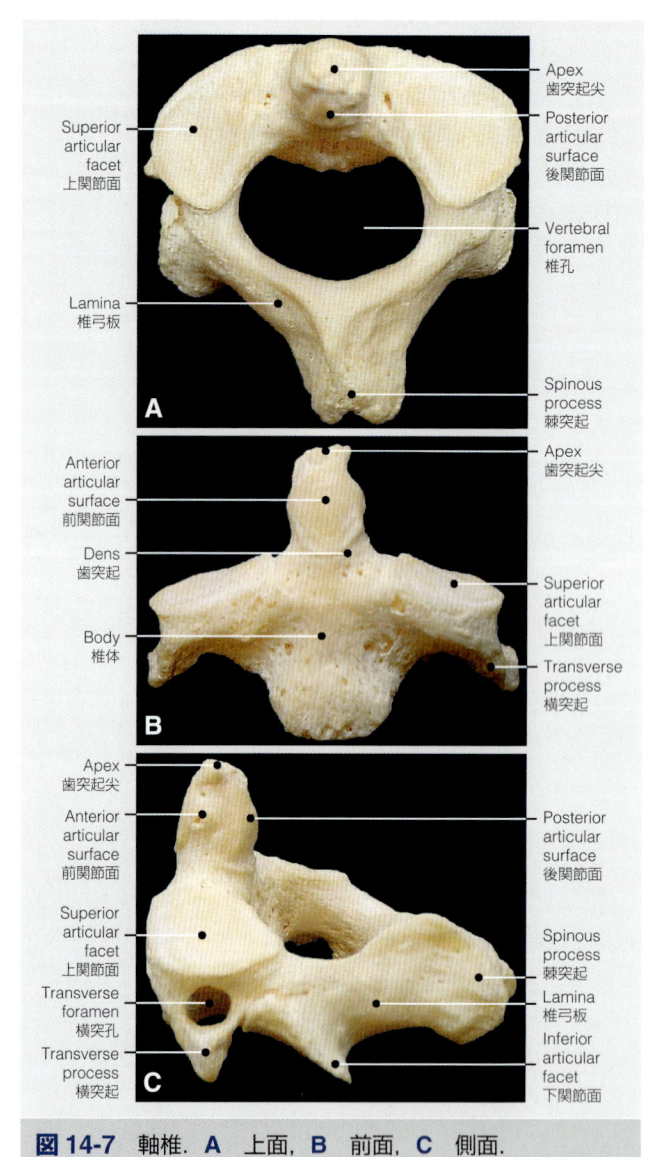

図 14-7　軸椎．A 上面，B 前面，C 側面．

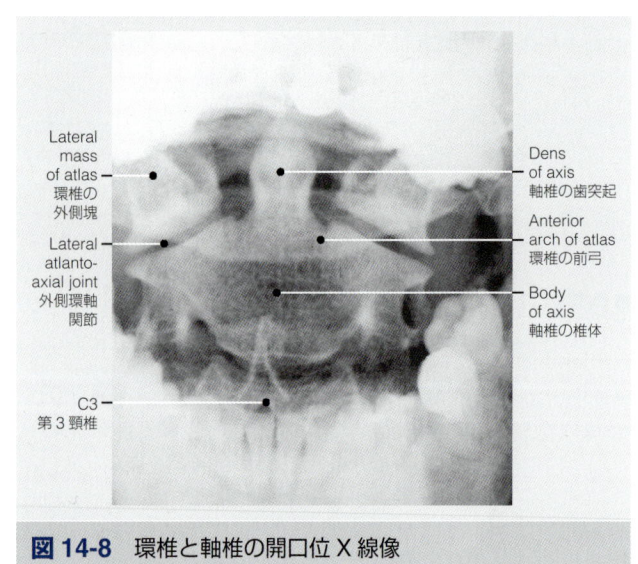

図 14-8　環椎と軸椎の開口位 X 線像

■軸椎（C2）

C2 は頭部の回旋の軸となるので軸椎と呼ばれる（図 14-7）．軸椎は C1 と C3 との間にあり，歯突起と呼ばれる歯状の突起が特徴的である．この歯突起の前方の関節面は環椎の歯突起窩と，後方関節面は環椎十字靱帯の横走線維と連結する．歯突起尖にみられる靱帯については Chapter 15 に記述する．

■X 線像

図 14-8〜14-10 は，環椎，軸椎，頸椎の X 線像である．

図 14-9　頸椎の X 線側面像

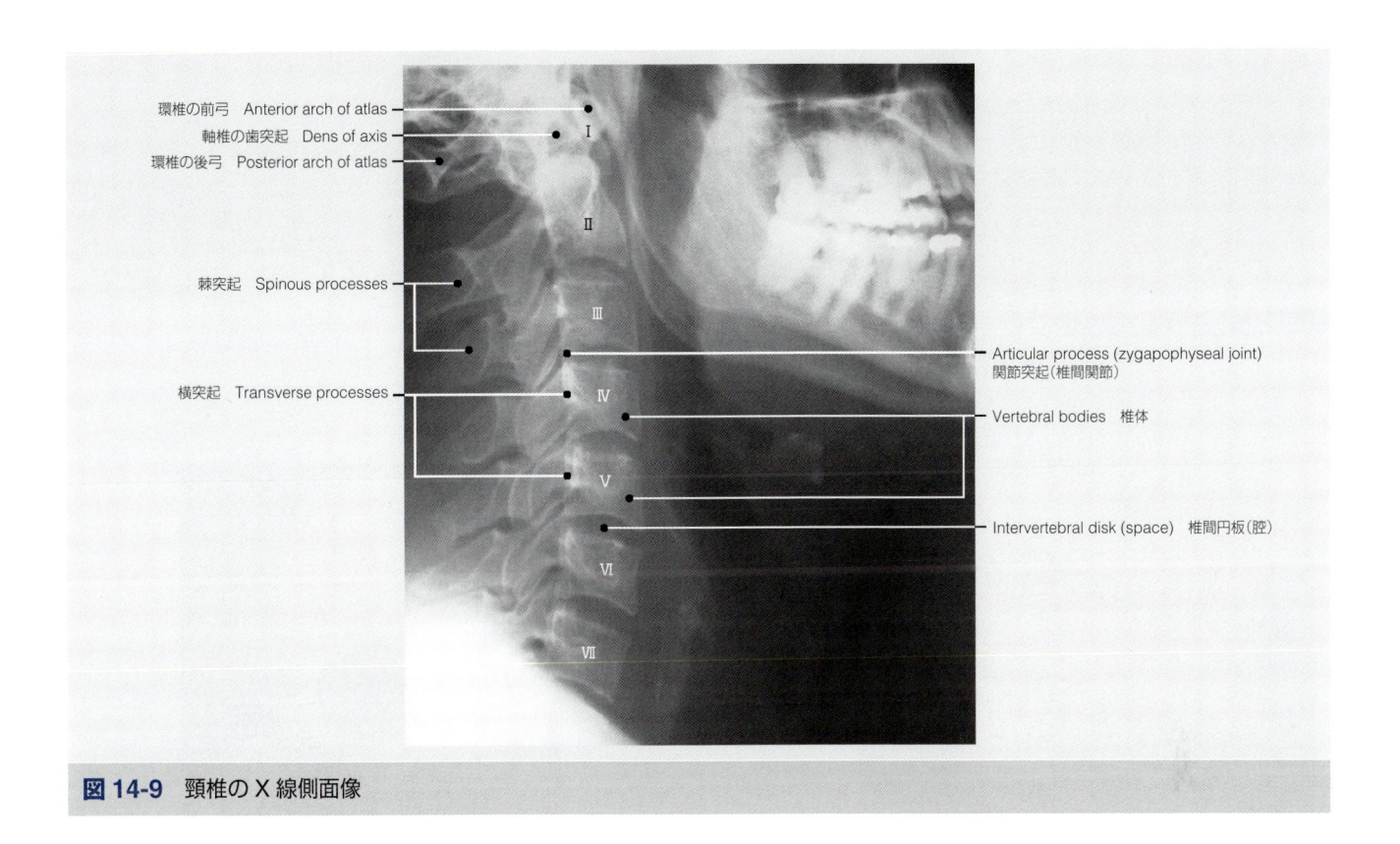

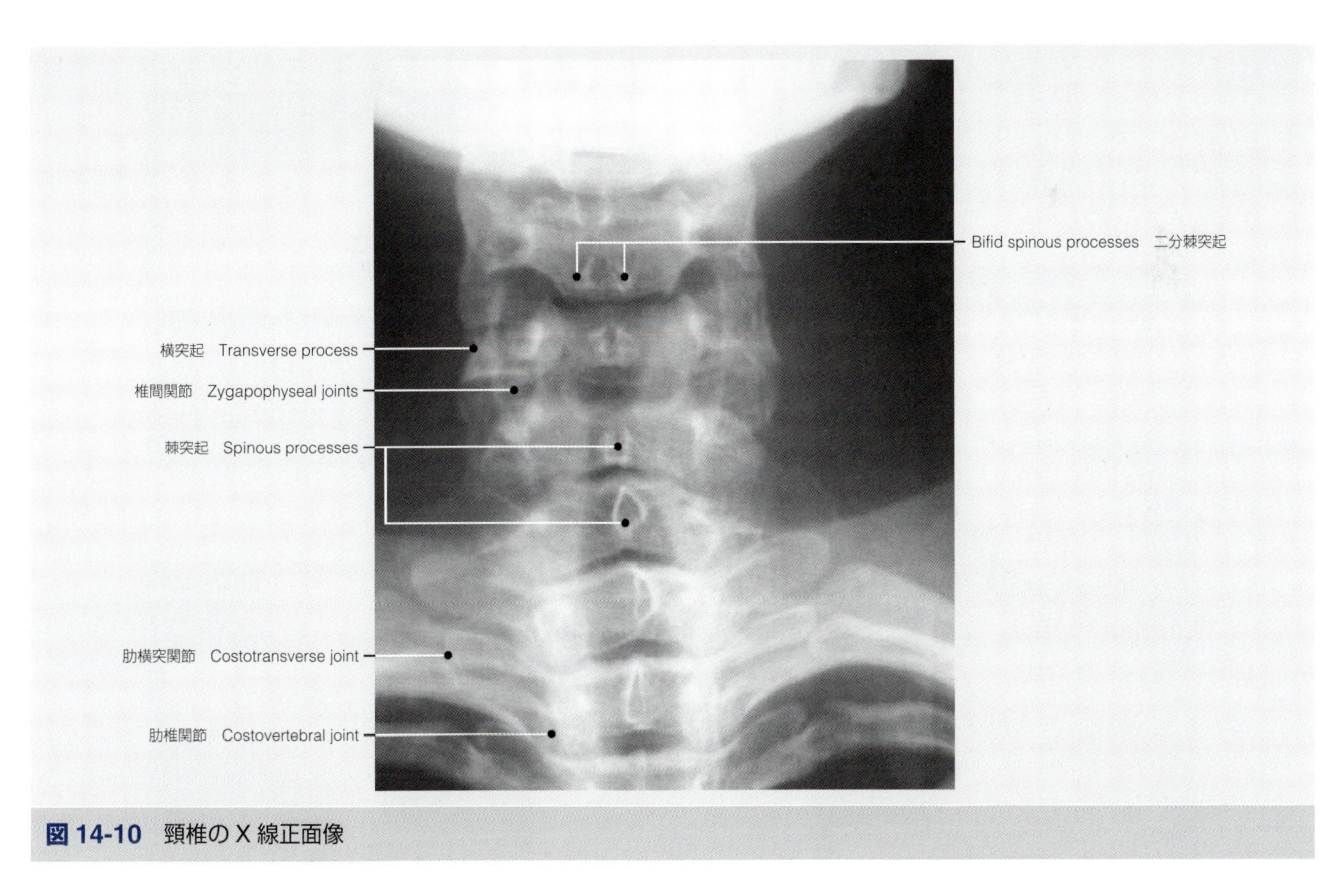

図 14-10　頸椎の X 線正面像

14　骨学

■胸椎

胸椎には12個の椎骨がある．T1は移行椎で椎体は四角形に近い形をしており鈎状突起がある（図14-11）．胸椎レベルで脊椎は後弯を呈する．典型的な胸椎はその大きさが小さく，肋骨との結合部を有するという特徴がある（図14-12）．T4とT5の椎体にはその左側にわずかな陥凹があり，これは大動脈があるためである．

横突肋骨窩は肋骨頸にある肋骨結節と関節を形成する．肋骨頭は2つの隣接する椎体と関節を形成し，このため椎体の外側には上肋骨窩と下肋骨窩がある．上肋骨窩は椎弓根の外側に，下肋骨窩は椎体の外側に観察される．T1，T11，T12は例外で，肋骨窩は1つで，1つの肋骨とだけ関節を形成する（図14-13）．

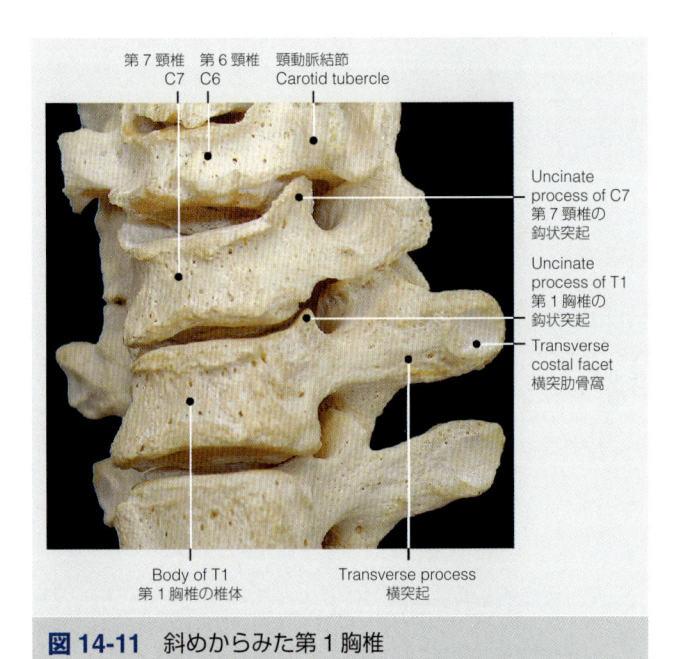

図14-11 斜めからみた第1胸椎

図14-13 下位胸椎の側面

図14-12 胸椎．A 上面，B 側面，C 後面．

胸椎の棘突起は頸椎とは異なり，長く，かなり尾側に向いている．関節突起は垂直に向いている．上関節突起は頭側，後方に向いており，一方，下関節突起は椎弓板の一部を形成しわずかに尾側，前方に向いている．

T12椎骨には（図14-14）外側に向いた下関節突起があり，L1と関節を形成する．T12椎骨は腰椎の特徴（副突起，乳頭突起，肋骨突起）も合わせてもち，これらについては後に詳述する．

図14-15に頸椎および上位胸椎のX線像を示す．

■ 腰椎

腰椎の前弯は5つの椎骨および椎間円板から形成される．腰椎の横突起はこの領域の肋骨の名残であることから肋骨突起とも呼ばれる（図14-16）．本来の横突起は副突起と呼ばれる．乳頭突起は上関節突起の後方に観察される（図14-17）．

腰椎の棘突起は矢状面で胸椎のそれより広く，椎弓板に垂直で後方に向いている．上関節突起は内側に向いており，下関節突起は外側に向いている．L5の下関節突起はL5–S1（腰仙）で関節を形成するため，前方に向いている．

■ 仙骨

仙骨は5つの椎骨が癒合して形成され，仙骨底は前述した脊柱を支える．仙骨の前面では（図14-18A）横線がはっきりと観察され，これらは退化し骨化した椎間円板に一致する．頸椎，胸椎，腰椎は真の椎骨（true vertebrae）と呼ばれるのに対し，仙骨と尾骨は癒合しているので偽椎

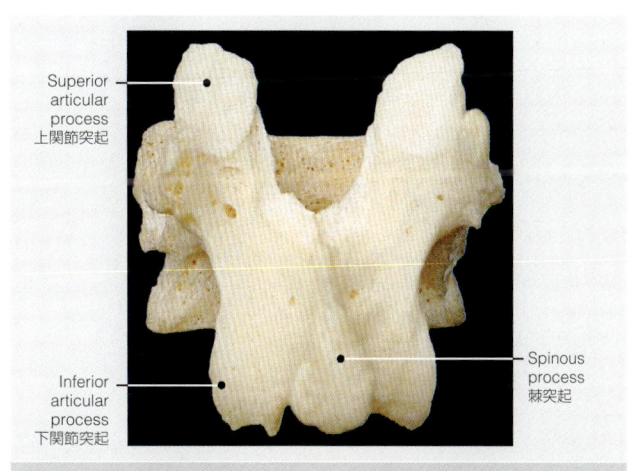

図14-14 第12胸椎の後面．さまざまな方向を向いた関節突起が示されている．

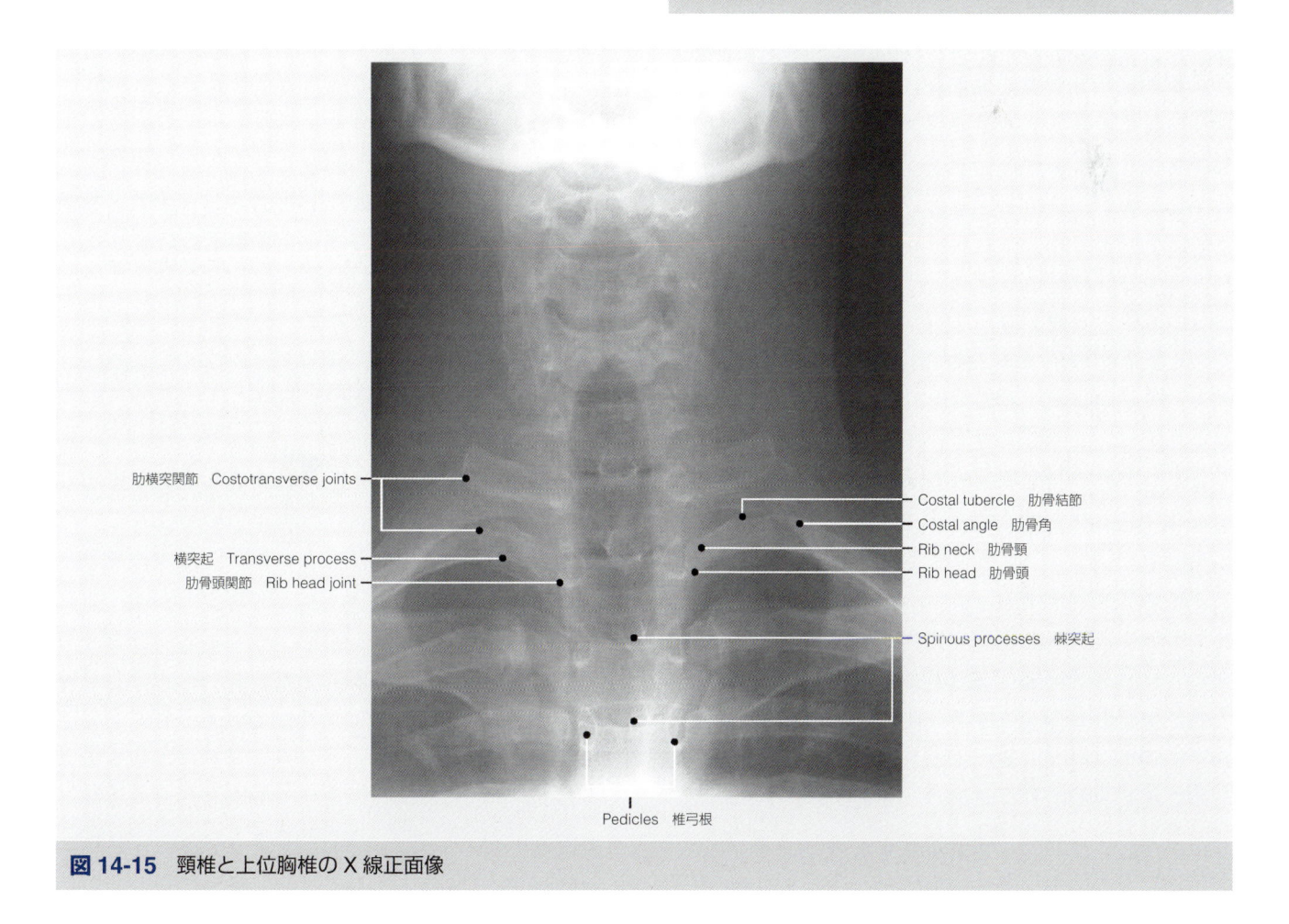

図14-15 頸椎と上位胸椎のX線正面像

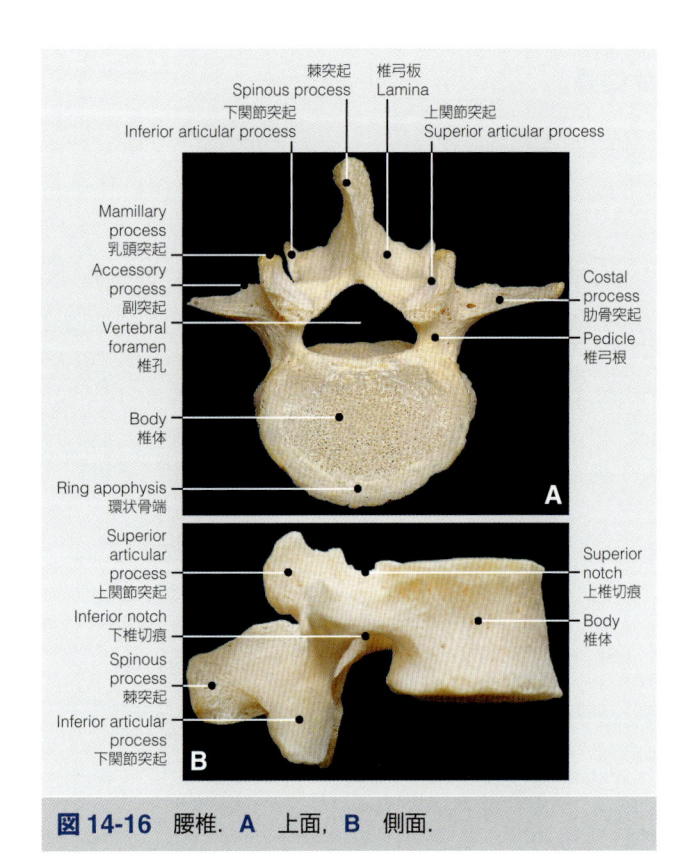

図14-16 腰椎．A 上面，B 側面．

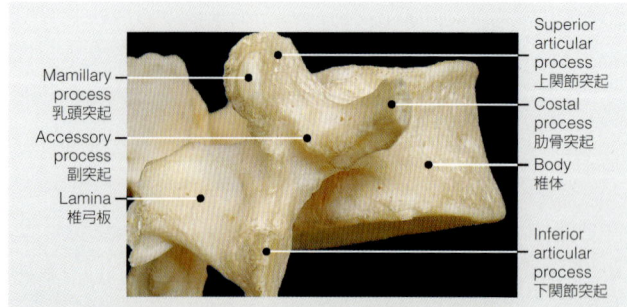

図14-17 斜め方向からみた腰椎．乳様突起と副突起の詳細が示されている．

骨（false vertebrae）と呼ばれる．

仙骨は底，尖，後面，前面（pelvic surface），2つの外側部に分けて記述される．仙骨底の前面（第1仙骨）は岬角（promontory）を形成し，やや前方に向いており腰椎の前弯と仙骨の後弯の移行部である．

仙骨の上関節突起はL5の下関節突起と関節を形成する．椎体の両脇には仙骨翼がある．仙骨の外側部は横突起が癒合して形成され（図14-19），耳状面をなし，寛骨（腸骨）の同名面と関節を形成する．仙骨粗面は後方に位置し後仙腸靱帯が付着する稜から構成される．その最も頭側には篩状窩があり，ここで無数の血管が仙骨に入る．

仙骨の骨盤側の前面は凹状で前仙骨孔があり，これが仙骨神経前枝の出口になっている．梨状筋の線維束はこれらの孔の間から起始する．仙骨孔は癒合した椎骨の上椎切痕と下椎切痕によって形成されたもので，横断面で観察されることがある．同様に椎弓が癒合して仙骨管が形成され，その中を脊髄神経が通る（図14-20）．

仙骨の後面は凸状であり正中仙骨稜，外側仙骨稜，中間仙骨稜が観察される．正中仙骨稜は棘突起同士が癒合したものであり，体の正中に位置する．正中仙骨稜は通常S3レベルまであり，脊柱管の延長である仙骨管を形成する．外側仙骨稜は横突起が癒合したものである．正中仙骨稜と外側仙骨稜の間に中間仙骨稜があり，これは関節突起が癒合したものである．後面には後仙骨孔があり脊髄神経の後枝が通る．

仙骨の遠位部（仙骨尖）は尾骨と関節を形成する．その後面には2つの仙骨角があり仙骨管の終末部である仙骨裂孔の外側の境界となっている．

■ 尾骨

3つ，4つもしくは5つの椎骨からなり（4つが最も多い），通常は癒合している（図14-21，14-22）．底と呼ばれる第1尾椎は仙骨と関節を形成する．第1尾椎には後方に2つの尾骨角があるのが特徴で，これは上関節突起に一致する．

尾側に行くにしたがって尾椎は小さくなる．尾椎の間には横線があり，これは退化し骨化した椎間円板に一致する．最も尾側は尖（apex）で，小さい結節がある．

図14-23は骨盤の正面X線像である．

胸部の骨格（胸郭）

胸部の骨格（胸郭）は，背部は胸椎，側部は肋骨，前方は胸骨により構成される．

胸郭は（図14-24）胸腔の境界を形成し，その中に胸部臓器が位置する．胸郭には胸郭上口と胸郭下口があり，これらはそれぞれ頸部と腹部（横隔膜を介して）との交通部である．背側で肋骨と椎骨は肺溝を形成する．外側では肋間隙に肋間筋がある．肋間筋についてはChapter 16に詳述されている．

胸郭の前下方部には両側に仮肋である肋軟骨から形成される肋骨弓があり，両側の肋骨弓によって胸骨下角（infrasternal angle）が形成される．

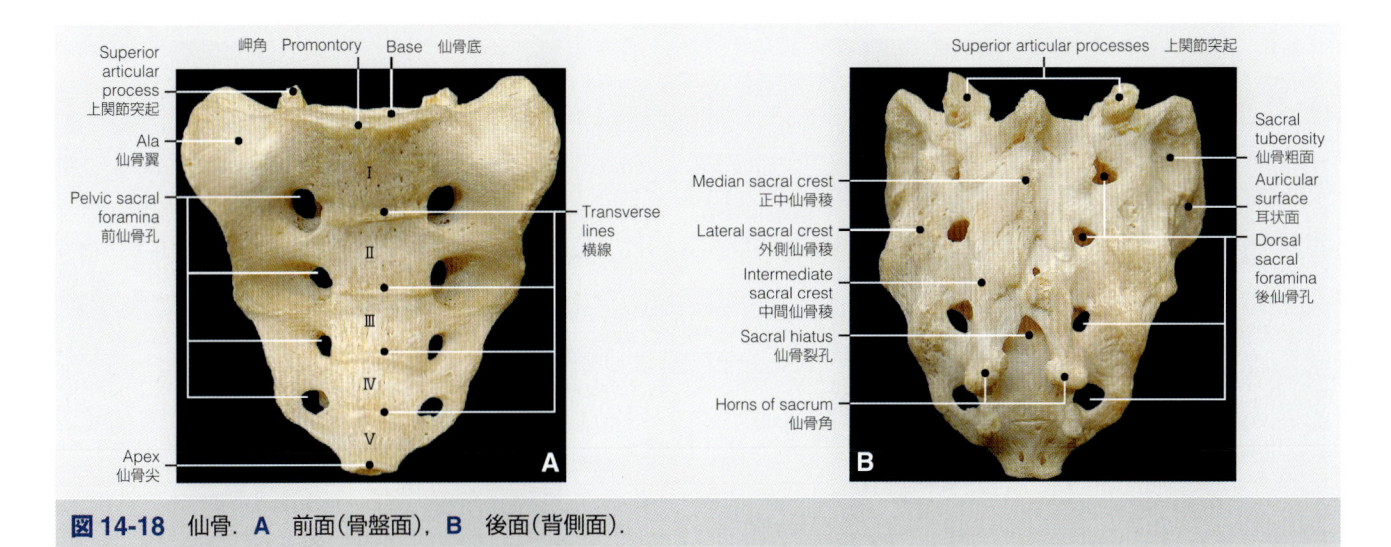

図 14-18 仙骨．A 前面（骨盤面），B 後面（背側面）．

図 14-19 仙骨の側面（外側部）

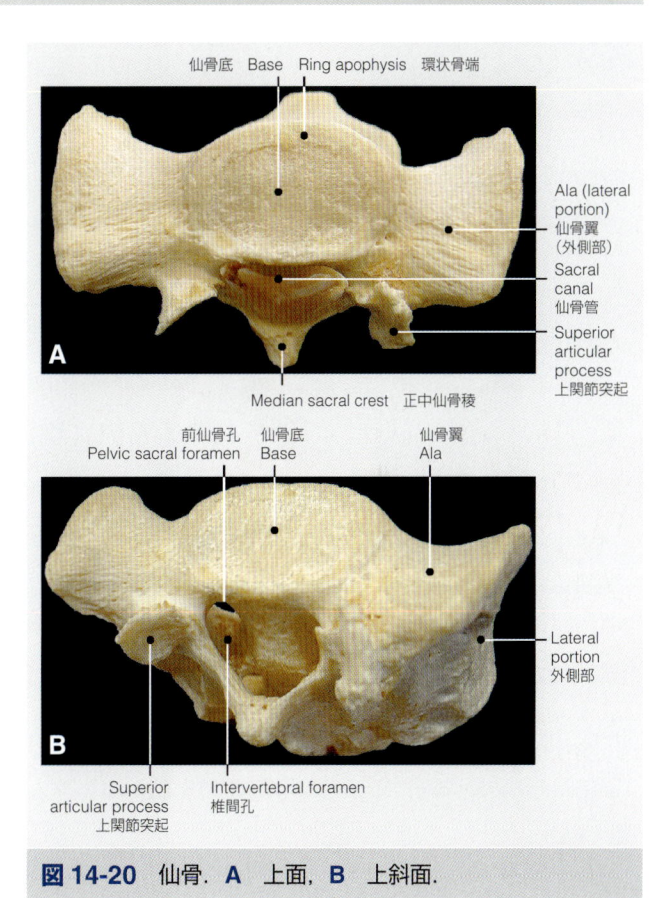

図 14-20 仙骨．A 上面，B 上斜面．

■肋骨

　肋骨は平たく長い骨であり胸郭を形成する．左右に12個ずつ肋骨があり，それぞれ対応する胸椎と関節を形成する．肋骨は水平には位置しておらず，尾側，内側方向に斜めに向いている．いくつかの肋骨は前方で胸骨と直接関節を形成するが，他の肋骨の肋軟骨を介して間接的に胸骨と連結するものもある．

　変異として頸肋（cervical rib，C7 と関節を形成する）や腰肋（lumbar rib）がある．

　肋骨には真肋と仮肋があり，真肋はその肋軟骨を介して胸骨と直接的に関節を形成するものをいう．第8〜10肋骨は他の肋骨の肋軟骨を介して間接的に胸骨と連結する仮肋である．第11，12肋骨も仮肋であるが，その対応する椎骨とだけ関節を形成し，短くて胸骨とはまったく連結しないことから浮遊肋と呼ばれる．

14 骨学　221

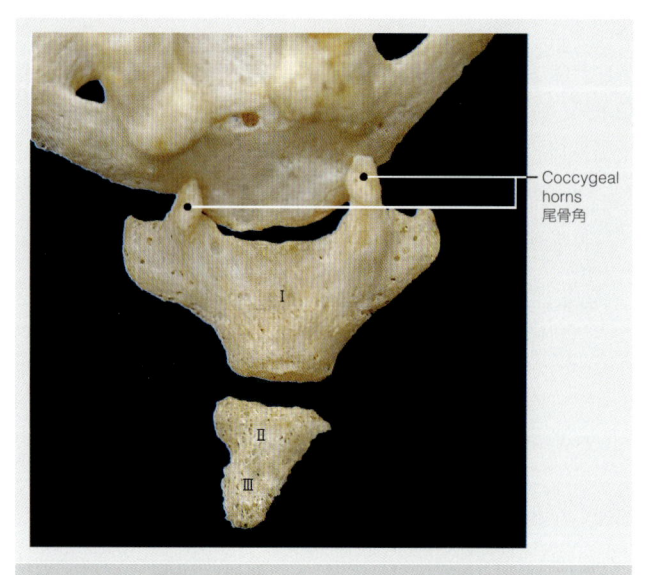

図 14-21　尾骨の背側面

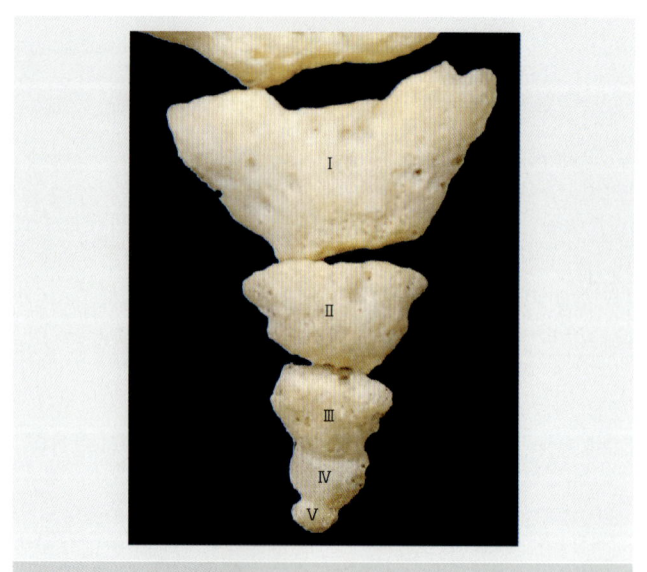

図 14-22　尾骨の前面

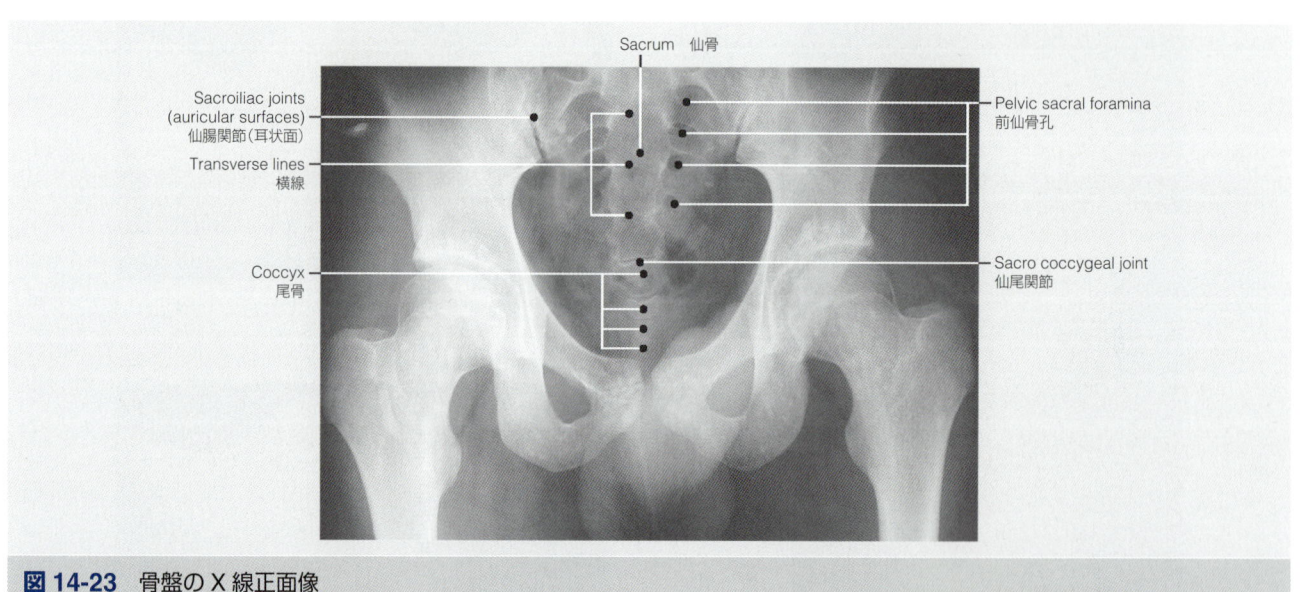

図 14-23　骨盤のX線正面像

　典型的な肋骨は楔状の肋骨頭があり2つの関節面がある（図 14-25）．2つの関節面の間には肋骨頭稜があり，それぞれの関節面は隣接する椎骨と関節を形成する（第1，11，12肋骨は例外で，それらは1つの椎骨とのみ関節を形成する）．肋骨頭に続いて肋骨頸があり，頸にも内側に向いた肋骨頸稜がある．肋骨体は扁平で長い．その近位端には対応する胸椎の横突起との関節面をもつ肋骨結節がある．この結節を過ぎて，肋骨は肋骨角から始まる特徴的なカーブを呈するようになる．このカーブによって胸郭は特徴的な形を呈することになる．肋骨体には肋骨上縁と肋骨下縁がある．その下縁に稜があり（図 14-26），稜の後方に肋間静脈・動脈および神経が通る肋骨溝がみられる．
　第1，2肋骨は典型的な肋骨といくつかの点で異なる．第1肋骨（図 14-27）は広く扁平で，その上面に前斜角筋が付着する前斜角筋結節（Lisfranc 結節）がある．この結節によって，2つの溝が分けられる．前方は鎖骨下静脈溝であり，後方は斜角筋隙を走行する鎖骨下動脈のための鎖骨下動脈溝である．前鋸筋が付着する圧痕がみられることもある．第2肋骨は第1肋骨に比べて長く，前鋸筋の付着により形成される前鋸筋粗面がある．後斜角筋が付着する圧痕が明らかな場合もある．
　第11，12肋骨は他の典型的な肋骨と異なり，より短く直線状で，同じレベルの椎骨とだけ関節を形成し，肋骨結節がない（図 14-24）．

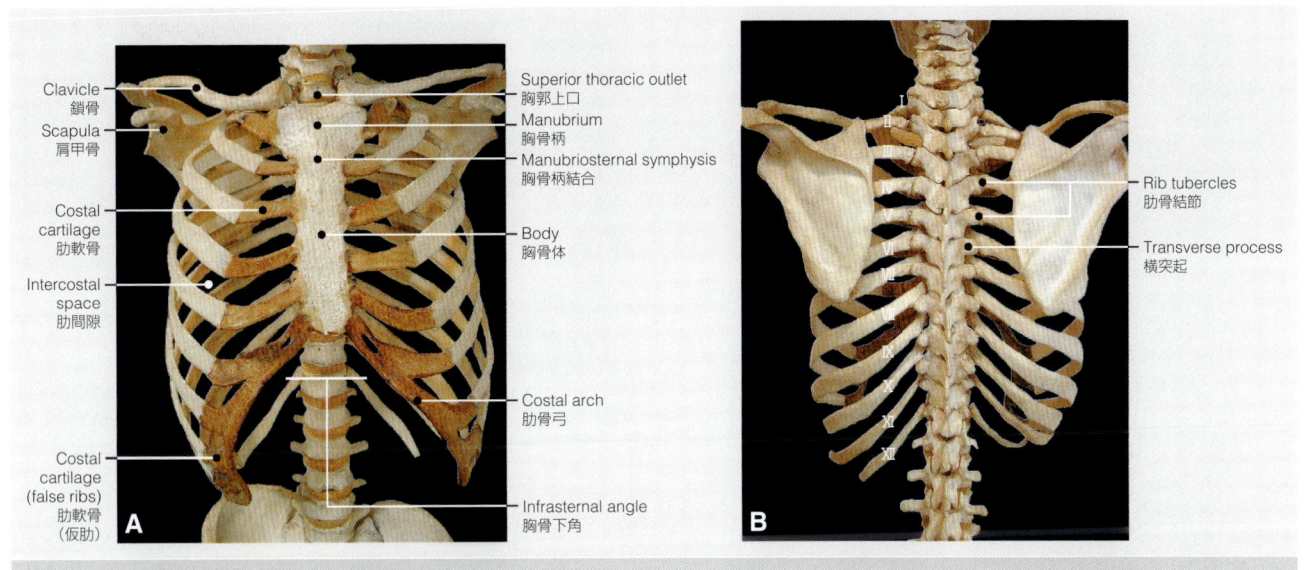

図 14-24　胸郭．A　前面，B　後面．

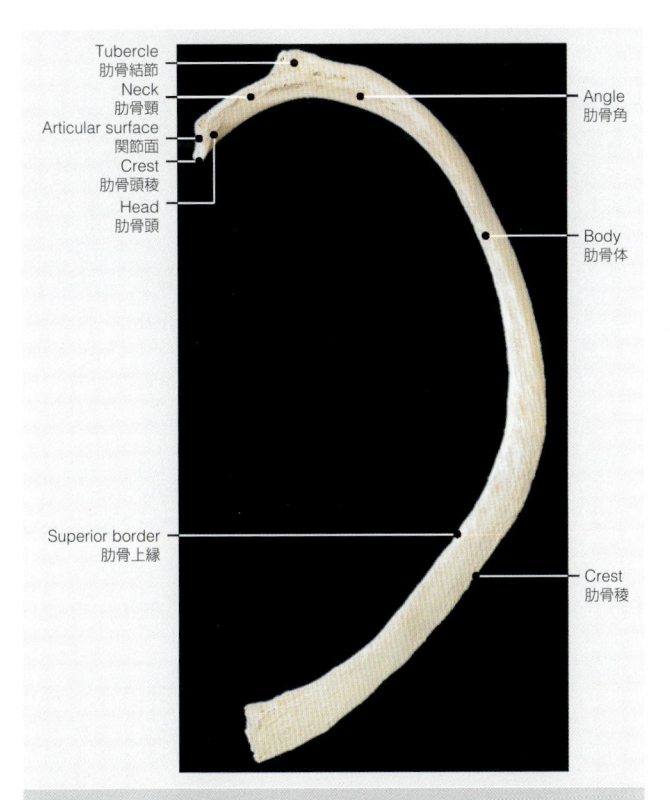

図 14-25　典型的な肋骨の上面（典型的な肋骨は第3～9肋骨である）．

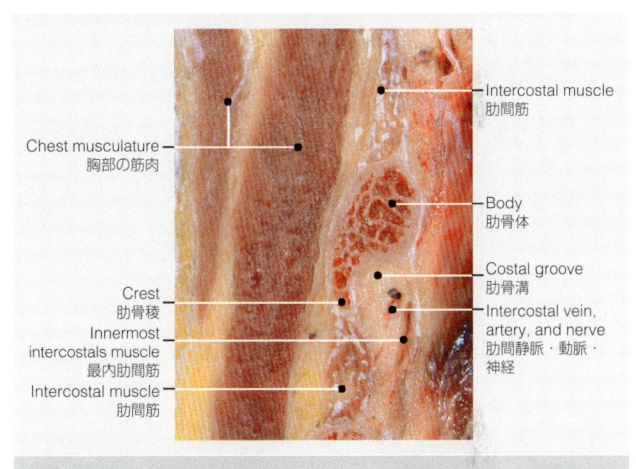

図 14-26　肋骨と胸壁の矢状断．肋骨溝とその中を走行するものが示されている．

■ 胸骨

胸骨は胸部の正中に位置する扁平骨であり，胸骨柄，胸骨体，剣状突起の3つの部分から構成される（図14-28）．

胸骨柄は（ラテン語の"manus"ハンドル由来）最も頭側にある．胸骨の形が古代ローマの剣闘士の剣にたとえられ，剣のグリップの部分が胸骨柄にあたるためそのように命名されている．胸骨柄は両側の鎖骨の間にあり，鎖骨切痕で鎖骨と関節を形成する．鎖骨切痕の下部には肋骨切痕があり，第1肋骨とこの場所で関節を形成する．胸骨柄の上縁には頸切痕がある．

胸骨柄は胸骨柄結合を介して胸骨体と関節を形成する．この部位は（Louisの）胸骨角，および第2肋骨と関節を形成する肋骨切痕と一致する．胸骨体は扁平であり，その外側縁には第2～7肋骨と関節を形成する肋骨切痕がある．胸骨体には個々の骨化中心が癒合した結果生じた水平な線が観察される．胸骨体はその下部で胸骨剣結合を介して剣状突起と関節を形成する．剣状突起は胸骨の下部の尖を構成し，通常は軟骨であるが加齢に伴い骨化することがある．剣状突起孔や二分剣状突起も通常観察される．

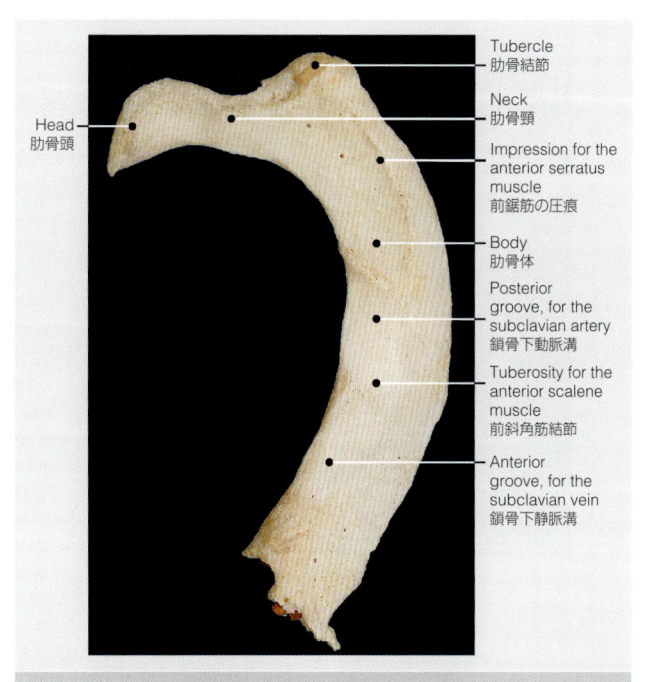

図 14-27 第1肋骨の上面

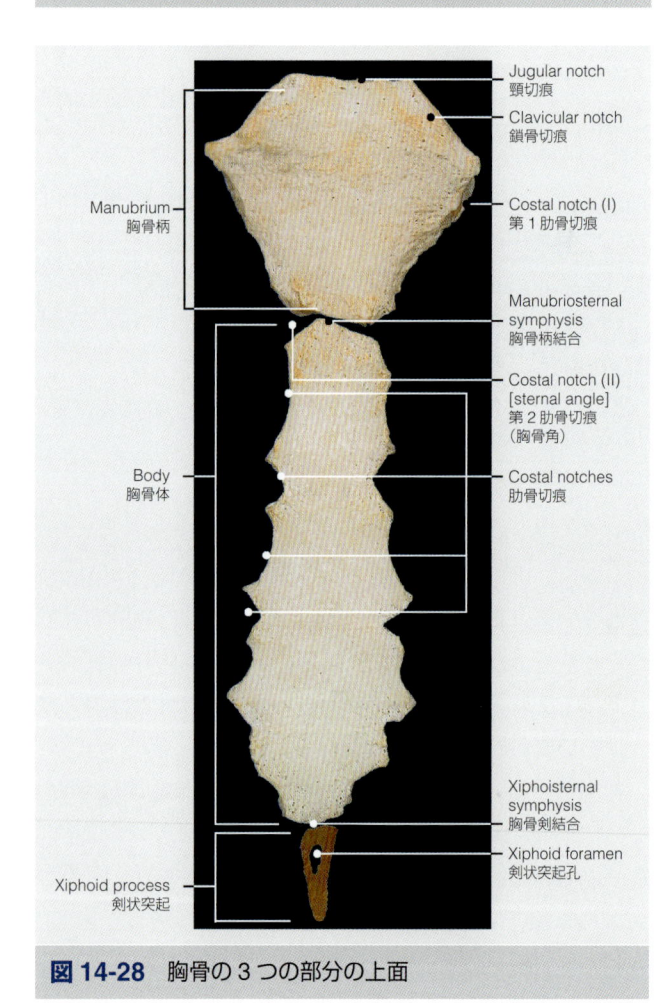

図 14-28 胸骨の3つの部分の上面

図 14-29 舌骨の前面

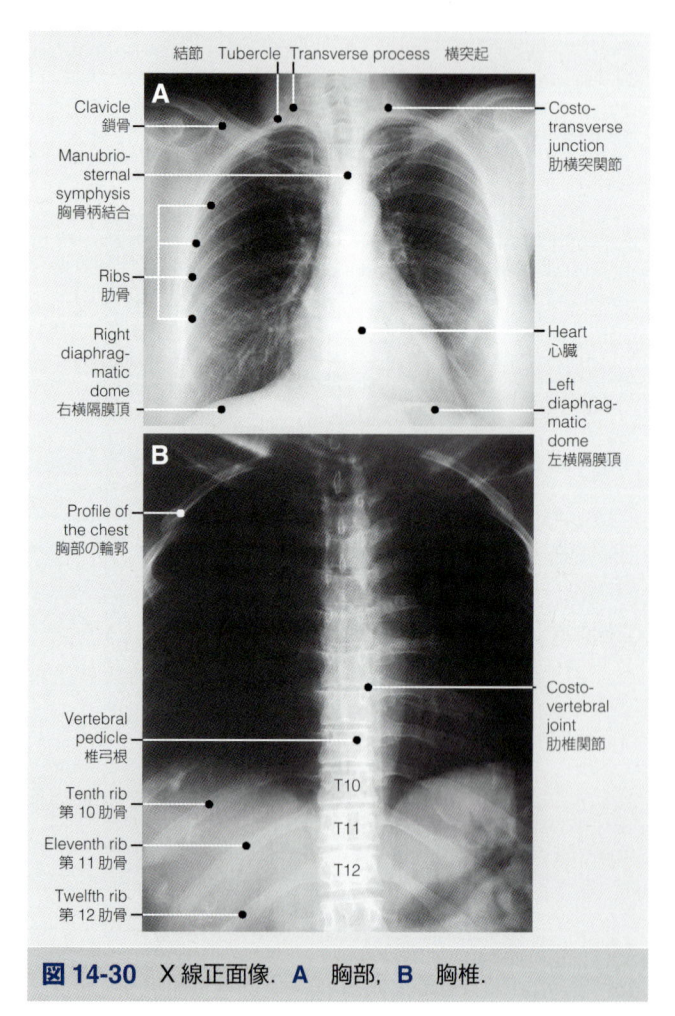

図 14-30 X線正面像．A 胸部，B 胸椎．

■舌骨

U字型をした骨であり，他のどの骨とも関節を形成しないという特徴がある（図 14-29）．舌骨は下顎骨と喉頭の間のC3のレベルに位置する．舌骨は頸部の前方の筋の指標で，舌骨下筋と舌骨上筋とを分ける．

舌骨の体は前方の最も分厚い部分で，その両脇にそれぞ

(p.231につづく)

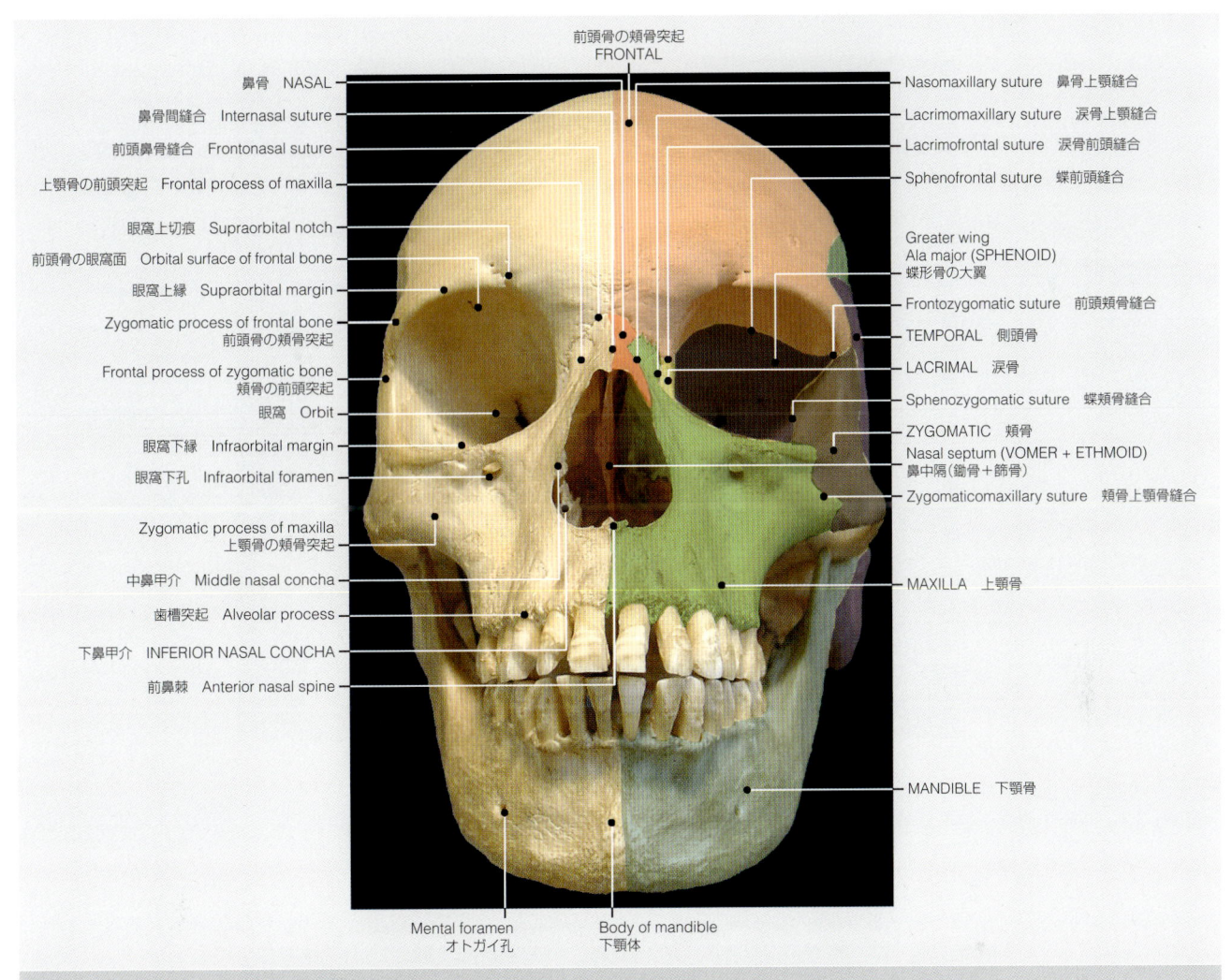

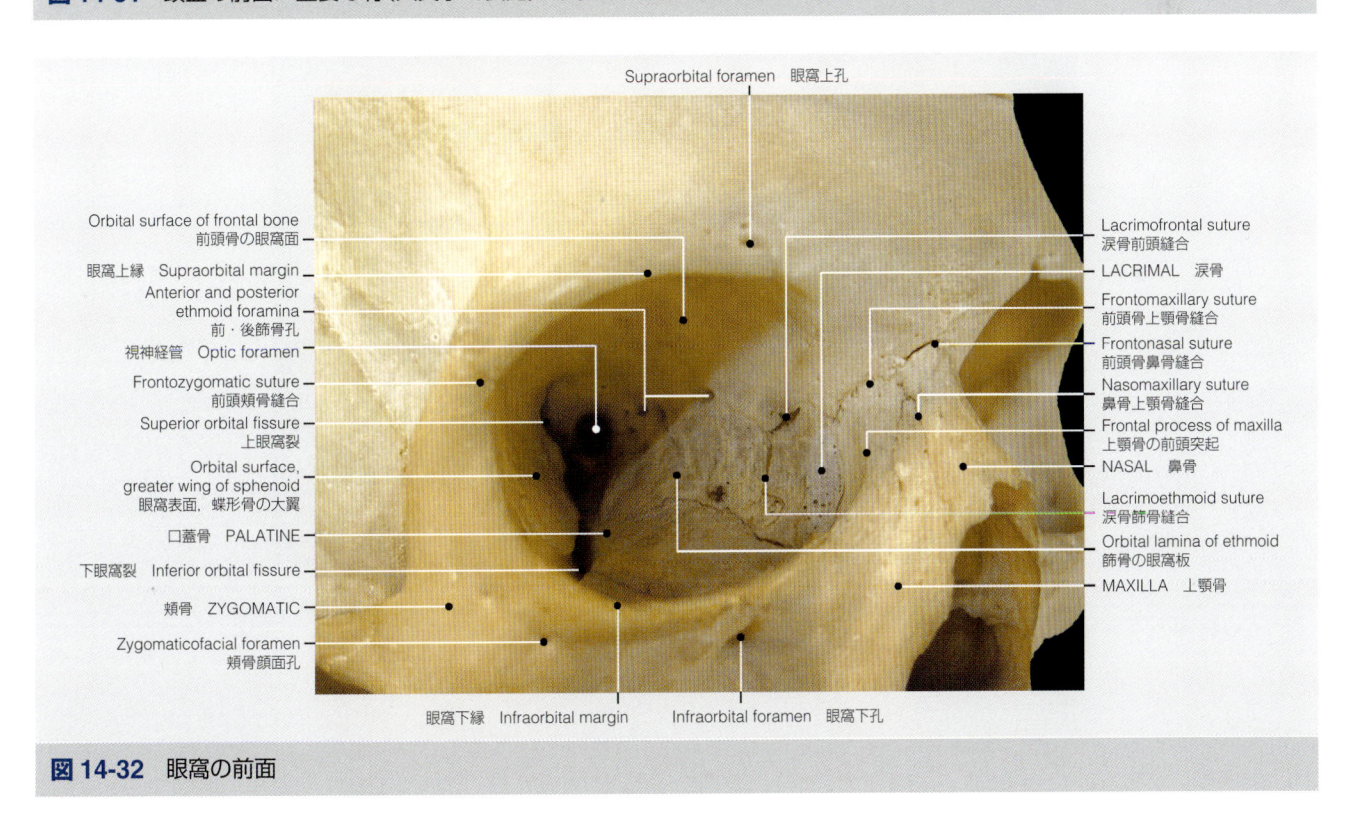

図 14-31　頭蓋の前面．主要な骨（大文字で表記）は異なった色で塗られている．

図 14-32　眼窩の前面

14 骨学　225

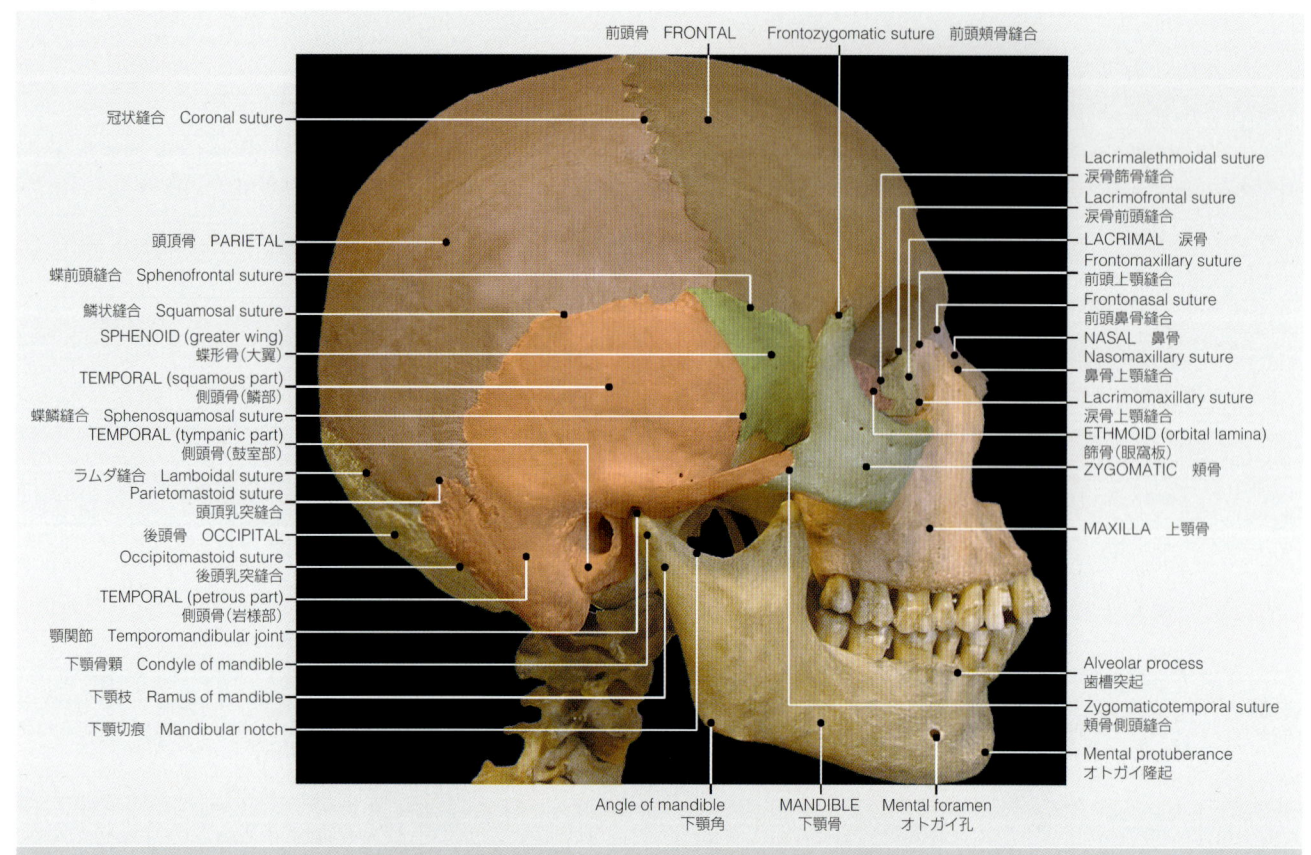

図 14-33 頭蓋の側面．主要な骨（大文字で表記）は異なった色で塗られている．縫合も示されている．

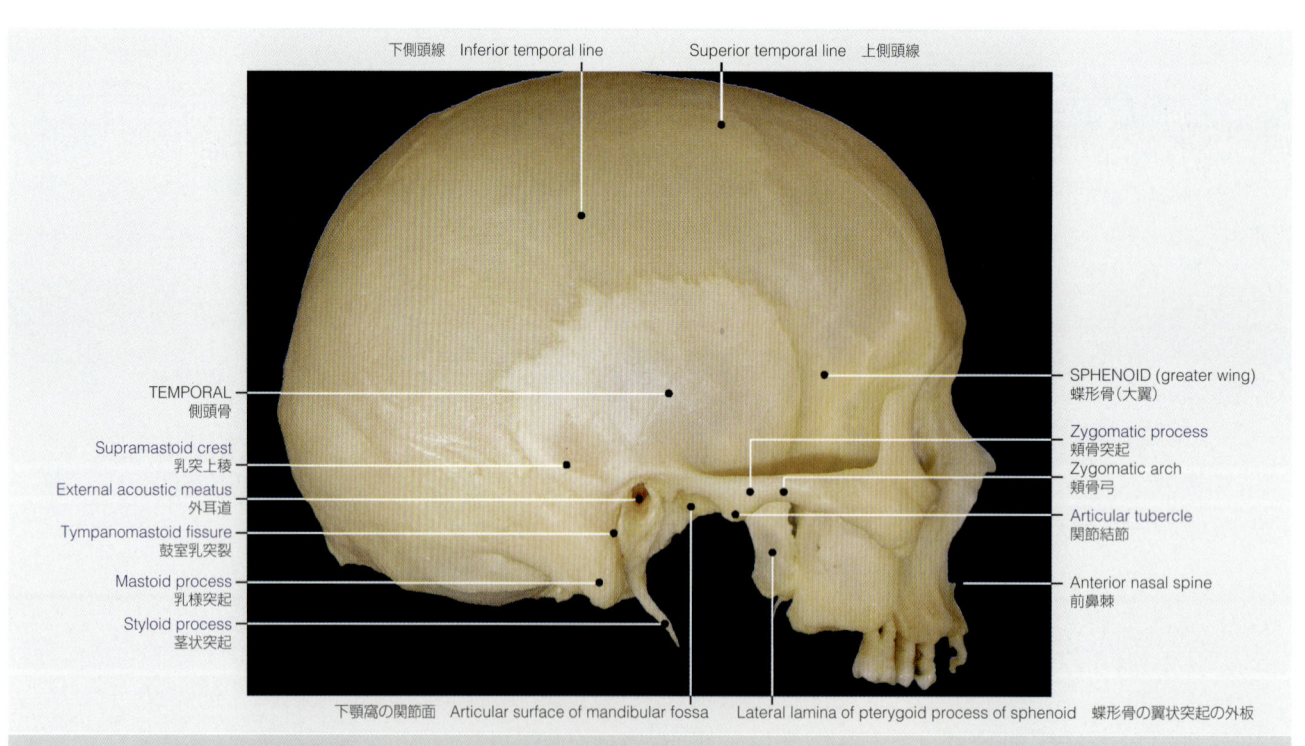

図 14-34 側頭骨（色文字で表記）

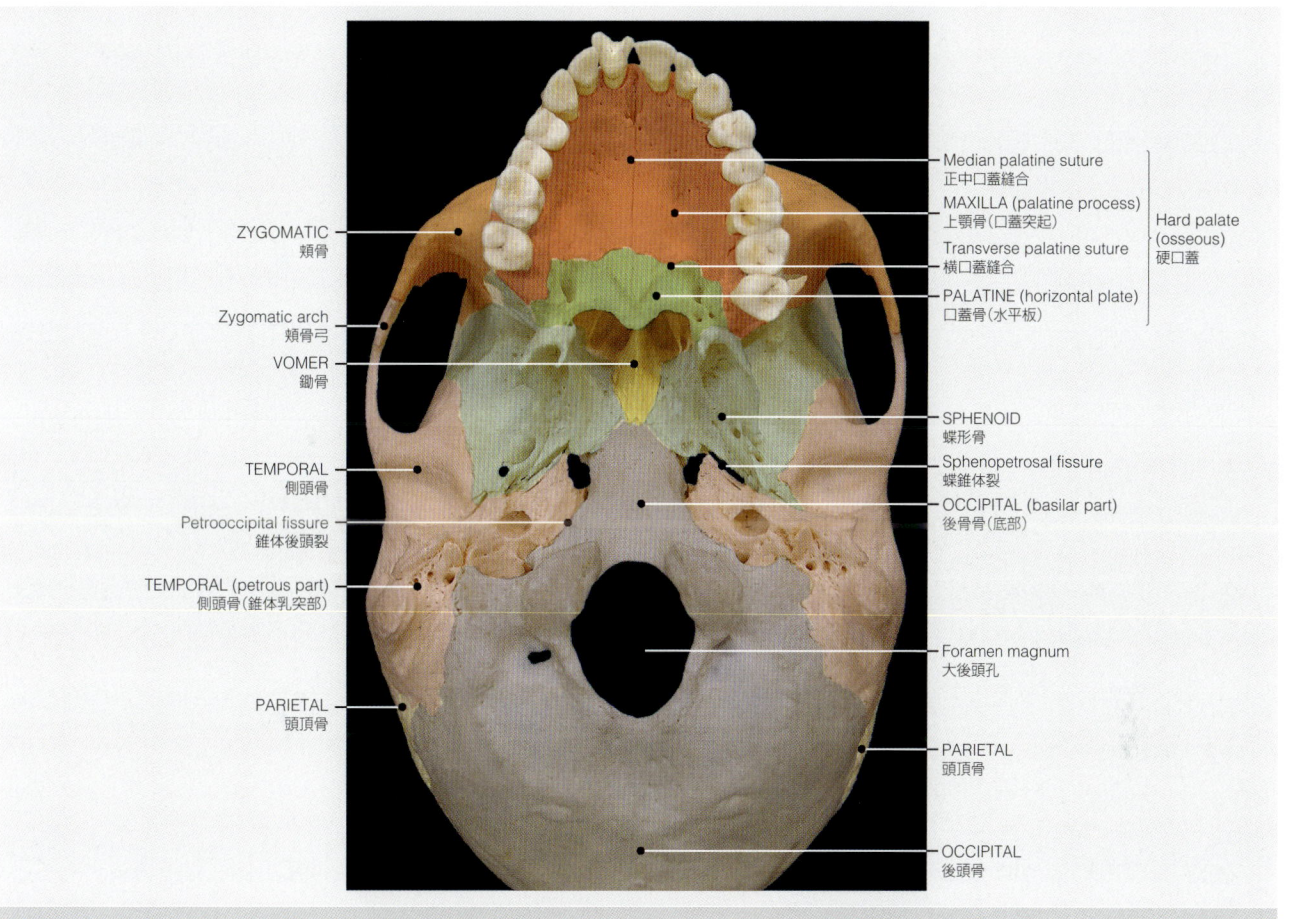

図 14-35　頭蓋の下面．主要な骨（大文字で表記）は異なった色で塗られている．縫合も示されている．

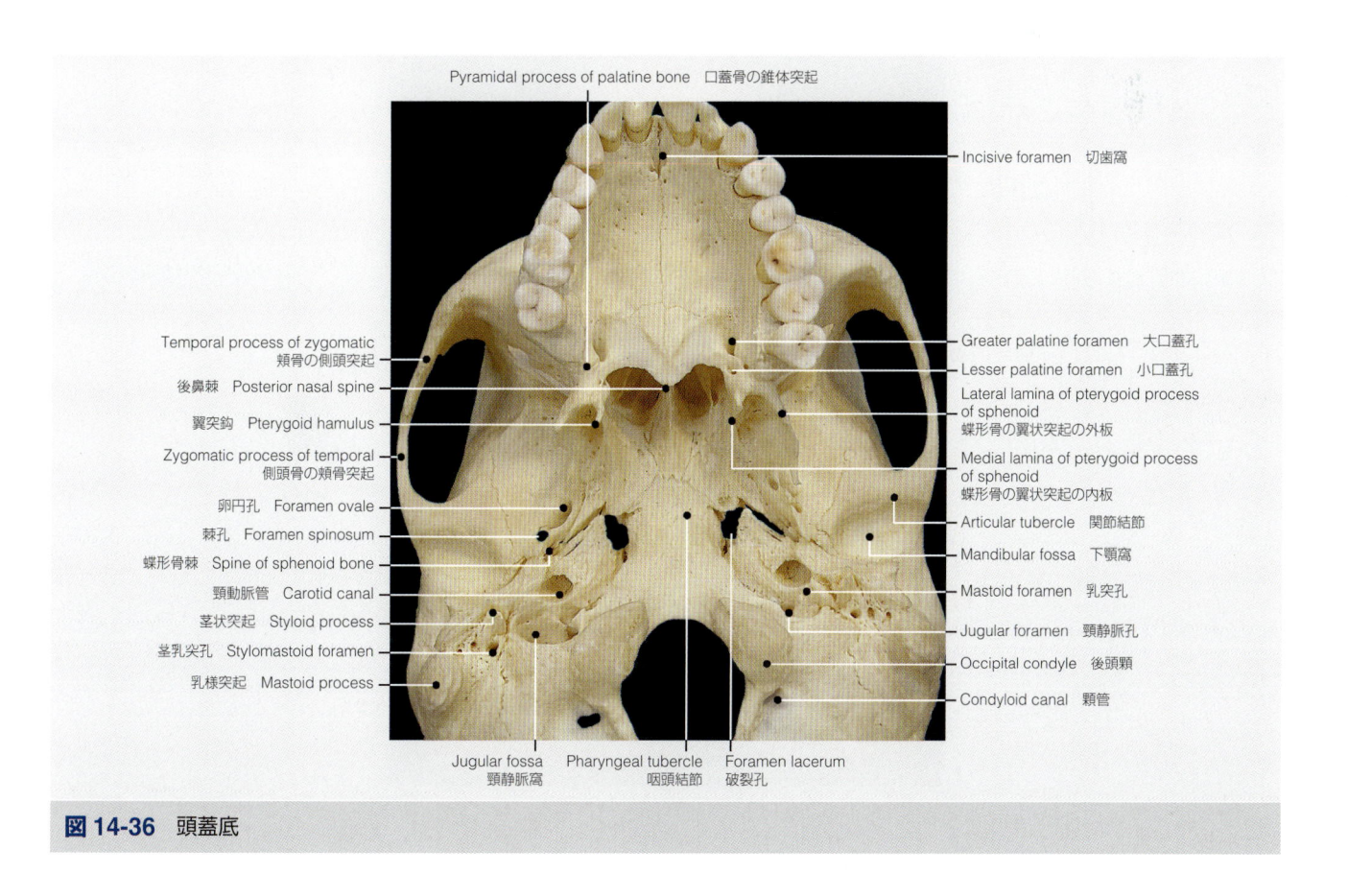

図 14-36　頭蓋底

14　骨学　227

図 14-37 頭蓋の後面．主要な骨（大文字で表記）は異なった色で塗られている．

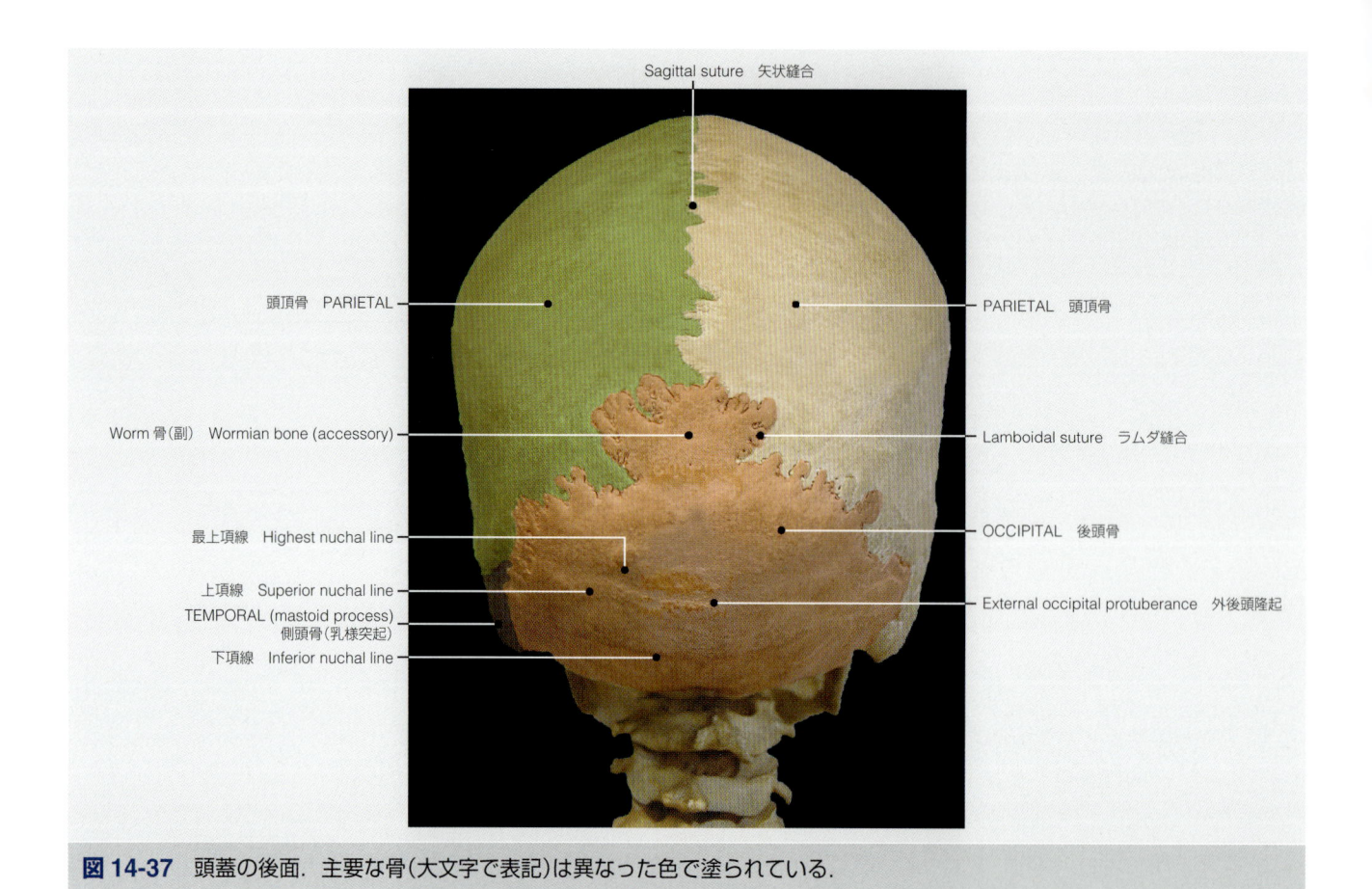

図 14-38 頭蓋の上面．主要な骨（大文字で表記）は異なった色で塗られている．

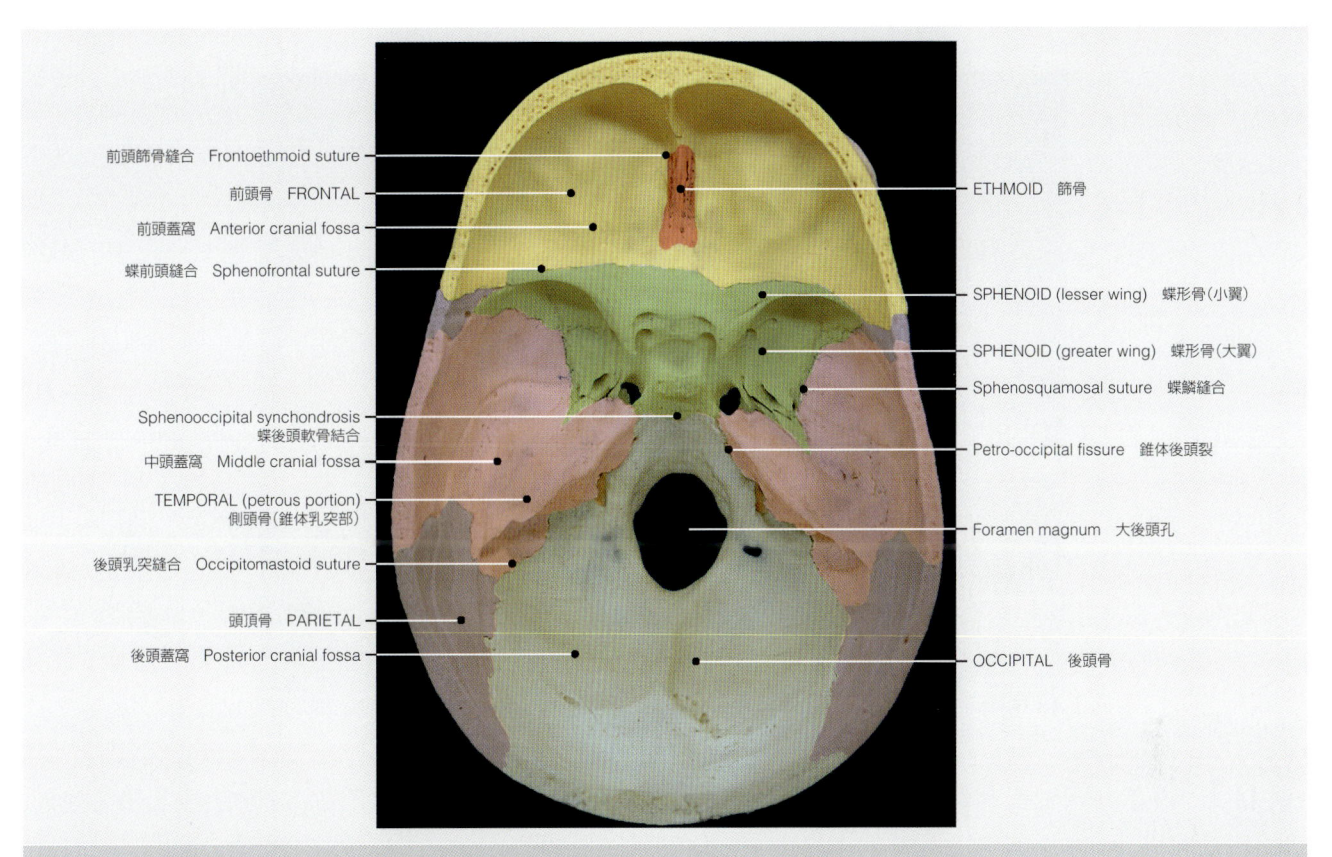

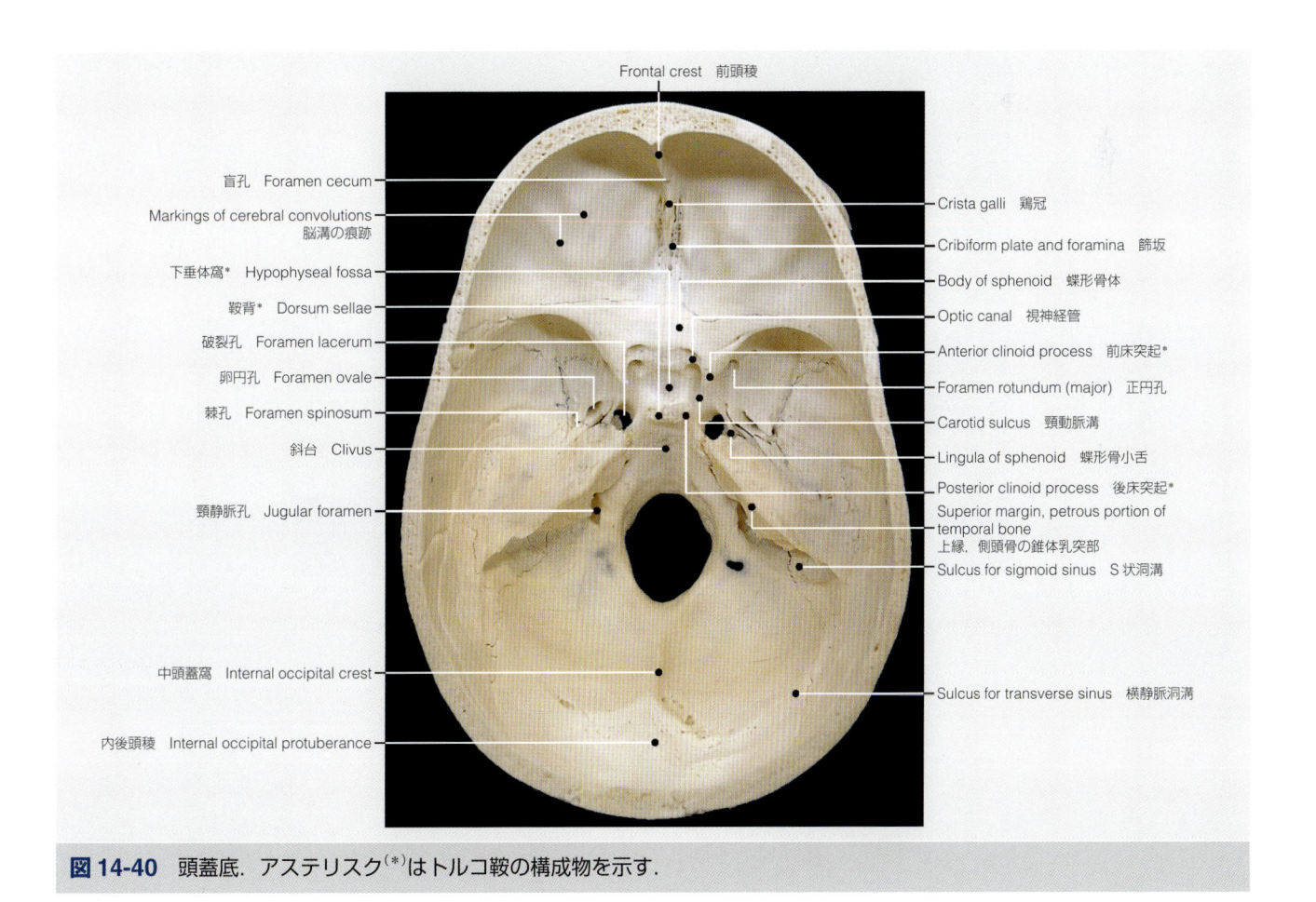

図 14-39 頭蓋の内側面．主要な骨（大文字で表記）は異なった色で塗られている．

図 14-40 頭蓋底．アステリスク(*)はトルコ鞍の構成物を示す．

14 骨学

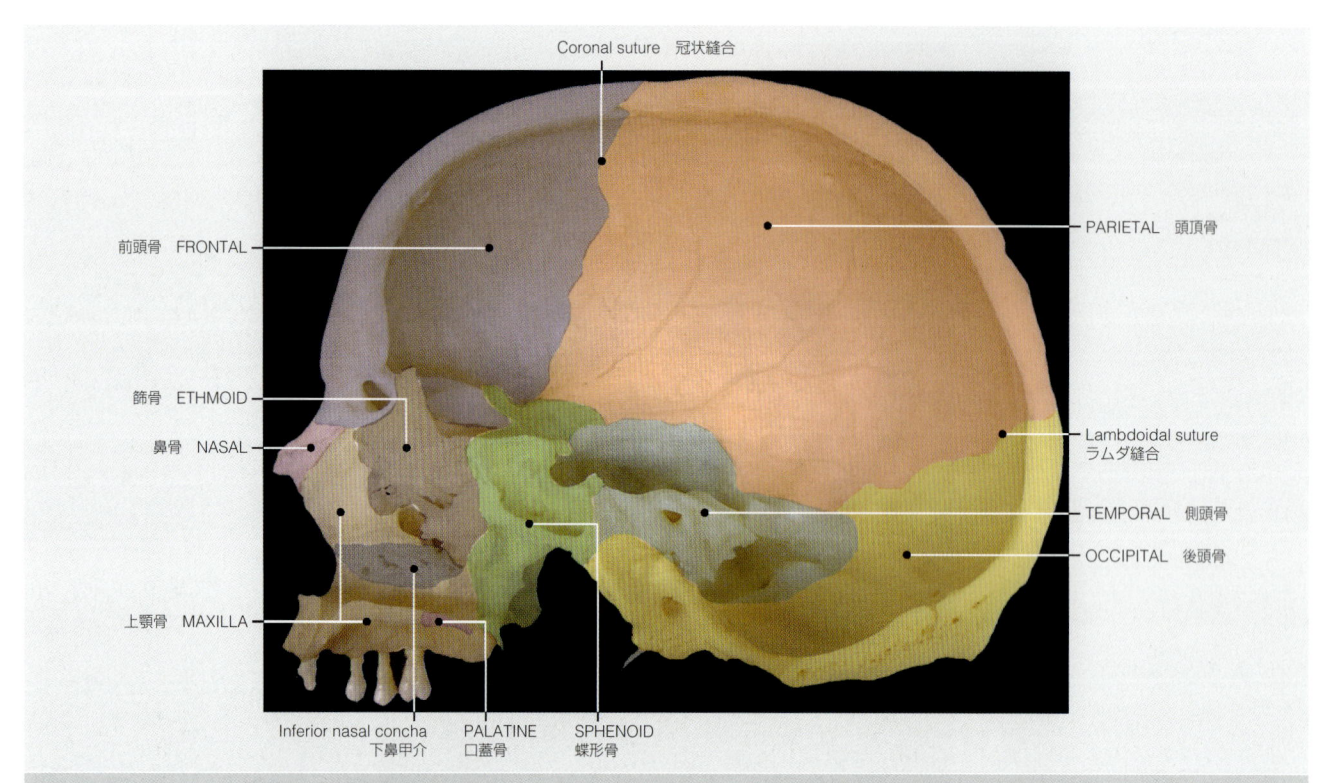

図 14-41　頭蓋の矢状断面．主要な骨（大文字で表記）は異なった色で塗られている．鼻腔の外側面が観察できるように，鋤骨を除去している．

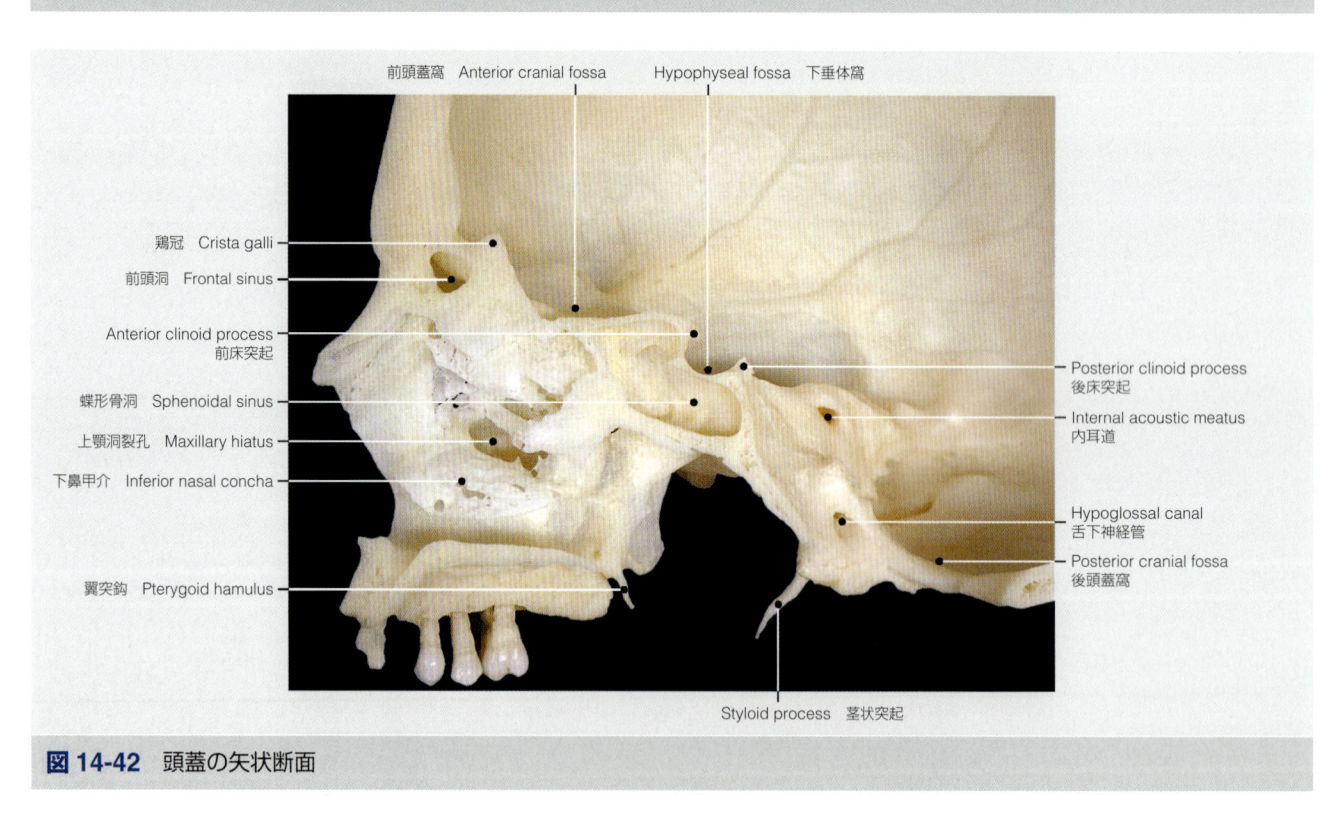

図 14-42　頭蓋の矢状断面

図 14-43　下顎骨の前外側面

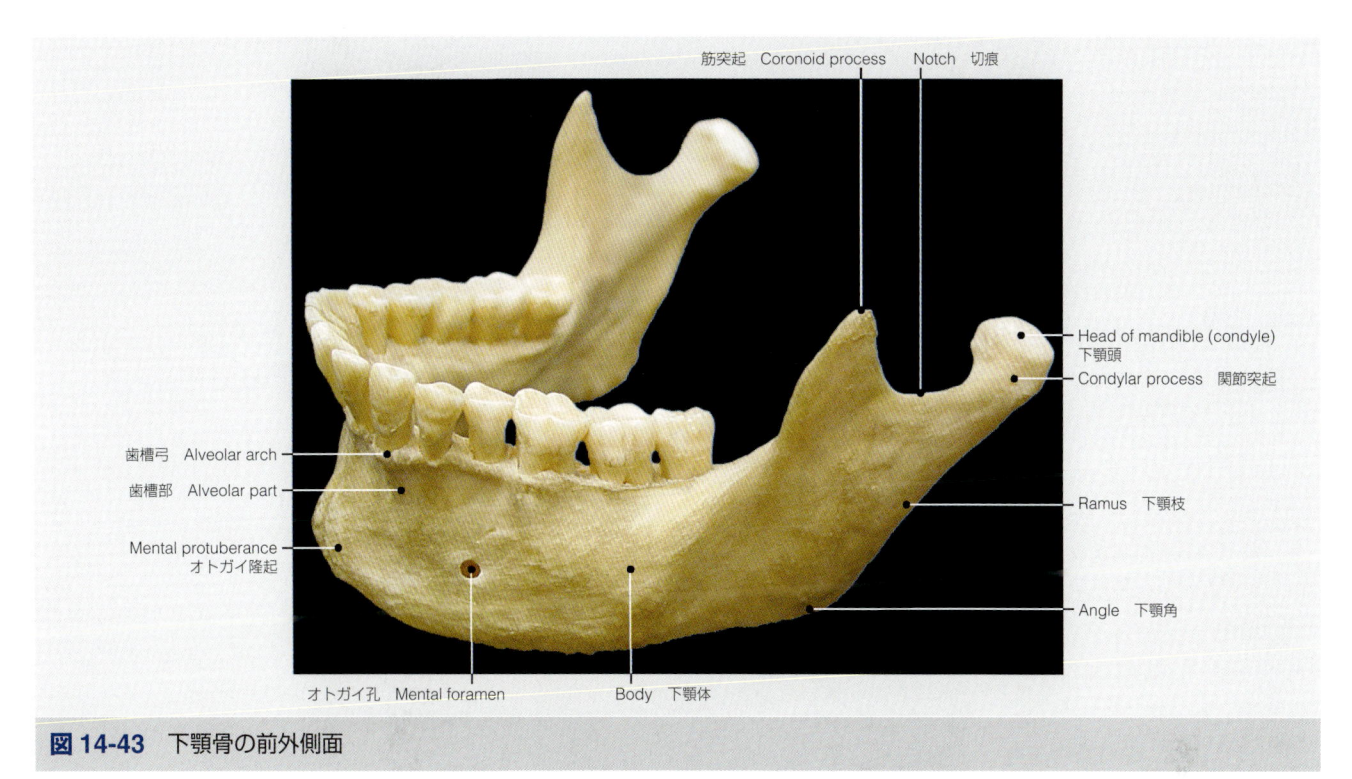

図 14-44　下顎骨の内側面

れ2つの角がある．大角は舌骨体の側面から後方に突き出している．小角は体と大角との移行部にあって頭側に向いている．小角は茎突舌骨靱帯の付着部である．

　図 14-30（▶p.224）は胸部の正面X線像である．

頭蓋骨

　本書は運動器の学習を目的としており，頭蓋骨に関しては図 14-31〜14-46（▶p.225〜232）の掲載にとどめ，詳しい解説はしない．より詳しくは中枢神経系や頭蓋内臓器を含めて学習するのが理想である．

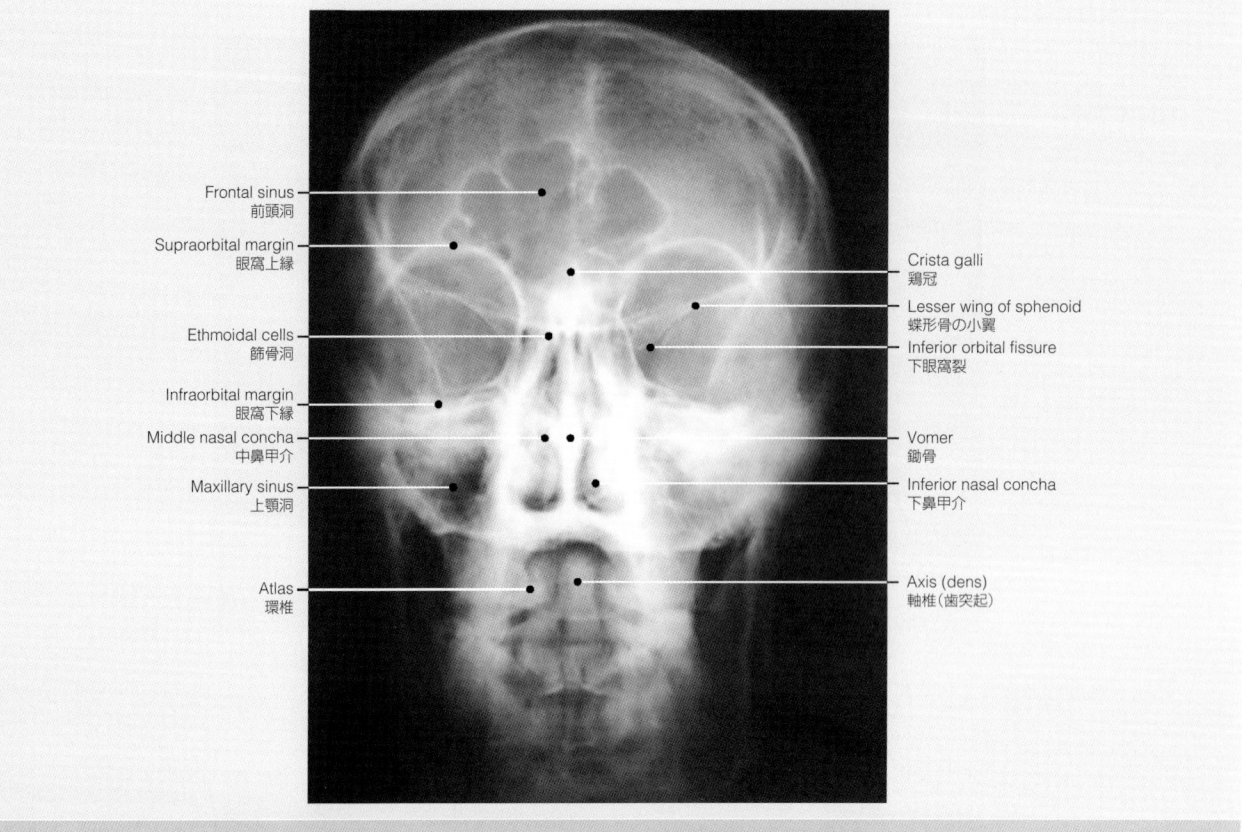

図 14-45 頭蓋のX線正面像

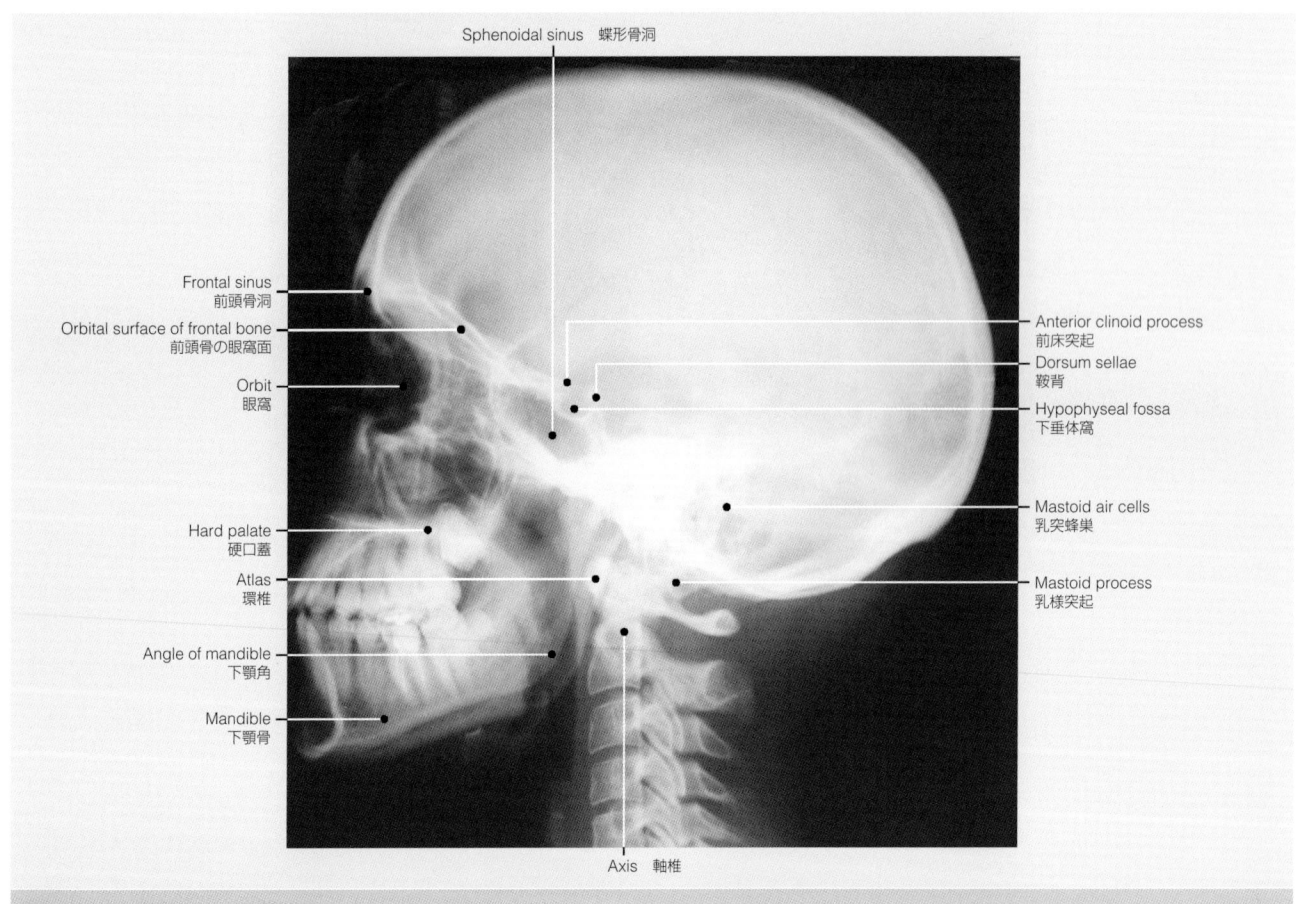

図 14-46 頭蓋のX線側面像

Chapter 15 関節学
ARTHROLOGY

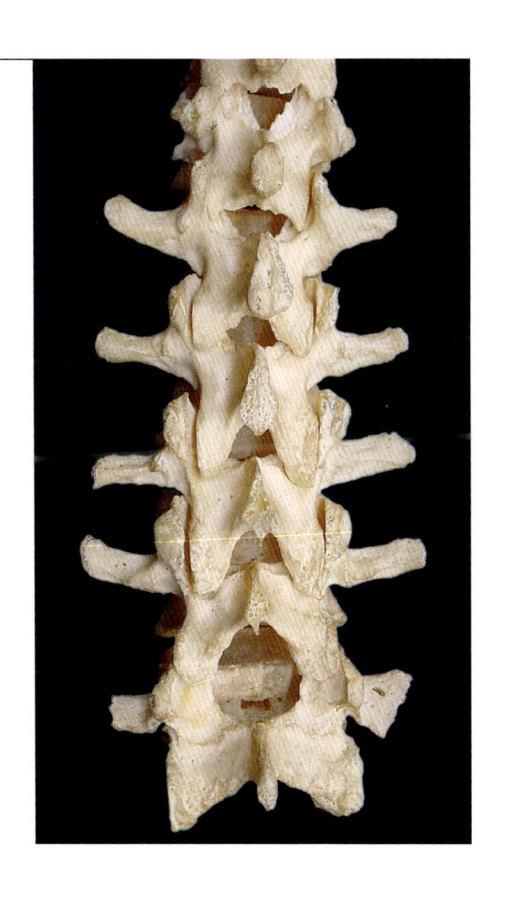

はじめに

脊柱は椎間円板により結合した33もしくは34の椎骨により構成される．それぞれの椎骨の特徴に関してはChapter 14に記述されている．本章では主に頸椎と共通する脊柱の靱帯に重点をおいて解説する．

頸椎

頸椎は環椎と軸椎と呼ばれる2つの上位頸椎を介して後頭骨と関節を形成する．

環椎後頭関節

環椎後頭関節は顆状の関節で（図 15-1），関節面は2つの後頭顆と環椎の上関節面である．凸の形状をした後頭顆は軽度凹の形状をした環椎の上関節面と適合する（図 15-2）．この関節は以下に記述する靱帯や膜により補強されている．

関節包靱帯

関節包靱帯は垂直方向の線維束により構成されている．頭側で顆部周囲に，尾側で環椎のその対応する関節周囲の表面に付着する．外側で環椎後頭関節包は比較的厚く，外側環椎後頭靱帯と呼ばれる一群の線維束により補強されている（図 15-3）．この線維束は環椎の横突起から後頭骨の頸

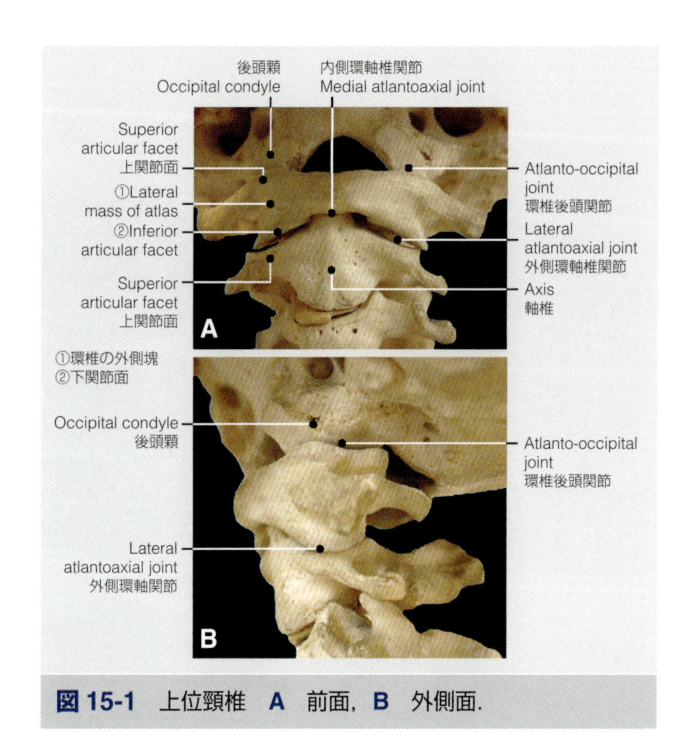

図15-1 上位頸椎　A　前面，B　外側面．

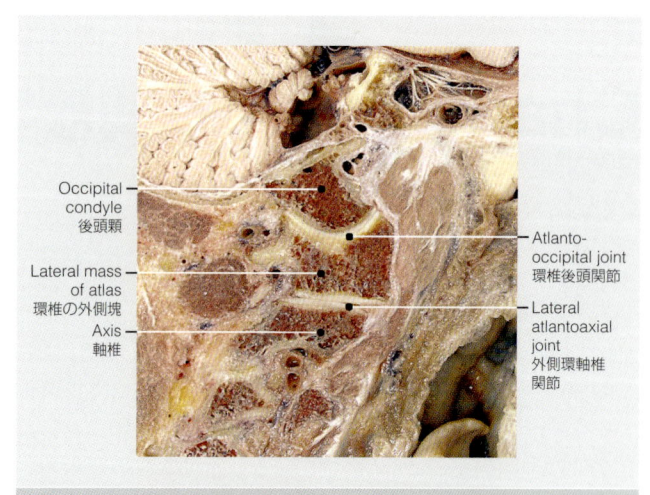

図15-2 後頭，環椎，軸椎の外側部位での矢状断面

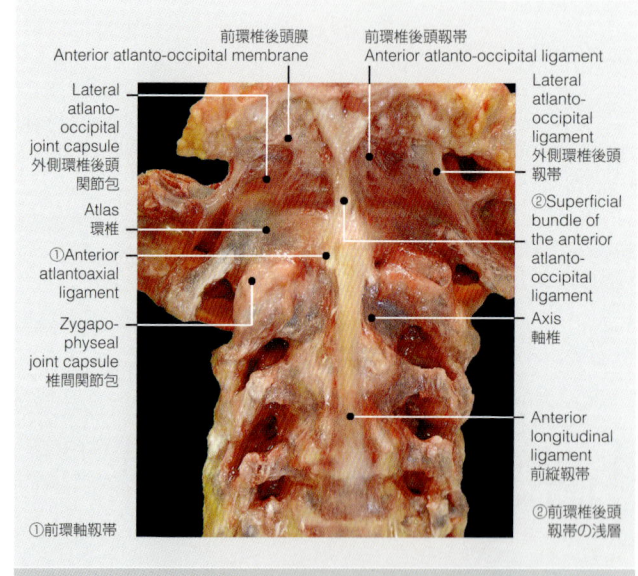

図15-3 後頭，環椎，軸椎の部位での前方の靱帯

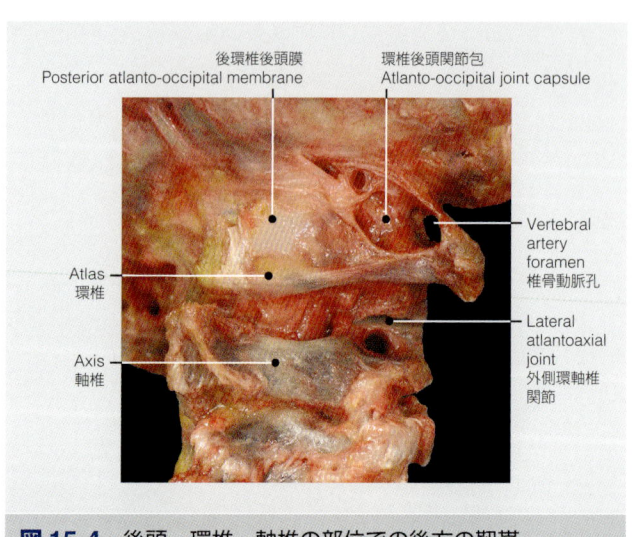

図15-4 後頭，環椎，軸椎の部位での後方の靱帯

静脈突起までを斜走している．関節の内部は滑膜により裏打ちされている．前方と後方で関節包は厚く，またそれぞれ前および後環椎後頭靱帯と融合し補強されている．さらに，後顆窩からのいくつかの線維束が環椎の横突起の尖部に付着し，線維性関節包を補強している．この線維束は頭側から尾側に，そして内側から外側に斜走し四辺形の形を呈している．この関節包の外側に外側頭直筋が，内側に環軸椎の横靱帯がある．

■膜
●前環椎後頭膜

大後頭孔の前方部分から起こり環椎の前弓の上縁に付着する（図15-3）．この膜は脳底表面から環椎の前結節まで下行する前環椎後頭靱帯により補強される．この補強線維は前縦靱帯から延長する正中の表層の束として観察される．前縦靱帯は前方では頭長筋と前頭直筋に覆われ咽頭と境界されており，その後方に軸椎の歯尖靱帯と環軸椎の滑膜がある．

●後環椎後頭膜

大後頭孔の後方部分から起こり環椎の後弓の上縁に付着し（図15-4），顆部の後方で後頭骨と環椎との間隙に位置する．外側でこの膜は環椎後頭関節包と融合している．椎骨動脈は環椎の外側塊を取り囲むように走行した後，外側からこの膜の開口部である椎骨動脈孔を通り頭蓋を貫通する．この膜は後方では上頭斜筋と大後頭直筋と小後頭直筋に覆われている．

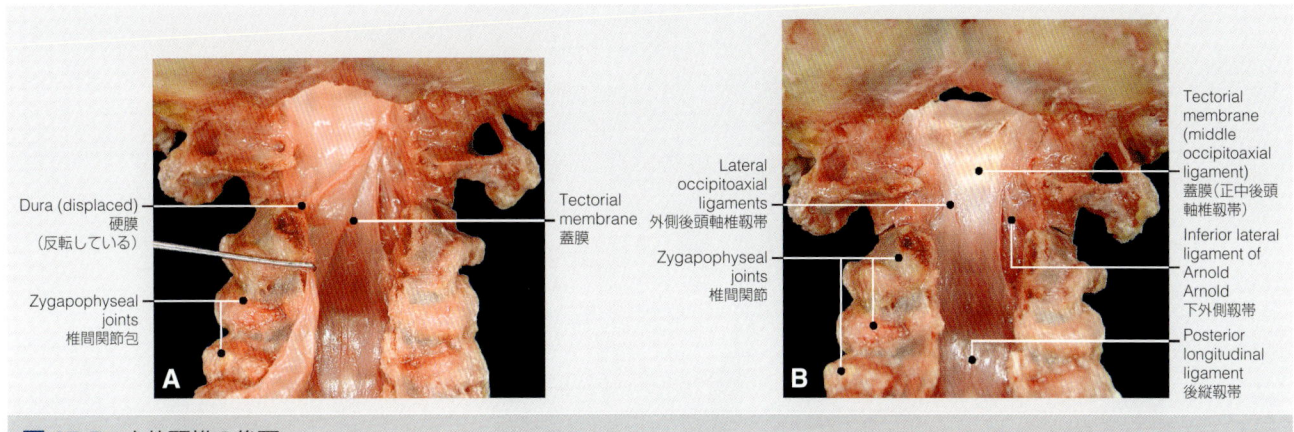

図 15-5　上位頸椎の後面

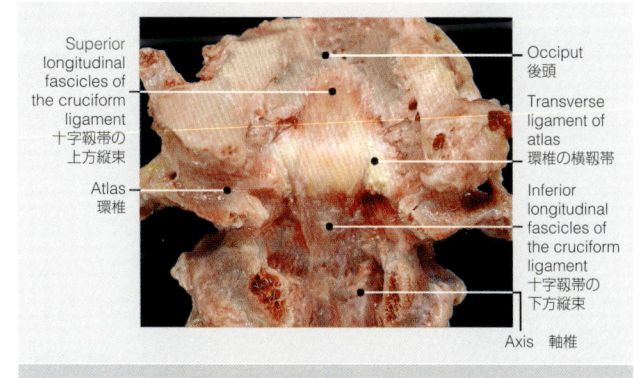

図 15-6　十字靱帯とその構成体

■ 後頭軸椎関節

後頭軸椎関節は両骨が直接接するような箇所があるわけではない．しかし，後頭骨と軸椎の間は豊富でしっかりとした靱帯によって結合されている．これらの靱帯は2つのグループ，蓋膜と後頭歯突起靱帯に分かれる．

■ 蓋膜

この構造物は正中後頭軸椎靱帯と外側後頭軸椎靱帯に分かれる（図15-5）．正中後頭軸椎靱帯は後頭骨の底と軸椎の椎体の後面に付着しており，軸椎の歯突起と十字靱帯の後方を通っている．2層に分かれており，十字靱帯およびこの正中後頭軸椎靱帯の延長である後縦靱帯と融合している（図15-6）．外側後頭軸椎靱帯は大後頭孔の外側と軸椎の椎体の後面に斜めに付着している．最も外側の線維束はArnoldの下外側靱帯と呼ばれ，環軸関節包の内側を補強する線維である．

■ 後頭歯突起靱帯

歯尖靱帯および2つの翼状靱帯という3つの靱帯が後頭骨と軸椎の歯突起との間を結合している．歯尖靱帯は大後頭孔の前部から起こり歯突起の尖部に付着し（図15-7），前環椎後頭靱帯の後方で蓋膜の前方に位置する．2つの翼状靱帯は歯突起の近位1/2の外側から起こり，後頭顆の内側に付着する（図15-8）．そのはっきりした線維束がやや斜め後方に，歯突起の後方正中に向かい，そこで両側からの2つの翼状靱帯が交わる．こうして後頭骨の一方からもう一方に向かい歯突起の後方を通る小さいループ状の線維束が形成される．この後頭−後頭線維束がLauthの横後頭靱帯である．

さらに後頭歯突起靱帯の中にはこの関節間の前方と後方を覆う線維もある．

■ 環軸関節

環軸関節は2つの外側環軸関節と1つの正中環軸関節から構成される．外側の関節は可動関節で，環椎の下関節面と軸椎の上関節面から成る．この関節の形態は軸椎より尾側で一般的な様式で，上位椎骨の下関節面と下位椎骨上関節面から構成される．

その4つの関節面は特に前後方向で凸状になっている．それら関節面は硝子軟骨で覆われ，その軟骨は辺縁部より中心部のほうで厚い．このため2つの関節面の点状の接触が凸状の部分で起こる（図15-2）．その関節面の前方と後方の間隙で小さい滑膜襞が観察される．この外側環軸の関節は外側，前方，後方の環軸靱帯によって補強されている．

■ 外側環軸靱帯

厚い関節包線維が環軸関節を補強しており，この線維を除いた椎間関節包は非常に薄い．内側では軸椎の椎体後面

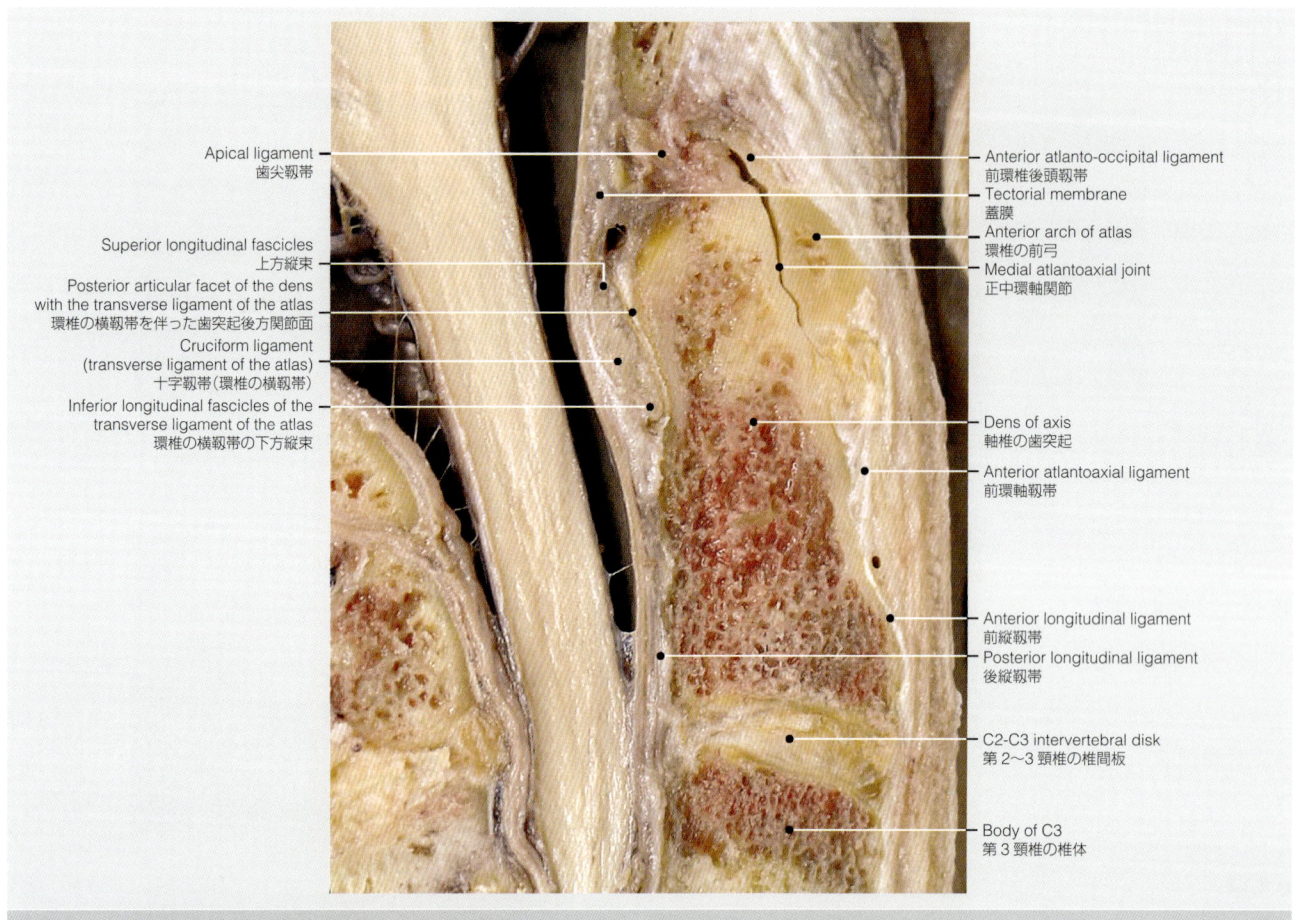

図 15-7 後頭頸椎の正中矢状断面

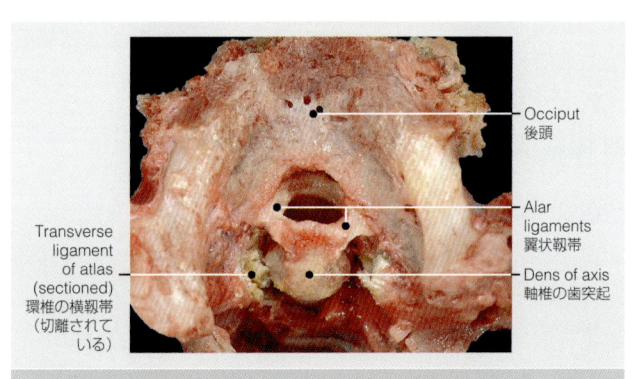

図 15-8 軸椎の翼状靱帯

から起こり，環椎の横靱帯の付着部の後方で，環椎の外側塊に向かって頭・外側方向に斜めに走行する線維束により補強されている．これは Arnold の下外側靱帯で，外側後頭軸椎靱帯の一部である．

■ 前環軸靱帯

この靱帯は環椎前弓の下縁から軸椎の椎体前面の結節に至る線維層から構成されている．外側ではこの層は外側環軸靱帯と連続しており，前方の正中では小さい垂直方向の線維が観察され，これは前縦靱帯の上方部分である．

■ 後環軸靱帯

この靱帯は環椎後弓から起こり軸椎の椎弓と棘突起の基部に付着する．2つのタイプの線維束から構成され，浅線維束は正中に位置し棘間靱帯と同じ組織で，深線維束は弾性線維に富み黄色靱帯と類似した組織である．外側でこの環軸靱帯は前方から後方に大後頭神経によって貫通される．

■ 滑膜

非常に粗な滑膜，特に前方の滑膜が，環軸関節面の表面が滑走運動をすることを助けている．2つの滑膜襞（1つは前方，1つは後方）が少しの脂肪組織とともにこの関節の辺縁部を埋める楔のように働く．この滑膜はしばしば正中環軸関節の一方もしくは両方の滑膜と交通する．

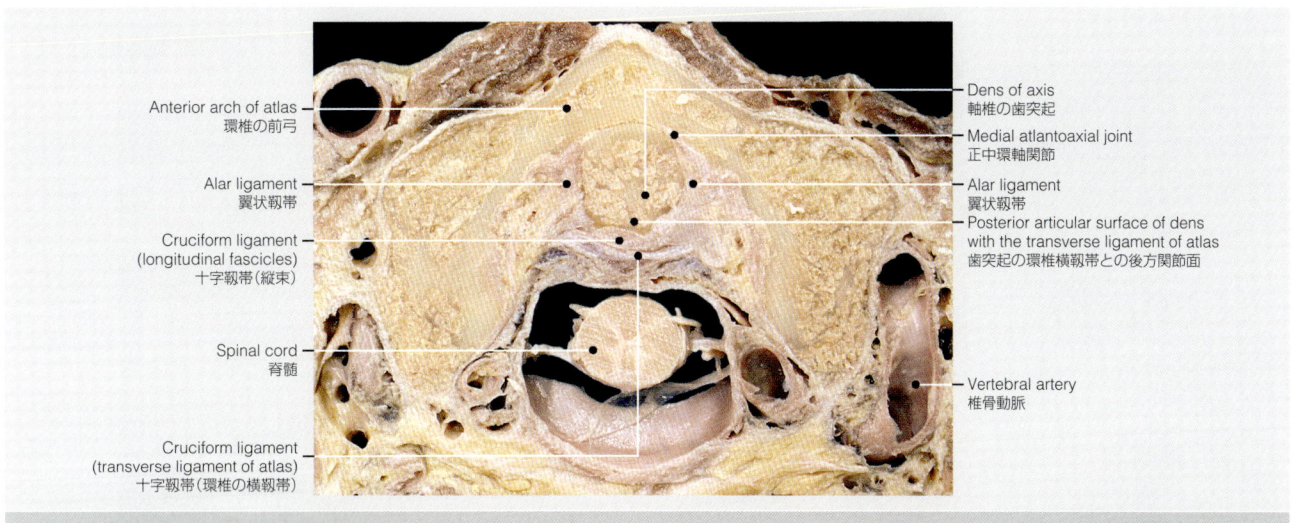

図15-9 正中環軸関節の横断面

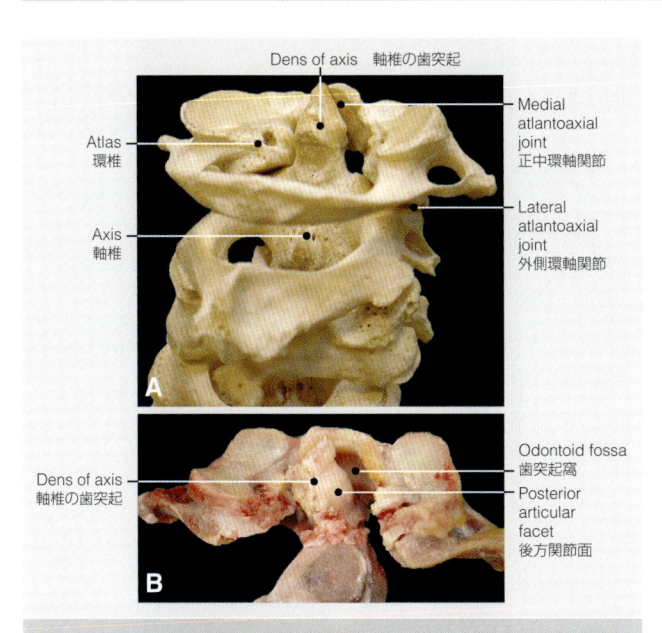

図15-10 A 環椎と軸椎関節を後ろ斜め方向からみたところ．B 十字靱帯切離後の正中環軸関節．軸椎と環椎の後弓も取り除かれており，関節面が観察できる．

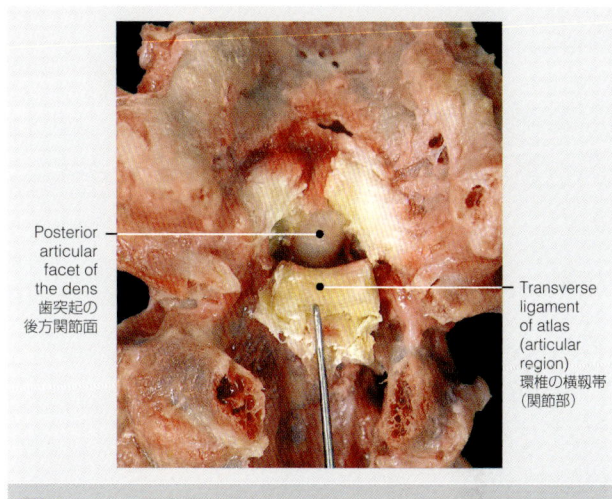

図15-11 十字靱帯が切離反転されており，歯突起の後方関節面と横靱帯が観察できる．

■ 正中環軸関節（環椎歯突起関節）

正中環軸関節は環椎の骨と線維性組織から構成される環状構造（ring）と歯突起との間の関節である（図15-1，15-7）．

この環状構造は，前方は環椎の前弓の後面と歯突起の関節面により，後方は環椎の外側塊の間の横靱帯により構成される（図15-9，15-10）．この横靱帯の前，内側面は硝子軟骨の薄い層で覆われている（図15-11）．横靱帯の上縁と下縁から上方と下方へ長軸方向に縦束が放射しており，この2つの縦束と横靱帯を合わせた複合体を環椎の十字靱帯と呼ぶ（図15-6，15-7）．

歯突起は環椎のこの環状構造の中央に位置し，回旋の軸として機能する．2つの関節面を介しており（図15-9～15-11），前方は環椎の歯突起に対する関節面，後方は環椎の横靱帯と関節面である．この正中環軸椎関節にはそれぞれ2つの独立した滑膜があり，前方の滑膜は後方のそれより小さい．

図15-12に後頭頸椎部位のさまざまな放射線画像を示す．

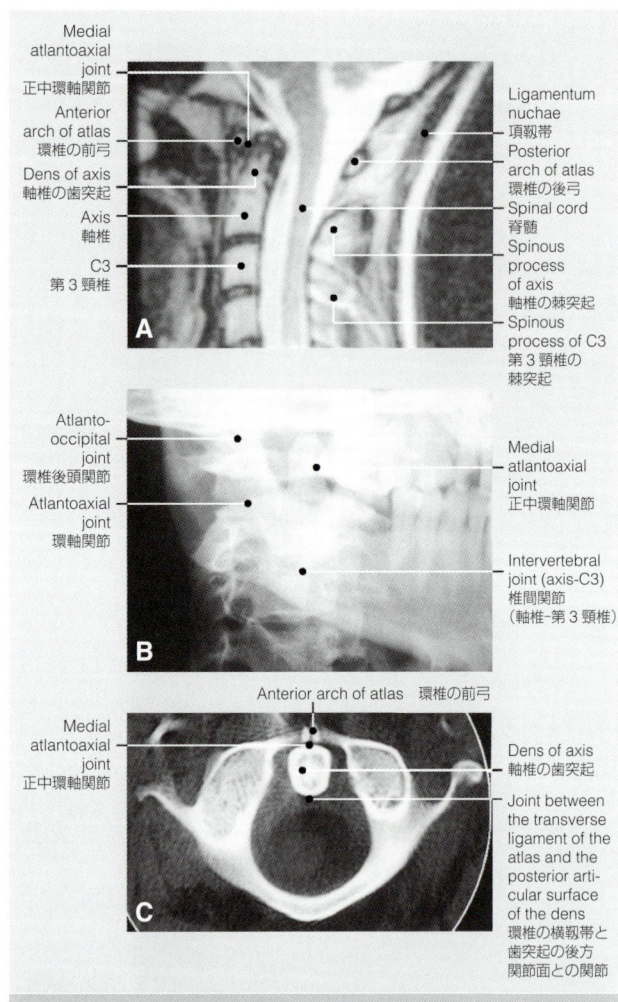

図15-12 後頭頸椎部位の各種放射線画像．**A** MRI矢状断面，**B** 後頭頸椎領域のX線斜位像，**C** 正中環軸椎関節のCT．

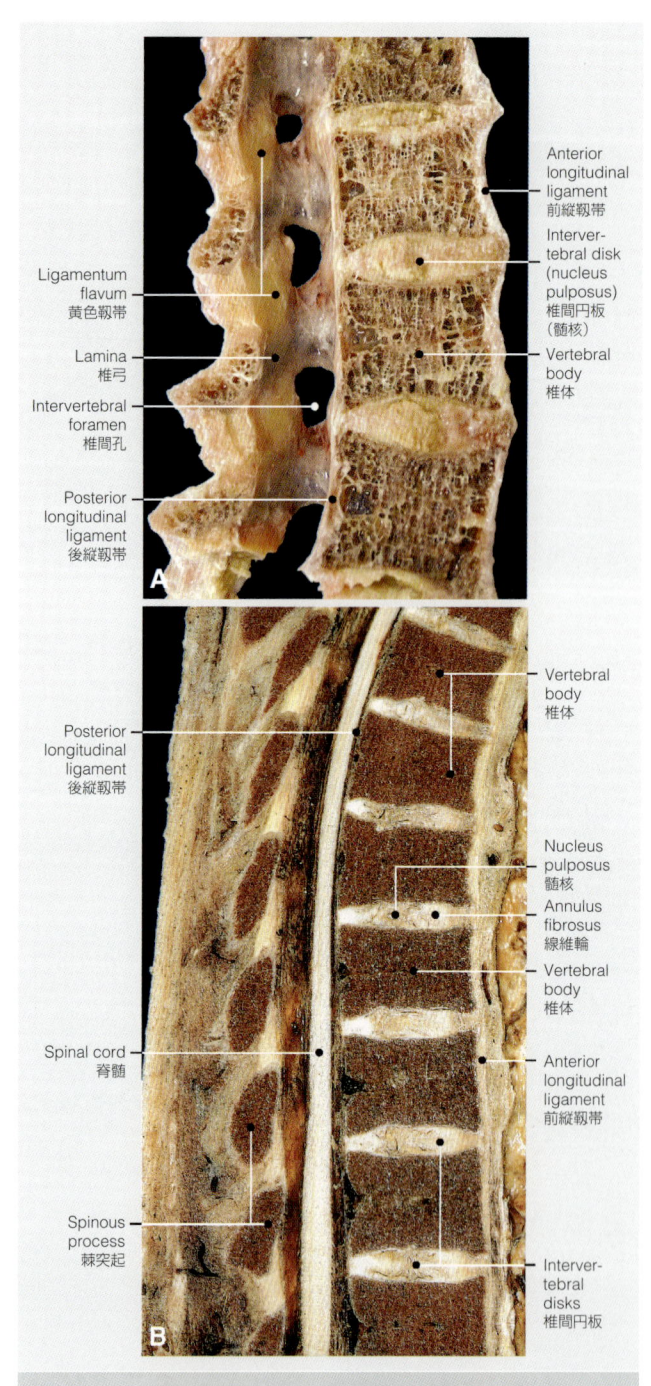

図15-13 脊柱の矢状断面．椎間結合が明らかである．

一般的な脊柱の関節

軸椎から尾側の脊柱の関節にはいくつかの共通した特徴がある．それぞれの椎骨は隣接する椎骨と，椎体および2つの椎間関節を介して関節を形成している．これらの脊柱の関節は椎弓，棘突起，横突起に付着する靱帯により結合されている．

■ 椎間結合

椎間結合は2つの隣接する椎体同士を結合する典型的な半関節である（図15-13）．中央部は凹状で，表面が硝子軟骨に覆われていることから凹状が目立たなくなっている．椎体は椎間円板と前縦靱帯と後縦靱帯により結合している．

■ 椎間円板

椎間円板は椎体の間にあり椎体の終板に強固に付着している（図15-13, 15-14）．椎間円板の大きさは頸椎から腰椎にいくにしたがって大きくなる．椎間円板（および椎体）の高さは頸椎と腰椎では前方で高く，胸椎では後方のほうが高い．これにより脊椎の生理的弯曲が形成される．

椎間円板は線維輪と髄核の2つの構造物から構成されている．線維輪は椎間円板の辺縁にあり，上位椎体から下位

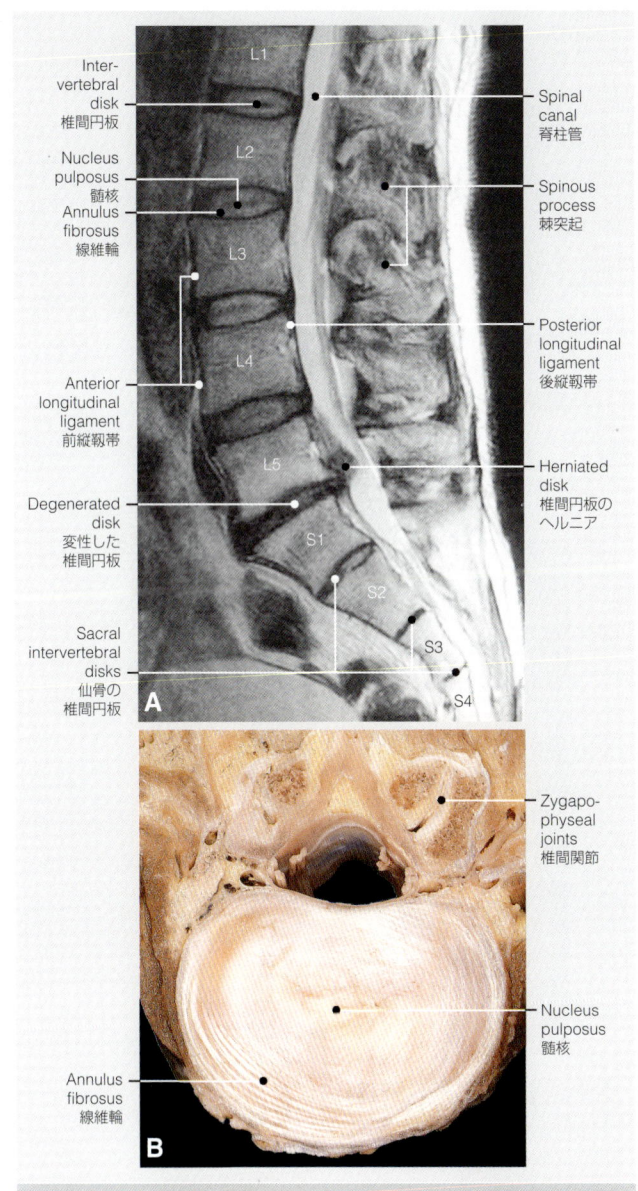

図 15-14 A　腰仙椎のMRI矢状断面．第5腰椎の髄核が脱出し，脊柱管を圧迫している．B　腰椎椎間円板の横断面．

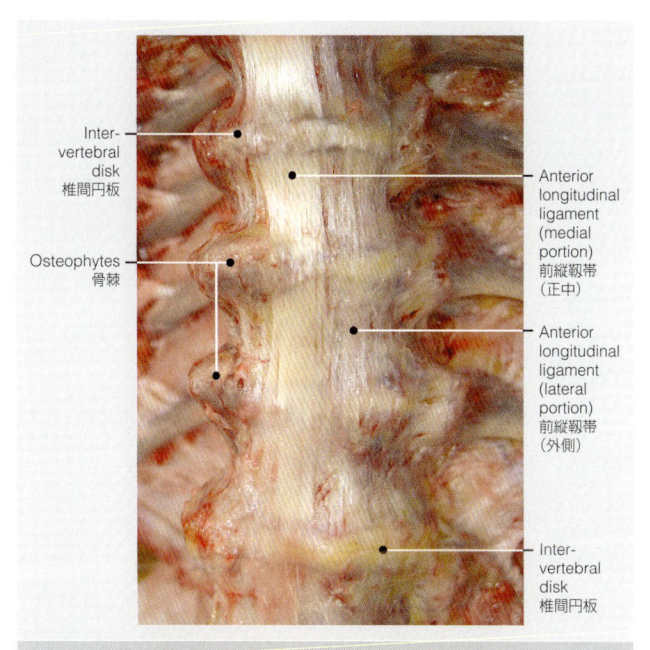

図 15-15　前縦靱帯

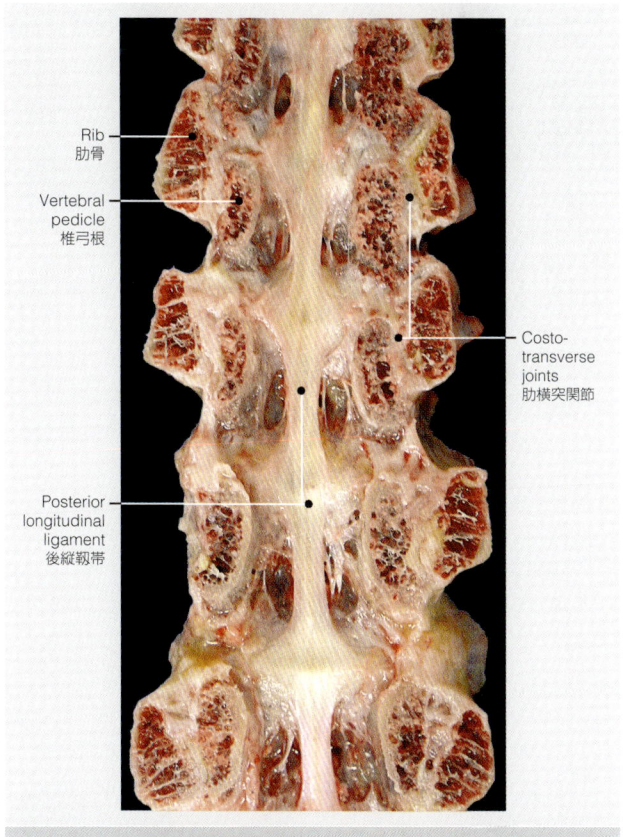

図 15-16　後縦靱帯（同じ標本のうちのここで取り除かれている神経弓の部分が図 15-22 で示されている）

椎体へさまざまな斜め方向に走行する線維束により構成される．その斜めの傾きは髄核の中心に近づくほど強くなり，中央部ではほぼ平行である．これらの線維は層を形成し，各層は輪状で交互に配置している．それぞれの輪の線維は1つの方向を向き，隣接する線維はこれと反対の方向を向いている．すなわち，1つの層が左から右へ斜めに走行した場合は，その隣接する層は右から左へ走行している．線維輪の線維はSharpey線維を介して椎体の皮質骨に付着する．この線維の層は椎間円板の前方と側方でより強固になっており，後方では薄く疎である．各層は，弾性線維の多い隔壁によって明瞭に境界されている．

椎間円板の中心部にある髄核は線維輪により取り囲まれる半液体の塊である．髄核は硝子軟骨のはっきりとした層によって骨と境界されている．この軟骨の層は線維輪が付

15　関節学　239

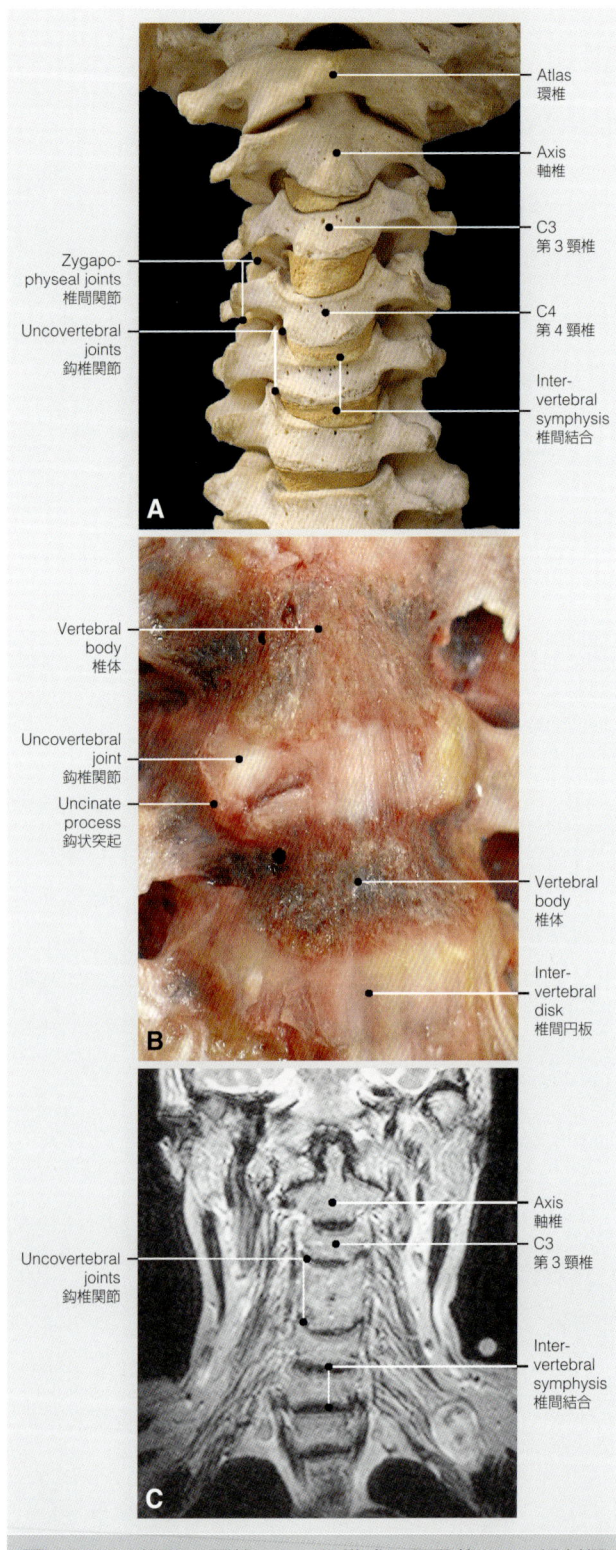

図 15-17 椎間の関節．**A** 再構成した骨格，**B** 解剖標本，**C** 頸椎のMRI冠状像．

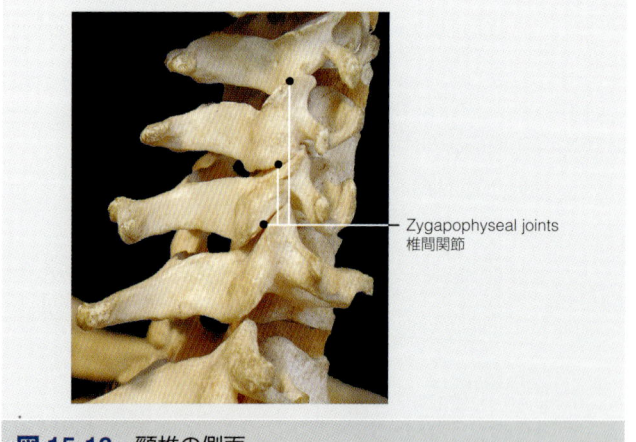

図 15-18 頸椎の側面

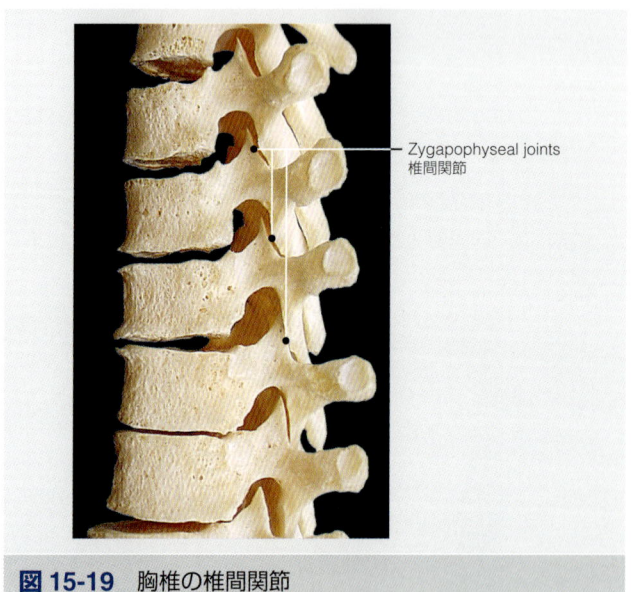

図 15-19 胸椎の椎間関節

着する内側縁まで広がっている．髄核は発生学的に脊索由来である．

椎間円板は血管のない構造で，軟骨下骨の毛細血管からの拡散により栄養される．髄核への栄養の流入には制限があり，これが成人での椎間円板の変性に関係している．

■ 前縦靱帯

椎体の前面を連結する前縦靱帯は前環椎後頭膜（▶図15-3）の延長で，軸椎の椎体から仙骨まで連続している（図15-15）．前縦靱帯は脊柱のそれぞれの部位で異なる特徴がある．頸椎ではその幅は狭く正中を覆っている．胸椎では幅が広くなり，肋骨より前方の椎体を完全に覆っている．その正中部分は頸部の正中の線維束の連続である長い線維が特徴で，両側の厚い外側部と区別される．腰椎ではこの靱帯は再び幅が狭くなり，頸椎と同様に1つの正中の

線維束となる．S1の前面まで連続し，通常はS2レベルで骨膜と連続して終わる．

脊柱のいくつかの部位で前縦靱帯の正中部分は外側部と分かれ，そこにできる裂隙を椎体への静脈が走行している．

■ 後縦靱帯

後縦靱帯は椎体の後方に位置し，脊柱管の前方を覆う（図15-16）．蓋膜の延長で，C3から仙骨まで連続している．仙骨では幅が狭くなり単純な正中部の線維束となっている．尾骨まで連続することがある．この靱帯は椎間円板のレベルでは幅が広く，椎弓根の内側皮質まで広がっている．一方，椎体のレベルではその幅が狭い．

■ 鉤椎関節

鉤椎関節は頸椎部にのみみられる一種の可動関節である．この関節は上位椎骨の下外側にある切痕と下位椎骨の鉤状突起から構成され（図15-17），椎間円板と鉤椎靱帯により結合している．この靱帯は内側で小さな滑膜によって覆われている．

■ 椎間関節

椎間関節もまた可動関節の1つで，線維性の関節包により結合されている．椎間関節の関節面の向きは部位により異なる．

頸椎では隣接椎間同士は，前方は厚いが，他は薄く，緩い（図15-18，図15-5）．上位椎骨の関節面は尾側前方に，下位椎骨の関節面は頭側後方に向いている．関節包は正中側で黄色靱帯により補強されている．

胸椎では椎間関節の関節包はより厚くなっている．上位椎骨の関節面は前方に，下位椎骨の関節面は後方に向いている（図15-19）．椎間関節は内側で黄色靱帯に，後外側で後方靱帯という線維束に覆われている．

腰椎では椎間関節は胸椎と同じ特徴を有するが，後方靱帯がより厚く力学的に強くなっている．下位椎骨の関節面は外側に向いており，上位椎骨の関節面は内側に向いている．第12胸椎は腰椎へ移行する働きがある．上関節突起は胸椎のそれと同じ方向を向いているのに対し，下関節突起は腰椎のそれと同じ方向を向いている（図15-20）．

図15-21に鉤椎関節と椎間関節のさまざまなX線像を示す．

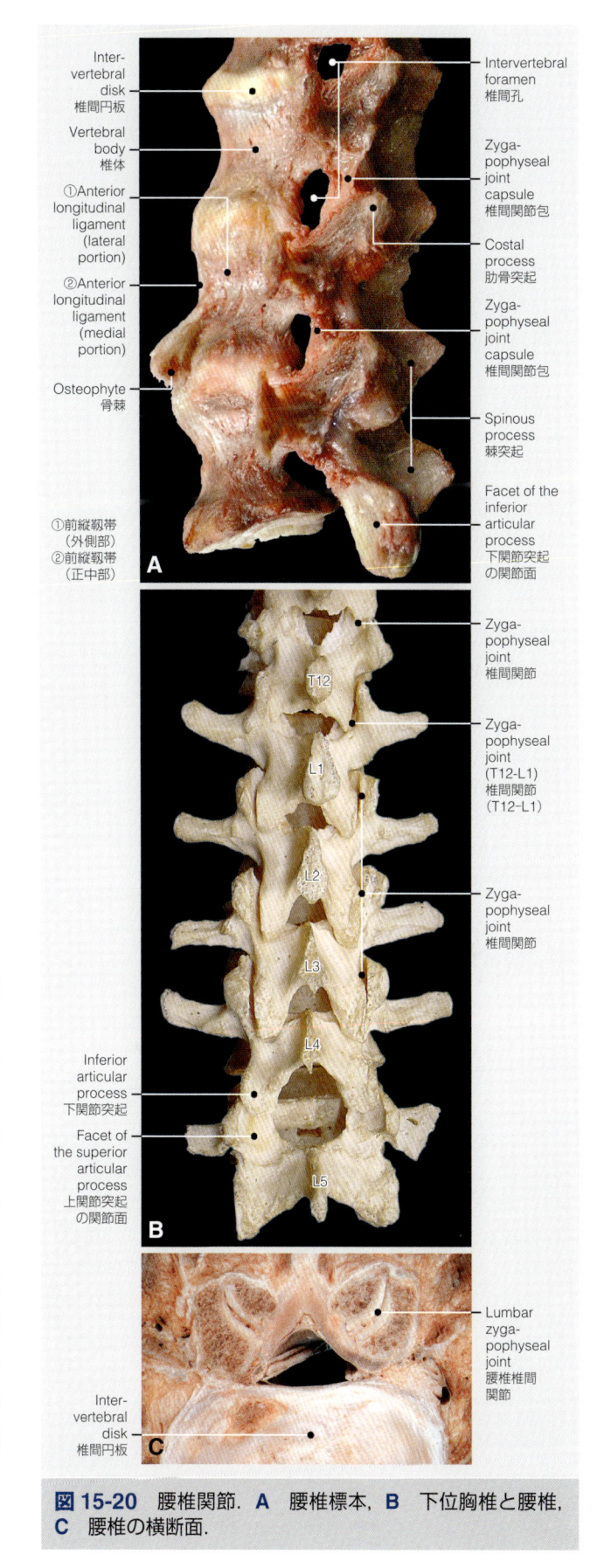

図15-20 腰椎関節．**A** 腰椎標本，**B** 下位胸椎と腰椎，**C** 腰椎の横断面．

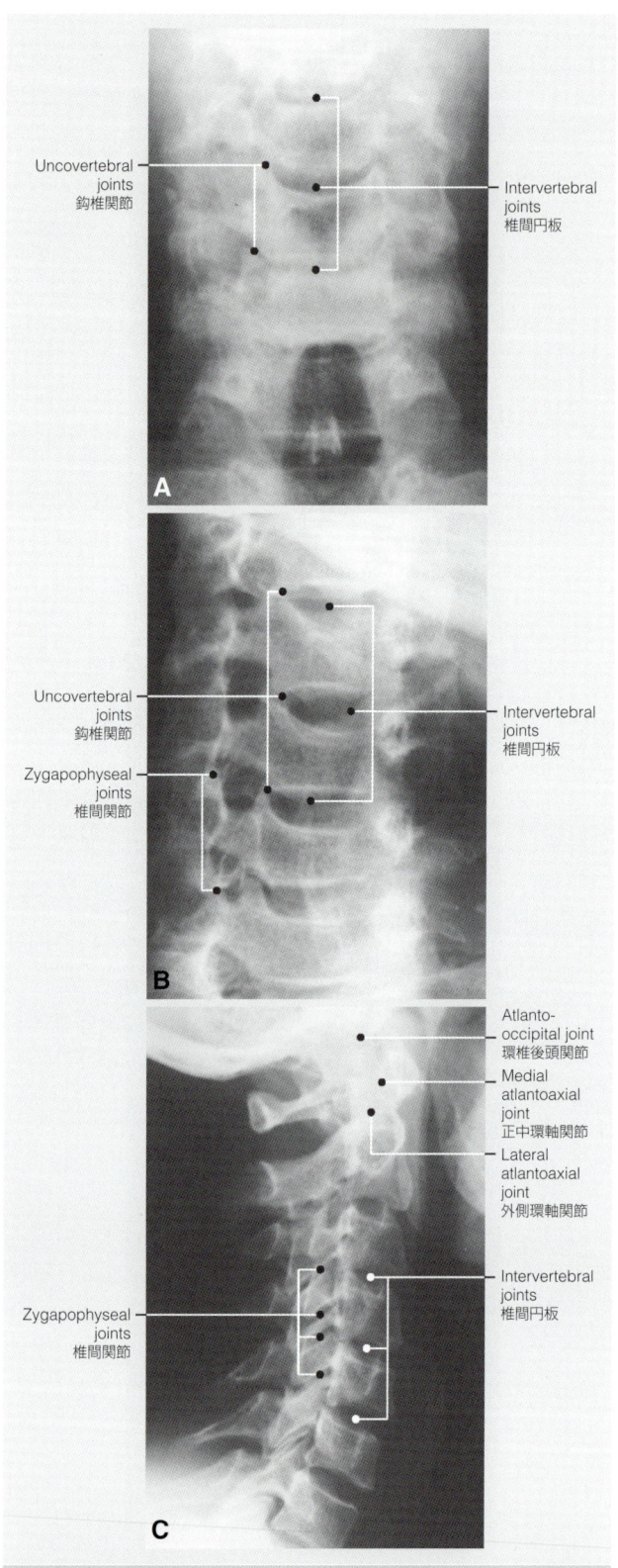

図 15-21 頸椎 X 線像で観察される関節．**A** 正面像，**B** 斜位像，**C** 側面像．

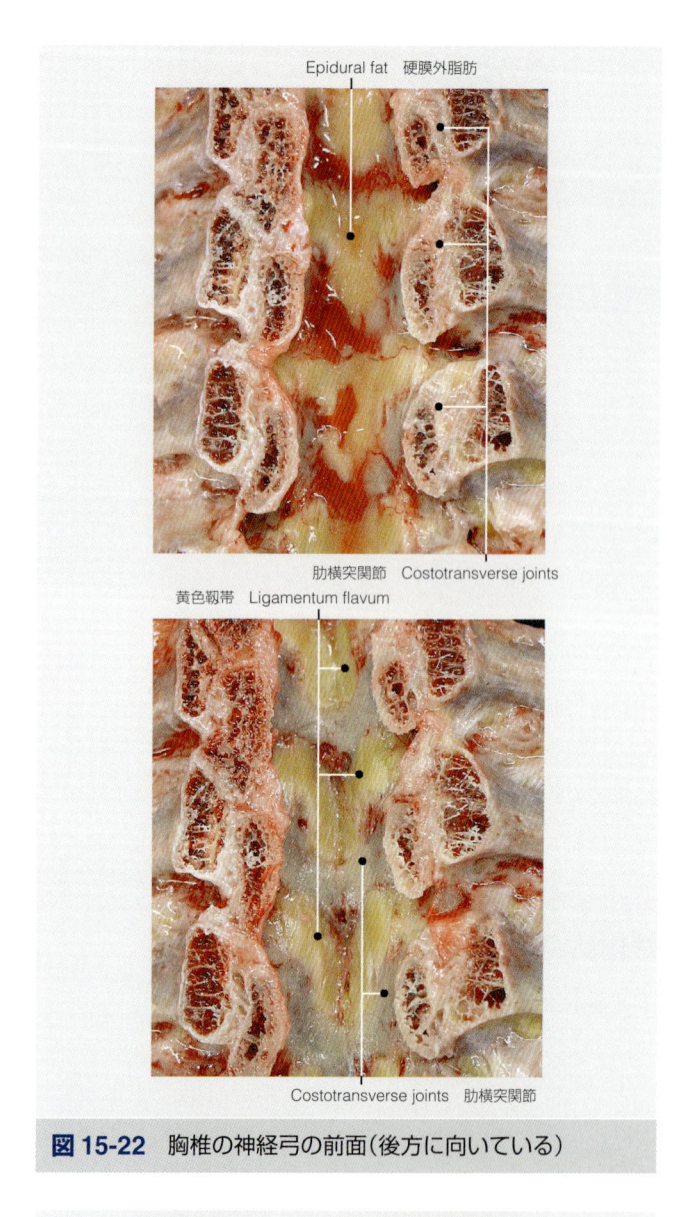

図 15-22 胸椎の神経弓の前面（後方に向いている）

図 15-23 胸腰椎部の靱帯の外側面

242　Ⅲ　頭部と体幹

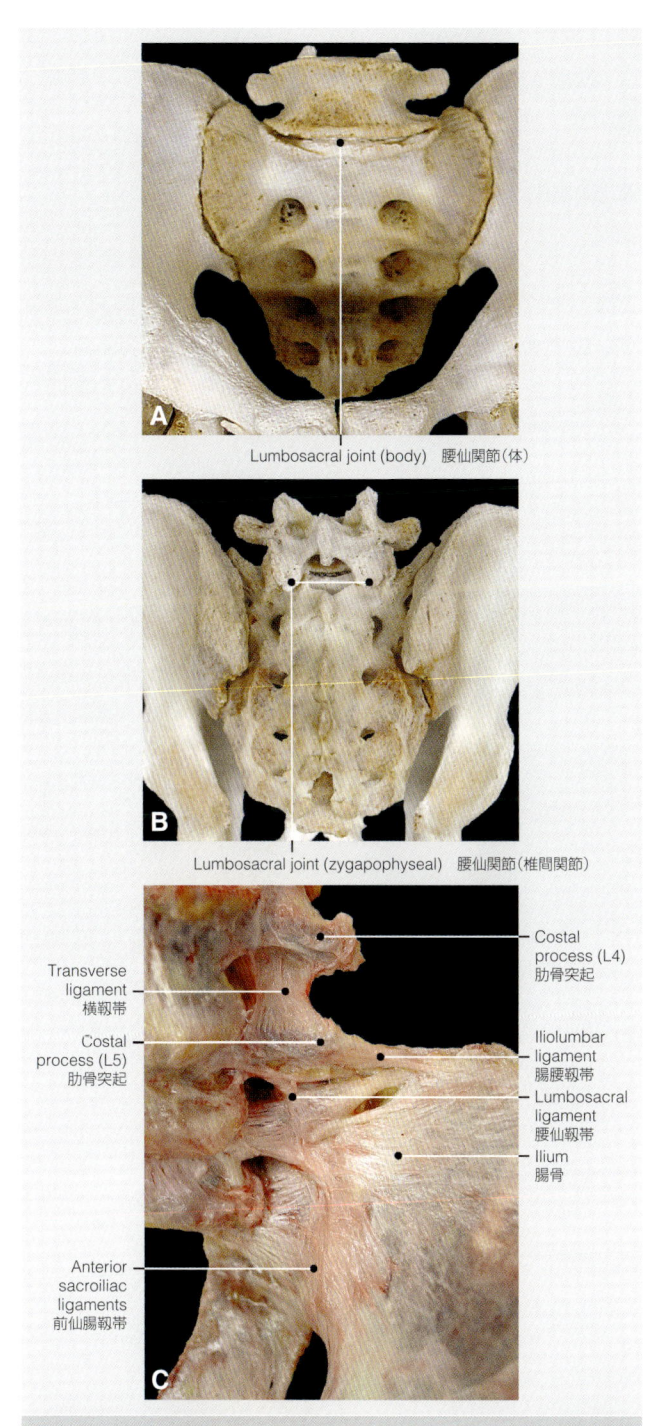

図15-24 腰骨盤結合．**A** 前面，**B** 後面，**C** 腰骨盤結合を示す左の骨盤．

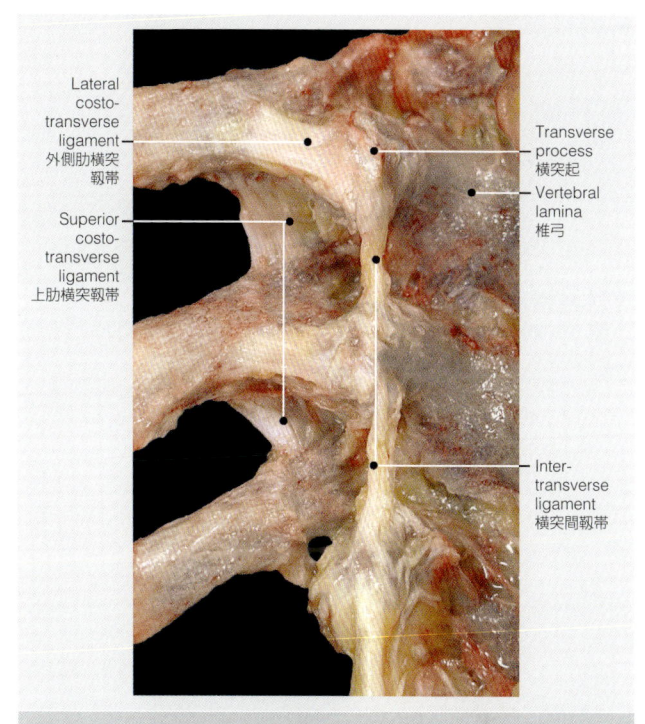

図15-25 胸椎後方と肋骨の展開．肋横突靱帯と横突間靱帯の詳細．

■ 靱帯構造

■ 黄色靱帯

椎弓板同士は，黄色の色をしている黄色靱帯（ラテン語の"flavum"は黄色の意味）により連結されている．黄色靱帯は後環椎後頭膜の連続である（図15-22）．

椎弓板は両側にある四角い靱帯により隣接する椎弓板と連結している．この靱帯の前面は脊髄の硬膜と近接しており，間には半液状の脂肪組織と硬膜外静脈が介在するだけである．後面は椎弓板や傍脊柱筋と接している．外側縁は椎間孔の後方部分になっている．この黄色靱帯は関節突起の内側部に位置しており椎間関節の関節包を補強している．その内側縁は棘突起の近傍の正中部分で融合している．頸椎ではこの内側縁はごくわずかの結合組織により分かれている．

■ 棘間靱帯

この幅広の靱帯は棘突起の間に位置している（図15-23）．前方では黄色靱帯まで連続し，後方では棘上靱帯と融合する．

■ 棘上靱帯

この長い線維束は棘突起の尖部間を走行する．腰椎では多くの筋線維が正中で交差し，この靱帯が構成されているようにみえる．胸椎では一つの索を形成し，屈曲位で緊張する．頸椎では棘上靱帯は項靱帯と呼ばれる三角形をした垂直の隔壁を形成する（図15-12）．三角形の底は外後頭隆起と正中稜から起こり，尖はC6もしくはC7の棘突起に付着している．その前縁は環椎の後結節を含む頸椎の棘突起の尖に強固に付着している．

■横突間靱帯

横突起は横突間靱帯と呼ばれる線維束で連結している（図15-23, 15-25）．頸椎ではこの靱帯ははっきりしないかもしくは存在せず，横突間筋と混同されることがある．胸椎では横突起の尖を結合する小さい円形の線維束となっている．腰椎でより発達しており，上位椎骨の横突起の底から下位椎骨の乳様突起と上関節突起との間を走行する．

図15-26に腰椎仙骨領域のX線・MRI画像が示されている．

腰仙椎の関節

■腰仙関節

腰仙関節はL5と仙骨とを結合する（図15-24）．その結合は，他の椎骨と同様に椎体と2つの椎間関節により形成されている．その結合を強固にする構造として他のレベルの脊柱と同様の構造に加えて腰仙靱帯がある．この靱帯はL5の横突起から仙骨の底まで走行し，前仙腸靱帯と融合する．

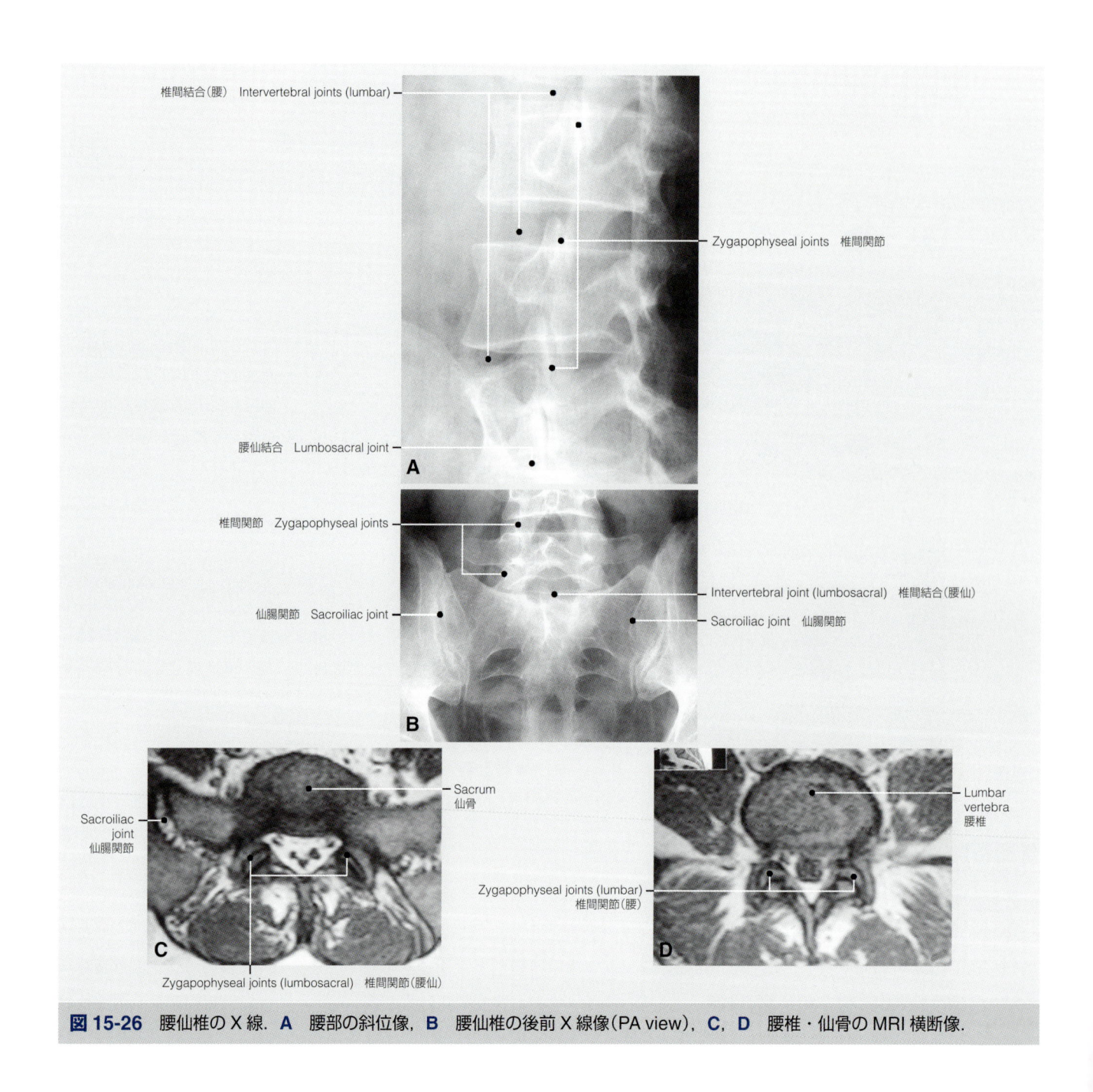

図15-26 腰仙椎のX線．**A** 腰部の斜位像，**B** 腰仙椎の後前X線像（PA view），**C, D** 腰椎・仙骨のMRI横断像．

■ 仙尾関節

半関節である仙尾関節は，仙骨の下縁の楕円形の表面と尾骨の軽度凹の形状の表面を線維軟骨を介して結合している．関節を補強する辺縁の靱帯には，前仙尾靱帯，浅後仙尾靱帯，外側仙尾靱帯がある．

前仙尾靱帯は仙骨と尾骨の前方表面同士を結合し（図 15-27），形態学的には前縦靱帯の延長したものである．長軸方向と水平方向の線維束があり正中で融合している．

浅後仙尾靱帯は，頭側では正中仙骨稜の遠位端と仙骨裂孔の辺縁に付着し，尾側では第1尾骨と第2尾骨の後面表面に2つの線維束を介して付着する（図 15-28A）．この直下に深後仙尾靱帯があり，これは後縦靱帯の連続である．

仙尾関節の両脇には3つの外側仙尾靱帯，すなわち内外側仙尾靱帯，正中外側仙尾靱帯，外外側仙尾靱帯が観察される（図 15-28B）．内外側仙尾靱帯は仙骨角から同側の尾骨角まで走行する．正中外側仙尾靱帯は仙骨角から尾骨の後面に走行する．外外側仙尾靱帯は仙骨の尖の外側から同側の尾骨まで下行する．

■ 尾骨間関節

尾骨の小骨を結合する遺残した半関節である．骨と骨の間には小さい椎間板があり，辺縁にある靱帯により補強される．

尾骨の尖部から小さい線維束が起こり深部の皮下組織に付着する．この尾骨と皮下組織間の靱帯が，脊柱の尾側への広がりの端である．この靱帯により尾骨の尾側の直下の皮膚に陥凹ができ，尾骨窩と呼ばれる．

胸郭の関節

ここでは肋骨と椎骨（肋椎），肋骨と肋軟骨（肋骨肋軟骨），肋骨と胸骨（胸肋），肋軟骨同士（軟骨間）の関節について解説する．加えて，胸骨の結合についても記述する．

肋骨と脊柱は，肋骨の頭と結節の2つの部位で可動関節を形成する．

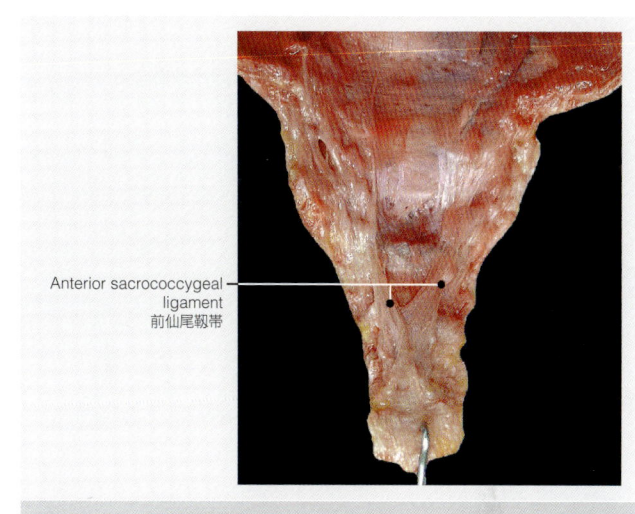

図 15-27 前仙尾靱帯

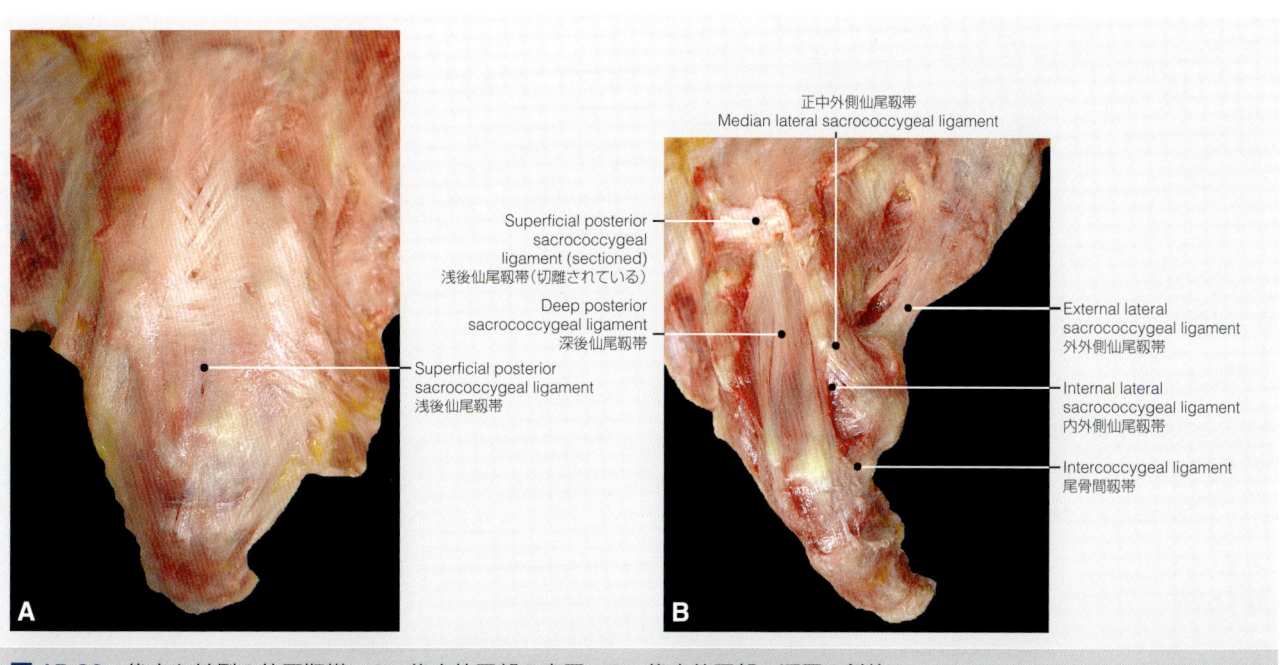

図 15-28 後方と外側の仙尾靱帯．**A** 後方仙尾部の表層，**B** 後方仙尾部の深層の斜位．

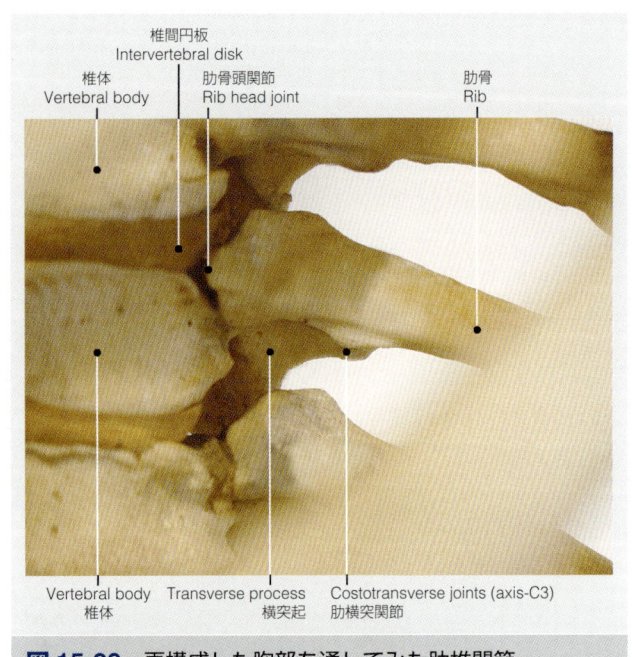

図 15-29　再構成した胸部を通してみた肋椎関節

図 15-31　再構成した骨格を斜め後方からみた肋横突関節

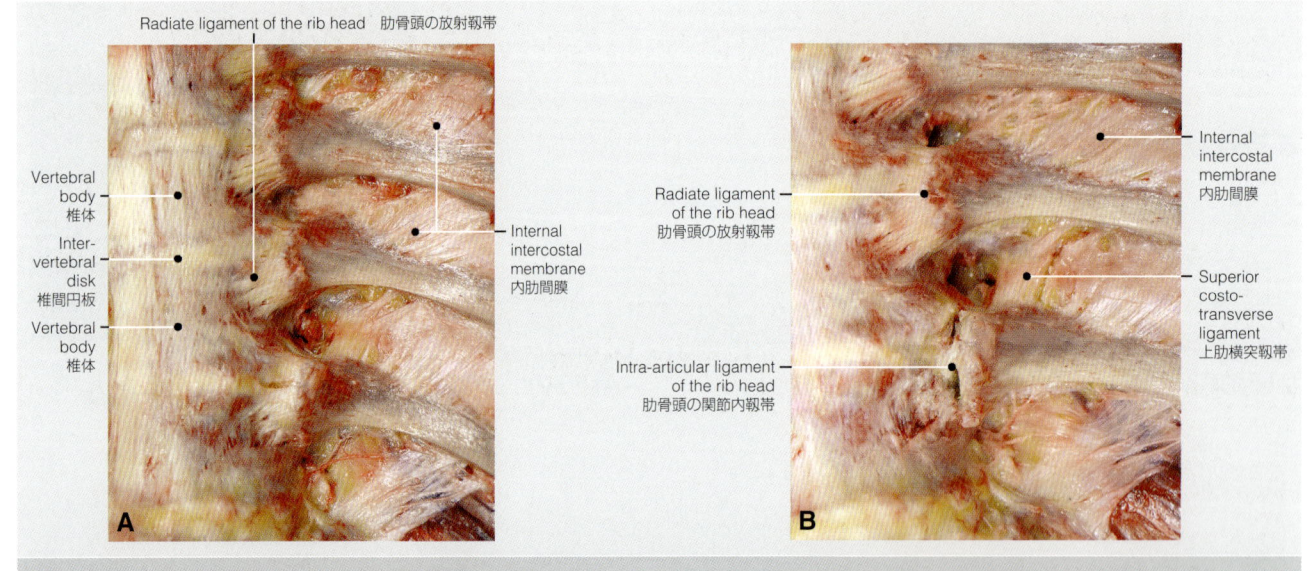

図 15-30　肋骨頭の靱帯．Bでは関節内靱帯が観察できるよう放射靱帯が除去されている．

■ 肋椎関節

　肋骨は自身と同じレベルおよび1つ上位の椎骨と，すなわち2つの椎骨と関節を形成する．第1，第11，第12肋骨は，例外的に自身と同じレベルの椎骨とのみ関節を形成する（図 14-13，14-24）．肋骨側では関節表面は肋骨頭の上方と下方の2つの平らな関節面から構成される（図 15-29）．その関節面は斜め方向を向いており，線維軟骨の薄い層に覆われている．椎骨側で下関節面（上位椎骨）と上関節面（肋骨と同レベルの椎骨）は椎間円板により分離されている．これらの関節面も斜め方向を向いており，軟骨の薄い層に覆われ，楔の形で肋骨頭に適合している．この関節は肋骨頭の関節内靱帯，放射靱帯，後靱帯により補強されている．

　肋骨頭の関節内靱帯（骨間）は2つの肋骨の関節面を分離する稜から椎間円板までの間を走行する（図 15-30）．椎骨と直接関節し，椎間円板とは関節しない第1，第11，第12肋骨では，この靱帯は観察されない．

　肋骨頭の放射靱帯は関節の前方に位置し，肋骨頭から隣接する椎骨および椎間円板に扇状に広がる（図 15-30）．

図 15-32 肋椎関節の横断面

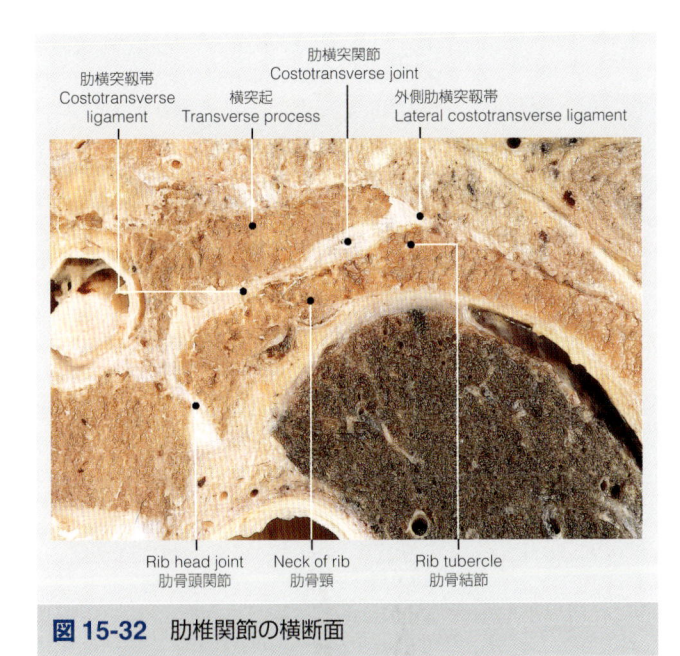

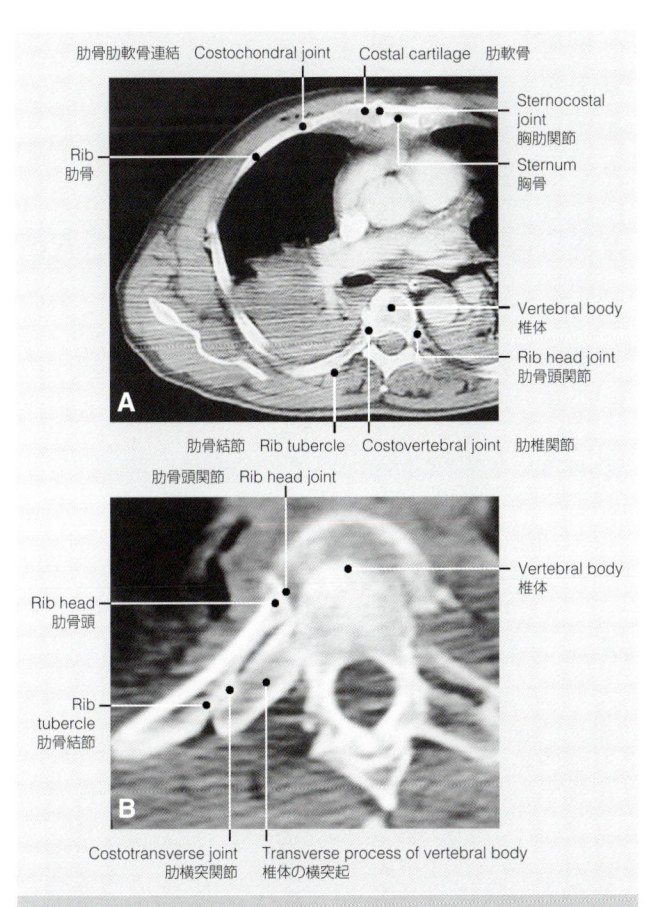

図 15-33 胸部CT横断像．肋椎関節と胸肋関節が示されている．

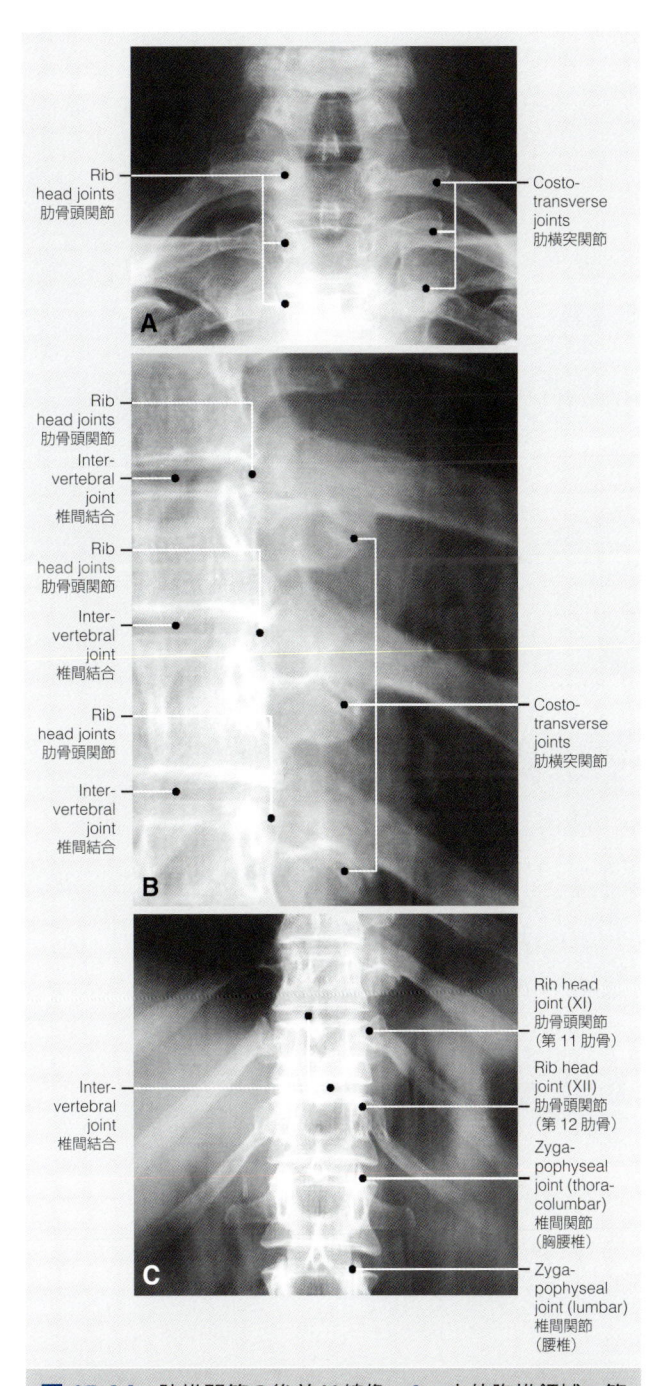

図 15-34 肋椎関節の後前X線像．**A** 上位胸椎領域．第1肋骨はT1（第1胸椎）とだけ関節を形成する．**B** 中位胸椎．**C** 下位胸椎．第11，12肋骨は同じレベルの胸椎とだけ関節を形成する．

また，肋骨頸の後上方面から上位椎体の後面へ走る強固な線維束である後靱帯の報告もある．

それぞれの肋椎関節には上方と下方の2つの遺残滑膜がある．これらの滑膜は骨間靱帯により部分的には分かれるが，骨間靱帯周囲で連続している．

■ 肋横突関節

肋骨結節と同レベルの横突起との間の関節である（図15-31～15-33）．第11肋骨と第12肋骨は例外であり，これらの結合はなく浮遊肋と呼ばれる（図15-34）．関節の表面は薄い線維軟骨の層で覆われる．外側肋横突靱帯，上肋

15 関節学　247

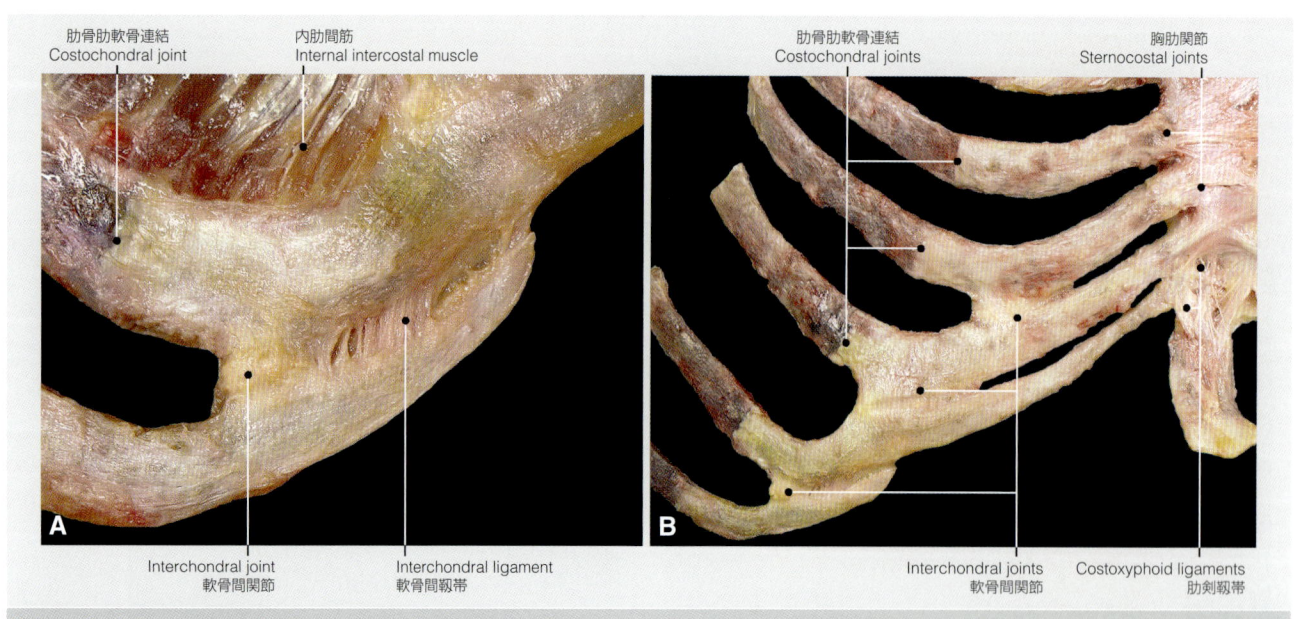

図 15-35 A 軟骨間関節，B 肋骨肋軟骨連結．

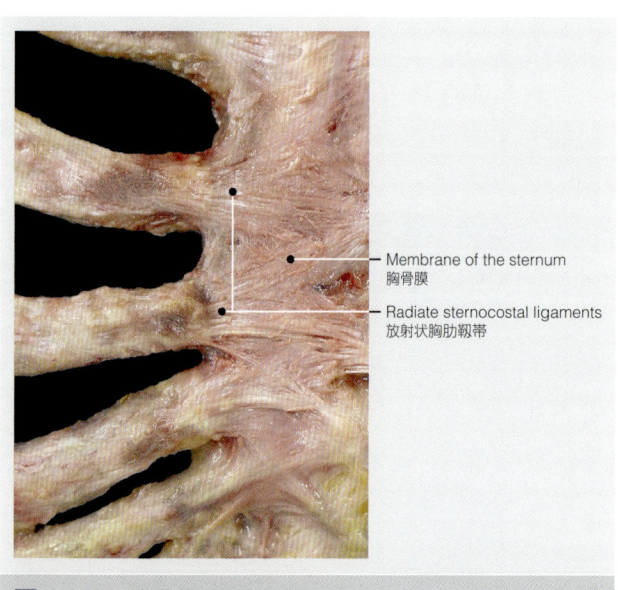

(ラベル：肋骨肋軟骨連結 Costochondral joint／内肋間筋 Internal intercostal muscle／軟骨間関節 Interchondral joint／軟骨間靱帯 Interchondral ligament／肋骨肋軟骨連結 Costochondral joints／胸肋関節 Sternocostal joints／軟骨間関節 Interchondral joints／肋剣靱帯 Costoxyphoid ligaments)

図 15-36 胸肋領域の前下面

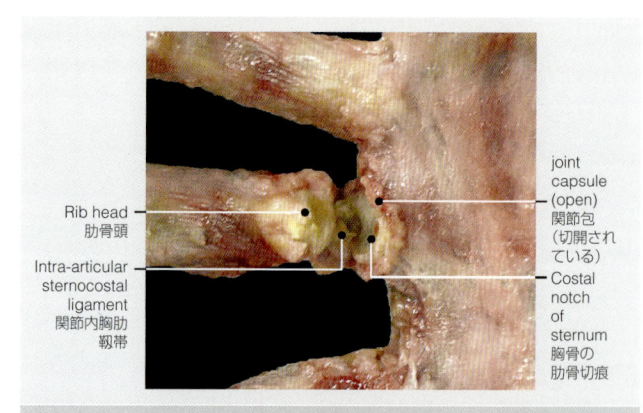

(ラベル：胸骨膜 Membrane of the sternum／放射状胸肋靱帯 Radiate sternocostal ligaments)

図 15-37 胸腔内の後面．関節包が切開された胸肋関節．

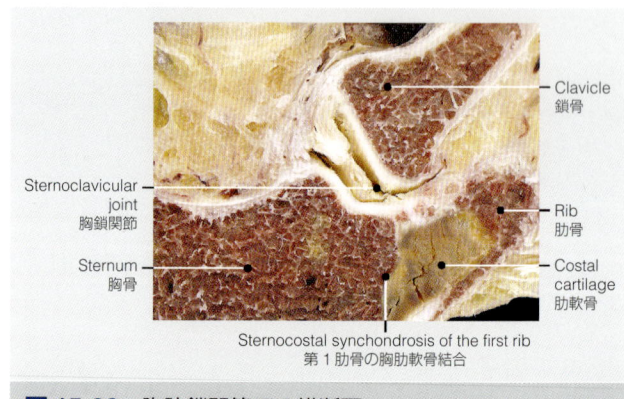

(ラベル：肋骨頭 Rib head／関節内胸肋靱帯 Intra-articular sternocostal ligament／関節包（切開されている）joint capsule (open)／胸骨の肋骨切痕 Costal notch of sternum)

図 15-38 胸肋鎖関節での横断面

(ラベル：鎖骨 Clavicle／胸鎖関節 Sternoclavicular joint／胸骨 Sternum／第1肋骨の胸肋軟骨結合 Sternocostal synchondrosis of the first rib／肋骨 Rib／肋軟骨 Costal cartilage)

横突靱帯，肋横突靱帯と肋椎弓靱帯がこの関節を補強する．

肋横突靱帯（図 15-32）は肋骨頸の後下面から同じレベルの横突起の前面まで走行する一群の線維束である．

外側肋横突靱帯は肋骨結節の後外側部の関節面のすぐ外側に付着し，同じレベルの横突起の先端まで走行する四角形の線維束である．

上肋横突靱帯（図 15-30，➡ 図 15-25）は平たい四角形をした靱帯で，肋骨頸の上縁から隣接した1つ上の横突起の下面にかけて走行する．さらにこの外側と内側に2つの副靱帯がある．外側副靱帯は横突起の尖の下縁に付着し，その場所で同レベルの横突間靱帯と混同されるかもしれない．この靱帯は下行し上肋横突靱帯と融合する．内側副靱帯は個人差があるが，通常は横突起の底から肋骨頭まで走行する．この靱帯が観察されるときは，この副靱帯は主靱

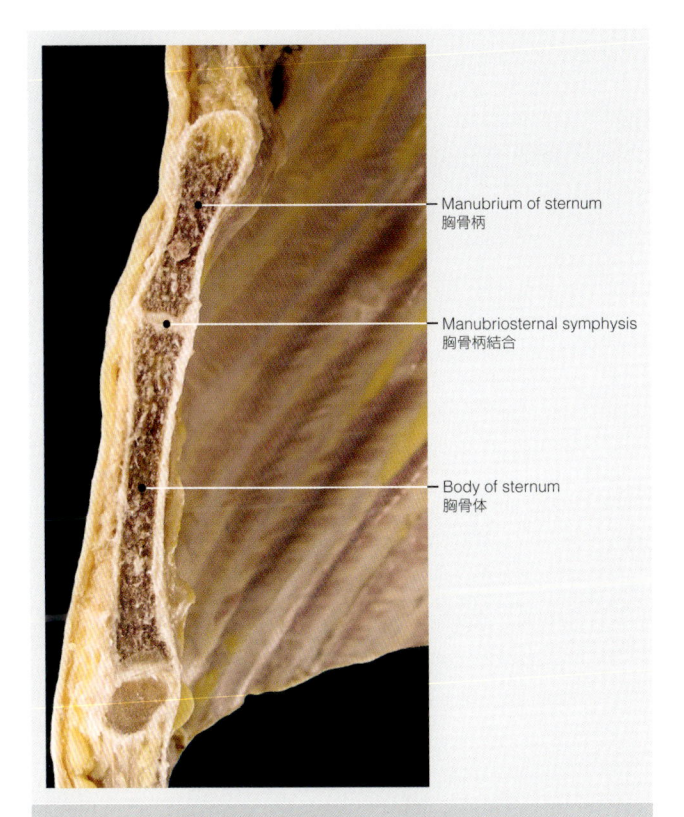

図15-39 胸骨上部の矢状断面

帯と脊柱との間隙を二分する．二分された前方の間隙は肋間静脈への分枝が走行し，後方の間隙は肋間神経と脊髄への動脈枝が走行する．

下肋横突靱帯は肋骨を挙上すると観察できる．上方で肋骨下縁に付着し，下方で同じレベルの横突起の尖に付着するいくつかの小さい線維束により構成される．

肋椎弓靱帯は肋骨の上縁で外側肋横突靱帯のすぐ内側から起始する．内側，上方に斜め方向に走行し，横突起の近傍で椎弓の下縁に停止する．

肋横突関節には滑膜の遺残があり，滑動するのに役立っている．

■ 肋骨肋軟骨連結

肋骨の骨性部と軟骨部は縫合状の結合である肋骨肋軟骨連結により結合している（図15-35）．この連結は骨膜と軟骨膜との連続により安定している．この連結に関節腔は存在しない．

■ 胸肋関節

この可動関節は第1〜7肋骨の肋軟骨と胸骨の肋骨切痕との間を，楔状の形で2つの関節面を介して連結している（図15-35，➡ 図14-24）．2つの関節面とも線維軟骨で覆われ，以下に記述する放射状胸肋靱帯，関節内胸肋靱帯，関節包靱帯により補強されている．

放射状胸肋靱帯は前方と後方の関節包を補強し（図15-36），肋軟骨の前縁から胸骨まで扇状に走行する．前方部ではこれらの線維束は反対側の線維束と互いに絡み合い，胸骨上で膜を形成する．後方の靱帯はより薄く，関節包と混同される．

関節内胸肋靱帯は関節内にあって，楔状の軟骨の尖と胸骨の肋骨切痕との間を結合する（図15-37）．第2肋骨で最もよく観察される．

関節包靱帯は肋軟骨（軟骨膜）を覆い，胸骨の骨膜と融合する線維性の膜である．

胸肋関節は遺残性の滑膜関節である．第1肋骨の胸肋関節は特徴があり，第1肋骨の肋骨軟骨結合と呼ばれる（図15-38）．関節面は他の胸肋関節より大きく，通常胸骨と直接連続している．鎖骨との関節面とは分かれており，鎖骨の肋骨面と関節を形成する小さい三角形の陥凹がある．第7肋骨の胸肋関節は，肋軟骨と剣状突起の前方表面とを結合する肋剣靱帯（図15-35）に特徴がある．

■ 軟骨間関節

第6〜9肋骨は，肋軟骨同士が軟骨膜といくつかの線維束を介して通常結合している（図15-35）．軟骨間関節には遺残性の滑膜があり小さく滑動するのに役立っている．

■ 胸骨の軟骨結合

これらの関節が胸骨の3つの部分を結合している．

■ 胸骨柄結合

胸骨柄の下部は線維軟骨を介して胸骨体と半関節を形成する（図15-39，➡ 図14-24）．この結合は連続する軟骨膜と多数の線維束により補強されている．

■ 胸骨剣結合

胸骨体は剣状突起（図15-35）と胸骨柄結合と同様な様式で結合する．

Chapter 16 筋学
MYOLOGY

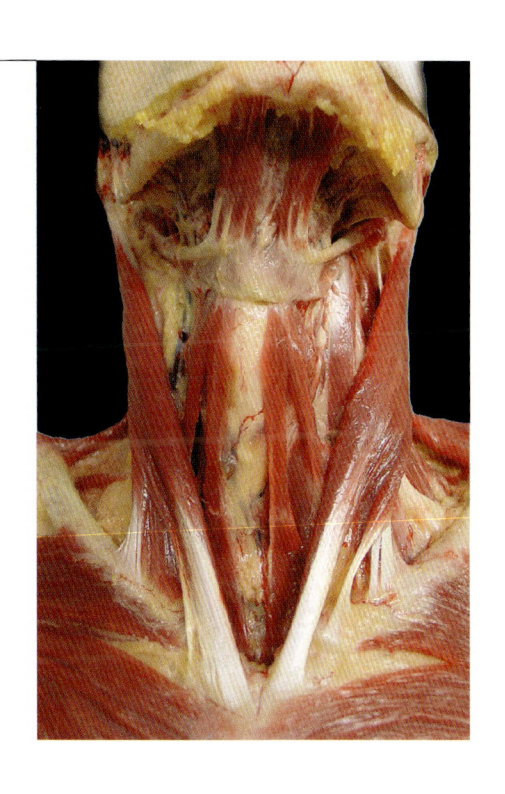

体幹の筋肉

　ここでは，特に体幹に限定する筋について解説する．体幹から起始して上肢帯の構成構造に停止する筋についてはChapter 10に記述されている．

■背部

　体幹の背側の筋の解剖を学習するのは難しい．理解を助けるために，解剖学者は背中の正中の両側にある筋群を脊柱起立筋と名づけた(**図16-1**)．この名前は体幹を重力に抗して起立させる基本的な機能を反映したものである．脊柱起立筋の尾側端は2層の胸腰筋膜である．脊柱起立筋は脊髄神経の背側枝により支配される．この領域の個々の筋に関してはここでは詳述しない．

　背中の筋肉は外側と内側の区画に分かれる．外側区画の筋は横突起およびそれより外側に，内側区画の筋は椎弓を含む脊柱管の範囲内に位置する．

■外側区画

　この区画の最外側の筋は腸肋筋である(**表16-1**，**図16-2**)．この筋は腸骨稜から起始しすべての肋骨に停止する．記述上，腰部，胸部，頸部の3つの区分に分けられる．

●腸肋筋

　腸肋筋の腰部(腰腸肋筋)は腸骨稜から起始し，第5〜12肋骨角に停止する．胸部(胸腸肋筋)は第7〜12肋骨角から起始し，第1〜6肋骨に停止する．最後に，頸部(頸腸肋筋)は頭側の肋骨から起始し，中位頸椎の横突起の後結節に停止する．

　腸肋筋の内側には最長筋が位置する(**図16-2**，**16-3**)．腸肋筋と同様に最長筋も胸部，頸部，頭部に分けて記述される．

●最長筋

　最長筋の胸部(胸最長筋)は腸骨稜と仙骨から第7胸椎(T7)に至る腱膜から起始する．この起始は広背筋の起始に似ているが，深さが異なる．最長筋は胸椎と腰椎の横突起と尾側の11個の肋骨角に停止する．頸部(頭最長筋)はT1-6の横突起から起始し，C2-7の横突起の後結節に停止

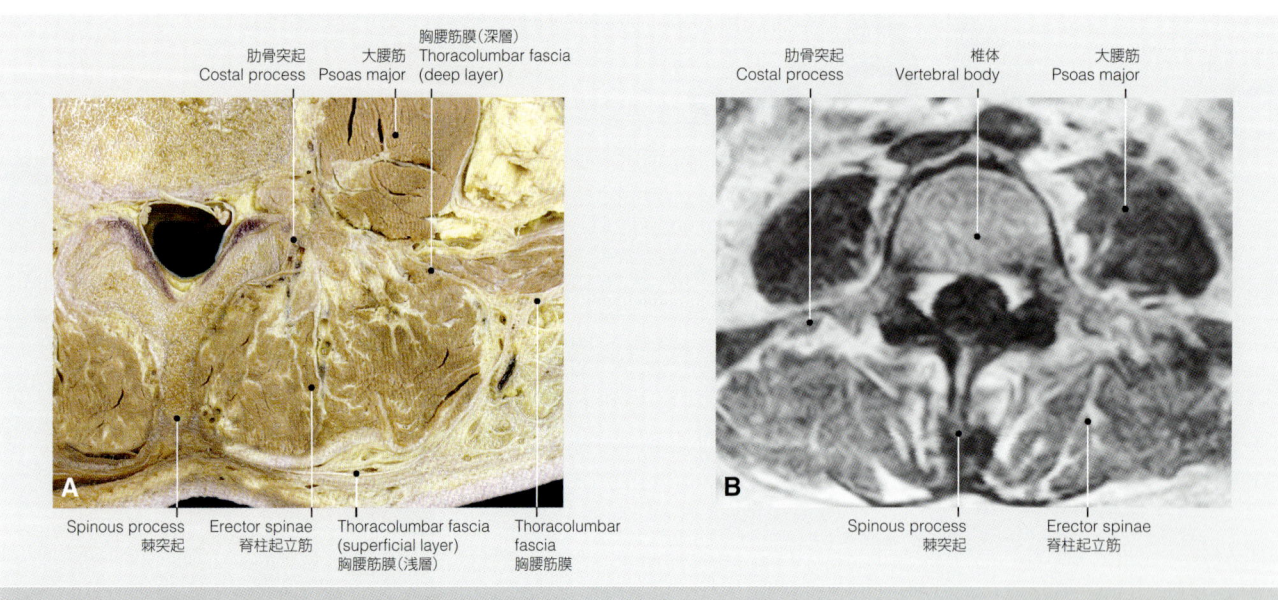

図 16-1 A 腰部での横断面．脊柱起立筋が観察される．B 腰部の MRI 横断像．

表 16-1 外側区画の筋群

筋肉	腸肋筋	最長筋	上後鋸筋
起始	頸部：頭側の肋骨 胸部：第7〜12肋骨 腰部：腸骨稜	頭部：第3頸椎〜第3胸椎の横突起 頸部：第1〜6胸椎の横突起 胸部：腸骨稜と仙骨から第7胸椎にいたる腱膜	第6頸椎〜第2胸椎の棘突起
停止	頸部：中位頸椎の横突起 胸部：第1〜6肋骨 腰部：第5〜12肋骨の肋骨角	頭部：乳様突起 頸部：第2〜7頸椎の横突起 胸部：胸椎，腰椎の横突起と尾側の11個の肋骨角	第2〜5肋骨
神経支配	脊髄神経の後枝	脊髄神経の後枝	脊髄神経の後枝
作用	脊柱の伸展	脊柱と頭部の伸展	呼吸の補助
	頸部：緑 胸部：青 腰部：赤	頭部：緑 頸部：青 胸部：赤	

(つづく)

する．頭部(頭最長筋)はC3-T3の横突起から起始し，側頭骨の乳様突起に停止する．

● 上・下後鋸筋

上・下後鋸筋は上方と下方の胸椎の部位にそれぞれ位置し，胸腰筋膜の表層にある．これらはところどころに筋線維がみられる．薄い腱膜性の層板である．上後鋸筋は菱形筋と肩甲挙筋の直下に観察され(図16-3)，C6-T2の棘突起から起始し，第2～5肋骨に停止する．下後鋸筋はT11-L2の棘突起から起始し，第9～12肋骨に停止する．これらの筋は呼吸の補助筋として機能するが，その形態ゆえにその作用は小さい．

● 頸・頭板状筋

頸椎部位では上後鋸筋の深部に2つの筋が存在する．頸板状筋はT3-6の棘突起から起始し，軸椎の横突起の後結節と環椎の外側塊に停止する(図16-3)．頭板状筋はC4-T2の棘突起に起始し，乳様突起と上項線に停止する(図16-3)．これらの筋が片側性に収縮すると頸部と頭部を同側に伸展回旋する．

● (外側)横突間筋

外側横突間筋が横突起間にみられる．これらは脊椎のレベルによって，腰部，胸部，頸部に分けて名づけられている．これらの筋は体幹の側屈に機能する．

■ 内側区画

これらの筋群は脊柱管が存在する範囲内に位置する(表16-2)．最も目立つのは棘筋と半棘筋である．

棘筋は棘突起同士を結び，胸棘筋，頸棘筋，頭棘筋の3つの部分に分かれる(図16-2, 16-4)．

(つづき)

下後鋸筋	頸板状筋	頭板状筋	横突間筋
第11胸椎～第2腰椎の棘突起	第3～6胸椎の棘突起	第4頸椎～第2胸椎の棘突起	横突起
第9～12肋骨	第1, 2頸椎の横突起	乳様突起	横突起
脊髄神経の後枝	脊髄神経の後枝	脊髄神経の後枝	脊髄神経の後枝
呼吸の補助	頸部の伸展と同側への回旋	頭部と頸部の伸展と同側への回旋	体幹の側屈

表 16-2 内側区画の筋群

筋肉	棘筋	棘間筋	半棘筋	多裂筋	回旋筋群
起始	頭部（個人差がある）：頸部部分の補強 頸部：第6頸椎～第2胸椎の棘突起 胸部：第10胸椎～第3腰椎の棘突起	棘突起	頭部：第4頸椎～第6胸椎の横突起 頸部：第1～6頸椎の横突起 胸部：第7～12胸椎の横突起	横突起	横突起
停止	頭部（個人差がある） 頸部：第2～5頸椎の棘突起 胸部：第2～8胸椎の棘突起	棘突起	頭部：上項線と下項線の間の後頭骨 頸部：第2～5頸椎の棘突起 胸部：第7頸椎～第6胸椎の棘突起	2～4つ頭側の棘突起	短回旋筋：隣接した頭側の椎骨の椎弓板 長回旋筋：2つ頭側の椎骨の椎弓板
神経支配	脊髄神経の後枝	脊髄神経の後枝	脊髄神経の後枝	脊髄神経の後枝	脊髄神経の後枝
作用	体幹の伸展	体幹の伸展	体幹と頭部の伸展，体幹の軽度回旋	体幹の伸展	脊柱の反対側への回旋

頭部：緑
頸部：青
胸部：赤

　胸棘筋は T10–L3 の棘突起から起始し，T2–8 の棘突起に停止する．頸棘筋は C6–T2 の棘突起から起始し，C2–5 の棘突起に停止する．頭棘筋は頸棘筋を単に補強するものであって，常に存在するわけではない．

　棘突起の間には棘間筋があり，筋の位置する場所によって胸棘間筋，頸棘間筋，頭棘間筋と名づけられている．頸椎の棘突起は先が二分していることから，頸棘間筋は対で存在することがある．

　半棘筋，多裂筋，回旋筋群は横突起から起始し，棘突起に停止していることから横突棘筋とも呼ばれる．半棘筋はこの筋群の中の主要な筋の1つである．

　半棘筋は頭部，頸部，胸部の3つの部分に分けて記述される（図 16-3，16-4）．

　胸半棘筋は T7–12 の横突起から起始し，C7–T6 の棘突起に停止する．頸半棘筋は T1–6 の横突起から起始し，C2–5 の棘突起に停止する．頭半棘筋は C4–T6 の横突起から起始し，上項線と下項線の間の後頭骨に停止する．

　この筋肉の深部で脊柱管に沿って多裂筋がある（図 16-5）．多裂筋は横突起から起始し，2～4つ頭側の椎体の棘突起に停止する．

　回旋筋群は多裂筋のさらに深部に観察される（図 16-5）．この筋群もそれらが観察される脊椎のレベルにより，腰部，胸部，頸部と名づけられる．回旋筋群は横突起に起始し，1～2つ隣接する椎弓板に停止する．

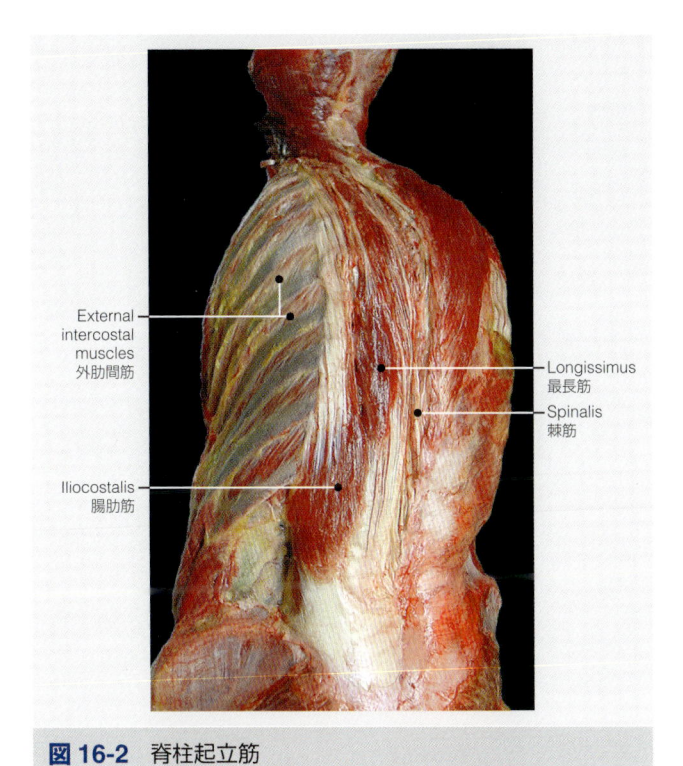

図 16-2 脊柱起立筋

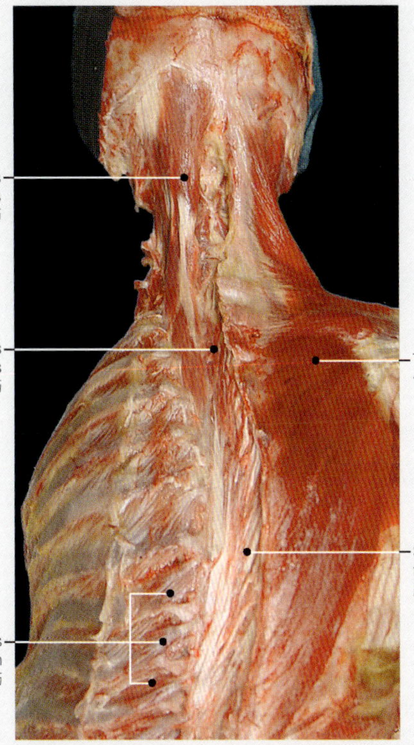

図 16-4 横突棘筋の解剖．左側では展開されているが，右側では表層の筋群が温存されている．

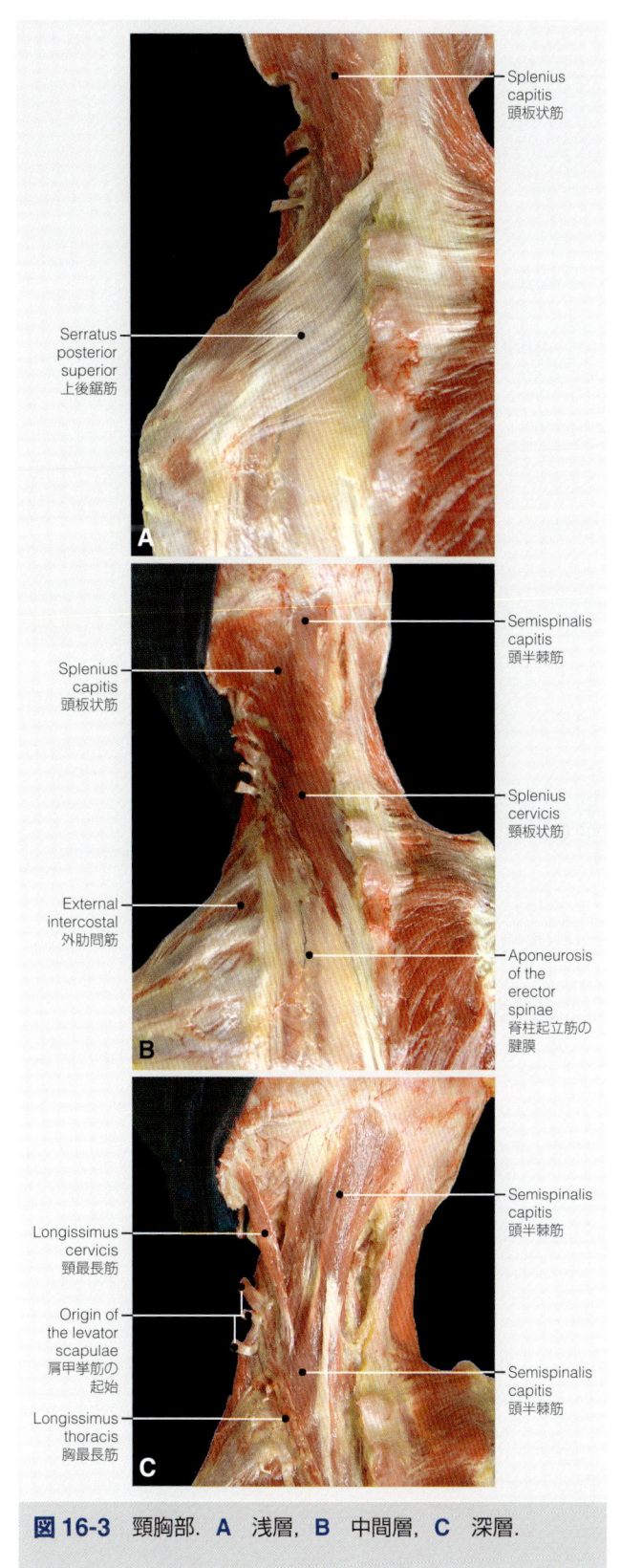

図 16-3 頸胸部．**A** 浅層，**B** 中間層，**C** 深層．

16 筋学　255

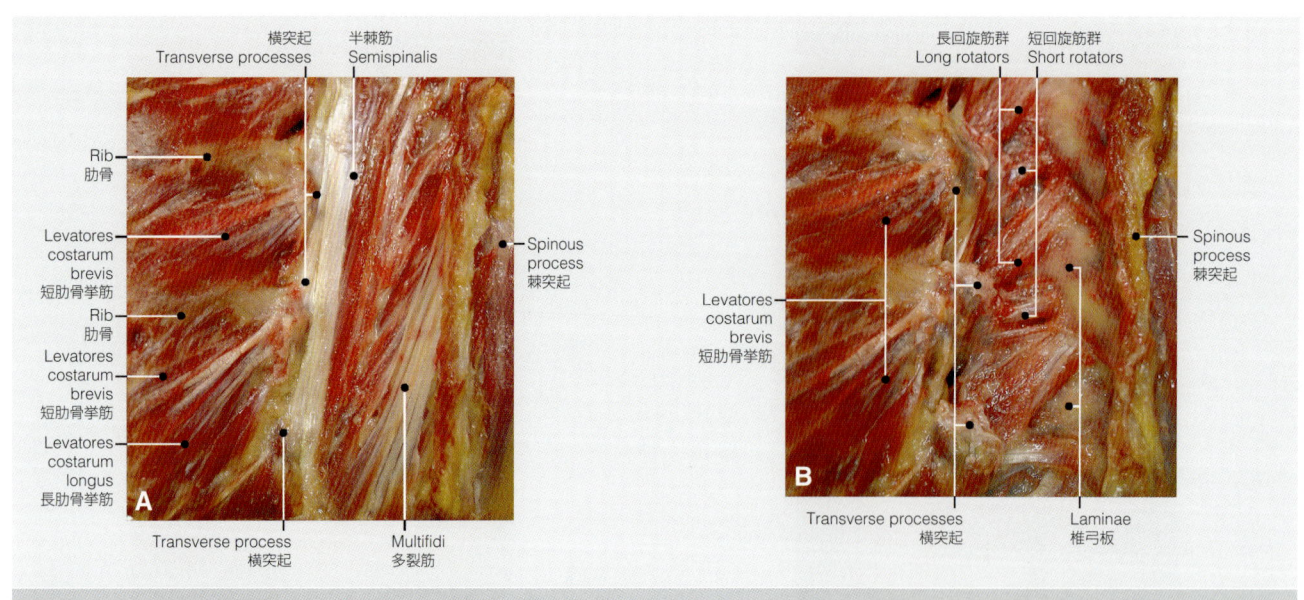

図 16-5　A　横突棘筋群の解剖．半棘筋の小さい部分は温存されている．多裂筋が半棘筋の深層に観察され，2～4つの椎骨を越え2～4頭側の椎骨の棘突起に付着している．B　Aの深層の展開．

後頭骨下筋群

この筋群は後頭骨の下に位置する（**表 16-3**）．後方，外側，前方の3つの筋群がある．

■ 後方筋群

頭半棘筋の深部に直筋と斜筋がある．

大後頭直筋は軸椎の棘突起から起始し，下項線方向に斜めに走行する（**図 16-6**）．頭部の伸展と同側への回旋の機能がある．長い体幹の筋と異なり，微細な動きを担っている．大後頭直筋は後頭下神経により支配される．

小後頭直筋は大後頭直筋の内側に位置する（**図 16-6**）．環椎の後結節に起始し，頭側に走行し下項線に停止する．大後頭直筋と同じ機能であるが，回旋に対する機能は小さい．小後頭直筋も後頭下神経により支配される．

斜筋は直筋の外側に位置する．下頭斜筋は軸椎の棘突起と環椎の外側塊の間を走行する（**図 16-6**）．外側に位置しているため，この筋は頭部の同側への回旋筋として機能する．この筋は頚神経の後枝により支配される．

上頭斜筋は下頭斜筋の頭側に観察される（**図 16-6**）．環椎の外側塊から起始し，大後頭直筋のすぐ頭側に停止する．下頭斜筋とともに頭部を同側へ回旋させる．この短い筋は空間の中で頭部の向きを決める微細な動きを担っている．この筋も頚神経の後枝により支配される．

■ 外側筋群

この部位のただ1つの筋肉が外側頭直筋である（**図 16-7**）．環椎の外側塊から起始し，後頭骨の頚静脈突起に停止する．頭部を側屈させる機能があり，C1とC2の頚神経の前枝により支配される．

■ 前方筋群

外側頭直筋の内側に前頭直筋がある．環椎の外側塊から起始し，大後頭孔の前方で後頭骨の底に停止する．その主な働きは頭部を屈曲することである．頚神経の前枝により支配される．

頭長筋は頚椎の椎体の部分を覆う（**図 16-7**）．後に記述する頚長筋が頭側に延長したものである．C3-6の横突起の前結節から起始し，後頭骨の底の前方に停止する．頭長筋の片側が収縮することにより，頭部が前側方に屈曲する．頭長筋の両側が収縮すると頭部が屈曲する．頚神経の前枝により支配される．

表 16-3　後頭骨下筋群

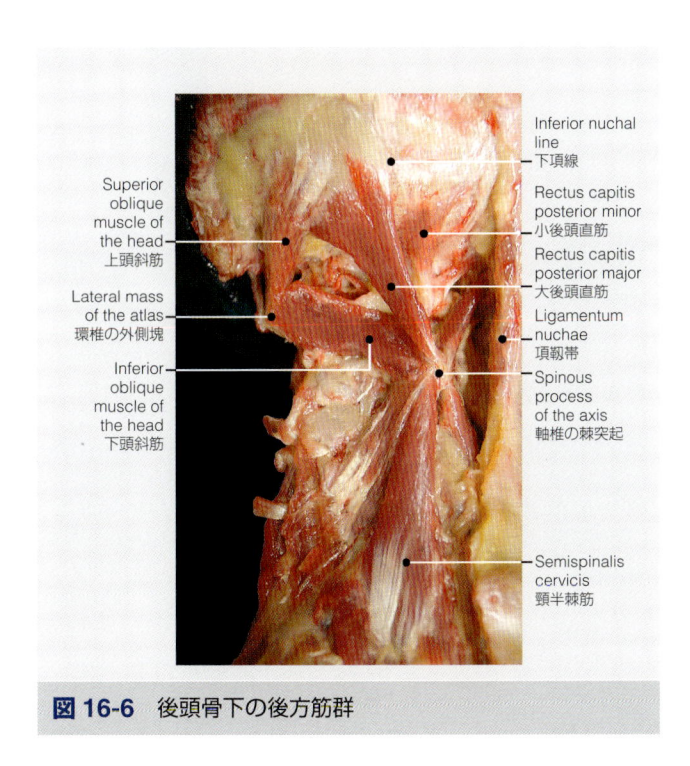

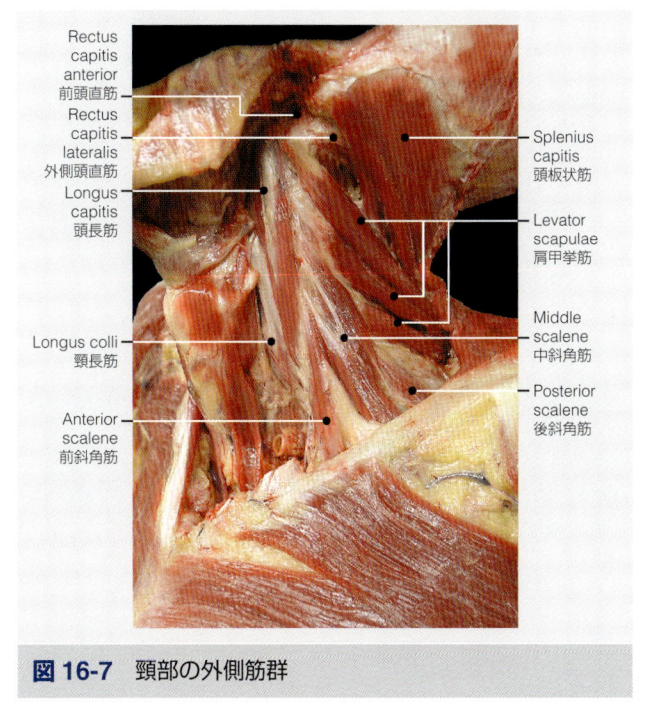

筋肉	後頭直筋	頭部の斜筋	外側頭直筋	前頭直筋	頭長筋
起始	大後頭直筋 　：軸椎の棘突起 小後頭直筋 　：環椎の後結節	上頭斜筋：環椎の外側塊 下頭斜筋：軸椎の棘突起	環椎の外側塊	環椎の外側塊	第3〜6頸椎の横突起
停止	下項線	上頭斜筋：下項線 下頭斜筋：環椎の外側塊	後頭骨の頸静脈突起	後頭骨の底	後頭骨の底
神経支配	後頭下神経	頸神経の後枝	頸神経の前枝	頸神経の前枝	頸神経の前枝
作用	頭部の伸展	頭部の伸展と同側への回旋	頭部の側屈	頭部の屈曲	頭部の屈曲

図 16-6　後頭骨下の後方筋群

図 16-7　頸部の外側筋群

16　筋学

表 16-4　頸部の外側筋群

筋	前斜角筋	中斜角筋	後斜角筋
起始	第3〜6頸椎の横突起	第2〜7頸椎の横突起	第4〜6頸椎の横突起
停止	第1肋骨	第1肋骨	第2肋骨
神経支配	脊髄神経の前枝	脊髄神経の前枝	脊髄神経の前枝
作用	第1肋骨を挙上し，頸部を側屈する	第1肋骨を挙上し，頸部を側屈する	第2肋骨を挙上し，頸部を側屈する

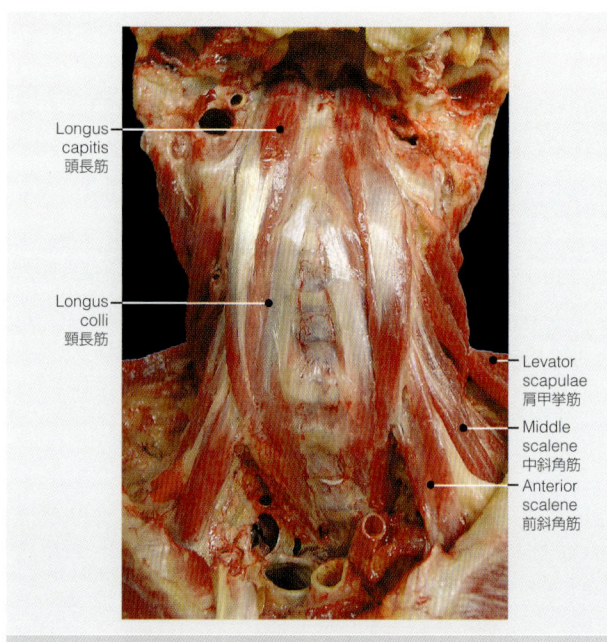

図 16-8　頸部前方の深部筋群

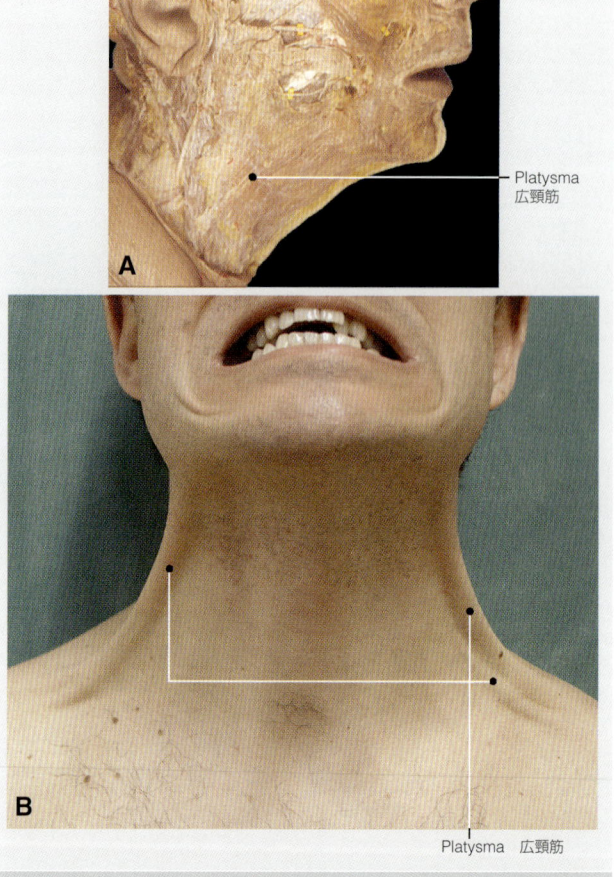

図16-9　A　頸部の表層を展開すると広頸筋が観察できる．B　広頸筋を緊張させている男性．外側の皮膚が広がっている．

Ⅲ　頭部と体幹

表 16-5　舌骨上筋群

筋	顎二腹筋	茎突舌骨筋	顎舌骨筋	オトガイ舌骨筋
起始	後腹：乳様突起 前腹：下顎骨	茎状突起	下顎骨の顎舌骨筋線	オトガイ棘
停止	前腹：下顎骨	舌骨	舌骨	舌骨
神経支配	後腹：顔面神経 前腹：顎舌骨筋神経	顔面神経	顎舌骨筋神経	第1頸神経
作用	下顎骨を下げる；舌骨の後方移動	舌骨を挙上する	舌骨を挙上する	舌骨を挙上する

頸部の筋群

外側筋群と前方筋群とが記述される．前方筋群は表層筋群と深層筋群（椎骨前）とに分けられる．

■ 外側筋群

この領域には斜角筋群がみられる．前斜角筋はC3-6の横突起の前結節に起始し，第1肋骨の上方の前斜角筋結節に停止する（表16-4，図16-7，16-8）．この筋の前方に鎖骨下静脈が位置し，鎖骨下動脈はこの筋の後方に位置し前斜角筋と中斜角筋により形成される斜角筋三角（interscalene triangle，斜角筋隙）の中を走行する．肋骨が固定されている時は，前斜角筋は頭部を側屈させ，頭部が固定している時は，第1肋骨を挙上させることにより吸気を補助する．

中斜角筋はC2-7の横突起の前結節から起始し，第1肋骨に（時に副線維束を介して第2肋骨に），前斜角筋の後方で停止し，斜角筋三角を形成する（図16-7，16-8）．その機能は前斜角筋と同じである．

後斜角筋はC4-6の横突起の後結節から起始し，第2肋骨の上縁に停止する（図16-7）．前斜角筋や中斜角筋と同様に，後斜角筋は固定される部分や動く部分の違いによって頸部を側屈したり，あるいは第2肋骨を挙上する．

斜角筋群は脊髄神経（C2-8）の前枝により支配される．

最小斜角筋が人により観察される．この筋はC6とC7の横突起の間から起始し，第1肋骨と胸膜上端に停止する．鎖骨下動脈（前方）と腕神経叢（後方）との間に位置する．

■ 前方筋群

深部の椎骨前の部位には頭長筋と密接に関連している頸長筋がある（図16-8）．頸長筋はアーチ状の筋で，上位胸椎の椎体と横突起と，下位頸椎の椎体と横突起とを結びつけている．片側が収縮すると頸部は側屈を伴って屈曲し，両側が同時に収縮すると頸部は屈曲する．頸長筋は脊髄神経の前枝により支配される．

頸部の表層領域には表在性の皮筋である広頸筋が観察される（図16-9）．広頸筋は下顎骨から胸郭の上部の皮膚を緊張させる．顔面神経により支配される．広頸筋の深部の筋群は舌骨との位置関係によって，舌骨上筋，舌骨下筋に分類される．

■ 舌骨上筋群

顎二腹筋，茎状舌骨筋，顎舌骨筋，オトガイ舌骨筋の4つの筋が舌骨上筋に分類される（表16-5）．

● 顎二腹筋

顎二腹筋はその名前が表すように中間腱により分かれる2つの筋腹により構成される（図16-10，16-11）．後腹は乳様突起の乳突（顎二腹筋）切痕から起始し，舌骨のほうに向

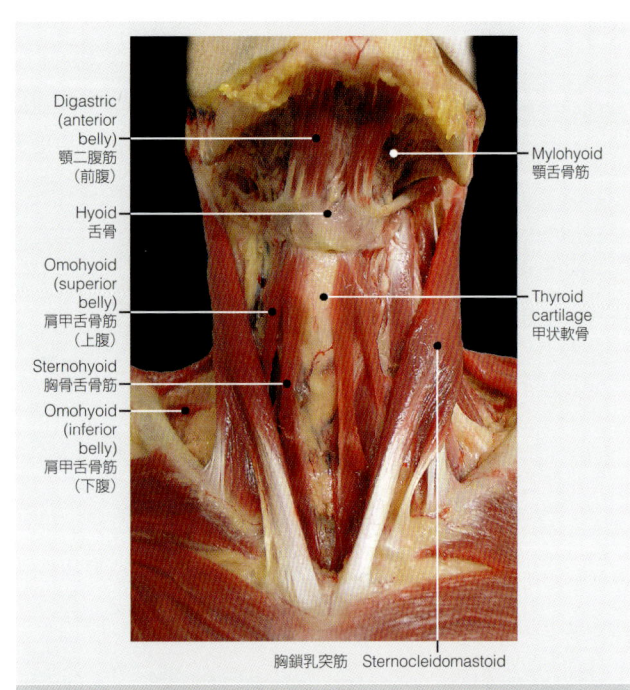

図 16-10　頸部の表層筋群の前面

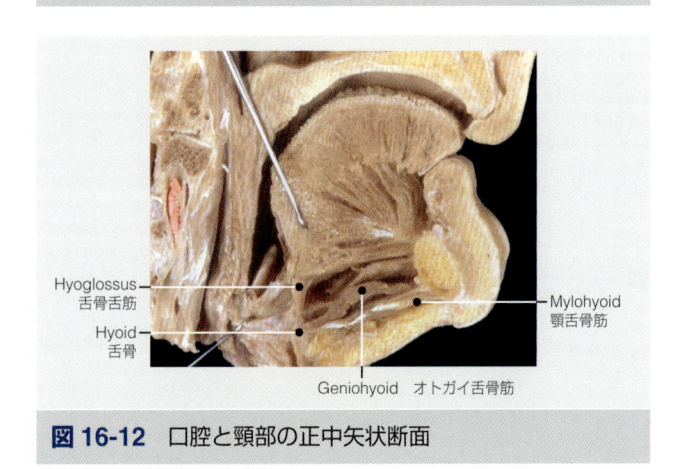

図 16-11　頸部を前外側斜め方向からみる．茎突舌骨筋と顎二腹筋．

図 16-12　口腔と頸部の正中矢状断面

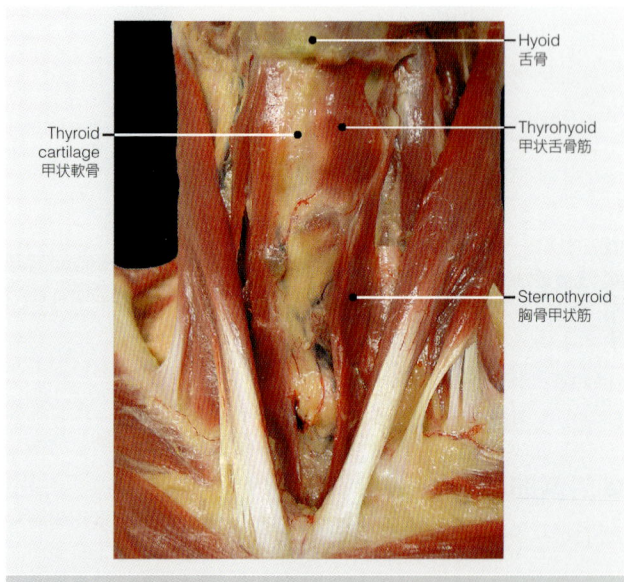

図 16-13　前頸部の深部（胸骨舌骨筋が除去されている）

表 16-6　舌骨下筋群

筋	胸骨舌骨筋	胸骨甲状筋	甲状舌骨筋	肩甲舌骨筋
起始	胸骨と鎖骨	胸骨	甲状軟骨	下腹：肩甲骨の上縁
停止	舌骨	甲状軟骨	舌骨	上腹：舌骨
付着	頸神経ワナ	頸神経ワナ	頸神経ワナ	頸神経ワナ
作用	舌骨を下げる	甲状軟骨を下げる	舌骨を下げる	舌骨を下げる

260　Ⅲ　頭部と体幹

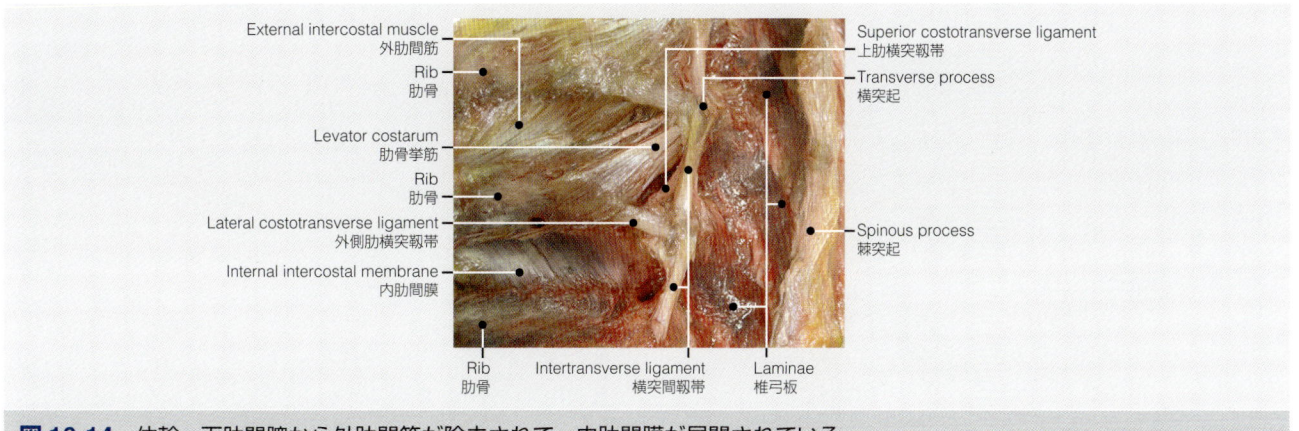

図 16-14 体幹．下肋間腔から外肋間筋が除去されて，内肋間膜が展開されている．

かい，中間腱となる．その遠位部は茎状舌骨筋により形成される腱膜のボタン穴を通る．中間腱は舌骨上のこのプーリーのしくみによって方向を変え前腹へと移行し，下顎骨の前部の後面（二腹筋窩）に停止する．2つの顎二腹筋は下顎骨を下げ，舌骨の後面を保持する．後腹は顔面神経により，前腹は下顎神経（三叉神経）の顎舌骨筋枝により支配される．

● 茎突舌骨筋

茎突舌骨筋は側頭骨の茎状突起に起始し，舌骨に停止する（図16-11）．前方では顎二腹筋の後腹と伴走し，顎二腹筋が方向を変えるボタン穴（顎二腹筋ボタン穴）を形成する．茎突舌骨筋は舌骨を挙上し後方へ移動させる機能がある．顔面神経により支配される．

● 顎舌骨筋

顎舌骨筋は下顎骨の筋肉底の一部を形成する幅の広い筋で，口の横隔膜と呼ばれることもある（図16-10～16-12）．下顎骨の顎舌骨筋線から起始し，舌骨の体に停止する．舌骨を挙上させ下顎骨を下げる働きがある．顎舌骨筋神経により支配される．

● オトガイ舌骨筋

最後に，オトガイ舌骨筋は口の底で顎舌骨筋の頭側に位置する（図16-12）．オトガイ棘から起始し，舌骨の体に停止する．舌骨を挙上させるのがその主な働きである．C1の脊髄神経により支配され，舌下神経の本幹を介する．

■ 舌骨下筋群

舌骨の下には胸骨舌骨筋，胸骨甲状筋，甲状舌骨筋，肩甲舌骨筋の4つの筋がある．すべての筋は頸神経ワナにより支配される（表16-6）．

● 胸骨舌骨筋

胸骨舌骨筋はその名前が表すように胸骨柄の後上表面，鎖骨と後胸鎖靱帯から起始する（図16-10）．舌骨の体の下面に停止する．舌骨を下げる働きがある．

● 胸骨甲状筋

胸骨甲状筋は胸骨柄の後方の頭側部と第1肋軟骨から起始する（図16-13）．甲状軟骨の斜線に停止する．甲状軟骨を押し下げ，喉頭を下げる働きがある．

● 甲状舌骨筋

甲状舌骨筋は胸骨甲状筋からの連続である平らな筋である（図16-13）．甲状軟骨の斜線から起始し，舌骨の体の下縁と大角に停止する．舌骨を押し下げる働きがある．

● 肩甲舌骨筋

肩甲舌骨筋は二腹筋である（図16-10）．その下腹は肩甲切痕の内側から起始し内側に走行する．中間腱は胸鎖乳突筋の後方に位置し，頸部の神経血管束を伴う．上腹は舌骨の底の下方に停止する．

胸郭の筋群

胸郭の表面に位置する筋の一部はChapter 10で解説した．ここでは体幹の内在筋を解説する．

■ 背部

背部には肋骨挙筋が観察される（図16-4）．これらは小さくて平らな筋で，C7-T11の横突起から起始し，肋骨角に停止する．次にあげる2つに分類される．長肋骨挙筋はその起始から尾側の2つの肋骨に付着するのに対し，短肋骨挙筋は肋骨頭角のすぐに尾側の肋骨に付着する．その

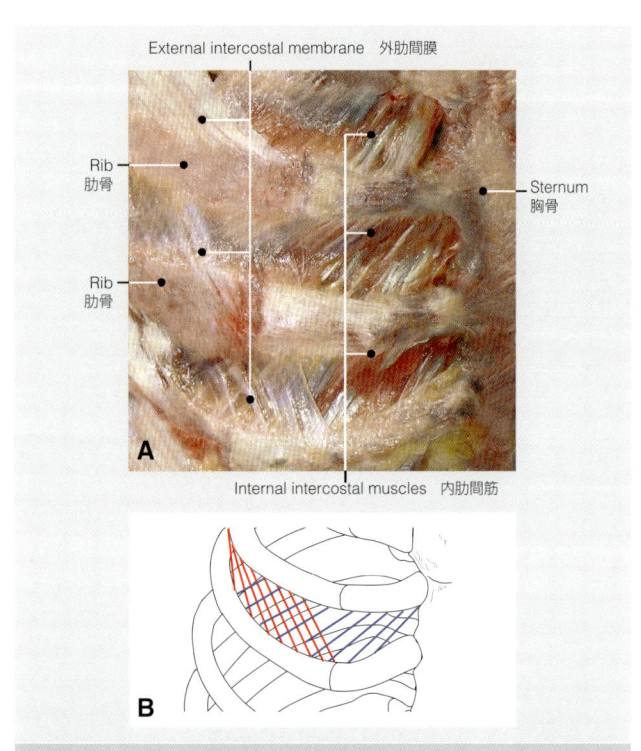

図 16-15　A　前胸壁．外肋間膜の一部が取り除かれて，内肋間筋が露出している．B　肋間筋の筋線維の方向を示す模式図．外肋間筋は赤で，内肋間筋は青である．

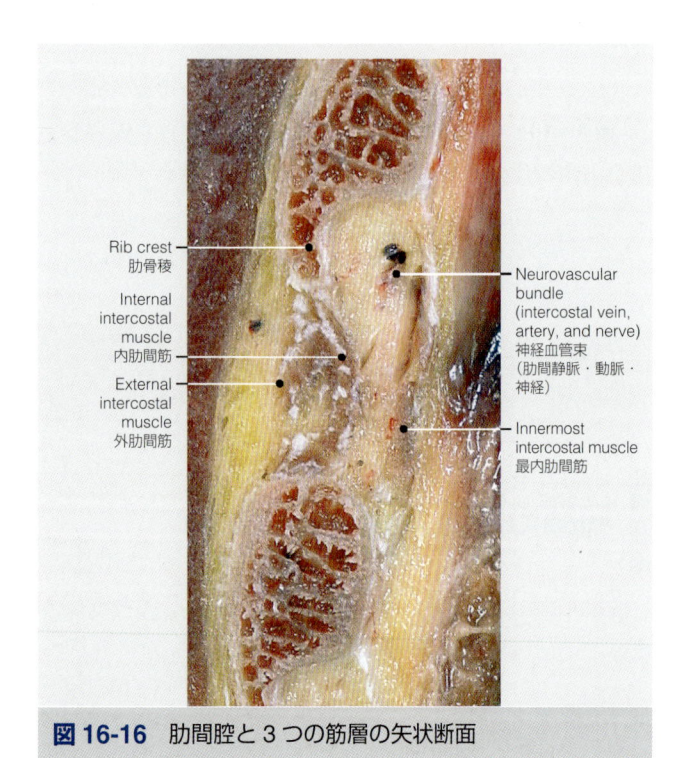

図 16-16　肋間腔と3つの筋層の矢状断面

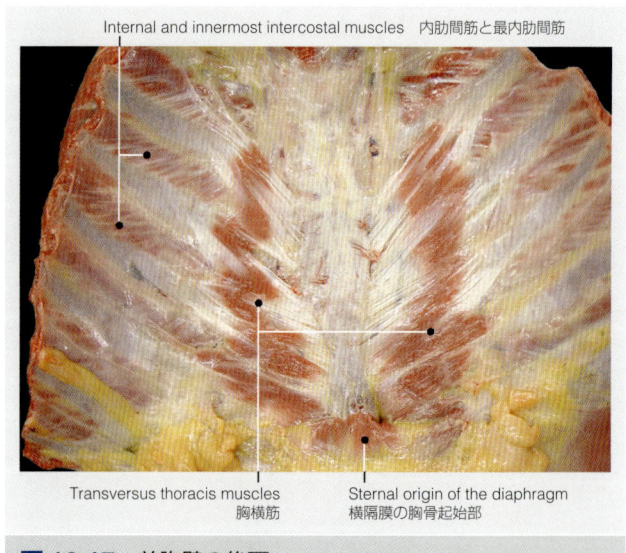

図 16-17　前胸壁の後面

■ 肋間部

肋骨同士の間隙には，肋間筋と通常呼ばれる3つの平らな筋がある．最も表層にあるのは外肋間筋であり（図 16-14〜16-16），その筋線維の走行は特徴的で上位肋骨から下位肋骨に向かって外側から内側へ斜めに走行する．これらの筋は吸気を補助し，肋間神経により支配される．外肋間筋は肋間腔のすべてではなく，肋横突関節と肋骨肋軟骨連結との間にのみみられる．それ以外は外肋間膜として連続する（図 16-15）．

内肋間筋は外肋間筋の深部に位置する（図 16-15〜16-17）．これらの筋線維も斜めに，しかし外肋間筋とは異なった方向，1つの肋骨の上縁から1つ上位の肋骨稜に向けて頭内側方向に走行する．背側ではこれらの筋は肋間腔に存在せず，肋骨角から椎体の外側部へ走行する内肋間膜として連続する（図 16-14）．これらの筋は肋骨を下げ呼気を補助し，肋間神経により支配される．

最後に，最内肋間筋は最も深部にあり，これは内肋間筋のヒダであるという意見もある（図 16-16，16-17）．肋間の神経血管束が内肋間筋と最内肋間筋との間に位置しており，肋間静脈・動脈・神経が含まれる．同じレベルの肋間神経により支配される．

胸郭の内部には肋下筋がみられ，隣接していない肋骨を結合し，内肋間筋の一部と連続する．腹横筋の連続である胸横筋（以前は三角胸骨筋と呼ばれていた）は，胸骨体の後方から起始し，肋骨肋軟骨連結に停止する（図 16-17）．肋下筋と胸横筋ともに肋間神経により支配される．

名前が表すように，これらの筋は肋骨を挙上させ，吸気を補助する．脊髄神経の後枝により支配される．

表 16-7　腹部の筋群

筋	腹直筋	外腹斜筋	内腹斜筋	腹横筋	腰方形筋
起始	第5～7肋骨	第5～12肋骨	腸骨稜，上前腸骨棘，鼡径靱帯	第7～12肋骨，腸骨稜，胸腰筋膜	第1～4腰椎の肋骨突起と腸骨稜
停止	恥骨稜	白線と鼡径靱帯	第10～12肋骨と白線	白線	第12肋骨と腰椎の肋骨突起
神経支配	第7～12肋間神経，腸骨下腹神経	第8～12肋間神経，腸骨下腹神経，腸骨鼡径神経	第8～12肋間神経，腸骨下腹神経，腸骨鼡径神経	第8～12肋間神経，腸骨下腹神経，腸骨鼡径神経	肋下神経，腰神経叢
作用	体幹の屈曲	体幹の屈曲と反対側への回旋	体幹の屈曲と同側への回旋	腹部の直径の減少	体幹の伸展，同側へ側屈

腹部の筋群

腹部の筋群は腹壁を形成する．腹部の前外側壁を構成する筋と後壁を構成する筋の2つのグループに分類される．腹腔の上方の境界である横隔膜は詳述するが，その下方の境界である骨盤隔膜に関しては解説しない（**表 16-7**）．

■ 前外側筋群

腹部の前外側筋群には腹直筋，錐体筋，外腹斜筋，内腹斜筋，腹横筋がある．

腹直筋は両脇にある長くて平らな筋である（**図 16-18～16-20**）．腱画により3～5つの筋腹に分かれる．第5～7肋骨の肋軟骨と剣状突起から起始し，恥骨稜と恥骨結合に停止する．

腹直筋は外側の筋に由来するはっきりとした2層の筋膜層によって覆われている（**図 16-19**）．外腹斜筋の腱膜は臍の上方で腹直筋を前方から覆う．内腹斜筋は前方と後方の2つの腱膜に分かれる．内腹斜筋の前方の腱膜と外腹斜筋の前方の腱膜が腹直筋鞘の前葉を形成する．腹直筋鞘の後葉は内腹斜筋の後方の腱膜と腹横筋の後方の腱膜から構成される．臍の下方では外腹斜筋，内腹斜筋，腹横筋の腱膜は腹直筋の前方に位置し弓状線（Douglas線）を形成する．弓状線は腹部の内部で観察することができる（**図 16-19**）．

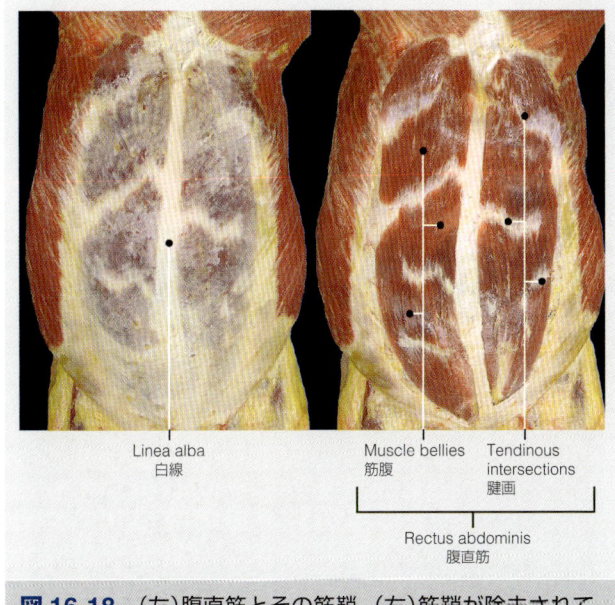

図 16-18 （左）腹直筋とその筋鞘，（右）筋鞘が除去されて，筋腹が展開されている．

Linea alba 白線
Muscle bellies 筋腹
Tendinous intersections 腱画
Rectus abdominis 腹直筋

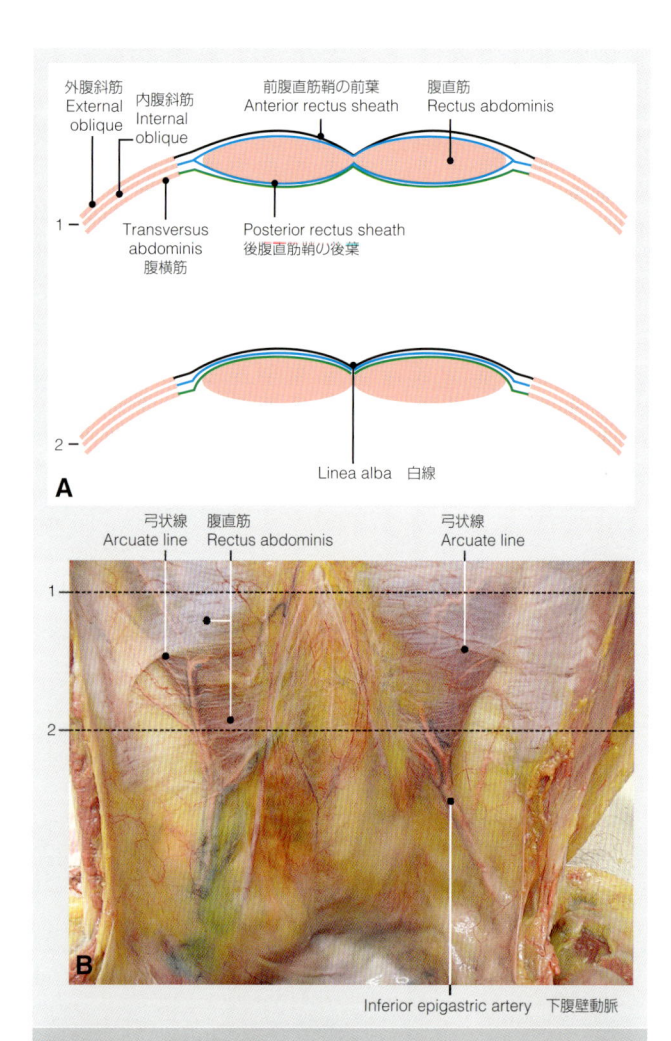

図 16-19 **A** 横断面の模式図（**B**で示されるレベル：断面1は臍部の頭側，断面2は尾側）．外側筋群の腱膜が描かれている．**B** 腹壁の後面．外側筋群の腱膜が腹直筋の前方に移行するところで弓状線が形成される．

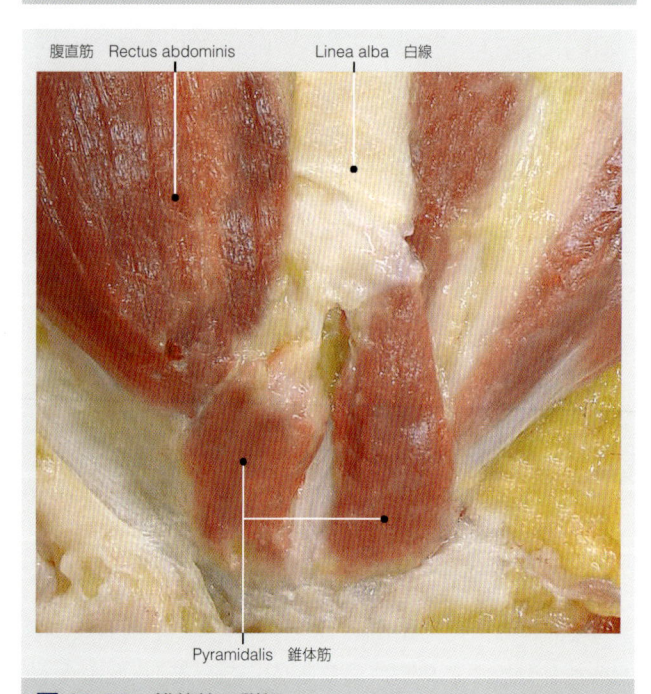

図 16-20 錐体筋の詳細

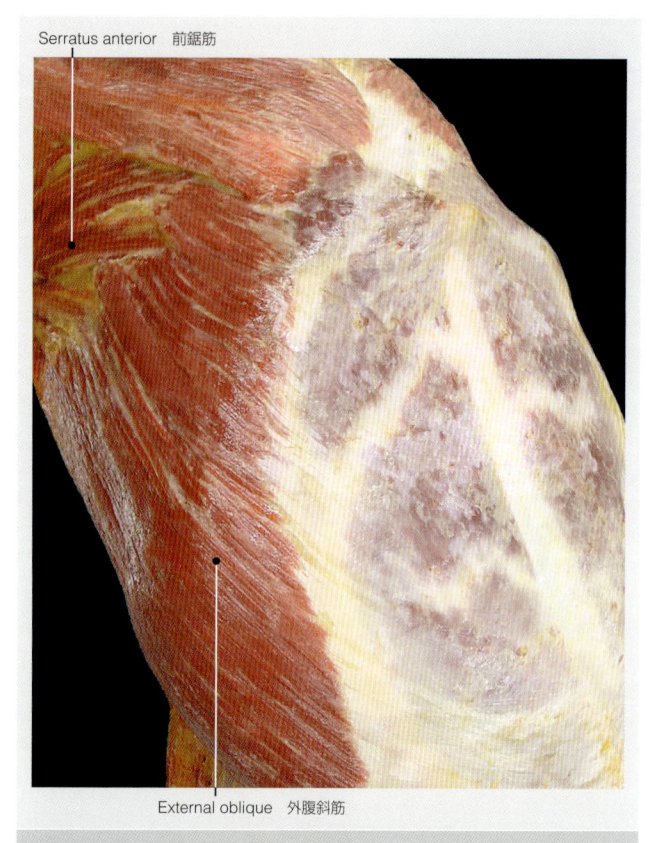

図 16-21 腹部の外側面．外腹斜筋が展開されている．

尾側では腹直筋鞘の後葉はない．

　腹直筋の機能は体幹を屈曲させること，つまり肋骨弓を恥骨に近づけることである（固定する部位によっては，恥骨を肋骨弓に近づけるということもできる）．第7～12肋間神経と腸骨下腹神経に支配される．

　2つの腹直筋を分ける白線は腹部の筋群の腱膜が合わさることにより腹部の正中に形成される．無血管であり腹部手術の展開に理想的な部位である．そのほぼ中央で臍輪が形成されるが，白線はその補強になっている．白線は白線補束を介して恥骨に結合する．

　錐体筋は腹直筋の前方に位置する三角形の筋であり個人差がある（**図 16-20**）．恥骨稜と恥骨結合から起始し，白線上に停止する．錐体筋は肋下神経に支配される．

　外側の筋群は平らであり，重なり合い3層になっている．外腹斜筋が最も表層にある（**図 16-21**）．筋線維は頭側から尾側へ，外側から内側へ斜めに走行しているため，このように名づけられている．第5～12肋骨から起始し，前鋸筋と絡み合っている．腹直筋の前面を覆う腱膜を介して白線に停止する．反対側の腹筋群と連続性があり筋腱膜ループを形成している．最も下方の線維は腸骨稜の外側縁，上前腸骨棘，恥骨結節に付着する．この腱膜は折れ曲

図 16-22　鼠径部

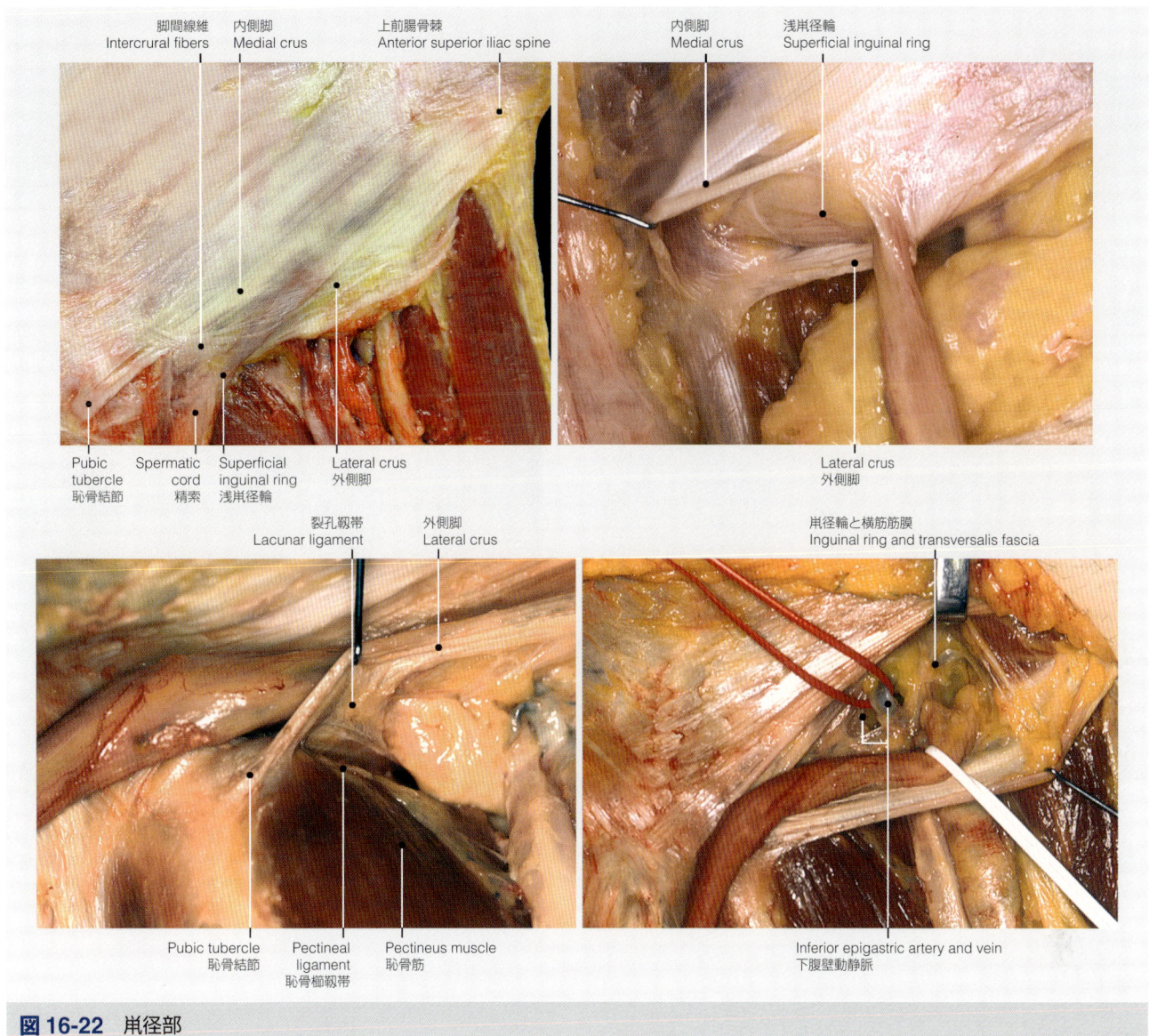

がり鼠径靱帯と鼠径管の前壁と底を形成する．

　鼠径部で反転鼠径靱帯（Colles 靱帯）が恥骨結節から起始し，内側脚を形成する（図 16-22）．裂孔靱帯（Gimbernat 靱帯）と呼ばれる別の線維が恥骨の外側部から起始し恥骨櫛稜に停止し外側脚を形成する．恥骨櫛靱帯（Cooper 靱帯）は裂孔靱帯，横筋筋膜，Henle 靱帯，恥骨筋の起始およびその筋膜などのいくつかの腱膜性構造が合わさって形成される．2 つの脚は停止部で分かれており，浅鼠径輪を形成する．その一部は脚間線維で覆われている．

　鼠径管は外腹斜筋の腱膜（前壁），腹横筋筋膜とその補強線維（後壁），内腹斜筋と腹横筋の筋膜（天井），鼠径靱帯と裂孔靱帯（底）により境界が形成されている．男性では精索，女性では子宮円索が中に含まれており，それらは深鼠径輪を通って鼠径管に入ってくる．

　外腹斜筋は体幹を屈曲させ，反対側に回旋させる．同時に両側が収縮したときは，回旋が中和され体幹は屈曲する．第 8〜12 肋間神経と腸骨下腹神経と腸骨鼠径神経に支配される．

　内腹斜筋は外腹斜筋の深部で観察される（図 16-23）．腸骨稜の中間線，上前腸骨棘，胸腰筋膜の深層，鼠径靱帯から起始する．筋線維は尾側から頭側へ外側から内側方向に斜めに走行する．内腹斜筋は，第 10〜12 肋骨に停止し，前方ではその腱膜は二分し腹直筋鞘の前葉と腹直筋鞘の後葉を形成する．最も尾側の線維は腹横筋の線維とともに共同腱を形成し恥骨に付着する．その筋線維は精巣挙筋の形成に寄与する．

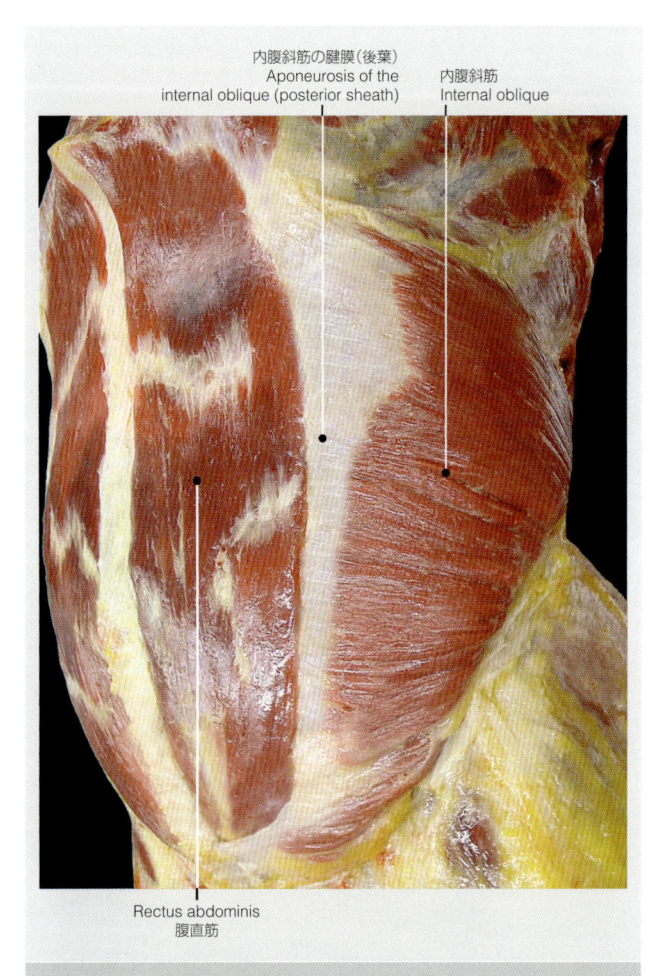

図 16-23　腹部の前外側面．外腹斜筋が除去され，内腹斜筋が展開されている．

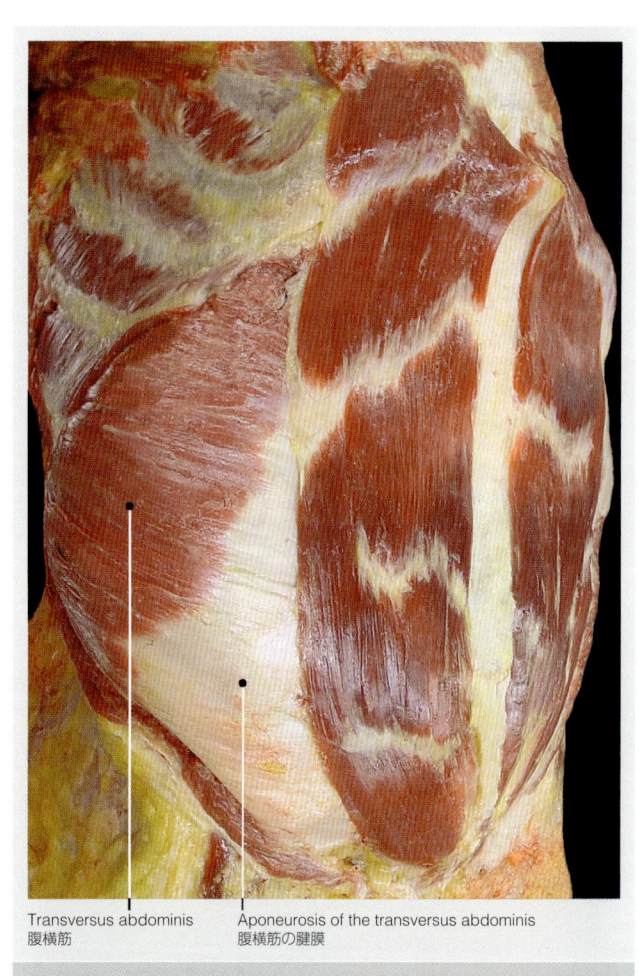

- 内腹斜筋の腱膜（後葉） Aponeurosis of the internal oblique (posterior sheath)
- 内腹斜筋 Internal oblique
- Rectus abdominis 腹直筋

図 16-24　腹部の前外側面．内腹斜筋が除去され，腹横筋が展開されている．

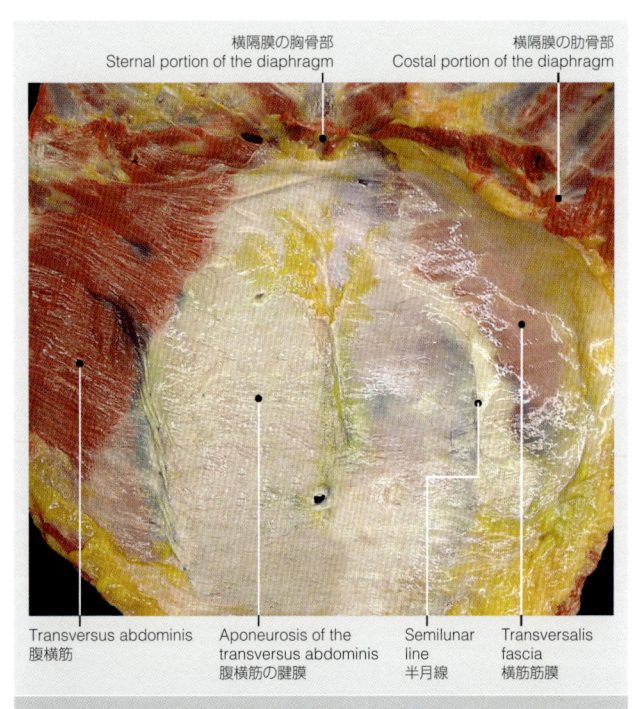

- Transversus abdominis 腹横筋
- Aponeurosis of the transversus abdominis 腹横筋の腱膜

図 16-25　腹壁の後面．左側では横筋筋膜が除去されている．右側では温存されている．

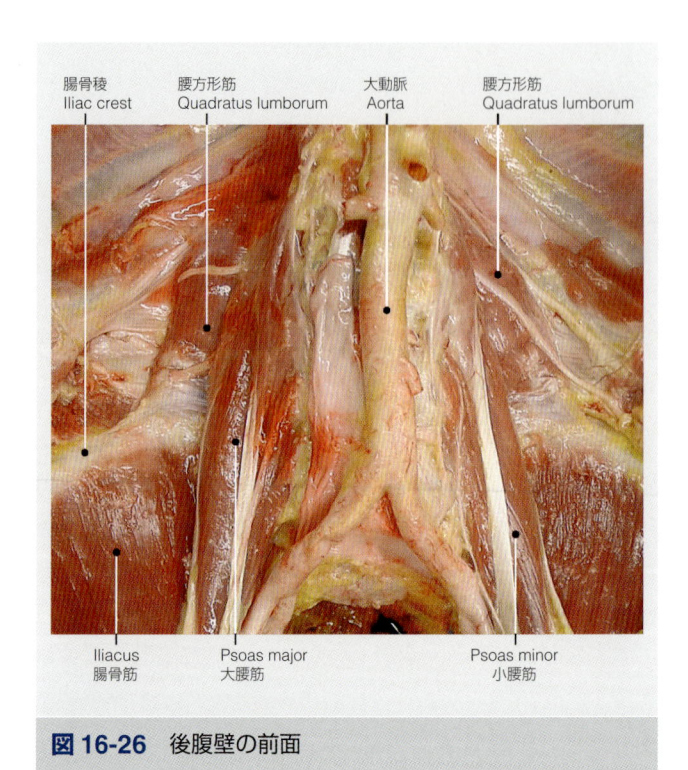

- 横隔膜の胸骨部 Sternal portion of the diaphragm
- 横隔膜の肋骨部 Costal portion of the diaphragm
- Transversus abdominis 腹横筋
- Aponeurosis of the transversus abdominis 腹横筋の腱膜
- Semilunar line 半月線
- Transversalis fascia 横筋筋膜

図 16-26　後腹壁の前面

- 腸骨稜 Iliac crest
- 腰方形筋 Quadratus lumborum
- 大動脈 Aorta
- 腰方形筋 Quadratus lumborum
- Iliacus 腸骨筋
- Psoas major 大腰筋
- Psoas minor 小腰筋

266　Ⅲ　頭部と体幹

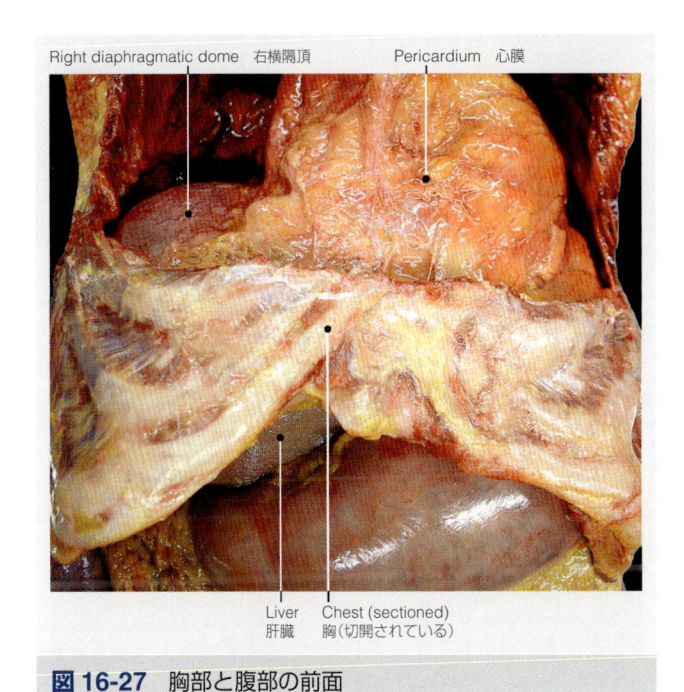

図 16-27　胸部と腹部の前面

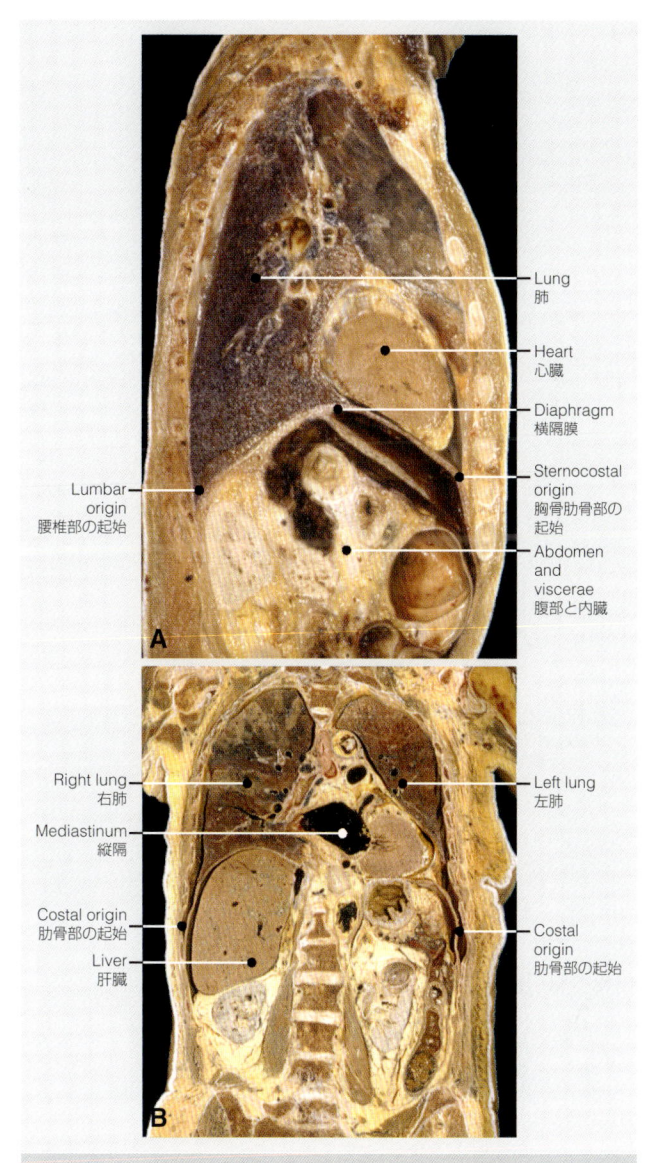

図 16-28　体幹の断面．A　矢状断，B　前頭断．

内腹斜筋では，同時に両側が収縮したときは，体幹は屈曲し，片側のみ収縮したときは体幹は同側に回旋する．第8～12肋間神経と腸骨下腹神経と腸骨鼠径神経に支配される．

後方で腰三角（Petit 三角）が観察される．これは腸骨稜，広背筋，外腹斜筋により境界されている．ここから内腹斜筋へ直接到達することができる（図 10-9）．

腹横筋は内腹斜筋の深部に位置する（図 16-24）．腹横筋の背側面は横筋筋膜によって腹膜から分離されている．腹横筋は第7～12肋骨から6つの指状構造となって，また，胸腰筋膜，腰肋靱帯，腸骨稜の内唇，上前腸骨棘と鼠径靱帯から起始する．腹横筋の筋線維は横向きで，腹部に包帯を巻いたような働きをする．腹直筋鞘，白線と恥骨結合に停止する．その筋と腱膜の移行部は半月線（Spiegel 線）を形成し，半月線は腹壁を内側から観察するとよく認められる（図 16-25）．

腹横筋は腹部の直径を減少させ腹圧を上昇させる．咳やくしゃみをしたり，排便時や嘔吐するときに必要な，強制呼気を補助する．第8～13肋間神経，腸骨下腹神経と腸骨鼠径神経に支配される．

■ 後方筋群

腹部の後壁は腰方形筋と腰筋の2つの筋により形成される（図 16-26）．腰筋は Chapter 22 に記述されている．

腰方形筋は2つの層に分けられる幅の広い筋である．

L1-4 の肋骨突起，腸骨稜の内唇の後内側1/3から起始する．肋骨突起から起始する線維は第12肋骨に停止し，腸骨稜から起始する線維は腰椎の肋骨突起に停止する．腰方形筋の働きは体幹の伸展と同側への側屈である．肋下神経と腰神経叢により支配される．

横隔膜

横隔膜は胸腔と腹腔とを分ける平らな筋である．胸腔に突き出す2つのドームがある．右側のほうがより大きく，その凹面に肝臓がある（図 16-27～16-30）．

横 隔 膜 に は 3 つ の 起 始 が あ る（図 16-28，16-30，

16 筋学　267

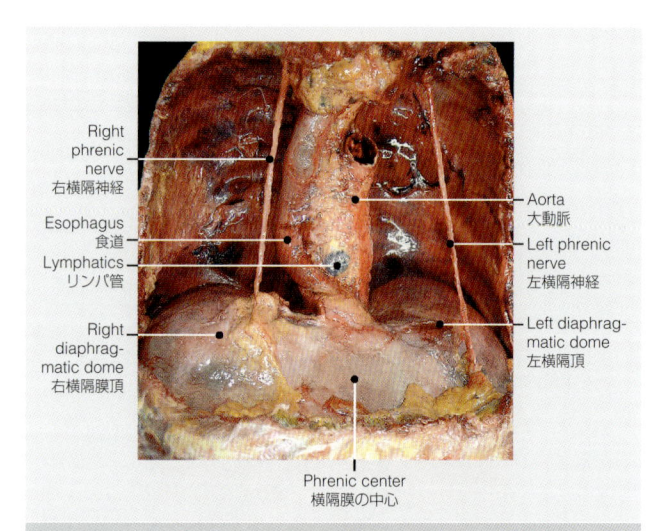

図 16-29　肺と心臓を除去した後の前面

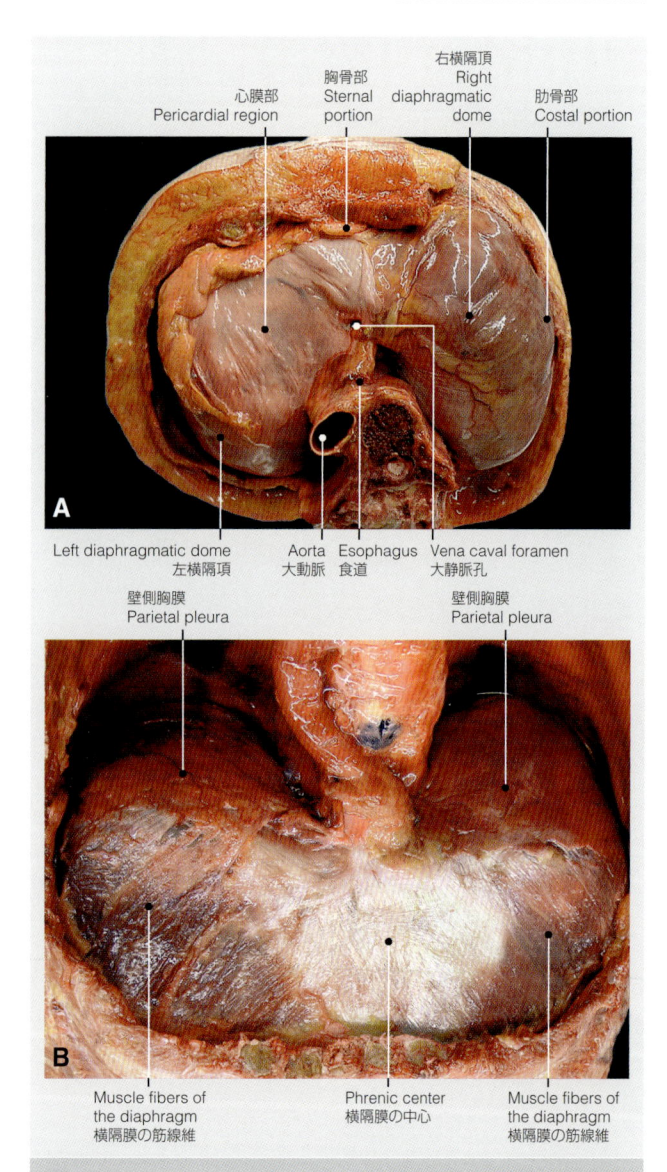

図 16-30　A　横隔膜の上面．B　横隔膜から臓側胸膜が除去され，筋線維と腱中心が展開されている．

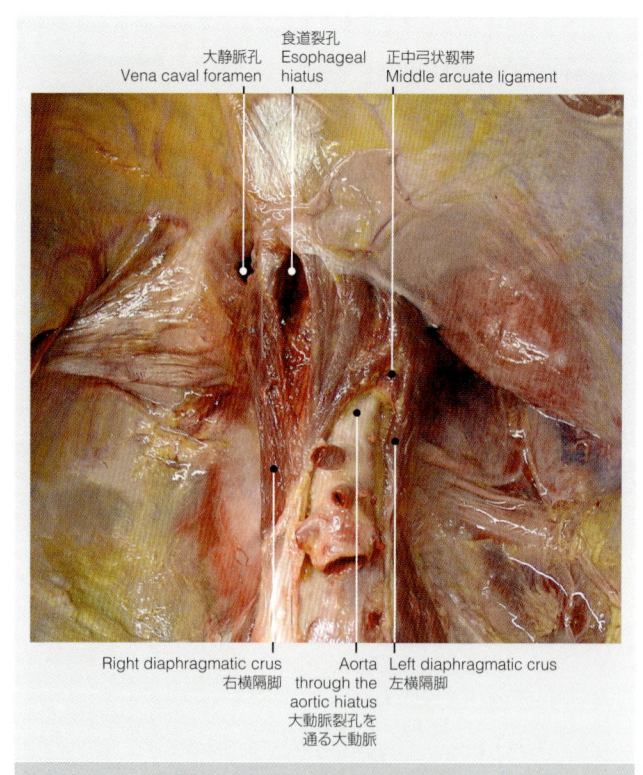

図 16-31　横隔膜の腰椎部とその脚の詳細

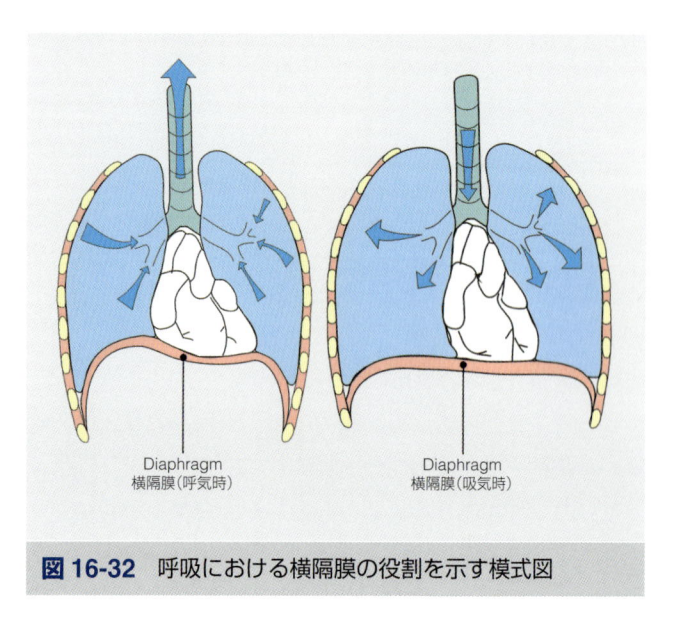

図 16-32　呼吸における横隔膜の役割を示す模式図

16-31)．胸骨部の線維は剣状突起の後方から起始する（図 16-28，16-30)．肋骨部は第7〜12肋骨の後面，肋軟骨から起始する．最後に，腰椎部は横隔脚を介して椎体の側面から起始する．

右横隔脚はL1-3椎骨ならびに同じレベルの椎間円板から起始する．最も内側の線維はアーチを形成し，左横隔脚と融合する．左横隔脚はL1，2椎骨と同じレベルの椎間

268　Ⅲ　頭部と体幹

図 16-33 顔面の外側の表層

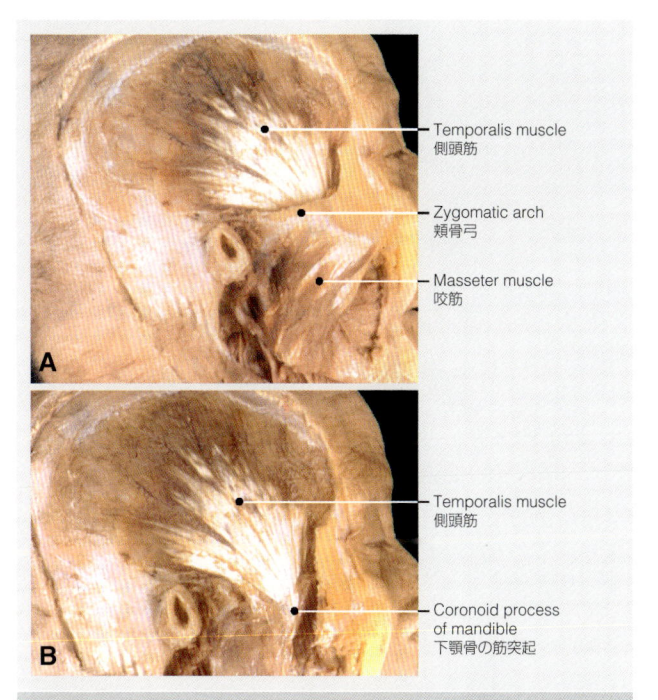

図 16-34 A　表層の咀嚼筋群，B　頬骨弓を除去した後の側頭筋の詳細．

図 16-35 下顎角の頭側での横断面

通っている．

　横隔膜の起始から由来するすべての線維は腱中心（横隔膜の中心）に向かって合流し，腱性の停止を構成する（図 16-30）．横隔膜の 3 つの部の間には，小さい脆弱な隙がある．胸骨部と肋骨部との間には，胸肋三角（Larry 裂）が形成され，その場所で内胸動脈と下腹壁動脈が吻合する．肋骨部と腰椎部との間には，腰肋三角（Bochdalek 裂）が形成される．

　腱中心で大静脈孔が観察され，下大静脈が右心耳方向に走行する．左側では食道裂孔があり，食道が迷走神経とともに走行し胃に至る（図 16-31）．

　横隔膜が収縮するとそのドームは平らになり，その結果胸腔内圧は低下し，肺が拡張し吸気が起こる．横隔膜が弛緩するとドームは上方に移動し，呼気につながる．吸気の際の横隔膜の下降は腹圧を上昇させる（図 16-32）．

　横隔膜は 2 つの横隔神経（C3-5 脊髄神経由来）により支配され，心膜を取り囲みながら走行し，それぞれの横隔膜のドームに到達する（図 16-29）．右横隔神経は通常大静脈孔を下大静脈とともに通り，横隔膜の腹腔表面に達する．左横隔神経は直接腱中心を貫く．これらの神経は横隔膜の運動と知覚を支配し，知覚には感覚と位置覚が含まれている．さまざまな腹部の状態がこの神経を刺激すると，運動機能障害（吃逆や咳嗽など）が引き起こされうる．

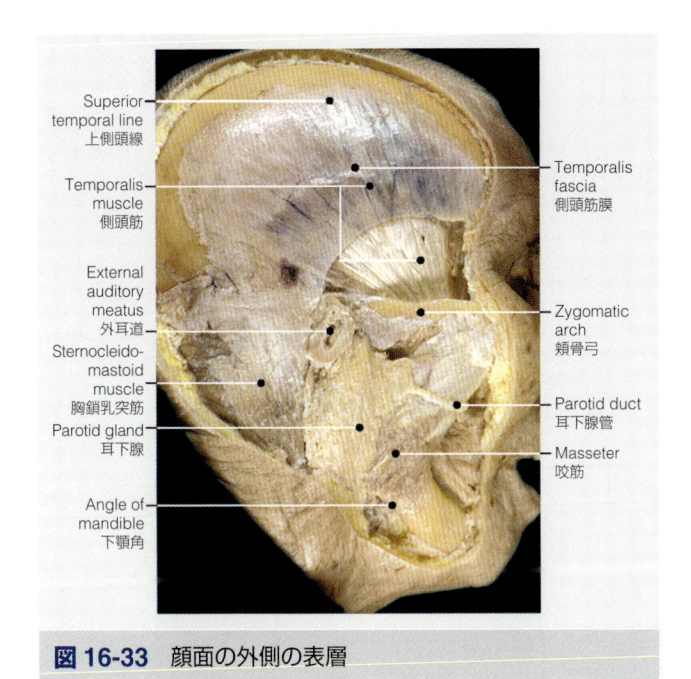

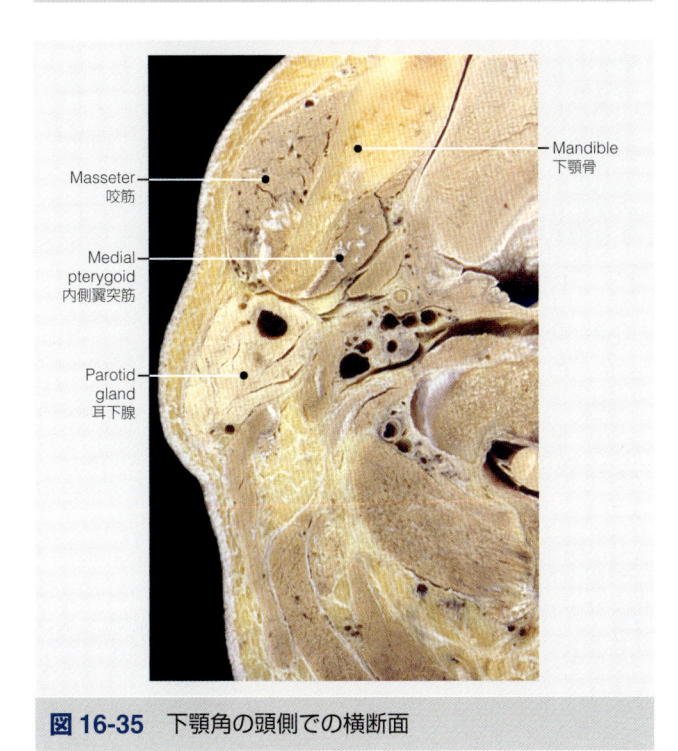

円板から起始する．2 つの脚は腱性のアーチである正中弓状靱帯を形成し，それにより大動脈裂孔と呼ばれる裂孔が形成され，その中を通って大動脈が腹腔内に入る．この裂孔には奇静脈と胸管も通っている．半奇静脈は左脚を直接横切る．両脚のすぐ外側には，内側弓状靱帯（腰筋アーチ）が形成され大腰筋が交感神経とともに通る．さらに外側では外側弓状靱帯（腰方形筋アーチ）が形成され腰方形筋が

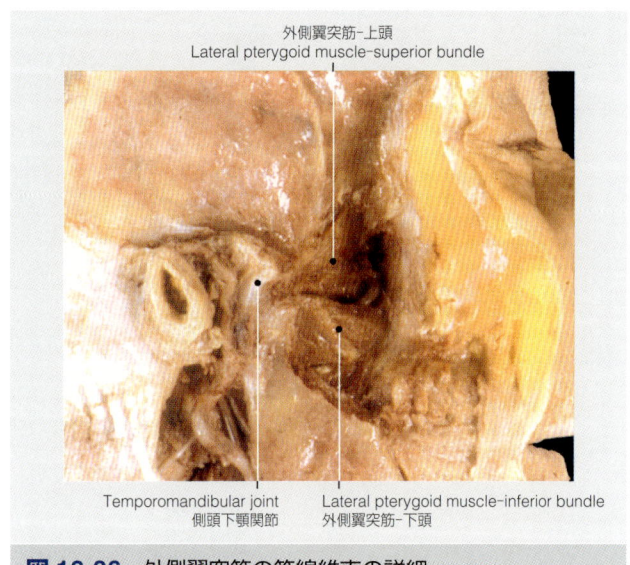

図 16-36　外側翼突筋の筋線維束の詳細

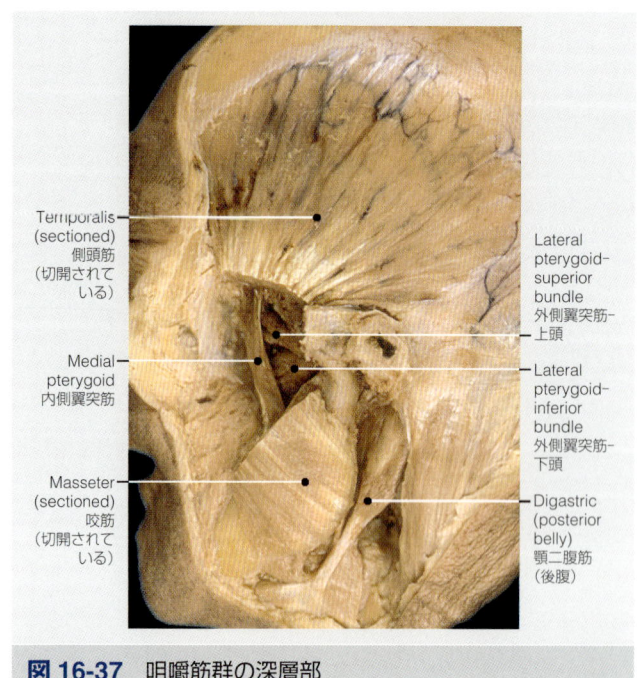

図 16-37　咀嚼筋群の深層部

咀嚼筋群

　多くの教育機関で咀嚼筋群は筋骨格系として扱われている．したがってここでも解説する．咀嚼筋群には側頭筋，咬筋，外側翼突筋，内側翼突筋の4つの筋が含まれる．

　側頭筋は平らで，扇状の形をしている（図 16-33，16-34）．上側頭線から頬骨弓まで伸びる強力な側頭筋膜に覆われる．この筋膜は2つの層に分かれ，浅葉は頬骨弓の外側縁に付着し，深葉は頬骨弓の内側縁に付着する．側頭筋の筋線維は側頭窩から起こり，筋線維が合わさり強力な腱として下顎骨の筋突起に付着する．下顎を挙上する働きがあり，咬合するのを可能している．側頭筋は下顎神経（三叉神経の分枝）により支配されている．

　咬筋は咬筋筋膜により覆われており2つの層に分かれている．浅層は頬骨弓の前方2/3から起始し，下顎角の方向に走行する．深層は頬骨弓の後方2/3から起始し，下顎角およびその隣接する前方部の方向に斜めに走行する（図 16-33〜16-35）．下顎を挙上する働きがあり，咬合するのを可能している．下顎神経により支配されている．

　外側翼突筋は蝶形骨の翼状突起外側板の外側面から起始し，2つの線維束となって顎関節の関節円板および下顎骨の関節突起上にある翼突筋窩に付着する（図 16-36，16-37）．この筋は咬合の動きを下顎骨の関節円板とともに調節する働きがある．左右の外側翼突筋が同時に収縮すると顎が前方に動く．外側翼突筋の片側のみ収縮すると，顎が側方に動く．これは顎を下げる筋を補助している．外側翼突筋は下顎神経により支配される．

　内側翼突筋は翼突筋窩から起始し，下顎角の内側にある翼突筋粗面に斜め方向に付着する（図 16-35，16-37）．前述した3つの筋（側頭筋，咬筋，外側翼突筋）とともに咬合を調節する働きがある．下顎神経により支配される．

Chapter 17 神経学
NEUROLOGY

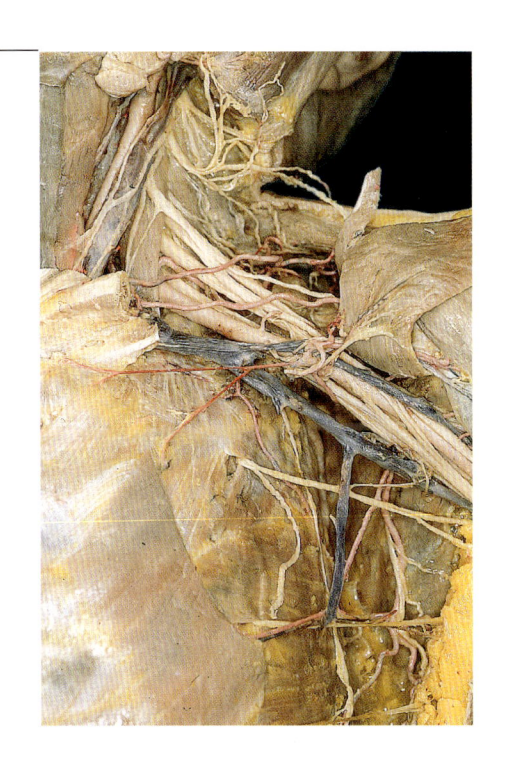

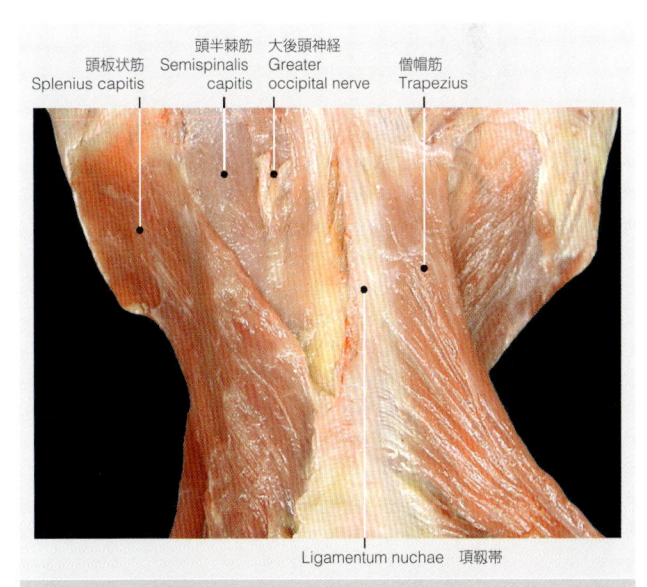

図 17-1 頭半棘筋から出てくる大後頭神経

（図 17-1），環椎後弓と軸椎椎弓との間を通り，頭半棘筋，僧帽筋を貫通し，後頭部の皮膚の知覚を支配している．C2よりも下方にある後枝は背側へ走り，傍脊柱筋を支配

はじめに

頸神経叢，腕神経叢，肋間神経，腰仙神経叢は頭側から尾側へ脊髄から分岐して形成される．腕神経叢については Chapter 11 で解説されている．腰仙神経叢は骨盤と下肢と関連しているので，Chapter 23 に記述されている．

ここでは頸神経叢と肋間神経の一般的特徴に関して解説する．

頸神経叢

頸椎部位には頸神経の前枝および後枝がある．後枝は背側へ項の方向に走行する．C1頸神経には特徴があり，注意する必要がある．この運動神経は後頭直筋と上頭斜筋からなる三角の中に位置し，これらの筋を支配する．また椎骨動脈が伴走している．C2頸神経も特徴がある．基本的に感覚神経で，大後頭神経（Arnold神経）と呼ばれ

271

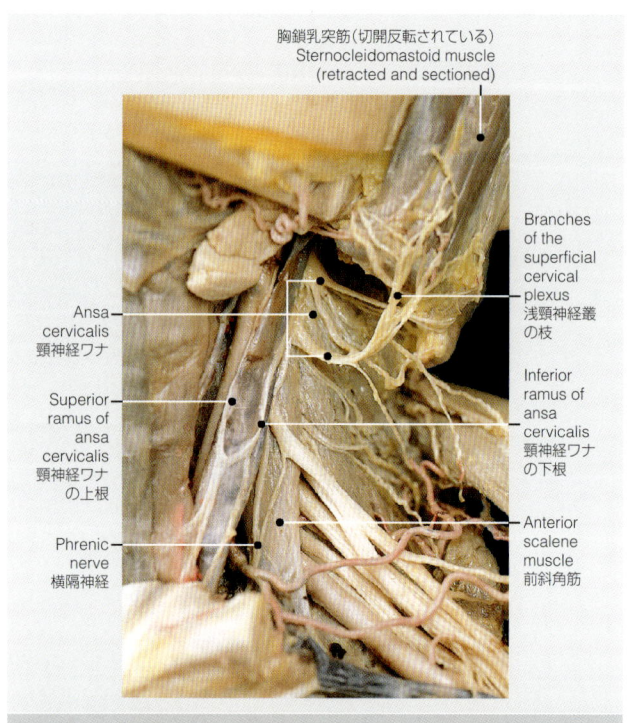

図 17-2 頸神経叢．浅層の頸神経叢は胸鎖乳突筋方向に出るときに観察される．舌骨下筋群を支配する頸神経ワナ（C1-3）が観察される．

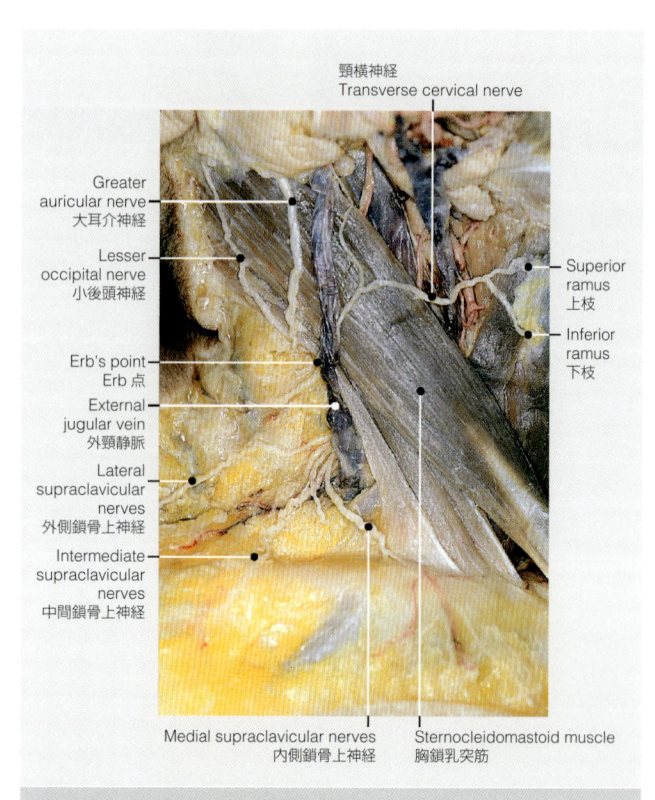

図 17-3 浅層の頸神経叢

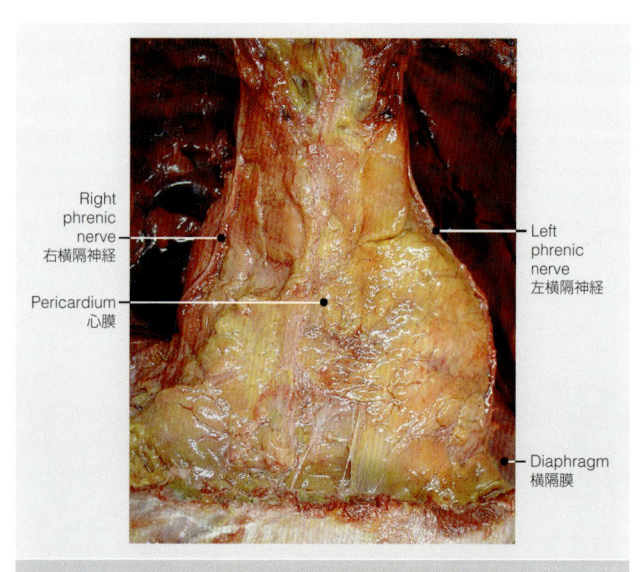

図 17-4 心膜の前面と横隔神経の走行

し，棘突起や脊柱起立筋を覆う皮膚に達する．

　頸神経叢はC1-4頸神経の前枝から構成される（図17-2）．異なる分節の間の吻合によるループ形成が特徴である．C2から出た神経は上方と下方の2つの枝に分かれ，上枝はC1と吻合し頸神経ワナの上根を形成し，下枝は外側でC3と吻合し頸神経ワナの下根を形成する．C3の一部はC4と吻合し，C4はまたC5と吻合し腕神経叢の形成に参加する．これらの吻合には舌下神経（C1頸髄神経由来の線維の一部が通る）や迷走神経が，また同様に，上頸神経節や中頸神経節も交通する．

　頸神経叢で最も明らかなのは，その浅層である（図17-3）．胸鎖乳突筋の後縁の中央に位置するErb点（神経点）から4つの重要な枝が出てくる．頸横神経（C3）は胸鎖乳突筋をまわって，上枝（舌骨上）と下枝（舌骨下部位）に分かれ，頸部の前方を支配する．大耳介神経（C2-3）は耳介方向に斜めに走行する．小後頭神経（C2-3）は胸鎖乳突筋に沿って後頭部へ向かって上行し，大後頭神経と吻合する．最後に，鎖骨上神経がErb点からやや遠位で出てくる．その内側枝は前胸部，胸鎖関節，胸骨柄にかけた部位を支配する．中間枝は第4肋骨までの胸部にかけての皮膚を支配する．外側枝は肩峰と三角筋方向に向かう．

　横隔神経はC4の前枝から起こり，C3とC5からも分枝を受ける（図17-2）．前斜角筋上に位置し，心膜の両脇で縦隔に入り同側の横隔膜に至る（図17-4）．時に横隔神経は腹膜にまで達する．副横隔神経はC5-6からの横隔神経への分枝で，鎖骨下神経と伴走して走る．

　図17-5に頸神経叢の模式図を示す．

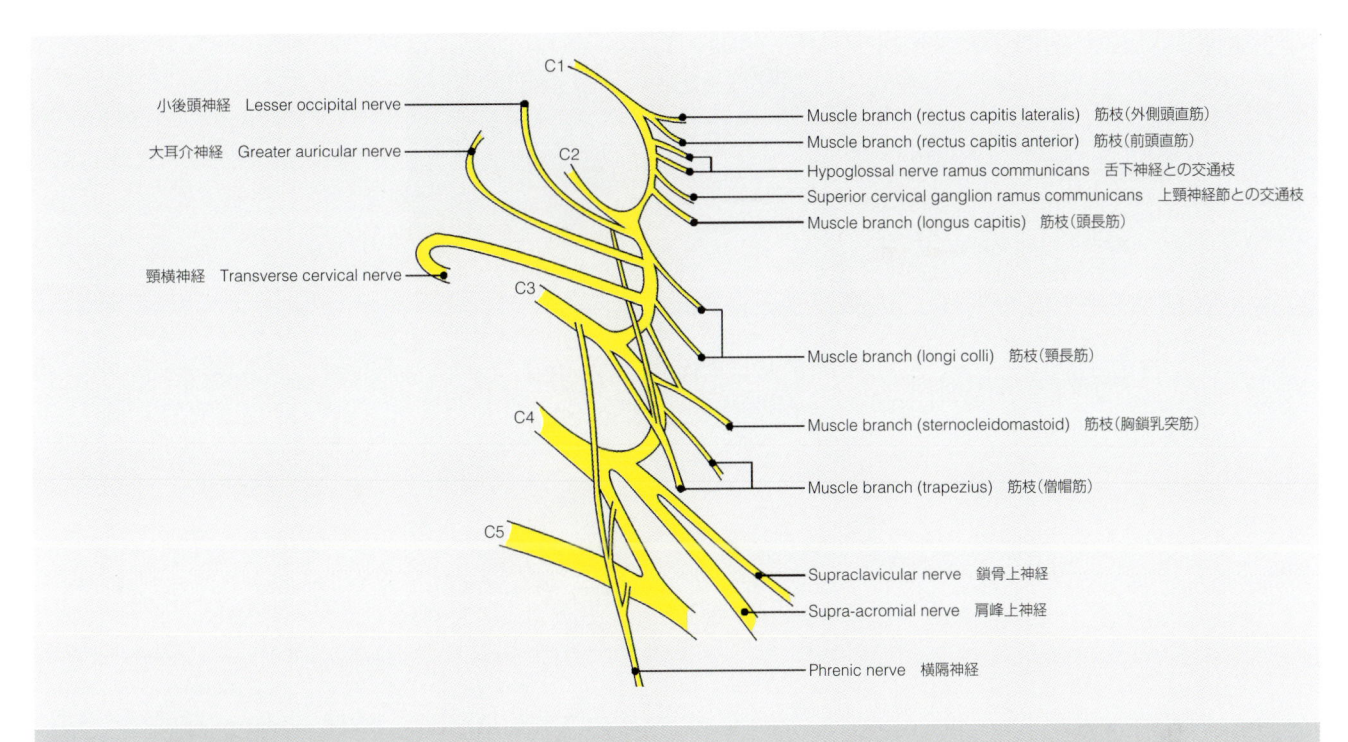

図 17-5 頸神経叢の模式図

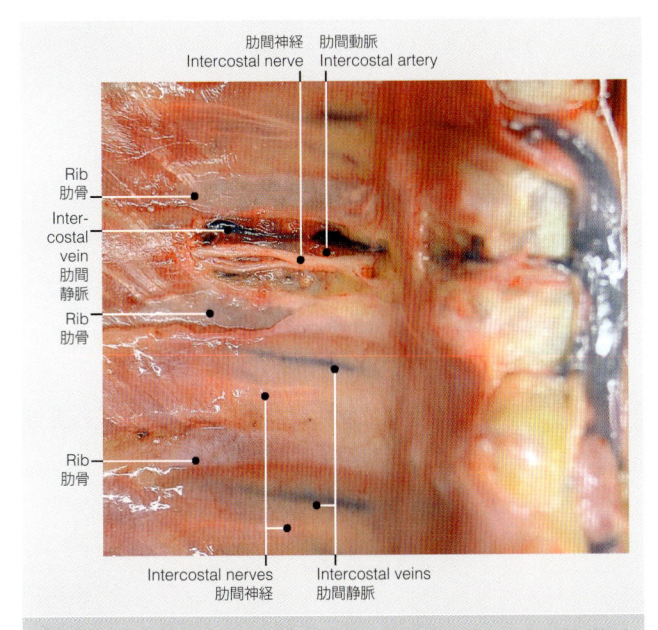

図 17-6 肋間の神経血管束．最内肋間筋と胸腔内の筋膜が除去され，肋間動静脈，肋間神経が展開されている．

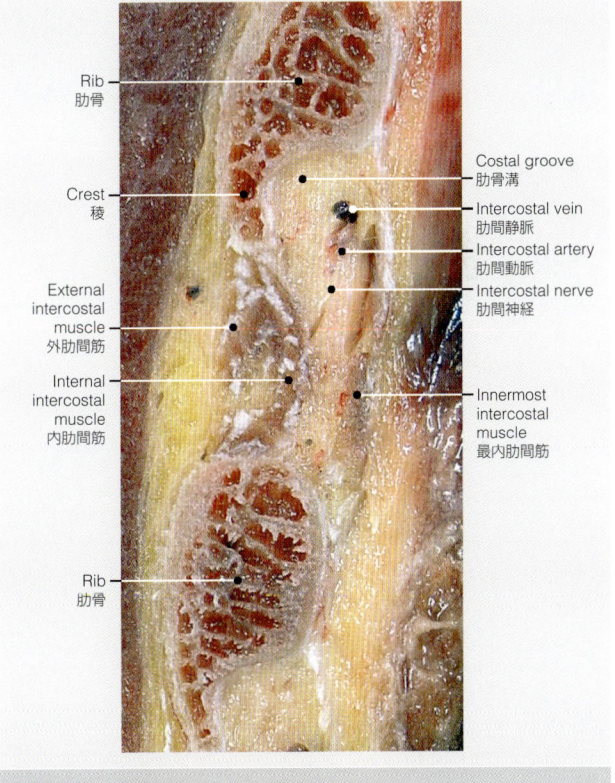

図 17-7 肋間腔と神経血管束

肋間神経

　肋間神経は12個の胸神経の前枝であり，肋間動静脈とともに肋間隙に沿って走行する（**図 17-6**，**17-7**）．肋間神経は内肋間筋と最内肋間筋との間に位置し，神経血管束の中で最も尾側の構造物である．肋間神経は外側皮枝によって肋間筋や他の胸壁の筋を貫通し，皮膚の感覚を支配する（**図 17-8**）．T4とT6の間ではこれらの神経は乳腺の部位まで広がることから外側乳腺枝と呼ばれる．

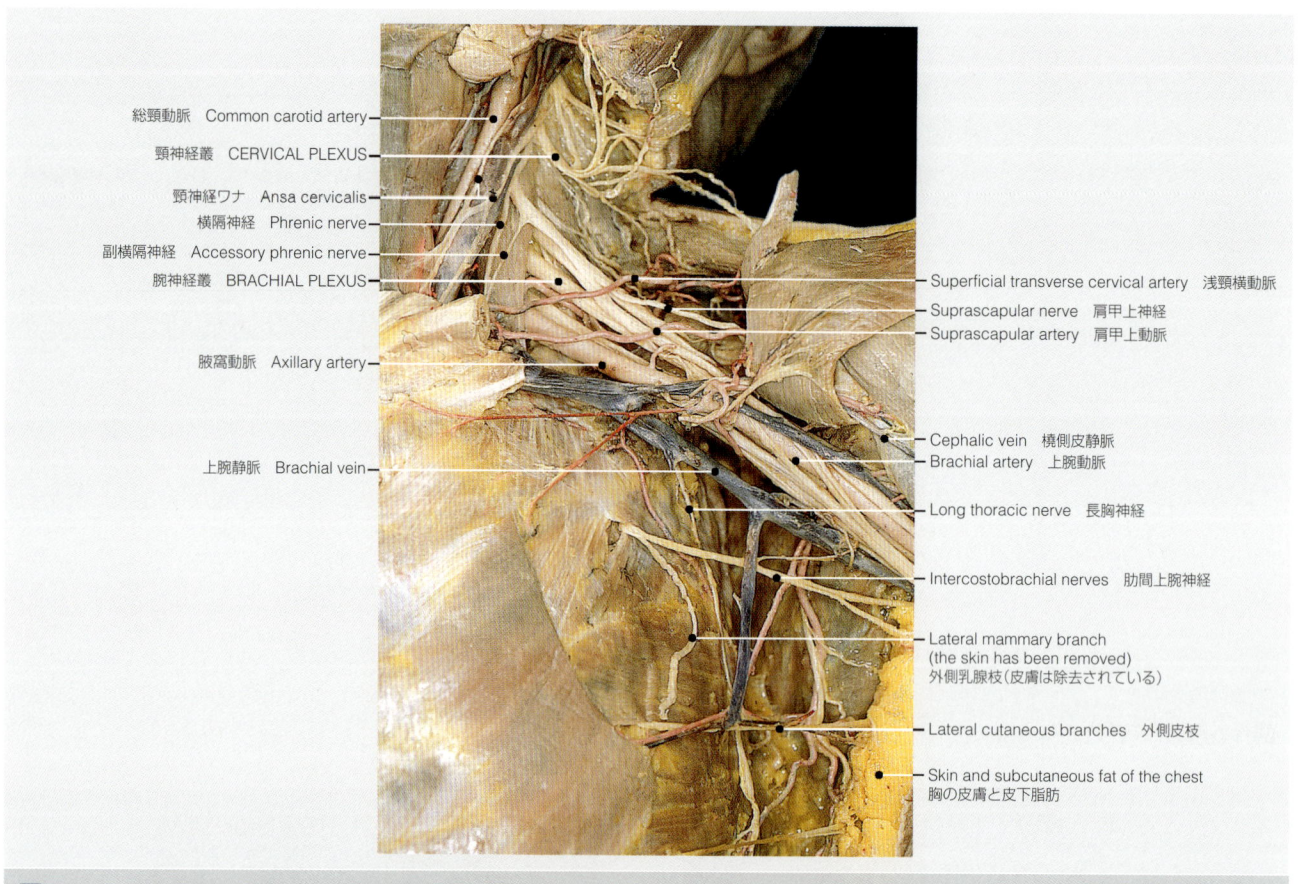

図 17-8　頸神経叢と腕神経叢．肋間神経の外側皮枝が観察できる．

　T2，時に T3 の肋間神経は，上肢も支配するという特徴があり，このため肋間上腕神経と呼ばれる．

　最後に，第 12 肋骨の下を通る肋間神経は肋下神経と呼ばれる．

　ここで記述された以外の体幹の神経支配に関してはChapter 5 で解説されている．

Chapter 18 血管学
ANGIOLOGY

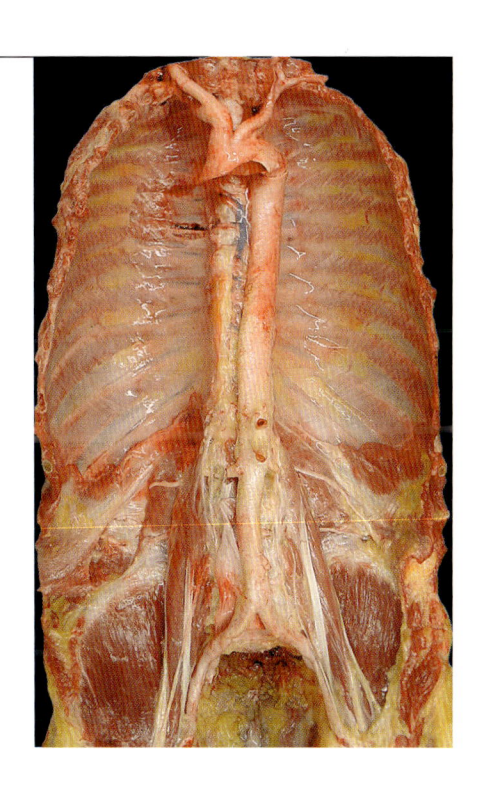

はじめに

ここでは頭部，頸部および体幹（表層）に血流を供給する血管の解説をする．これらの血管のいくつか（上肢帯と上肢の血管学）はChapter 12に記載されている．

動脈

■ 大動脈

大動脈は体の主動脈であり，心臓から組織に血流を供給する．左心室から起こり，下位腰部レベルで総腸骨動脈と正中仙骨動脈に分岐する．

左心室から出てすぐの上行大動脈は長さが短い．3つの半月弁からなる大動脈弁により制御され（図18-1），心筋への血流供給という重要な役割がある．右半月弁と左半月弁にある大動脈洞から右冠状動脈と左冠状動脈がそれぞれ起始している．

短い走行の上行大動脈に連続して，カーブした大動脈弓があり椎体の左に位置する（図18-1）．大動脈弓から腕頭動脈，左鎖骨下動脈，総頸動脈が起始し，上肢，頸部，頭部へ血流を供給する．詳細は後述する．

大動脈弓に連続してT4レベルで下行大動脈が起始する．下行大動脈は胸大動脈（横隔膜より頭側）と腰大動脈（横隔膜より尾側）に分かれる（図18-2）．

胸大動脈は椎体の左側で後縦隔に位置する．気管支，食道，心膜，縦隔への分枝がこの部位から起始する．同様に大動脈の後外壁から肋間動脈が起始し，肋間隙を走行する（図18-3，18-4）．いくつかの側副血管が肋間動脈から起始する．1つは体幹の背側へ向かう背枝であり，内側，外側皮枝を介して筋と皮膚に血流を供給する．背枝から脊髄枝が起始し，椎骨と脊髄に血流を供給する．肋間動脈は肋間筋の間にある神経血管束内を走行する．側副枝が肋骨角の近くで分枝し，隣接する1つ下位の肋骨の上縁まで下行する．肋間動脈は胸部の外側の筋を貫通し，外側枝を介して皮膚に血流を供給する．ここから前枝がさらに分枝し，

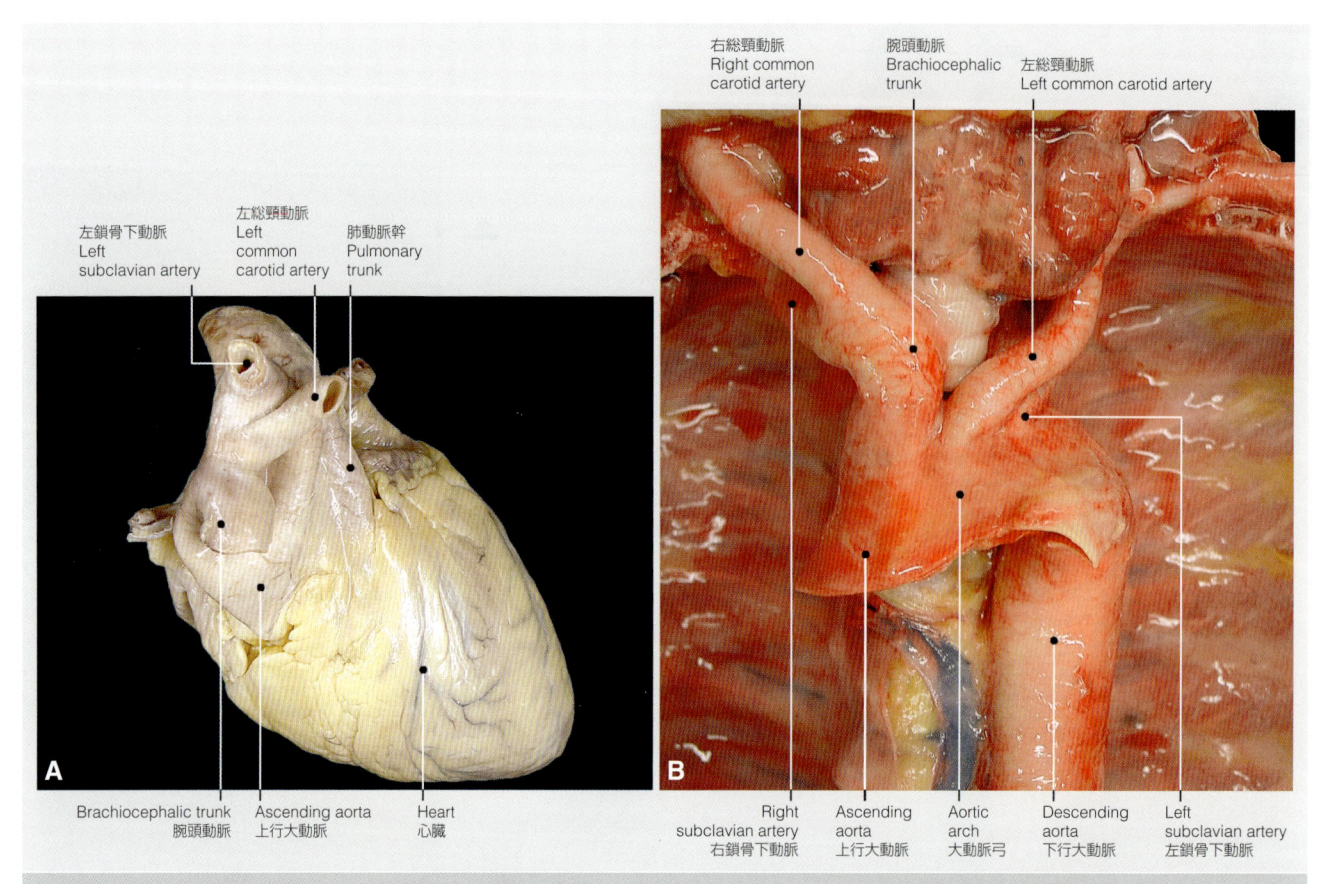

図 18-1 A 心臓と大血管，B 大動脈弓と頭部，頸部，上肢へのその分枝．

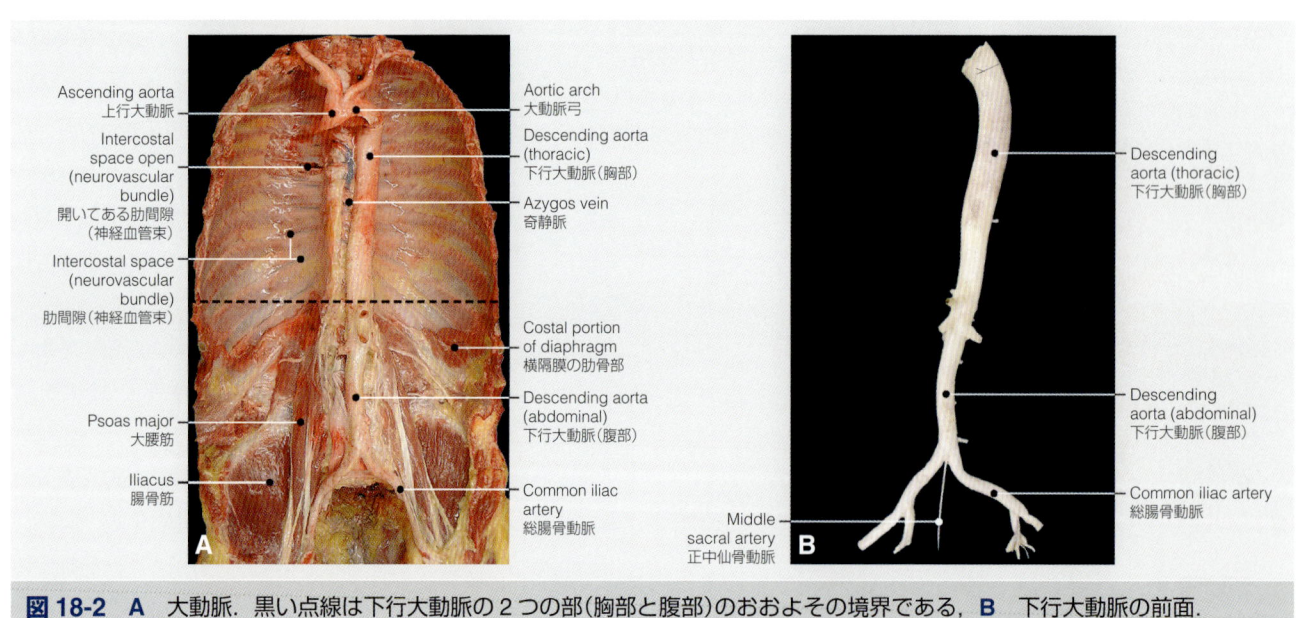

図 18-2 A 大動脈．黒い点線は下行大動脈の2つの部（胸部と腹部）のおおよその境界である，B 下行大動脈の前面．

　胸筋と乳腺方向に走行し外側乳腺枝になる．胸部の前外側部で肋間動脈は内胸動脈と吻合する（**図 18-5**）．

　大動脈裂孔を通過する前に，大動脈の前部から上横隔動脈が起始し横隔膜の胸部側表面へ血流を供給する．

　腹大動脈は大動脈裂孔から始まり，L4-5 レベルで総腸骨動脈と正中仙骨動脈に分枝し終わる．腹大動脈は正中の近くに位置し，腹部臓器へ多くの分枝を出す．ここでは腹壁と腹部の筋を支配する分枝に関してのみ記述する．

　腹大動脈の最初の分枝は下横隔動脈であり，横隔膜の腹部表面の血流を供給する．第 12 肋骨の下には肋間動脈の

276　Ⅲ　頭部と体幹

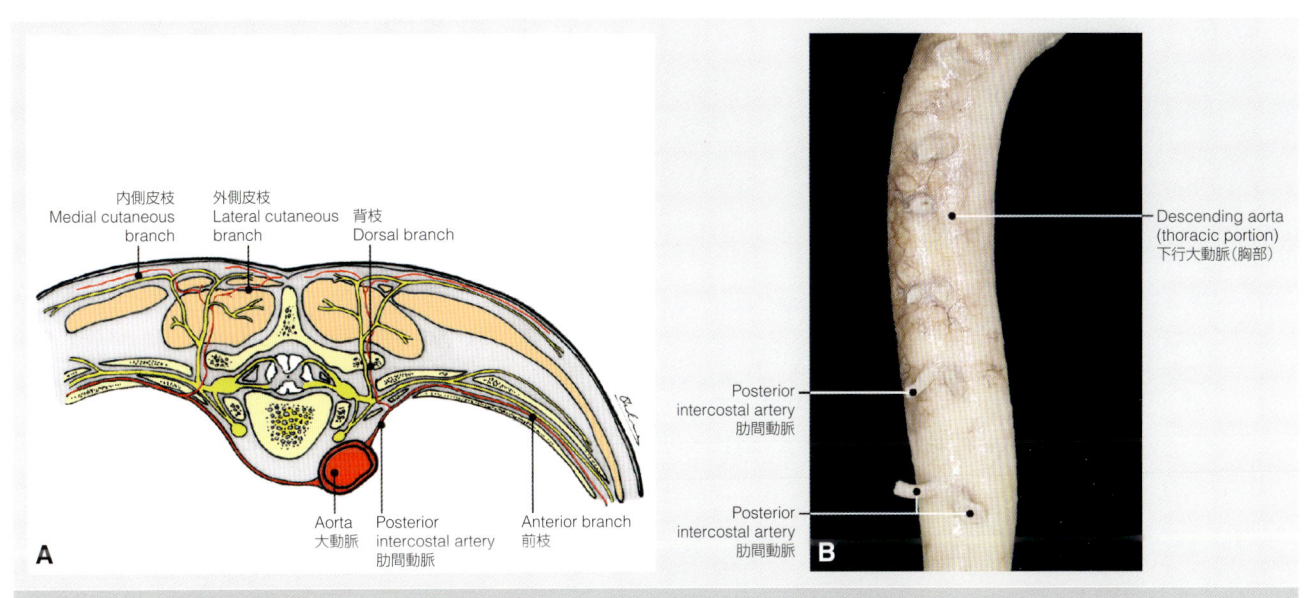

図 18-3　A　肋間動脈の模式図，B　大動脈の後面．2つの肋間動脈の起始が観察される．

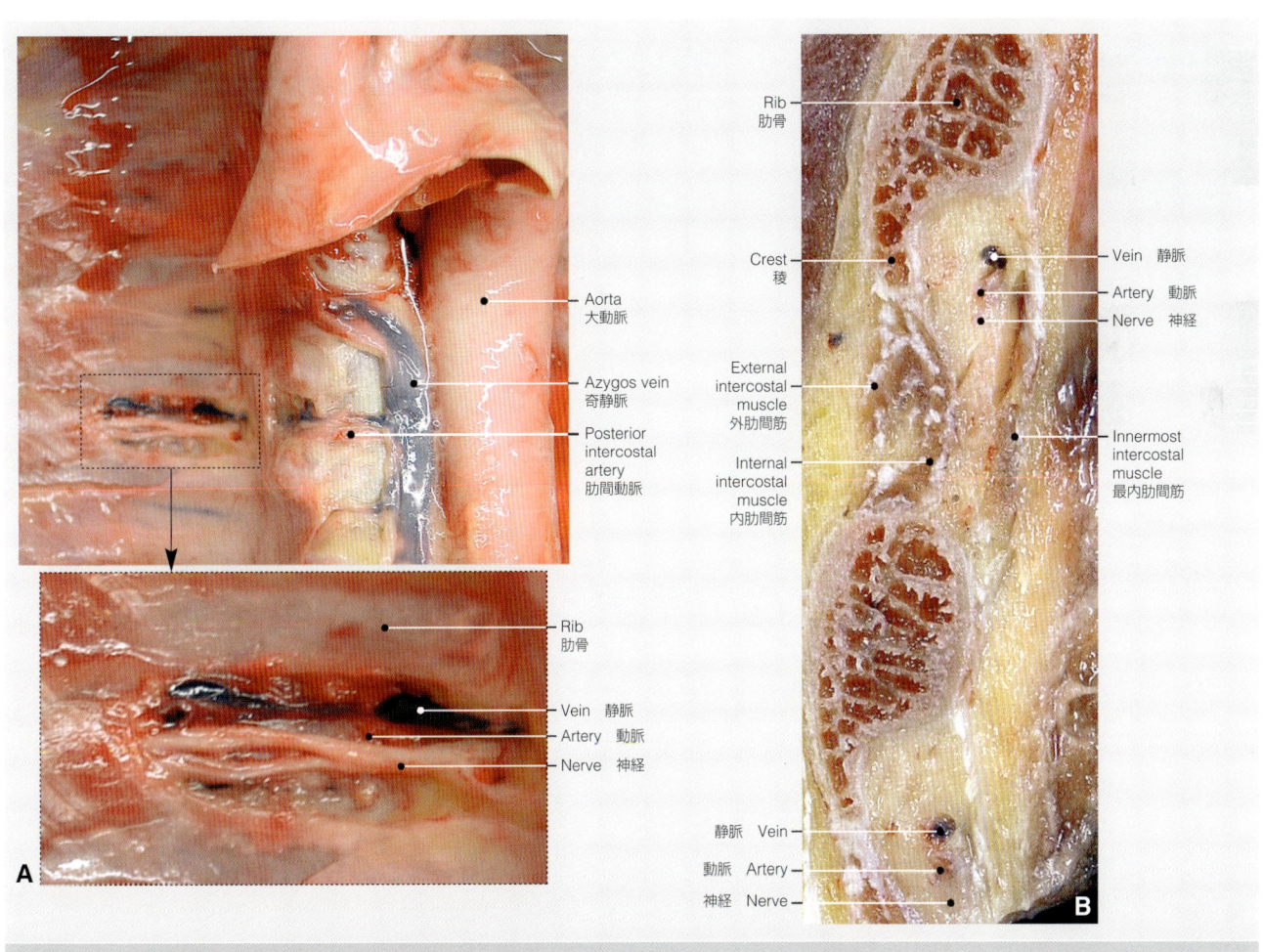

図 18-4　A　肋間隙．下の写真は上の写真の破線で囲まれた部分の拡大，B　矢状断面．

18　血管学　277

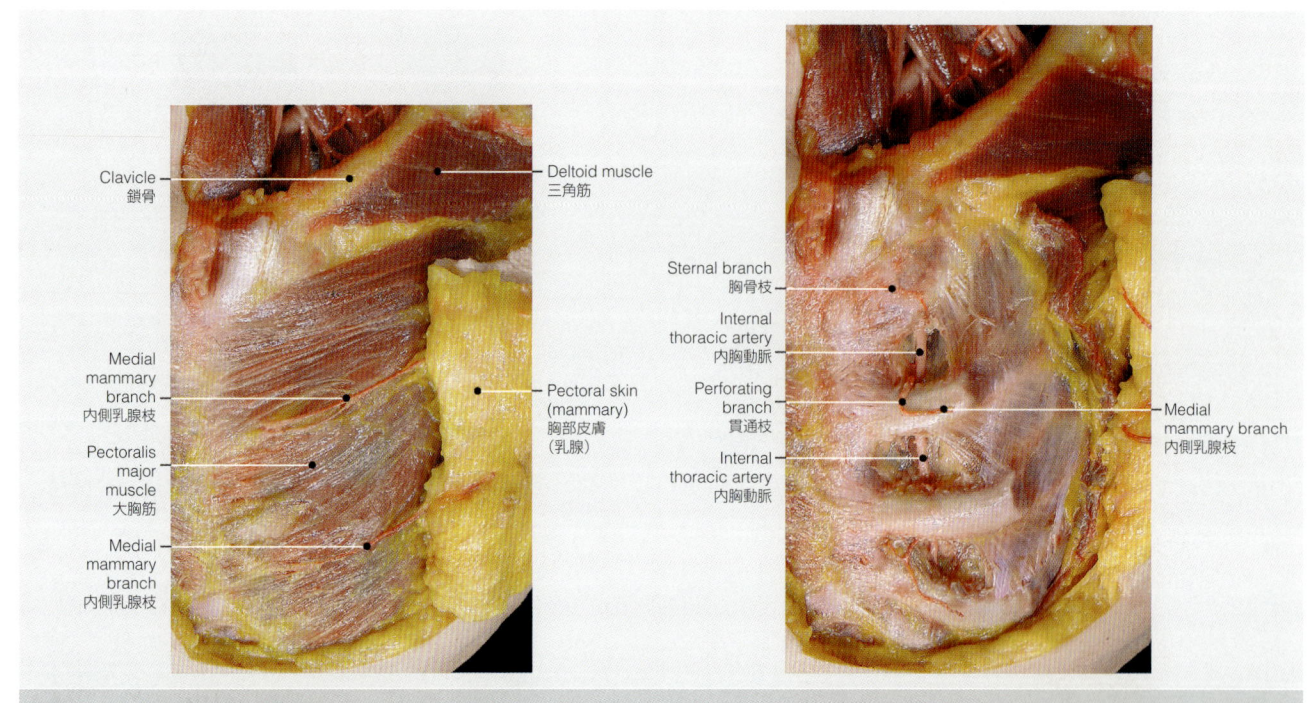

図 18-5　内胸動脈の分枝

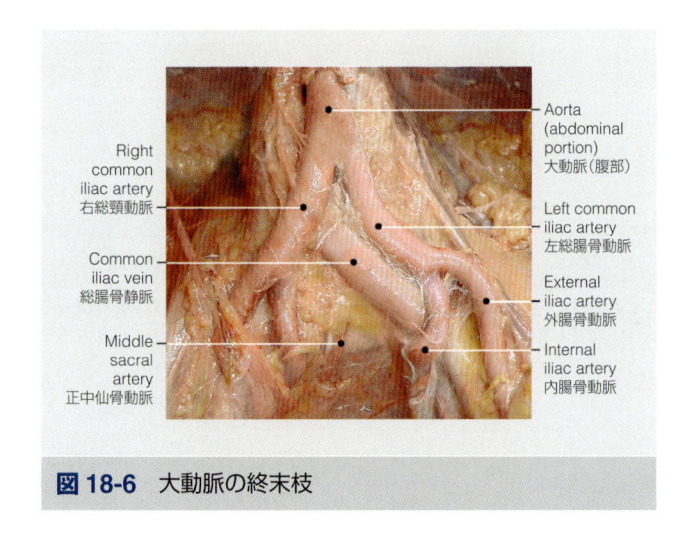

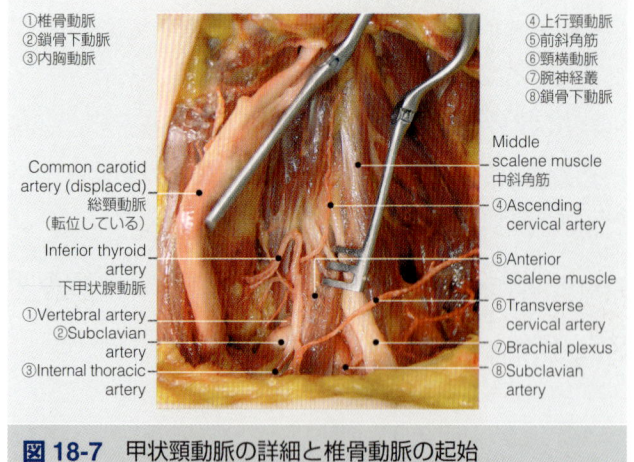

図 18-6　大動脈の終末枝

図 18-7　甲状頸動脈の詳細と椎骨動脈の起始

最も遠位である肋下動脈がある．これより尾側では腹大動脈の両脇から腰動脈が起こり，背枝と脊髄枝を出し，肋間動脈と同様に腹壁を走行する．

最終的に，大動脈はL4レベルで2つの総腸骨動脈に分かれ，それはさらに内腸骨動脈と外腸骨動脈に分かれる（図 18-6）．これについてはChapter 24に記述されている．小さい血管である正中仙骨動脈が大動脈の正中での延長として起こり，仙骨の前面に位置し尾骨小体（coccygeal glomus）として終わる．これは尾骨の尖に位置する毛細血管のメッシュワークにより形成される小さい傍神経節である．正中仙骨動脈からL5レベルで最下腰動脈や外側仙骨動脈などの小さい側副枝が起こることがあり，これらは内腸骨動脈と吻合する．

頸部と頭部の動脈

頭部，頸部，上肢帯，上肢に血流を供給する動脈はすべて鎖骨下動脈と総頸動脈の分枝である．鎖骨下動脈の分枝は上肢帯，上肢に関連しており，Chapter 12でも記述されている．

鎖骨下動脈の最初の2つの分枝は椎骨動脈と内胸動脈で体幹に血流を供給する（図 18-7）．椎骨動脈（図 18-8）は鎖骨下動脈の斜角筋の手前の部分より分岐し，深部へ向かい脊柱に到達しこの動脈の椎骨前部となる．この動脈の横突部はC6からC1までの横突孔の中を上行する．椎骨動脈

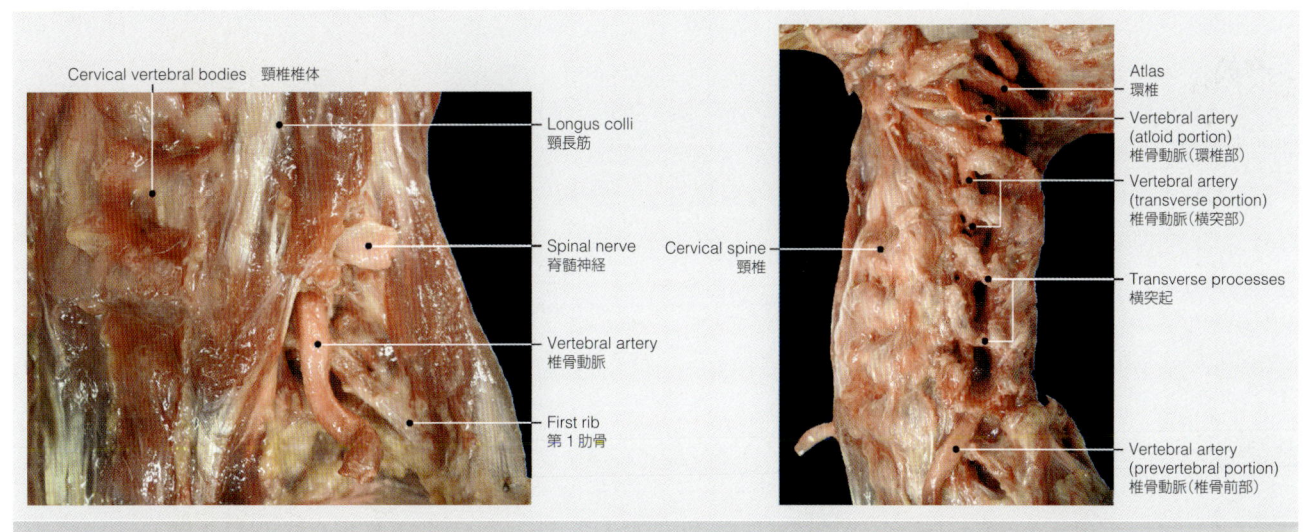

図 18-8 椎骨動脈

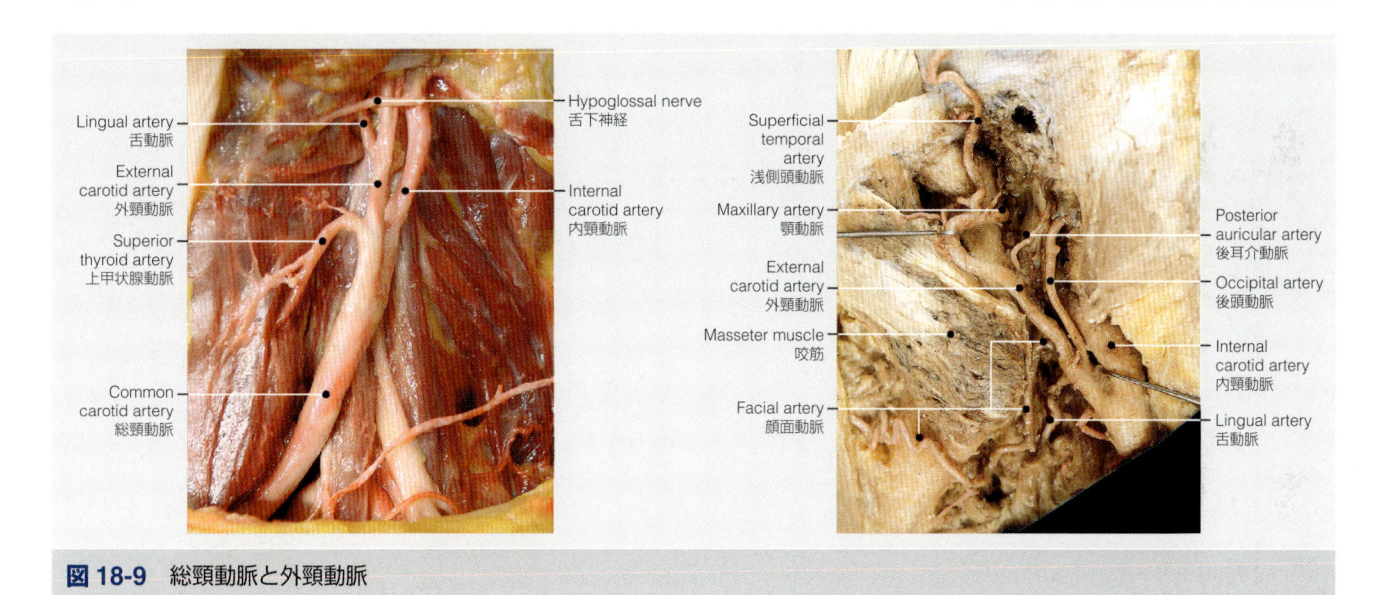

図 18-9 総頸動脈と外頸動脈

の終末部は環椎と関連しており，環椎部と呼ばれる．この部分には2つのカーブがあり，最初のカーブでは環椎の外側塊を回り込み，2つめのカーブで頭蓋骨の中に入る．椎骨動脈は脳へ血流を供給する動脈の1つである．

鎖骨下動脈から甲状頸動脈が分枝し，さらに頸横動脈，肩甲上動脈，下甲状腺動脈，上行頸動脈の4つの枝に分かれる（図 18-7）．

頸横動脈と肩甲上動脈に関しては Chapter 12 に記述されている．下甲状腺動脈は総頸動脈の背部で甲状腺の下部に向かう．上行頸動脈は甲状頸動脈もしくは下甲状腺動脈から起こる．横隔神経の内側で前斜角筋の前方を上行し，頭蓋底に達する．体幹の血流に関与するもう1つの動脈に頸横動脈がある．頸横動脈の浅枝，上行枝および下行枝は体幹の浅層筋群（僧帽筋，斜角筋，肩甲挙筋）へ血流を供給する．

肋頸動脈は鎖骨下動脈の斜角筋部から起こり，頸部と胸部へ血流を供給するもう1つの重要な側副血管である．この血管は深頸動脈と最上肋間動脈に分かれる．深頸動脈はT1方向に深く走行し，頭半棘筋に伴走して項部方向に上行する．最上肋間動脈は第1肋骨の内側縁の深部で胸郭に入り，第1および第2肋間動脈となり第1および第2肋間隙に血流を供給する．前述した肋間動脈と同じ特徴がある．

総頸動脈は右側では腕頭動脈から，左側では大動脈弓から直接分岐する（図 18-9）．気管の両脇を上行し，内頸動脈と外頸動脈への分岐点までは分枝を出さない．

内頸動脈は頸部では分枝を出さず，垂直に上行し頭蓋底で頸動脈管を通る．

外頸動脈は頸部および頭部の臓器，筋へのいくつかの分枝を出す（図18-9）．尾側から頭側へ順に記載する．

上甲状腺動脈は胸鎖乳突筋枝，舌骨下枝，輪状甲状枝，腺枝，上喉頭動脈，上行咽頭動脈の枝を出す．

舌顔面動脈幹は舌動脈と顔面動脈の起始である．これらは外頸動脈から直接分岐することもある．舌動脈は舌と舌骨上筋へ血流を供給する．顔面動脈は咬筋の前面，下顎角の近くでアーチを形成し，顔面上で斜め方向に分枝を出し眼窩と前頭骨に達する．

後頭動脈は外頸動脈の後面から起こり乳様突起方向に上行する．この動脈はその内側で乳突枝，耳介枝，胸鎖乳突筋枝を出す．後頭骨方向に向かい，後頭枝と後頭骨への下行枝を出す．

後耳介動脈は外頸動脈の後面から起こり，耳介枝，副甲状腺枝，乳突枝，茎乳突孔枝，後鼓室枝を出す．

外頸動脈は2つの終末枝である浅側頭動脈と顎動脈に分かれる．

浅側頭動脈（図18-10）は小さい前耳介枝と副甲状腺へ血流を供給する副甲状腺枝を出す．この動脈の主な側副血行に顔面横動脈と頬骨眼窩動脈がある．顔面横動脈は耳下腺の深部に位置し，頬骨弓の下を走行して頬に達する．頬骨眼窩動脈は同様の経路をたどり，眼窩外側縁に達する．この動脈は側頭筋への側副血管である中側頭動脈も出す．浅側頭動脈は前頭枝と頭頂枝に分かれ，この部位に血流を供給し，吻合を形成している．

顎動脈は上顎骨と下顎骨の深部の歯に血流を供給し，中硬膜動脈を介して脳に血流を供給する．

■ 胸郭と腹部の動脈

胸壁と腹部への血流を供給する大動脈の側副枝に関してはすでに記述した．

肋間動脈は内胸動脈と吻合する（図18-11）．内胸動脈は鎖骨下動脈の斜角筋の手前で鎖骨の中央1/3で側副枝に分かれたものである．胸壁の内側を尾側方向に肋軟骨の下で

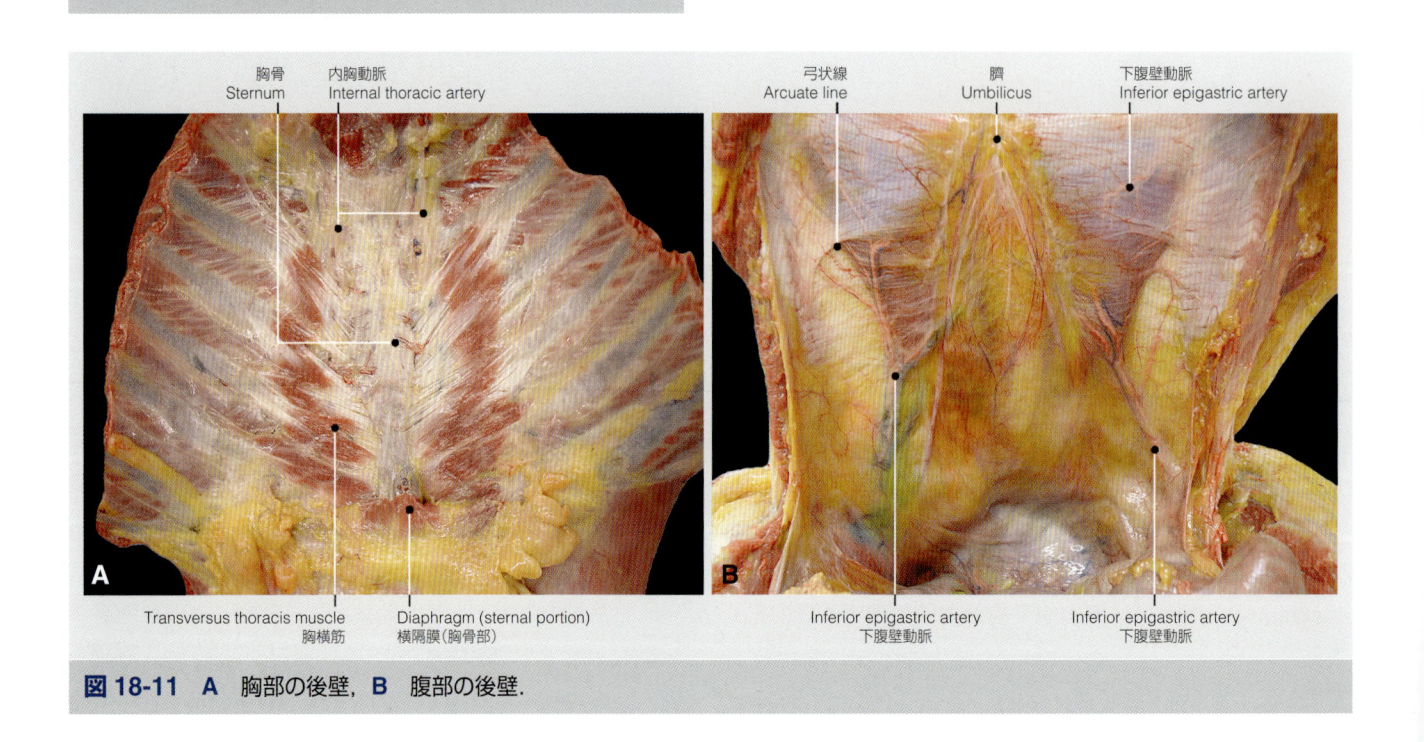

図18-10　外頸動脈と浅側頭動脈

図18-11　A　胸部の後壁，B　腹部の後壁．

胸骨の両脇を走行する．縦隔に分枝を出し，中でも心膜横隔動脈は横隔神経と伴走し，心膜と横隔膜の上面に血流を供給する．さらに，胸骨枝(内側)と前肋間枝(外側)を出し，これらは肋間隙に位置して肋間動脈の終末部と吻合する．第1～第6肋骨との間の肋間隙では貫通枝と内側乳腺枝が出る．内胸動脈は横隔膜のレベルで筋横隔動脈と上腹壁動脈の2つに分岐する．最初の筋横隔動脈は肋骨弓に沿って走行し，第7肋骨の下で前肋間枝を分岐する．次の上腹壁動脈は横隔膜の胸骨部起始と肋骨部起始から形成される胸肋三角を通って腹腔内に入る．腹腔内で上腹壁動脈と呼ばれ，下腹壁動脈と吻合する(図18-11)．

下腹壁動脈は外腸骨動脈の側副枝であり，鼡径靱帯の後方で分かれる．腹直筋の後面を上行し弓状線を越えて外側臍ヒダを形成して，最終的に上腹壁動脈と吻合する．

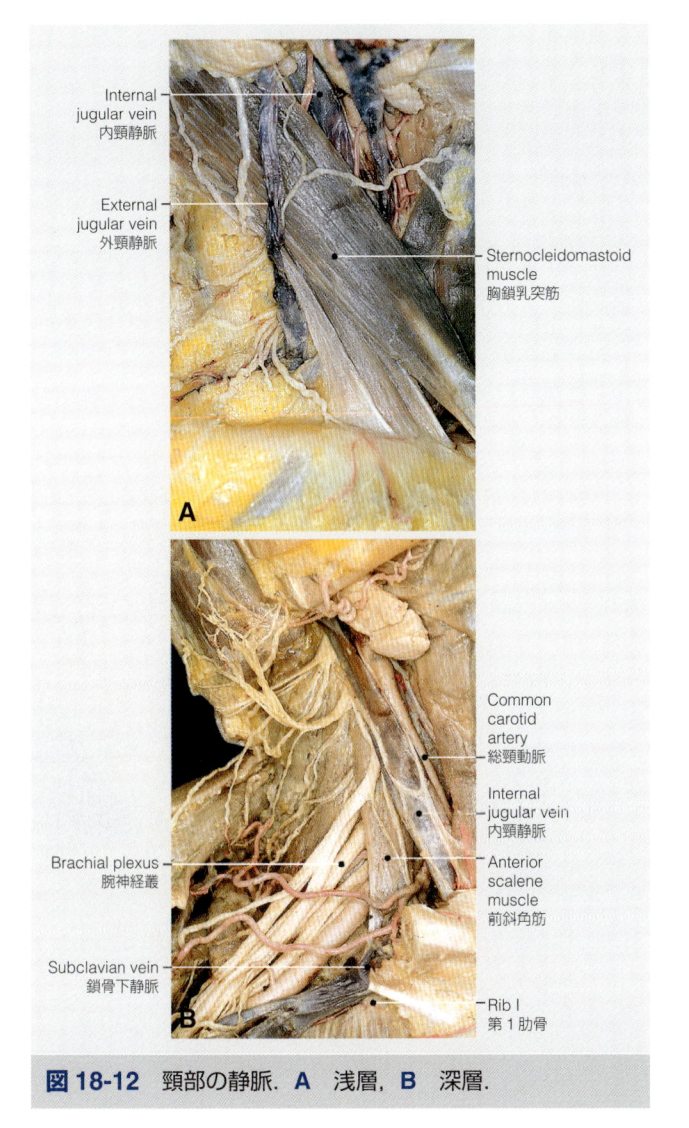

静脈

頭部と頸部の静脈

頭部と頸部から酸素飽和度が低下した血液が還流する主要静脈は頸静脈である．

頭部と頸部の深部静脈は伴走する動脈と同じ名前で呼ばれ，鎖骨下静脈もしくは内頸静脈に還流する(図18-12)．鎖骨下動脈から分かれる側副動脈に伴走する静脈は鎖骨下静脈に還流する．これと対応して頸動脈から分かれる側副動脈に伴走する静脈は内頸静脈に還流する．

内頸静脈は頸静脈下球から鎖骨下静脈は第1肋骨のレベルから始まっている．両者は静脈弓を形成し同側の腕頭静脈で合流し，その血流はさらに上大静脈と右心耳に流れる．

この部位の最表層にある2つの静脈は外頸静脈と前頸静脈である．外頸静脈へは同じ名前の動脈が伴走する頸横静脈，肩甲上静脈(または，鎖骨下静脈から直接)，後頭静脈から血流が還流し，鎖骨下静脈に流れる．前頸静脈は舌骨のレベルで起始し，静脈弓の近くで鎖骨下静脈に還流する．

体幹と腹部の静脈

胸壁と腹部の前方部由来の血液はこの領域で同じ名前の動脈を持つ内胸静脈と下腹壁静脈に還流する．内胸静脈はさらに腕頭静脈に流れ，腕頭動脈と同様に腕頭静脈もまた分枝をもつ．下腹壁静脈は外腸骨静脈に流れ，下腹壁動脈と同じ領域の血流が還流する．

上胸壁の静脈は動脈と幾分異なる．最上肋間静脈には第1肋間隙からの血液だけが還流し，一般に同側の腕頭静脈につながる．左側では左上肋間静脈に第2，3肋間隙から，時に第4肋間隙からの血流が還流し，左腕頭静脈に流れる．

奇静脈系は胸壁と腹壁からの残った血流を集める役割がある(図18-13，18-14)．L3とL4への腰静脈は直接下大静脈に還流するのに対し，L1とL2の腰静脈は脊椎の両脇にある上行腰静脈に還流する．この上行腰静脈は右側では奇静脈に連続し，左側では半奇静脈に連続する．

右肋下静脈には第12肋骨より尾側からの静脈血が還流する．肋間静脈には右側では第2～12肋骨の肋間隙からの血流が還流し，奇静脈に連続する．

半奇静脈はT9もしくはT10レベルで奇静脈に還流す

図18-12 頸部の静脈．A 浅層，B 深層．

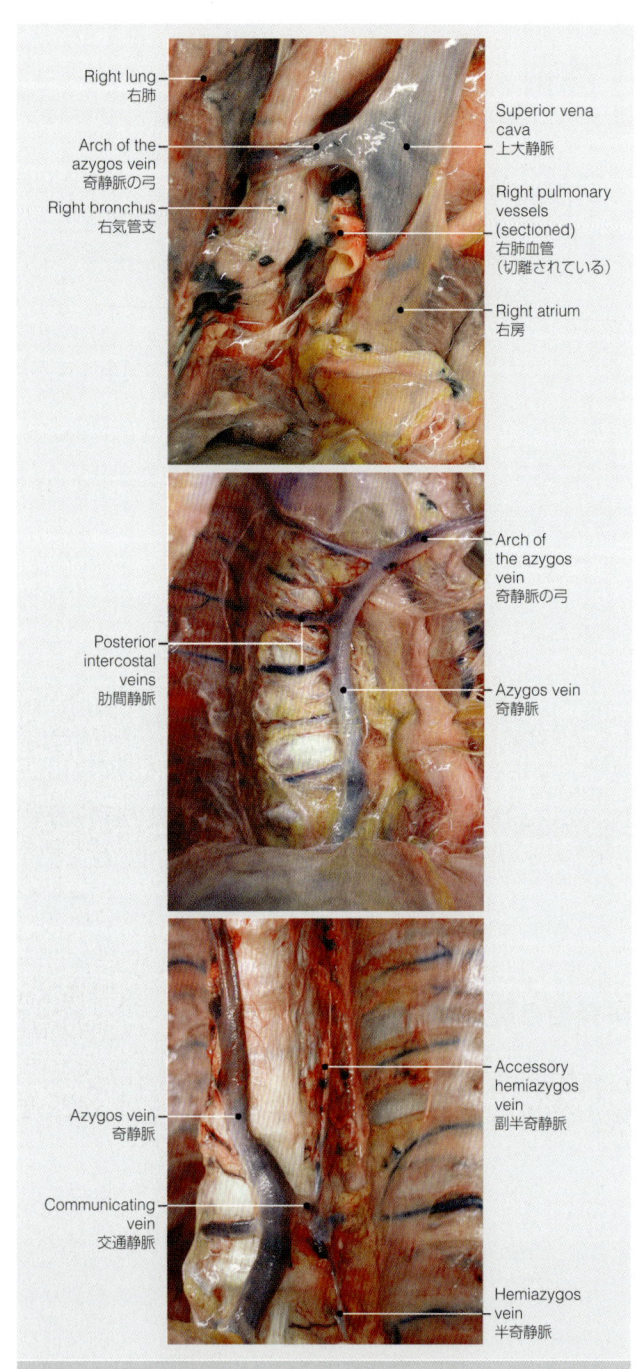

図 18-13 奇静脈系

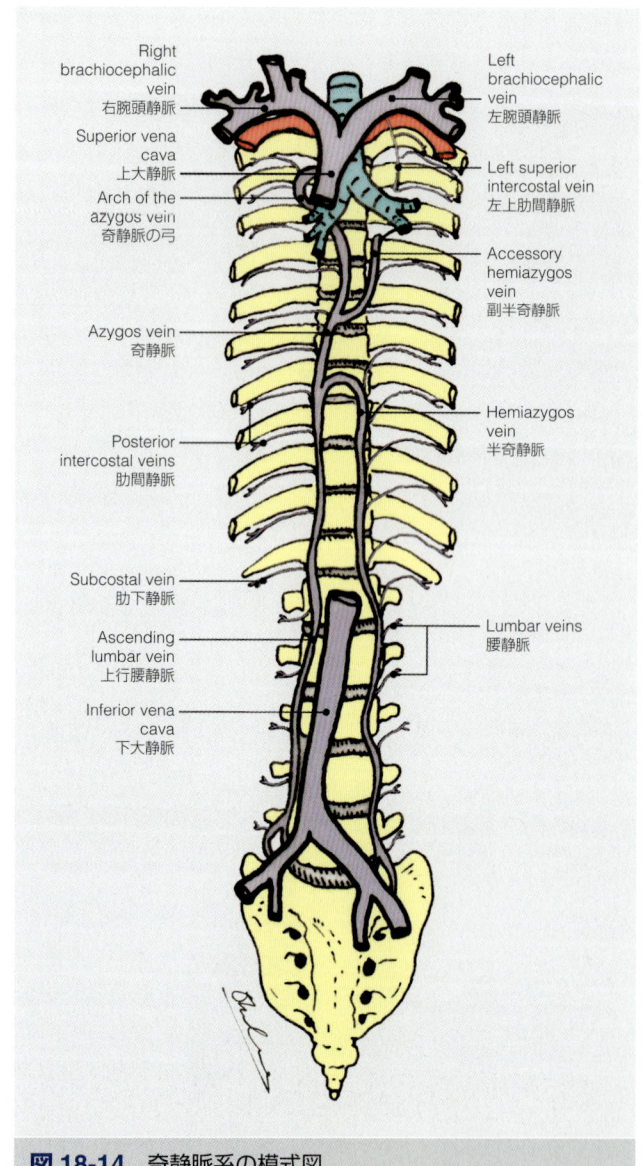

図 18-14 奇静脈系の模式図

る．第4〜8肋間隙からの血流が還流する肋間静脈は副半奇静脈に還流する．副半奇静脈からの還流には個人差がある．直接的に奇静脈に還流する場合や，間接的に半奇静脈と合流する場合，あるいはそれが左上肋間静脈や最上肋間静脈と吻合するときは腕頭静脈に直接還流する場合などである．

奇静脈は奇静脈弓に連続し，上大静脈と右心耳に還流する．

IV 下肢帯と下肢

PELVIC GIRDLE AND
LOWER LIMB

Chapter 19 局所部位と表面解剖
TOPOGRAPHIC REGIONS AND SURFACE ANATOMY

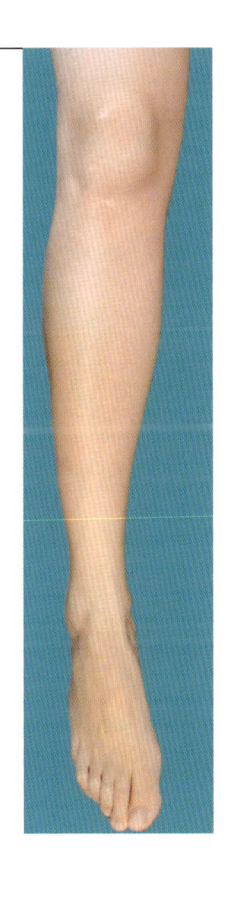

　下肢帯と下肢は脊柱と密接に関係している．したがって下肢長の不等や股関節の異常は脊椎に影響し，歩行を変化させうる．

　下肢の近位部背面は尻または殿部と呼ばれる（図19-1）．この部の盛り上がりは大殿筋による．大殿筋は外側を除いて部分的に中殿筋と小殿筋を覆っている．中殿筋は腸骨の殿部側で触れることができるが，一方，小殿筋は完全に中殿筋に覆われている．左右の殿部は殿裂によって分離されている．殿部の下方の境は殿溝になっている．

　殿部より外側の深部は寛骨部である．股関節に起因する痛みはしばしば鼠径部に感じられる．

　大腿部（図19-2）は前大腿部と後大腿部に区別される．前大腿部の近位内側は大腿三角，またはScarpa三角と呼ばれる部位である．この三角部は，外側は縫工筋，内側は長内転筋，近位部は鼠径靱帯によって境界されている．この部位には大腿動脈，大腿静脈，大腿神経があり，拍動を触れる．

　大腿部はその筋腹のふくらみにより，3つの区画に分けられる．股関節屈筋と膝伸展筋（膝屈筋である縫工筋とい

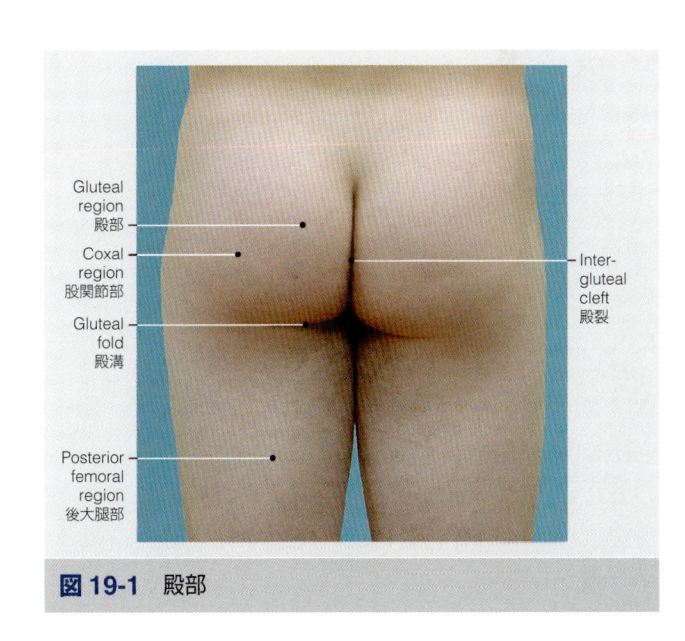

図 19-1 殿部

う例外があるが）による前区画，内転筋の内側区画，膝屈曲筋と股関節伸展筋がある後区画である．

　膝部は局所解剖学的には，前膝部と後膝部に分けられる．後膝部には膝窩として知られる部位がある．膝窩は遠

図 19-2 大腿部. **A** 前面, **B** 後面.

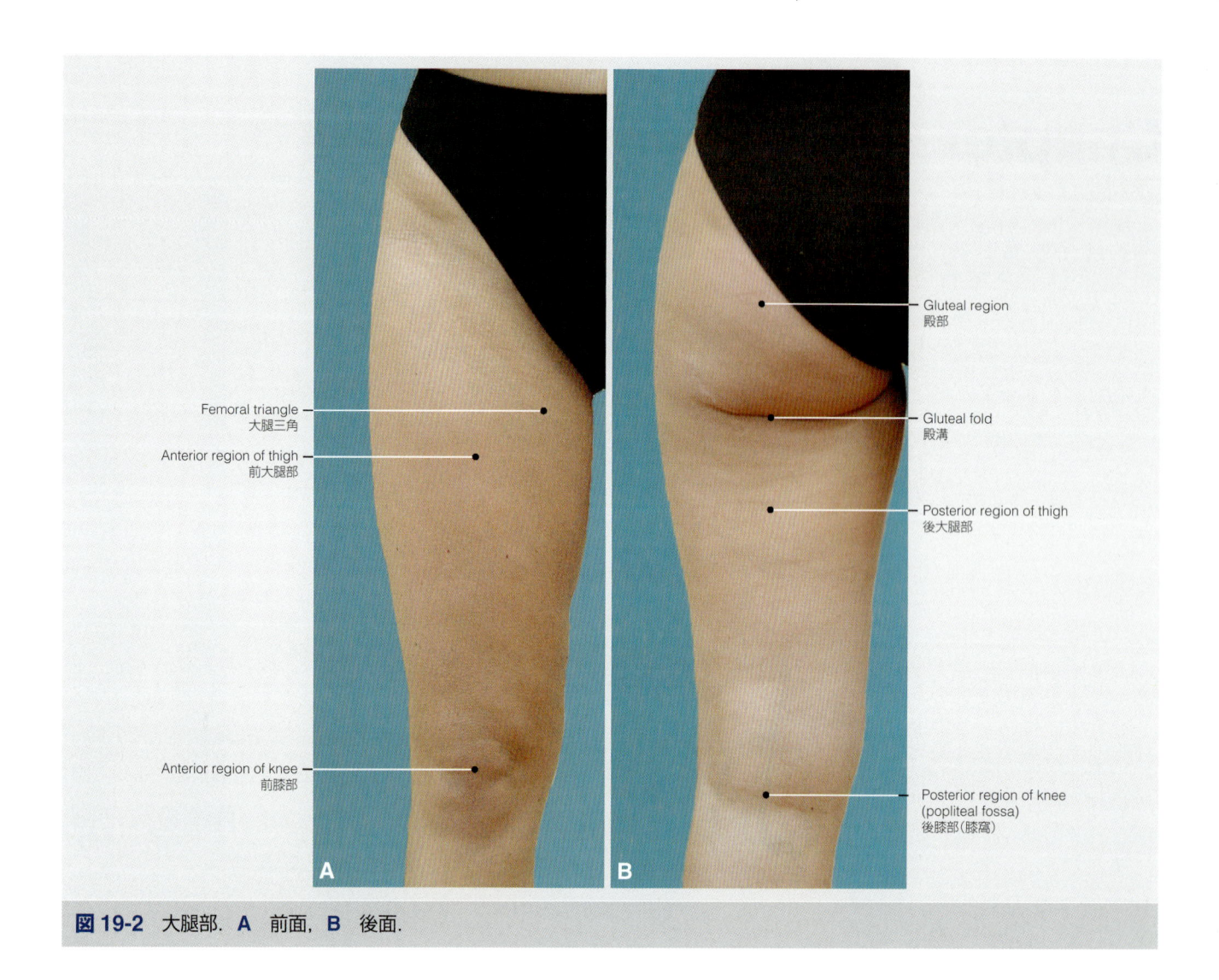

位は腓腹筋の2つの頭,近位はハムストリングと大腿二頭筋によって境界されている.膝窩には膝窩動・静脈と坐骨神経があり,坐骨神経は膝窩内で脛骨神経と総腓骨神経に分かれる.

下腿部は同様に前下腿部と後下腿部に分けられる(**図 19-3**).後下腿部の中に腓腹部(ふくらはぎ)があり,腓腹筋の両頭とヒラメ筋がみられる.

足関節部は距腿部と呼ばれる.この部位もまた前距腿部と後距腿部に分けられる.この後距腿部には足の外在筋の腱が通る間隙があり,これらが内・外果後部である.後脛骨の神経血管束が内果後部を通る.内・外果は長い外来筋の腱に対して支点として働く.

最後に,足部(**図 19-4**)は踵部を含む足根部と足底部,足背部に分けることができる.足部には外側縁と内側縁がある.足底には足弓(plantar arch)がある.中足骨が含まれる部位が中足部である.正常の足は,立っている状態では踵部,外側縁,中足骨が地面に触れていて,内側部は足弓になっている.この足弓が消失している状態が扁平足であり,このアーチが極端に強い場合を凹足と呼ぶ.

足の五本の趾は内側から外側に向かって番号が付いている.第1趾は他の趾より大きく,母趾と呼ばれる.各趾に底側面と背側面がある.

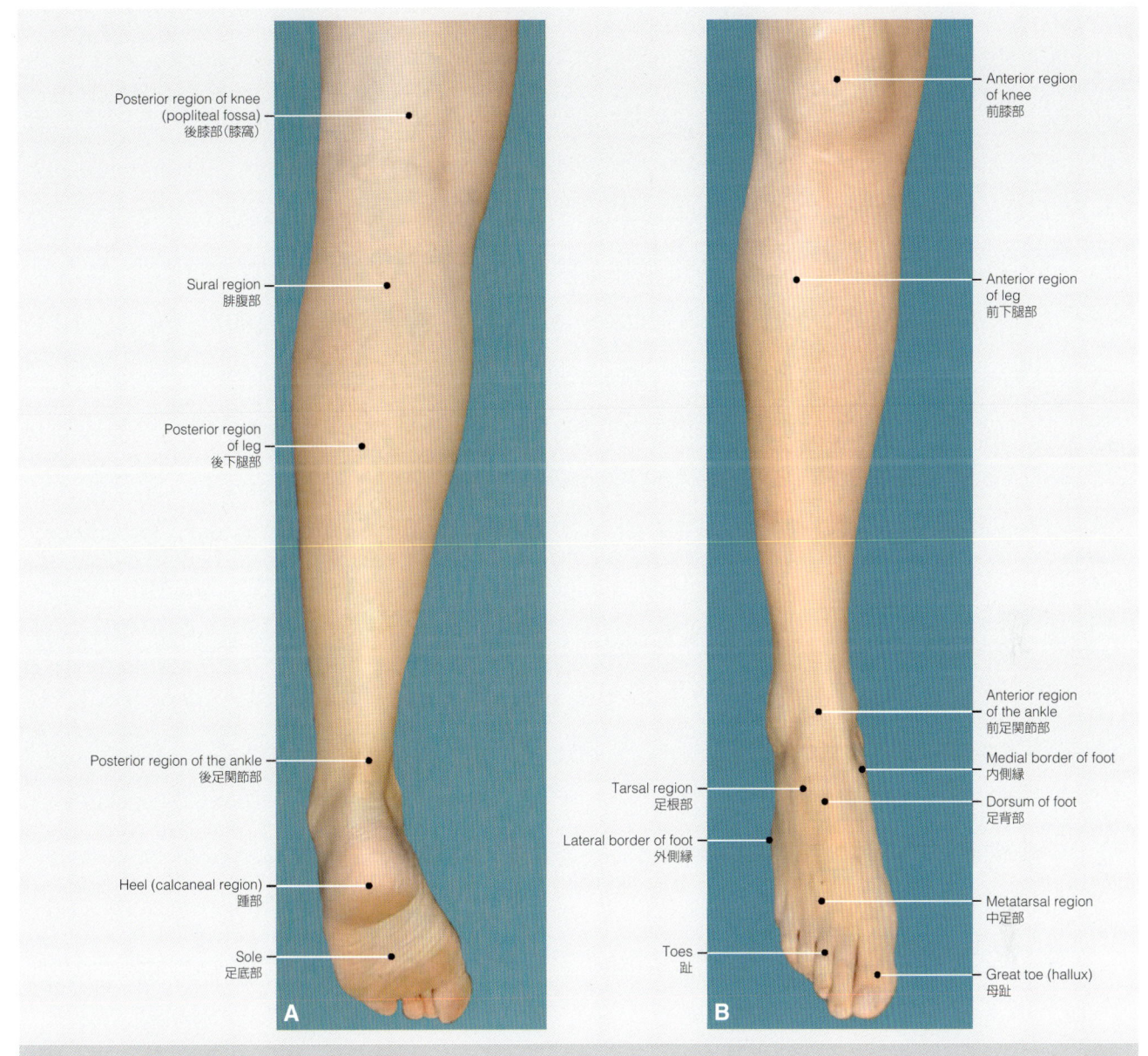

図 19-3　下腿と足部．**A** 後面，**B** 前面．

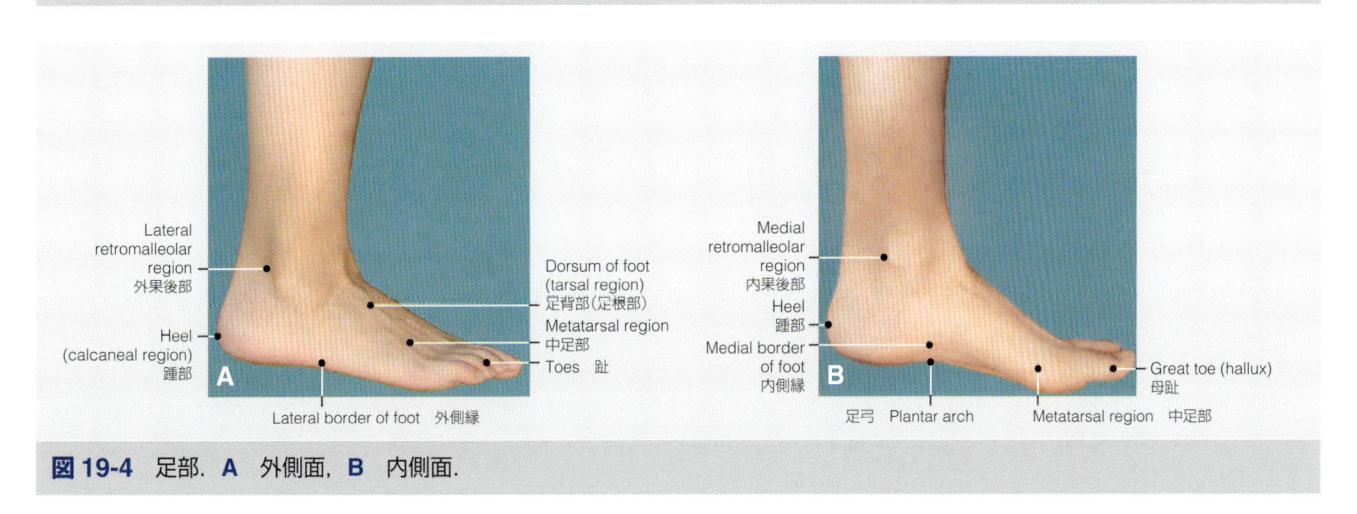

図 19-4　足部．**A** 外側面，**B** 内側面．

19　局所部位と表面解剖

Chapter 20 骨学
OSTEOLOGY

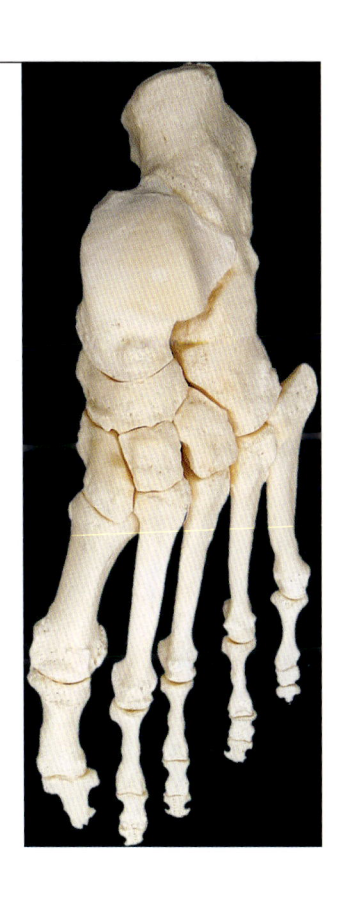

はじめに

下肢帯および下肢の骨格は以下の骨が含まれる．寛骨，大腿骨，膝蓋骨，脛骨，腓骨，足根骨（距骨，踵骨，舟状骨，立方骨および内側，中間，外側の楔状骨），中足骨，趾骨，種子骨．

下肢帯は上肢帯と同様，自由下肢骨を軸骨格，すなわち脊柱に結合している．それは基本的に寛骨から構成されている．

骨盤（図 20-1）は寛骨と仙骨から形作られている．直腸と泌尿生殖臓器および骨盤底の筋群の付着部を含む骨盤部分は小骨盤として，内臓と腹部筋群を含む部分は大骨盤として知られている．小骨盤と大骨盤の境が分界線である．骨盤には2つの開口部があり，それらは分界線より上方の骨盤上口と，尾骨，恥骨弓，仙結節靱帯から構成される骨盤下口である．

寛骨

腸骨，恥骨，坐骨が癒合したものである（図 20-2）．これらの3つの骨にはそれぞれ別の骨化中心があり，それらが癒合して寛骨臼を形成する．この骨は寛骨と呼ばれてはいるが，解剖学的細部はそれぞれ3つの骨として言及する．上前腸骨棘と恥骨は同一の前頭面にあり，恥骨の結合面は正中矢状面にある．

腸骨は仙骨と関節でつながり，仙腸関節を形成する．2つの恥骨は恥骨結合で連結する．恥骨結合の下方が恥骨弓である．寛骨臼は大腿骨頭と関節でつながり，股関節を形成する．これは Chapter 21 に記載する．

寛骨には恥骨と坐骨で形成される孔があり，閉鎖孔と呼ばれる．"閉じるもの(obturator)"と呼ぶこともあるが，孔自体は閉じることはできず，閉鎖筋や閉鎖動脈など一連の構造物によって閉じられ，閉鎖膜に覆われている．

寛骨臼は3つの骨盤骨でできている．寛骨臼は寛骨臼縁により囲まれており，骨頭を収容し，股関節を形成してい

る．その空洞内の凹形の表面は硝子軟骨で覆われており，関節面になっている．この関節面と寛骨臼縁は下方面では開いており，寛骨臼切痕となっている．寛骨臼の奥まったところが関節面である月状面に取り囲まれた寛骨臼窩である．この部位は非関節性で円靱帯と，Chapter 21で述べる脂肪組織枕（pulvinar）と呼ばれる脂肪性の組織で占められている．

■腸骨

寛骨の上方部分を形作っている（図20-3）．この体は寛骨臼の近く，寛骨臼上溝のすぐ上方に位置する．腸骨の大部分は腸骨翼で，その頂上が腸骨稜になっている．その稜の内側縁は腹横筋の停止，中間線は内腹斜筋の停止，外側縁は外腹斜筋と広背筋の停止にそれぞれなっている（図20-4）．稜の前外側部分は隆起があり腸骨結節として知られている．

稜には4つの棘があり，2つは前方，2つは後方で，上前腸骨棘（縫工筋の付着），下前腸骨棘（大腿直筋の付着），上後腸骨棘，下後腸骨棘である．

腸骨翼は平らで，内方と外方に2つの面がある．外面は殿筋群の起始となっていることから，殿筋面と呼ばれる．この面では3つの線が識別できる．前殿筋線は腸骨結節の

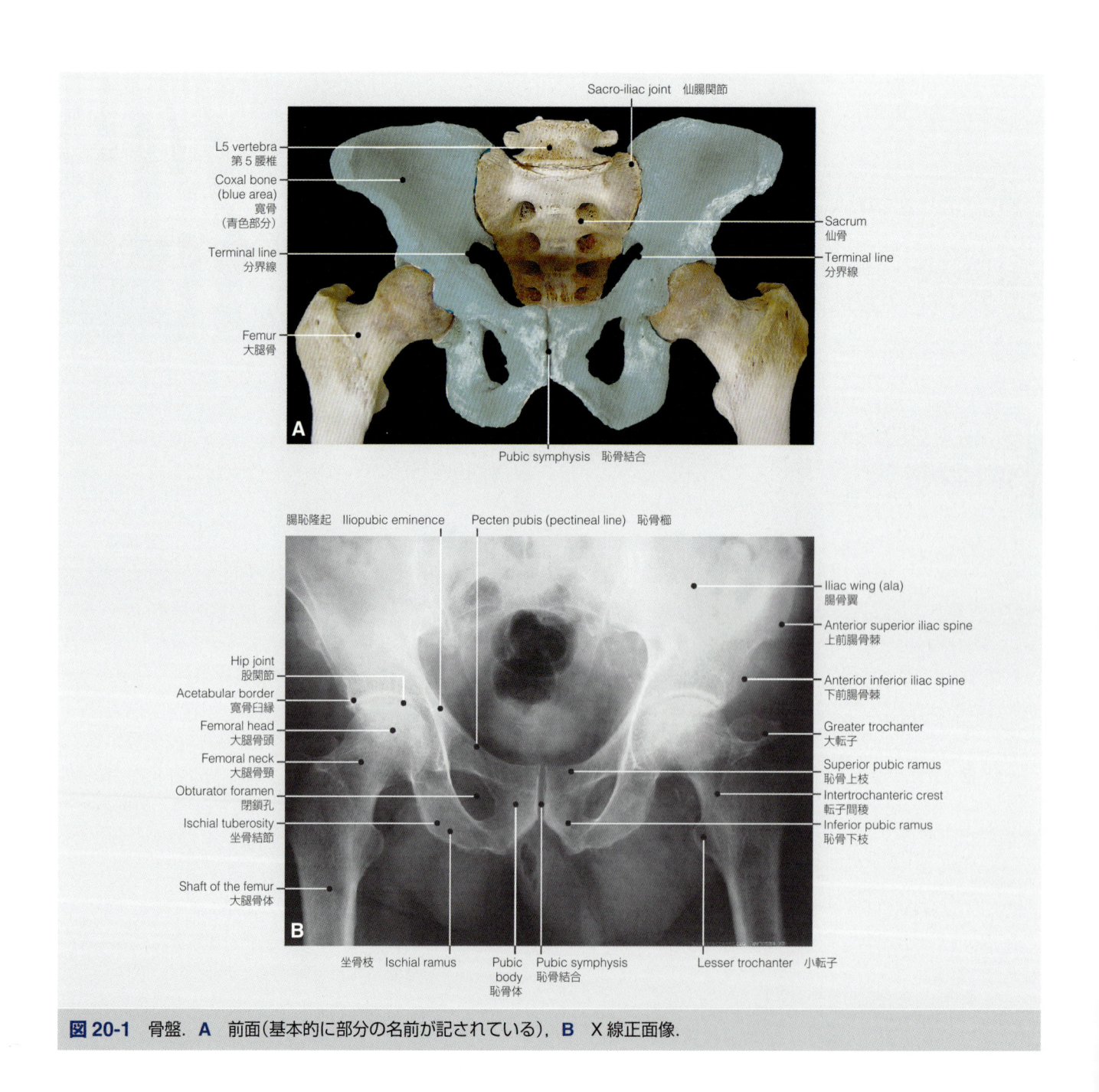

図20-1 骨盤．**A** 前面（基本的に部分の名前が記されている），**B** X線正面像．

近くから，下殿筋線は下前腸骨棘のすぐ上方から，そして後殿筋線は上後腸骨棘の近くから始まる．小殿筋は前と下殿筋線の間から，中殿筋は前と後殿筋線の間，大殿筋は後殿筋線の背側から起こる．内面は腸骨窩で，ここから腸骨筋が起こる．この面の後方が仙骨との関節を成す部分で，仙骨盤面と呼ばれる．この中に耳の形をした耳状面があり，仙骨の同様の面と関節し仙腸関節を形成する．この関節は多くの仙腸靱帯によって補強されており，これらの靱帯が耳状面を取り巻く目印になる腸骨粗面である．最後に，弓状線が腸骨の内面にあり，この線は大骨盤と小骨盤を境する分界線の一部を成している．

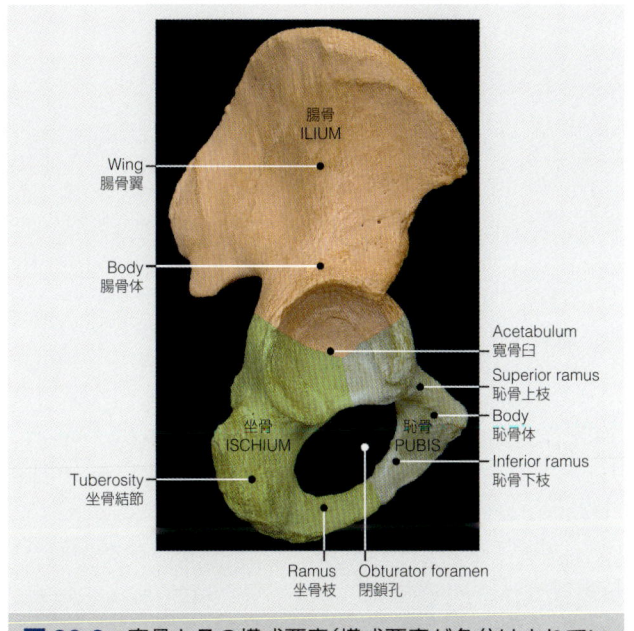

図 20-2 寛骨とその構成要素（構成要素が色分けされている）

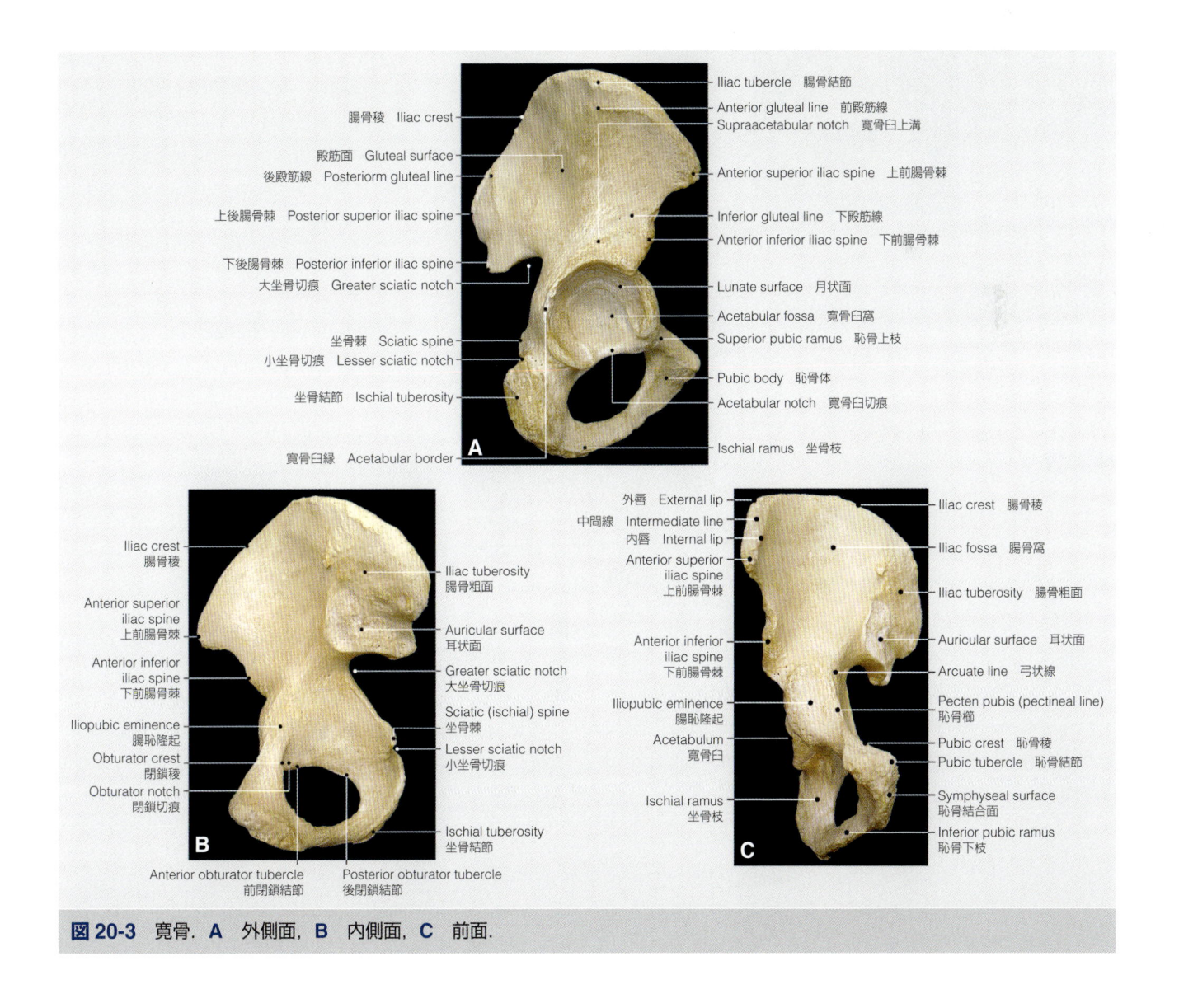

図 20-3 寛骨．**A** 外側面，**B** 内側面，**C** 前面．

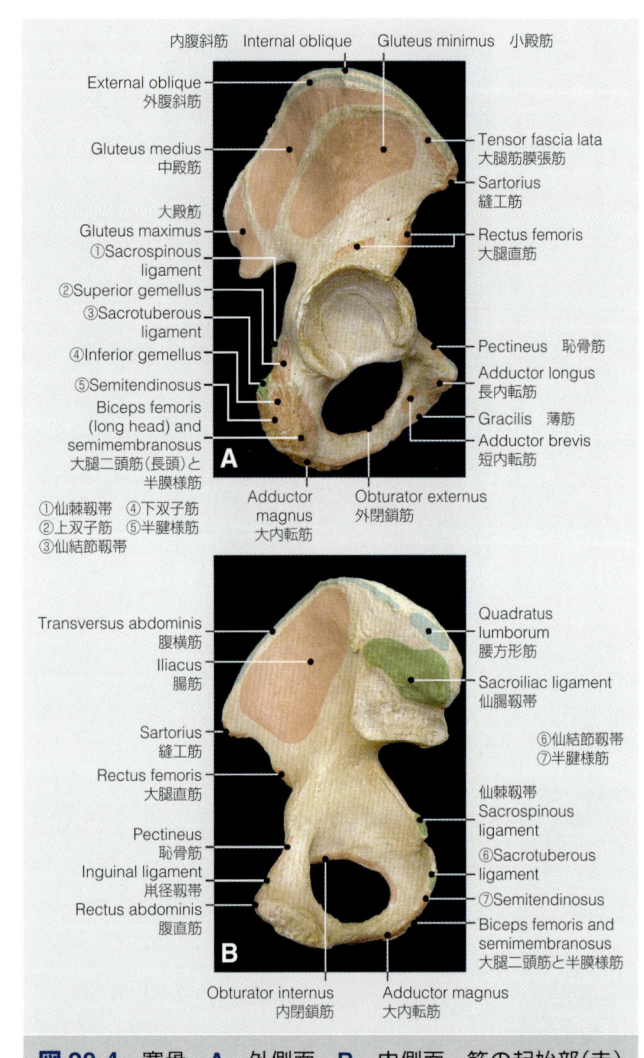

図 20-4 寛骨．**A** 外側面，**B** 内側面．筋の起始部（赤）と停止部（青）が示されている．

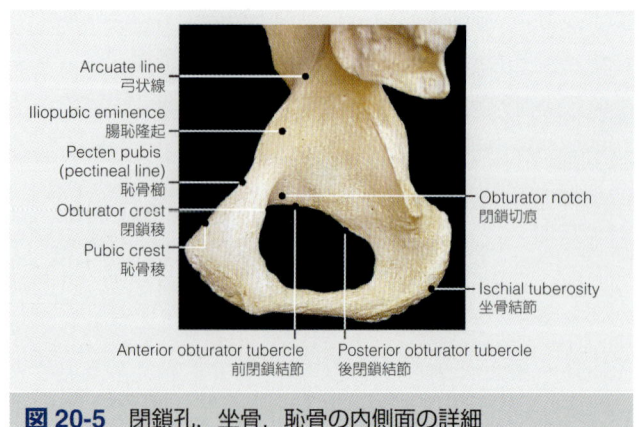

図 20-5 閉鎖孔，坐骨，恥骨の内側面の詳細

■恥骨

　腸骨と恥骨が結合する部位は少し隆起しており，腸恥隆起と呼ばれる（図20-3，20-5）．恥骨体は恥骨結合近くにあり，そこから恥骨上枝，恥骨下枝という2つの枝が起こる．これらの枝は閉鎖孔を縁取っている．恥骨上枝は腸恥隆起に達し，その上面に恥骨稜があり，この稜から恥骨筋が起こる．その近傍に小さな隆起がときどき認められ，それは小腰筋の起始である．恥骨上枝の下面では寛骨臼から恥骨結節にかけて閉鎖稜があり，恥骨大腿靱帯が付着している．この点より内側で恥骨体に近い部位に閉鎖溝があり，閉鎖神経血管束が通っている．恥骨結節は恥骨体の上面に位置し，鼠径靱帯が付着している．より内側に恥骨稜があり，腹直筋と錐体筋が停止している．恥骨体と恥骨下枝は大多数の内転筋の起始になっている．恥骨下枝は坐骨と結合する．恥骨にはまた前閉鎖結節と後閉鎖結節があるが，後者はときどき欠いていることがある．

　両側の恥骨は恥骨結合によって関節する．この下が恥骨弓と恥骨下角である（男性75°，女性90〜100°）．

■坐骨

　寛骨の最も後下方の部分である（図20-3〜20-5）．その体は寛骨臼の下方にあり，角度をもって坐骨枝となり，この坐骨枝は恥骨下枝と結合する．坐骨の角度をもっている部分には坐骨脛骨間の筋肉と大腿二頭筋さらに大内転筋の起始を示すしっかりした印がある．これが坐骨結節である．後方には坐骨棘〔ischial (sciatic) spine〕がある．Ischialは明らかに ischium という言葉からきているが，sciaticもまた同義語として使用されている．しかし，sciatic nerve（坐骨神経）のことを言うには形容詞の ischial を用いるほうが正しい．

　坐骨棘は2つの切痕（上方の大坐骨切痕と下方の小坐骨切痕）の間にある．2つの切痕は仙結節靱帯と仙棘靱帯によって輪郭される孔を形成するが，このことは後述する（▶Chapter 21）．

大腿骨

　強健な長骨で，大腿部の骨格となっている（図20-6）．近位では骨盤の寛骨臼と関節し，股関節を形作っている．遠位では膝蓋骨と脛骨と関節し，膝関節を形作っている．

　大腿骨を解剖学的に正しく向け，位置させるには，遠位にある両顆部をおなじ水平面に置かなくてならない．そして大転子は外側，膝蓋面は前方である．

　大腿骨頭は球形で，硝子軟骨で覆われている．その中央

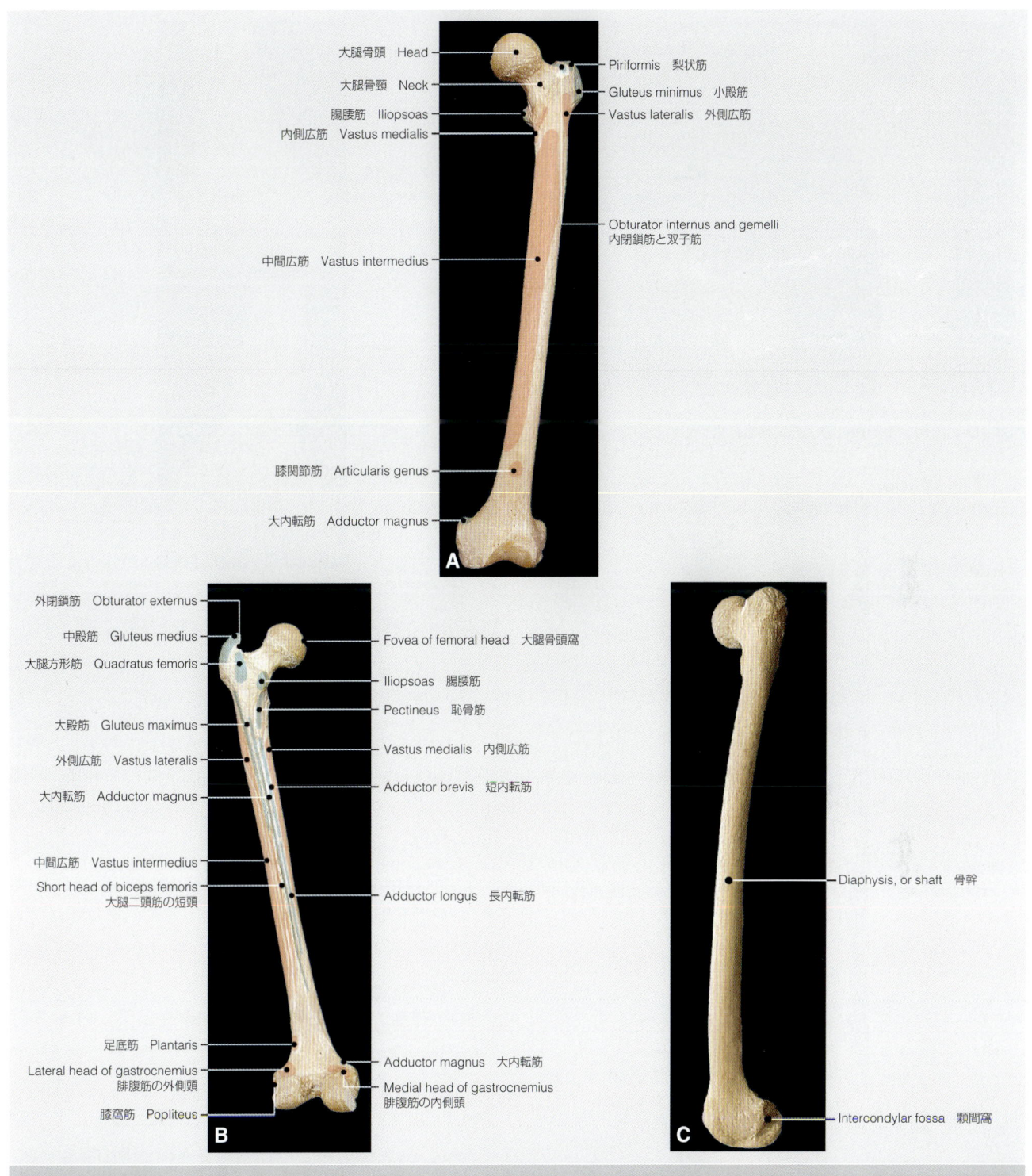

図20-6 大腿骨．**A** 前面，**B** 後面，**C** 外側面．筋の起始部（赤）と停止部（青）が示されている．外側から観察すると大腿骨の前弯がわかる．

で，寛骨臼に向かって大腿骨頭窩があり，そこには円靱帯を含んでいる．骨頭は大腿骨頸につながり，さらに大腿骨体へとつながっている．その頸と体は成人では約125〜130°の頸体角となっている（小児ではより大きく，高齢者ではより小さい）（**図20-7**）．

外側皮下に位置する大転子と後内側にある小転子という2つの重要な突出がある（**図20-8**）．前者は殿筋のための付着部であり，後者は腸腰筋の付着部である．大転子の後内側部に転子窩があり，そこに骨盤転子筋群のいくつかが停止している．両転子間で後方は転子間稜とその稜内の鈍な

20 骨学 293

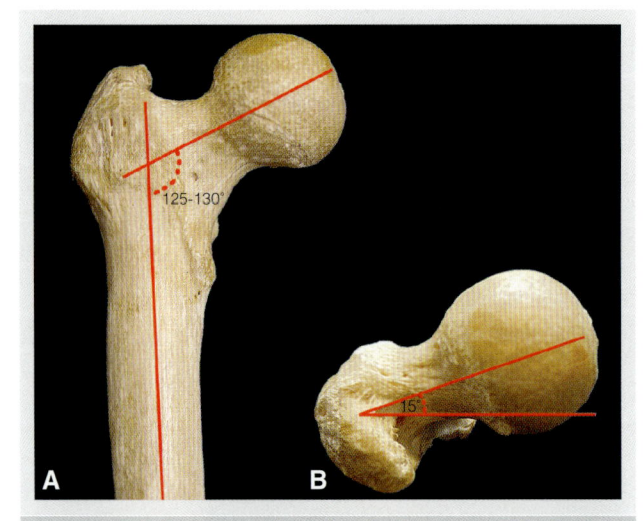

図 20-7 A 頸体角，B 前捻角．

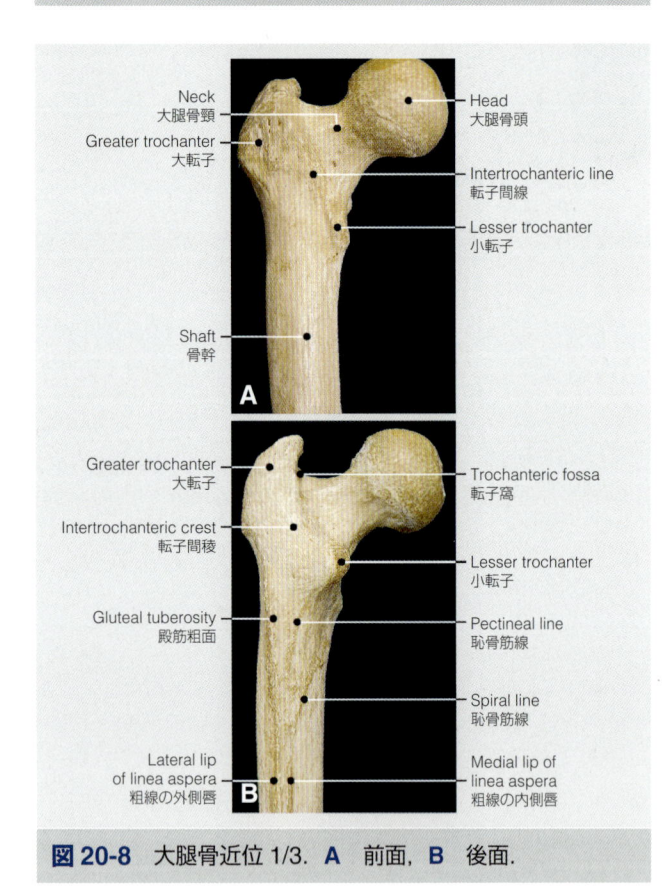

図 20-8 大腿骨近位 1/3．A 前面，B 後面．

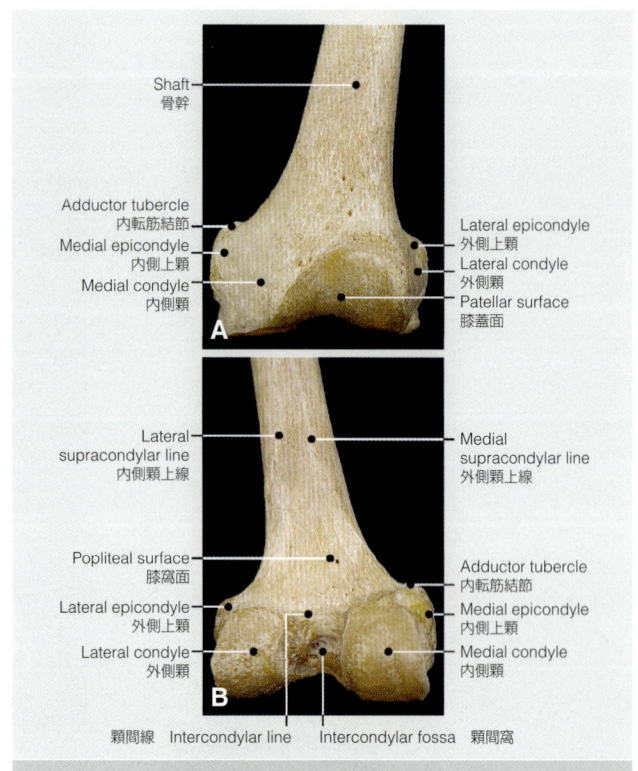

図 20-9 大腿骨遠位 1/3．A 前面，B 後面．

盛り上がりである方形結節がある．前方には転子間線が認められる．

　大腿骨体は長く軽度凸状で，その厚い皮質が大腿骨に強靱さを与えている．体は大腿骨頭を通る垂線に対し 10°の角度があり 15°の前捻角がある（**図 20-7**）．前面には特に気づくような点はないが，後面には粗線がある．粗線には内側広筋，外側広筋，内転筋，大腿二頭筋の短頭が付着している．粗線には内側唇と外側唇がある．内側唇は近位で spiral line（訳注：解剖学用語では日本語訳は恥骨筋線である）につながる．その上の小転子と粗線の間に恥骨筋が付着する恥骨筋線（pectineal line）がある．外側唇は近位で大転子につながり，そこが大殿筋の付着部である．ときどきここに盛り上がりがあり第三転子として知られる．

　粗線は遠位で内側顆上線と外側顆上線に通じている．前者は内転筋結節に達する（**図 20-9**）．両顆上線の間は平坦な膝窩面になっている．遠位大腿骨端は 2 つの大きな顆，内側顆と外側顆で特徴づけられる．それぞれの顆の上方は骨性の隆起，内側上顆と外側上顆がある．内転筋結節は内側上顆の上面にある盛り上がりで，そこに大内転筋の縦（内側）頭が付着する．外側上顆の下方に膝窩筋により形成される膝窩筋溝がある．両側の顆の後面の上方には（Grüber の）顆上結節と呼ばれる粗面がときどきみられ，両側の腓腹筋が付着する．

　後方には，両側の顆の間に顆間窩があり，この顆間窩の下方部分に十字靱帯が位置する．この窩の上方が顆間線である．

　最後に，顆の前面は硝子軟骨に覆われ膝蓋面，すなわち大腿骨滑車面を形成している．この面は膝が半屈曲や屈曲したとき膝蓋骨と関節を形成する（**図 20-10，20-11**）．膝が最大屈曲したとき，膝蓋骨はちょうど大腿骨滑車面にくる．

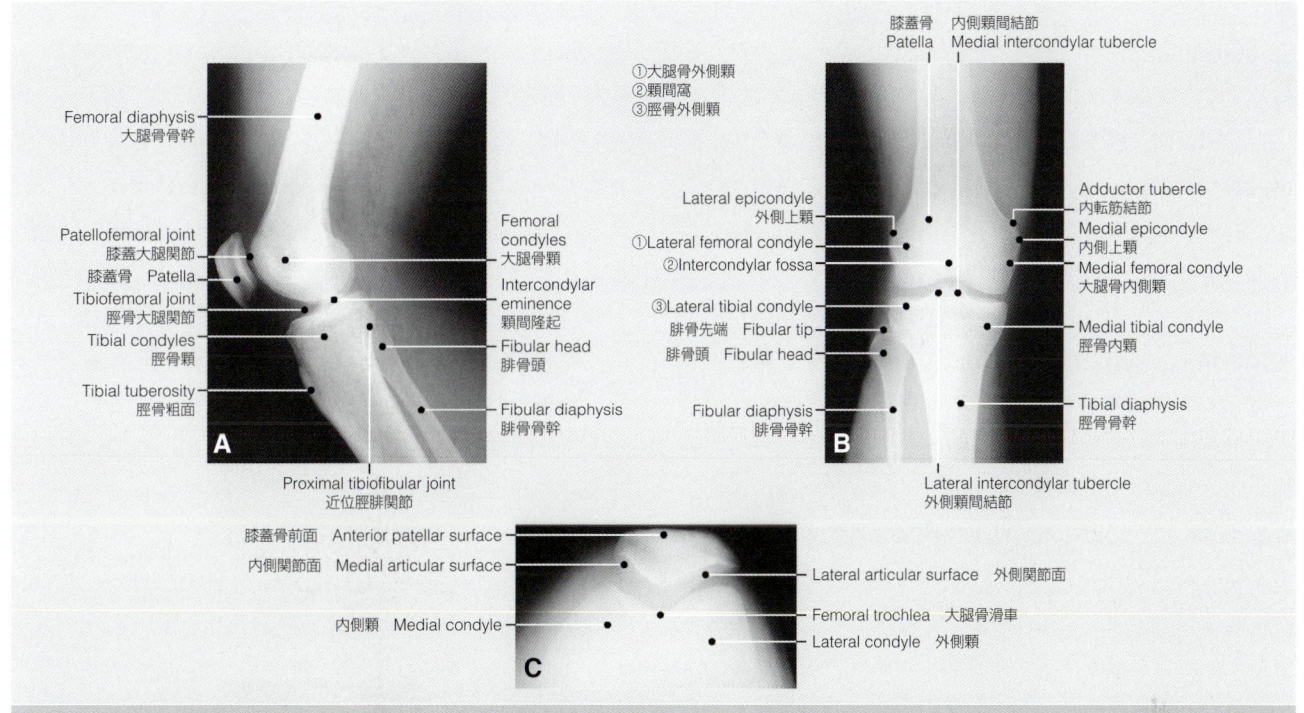

図 20-10 膝関節のX線像．**A** 側面像，**B** 正面像，**C** 軸斜像．

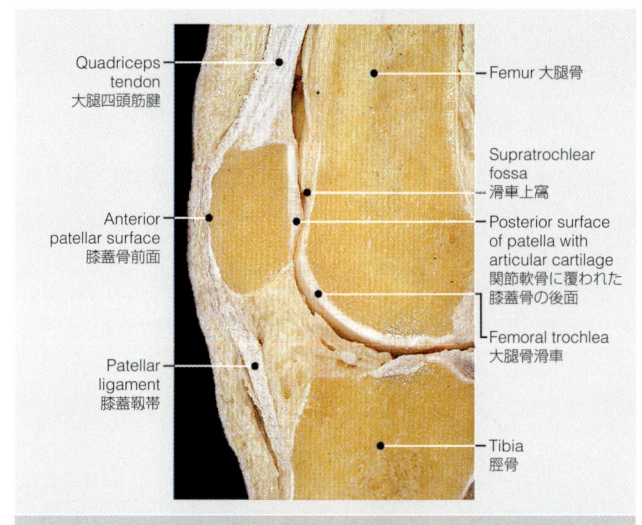

図 20-11 膝関節レベルでの矢状断．大腿四頭筋腱の実質内に膝蓋骨が示されている．

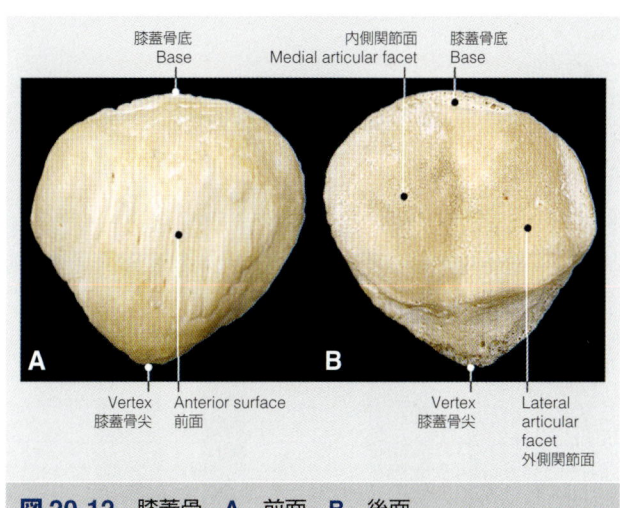

図 20-12 膝蓋骨．**A** 前面，**B** 後面．

膝蓋骨

多くの著者により膝蓋骨は大腿四頭筋腱の種子骨であると分類されている（図20-11）．膝蓋骨は近位に底，遠位に頂点をもつ三角形を思わせる形をしている（図20-12）．内側縁と外側縁がある．背側（関節）面は硝子軟骨に覆われ，稜で区分され2つの関節面になっている．外側関節面は内側のそれより大きく，膝蓋骨が正しい方向に向く助けになっている．背面の尖は関節面ではなく膝蓋腱の付着部になっている．

前面は凸状で大腿四頭筋と膝蓋腱の表層線維によって覆われている．この隔離された骨には，多くの栄養孔と垂直に走る稜がみられる．

20 骨学

脛骨

長骨で近位骨端，体(骨幹)，遠位骨端がある(図20-13)．腓骨とともに下腿の骨格になり，内側に位置している．近位では大腿骨と遠位で距骨と関節を形成している．腓骨とも近位と遠位で脛腓関節で連結している．

近位骨端には2つの骨性の隆起，内側顆と外側顆がある(図20-14)．上面は関節面すなわち脛骨関節面である．これは2つの平坦な関節面から成り関節軟骨に覆われている．半月板とともに，大腿骨顆と関節を形成している．両顆の間に顆間隆起すなわち脛骨棘(tibial spine)がある．この顆間隆起には2つの顆間結節，内側・外側顆間結節がある．

顆間隆起の前面が前顆間区で前十字靱帯が付着する部位である．同様に後顆間区があり後十字靱帯の付着する．

脛骨の前面で顆の下が脛骨粗面で，膝蓋腱が付着している．外顆には腓骨関節面があり腓骨と近位脛腓関節を形成している．その上外側がGerdy結節で，腸脛靱帯と前脛骨筋が付着している．

脛骨体すなわち骨幹の横断面は三角形をしている(図20-15)．このため3つの縁と面，すなわち，前縁，内側縁，骨間縁と内側面，外側面，後面である．後面には弯曲した線が観察される．これがヒラメ筋線でヒラメ筋と膝窩筋の付着の間に位置している．そのため膝窩線とも呼ばれる．内側面は皮下にあり，遠位に向かって内果まで触れることができる．ここには筋の付着はない．

遠位骨端には足関節内側の皮下の突起である内果がある．脛骨には距骨と関節する下関節面と内果関節面があり，足関節の一部を形成している．外側には腓骨切痕があり，遠位脛腓関節の一部になっている．果の後面には後脛骨筋腱のための内果溝がある．脛骨の遠位端は横断面で骨

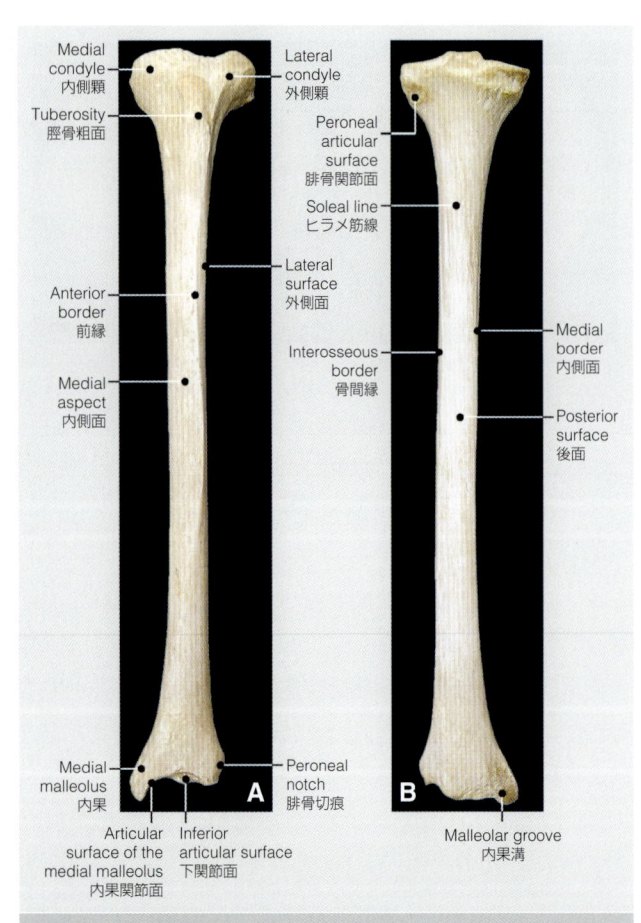

図20-13 脛骨．A 前面，B 後面．

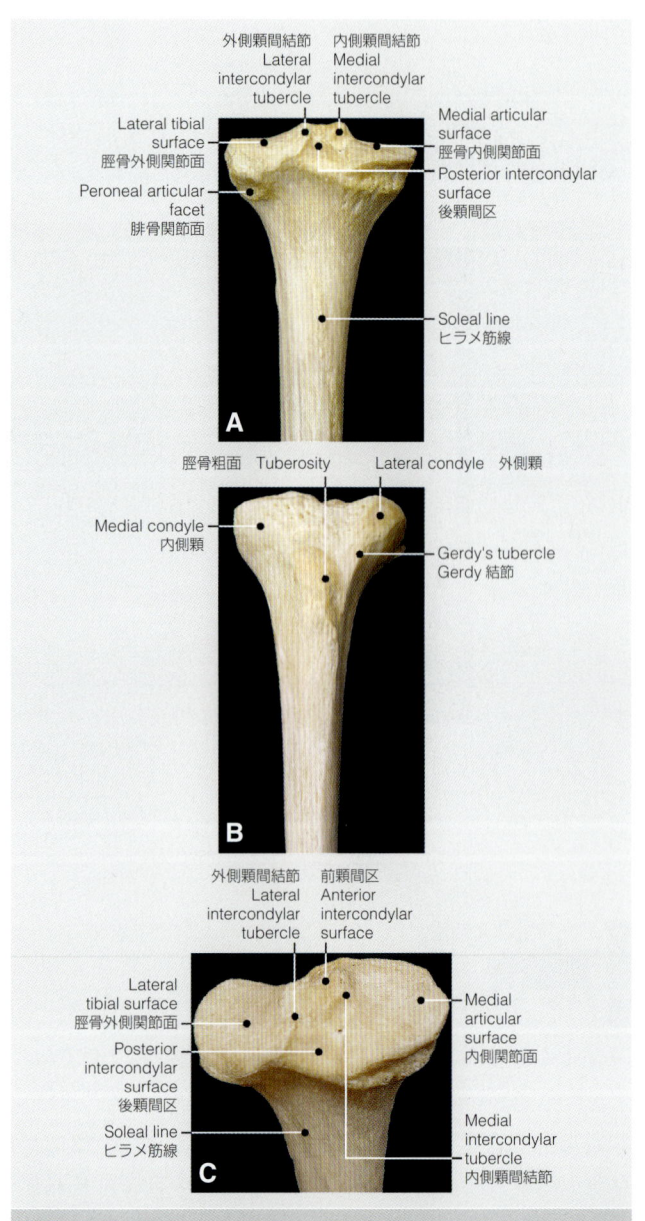

図20-14 脛骨の近位1/3と脛骨プラトー．A 後面，B 前面，C 後上方から観察したところ．

組織による台形の形をしており，骨皮質は薄い層状である．これは脛骨骨幹が厚い骨皮質になっているのと対照的である．臨床的にこの遠位骨端骨幹端は脛骨天蓋として知られる．

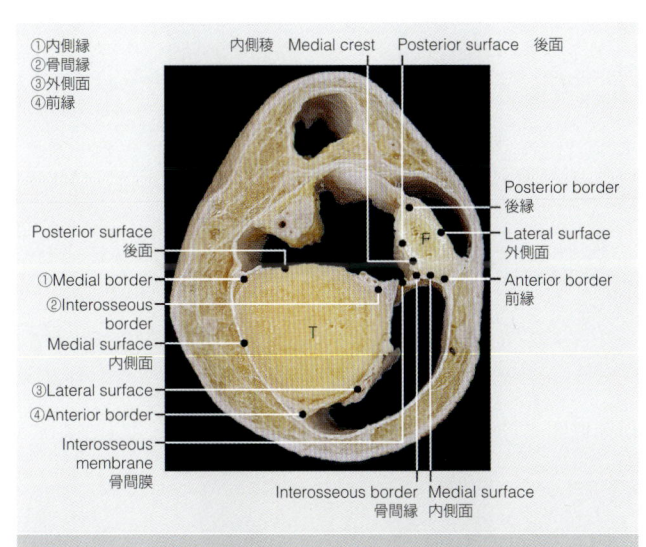

図 20-15　下腿の横断像．区画内の筋は除去されている．脛骨（T）と腓骨（F）の表面と骨縁および骨間膜が観察される．

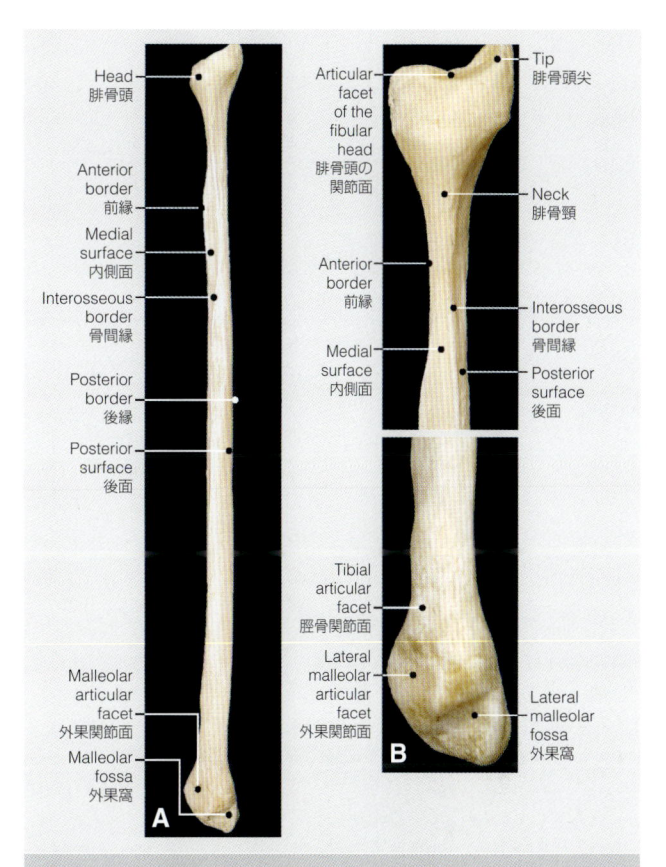

図 20-16　腓骨．A　右腓骨，B　近位と遠位骨端．

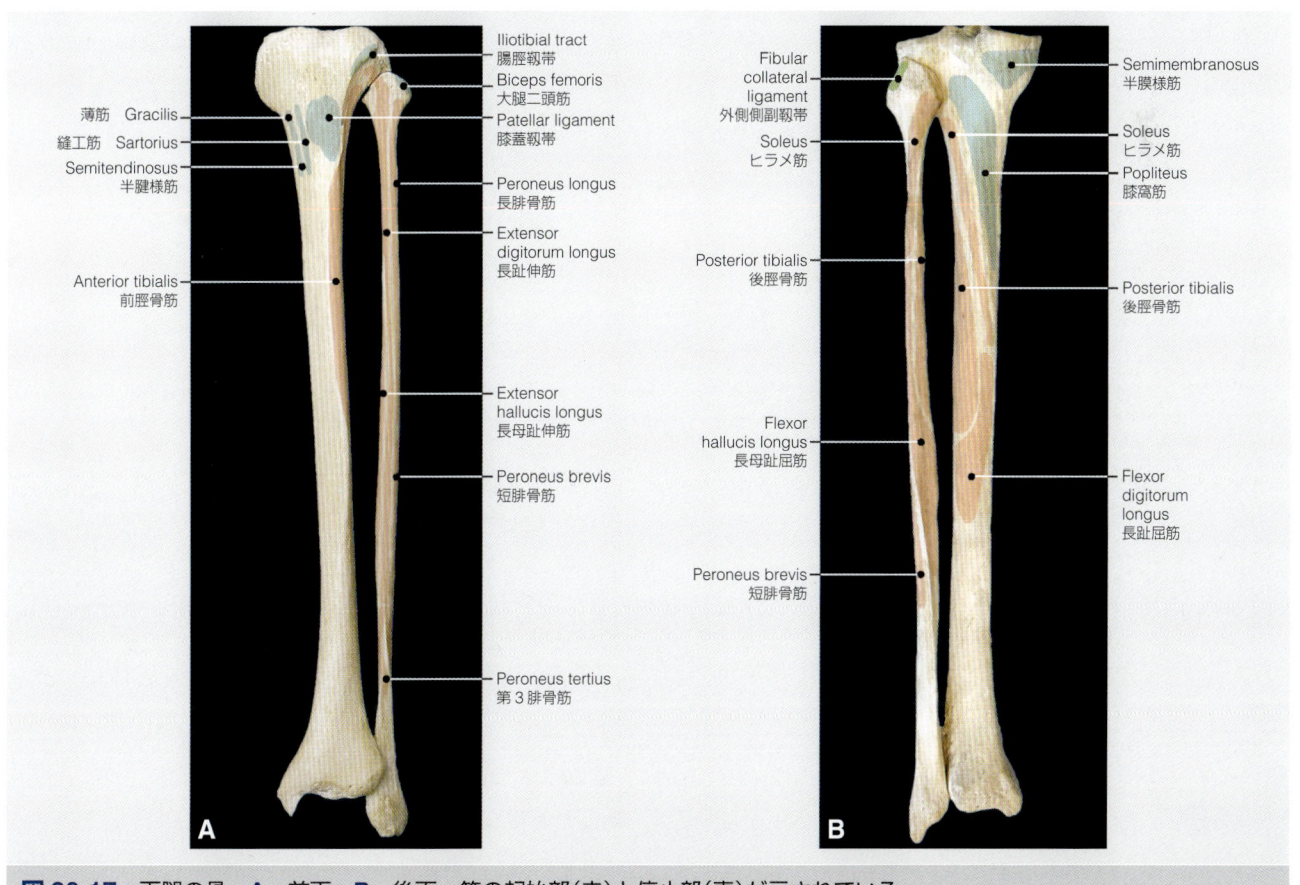

図 20-17　下腿の骨．A　前面，B　後面．筋の起始部（赤）と停止部（青）が示されている．

20　骨学　297

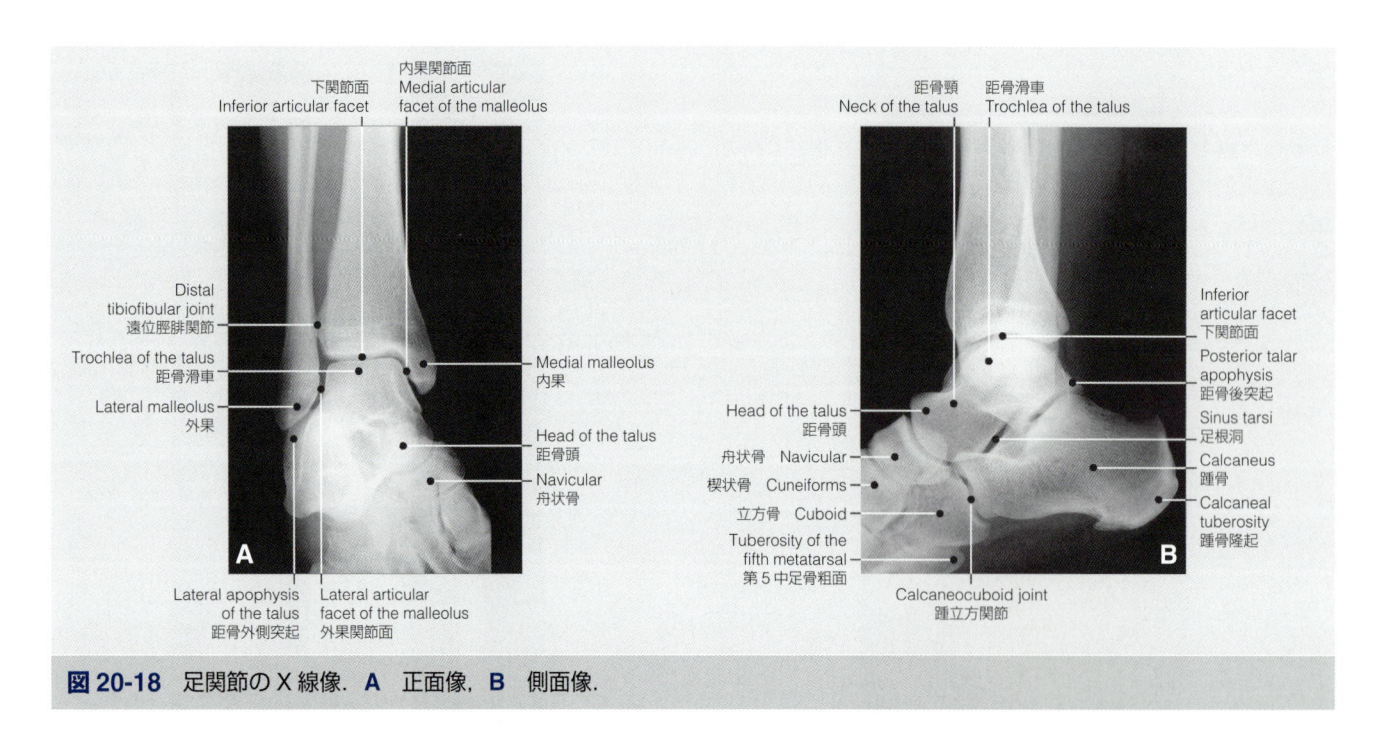

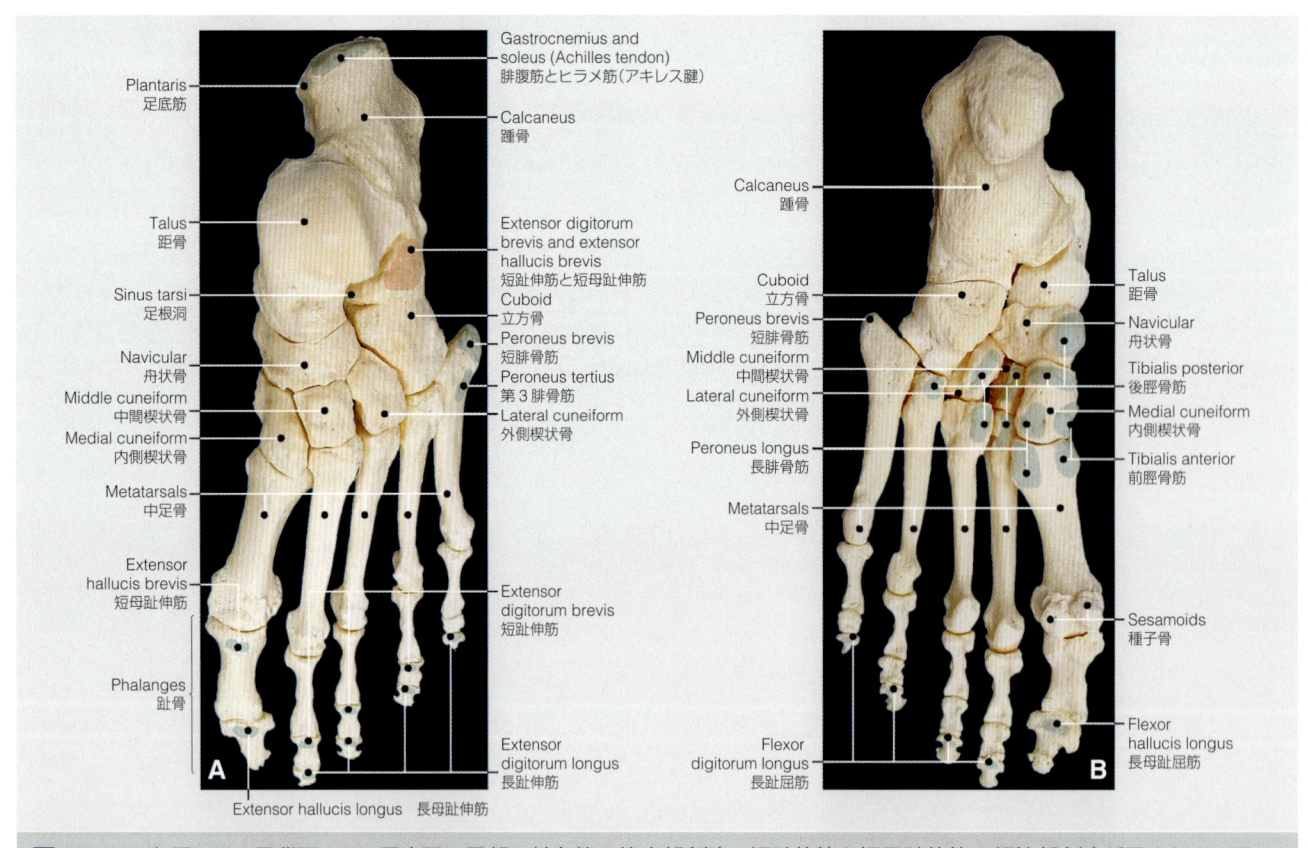

図20-18 足関節のX線像．**A** 正面像，**B** 側面像．

図20-19 左足．**A** 足背面，**B** 足底面．足部の外在筋の停止部（青），短趾伸筋と短母趾伸筋の起始部（赤）が示されている．

腓骨

腓骨は，長骨で脛骨とともに下腿の骨格を形成している（図20-16，20-17）．腓骨には近位骨端，体（骨幹），遠位骨端がある．

近位骨端，すなわち腓骨頭には腓骨頭尖（茎状突起）があり，膝の外側側副靱帯と大腿二頭筋腱が付着している．内

側関節面もあり脛骨と関節し，近位脛腓関節を形成している．この関節の形態や傾きは個人差が大きい．

腓骨頭の下が腓骨頸で総腓骨神経と関係が深い．腓骨体は脛骨と同様に三角形になっており，3つの面と3つの縁がある（図20-15）．それらは内側面，外側面，後面と前縁，後縁，骨間縁である．後面に内側稜があり，後脛骨筋と長母趾屈筋の起始部を区分している．

遠位骨端は外果によって形づくられ，皮下にあって足関節の外側面になっている（図20-18）．遠位骨端には足関節の距骨に対する外果関節面がある．脛骨に対する関節面もあり，脛骨とともに遠位脛腓靱帯結合を形づくる．外果の後面には腓骨筋の腱のための外果溝がみられる．後内面には外果窩があり，後距腓靱帯の付着のための陥凹になっている．

触診によって，外果が内果にくらべてより遠位，より後方にあることが容易に認識できる．

足根

足根は以下の骨，すなわち距骨，踵骨，舟状骨，そして内側・中間・外側楔状骨および立方骨から構成されている（図20-19）．

その解剖学的・臨床的重要性から，足根は中足または前足根（舟状骨，楔状骨，立方骨）と，後足または後足根（距骨，踵骨）に分けることができる．これらは（Chopartの）横足根関節によって区分されている．

■ 距骨

短骨で，脛骨と腓骨とともに足関節を形成している（図20-18，20-20）．距骨は踵骨と舟状骨とも関節している．距骨は筋肉や腱が付着していない唯一の足根骨である．

距骨頭は硝子軟骨で覆われており，いくつかの関節面がある．最も重要なものは舟状骨関節面と前踵骨関節面である．距骨頭はまた底側踵舟靱帯関節面と底側二分踵舟靱帯関節面をもっている．

距骨頸はより細く，距骨頭につながっていて，距骨体とは15°の角度がある．距骨頸の底側に中踵骨関節面がある．距骨の最も後方が距骨体である．その上面は脛骨に対する上関節面になっている距骨滑車（talar trochlea，またはtalar dome）である．その滑車の両側は内果と外果に対するそれぞれ内果面，外果面である．外側面には外側突起

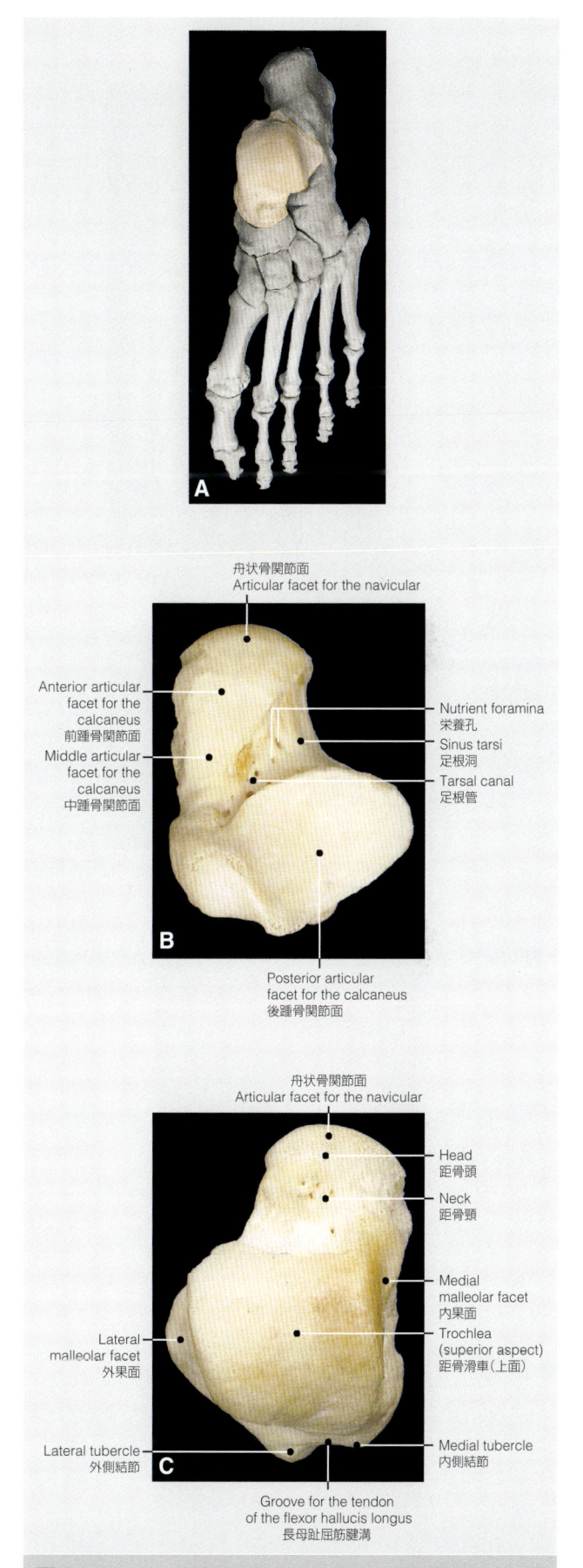

図20-20　A　左距骨と他の足部の骨との関係を示す．距骨の足底面（B），上面（C）．

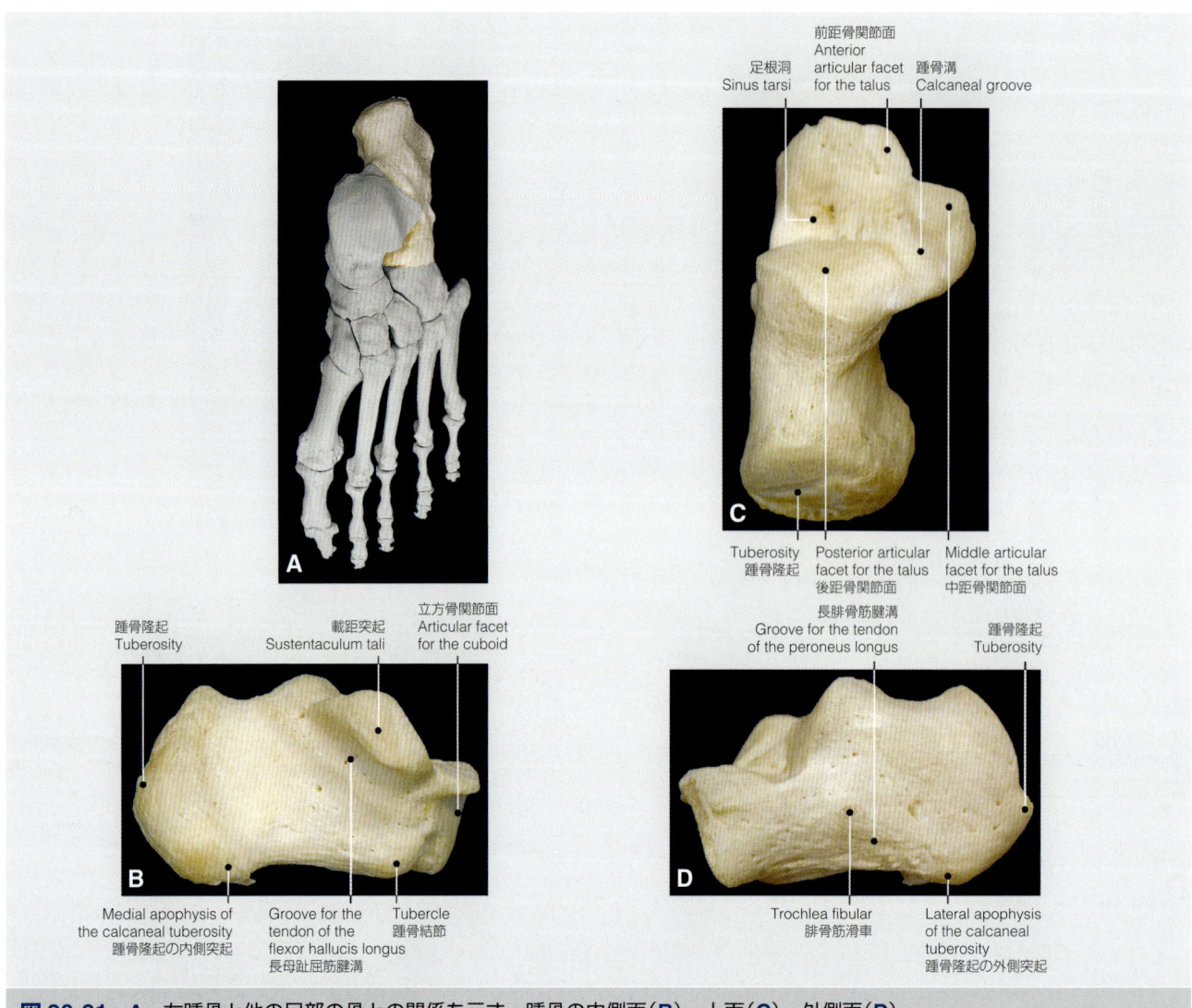

図20-21 **A** 左踵骨と他の足部の骨との関係を示す．踵骨の内側面（**B**），上面（**C**），外側面（**D**）．

があり，背側に後突起が認められる．後者には内側結節と外側結節があり，両者の間には長母趾屈筋腱溝がある．下面は硝子軟骨に覆われ，後距骨関節面である．その近くであって，この関節面と中関節面の間が距骨溝である．

距骨表面の大部分は硝子軟骨で覆われており，距骨頸が例外で，したがってここを通してこの骨への血液供給がなされるということは容易に理解できる．

■踵骨

距骨の下でわずかに内側に位置する．短骨で距骨と，遠位では立方骨と関節する（**図20-21**）．踵骨の後面には踵骨隆起があり，踵骨腱（アキレス腱）が付着している．この隆起には内側突起と外側突起がある．底側面には底側踵立方靱帯が付着する踵骨結節がある．内側には骨性の隆起があ

り，その上に距骨がのっているプラットフォームに似ているために，載距突起と呼ばれる．その下面には溝があり長母趾屈筋の腱が通る．上面には，前，中，後の距骨関節面がある．中と後関節面の間が踵骨溝である．外側面で距骨溝と踵骨溝が合流した延長が足根洞である．また，外側面には腓骨筋腱を分離する骨性の隆起があり，腓骨筋滑車として知られている．その後方を長腓骨筋，前方を短腓骨筋が通る．最後に，前面が立方骨関節面である．

■舟状骨

距骨と3つの楔状骨の間に位置する短骨が舟状骨である（**図20-22**）．その内側面に後脛骨筋が付着する舟状骨粗面がある．遠位では平坦な関節面で，稜によって分離され，それぞれの楔状骨に面している．

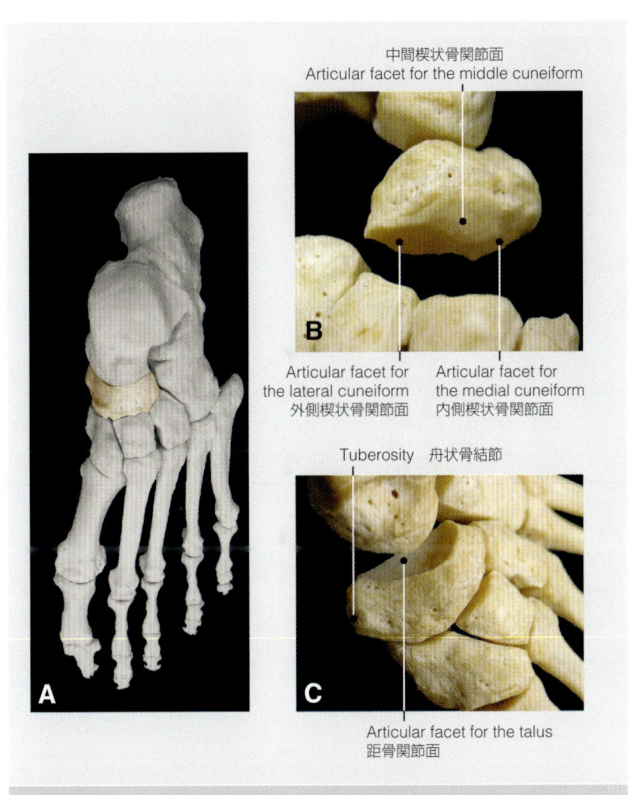

図 20-22 A　左舟状骨と他の足部の骨との関係を示す．Bは舟状骨の結節，Cは関節面を示す．

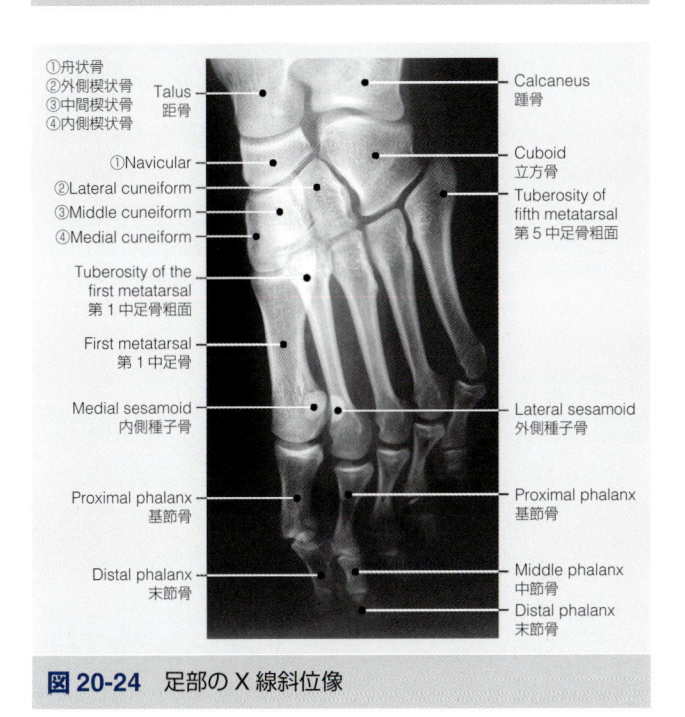

図 20-23 A　3つの左楔状骨と他の足部の骨との関係を示す．B，Cは楔状骨の関節面を示す．

図 20-24　足部のX線斜位像

■楔状骨

舟状骨の遠位が3つの楔状骨である（図20-23）．内側楔状骨は広い底側面があることが特徴で，中間楔状骨は他の2つの間にあり，外側楔状骨は外側で立方骨と接する．3つの楔状骨はそれぞれの中足骨と相対している．すなわち，内側楔状骨は第1中足骨と，中間は第2中足骨と，外側は第3中足骨と関節をなす．内側と外側は中間より長い形状である．かくして中間楔状骨は周囲の骨の間で，足根中足関節に大きな安定性を与える"かなめ石"の役割を果たしている（図20-23，20-24）．

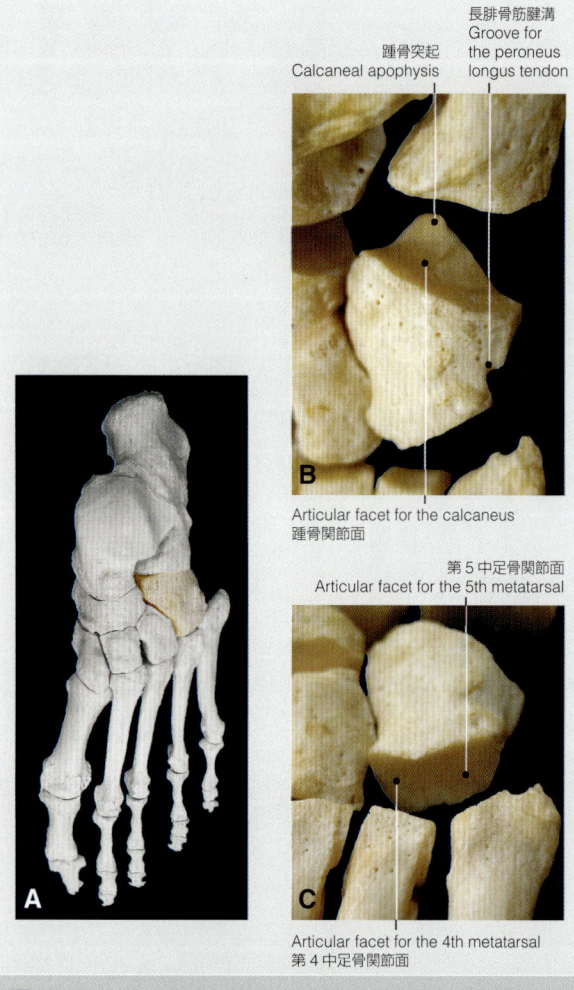

図 20-25　A　左立方骨と他の足部の骨との関係を示す．B，Cは立方骨の関節面を示す．

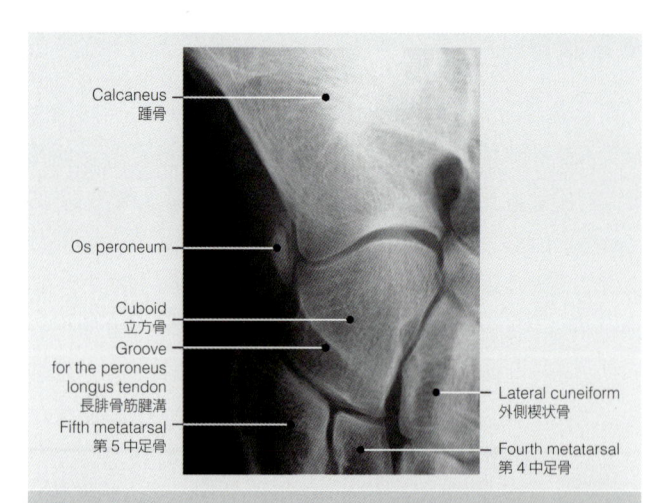

図 20-26　非常にしばしばみられる長腓骨筋腱内の種子骨であるOs peroneumのX線像．

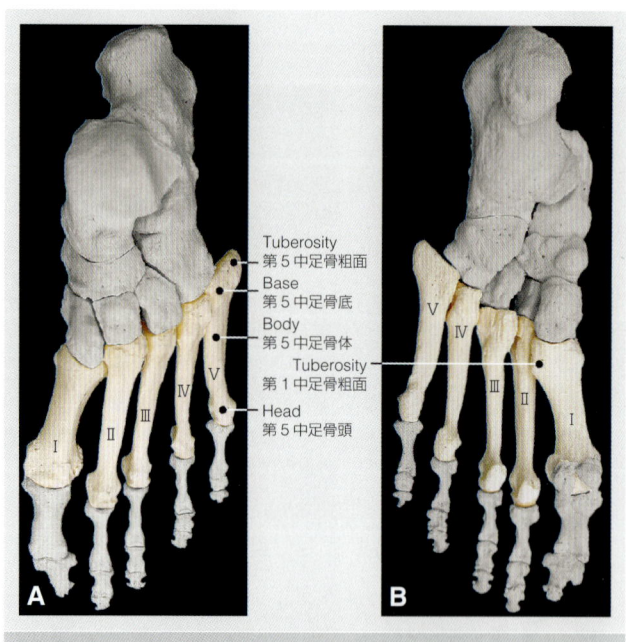

図 20-27　左中足骨と他の足部の骨との関係を示す．A　足背面，B　足底面．

■ 立方骨

外側楔状骨，舟状骨，踵骨の間にある（図 20-25，20-26）．後方で踵骨と，内側で外側楔状骨，舟状骨と，遠位で第4，第5中足骨の底と相対している．その他，外側面と底面に長腓骨筋のための溝がある．その近位に，立方骨粗面と，内側に広がり踵骨関節面となる踵骨突起がある．

中足骨

足の中足骨は手の中手骨と相同である．手と同様5つの長骨で，内側から外側に向かって番号が付けられている（第1中足骨は母趾に対応する）（図 20-27）．各中足骨に底，体，頭がある．

中足骨は近位で足根骨と関節する．すなわち，第1中足骨は内側楔状骨と，第2は中間楔状骨と，そして第3は外側楔状骨と接している．第4と第5は立方骨と相対する．遠位では中足骨頭はそれぞれの趾骨と関節をなしている．

第1中足骨は下外側に粗面（茎状突起）がある唯一の中足骨で，第5中足骨は外側に短腓骨筋の付着のための粗面がある．

趾骨

趾の骨格は趾骨によって形成されている．母趾には2つの趾骨があり，その他の趾には3つの趾骨がある（図20-28A）．

基節骨，中節骨，末節骨がある．基節骨は対応する中足骨および中節骨と，中節骨はそれぞれ他の趾骨と，そして末節骨は近位で中節骨と関節になっている．

それぞれの趾骨には近位に関節面のある底，体，そして滑車のある頭がある．その先端では，末節骨は疎な表面で矢頭の形をした末節骨粗面になっている．

種子骨が第1中足骨頭の下で，長母趾屈筋腱の内外側に認められる（図20-28B）．これらは背面は中足骨と関節するよう平たいレンズ豆の形をしている．

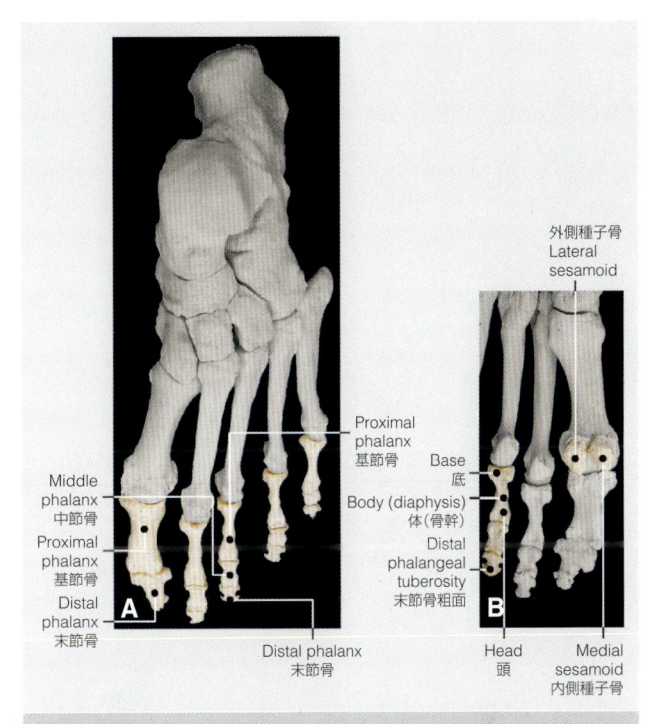

図 20-28 A　左趾骨と他の足部の骨との関係を示す（足背面）．B　第1～3趾の趾骨と種子骨の詳細を示す．

Chapter 21 関節学
ARTHROLOGY

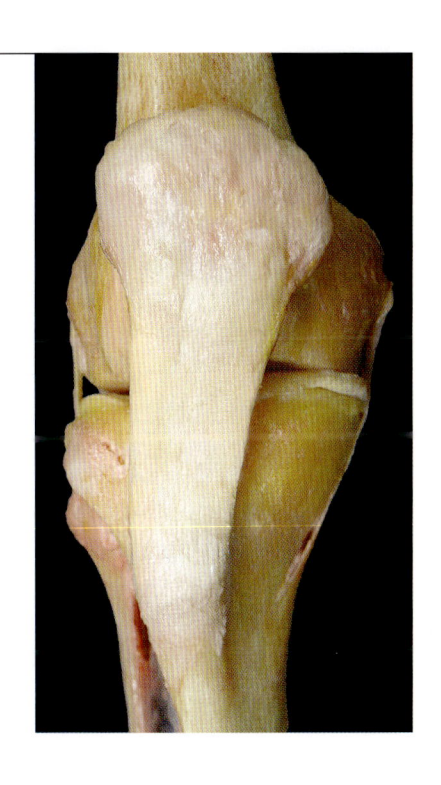

はじめに

下肢帯を脊柱に結合する関節と下肢の関節について記述する．骨盤の関節（図21-1, 21-2）が前者で，股関節，膝関節，距腿関節，足の関節が後者である．

下肢帯の関節

これらの関節は2つの寛骨を脊柱，仙骨，尾骨に結合している．さらに，2つの恥骨が関節して恥骨結合を形成する．靱帯と閉鎖膜についても述べる．

■ 腸腰関節

腸腰関節は第4，第5腰椎横突起と腸骨粗面の結合によって形成される．強力な腸腰靱帯（図21-3）は横突起の頂と腸骨稜の間の横線維と，横突起の下1/3と腸骨粗面の後上面の間の斜線維と，横突起の前面から下降し腸骨の弓状線の後面近くに付着する線維から構成されている．

■ 仙腸関節

仙骨と2つの腸骨との間の靱帯結合である（図21-1, 21-2）．これは仙骨の耳状面と腸骨の対応する面とが関節になっている．耳状面は前方でイタリック体のSの形をしている．これらの骨はお互いの対応する形で結合しており，その線維軟骨性の関節表面は不規則である（図21-4）．それらは耳状面の辺縁を結合する線維性の関節包と前仙腸靱帯と後仙腸靱帯の線維性の束によって結合している．

■ 前仙腸靱帯

最初の2つの仙骨孔の底の前面から寛骨，特に腸骨窩の前近位面に広がる（図21-3）．前仙腸靱帯は薄く，強力ではない．

■ 後仙腸靱帯

仙骨と腸骨を結合する仙腸束の連続で，2つの層，浅層と深層とに分けられる（図21-5）．

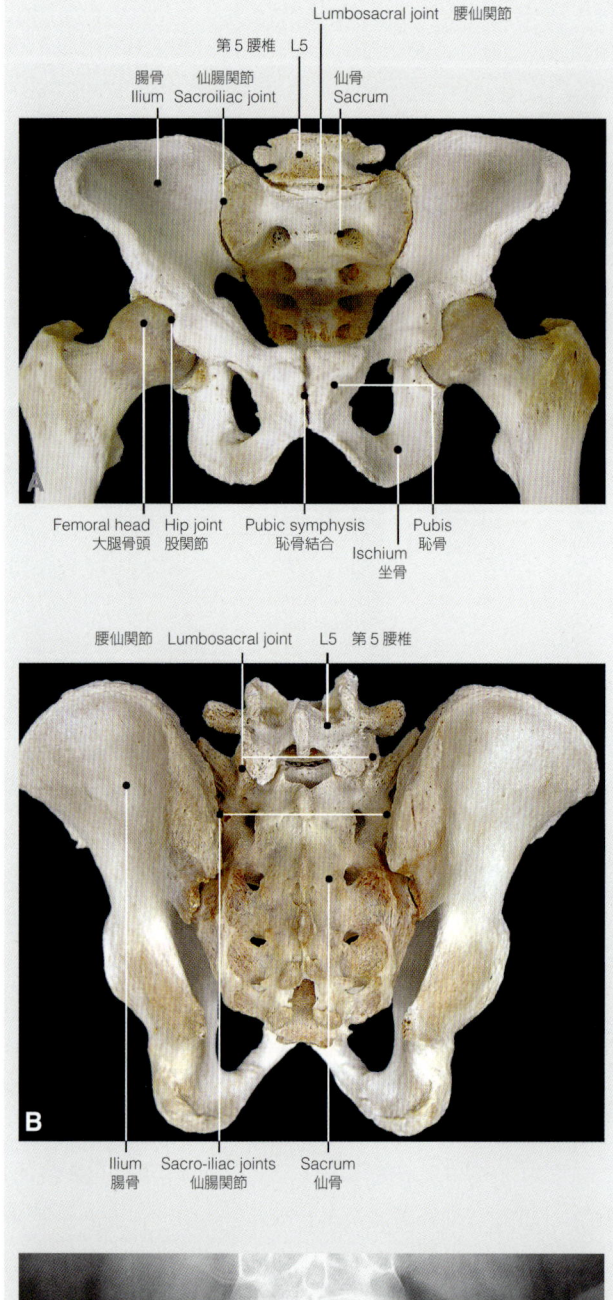

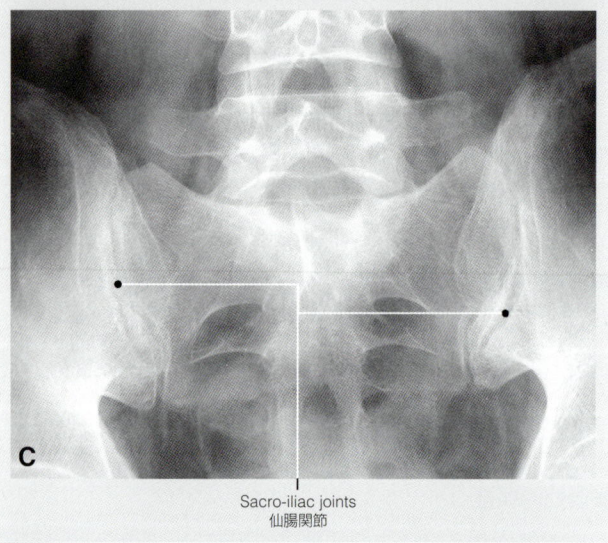

図 21-1 骨盤骨．**A** 前面，**B** 後面，**C** X線正面像．

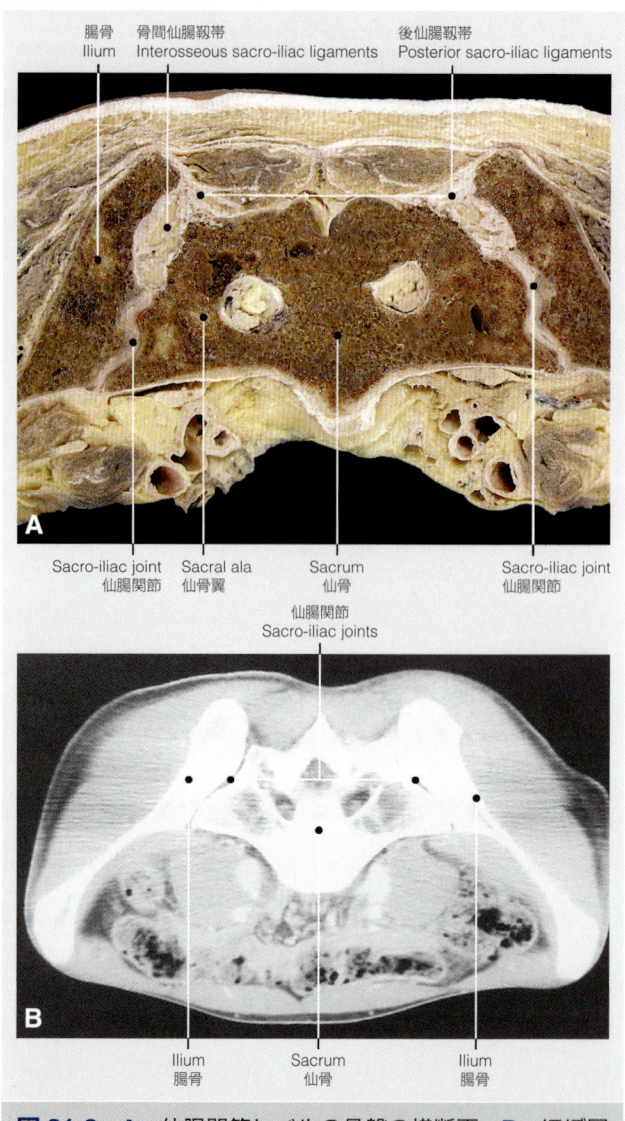

図 21-2 **A** 仙腸関節レベルの骨盤の横断面，**B** ほぼ同レベルの CT 像．

浅層は脊柱筋の直下に位置する．これらは腸骨稜の後面と後腸骨棘から仙骨の中間仙骨稜と外側仙骨稜に走っている．この層では以下の4つの束が垂直方向に重ねられている．①腸骨稜から外側仙骨稜への最初の束．腸腰靱帯の下にありその靱帯の連続である．②迷走束または軸靱帯．これは仮想の横軸を横切る．仙骨はこの軸の周りで回転と逆回転運動(nutation-counternutation)をする．この束は腸骨粗面から第1，第2仙骨による形成される仙骨孔の外側面に向かって走っている．③ Zaglas 束と呼ばれる束．厚くて短い束で，上後腸骨棘から第3仙骨孔の外側にある結節に向かっている．④いわゆる Bichat 仙棘靱帯は，上後腸骨棘とその下にある切痕から第3仙骨孔の外側にある結節に走る索である．内側では脊柱筋を覆う筋膜と，外側では仙結節靱帯の対応する束と連続する．

306　Ⅳ　下肢帯と下肢

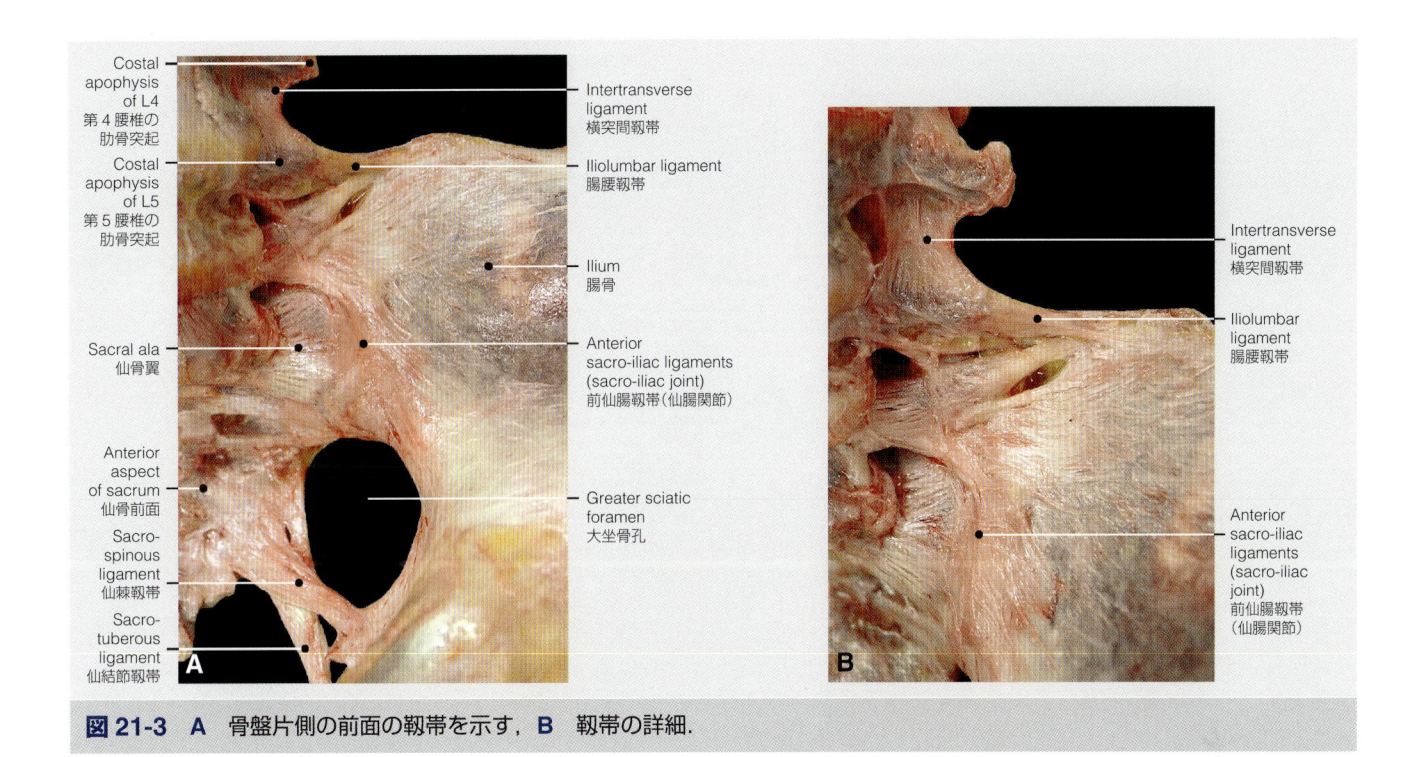

図 21-3　A　骨盤片側の前面の靱帯を示す，B　靱帯の詳細．

　深層の靱帯はいわゆる骨間仙腸靱帯である(これらは関節の外側に位置しているのであるが)(図 21-2, 21-4)．これらは仙骨から腸骨粗面に向かう，非常に強力な靱帯束によって形成されている．

　仙腸関節には真の滑膜があり，これは関節線にのみ形成されている．

■恥骨結合

　恥骨結合は2つの恥骨による関節であり(図 21-1)，硝子軟骨に覆われた楕円形の関節面をもつ．

　恥骨間円板(図 21-6)は線維軟骨で，恥骨の関節面の間に位置する楔状の形をしたかたまりである．それは密で硬く抵抗性である周辺部と，より軟らかくその中心に不規則な空洞のある中心部からできている．典型的には，中心部は女性でより厚い．線維軟骨性結合と考えられる．

　4つの周辺靱帯，すなわち前，後，上，下恥骨靱帯がこの関節を取り巻く線維性の包を形成している(図 21-6)．

■前恥骨靱帯

　さまざまな強さと方向をもつ複数の線維性束からできていて，この結合のすべての前下側を覆っている．表層の束はこの結合に付着する筋の腱性線維を含んでいる．これより深層は横走する線維で，恥骨と反対側の恥骨とを結合している．これらの線維は外側では骨膜と内側では恥骨間円板と混じり合っている．

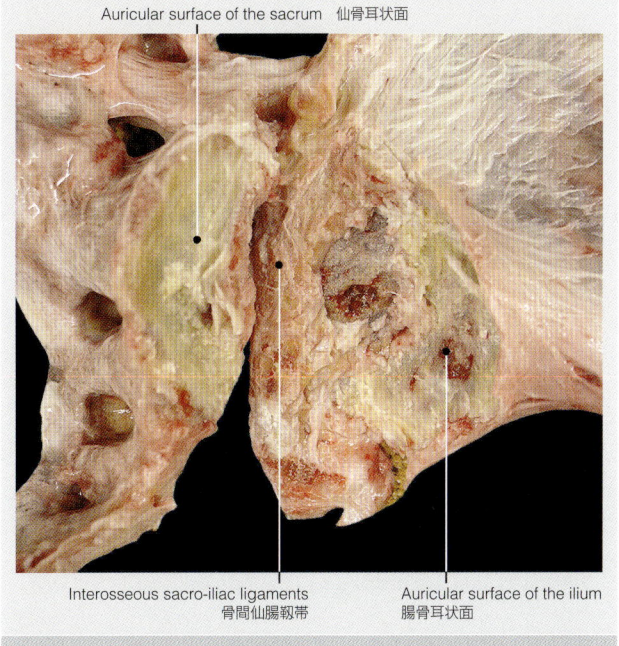

図 21-4　耳状面と骨間靱帯を示すために展開された仙腸関節

■後恥骨靱帯

　結合の骨盤内面に位置し，骨盤の骨膜によってできている．関節のレベルでは，対応する関節面同士の後縁に付着するいくつかの横走している束によって補強されている．

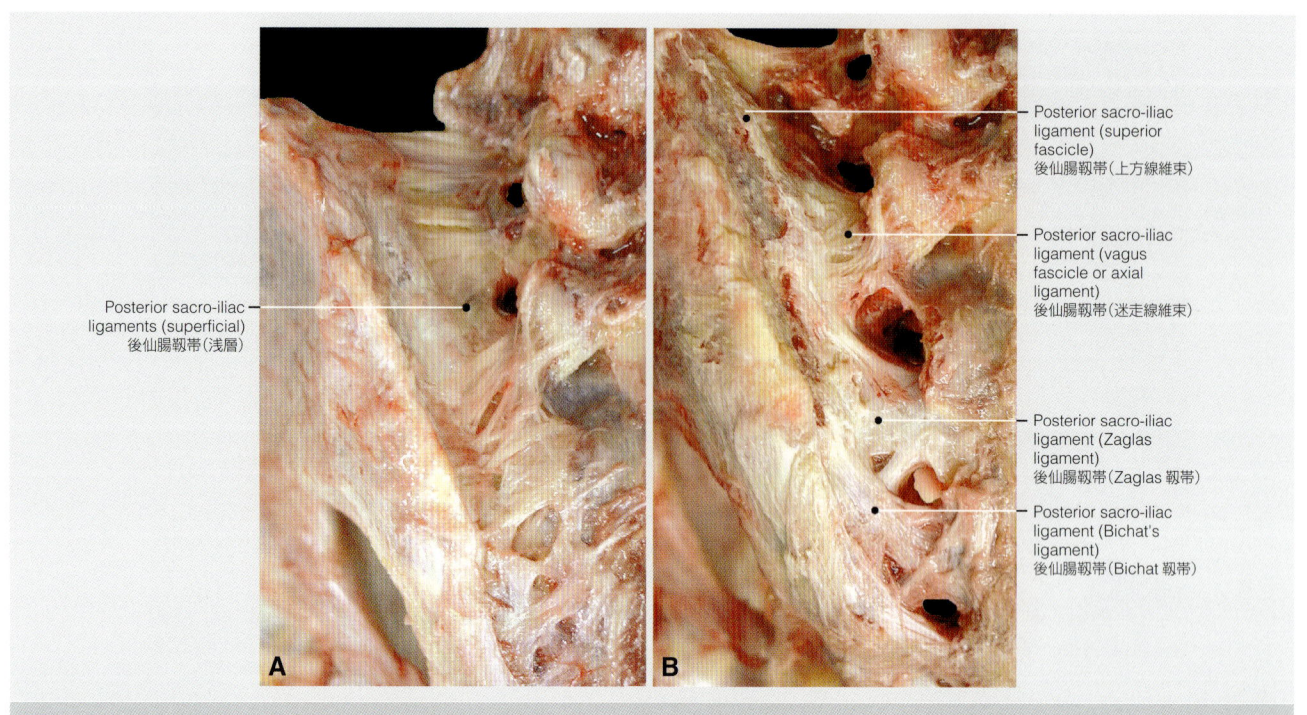

図 21-5 後仙腸靱帯．**A** 浅層，**B** その第2層．

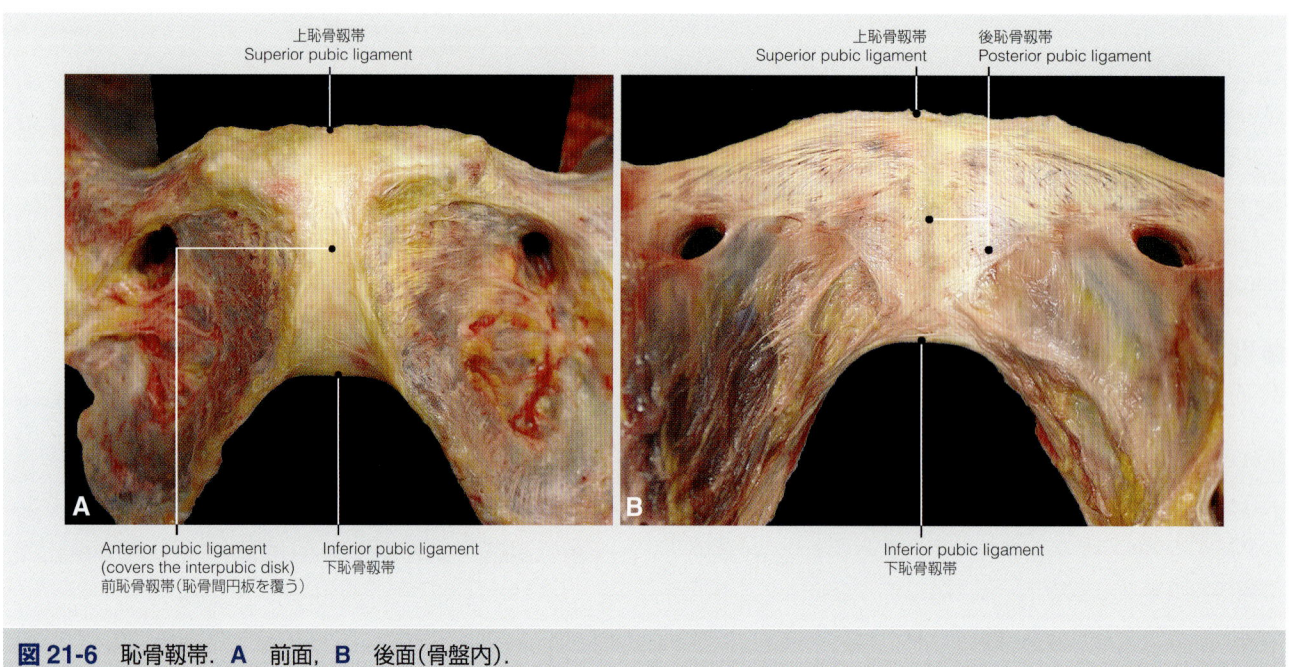

図 21-6 恥骨靱帯．**A** 前面，**B** 後面（骨盤内）．

■ **上恥骨靱帯**

この黄色味の線維性の帯は両側の恥骨櫛の上を水平に広がり，それらを結合している．

■ **下恥骨靱帯**

非常に強力な弓状にまがった線維性の帯で，恥骨結合の下方に位置し恥骨下枝を結合している．

その他の靱帯

■ **仙結節靱帯**（sacrosciatic major）

非常に強力で抵抗性のある線維性の束でできており，2つの後腸骨棘，腸骨窩の最後面，外側仙骨稜，尾骨から坐骨結節に広がる（**図 21-7**）．線維のいくつかは走行を変え坐骨枝の内縁，鎌状突起に付着し，これらの大部分はこの靱帯の最も細くなっている部分で X 字状に交差している．

308　Ⅳ　下肢帯と下肢

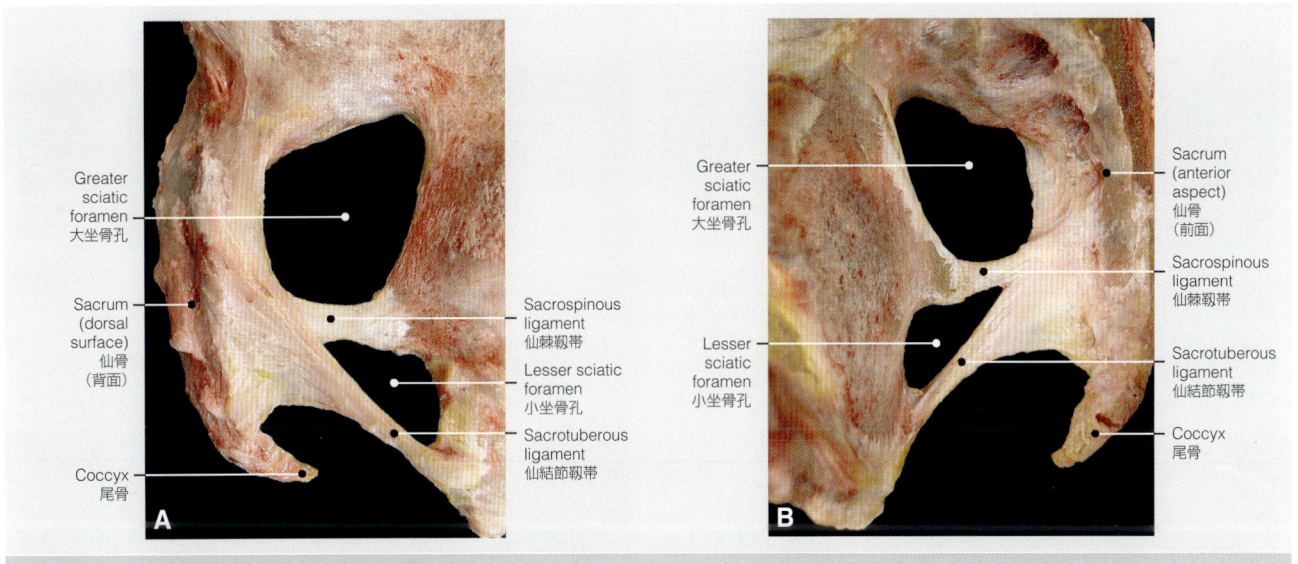

図 21-7　A　前恥骨靱帯を示す骨盤片側，B　靱帯の詳細.

■仙棘靱帯（sacrosciatic minor）

いろいろな線維性の束からできており，これらには多少の筋線維が混じっている（図 21-7）．仙骨と尾骨の後面から坐骨棘に広がっている．仙棘靱帯はその後面で仙結節靱帯と密な関係がある．仙棘靱帯の上縁は細胞の多い薄い膜（Morestin の仙坐骨層板，sacrosciatic lamina）につながっており，これは仙棘靱帯から広がり，坐骨神経と梨状筋の下で消失する．

仙結節靱帯と仙棘靱帯は寛骨の切痕を閉鎖し，2つの空間，上の空間と下の空間を境界する．

■孔

上の空間は大坐骨孔と呼ばれ，大坐骨切痕，仙骨，仙棘靱帯と仙結節靱帯の上縁によって，囲まれている（図 21-7）．その中に梨状筋，上殿動脈・静脈・神経，内陰部動脈・静脈，そして陰部神経，坐骨神経，後大腿皮神経が含まれる．

下の空間は小坐骨孔と呼ばれ，小坐骨切痕，仙棘靱帯，仙結節靱帯によって囲まれている（図 21-7）．その中に内閉鎖筋，内陰部動脈・静脈，そして陰部神経が含まれる．

寛骨の閉鎖孔は2つの線維性の組織，閉鎖膜と閉鎖帯で覆われている．

■閉鎖膜

閉鎖膜はお互いに異なる方向に走行する光沢のある線維からできていて，閉鎖孔の大部分を閉鎖している（図 21-8）．その骨盤内の面はこの孔を完全に覆っている

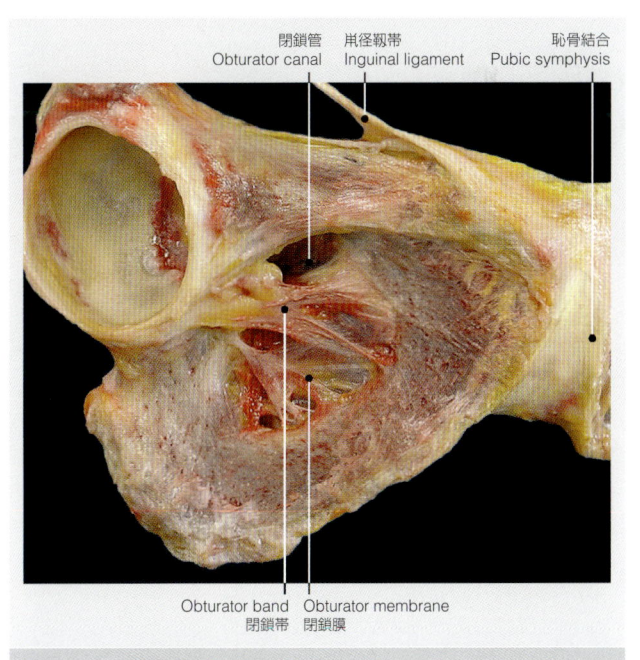

図 21-8　右閉鎖膜の詳細

内閉鎖筋に接しており，その筋付着部の大部分になっている．骨盤外の面は外閉鎖筋に相対し，これに覆われている．

閉鎖帯（恥骨下）は閉鎖膜を補強する線維性の膜である（図 21-8）．それは寛骨臼横靱帯と後閉鎖結節から恥骨体と閉鎖膜に広がっている．

これら2つの構造物は閉鎖管（恥骨下）と呼ばれる通路の境界になっている．この閉鎖管は前と後の閉鎖結節の間に広がる閉鎖溝に一致している．閉鎖動脈・静脈・神経が通っている．

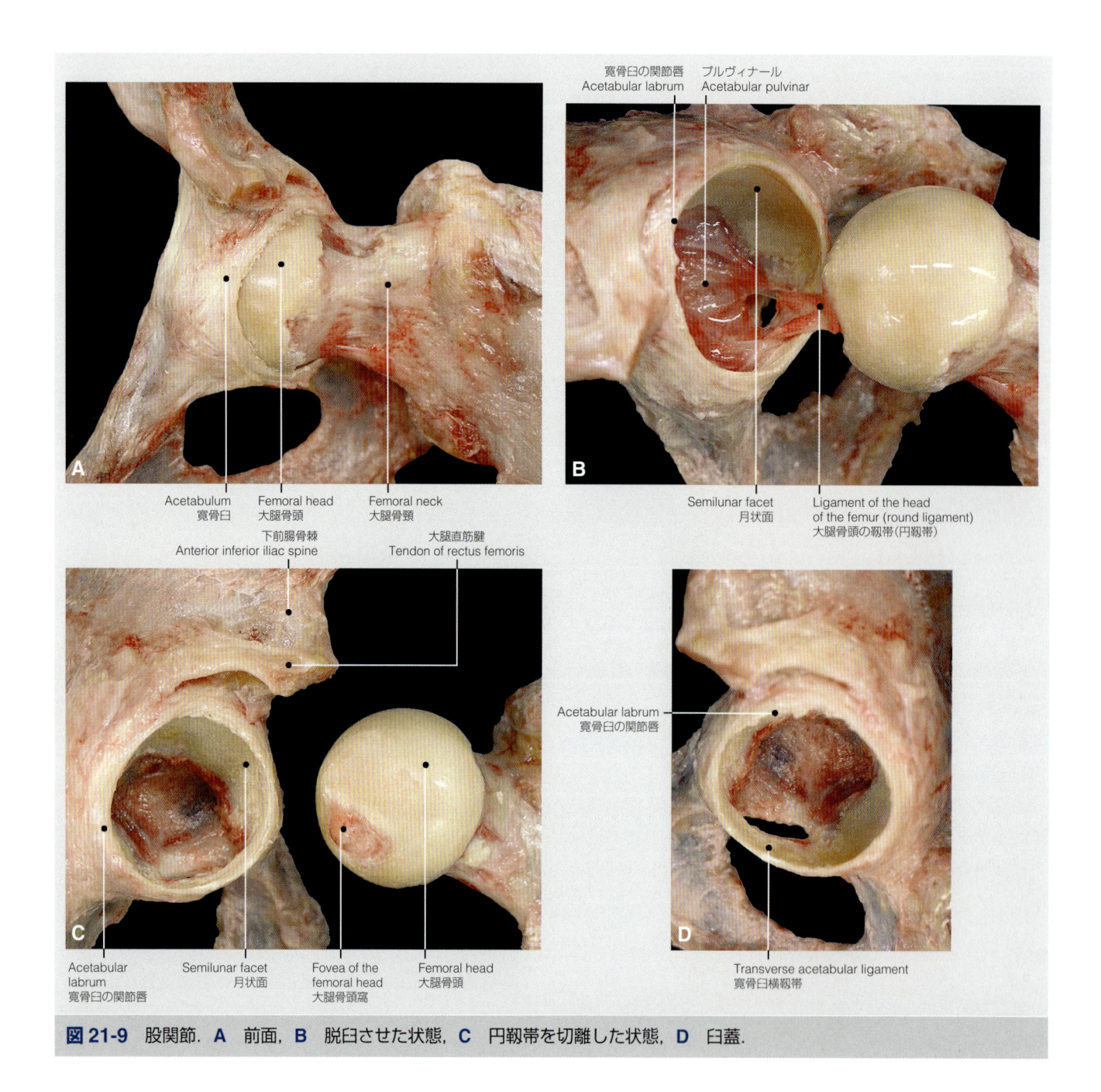

図 21-9 股関節．A　前面，B　脱臼させた状態，C　円靱帯を切離した状態，D　臼蓋．

股関節（寛骨大腿関節）

　股関節は大腿骨の球状の骨頭と寛骨の臼蓋とを結合している，3次元の動きが可能な球関節である（図 21-9，21-10，図 21-1）．

　大腿骨頭の半分以上は寛骨臼内に位置している．寛骨臼の中には軟骨に覆われた真の関節面である月状面がある．寛骨臼の辺縁には関節唇があり，関節面積をより広くし関節の適合性をよくしており，関節は非常に安定している（図 21-9）．関節唇は寛骨臼切痕のレベルで寛骨臼横靱帯により連結し，円形を呈している（図 21-9）．寛骨臼横靱帯の下には小さい孔があり，そこを閉鎖動脈の寛骨臼枝が走行し大腿骨頭に血流を供給している．

　関節唇の辺縁と寛骨臼横靱帯の近傍に関節包が付着している．関節包の長軸方向の線維が大腿骨頭を覆い，基本的には転子間線に付着している．深い線維が大腿骨頸を取り囲み，この部位は輪帯（Weber 輪状靱帯）と呼ばれる．これらの線維は次項で記述される靱帯の下にみられる．

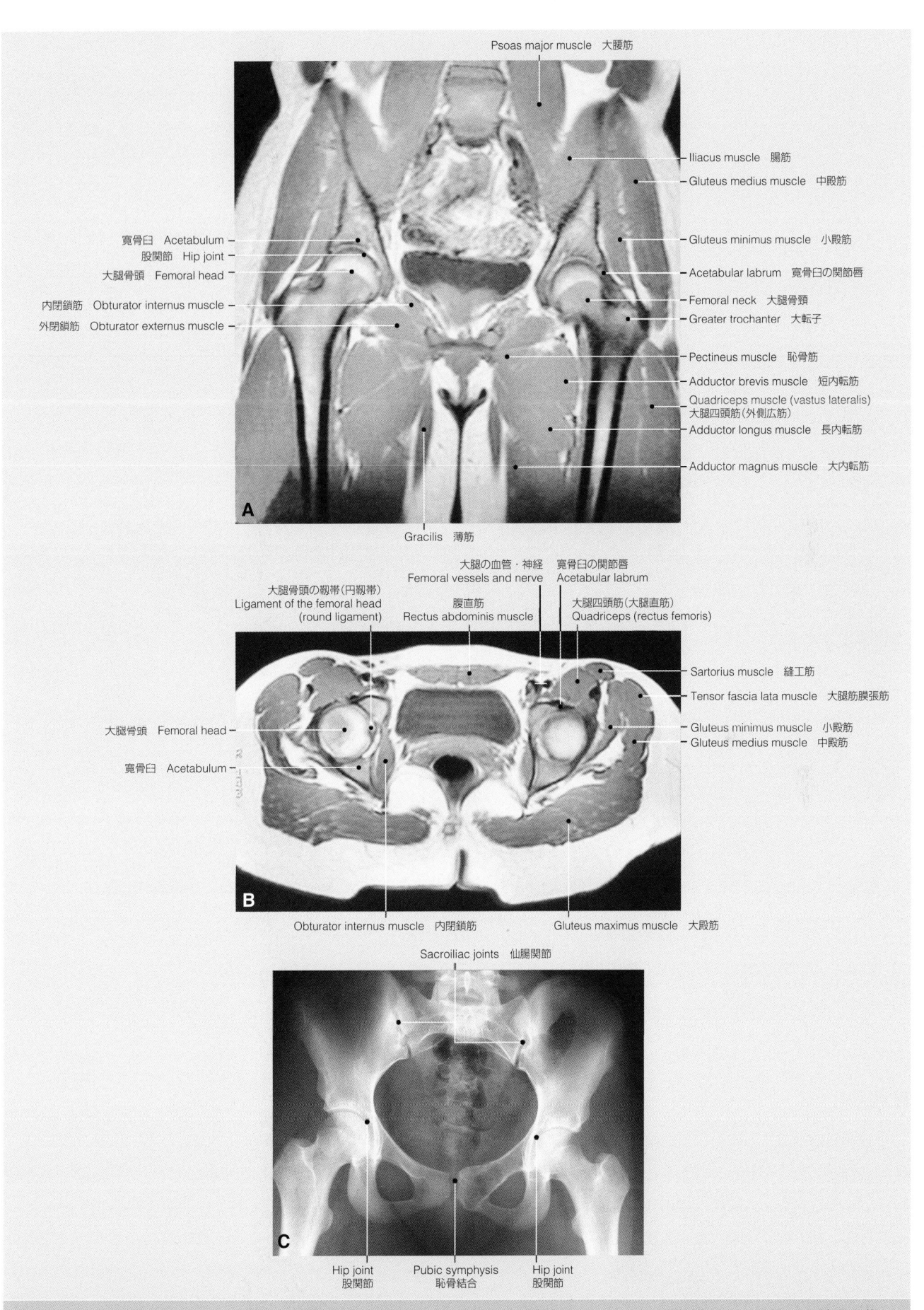

図 21-10 股関節の画像．**A** 骨盤・股関節の MRI 冠状（前頭）像，**B** 股関節レベルの MRI 横断像，**C** 骨盤の X 線正面像．

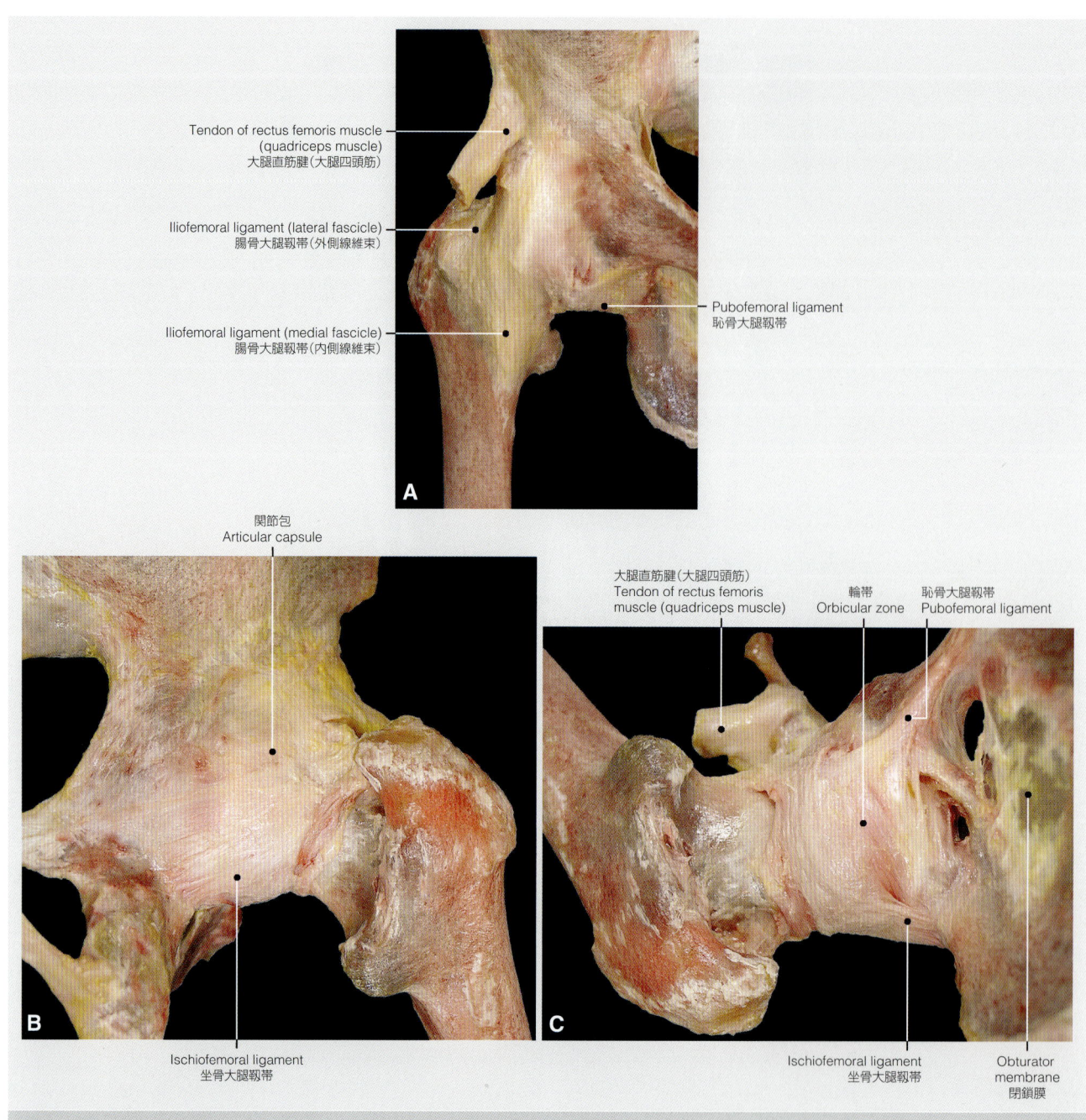

図 21-11 股関節の靱帯．**A** 前面，**B** 後面，**C** 下面（大腿骨を屈曲位）．

■靱帯

関節外で股関節の関節包を力学的に補強するいくつかの靱帯があり，これらの靱帯は寛骨のさまざまな部位つまり腸骨，坐骨，恥骨から起始している．これらの靱帯は腸骨大腿靱帯，坐骨大腿靱帯，恥骨大腿靱帯と呼ばれる．

腸骨大腿靱帯は関節の前方を補強する．前下腸骨棘に起始し，その線維は内側線維束と外側線維束の2つに分かれ，Yをひっくり返した形状（BigelowのY靱帯）を呈する．外側線維束は転子間線から大転子にかけて停止する．内側線維束は小転子の近くの転子間線の下方へ向かう．この靱帯により股関節は15°以上伸展できない．

坐骨大腿靱帯は関節の後方を補強する．その線維は坐骨の一部を形成する寛骨臼の後方で観察することができる．その線維は転子間窩近くの大腿骨頭の後方部分まで伸びる．腸骨大腿靱帯の外側線維束と関連する線維もある．輪帯で他の靱帯と融合する線維もあり，そのためこの部分が坐骨関節包靱帯と呼ばれることもある．坐骨大腿靱帯は股

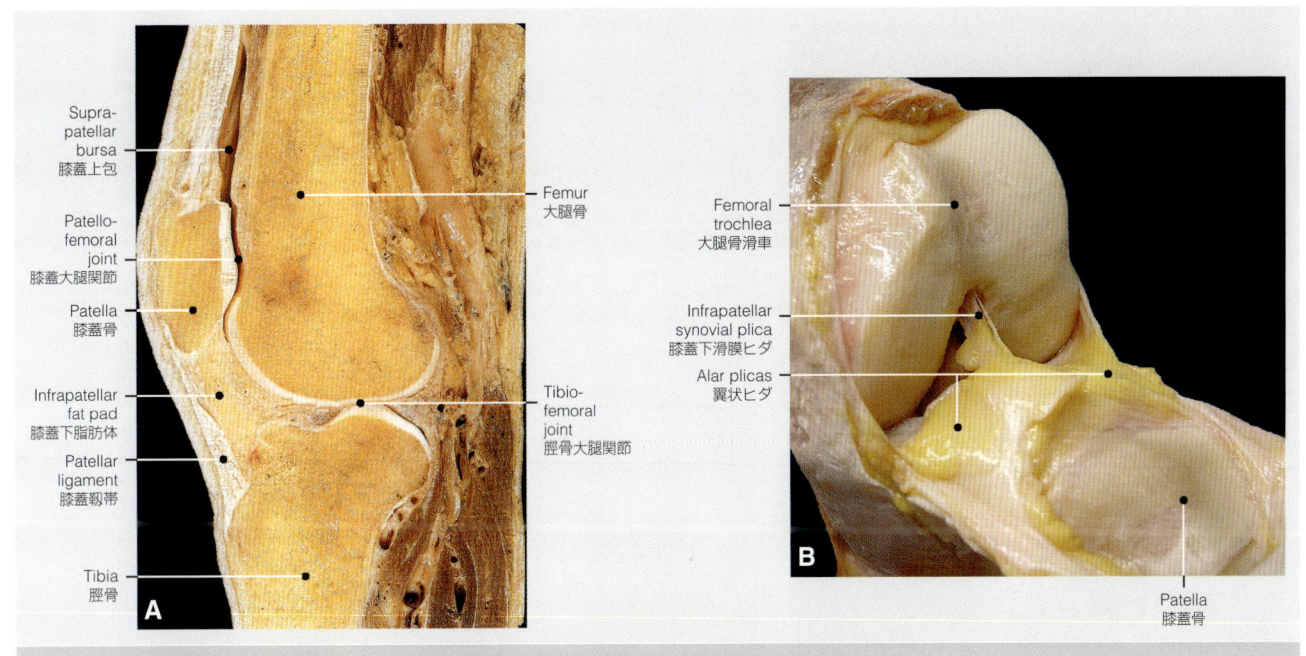

図 21-12 膝関節．**A** 矢状断，**B** 関節が切開され，膝蓋骨は下方に脱臼されている．

関節の屈曲と内転を制動する．

恥骨大腿靱帯は関節の下方を補強する（図 21-11）．寛骨臼の下方の辺縁と恥骨上枝から起始する．斜めの線維が小転子の上方で大腿骨に収束しながら付着しているのが観察できる．この靱帯は股関節の外転を制動する．

股関節の関節包を切開して大腿骨頭を脱臼させて展開すると，大腿骨頭の靱帯（円靱帯）が観察できる（図 21-9）．この靱帯は平たく，寛骨臼の脂肪組織枕（pulvinar）と呼ばれる小さい網目状の組織を含む寛骨臼窩の深くに位置し，寛骨臼窩から大腿骨頭窩まで達し，折れ返った滑膜組織に覆われている．この靱帯には力学的な補強の役割はなく，前述したように大腿骨頭への血管が通っている．

膝関節

膝の関節構成体には同じ滑膜関節包を共有する膝蓋大腿関節と脛骨大腿関節の2つの関節がある．この関節包は大腿骨と脛骨の顆部の辺縁に付着し，大腿四頭筋腱の深層を近位方向に伸びて，膝蓋上包と交通する（図 21-12）．膝蓋骨と膝蓋靱帯は関節包の前方の付着であり，半月も同様に付着する．半月と脛骨との間の部分は冠状靱帯と呼ばれる．

膝にはいくつかの脂肪組織があり，そのうちで最大のものは膝蓋下脂肪体である．関節包を切開して，膝蓋骨を持ち上げると顆間窩に付着する膝蓋下滑膜ヒダ（脂肪靱帯）が観察される．さらに半月の前方に2つの小さな脂肪体である翼状ヒダがある．

膝蓋大腿関節は膝蓋骨と膝蓋大腿関節面（大腿骨滑車）により構成される（図 21-12〜21-14）．膝蓋骨は大腿骨顆の間にある関節軟骨に覆われた溝を滑動する．膝蓋骨の外側関節面は内側関節面より大きく，左右を区別するのに有用である．膝蓋骨の固有の靱帯は翼状靱帯もしくは横支帯靱帯で，膝蓋骨と大腿骨内側顆，外側顆とを結合する腱膜線維から構成される．膝の他の靱帯に関しては後述する．

脛骨大腿関節は2つの大腿骨顆部と脛骨の上関節面で構成される（図 21-13〜21-16）．大腿骨顆は前後方向と内側外側方向に凸の形状であり，平らな脛骨関節面との適合性

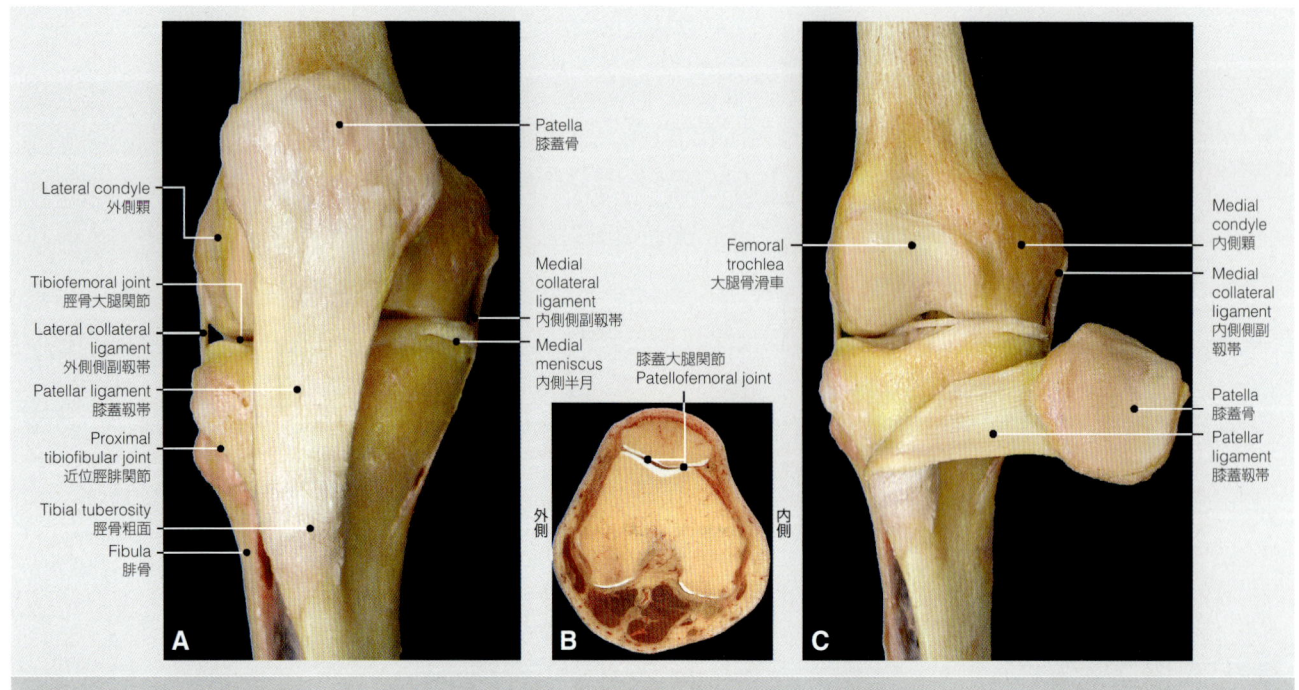

図 21-13　A　膝関節の前面，B　膝蓋大腿関節レベルでの横断面，C　膝蓋骨が内側に脱臼されている膝関節．

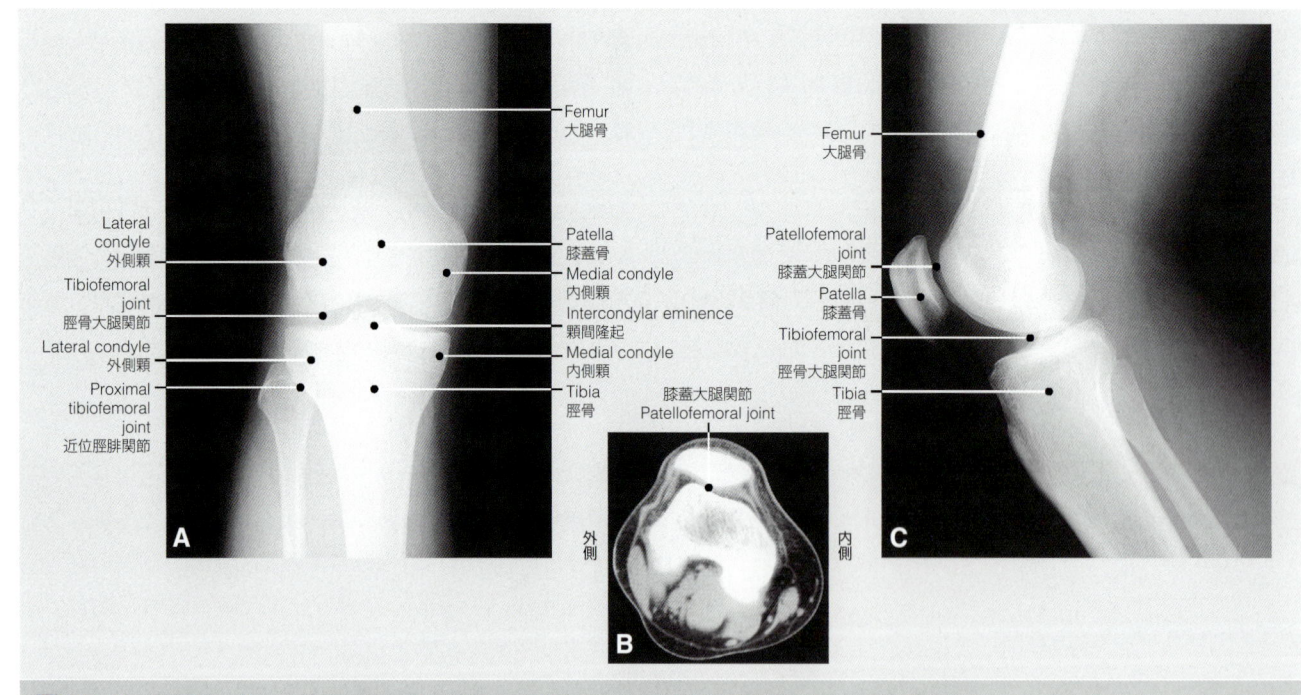

図 21-14　膝関節．A　X線正面像，B　膝蓋大腿関節レベルでのCT横断像，C　X線側面像．

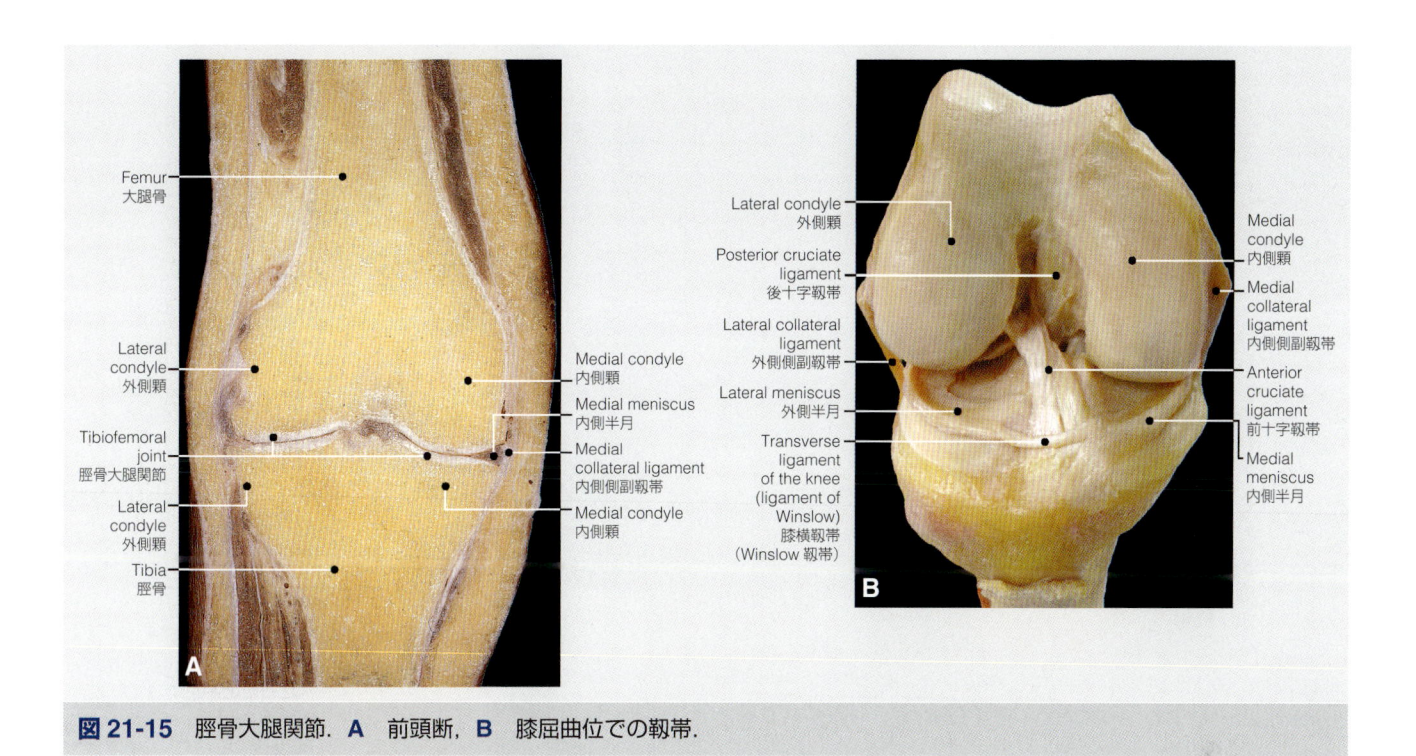

図 21-15 脛骨大腿関節．A　前頭断，B　膝屈曲位での靱帯．

図 21-16 半月．A　大腿骨離断後の横断面の上面，B　脛骨プラトーと半月の上面．

はよくない．しかしながら2つの関節面の間には2つの線維軟骨からなる半月が介在しており，半月は脛骨の上関節面の上に位置し大腿骨顆の滑動が可能となり関節の適合性がよくなるのに役立っている（図 21-17）．顆をもつ滑膜性関節（双顆関節）で，屈曲および伸展，さらに回旋（屈曲位で）が可能である．

脛骨結節と大腿骨軸となす角度であるQ角は10〜12°で，膝の生理的外反を反映しており女性で大きい．

半月はその両端（角）で脛骨にその辺縁で関節包に付着している．内側半月はCの形状であり，前方では前顆間区と脛骨結節の上方に付着し，後方では内側顆間結節の後方に付着している．内側側副靱帯と結合しているため，外側半月より可動性が少ない．外側半月はよりCに近い形状（ほとんどOに近い）で，前方で外側顆間結節の前方に，後方では外側顆間結節の後方に付着している．しばしばこの半月には後半月大腿靱帯（Wrisberg靱帯）があり，この靱帯は後角から起こり後十字靱帯の後方を走行し大腿骨内顆の内側に停止する（図 21-18）．後十字靱帯の前方を走行する靱帯もあり，前半月大腿靱帯（Humphry靱帯）と呼ばれる．内側，外側半月は前方で膝横靱帯（Winslow靱帯）により結合している．

膝関節は線維性の関節包に加えて，側副靱帯と十字靱帯

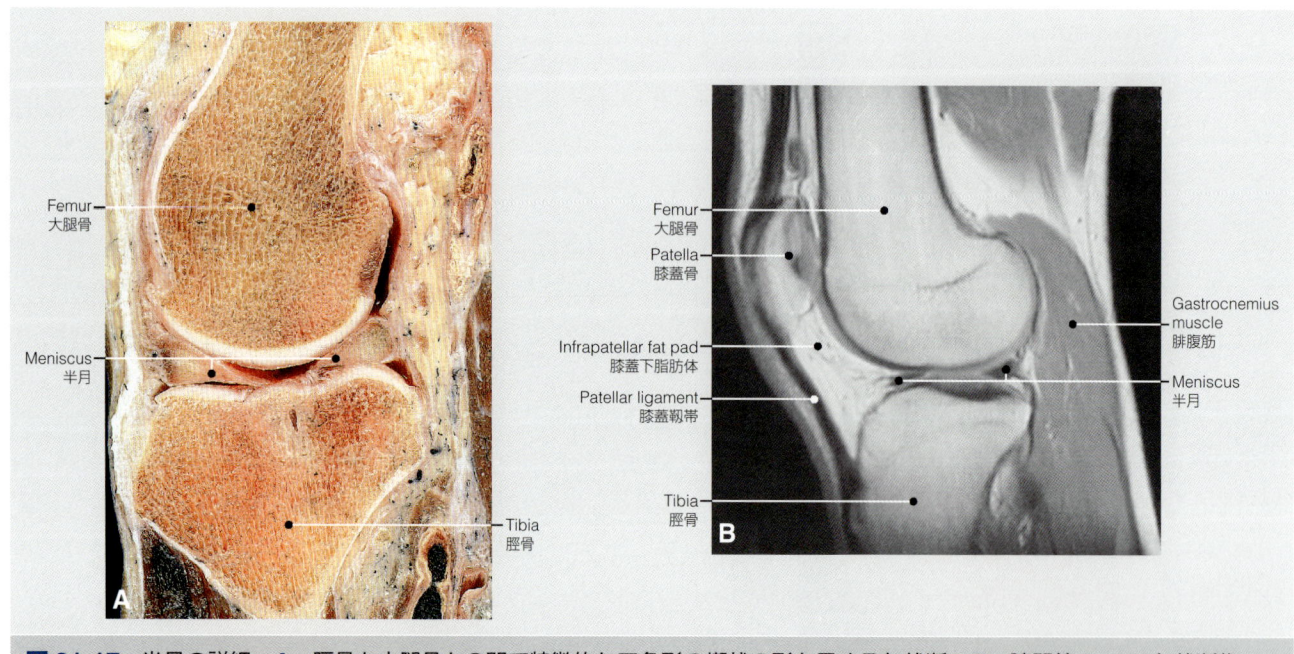

図 21-17 半月の詳細．**A** 脛骨と大腿骨との間で特徴的な三角形の楔状の形を呈する矢状断．**B** 膝関節のMRI矢状断像．

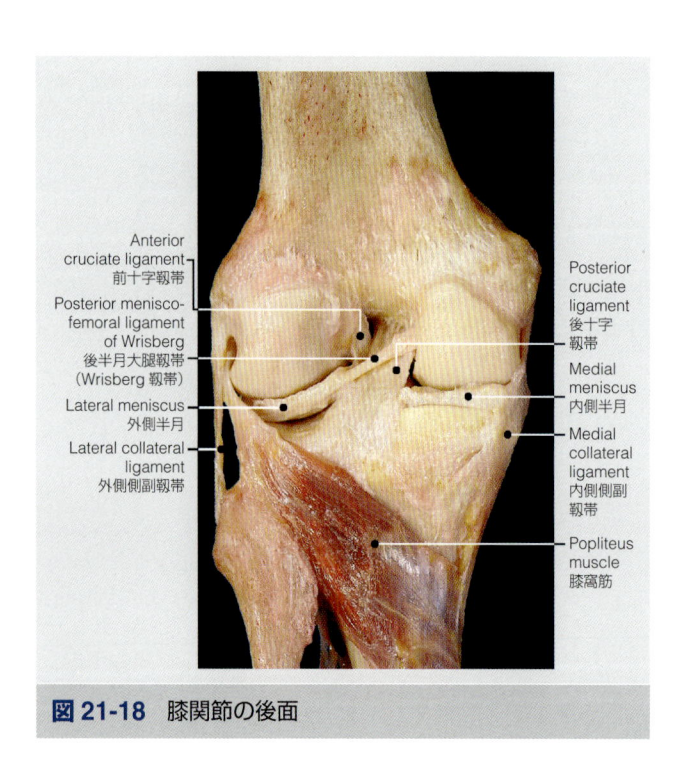

図 21-18 膝関節の後面

により安定している．関節外の靱帯である外側側副靱帯は大腿骨外側上顆と腓骨頭との間を結ぶ線維束であり，腓骨側の付着は大腿二頭筋腱と密接に関連している（図21-13～21-19）．内側側副靱帯は厚くなった内側関節包で三角形をしている（図21-13～21-19）．2種類の線維があり，前方の線維は平行で大腿骨内側上顆から脛骨近位骨端の内側表面に走行し，途中で内側半月と結合している．後方線維は斜めに走行しており半月大腿線維と半月脛骨線維を介して内側半月と強固に結合している．

前十字靱帯と後十字靱帯は脛骨の付着の位置関係でこのように呼ばれ，Xの形に交差する線維束である（図21-15）．脛骨の前後方向へ制動し，膝関節が屈曲伸展で滑動するのに役立っている．前十字靱帯は2つの半月の間の前顆間区に位置している（図21-15～21-20）．後方外側方向に斜めに走行し，大腿骨外側顆の内面に付着する．大腿骨に対して脛骨が前方に移動するのを制動する．後十字靱帯は後顆間区に位置し，前方内側方向に走行し大腿骨内側顆の内面に付着する（図21-15，21-18，21-20）．大腿骨に対して脛骨が後方に移動するのを制動する．膝が完全伸展した時は，大腿骨顆部は小さく回旋することにより十字靱帯は交差し靱帯の緊張が増加する（いわゆる"screw-home"メカニズム）．

前方で膝関節は大腿四頭筋の膝蓋骨への付着（大腿四頭筋腱）と膝蓋靱帯の脛骨結節への付着を介して力学的に補強されている（図21-12，21-13）．さらに大腿四頭筋の腱膜の延長が膝蓋骨の両側に縦に走行し，内側膝蓋支帯，外側膝蓋支帯と呼ばれる．これらの支帯はさまざまな方向の線維で構成される腱膜性のメッシュで，翼状靱帯すなわち横支帯靱帯もこれに含まれる．

後方では強力な線維性の関節包があり，過伸展を制動している．大腿骨顆を除去すると，しっかりした関節包が観

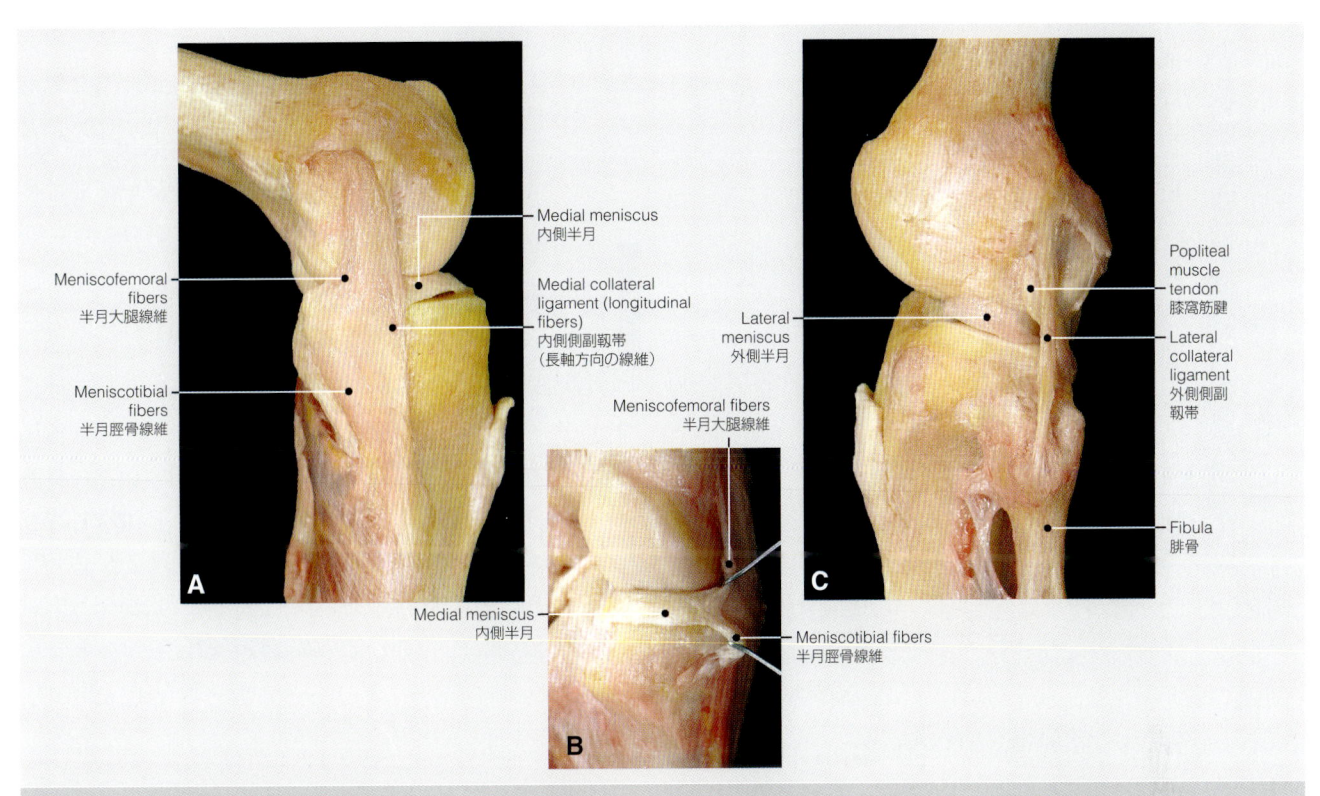

図 21-19　膝関節の側副靱帯の詳細．**A**　内側側副靱帯，**B**　半月に付着する線維の詳細，**C**　外側側副靱帯．

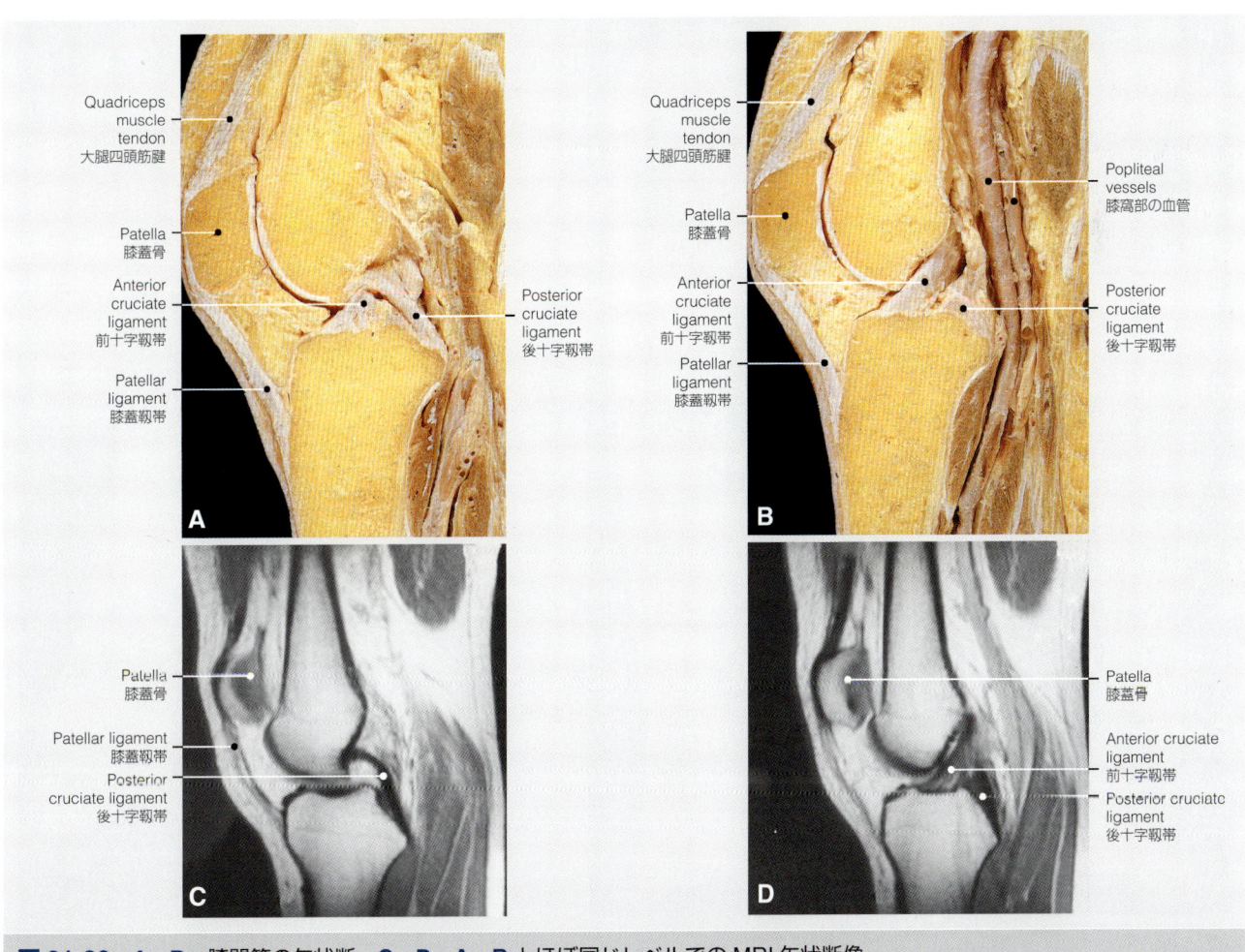

図 21-20　**A**，**B**　膝関節の矢状断，**C**，**D**　**A**，**B** とほぼ同じレベルでの MRI 矢状断像．

21 関節学

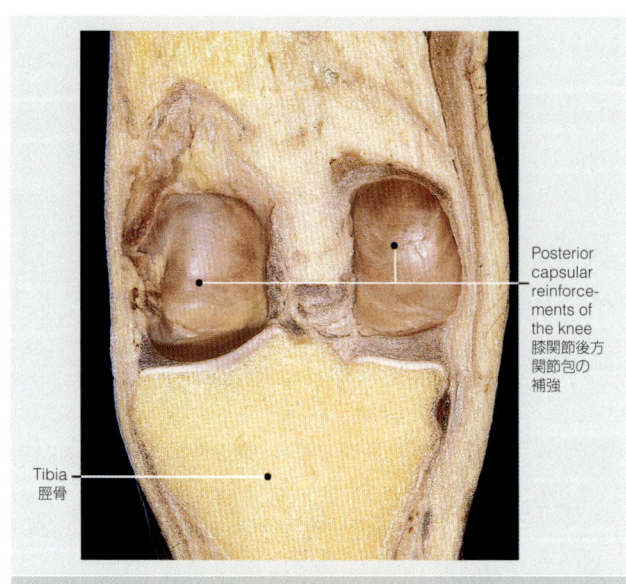

図 21-21 膝関節後方関節包（前頭断）．大腿骨は除かれており大腿骨顆を覆う強力な関節包が観察される．

察される（図 21-21）．関節包は膝窩靱帯によりさらに補強される．斜膝窩靱帯は半膜様筋とともに Chapter 22 で解説されている．弓状膝窩靱帯は膝窩筋を覆い腓骨頭に付着する関節包が肥厚した組織である．

下腿の関節

下腿の骨格は脛骨と腓骨により構成される．これらの骨は近位と遠位の骨端で関節を形成し，近位脛腓関節，遠位脛腓関節と呼ばれる．さらに2つの骨は脛骨と腓骨の骨間膜縁間を走行する骨間膜により結合している（図 21-22）．この膜は下腿の筋の起始の面積を増加させている．

近位脛腓関節は腓骨頭関節面と脛骨の腓骨関節面との間の滑走関節（gliding joint）である（図 21-22）．2つの靱帯に

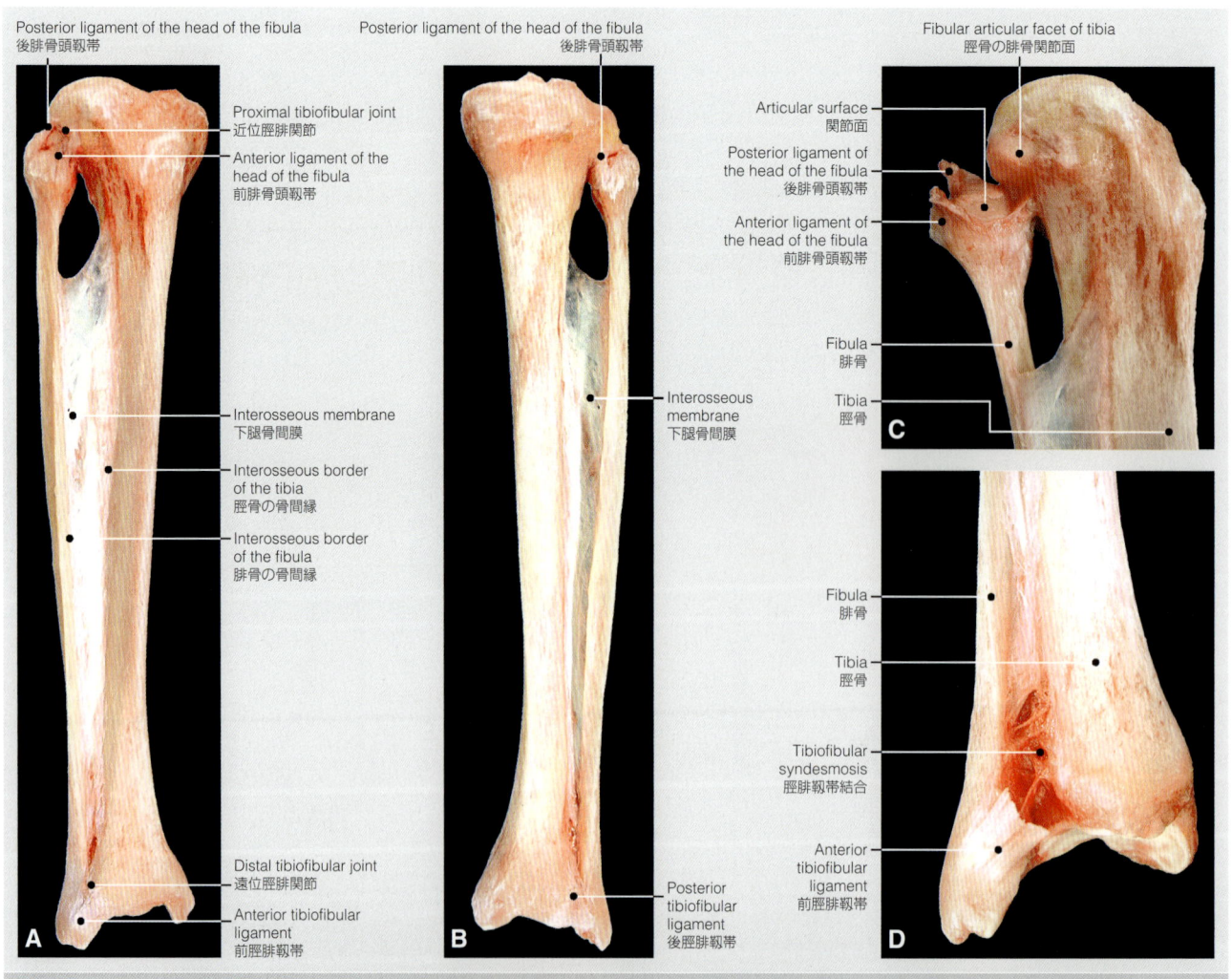

図 21-22 A 下腿の骨，靱帯，骨間膜の前面，B 後面，C 近位端の骨と靱帯の詳細，D 遠位端の骨と靱帯の詳細．

より補強されており，前脛骨頭靱帯は関節の前方を，後脛骨頭靱帯は関節の後方を補強する．

遠位脛腓関節は靱帯結合であり，両関節面は線維性組織により結合している（**図 21-22**）．脛骨には腓骨の内側遠位部分を受ける腓骨切痕がある．前方では前脛腓靱帯，後方では後脛腓靱帯の2つの線維束がある．

足関節と距骨下関節

足関節〔脛距（訳注—一般には talocrural joint, 距腿関節が用いられる）〕は脛骨，腓骨と距骨の3つの骨から構成される（**図 21-23～21-25**）．それゆえ，古典的には脛腓距関節として知られている．関節包は下腿骨の下縁に付着し，距骨の関節表面周囲に存在しており，3つの骨すべてを取り囲んでいる．

距骨滑車上面は脛骨の下関節面と関節を形成する．内側では脛骨内果が距骨の内果面と，外側では腓骨外果が距骨の外果面とそれぞれ関節を形成する．この足関節は滑車を成し，背屈と底屈が可能である．距骨滑車は前方で幅が広いため，距腿関節は背屈位でより強固に適合し，背屈位で底屈位よりもより安定する．反対に底屈位では，距骨滑車の幅が狭いため関節にわずかの可動性を生じる．

距骨下関節もしくは距踵関節はその名前が表すように距

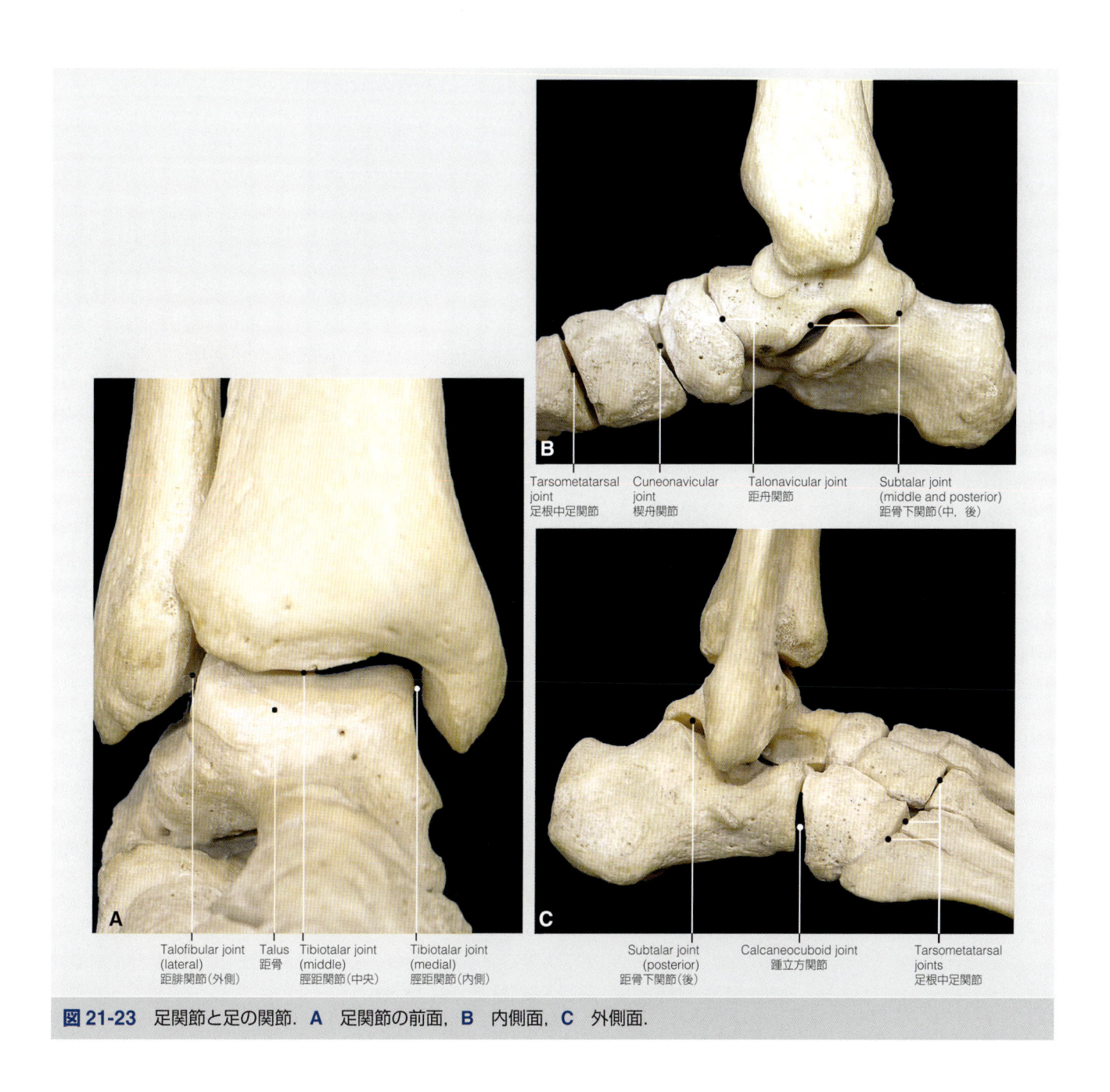

図 21-23 足関節と足の関節．**A** 足関節の前面，**B** 内側面，**C** 外側面．

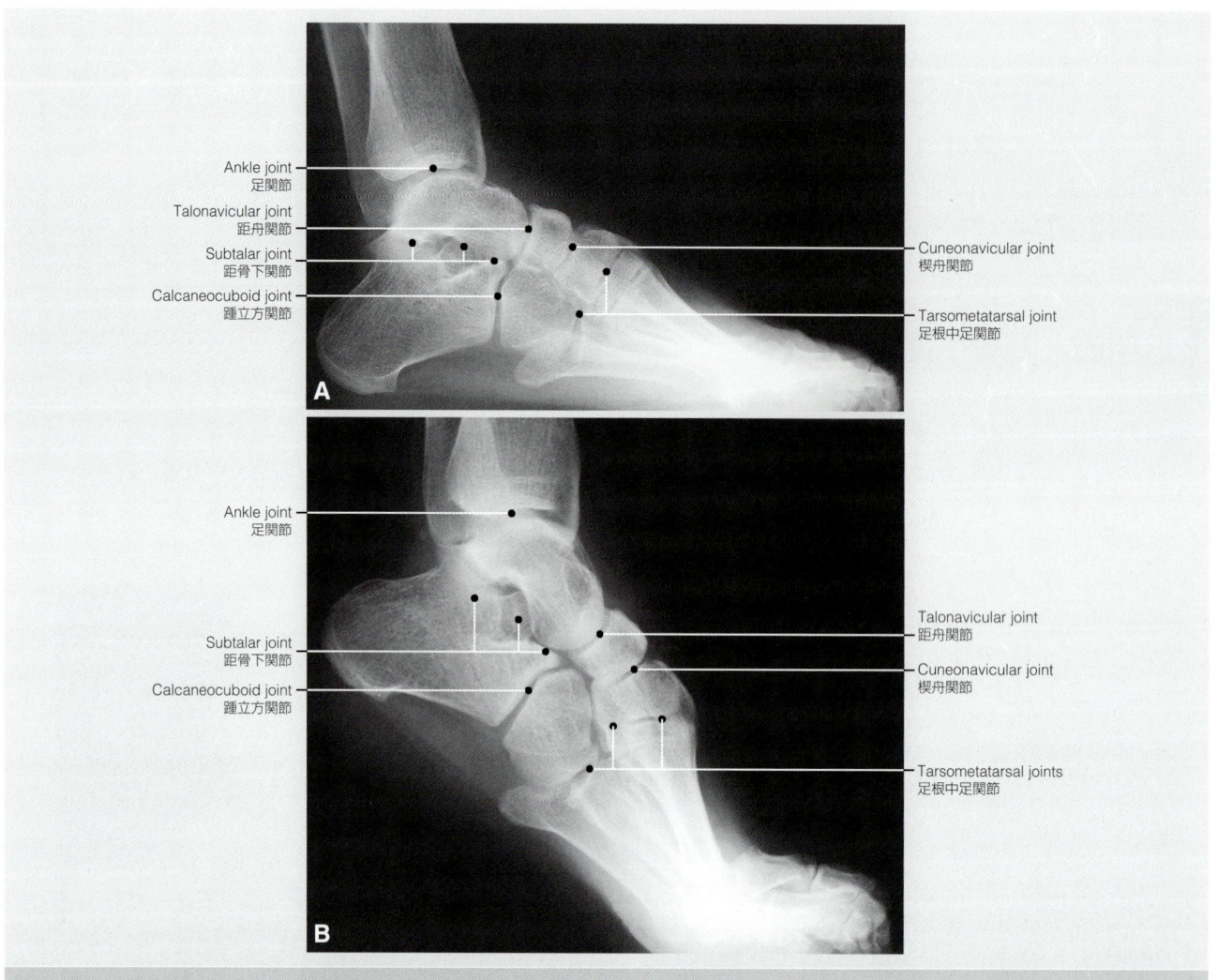

図 21-24 足関節と足．**A** 荷重状態のX線側面像，**B** 爪先立ち荷重状態のX線側面像．

　骨とその直下にある踵骨とによって構成される．前関節面，中関節面，後関節面の3つの面で関節が形成されている．前関節面と中関節面は非常に近接しているが，後関節面とは2つの骨の間に形成される溝である足根洞により分かれている．この関節は足部の回内と回外を可能にし，車軸関節（pivot joint）に属する．

　この関節の靱帯は内側，外側と骨間腔に位置する．内側側副靱帯は三角形の形状であるので三角靱帯とも呼ばれ，内果に付着する（図21-26）．その前方線維は舟状骨の上方内側に付着する脛舟部と，距骨頸の内側に付着する短い線維を含む前脛距部である．これらの線維は足関節の底屈を制動する．正中線維は脛踵部であり載距突起に付着して回内を制動する．最後に，後脛距部が内側の距骨後突起に付着し背屈を制動する．

　外側側副靱帯は前距腓靱帯，後距腓靱帯，踵腓靱帯のそれぞれ独立した靱帯から構成される（図21-26）．前距腓靱帯は外果の前縁と距骨頸の外側との間を走行し，底屈と足部の回外を制動する．踵腓靱帯は外果の先端と踵骨の後外側との間を斜めに走行し，腓骨筋腱がその上を滑走する．この靱帯の主な働きは足部の回外を制動することである．後距腓靱帯は外果の後面と距骨後方突起の外側結節との間を走行し，背屈と足部の回外を制動する．

　距骨下関節には2つの側副靱帯，後靱帯，骨間靱帯がある．外側距踵靱帯は距骨滑車から踵骨の外側面との間を走行する．内側距踵靱帯は三角靱帯の下で，距骨後突起の内側結節と載距突起との間を走行する（図21-27）．後距踵靱帯は距骨後突起から踵骨との間を走行する（図21-26）．最後に，骨間距踵靱帯は足根洞の大部分を占め，距踵両骨を結ぶ線維性の壁のように距骨溝と踵骨溝の間に位置している（図21-25〜21-27）．

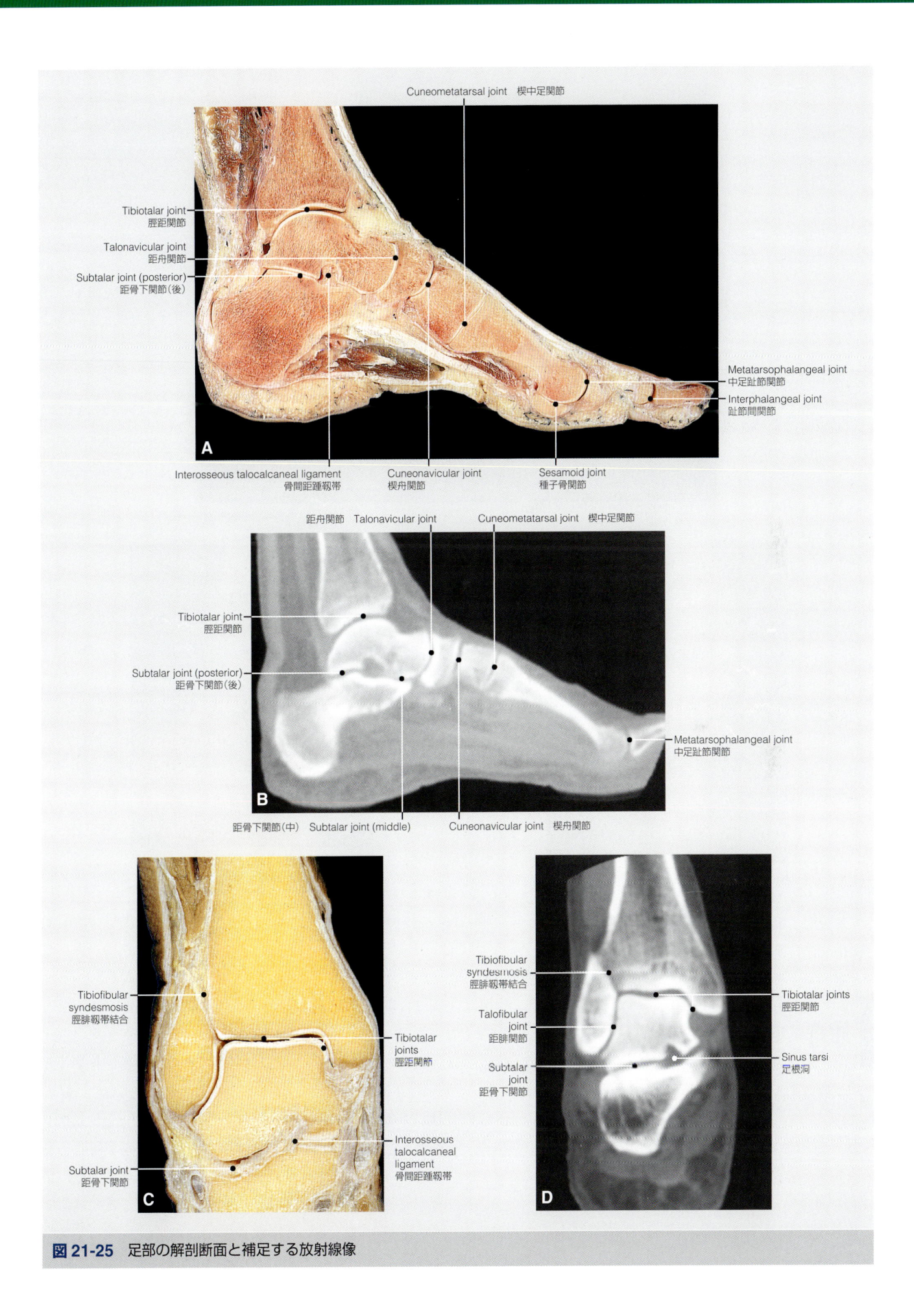

図 21-25 足部の解剖断面と補足する放射線像

21 関節学

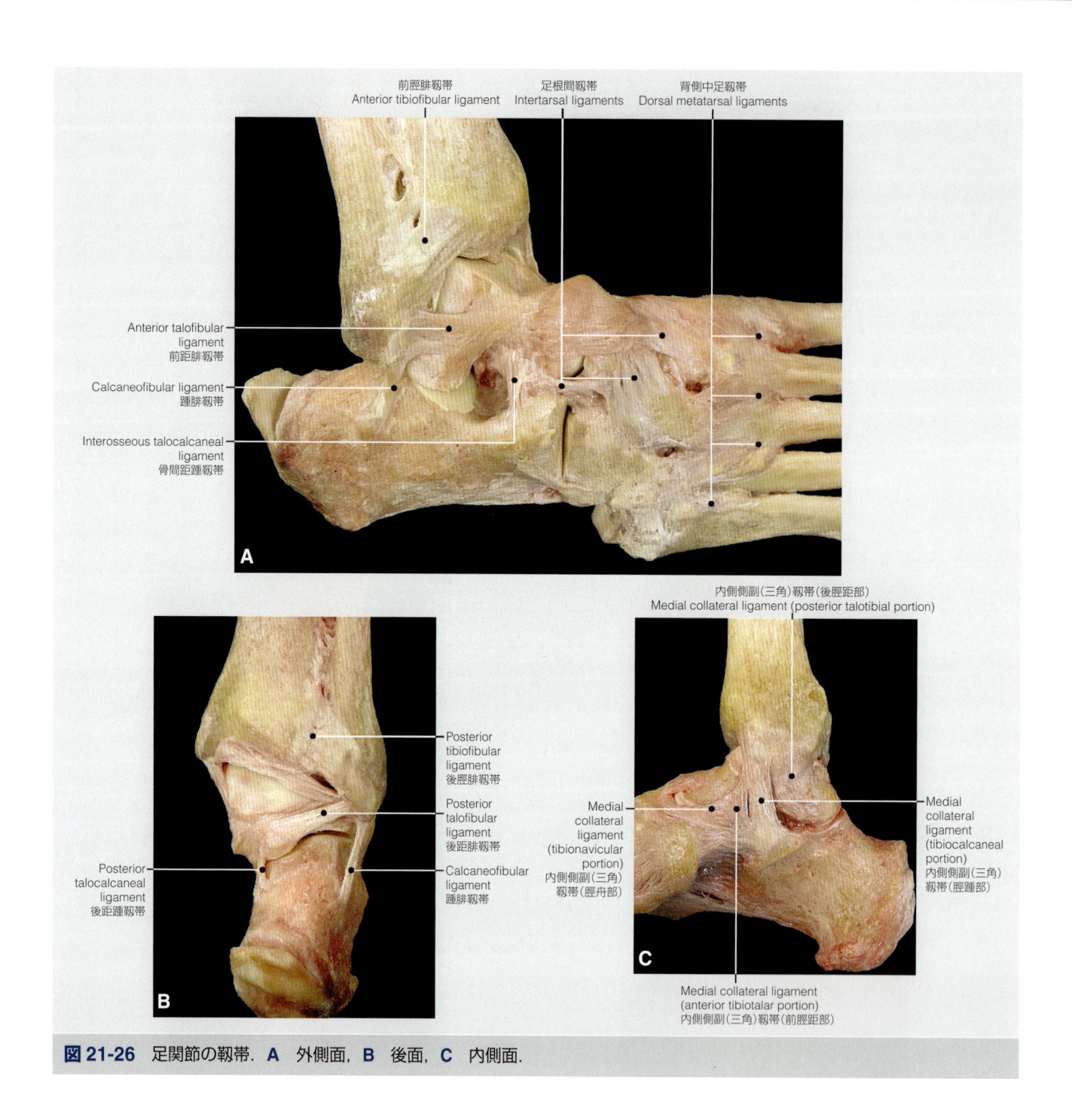

図 21-26　足関節の靱帯．**A** 外側面，**B** 後面，**C** 内側面．

足部の関節

■ 足根骨間関節 (intertarsal joint)

足には内側と外側に2つの縦列があり，内側の列は距骨，舟状骨と楔状骨から構成される．外側の列は踵骨と立方骨から構成される（図 21-28, 21-29）．

距骨下関節（距骨と踵骨）と舟立方関節に関しては前述されている．ここでは足根部の横足根関節（Chopart 関節）に関して解説する（図 21-28）．この関節は距踵舟関節と踵立方関節の2つの関節に分かれる．

距踵舟関節は3つの骨に付着している関節包があり，機能的には多軸関節（multiaxial joint, enarthrosis）である（図 21-30）．半球状の距骨頭は舟状骨，踵骨の前および中関節面と底側踵舟靱帯により形成されるくぼみと関節を形成する（図 21-27, 21-30）．底側踵舟靱帯は非常に強力で，載距突起から舟状骨の下面の間を走行し関節下方を補強し底を形成している．底側踵舟靱帯は関節の陥凹を大きくし，後脛骨筋腱，長趾屈筋，長母趾屈筋により補強されて

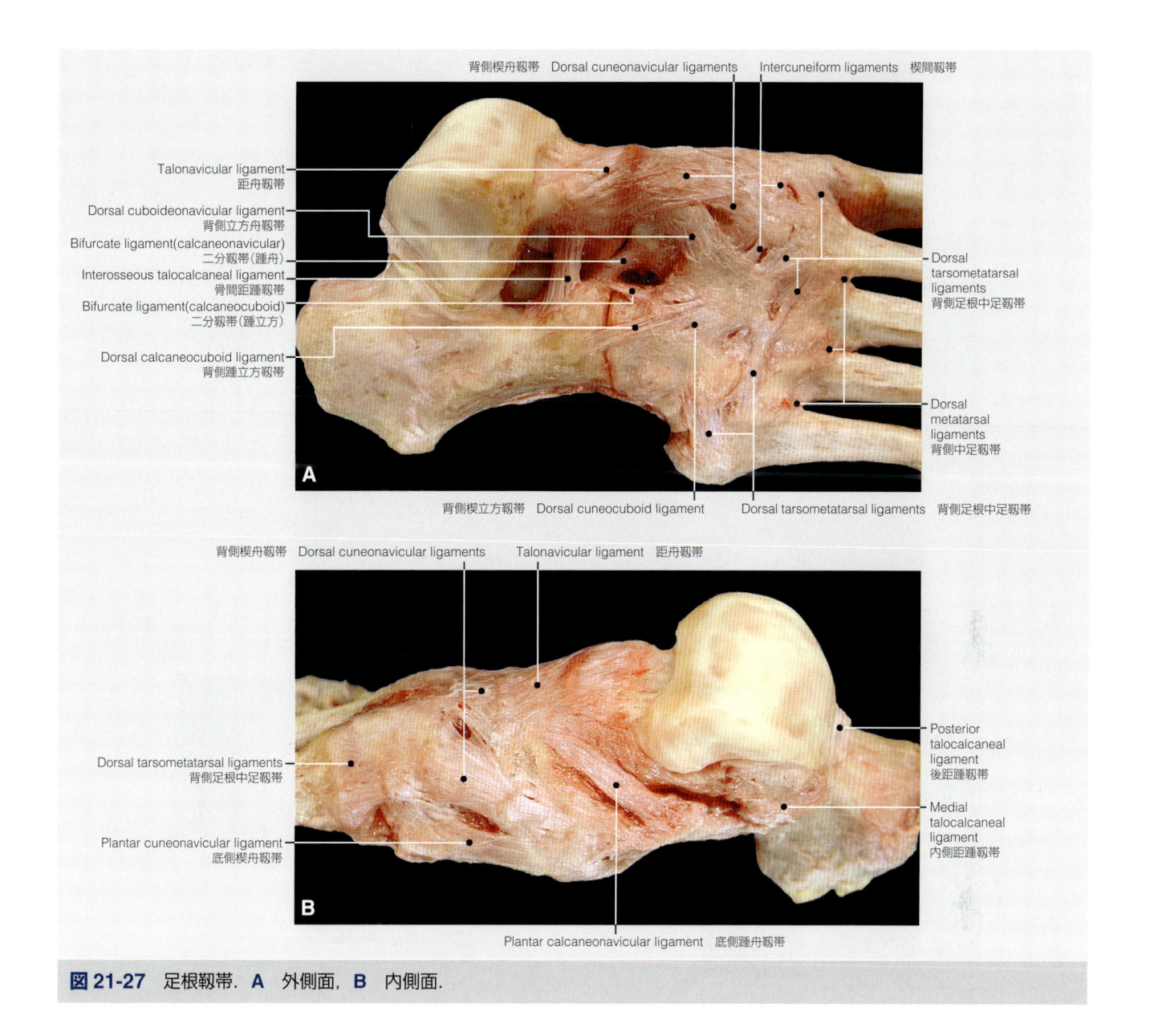

図 21-27 足根靱帯．**A** 外側面，**B** 内側面．

いる．このように距骨頭はよく支持されている．

踵立方関節は立方骨と踵骨の関節面により形成される（図 21-23，21-28）．関節包は関節面の辺縁に付着しており，いくつかの靱帯が補強している．長足底靱帯は踵骨から外側へ立方骨と第 2〜5 中足骨方向に伸びる（図 21-31）．長足底靱帯の深い短い線維束は底側踵立方靱帯になっている．背側には V 字型をした靱帯があり，その頂は踵骨にあり二分靱帯と呼ばれる．この靱帯は踵立方靱帯と踵舟靱帯の 2 つの靱帯を含み，踵立方靱帯は立方骨の背側に付着し，踵舟靱帯は舟状骨の外側面に付着する（図 21-27）．背側踵立方靱帯は踵立方靱帯の外側に位置する．

横足根関節の遠位に楔状骨の関節がある（図 21-28）．舟状骨は 3 つの小さい関節面で 3 つの楔状骨と楔舟関節を形成している．楔状骨同士も楔間関節を介し関節を形成している．最後に，立方骨は外側楔状骨と楔立方関節を形成する．これらの関節はすべて滑走関節（gliding joint）で，その動きは関節表面の滑りに限られる．3 つの楔状骨は底側・背側・骨間楔間靱帯により結合され（図 21-27），骨間楔間靱帯は中間楔状骨と外側楔状骨との間で常に観察される．舟状骨と楔状骨との間には背側・底側楔舟靱帯が，外側楔状骨と立方骨との間には骨間・背側・底側楔立方靱帯が，立方骨と舟状骨との間には背側・底側立方舟靱帯がある．骨間立方舟靱帯を記載している文献もある．

■ 足根中足関節（tarsometatarsal joint）

足根中足関節は足根骨のうちの 3 つの楔状骨と立方骨と

5つの中足骨により構成される(図21-32).これらは合わせてLisfranc関節と呼ばれ,すべて滑走関節(gliding joint)である(図21-28).

3つの楔状骨はそれぞれに対応した中足骨と関節を形成する.すなわち内側楔状骨は第1中足骨,中間楔状骨は第2中足骨,外側楔状骨は第3中足骨と関節を形成する.立方骨は第4中足骨と第5中足骨と関節を形成する.足根中足関節は背側・底側足根中足靱帯により補強される(図21-27,21-31).さらに楔状骨と中足骨との間には骨間楔中足靱帯がある.その第1は内側楔状骨と第2中足骨とを結合するものであり,第2は外側楔状骨から第3中足骨に伸びるものである.しばしば,これ以外の靱帯も観察される.

図21-28 足根関節.Chopart関節線は赤で,Lisfranc関節(足根中足関節)線は青で示される.

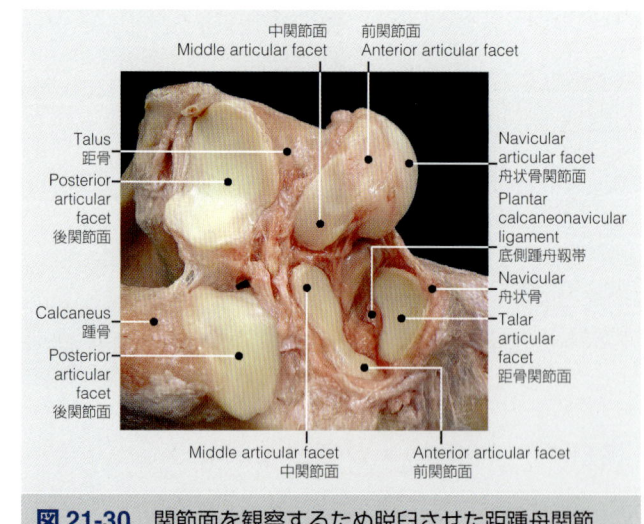

図21-30 関節面を観察するため脱臼させた距踵舟関節

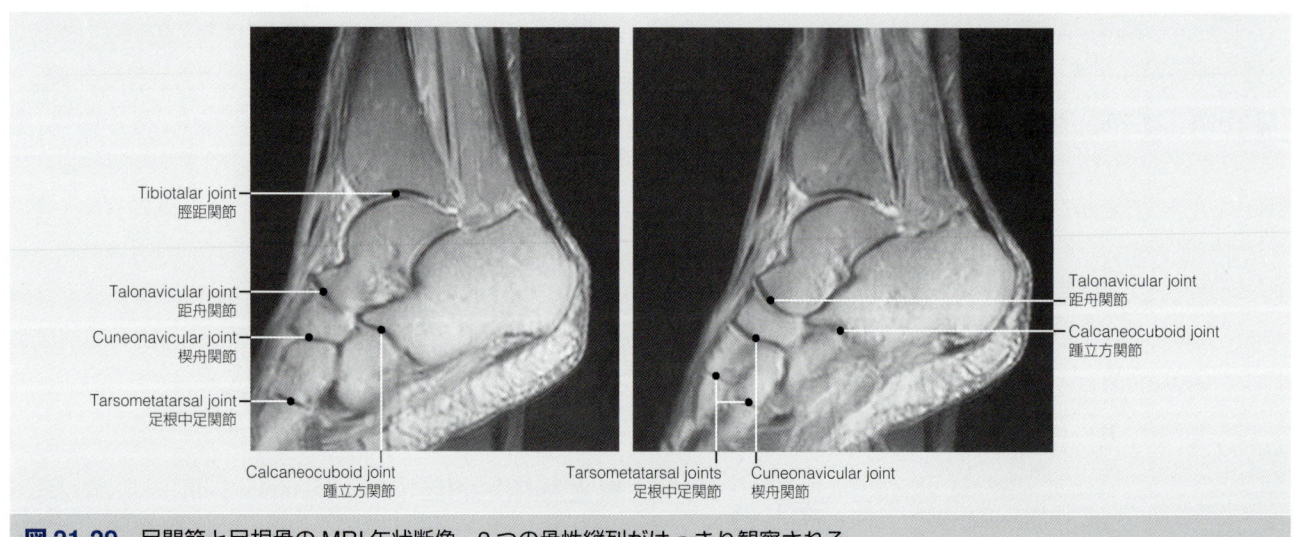

図21-29 足関節と足根骨のMRI矢状断像.2つの骨性縦列がはっきり観察される.

■ 中足間関節 (intermetatarsal joint)

中足間関節は中足骨の底により形成される滑走関節（gliding joint）である（図21-32）。第1中足骨は外側でのみ、第5中足骨は内側でのみ関節を形成し、他の中足骨は内側と外側で関節を形成する。背側・底側・骨間の中足靱

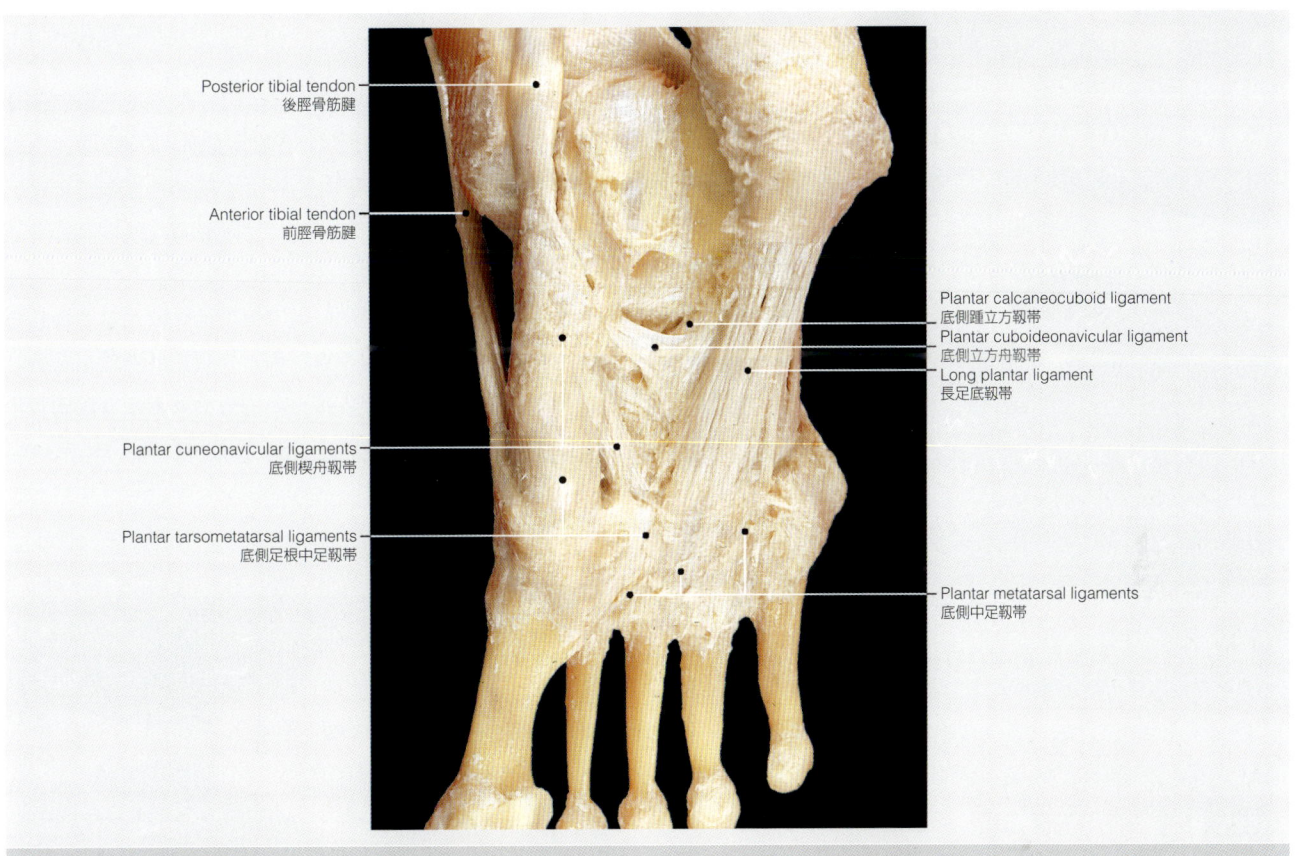

図21-31 足底の靱帯

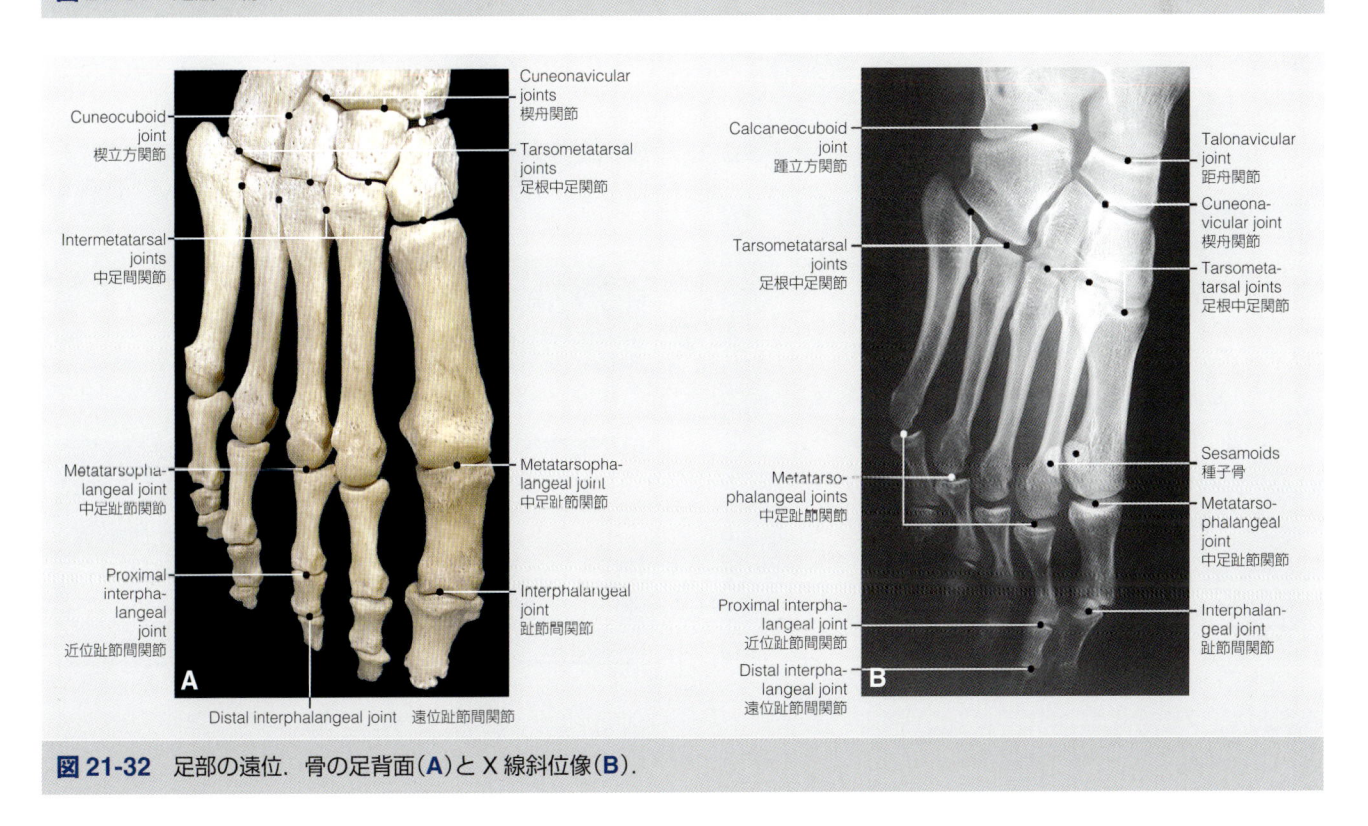

図21-32 足部の遠位、骨の足背面（A）とX線斜位像（B）.

21 関節学

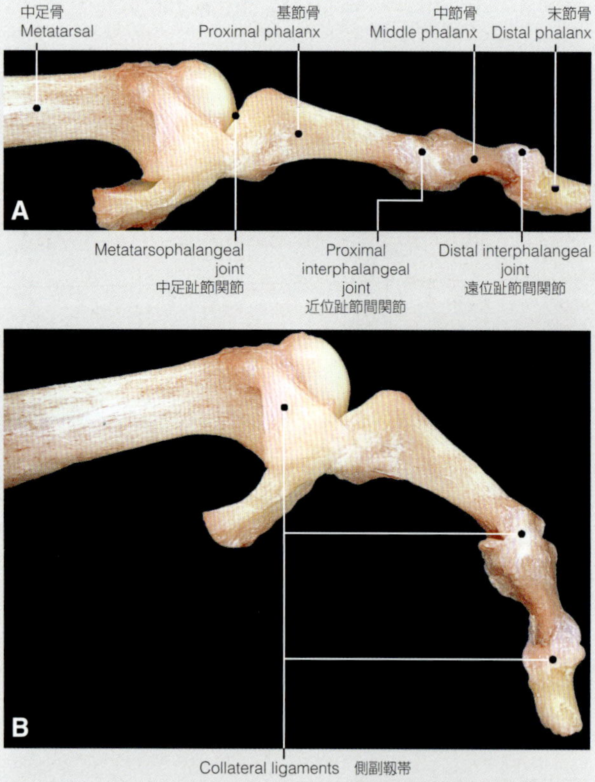

帯がこれらの骨同士を結合している（図21-27，21-31）．

中足骨は骨間間隙の境界となっており，その間隙には骨間筋が位置している．

■ 中足趾節関節

中足趾節関節は中足骨頭と足趾の基節骨の底で形成される（図21-32〜21-35）．機能的には第2〜5中足趾節関節は顆状関節（condylar joint）のように，屈曲-伸展，内転-外転が可能である．その形態からは球関節（ball-and-socket joint）に分類される．母趾の中足趾節関節は滑車関節（trochlear joint）である．

これらの関節の足底側には足底靱帯と呼ばれる溝構造をもった密な線維組織がある．これらの靱帯は深横足底靱帯と密接に関連している．これらの関節の両脇には側副靱帯がある．

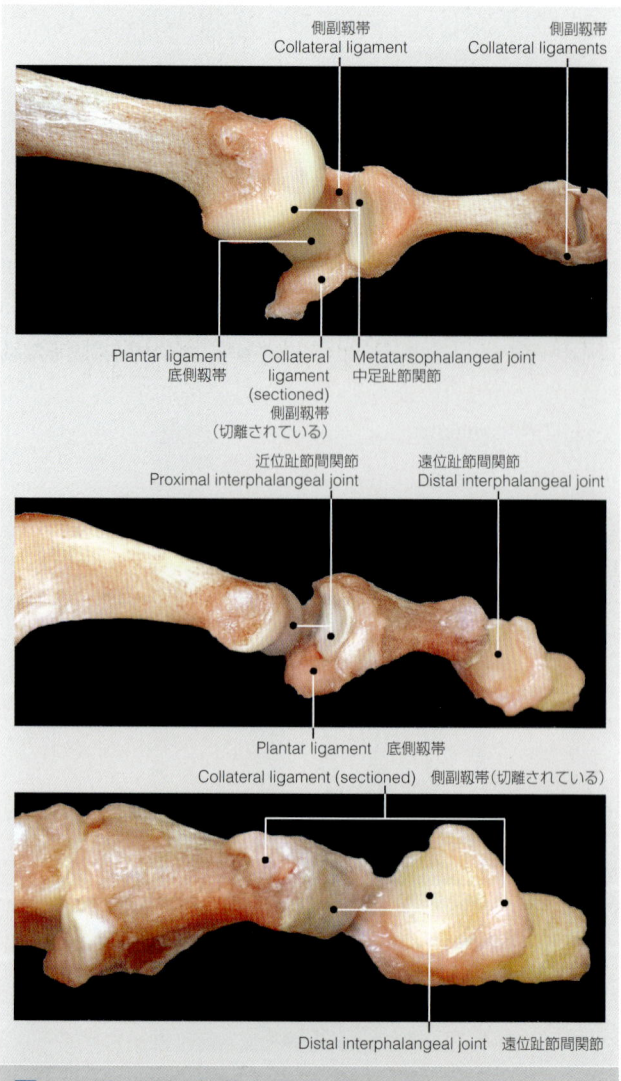

図 21-33 3つの趾節骨のある足趾の関節と側副靱帯．**A** 伸展位，**B** 軽度屈曲位．

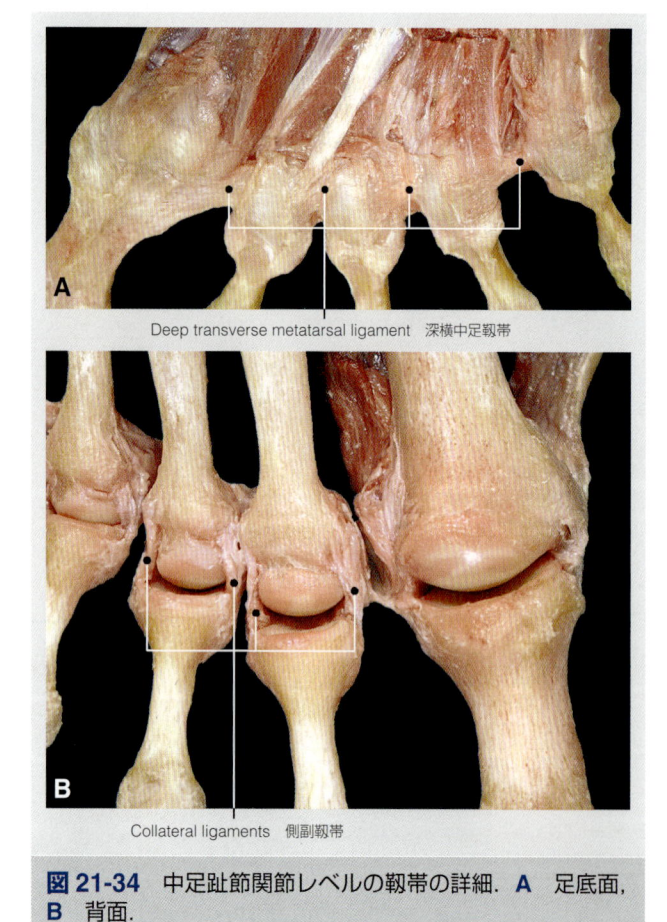

図 21-34 中足趾節関節レベルの靱帯の詳細．**A** 足底面，**B** 背面．

図 21-35 足趾の関節の詳細．関節表面の観察のため，関節を脱臼させている．

■ 趾節間関節

3つの趾骨のある足趾では，基節骨頭と中節骨底とに間に近位趾節間関節が，中節骨頭と末節骨底との間に遠位趾節間関節が形成される（図21-32，21-33，21-35）．趾骨頭にある2つの顆は，稜により分離された2つの関節面と関節を形成しており，屈曲と伸展が可能である．

これらの関節には底側靱帯と側副靱帯がある．

第1趾は，趾節間関節がただ1つあるのみである（図21-36）．基節骨頭と末節骨底が関節を形成する．この関節もまた滑車関節（trochlear joint）であり，屈曲と伸展が可能である．

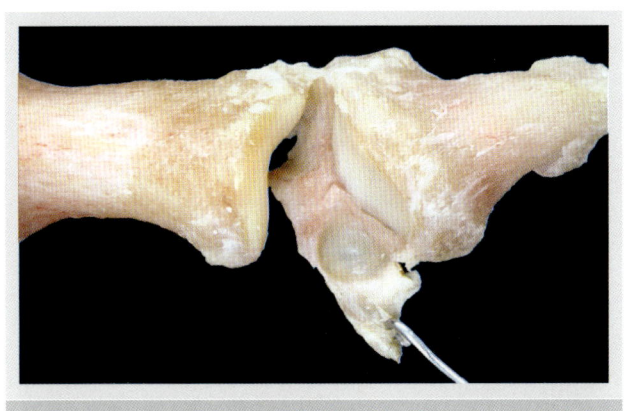

図21-36 第1趾の趾節間関節

種子骨

第1中足骨頭のレベルで，中足骨の顆の足底面と関節を形成する2つの小さな種子骨がある（図21-37，➡図20-24）．種子骨には関節面があり小さく滑動することができる，滑走関節（gliding joint）である．

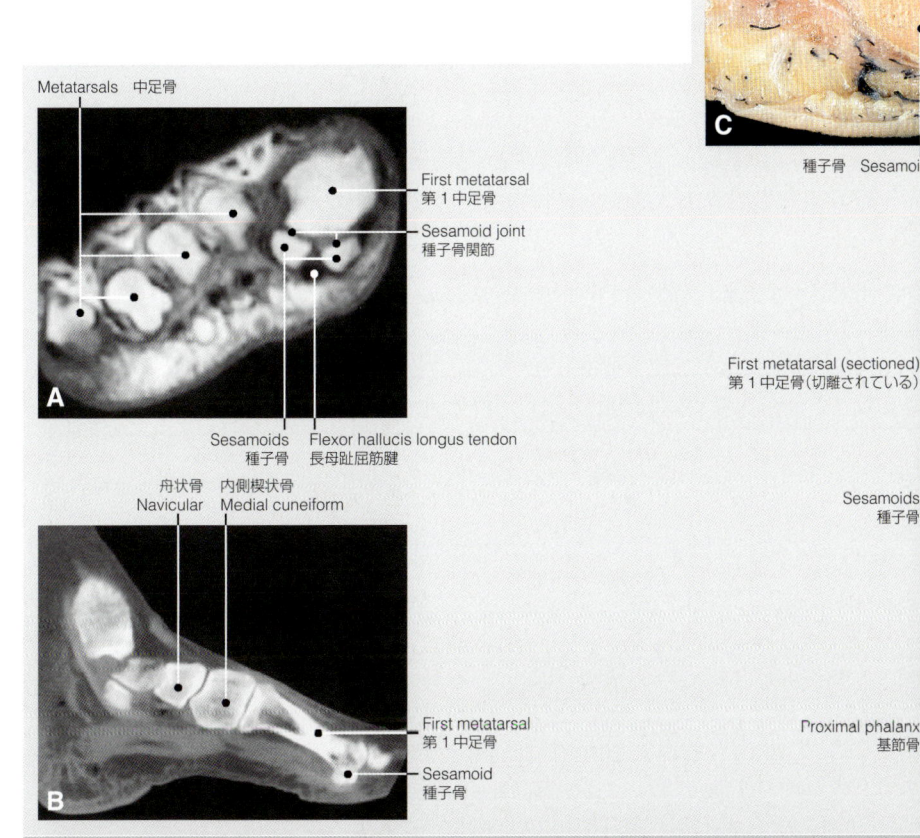

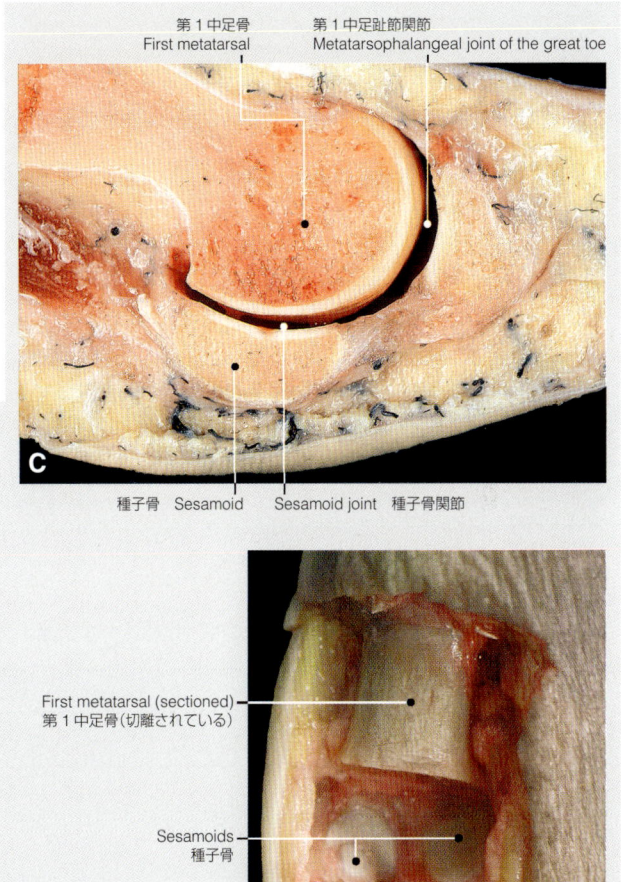

図21-37 種子骨関節の詳細．**A** 種子骨レベルのMRI冠状（前頭断）像，**B** 第1趾レベルでのCT矢状像，**C** 種子骨の矢状断，**D** 種子骨の観察のため第1中足骨頭が除かれている．

Chapter 22 筋学
MYOLOGY

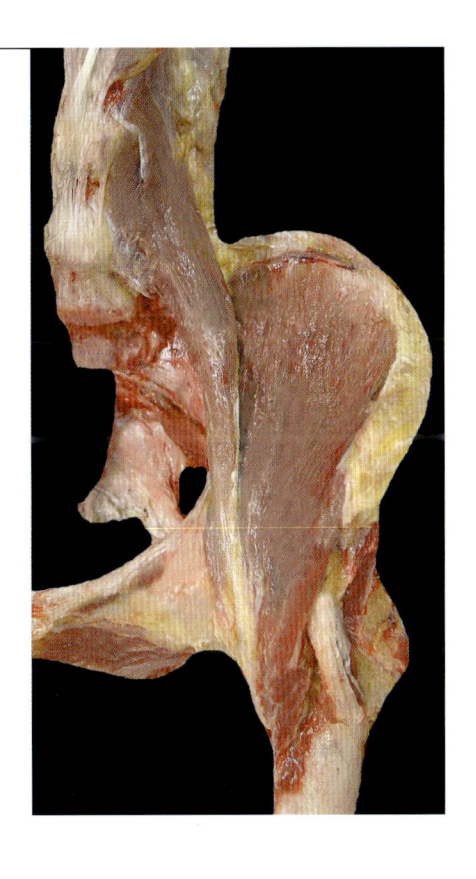

はじめに

下肢帯，大腿，下腿，足部の筋について記述する．筋群は筋間中隔と筋膜で分けられた区画（コンパートメント）で分類されている．

下肢帯は上肢帯とは異なっている．なぜなら，骨盤と軸骨格との間は動かないからである．下肢帯の筋は大腿骨に作用する．しかし，その中のいくつかは骨盤を通過し脊柱に作用したり，中には，大腿骨に作用するものであっても，足部がしっかり接地していれば股関節に作用するものもある．このため，これらの運動は股関節と関連して記載される．

図 22-1 股関節レベルでの CT 水平像

下肢帯の筋

下肢帯の筋は大腿骨の大転子に停止し，起始は脊柱あるいは骨盤内にある（図 22-1）．ここには後方，側方，前方の3つの筋群がある．

■ 後方筋群

股関節の後方筋群を表 22-1 にあげた．

● 大殿筋

殿部で最も大きく，最も表層にあるのは大殿筋である

表 22-1　股関節後方筋群

筋	大殿筋	梨状筋	内閉鎖筋	双子筋	大腿方形筋
起始	腸骨後面，仙骨背側，殿部腱膜，仙結節靱帯	仙骨前面，仙結節靱帯	閉鎖膜と周囲骨盤の内側面	上双子筋：坐骨棘 下双子筋：坐骨結節と坐骨枝	坐骨結節外側縁
停止	殿筋粗面，腸脛靱帯	大転子	転子窩	内閉鎖筋腱（転子窩）	転子間稜下
神経支配	下殿神経	S1-2 の前枝	内閉鎖筋枝	上双子筋 ：内閉鎖筋枝 下双子筋 ：大腿方形筋枝	仙神経叢の大腿方形筋への分枝
機能	股関節伸展，外旋	股関節外転，外旋	股関節外転，外旋	股関節外転，外旋	股関節内転，外旋

Oi：内閉鎖筋
Gs：上双子筋
Gi：下双子筋

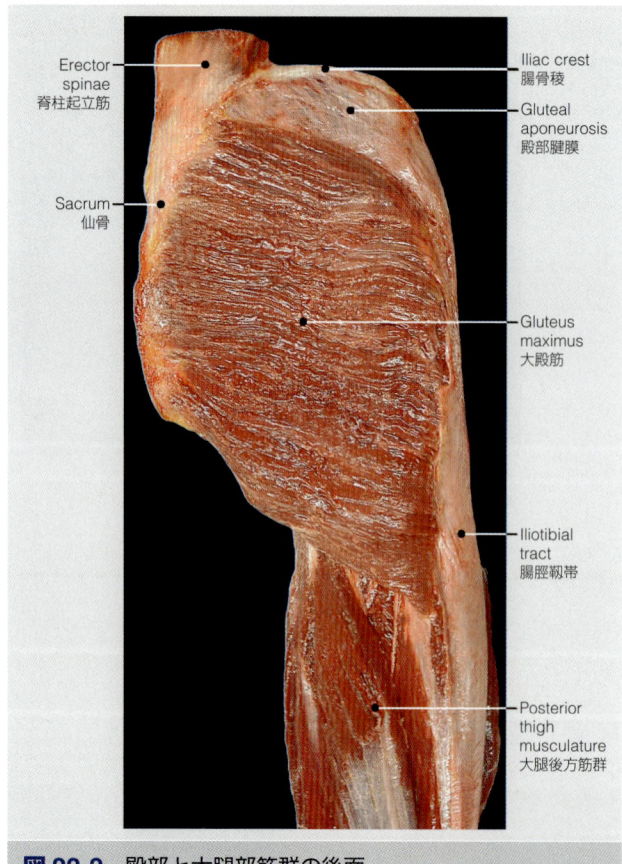

図 22-2　殿部と大腿部筋群の後面

（図 22-2）．この筋は，かなり厚みがあり，殿部の盛り上がりを形作っている．起始は腸骨の後殿筋線後方，仙尾骨の背側，そして仙結節靱帯である（図 22-3）．筋線維の一部は腰部の脊柱起立筋の腱膜や，外側に伸び筋束の間に進入する殿筋腱膜からも生じている．これらの筋束は尾側外側方向に走行して腸脛靱帯，外側筋間中隔，大腿骨の殿筋粗面に停止する．

大殿筋の作用は基本的には股関節の伸展であるが，わずかに外転と外旋の作用もある．さらに，大殿筋は腸脛靱帯を緊張させるため，膝関節屈曲にも作用する．大殿筋は下殿神経の神経支配を受けている（L5–S2）．

皮膚と大殿筋停止部の間には皮下転子包があり，表層の骨性隆起への衝撃を緩和している．大転子と大殿筋の間には大殿筋の転子包がある．殿筋粗面の大殿筋停止部と大腿骨との間には殿筋の筋間包がある．さらに大殿筋の下方部分と坐骨結節の間には大殿筋の坐骨包がある．

大殿筋の深部には骨盤転子筋群があり，これらは骨盤から生じて大転子と転子間稜に停止している．この筋群には

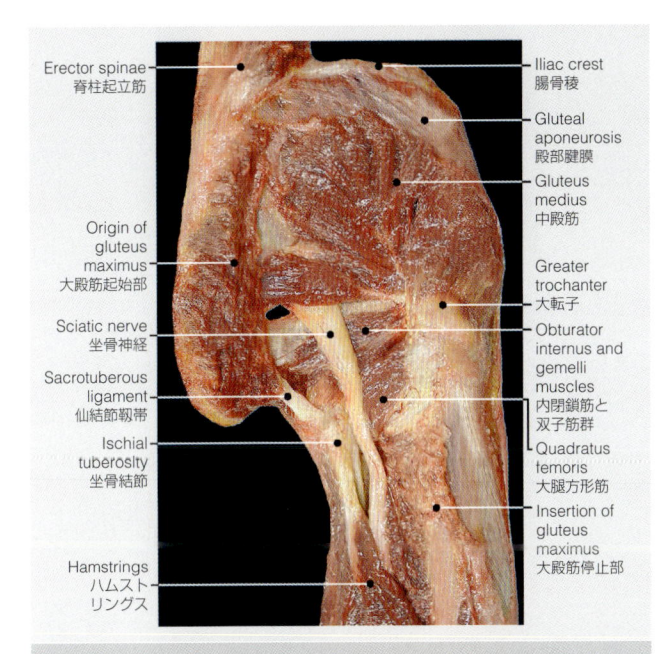

図 22-3 殿部の後方筋群（大殿筋は切断されている）

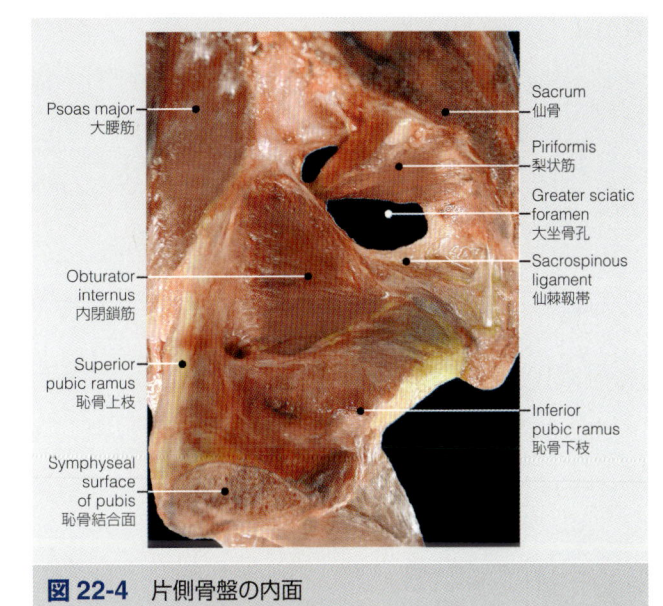

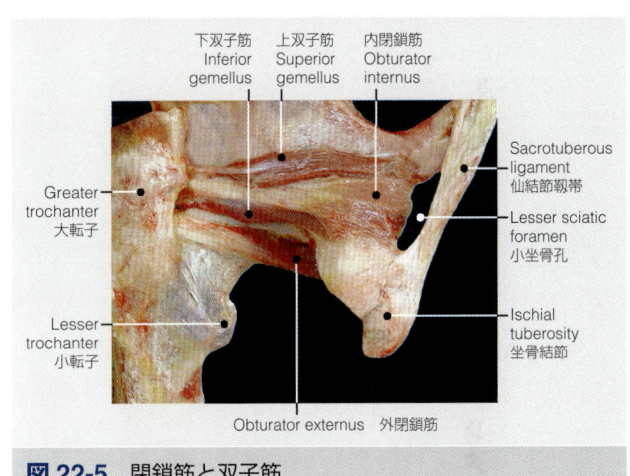

図 22-4 片側骨盤の内面

図 22-5 閉鎖筋と双子筋

梨状筋，内閉鎖筋，上下双子筋，大腿方形筋，外閉鎖筋，そして中殿筋と小殿筋が含まれる（後三者は外側筋群の項で述べる）．

● 梨状筋

前仙骨孔と仙結節靱帯の間の仙骨前面（S2-4）から生じる（図 22-4）．この線維は収束し，坐骨神経の上方で大坐骨切痕を通って骨盤腔を出る（図 22-3）．そして梨状筋腱は大転子上に停止する．この腱性の停止部と大転子との間には梨状筋の滑液包がある．

梨状筋の基本的な機能は股関節の外転と外旋である．この筋は仙骨神経叢の分枝である梨状筋神経（S1-2）によって支配されている．

● 内閉鎖筋と双子筋（上下）

梨状筋の下方に位置している（図 22-3，22-5）．これらは共通の筋体由来で同一の停止部を共有している．このため，時には，この筋群は骨盤三頭筋と呼ばれることもある．上下の双子筋は内閉鎖筋の上方と下方についている．内閉鎖筋は閉鎖膜とその周囲の骨盤から生じる（図 22-4）．その線維は小坐骨切痕に向かい，そこで方向を変えて小坐骨孔から骨盤腔を出る（図 22-5）．坐骨切痕縁とこの筋の間には内閉鎖筋の坐骨包がある．内閉鎖筋は転子窩に停止する．上双子筋は坐骨棘内側面から生じ小坐骨孔を通って，これも転子窩に停止する（図 22-5）．下双子筋は坐骨結節から生じ，小坐骨孔を通過して転子間稜に停止している．この筋群の基本的な機能は股関節の外転と外旋である．この筋群は仙骨神経叢の分枝（L5-S2）に支配されるが，内閉鎖筋神経が最も重要である．

● 大腿方形筋

大腿方形筋は骨盤転子筋群の中で，最も尾側に位置する．その名が示すように，その形状は長方形である（図 22-3）．この筋は坐骨結節の外側部分から生じ，水平に走行して転子間稜に停止する．大腿方形筋もまた，股関節の外旋を生じさせるが，この群の他の筋と異なり内転筋となっている．この筋は仙神経叢の分枝である大腿方形筋神経によって支配されている（L5，S1）．

表 22-2　股関節外側筋群

筋	中殿筋	小殿筋	外閉鎖筋
起始	腸骨殿筋面の前・後殿筋線間	腸骨殿筋面の前・下殿筋線間	閉鎖膜とその周囲の骨盤外側面
停止	大転子	大転子	転子窩
神経支配	上殿神経	上殿神経	閉鎖神経
機能	股関節外転	股関節外転	股関節外旋

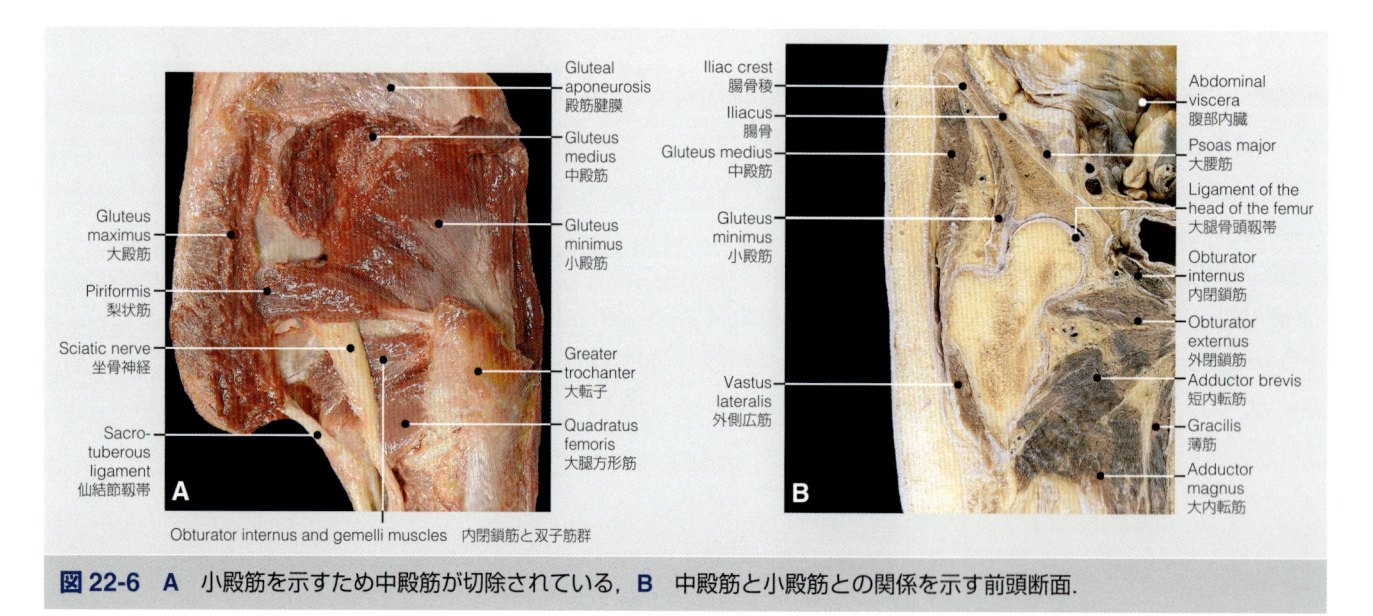

図 22-6　A 小殿筋を示すため中殿筋が切除されている，B 中殿筋と小殿筋との関係を示す前頭断面．

■ 外側筋群

股関節の外側筋群を**表 22-2**にあげた．

● 中殿筋と小殿筋

腸骨の殿部（外側）に位置する（**図 22-6**）．

中殿筋は扇形で殿筋腱膜と大殿筋に覆われている（**図 22-2**）．中殿筋の起始は腱膜と前・後殿筋線の間である．この筋の線維は収束して，その腱は大転子の外側面に停止する（**図 22-3**）．小殿筋は中殿筋の深部に位置し，下・前殿筋線の間から生じる．この筋の線維も収束して大転子前面に停止する．

この2つの殿筋は三角筋に似た様式で機能する．すなわち基本的な機能は股関節の外転であるが，前方線維は内旋を，後方線維は外旋を生み出す．中殿筋も小殿筋も上殿神経に支配される（L4–S1）．

中殿筋と小殿筋の停止部の間にはいくつかの滑液包がある．中殿筋付着部と大転子の間には中殿筋の転子包がある．同名のもう1つの滑液包が中殿筋停止部と梨状筋の間にみられる．さらに，小殿筋の転子包が小殿筋停止部と大転子の間にみられる．

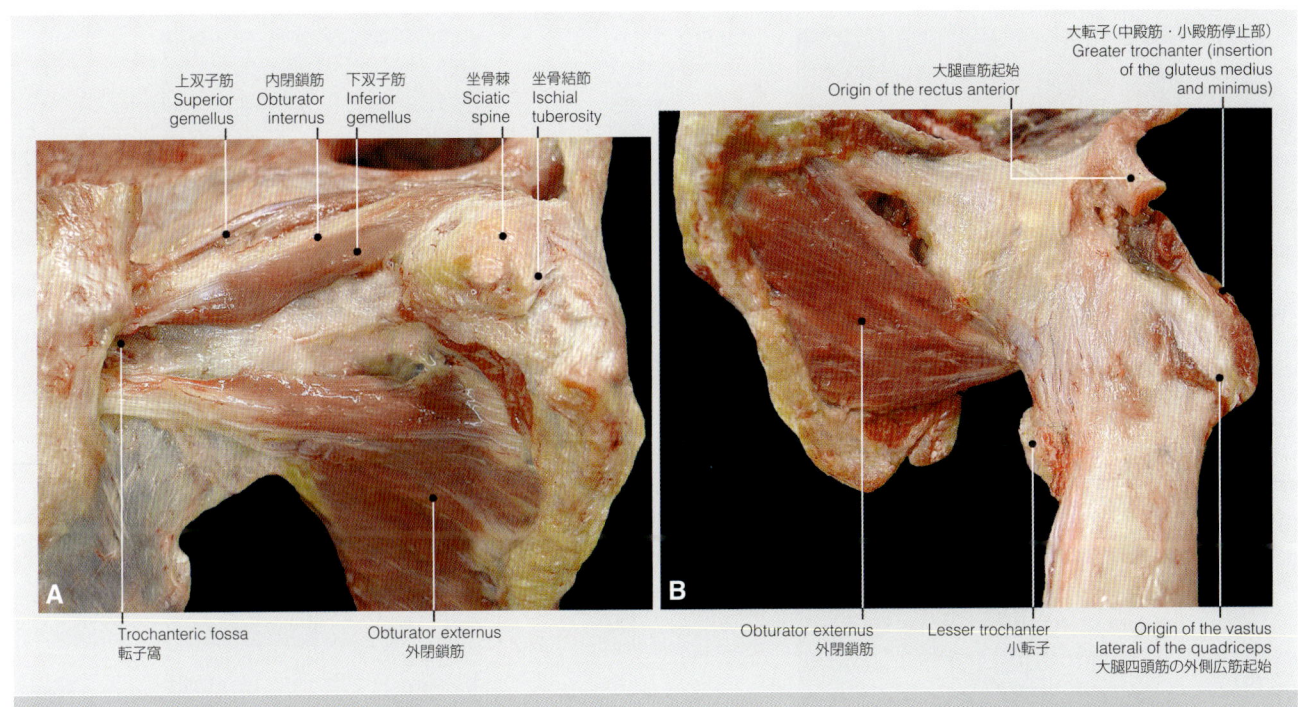

図 22-7　外閉鎖筋．**A** 後面，**B** 前面．

表 22-3　股関節前方筋群

筋	大腰筋	腸骨筋	小腰筋
起始	L1-4 の椎体と肋骨突起	腸骨窩	T12-L1 の椎体
停止	小転子	小転子	恥骨上枝
神経支配	腰神経叢	腰神経叢と大腿神経	腰神経叢
機能	股関節屈曲	股関節屈曲	明確な機能なし

● 外閉鎖筋

閉鎖膜の外側表面とその周囲の骨盤から生じている．この筋は転子窩に停止する（図 22-7）．外閉鎖筋は股関節の外旋筋であり，閉鎖神経の分枝によって支配されている（L2-4）．

■ 前方筋群

股関節前方には3つの筋があり，これらは腸腰筋を構成する大腰筋，腸骨筋，そして小腰筋である（表 22-3）．

腸腰筋は大腰筋と腸骨筋で形成され（図 22-8），この名称は，この2つの筋が小転子上で強力な腱性停止部を共有していることに由来する．両者は，上方部分で薄く，下方部分で厚い腸骨筋膜に覆われる．

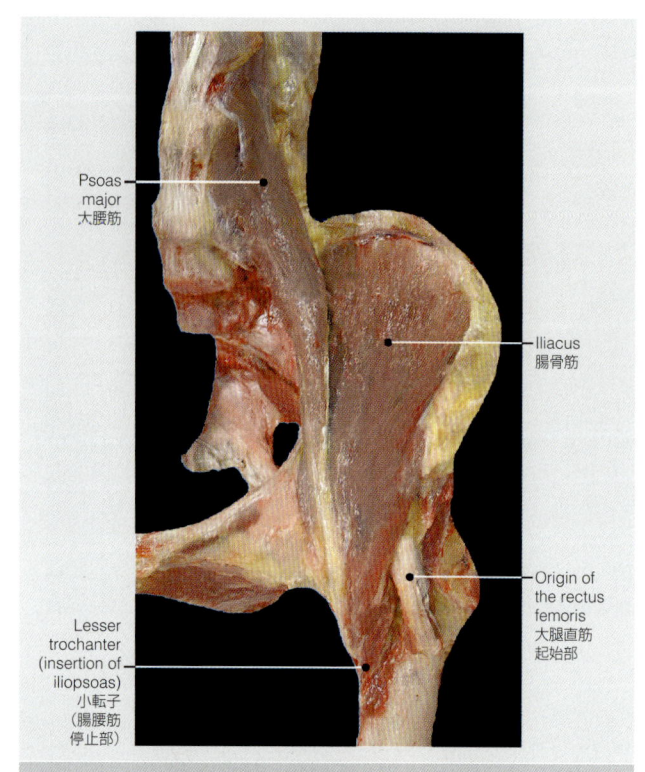

図 22-8　半骨盤の前面．腸腰筋を示す．

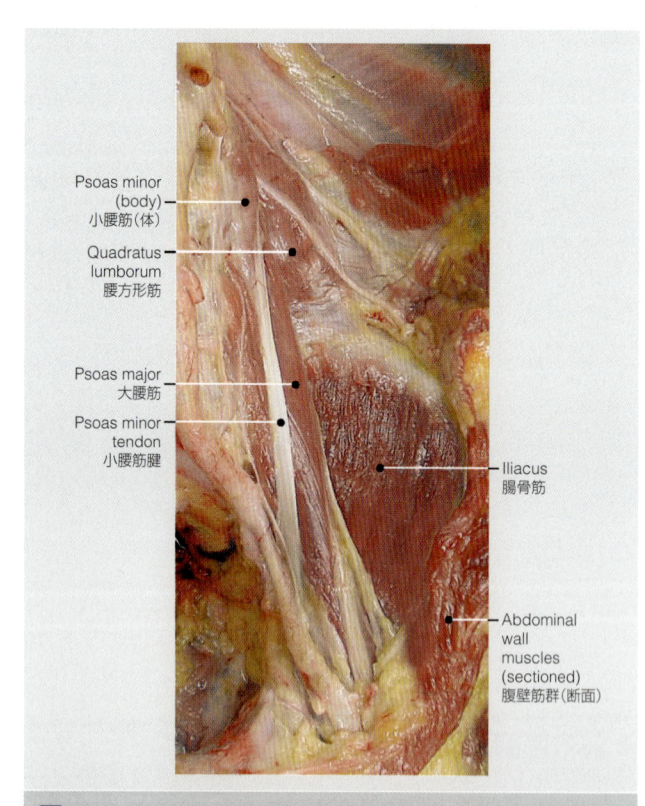

図 22-9　大腰筋上にある小腰筋の詳細．内臓が除去された骨盤の前面．

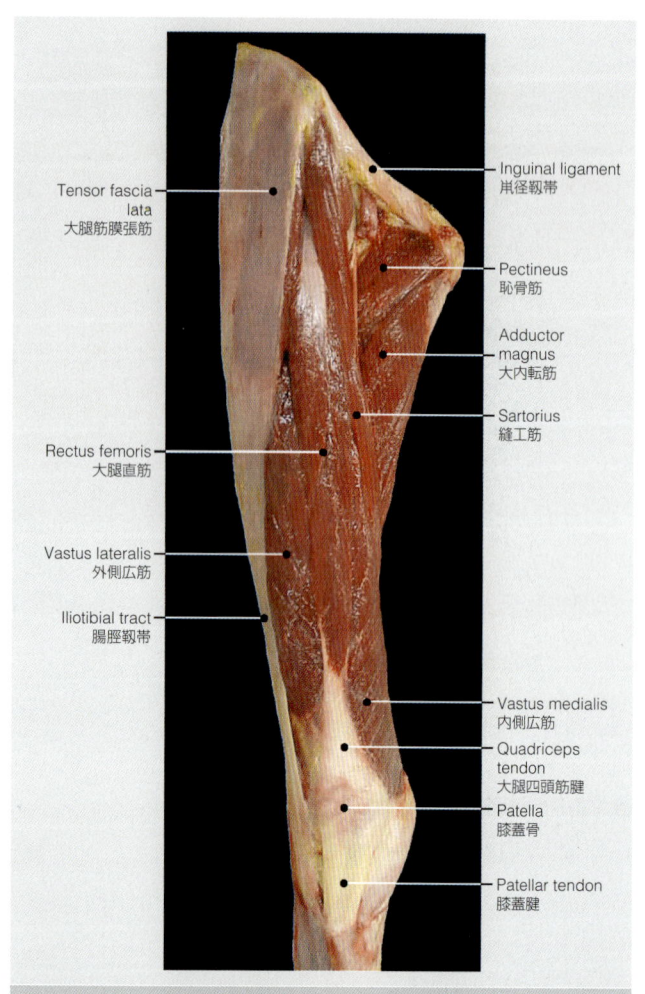

図 22-10　大腿筋群の前面

● 大腰筋

深層と浅層の起始をもつ．深層の起始は第12肋骨，L1-4の椎体と肋骨突起の前外側面で，浅層はそれらの椎間板と椎骨の隣接部位である．大腰筋の腱性のアーチ部分では血管と神経が通過している．大腰筋はその付着から紡錘形の筋体を形成し，鼠径靱帯と腸恥筋膜弓の間に形成される外側の間隙である筋裂孔を通過する．この裂孔は大腿神経も通過している．遠位では，大腰筋は腸骨筋と融合し小転子に停止する．

● 腸骨筋

腸骨窩を覆う筋性の起始部をもつ．停止部では大腰筋と融合し，小転子に停止する巨大な腱を形成する．

腸腰筋は原則的には股関節の屈筋であるが，外旋筋でもある．腰椎の前弯を生み出し，大腿骨を固定すると腰椎の補助的な屈筋となる．大腰筋と腸骨筋は腰神経叢の分枝によって支配される．腸骨筋は大腿神経からも神経支配を受ける．

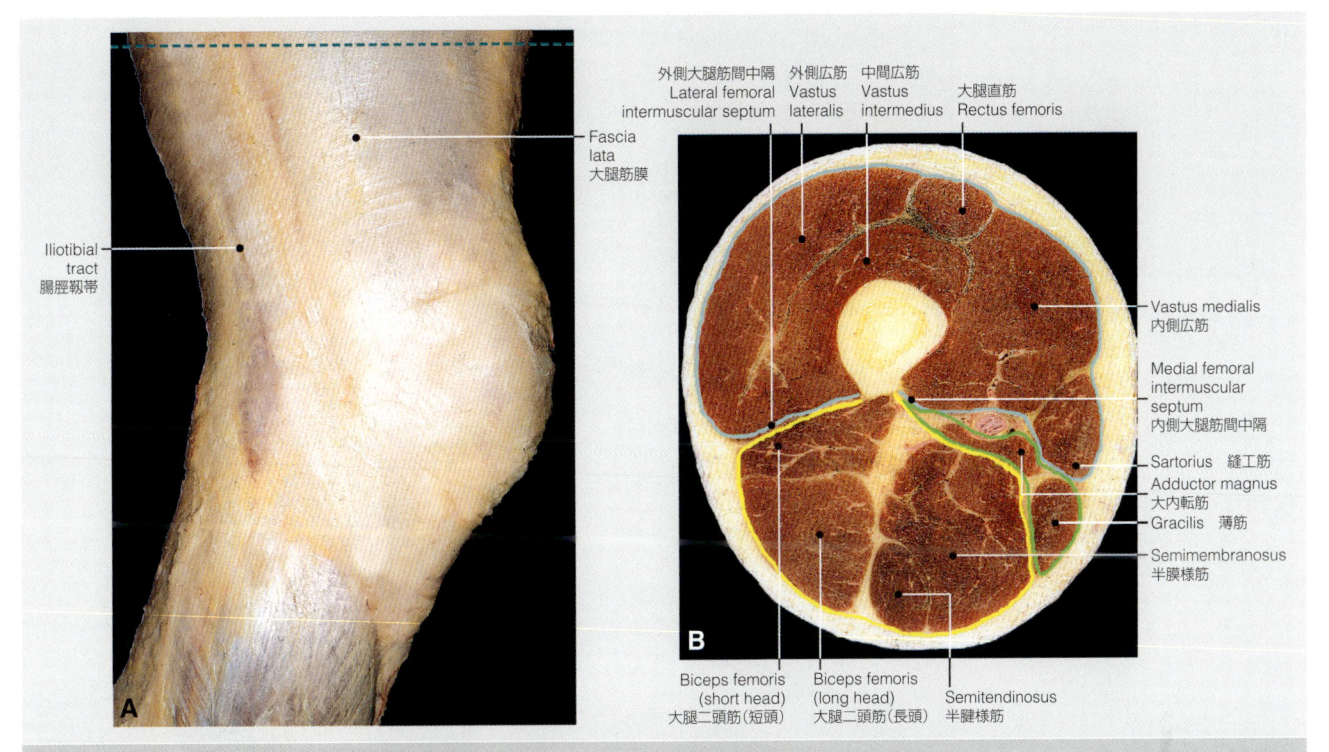

図 22-11 **A** 筋膜に覆われた大腿と膝関節．緑色の点線は右大腿の横断面レベルを示す．**B** 横断面．前区画は青線，後区画は黄線，内側区画は緑線で示されている．内側区画では筋群がこのレベルより近位にあるため，ここではすべての筋は示されていない．

筋裂孔を通過し，腸腰筋は骨盤と股関節の前面を滑走する．このレベルでは介在する腸恥包が摩擦を防いでいる．腱と小転子の間にも腸骨筋の腱下包と呼ばれる滑液包がある．

● 小腰筋

T12-L1 の椎体とそれらの椎間板から生じる変異の多い筋である．腸骨筋膜と恥骨上枝上縁に付着する（**図 22-9**）．

この未発達な筋は特記すべき機能をもっていないが，わずかに体幹の屈曲に関与している可能性がある．この筋は腰神経叢の分枝に支配される．

大腿部の筋

大腿四頭筋の 3 広筋と大腿二頭筋短頭を除くすべての大腿部の筋は骨盤から生じている．

鼠径靱帯は，腹腔を大腿から隔てており，外腹斜筋停止部腱膜の折り返しで形成されている．この靱帯の下方には，固有鼠径靱帯，股関節，腸恥筋膜弓で規定される 2 つの空間がある．外側の空間は，これまでに簡潔に触れたように筋裂孔と呼ばれ，ここを腸腰筋と大腿神経が通過している．内側の空間は血管裂孔と呼ばれており，その底は恥骨筋で形成され，ここを外腸骨動静脈が通過して大腿動静脈となる．

大腿は前，内側，後の 3 つの区画に分けられる（**図 22-10 ～ 22-14**）．すべて浅層と深層の大腿筋膜に覆われている（**図 22-11**）．その前上方部分で，浅層大腿筋膜は裂孔があり篩状筋膜として知られており，この裂孔を大腿静脈に流入する大伏在静脈が通過している．外側では，筋膜は肥厚し腸脛靱帯を形成している（**図 22-15**）．この腸脛靱帯は腸骨稜の前外側面から生じ脛骨の Gerdy 結節に停止する．

大腿部の筋区画は筋間中隔によって分割されている．前区画と内側区画は，深層の大腿筋膜から大腿骨粗線内側唇に至る内側大腿筋間中隔で分けられている．同様に，前区画と後区画は，深層の大腿筋膜から大腿骨粗線外側唇に伸びる外側大腿筋間中隔によって分けられている．

前・後区画の筋群は股関節と膝関節の 2 つの関節を通過し，両者を越えて作用する．内側区画では，薄筋のみがこれらの 2 関節を越える．

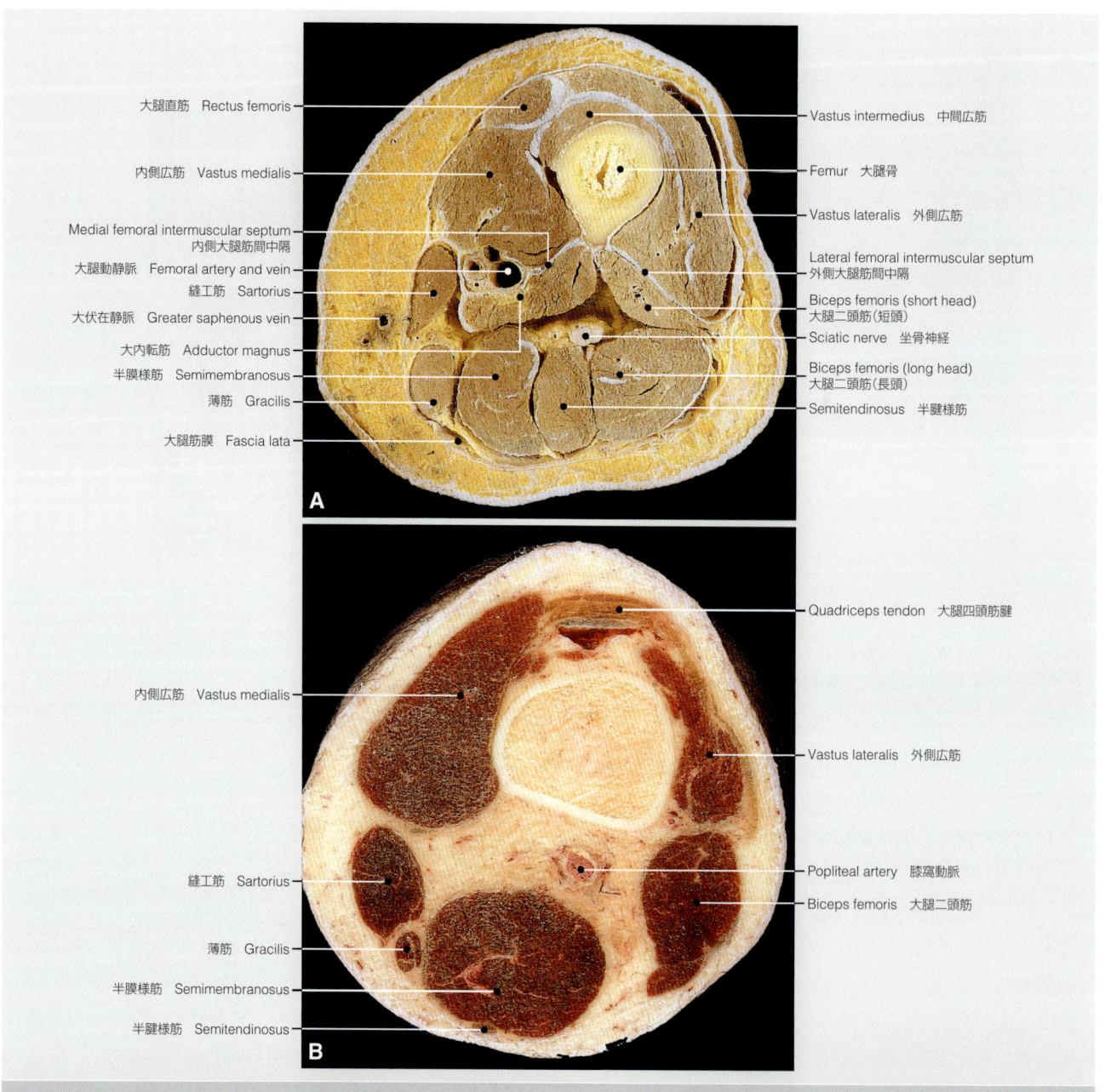

図 22-12 大腿部の横断面．**A** 中央，**B** 遠位 1/3．

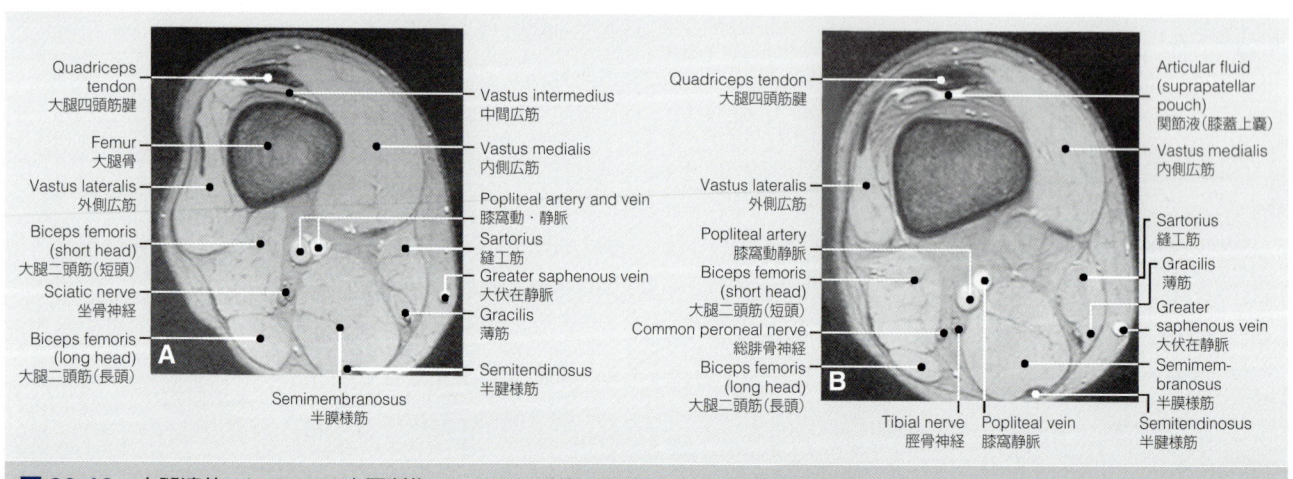

図 22-13 大腿遠位 1/3 の MRI 水平断像．**A** より近位の断面，**B** より遠位の断面．

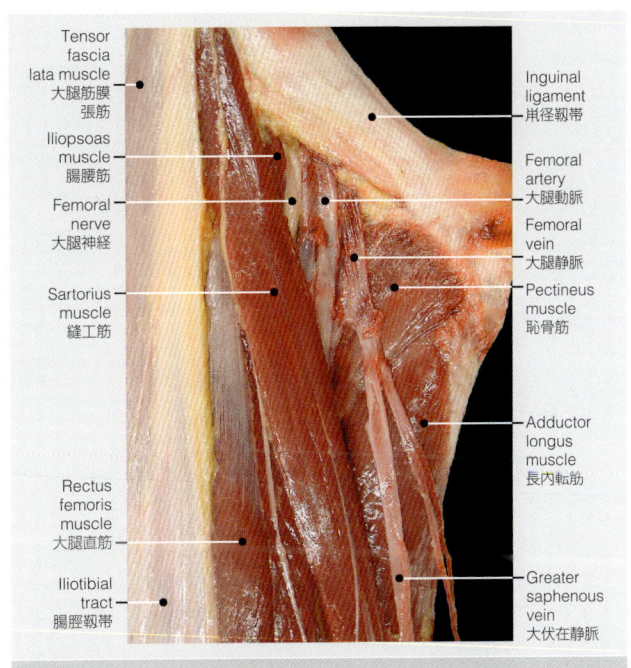

図 22-14 大腿部中央の CT 水平断像

図 22-15 大腿三角の詳細

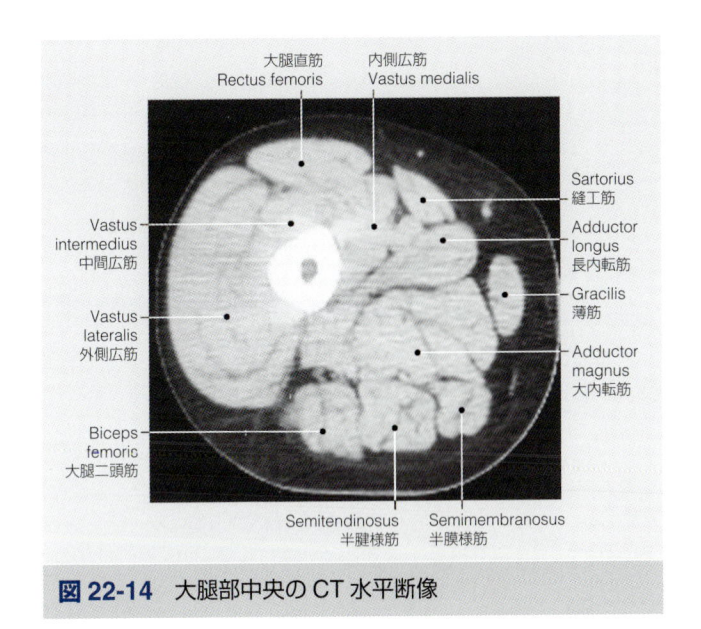

■ 前区画

大腿筋膜張筋，縫工筋，大腿四頭筋が前区画を構成している（表 22-4）．この筋群は股関節の屈曲と膝関節の伸展させる働きをする．

● 大腿筋膜張筋

大腿の前外側に位置している（図 22-15）．扁平な薄い筋で，腸骨稜の前方部分から生じ，上前腸骨棘のすぐ外側にある．この筋は中殿筋を覆う腱膜からも生じる．その線維は尾側背側に斜走し，腸脛靱帯と大腿筋膜に停止する（図 22-16）．この腱への停止は膝蓋骨と脛骨の外側まで続いていると記載する文献もある．

大腿筋膜張筋は，股関節の大変重要な外側支持組織である．この筋は外転筋で，中殿筋や小殿筋とともに大腿部を内旋させる働きもある．大腿筋膜張筋は上殿神経の分枝に支配される．

● 縫工筋

長くて薄いリボンのような筋で 2 関節をまたいでいる．上前腸骨棘から生じ，大腿を斜走する（図 22-15）．遠位では，脛骨近位内側に位置する鵞足に停止する．鵞足という名前は，縫工筋，薄筋，半腱様筋の 3 つの筋の共通停止部の形状に由来する．停止部は鵞鳥の足の形状をしており，この名称になっている．

古代ローマ時代に縫工が胡座をかくように脚を組んで座り（この筋の作用）洋裁をしていたことから「縫工」（ラテン語の縫工 "sartor"）の筋として知られている．

縫工筋は大腿三角（Scarpa 三角）と呼ばれる大腿部の体表面での部位を規定している（図 22-15〜22-17）．これは大腿の上前方 1/3 を占める筋膜性の三角形の空間で，上方は鼠径靱帯，内側は長内転筋，外側は縫工筋で境界されている．三角形の底辺は鼠径靱帯で，頂点は縫工筋による外側縁と長内転筋による内側縁が交差する点である．床面は恥骨筋と腸腰筋で，天井は篩状筋膜である．大腿三角には大腿動静脈が通っている．

縫工筋は股関節と膝関節の両者に作用し，股関節の屈筋，外転筋，外旋筋で，膝関節の屈筋である．大腿神経によって支配されている（L2-4）．

● 大腿四頭筋

その名が示すとおり，1 つの共通腱に統合する 4 つの頭または広筋で形成される（図 22-11）．

内側広筋は転子間線，大腿骨粗面内側唇，大腿骨骨幹内側面から生じる．この筋は大腿四頭筋の中で最も遠位まで筋体が伸びている部分であり，内側で縫工筋と接している．

外側広筋は大転子，大腿骨粗面外側唇，大腿骨骨幹外側面から生じている（図 22-18）．内側広筋と外側広筋の間には中間広筋があり，大腿直筋の深部に位置して，大腿骨骨幹の前面と外側面から生じている．大腿直筋は，大腿四頭筋の中で，唯一股関節と膝関節の両者をまたぐ部分である．大腿直筋は下前腸骨棘（直頭），寛骨臼上切痕（反転頭），そして股関節の前方関節包から生じる（図 22-19）．その線維は大腿骨軸に沿って尾側に走行する．

表 22-4 大腿部前区画の筋群

筋	大腿筋膜張筋	縫工筋	大腿四頭筋
起始	腸骨稜，上前腸骨棘	上前腸骨棘	大腿直筋：下前腸骨棘，臼蓋上方，股関節関節包前方 内側広筋：大腿骨内側面，転子間線，大腿骨粗線 中間広筋：大腿骨前面 外側広筋：大腿骨外側面，大腿骨粗線，大転子
停止	腸脛靱帯，大腿筋膜	脛骨（浅鵞足）	膝蓋骨底，膝蓋腱を介し脛骨結節
神経支配	上殿神経	大腿神経	大腿神経
機能	股関節の外転，屈曲，内旋と膝関節伸展の補助	股関節の屈曲，外転，外旋と膝関節の屈曲，内旋	膝関節伸展 大腿直筋：股関節屈曲

Rf：大腿直筋
Vm：内側広筋
Vi：中間広筋
Vl：外側広筋

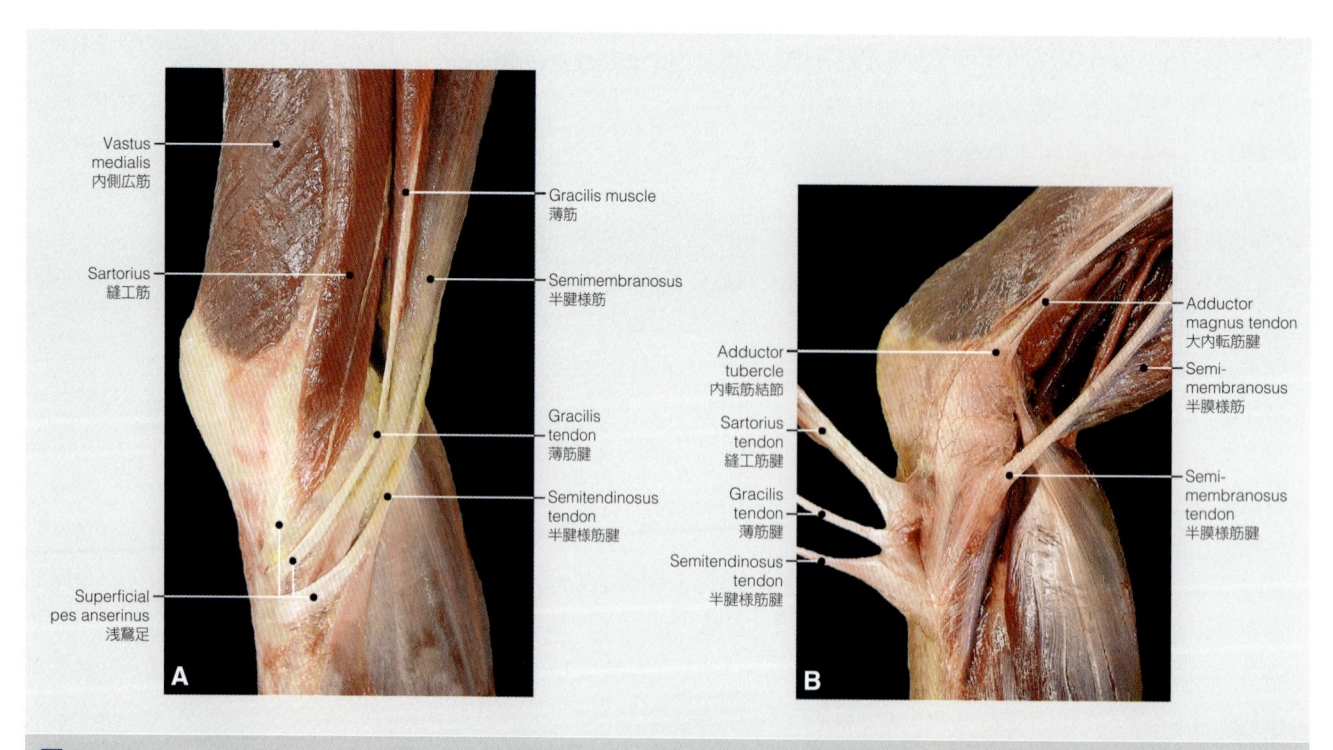

図 22-16　A　膝関節の内側面．浅鵞足が示されている．　B　付着部を挙上したところ．

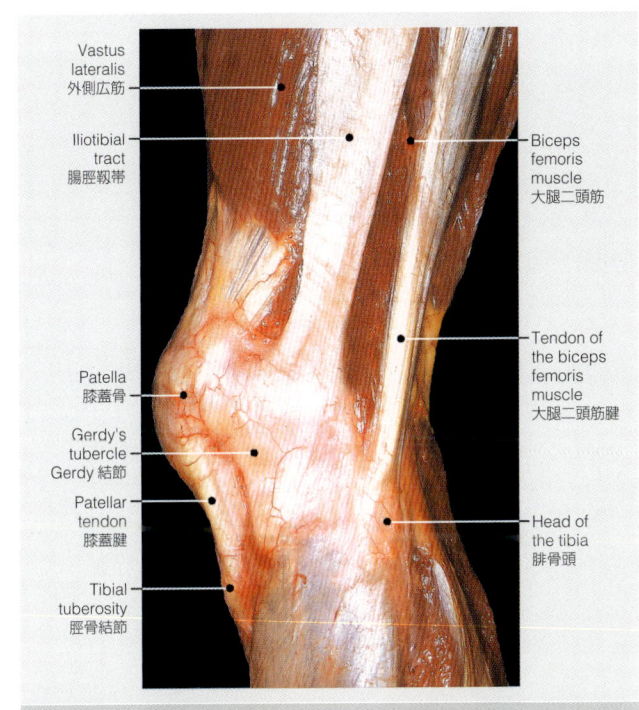

図 22-17　膝関節の外側面．大腿二頭筋停止部，腸脛靱帯，外側広筋が示されている．

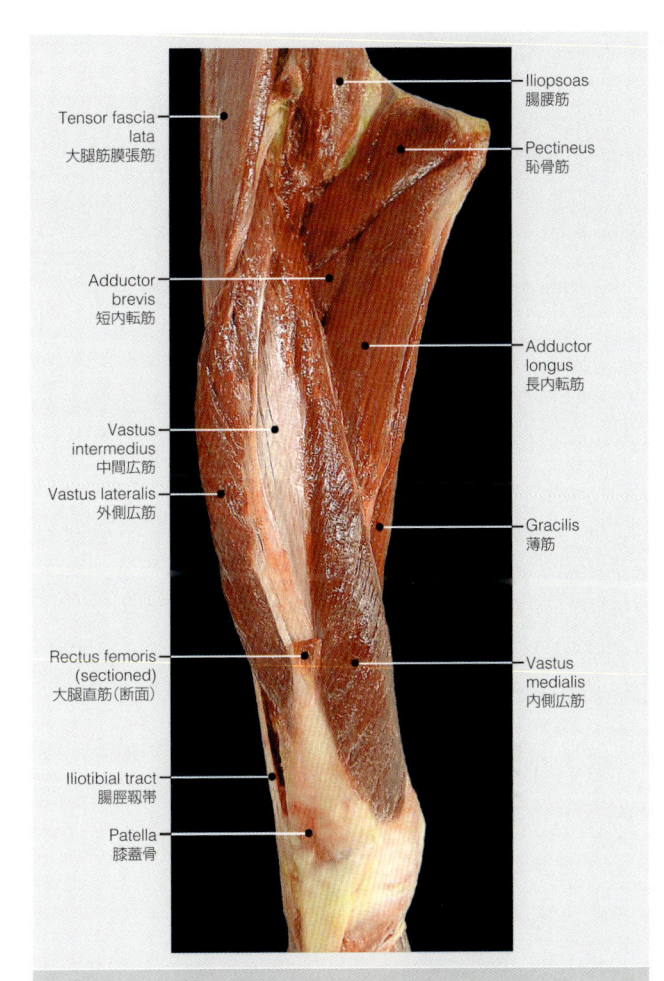

図 22-18　大腿の前方筋群．大腿直筋と縫工筋が除かれている．

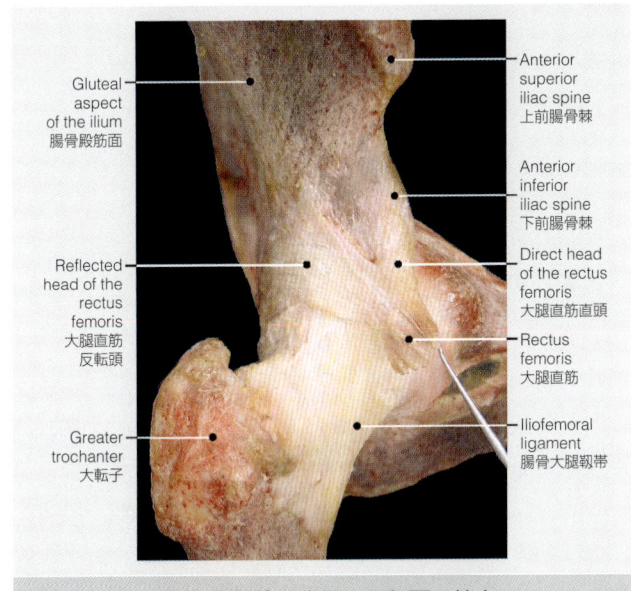

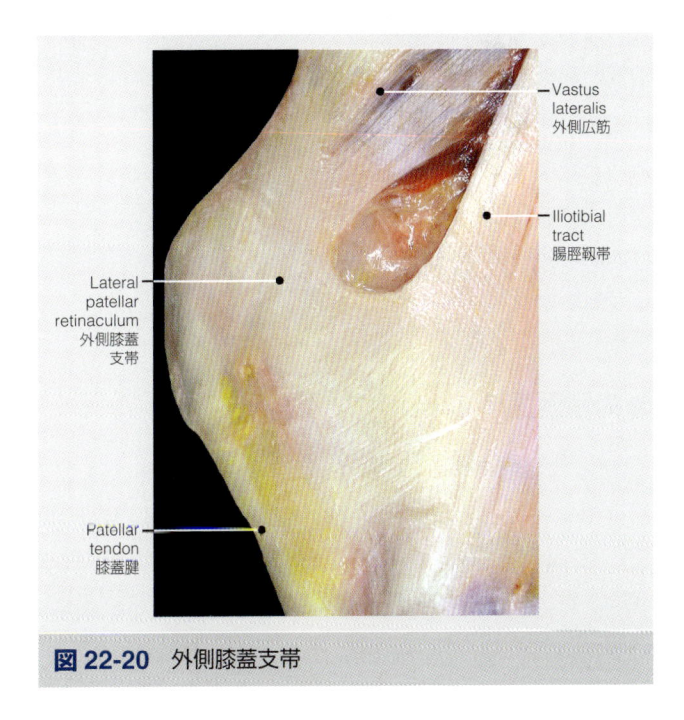

図 22-19　大腿直筋起始の直頭と反転頭の拡大

図 22-20　外側膝蓋支帯

　大腿四頭筋の4頭は膝蓋骨の上極に大腿四頭筋腱を介して停止する．この腱の線維の一部(主に大腿直筋)は膝蓋骨に進入することなく前方を通過し，他の線維は膝蓋骨に停止する．内側広筋と外側広筋からの線維は線維を交差させている．膝蓋骨の下極からの膝蓋腱と大腿直筋からの直接の線維が脛骨結節に停止する．
　内側広筋と外側広筋からは腱膜が膝蓋骨内外側面に沿って伸びており，これらが内側あるいは外側膝蓋支帯で(図 22-20)，それぞれ脛骨顆部に付着する．この膝領域で

22　筋学　339

表 22-5　大腿部内側区画の筋群

筋	恥骨筋	長内転筋	短内転筋	大内転筋	薄筋
起始	恥骨稜(恥骨上枝)	恥骨体	恥骨下枝	坐骨枝, 恥骨下枝	恥骨下枝
停止	恥骨筋線	大腿骨粗線内側唇(遠位)	大腿骨粗線内側唇(近位)	大腿骨粗線内側唇, 内転筋結節	脛骨(浅鵞足)
神経支配	大腿神経, 閉鎖神経	閉鎖神経前枝	閉鎖神経前枝	閉鎖神経(外側) 坐骨神経(脛骨神経)(内側)	閉鎖神経
機能	股関節の内転と外旋	股関節の内転と外旋	股関節の内転と外旋	股関節の内転, 伸展, 外旋	股関節内転, 膝関節屈曲

は，筋膜が交差して走行しており，これらの膝蓋支帯を個々に同定することは困難である．

中間広筋の深部には，膝関節包に付着することから膝関節筋と呼ばれる小さな線維束がある．この筋の機能は膝関節伸展時に関節包を緊張させることである．

大腿四頭筋は共同して膝関節伸筋として機能する．さらに，大腿直筋は二関節筋として股関節屈曲を補助する．大腿神経の支配を受ける(L2-4)．

■ 内側区画

内側区画は大腿の内側部位に位置する．この筋群は股関節の内転筋とも呼ばれる．この筋群を構成するのは恥骨筋，長内転筋，短内転筋，大内転筋，そして薄筋である(表22-5)．

● 恥骨筋

この筋群で最も近位にあり，大腿三角の床面を形成している(図22-18, 22-21, ➡図22-15)．この筋は恥骨上枝の恥骨稜と恥骨櫛靱帯から生じ，斜走して，小転子直下の大腿骨の恥骨筋線に停止する．この筋の筋膜は腸恥筋膜弓と恥骨櫛靱帯の形成に寄与する．

恥骨筋の基本的な機能は大腿の内転と外旋であり，股関節の屈曲も補助する．この筋は大腿神経(L2-4)，時には閉鎖神経前枝(L2-4)の神経支配を受ける．また，しばしば副閉鎖神経(L3, 4)からの支配を受ける．

● 長内転筋

恥骨結合のすぐ外側から生じる(図22-21, 22-22, ➡図22-15)．この筋の線維は起始からわずかに広がり遠位外側に走行し，大腿骨粗線内側唇の中央1/3に停止する．

その名が示すように，基本的な機能は股関節内転であるが，外旋とわずかに屈曲にも貢献する．長内転筋は閉鎖神経(L2-4)前枝の筋枝の支配を受ける．

● 短内転筋

恥骨筋と長内転筋の深部にある(図22-22, ➡図22-15)．恥骨下枝から生じ，線維は遠位外側に走行する．そして，長内転筋停止部の近位で大腿骨粗線内側唇の近位に停止する．

最も重要な機能は股関節内転であるが，外旋筋であり，

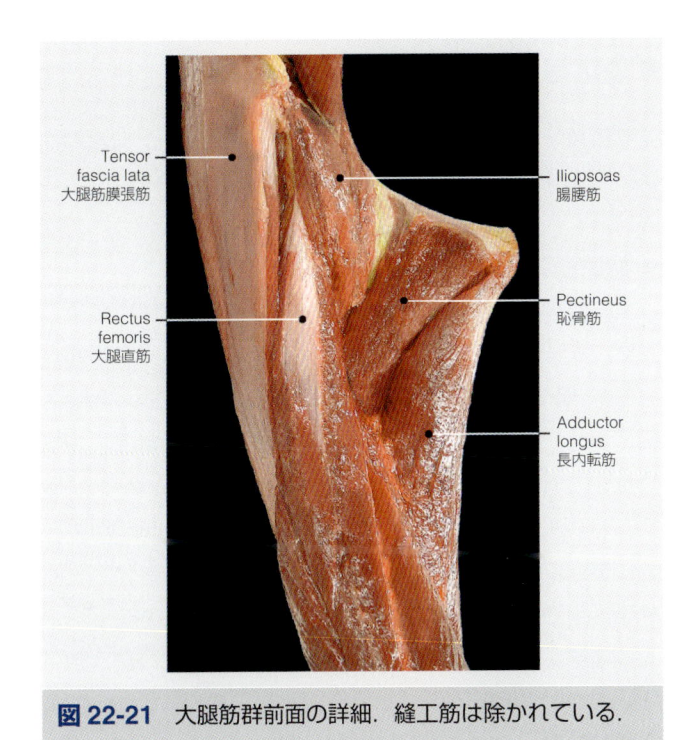

図 22-21 大腿筋群前面の詳細．縫工筋は除かれている．

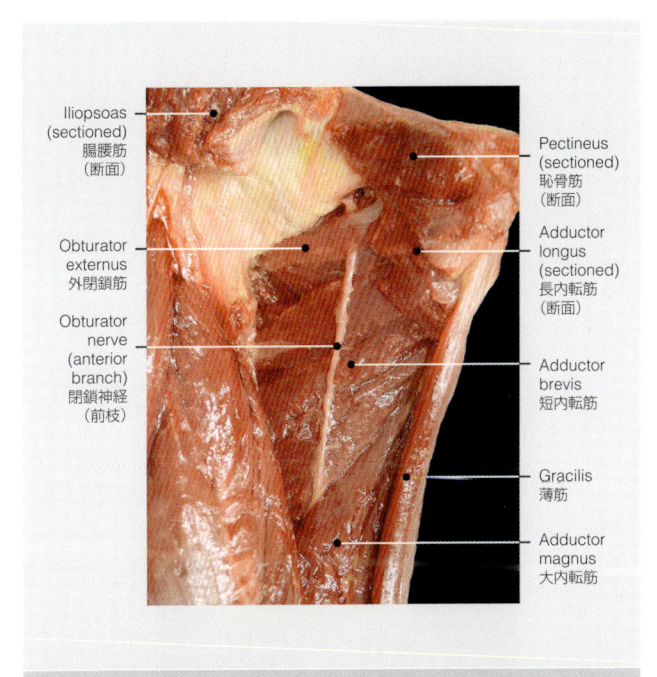

図 22-22 内側区画の詳細．閉鎖神経の前枝が示されている．

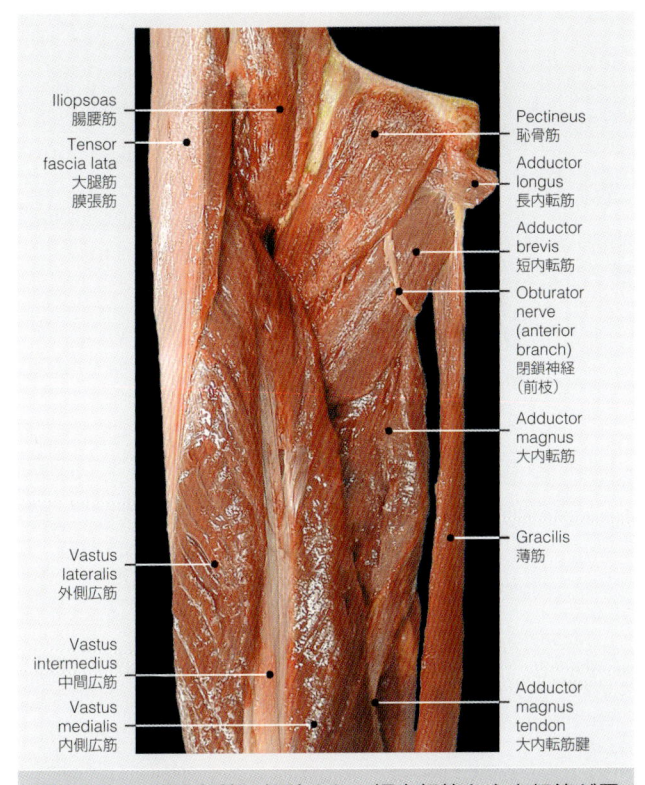

図 22-23 長内転筋は切除され，短内転筋と大内転筋が示されている．

弱い屈筋でもある．閉鎖神経(L2-4)前枝の筋枝の支配を受ける．

● 大内転筋

　内転筋区画の中で最も大きな筋である（図 22-23）．坐骨結節と坐骨枝から生じ，2部分に分かれる大きな筋体を形成している．外側部は扇形で，線維は外側に向けて広がり大腿骨粗線内側唇に停止する．

　小内転筋を大内転筋の近位前方部分と呼ぶこともある．内側部は紡錘形で，尾側に走行して大腿骨の内転筋結節に停止する腱性部に連続する（図 22-16）．この2つの停止部の間が内転筋腱裂孔である．

　大内転筋は股関節内転筋であり，外旋筋（外側部）であるとともに内旋筋（内側部）である．外側部分は閉鎖神経(L2-4)後枝の筋枝の支配を受けており，内側部分は坐骨神経(L4)の支配を受けている．

● 薄筋

　長い帯状の筋で，2関節をまたいでいる．恥骨下枝の短内転筋下方から生じ，内転筋群の中で最も表層にあり，大腿内側面を尾側に走行している（図 22-23，図 22-15）．遠位では腱性部が大腿骨と脛骨の内側上顆周囲を通過し，鵞足を介して脛骨結節内側に停止する（図 22-16）．

　股関節と膝関節をまたぐため，薄筋は股関節の内転筋，膝関節の内旋筋と屈筋として作用する．閉鎖神経(L2-4)前枝の支配を受けている．

　大腿四頭筋の内側広筋と，基本的に大内転筋と長内転筋からなる内転筋群との間に広筋内転筋膜（図 22-24）があり，この膜は内転筋管(Hunter管)の天井部分になっている．大腿動・静脈はこの内転筋管を内側尾側方向に進み，

22 筋学　341

内転筋腱裂孔を通って前方から後方に出て膝窩に位置するようになる.

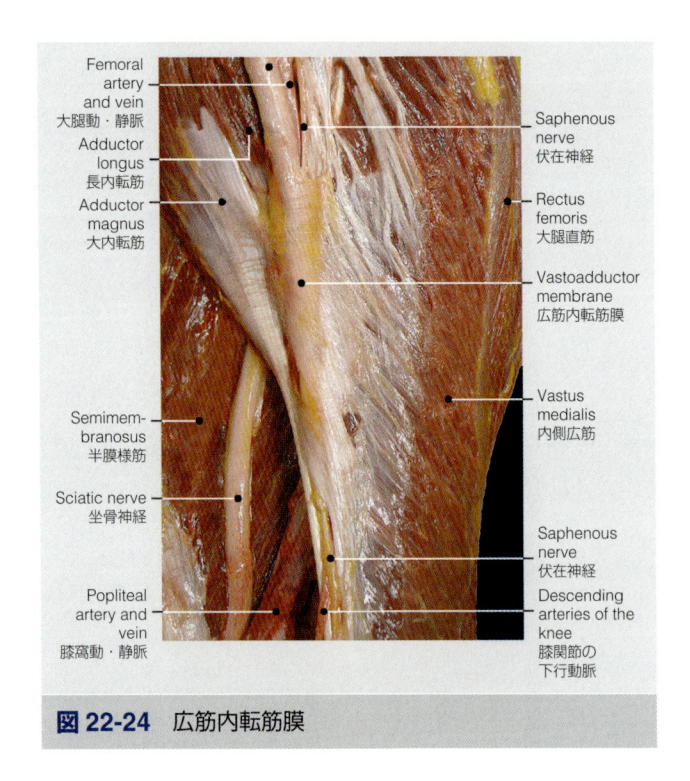

■ 後区画

半腱様筋，半膜様筋，大腿二頭筋の3つの筋が大腿の後筋区画を構成する（**表22-6**，**図22-25**，**図22-11**）．これらはハムストリングスとして知られている．

● 半腱様筋

大腿の後方内側に位置し，ハムストリングスの中で最も表層にある．大腿二頭筋長頭との共同腱として坐骨結節から生じ（**図22-26**），その線維は下内側に斜走する．大腿遠位1/3で，筋線維は長い腱性部に連続し，鵞足を介して脛骨結節内側に停止する．

この2関節筋は股関節を伸展し，膝関節を屈曲させる．坐骨神経の脛骨神経部分（L5–S3）の支配を受ける．

● 半膜様筋

半腱様筋の深部にあり，坐骨結節からの起始部が，強力で幅広く扁平な膜構造であることから，この名がついている（**図22-26**，**22-27**）．大腿内側1/3では厚い筋体をもち，遠位内側に走行して脛骨後面に達し，3つの腱束で停止する．直束は筋と同方向に連続して内側顆後面に停止する．反転束は内側側副靱帯の下を走行し，脛骨内側プラトー上面に向かう．3つめの反回束は外側顆後面に向かい，関節包の線維と合流し，斜膝窩靱帯を形成する．この3つの停

図 22-24 広筋内転筋膜

表 22-6 大腿部後区画の筋群

筋	半腱様筋	半膜様筋	大腿二頭筋
起始	坐骨結節	坐骨結節	長頭：坐骨結節 短頭：大腿骨粗線外側唇
停止	脛骨内側面（浅鵞足）	脛骨近位後面（深鵞足）	腓骨頭
神経支配	坐骨神経（脛骨神経）	坐骨神経（脛骨神経）	長頭：坐骨神経（脛骨神経） 短頭：坐骨神経（腓骨神経）
機能	膝関節屈曲，股関節伸展，体幹伸展	膝関節屈曲，股関節伸展，体幹伸展	膝関節屈曲，股関節伸展

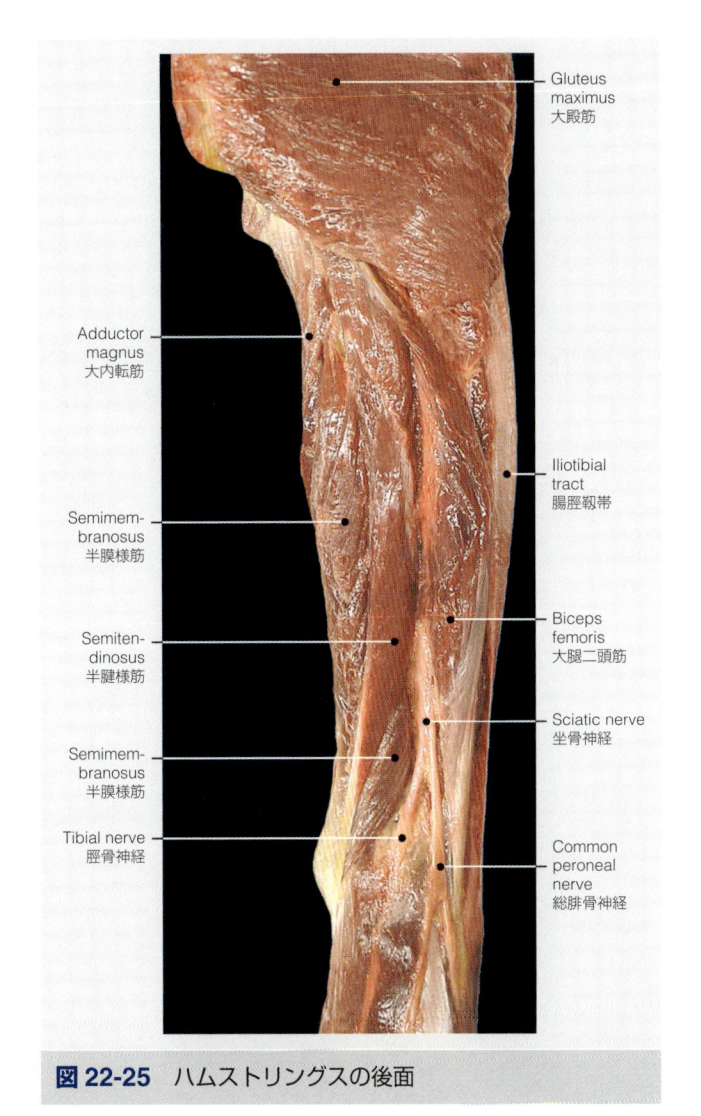

止部が全体でいわゆる深鵞足を形成する(図22-28).

半膜様筋は股関節伸筋であり,膝関節屈筋である.坐骨神経の脛骨神経部分(L5-S3)の支配を受ける.

画像診断では,大腿の近位後方面における内側の筋体は半腱様筋であることに留意することが必要である.なぜなら,このレベルでは半膜様筋は薄い膜でしかないからである.しかし,遠位では構成が反対で,半腱様筋が腱性となり,半膜様筋は筋性となる.

● 大腿二頭筋

その名が示すとおり2頭で形成され,1つが長く,もう1つは短い.長頭は,坐骨結節からの半腱様筋との共同腱から生じる(図22-25,22-26).その線維は腓骨頭に向かって遠位外側に走行する.短頭は大腿骨遠位1/3,大腿骨粗線外側唇,外側筋間中隔から生じて,長頭と融合する(図22-26,22-29,➡図22-12).筋線維は腱に移行し,その基本的な停止部は腓骨頭の外側側副靱帯近傍である.脛骨後面まで伸びる腱膜性の広がりがみられることもある.

大腿二頭筋の2頭は膝関節屈筋であり,さらに,長頭は2関節筋で股関節伸筋でもある.大腿二頭筋長頭は坐骨神経の脛骨神経部分(L5-S3)の支配を受け,短頭は坐骨神経の腓骨神経部分(L4-S2)の支配を受ける.

図 22-25 ハムストリングスの後面

図 22-26 ハムストリングスの後面.大殿筋は切除されている.

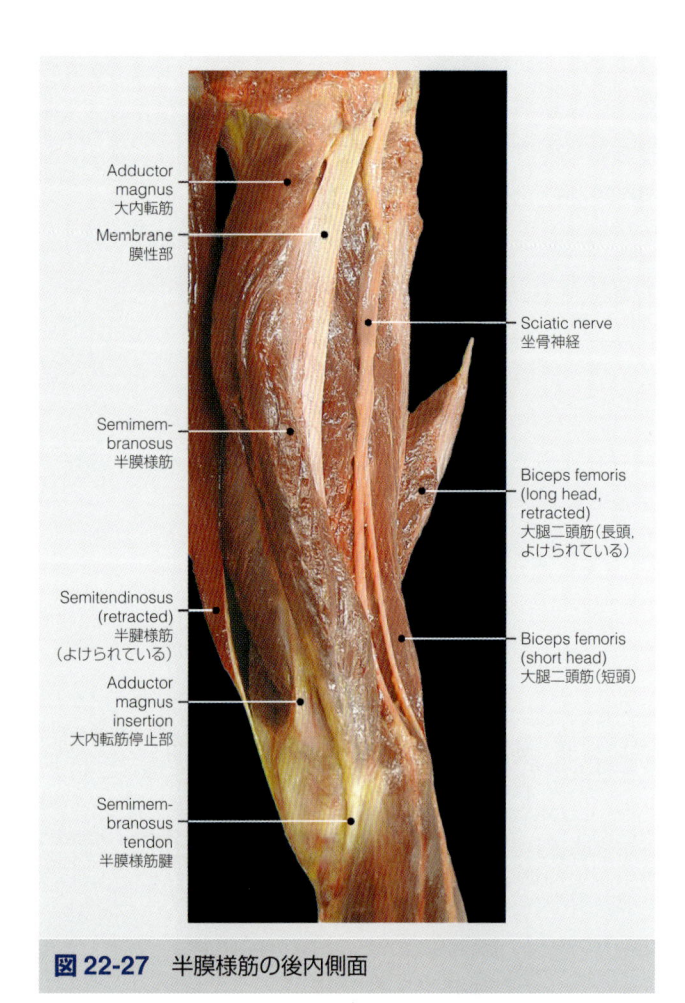

図 22-27　半膜様筋の後内側面

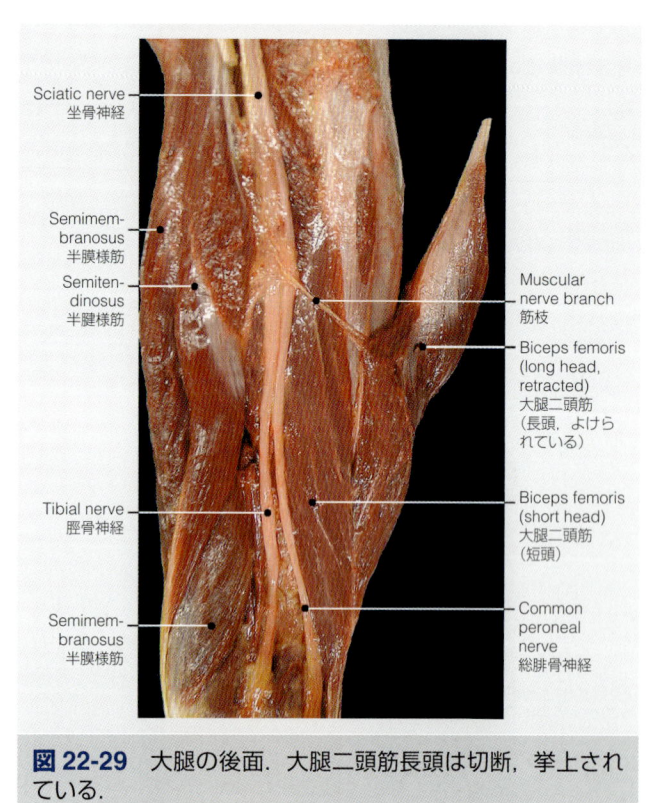

図 22-29　大腿の後面．大腿二頭筋長頭は切断，挙上されている．

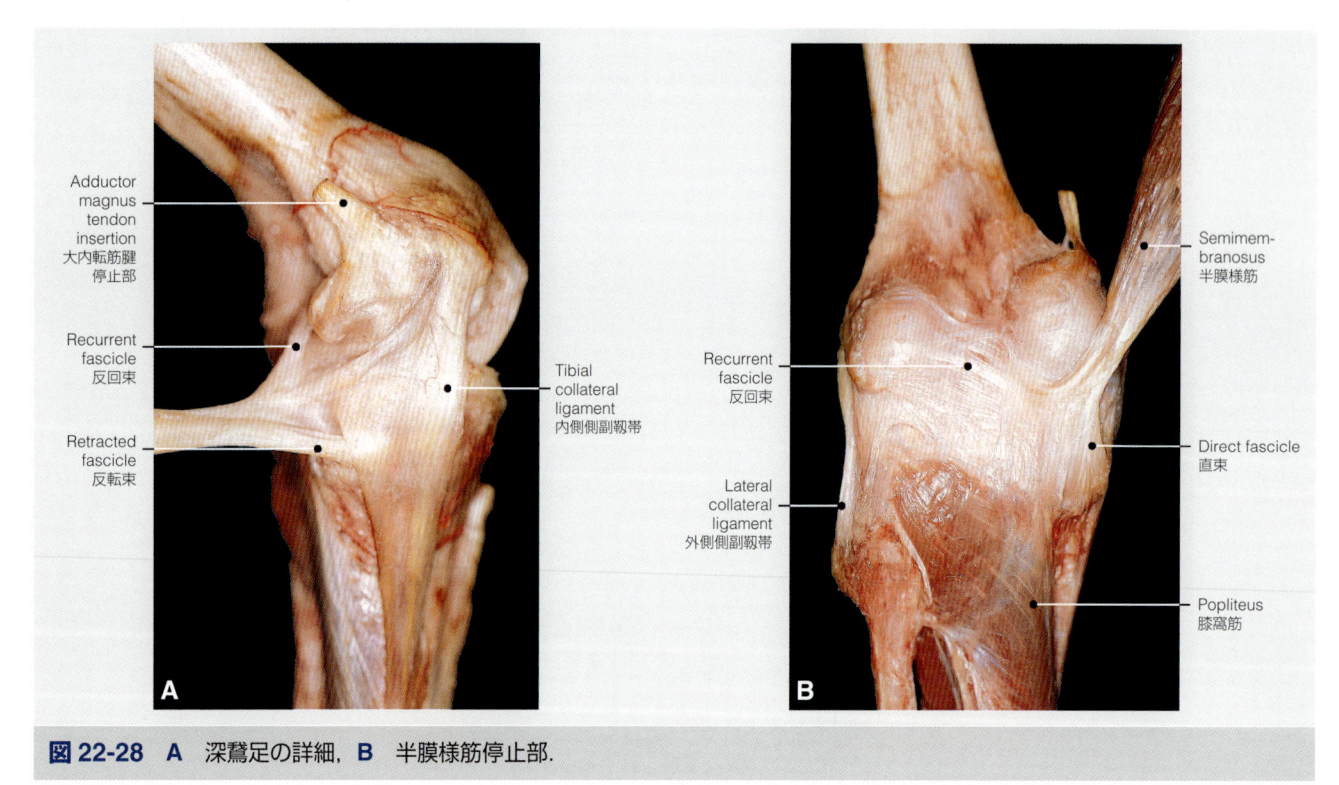

図 22-28　A　深鵞足の詳細，B　半膜様筋停止部．

下腿筋群

下腿筋群は，後，前，外側（腓側）の3つの区画に分類される（図22-30，22-31）．すべての区画は下腿筋膜に覆われている．この筋膜は脛骨と腓骨の自由縁に付着し筋の付着部になっている．下腿筋膜は，近位で大腿筋膜と，遠位で足部筋膜と連続する．脛骨と腓骨は，その間にある骨間膜とともに前区画と後区画を隔てる．前区画と外側区画は前下腿筋間中隔で分けられており，これは腓骨前縁から下腿筋膜に伸びている．後区画と外側区画は後下腿筋間中隔によって分けられており，これは腓骨後縁から下腿筋膜に伸びている．

この筋群の多くは足部の外在筋となっている．

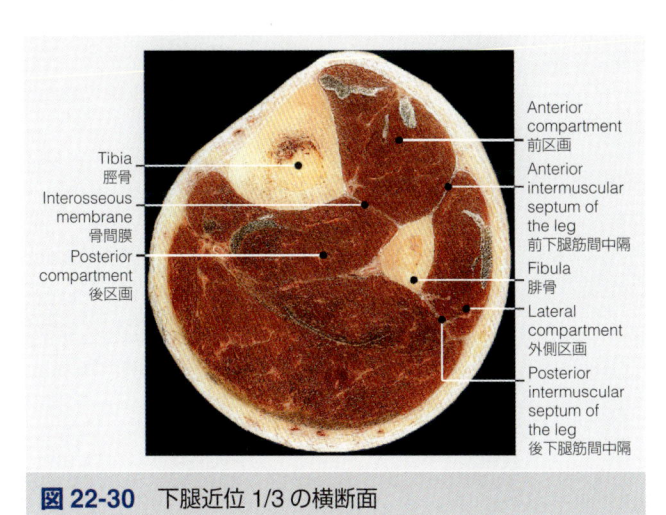

図22-30 下腿近位1/3の横断面

■後区画

後区画には，腓腹筋，ヒラメ筋，足底筋，膝窩筋，後脛骨筋，長趾屈筋，そして長母趾屈筋の7つの筋がある（表22-7）．これらは基本的に足関節と足趾の底屈筋である．この筋群はすべて脛骨神経の神経支配を受けている．ここでは表層から深層への順で記述する．

●腓腹筋

腓腹筋は後区画で最も表層の筋であり，ヒラメ筋とともに腓腹部で「ふくらはぎ"calf"」という特徴的な形態をしている（図22-32）．腓腹筋は2頭として生じ，ヒラメ筋と結合して下腿三頭筋を形成する．外側頭と内側頭は，それぞれ大腿骨外側顆と内側顆の後面の関節面ではない部分から生じる．外側頭と内側頭は膝窩の遠位縁となっている．膝窩の近位縁は半膜様筋（内側）と大腿二頭筋（外側）が境界となっている．膝窩の内部には，総腓骨神経と脛骨神経に分かれる坐骨神経分岐部と，膝窩動・静脈がある．膝窩の天井部は膝窩筋膜で，膝窩静脈に流入する小伏在静脈が貫通している．腓腹筋の2頭と大腿骨顆部との間には腓腹筋の内側・外側腱下包がある．腓腹筋の2頭は，互いに平行に尾側方向へ走行し，背側面の肥厚した腱膜に付着する．この腱膜はヒラメ筋の腱膜と合流し，踵骨隆起に付着する三角形の幅広い腱であるアキレス腱を形成する（図22-32）．踵骨とアキレス腱の間には踵骨腱の滑液包がある．後方の腱と皮膚の間には踵骨皮下包がある．

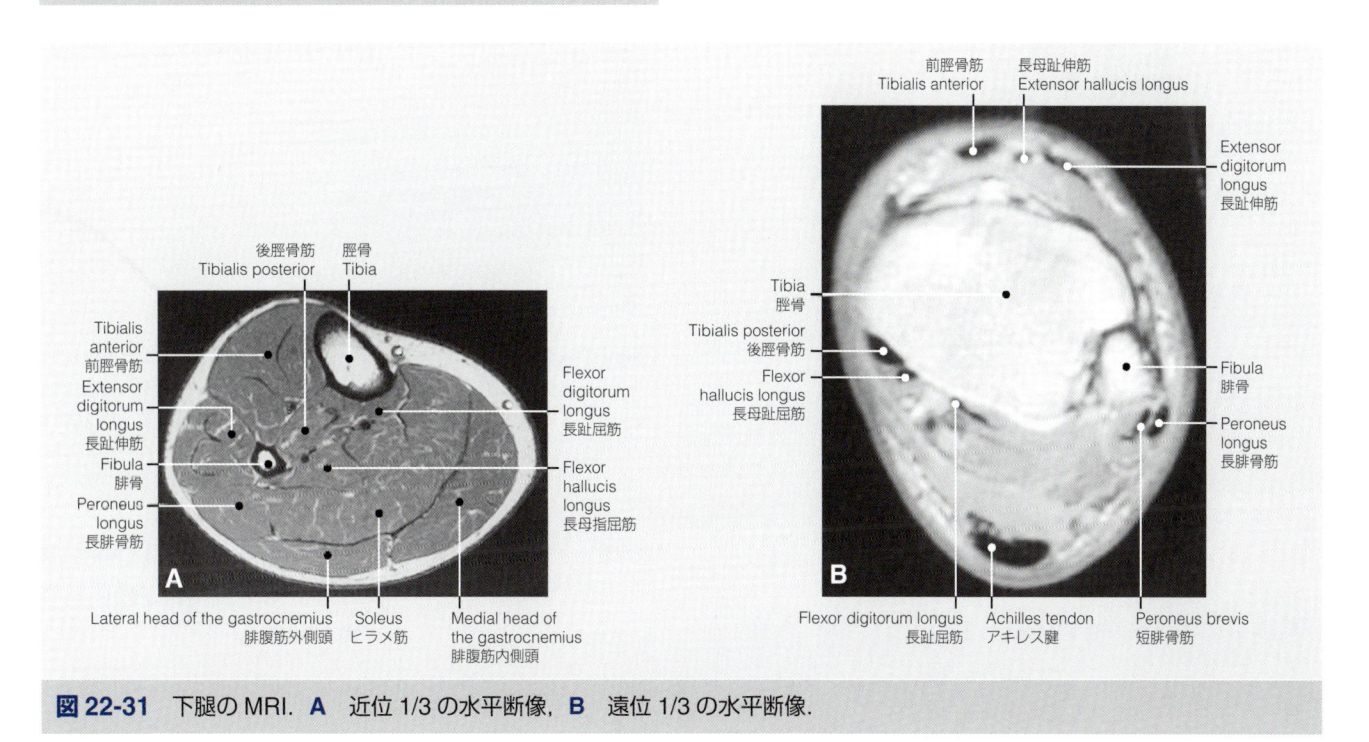

図22-31 下腿のMRI. **A** 近位1/3の水平断像，**B** 遠位1/3の水平断像．

表 22-7　下腿後区画筋群

筋	腓腹筋	ヒラメ筋	足底筋
起始	内側頭：大腿骨内側顆 外側頭：大腿骨外側顆	腓骨頭後面，脛骨顆と体（ヒラメ筋線）	大腿骨外側顆，斜膝窩靱帯
停止	アキレス腱を介し踵骨隆起	アキレス腱を介し踵骨隆起	踵骨隆起
神経支配	脛骨神経	脛骨神経	脛骨神経
機能	足関節底屈，足部回外，膝関節屈曲	足関節底屈，足部回外	足関節底屈，膝関節屈曲

（つづく）

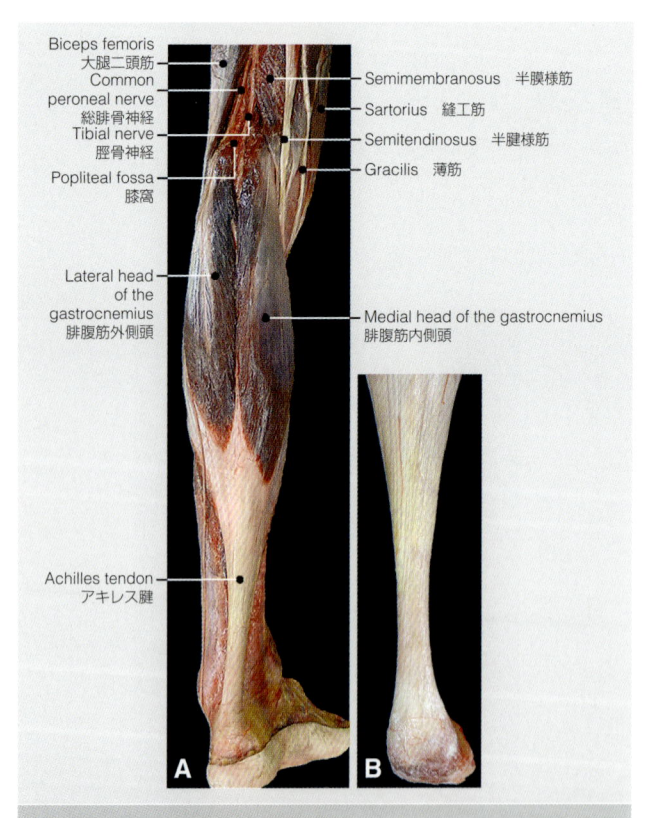

図 22-32　**A** 後方筋群（浅層），**B** アキレス腱の線維のねじれを示す詳細．

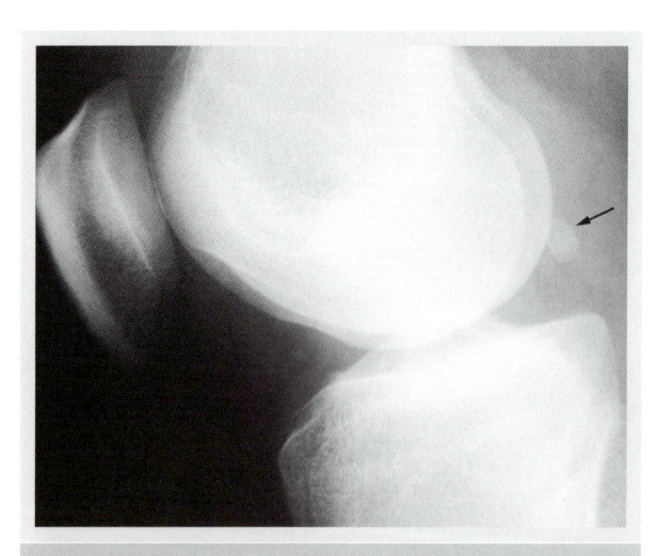

図 22-33　膝関節の X 線側面像．矢印はファベラ（fabella）を示す．

　腓腹筋外側頭起始部の深部にはファベラ（fabella）と呼ばれる種子骨がある．これは X 線写真で，大腿骨外側顆のレベルにみることができる（図 22-33）．

346　Ⅳ　下肢帯と下肢

(つづき)

膝窩筋	後脛骨筋	長趾屈筋	長母趾屈筋
脛骨近位骨端後面	骨間膜，隣接する脛骨と腓骨	脛骨後面	腓骨後面
大腿骨外側上顆	舟状骨，楔状骨，中足骨底，立方骨	第2～5趾の末節骨	母趾末節骨
脛骨神経	脛骨神経	脛骨神経	脛骨神経
膝関節屈曲，内旋	足関節底屈，後足部の内がえし	足関節と第2～5趾の底屈	足関節と母趾の底屈

腓腹筋は足関節底屈と足部の回外に作用する．この筋の起始が膝関節より近位にあるため，膝関節屈筋でもある．脛骨神経の筋枝(S1-S2)の支配を受けている．

● ヒラメ筋

ヒラメ筋は幅が広く扁平で，腓腹筋の深部に位置する(図22-34)．この筋は腓骨頭の後面と，近位脛骨の後内側面，脛骨骨幹(ヒラメ筋線に沿って)の肥厚した腱膜から生じる．ヒラメ筋の腱弓がこの2つの付着部により形成され，脛骨神経血管束がこの腱弓を通過する．

この筋の内側と外側の線維は後面に位置する両側の腱膜層に付着し，その中間線維は垂直に下降する．このため，この筋は梨状筋様の形となっている．この腱膜はアキレス腱に移行して踵骨隆起に停止する．

足関節の底屈筋であり，足部の回外筋である．脛骨神経の筋枝(L5-S1)の支配を受けている．

● 足底筋

腓腹筋外側頭の深部近位には足底筋がある(図22-34)．大腿骨外側上顆のすぐ近位から生じる．その筋線維は円錐状あるいは涙滴状で，近位の起始部が底，遠位が頂となっている．小さな筋体は，長くて薄い腱性部に移行し遠位内側へ走行する．下腿の近位1/3では，足底筋は腓腹筋外側頭の深部に位置し，アキレス腱の開始レベルでは，アキレス腱の内側に位置する．足底筋腱は，アキレス腱停止部に隣接して踵骨隆起の内側に停止する．

その位置のために，足底筋は膝関節屈筋であり，足関節底屈筋であるが，その大きさと形態から，周りの筋と比較すると重要な機能は果たしていない．脛骨神経の筋枝(L5-S1)の支配を受けている．

● 膝窩筋

この区画の近位筋の中で最も深部にあり，膝窩遠位の床面を形成している(図22-34，22-35)．近位の付着部は大腿骨外側上顆で，ここにはこの筋の付着のために生じた切痕(notch)がある．この腱性部は外側側副靱帯より深部で大腿骨外側顆をまわり後方に向かう．この腱性部と顆部の間に膝窩筋下陥凹(subpopliteal recess)がある．遠位の筋腹は近位脛骨骨端後面に付着する．

この筋は半膜様筋に補強された筋膜である斜膝窩靱帯で覆われている．筋性部と腱性部の間の移行部には弓状膝窩靱帯がある．この筋は膝関節の重要な外側支持組織である．筋腹部分は扁平でヒラメ筋線の上方で，脛骨後面の部

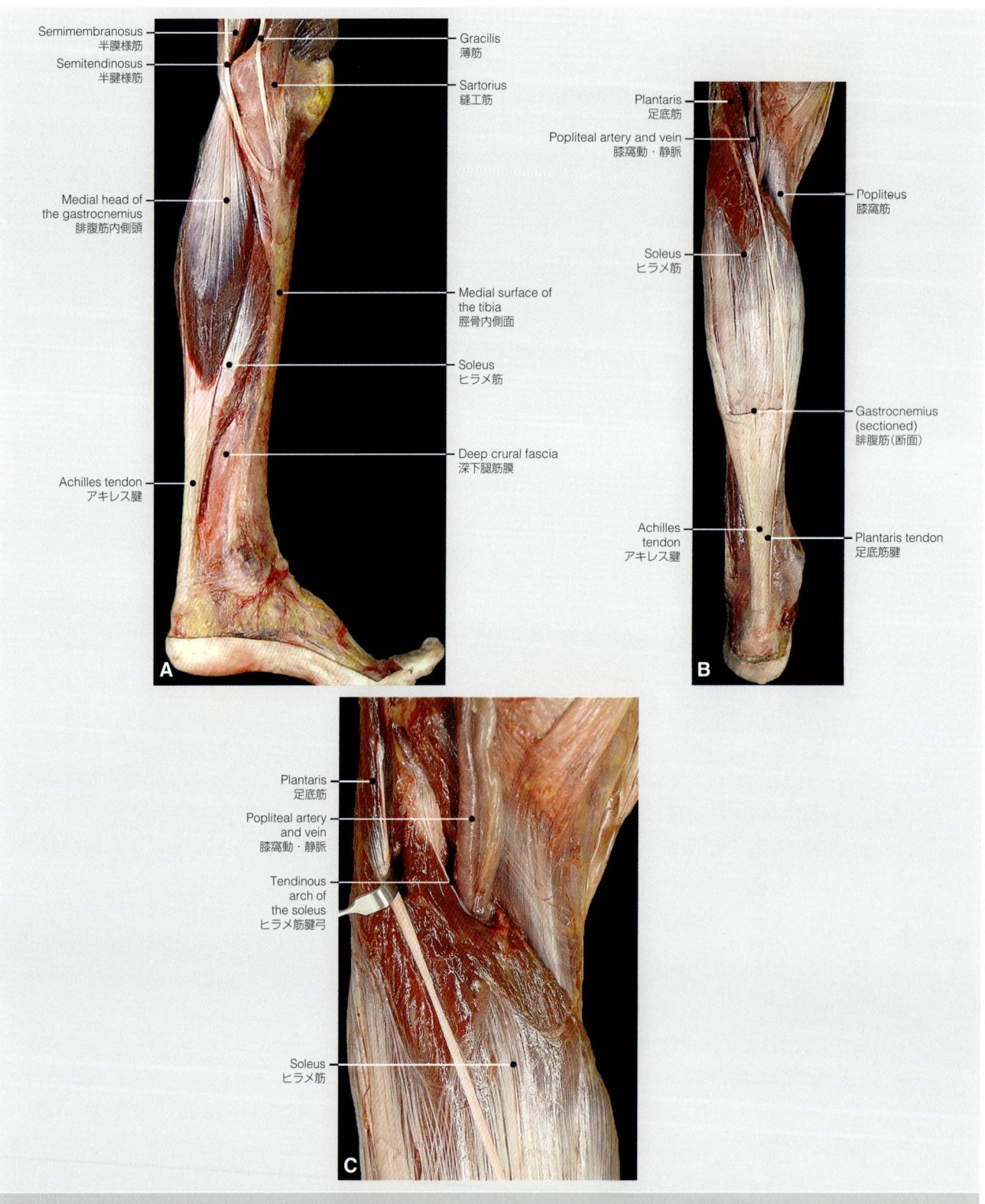

図 22-34　A　下腿筋群（浅層）の内側面，B　腓腹筋を切除した後面，C　ヒラメ筋腱弓の詳細．

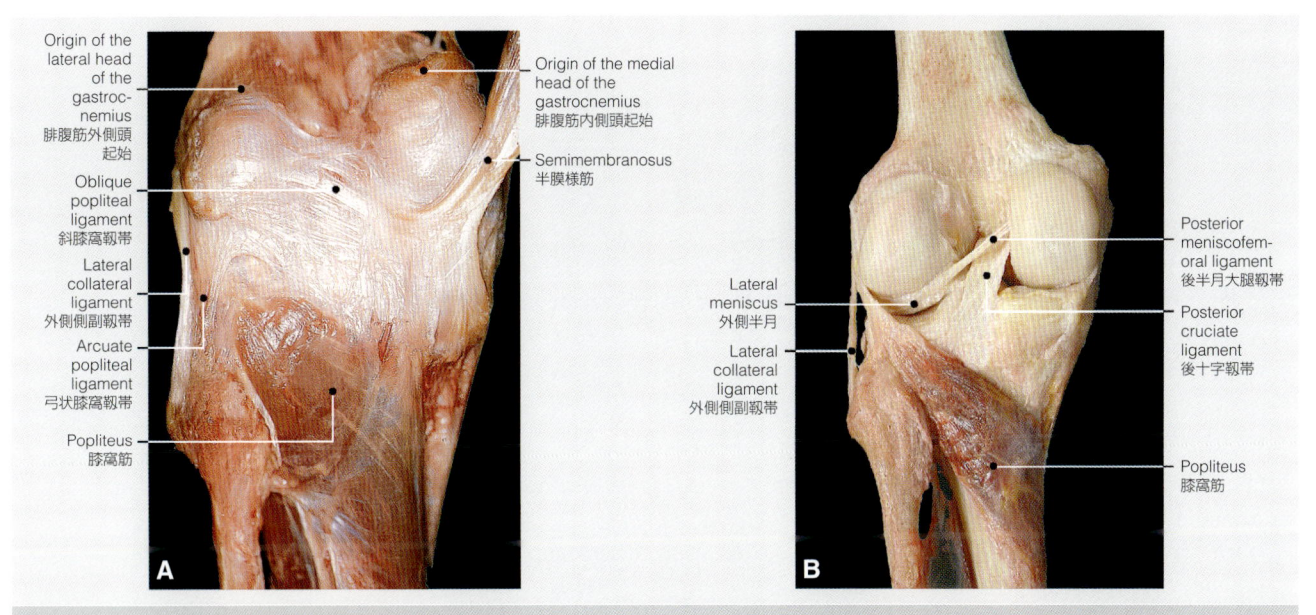

図 22-35 膝窩筋．**A** 半膜様筋腱と靱帯を残した状態，**B** 分離された状態．

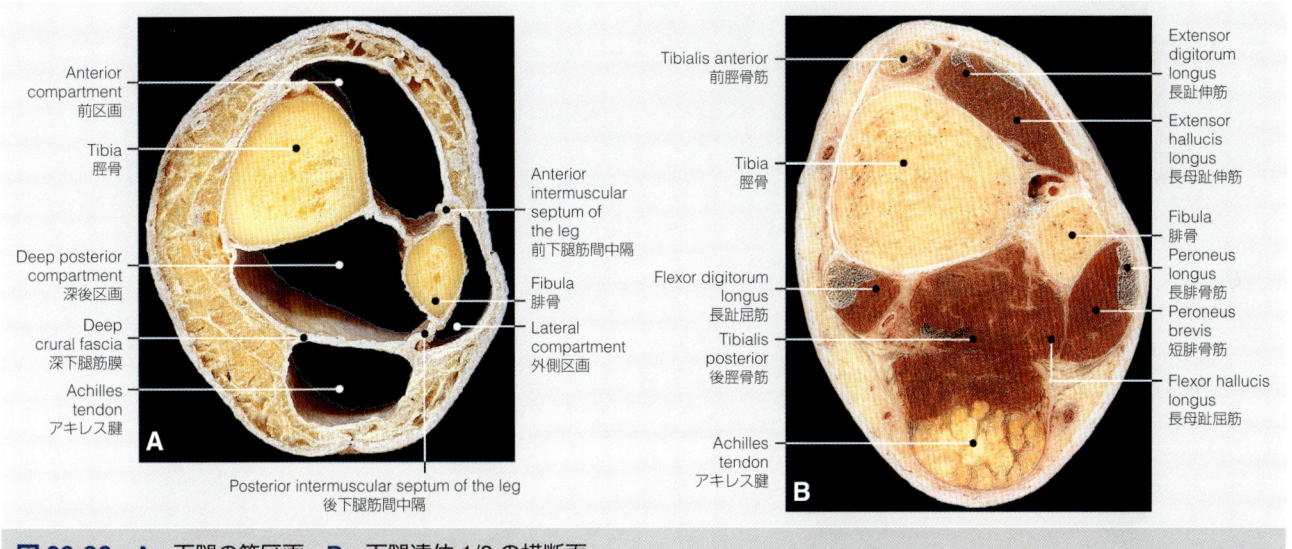

図 22-36 **A** 下腿の筋区画，**B** 下腿遠位 1/3 の横断面．

位に付着する．この部位は膝窩筋線(popliteal line)と呼ばれることもある．この筋は遠位に起始があり，近位に停止する唯一の筋である．

膝窩筋は基本的には膝関節の内旋筋である．また，膝関節屈筋でもある．脛骨神経の筋枝(L4–S1)の支配を受けている．

ヒラメ筋の深層には，後区画の最も内部を占める3つの筋がある．この深層の筋群は浅層と深下腿筋膜によって分けられており，骨間膜と脛骨と腓骨の骨幹から起始している(図22-36)．深層の筋には後脛骨筋，長趾屈筋，長母趾屈筋がある．これらと同様の名前をもつ拮抗筋が前区画にある．

● 後脛骨筋

骨間膜に近接する位置にある(図22-36，22-37)．3つの筋の中で最も深層で，2つの足趾屈筋間に位置している．後脛骨筋は骨間膜と隣接する脛骨と腓骨の体から生じている．下腿の遠位1/3では，足関節内果に向けて遠位内側に走行する大きな腱を形成している．内果上でこの腱が滑走する部位は，遠位脛骨骨端後面の内果溝である．腱は載距突起上方に位置し，載距突起に一部の線維束が付着し，他はさらに足底面に向けて走行する．腱性の線維が楔状骨，

22 筋学 349

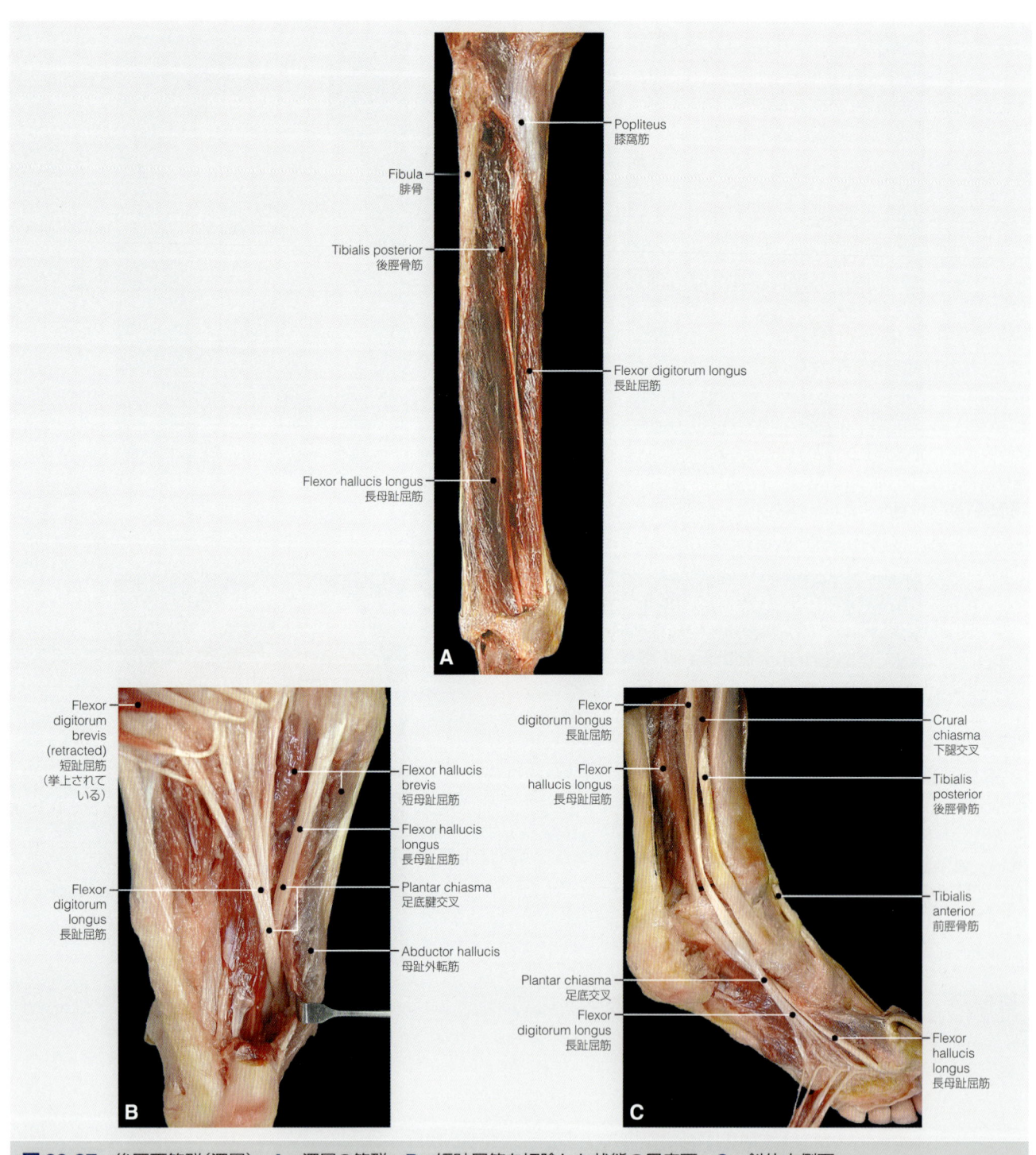

図 22-37 後区画筋群（深層）．**A** 深層の筋群，**B** 短趾屈筋を切除した状態の足底面，**C** 斜位内側面．

立方骨，中足骨に向けても出るが，主として舟状骨に停止する（**図 22-38**）．

後脛骨筋は足関節底屈と後足部の内がえし（回外，底屈，内転）に重要である．脛骨神経（L5–S1）の支配を受ける．

● 長趾屈筋

後脛骨筋の内側に位置する長い筋である（**図 22-36**，**22-37**）．長趾屈筋は脛骨後面から生じ，その線維は足関節後方のレベルで腱となる．長趾屈筋腱はいわゆる下腿交叉（crural chiasma）と呼ばれる部位で後脛骨筋と交叉しこれを越え，内果後方ではその後方に位置するようになる．さらに足底面に向けて内側へと走行し，長母趾屈筋腱とそれより浅層を通って交叉（足底交叉，plantar chiasma）しこれを越える．足底では，母趾以外の足趾に向けて4つの腱に分割する．これらの腱は末節骨底に停止する．これら

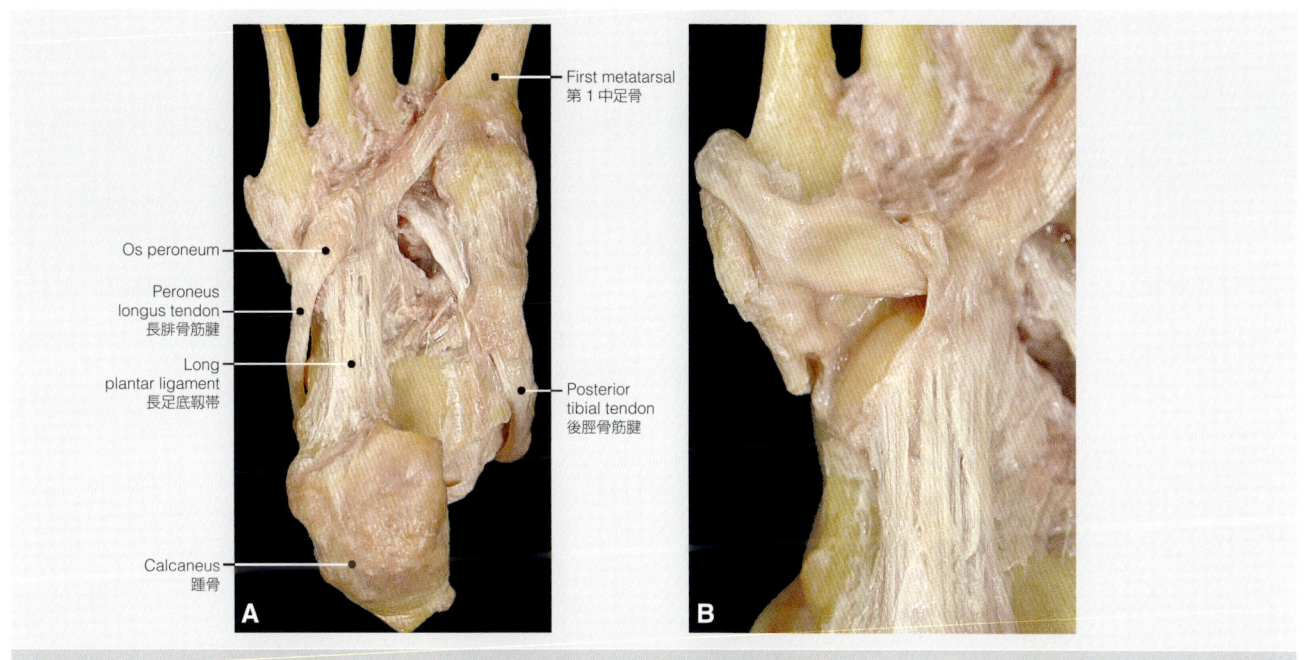

図 22-38 **A** 右足部の足底面．足底での長腓骨筋の腱とその停止部が示されている．**B** 同じ標本での os peroneum の詳細．

の腱は上肢と同様に，短趾屈筋で形作られたボタン穴を通過する．

長趾屈筋は足関節底屈筋，第2〜5足趾の屈筋である．脛骨神経（L5-S1）の支配を受ける．

●長母趾屈筋

下腿の後区画の深部外側に位置する（図 22-36, 22-37）．腓骨骨幹後面と隣接する骨間膜から生じる．その筋線維は足関節の内側後方へ向けて尾側内側に下降する．長母趾屈筋は腱性部に移行し，距骨と踵骨とに陥凹を形成する．距骨では，腱は距骨後突起の内・外側結節の間の長母趾屈筋腱溝を通過する．その後腱は足底面に向けて進み，踵骨の載距突起下方の長母趾屈筋腱溝を通過する．第1趾列に向かって走行して，ここで母趾末節骨の底に停止する．途中で，長趾屈筋と Henry の結び目（the knot of Henry）で交叉する．長母趾屈筋腱は第2趾と第3趾の長趾屈筋に腱性結合を出している（図 22-39）．

長母趾屈筋は母趾の屈筋，足関節の底屈筋である．この筋は脛骨神経（L5-S2）の支配を受ける．

これら3つの筋は，脛骨神経と後脛骨動静脈に沿って，内果後方を通り，足根管（tarsal tunnel）として知られる間隙を通過する．足根管の天井は屈筋支帯で形成されている（図 22-40）．この支帯は内果から踵骨に広がる線維組織でできていて，その深部で腱は腱鞘によって保護されている．足趾屈筋腱は足底における骨線維性の通路でもそれぞれの腱鞘によって保護されている．

■ 前区画

前区画は脛骨外側面，骨間膜と前下腿筋間中隔の間に位置する（表 22-8, 図 22-36）．この区画には，後区画筋群（深部）に対応する3つの筋，前脛骨筋，長趾伸筋，長母趾伸筋がある．さらに，第三腓骨筋として知られる小さな筋もある．これらの筋はすべて深腓骨神経の支配を受けている．

足関節の前面には前方筋群を支える2つの支帯がある（図 22-41, ▷図 22-42）．上伸筋支帯は下腿筋膜を補強しており，内果上方部から外果下縁に至る横走する線維の肥厚として観察される．下伸筋支帯は V 字型をしている．その上方線維は内果内面から生じ踵骨の外側面近傍にある頂点に向け斜走し，その下方線維はその頂点から舟状骨と内側楔状骨の内側面へ向かって足部を横走する．

各腱はそれぞれ前脛骨筋腱鞘，長母趾伸筋腱鞘，長趾伸筋腱鞘という滑膜性腱鞘に保護されて支帯の深部を走行する（図 22-41）．

●前脛骨筋

このグループの中で最も大きな筋は前脛骨筋（図 22-40, 22-41）である．前脛骨筋は脛骨外側面と骨間膜とから起こる．Gerdy 結節のより近位の下腿筋膜から起こる線維が

表22-8 下腿前区画および外側区画筋群

筋	前脛骨筋	長趾伸筋	長母趾伸筋	長腓骨筋	短腓骨筋
起始	脛骨外側面と骨間膜	腓骨内側面と骨間膜	骨間膜	腓骨の外側面(近位2/3)	腓骨の外側面(遠位2/3)
停止	内側楔状骨と第1中足骨底の足底面	第2〜5趾の末節骨	母趾の末節骨	内側楔状骨と第1中足骨底の足底面	第5中足骨粗面
神経支配	深腓骨神経	深腓骨神経	深腓骨神経	浅腓骨神経	浅腓骨神経
機能	足関節背屈と足部の内がえし	第2〜5趾の伸展と足関節の背屈	母趾の伸展と足関節の背屈	足関節底屈と足部の外がえし	足関節底屈と足部の外がえし

あることもある．この筋は大きな紡錘筋で，下腿遠位1/3で腱になり遠位内側へと走行する．前脛骨筋腱は伸筋支帯の深部を通り足部内側へ走行する．舟状骨と内側楔状骨の間で走行を変え足底へ向かい，内側楔状骨内側面と第1中足骨底に停止する．腱と内側楔状骨の間には前脛骨筋の腱下包がある．

この筋は足関節背屈と前足部の内がえしに働く．深腓骨神経の支配を受ける(L4-S1)．

●長趾伸筋

前区画内で外側寄りに位置している(図22-42，22-43，→図22-36)．近位で，脛骨近位外側面の前下方，腓骨骨幹部内側面，その近くの骨間膜，この筋を覆う筋膜から起こる．その筋線維は腓骨軸に沿って走行し長い腱に移行し，腱は伸筋支帯の深部を走行する．上伸筋支帯と下伸筋支帯の間で4本の腱に分かれて各足趾へ向かう．手と同様に伸展機構を介して末節骨底背側に停止する．上肢とは異なりこの伸筋腱には腱間結合はない．

長趾伸筋は第2〜5趾の伸展と足関節背屈，足部回内に働く．深腓骨神経の支配を受ける(L4-S1)．

第三腓骨筋は独自の筋として存在することもあるが長趾伸筋の一部であることが多い(図22-42)．第三腓骨筋がないことも稀ではない．第5中足骨底に向かって外側へと走行する分離された小さな腱として観察される．その機能は

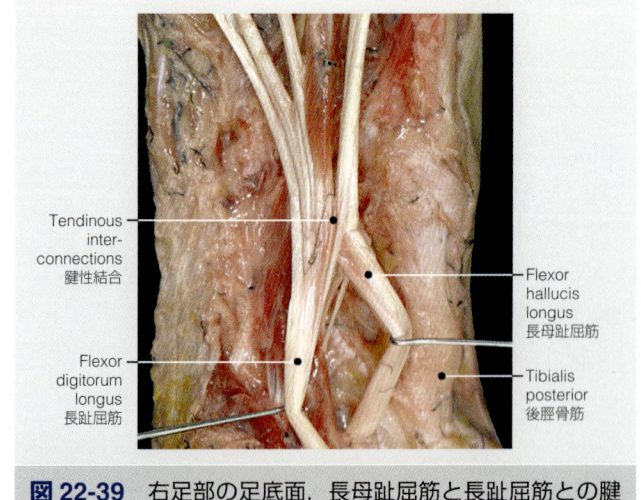

図22-39 右足部の足底面．長母趾屈筋と長趾屈筋との腱性結合．

足部の背屈と外がえしで，深腓骨神経に支配される(L4-S1)．

●長母趾伸筋

前区画内で長趾伸筋と前脛骨筋の間の深部に位置している(図22-42，22-43，→図22-36)．下腿中央で骨間膜と腓骨内側面から起こる．その線維は遠位へと走行し長い腱が前脛骨筋と総趾伸筋の間で伸筋支帯の深層を通る．遠位では母趾末節骨に伸展機構を介して停止する．

長母趾伸筋は母趾伸展，足関節背屈に作用する．深腓骨神経に支配される(L4-S1)．

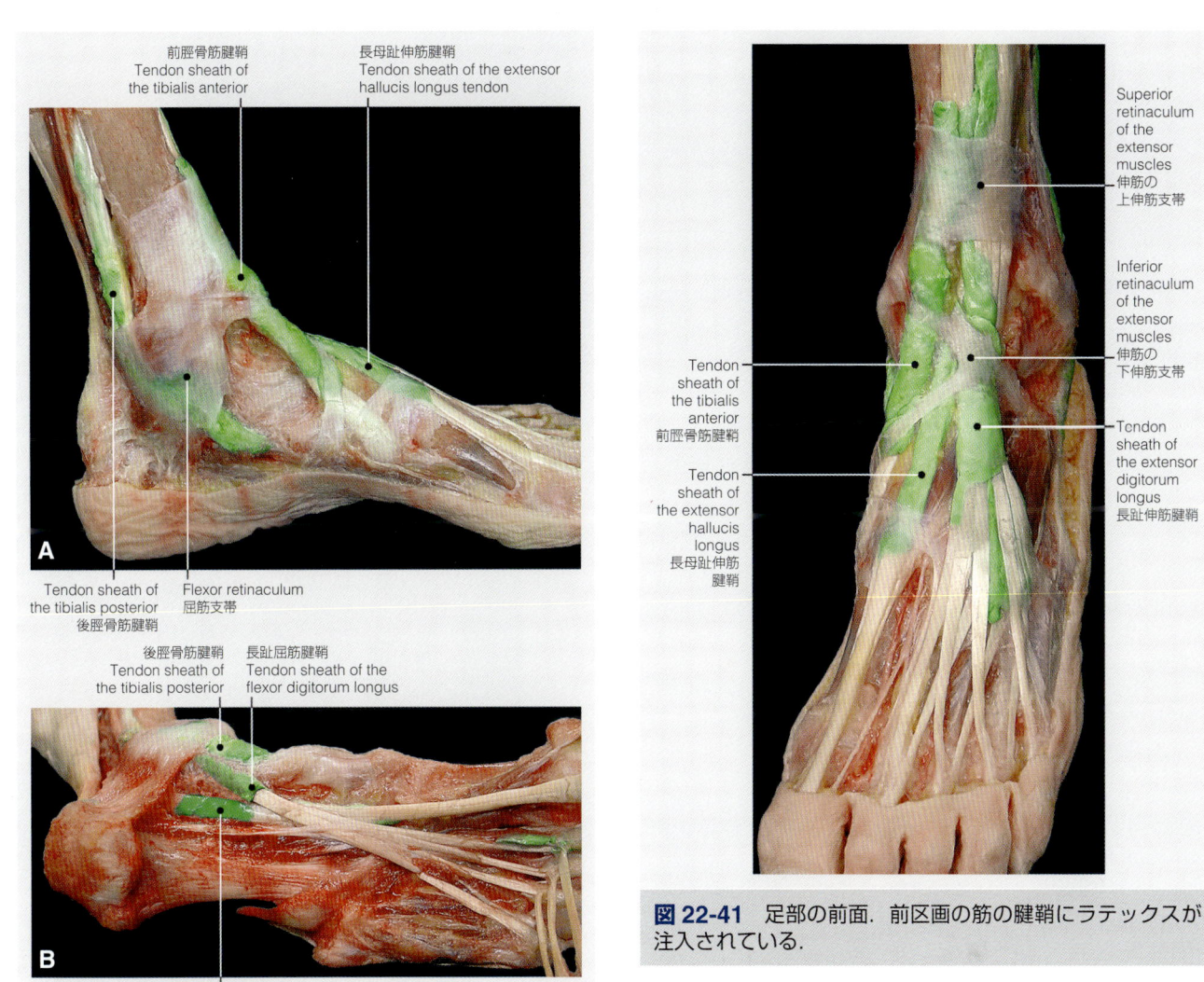

図 22-40 A 足部の内側面．深後区画の筋の腱鞘にラテックスが注入されている．B 足底面．C 遠位足底面．

図 22-41 足部の前面．前区画の筋の腱鞘にラテックスが注入されている．

■ 外側区画

外側区画は前・後下腿筋間中隔で区切られており腓骨から起こる2つの筋から構成される．腓骨から起こることからそれらは腓骨筋と呼ばれる（**表 22-8**, ▶ **図 22-30**, **22-36**）．両者は浅腓骨神経の支配を受ける．

● 長腓骨筋

下腿近位2/3で起こる（**図 22-43**, **22-44**）．その筋線維は腓骨外側面と下腿筋間中隔から起こり，平坦な腱に移行し短腓骨筋の浅層を走行する．この腱は短腓骨筋腱とともに外果後方で上腓骨筋支帯で作られるトンネルを通る．この支帯は外果から踵骨の外側へと伸びている．長・短腓骨筋の両方の腱は腓骨筋共通の腱鞘によって保護されている（**図 22-45**）．この支帯の下を通過した後では長腓骨筋腱は短腓骨筋腱の後方にある．両腱が2つめの下腓骨筋支帯を通過する際にはそれらの共通する腱鞘を残しながら2つの骨線維性のトンネルに分かれる．

下腓骨筋支帯は下伸筋支帯から踵骨の腓骨筋滑車へと伸び，短腓骨筋のためのトンネルを形成し，腓骨筋滑車から踵骨の外側遠位に向かう．腓骨筋滑車より遠位には踵骨の長腓骨筋腱溝があり，長腓骨筋腱は立方骨に達するまで腱鞘に覆われる．腱は立方骨粗面で向きを変え，立方骨の長腓骨筋腱溝を通り，内側に向かう．足底や外側では os

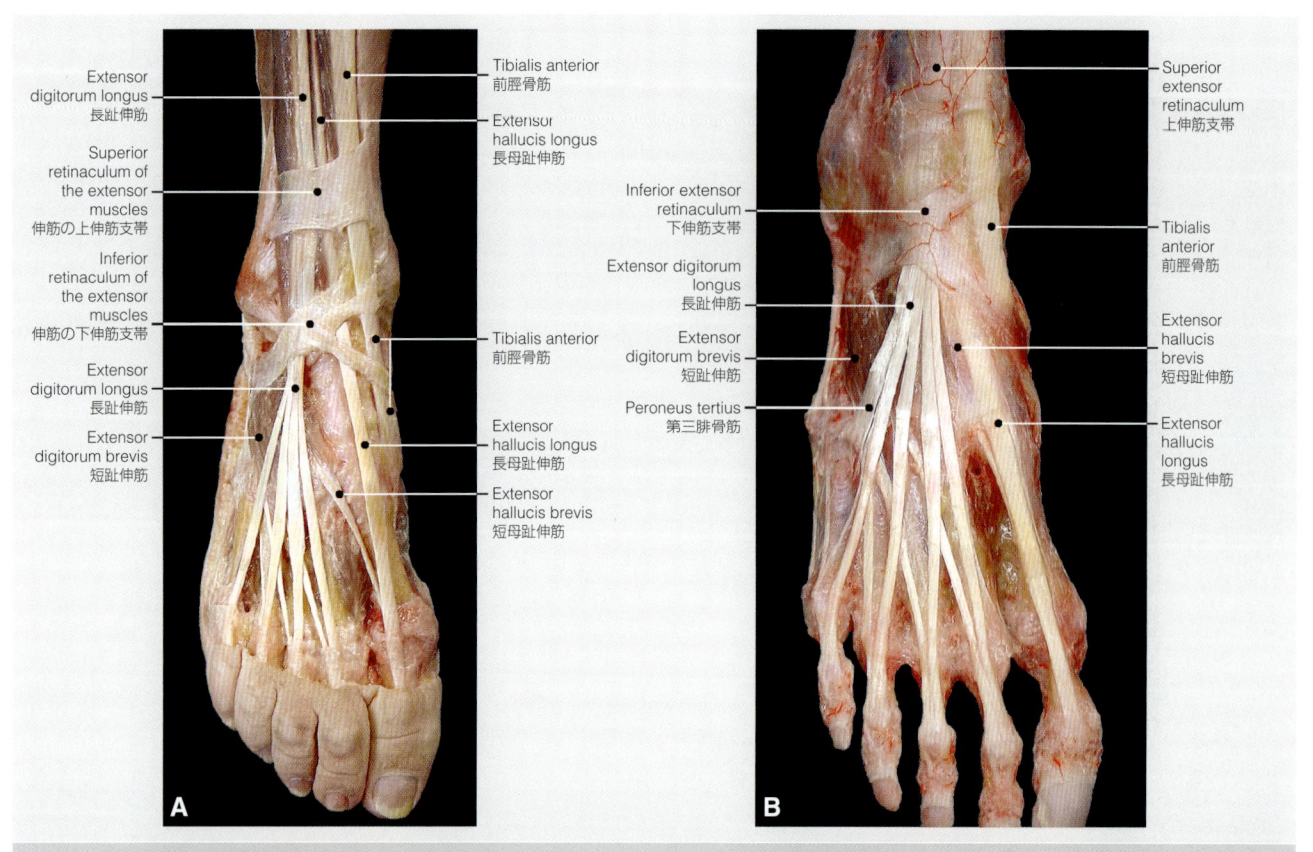

図 22-42　足背における前脛骨筋およびその他の伸筋腱とその支帯．A では前脛骨筋が下伸筋支帯の 2 層の間を通っていることに注目．第三腓骨筋は欠損している．

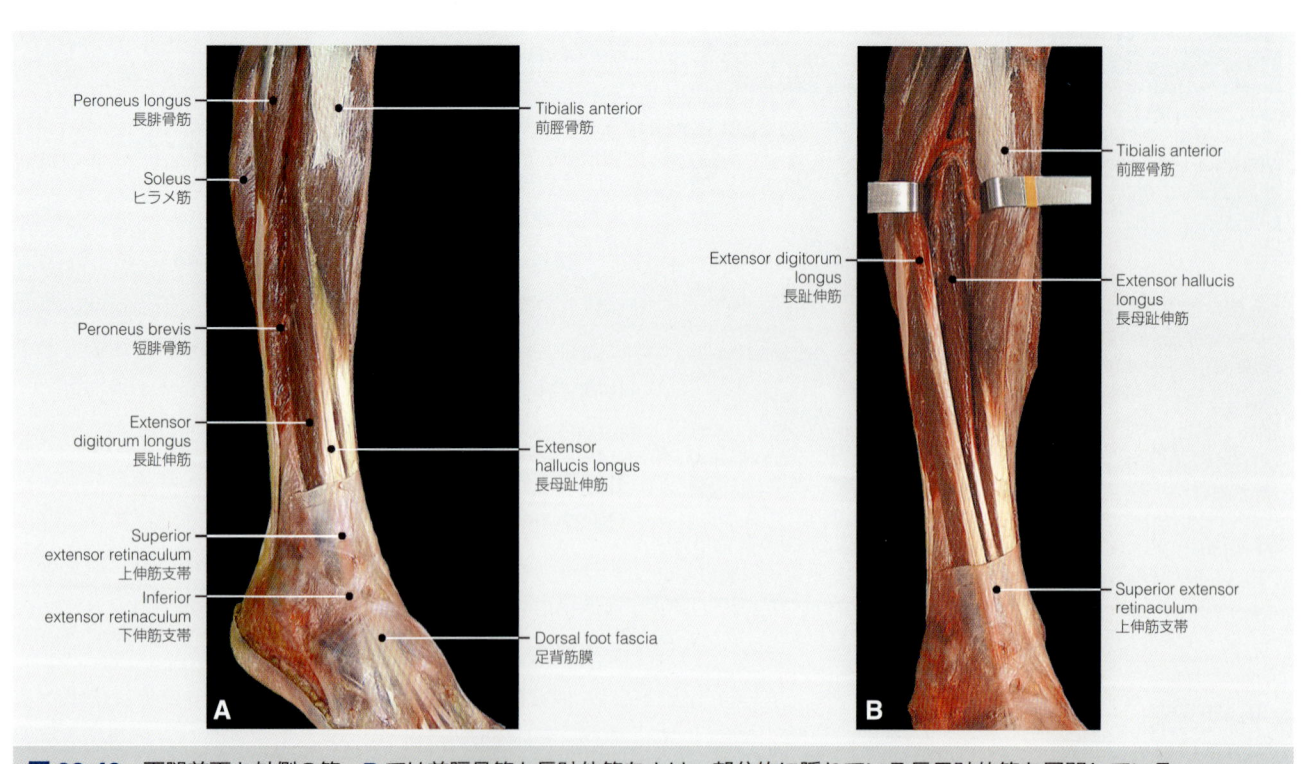

図 22-43　下腿前面と外側の筋．B では前脛骨筋と長趾伸筋をよけ，部分的に隠れている長母趾伸筋を展開している．

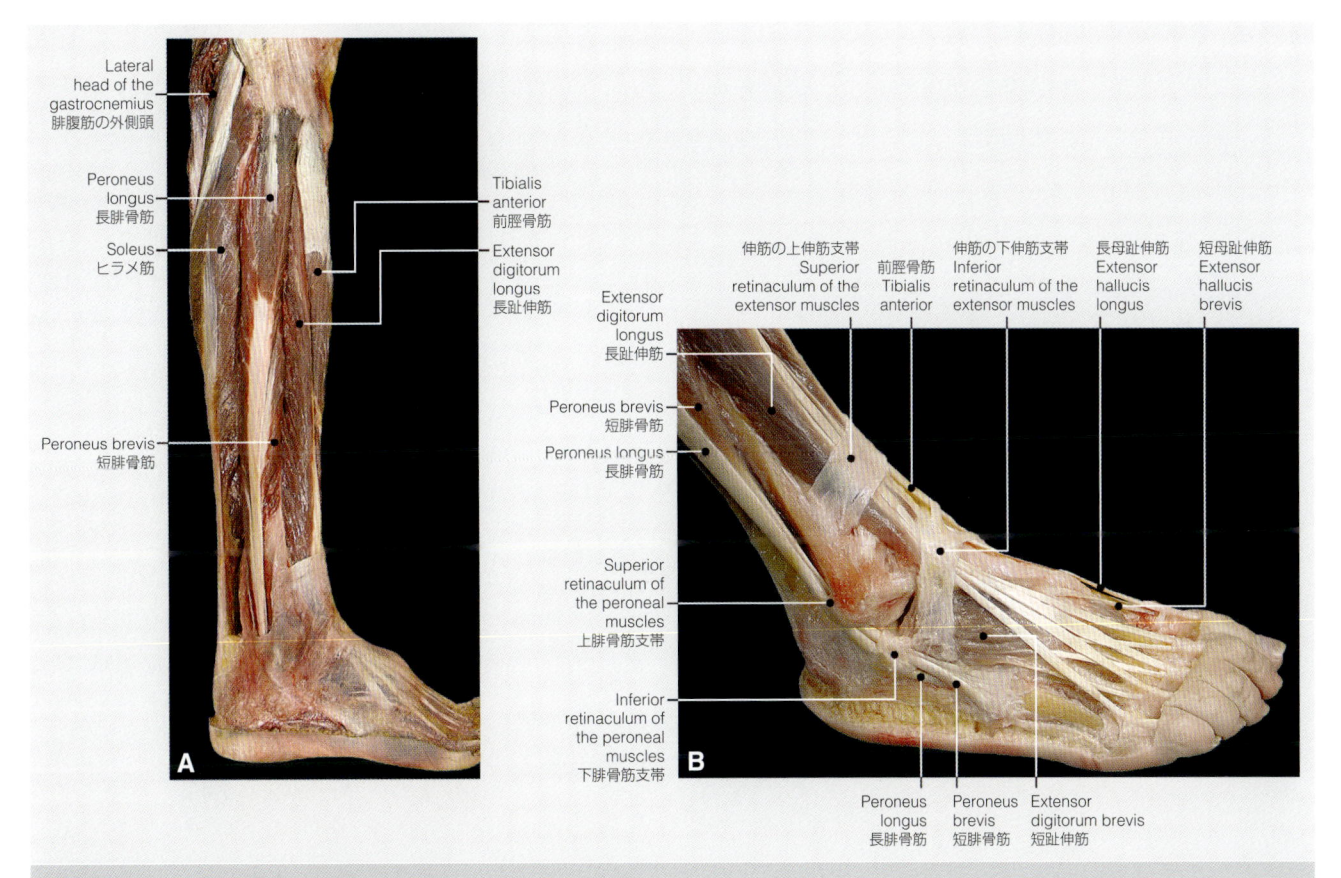

図 22-44　下腿外側（A）と前面（B）の筋

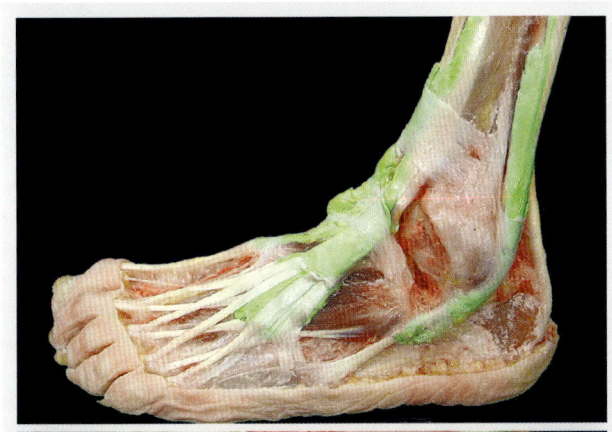

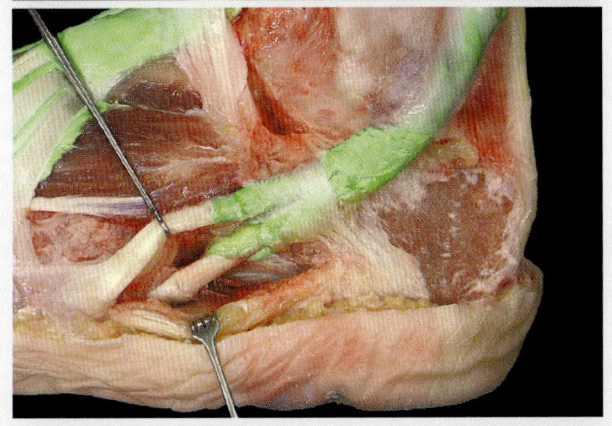

図 22-45　腓骨筋の腱鞘にラテックスが注入されている．

peroneum として知られる種子骨が腱実質内にみられることがしばしばある（図 22-38）．足底で腱は腱鞘に覆われ，最終的に内側へ斜めに走行して内側楔状骨と第1中足骨底に停止する（図 22-38）．

長腓骨筋は足関節の底屈，後足の外がえしに働く筋である．浅腓骨神経の支配を受ける（L4–S1）．

● 短腓骨筋

腓骨の遠位 2/3 レベル外側面から起こる（図 22-44）．それは長腓骨筋腱より深部にある．筋線維は腓骨遠位レベルまであり腱に移行して長腓骨筋腱の前方を走行する．前述のように両腱は滑膜性腱鞘を共有しているが踵骨の腓骨筋滑車で分かれる．短腓骨筋腱は結節の上方を通り，その腱鞘から出て第5中足骨粗面に停止する．

この筋は足関節の底屈，後足の外がえしに働く．浅腓骨神経の支配を受ける（L4–S1）．

22　筋学　355

表 22-9　足部の背側と足底内側の筋

筋	短趾伸筋と短母趾伸筋	母趾外転筋	短母趾屈筋	母趾内転筋
起始	踵骨前外側面	踵骨隆起内側突起，屈筋支帯，足底筋膜	立方骨と楔状骨の足底面，長足底靱帯	斜頭：第2〜4中足骨，外側楔状骨，立方骨 横頭：第3〜5中足趾節関節領域
停止	短趾伸筋：第2〜4趾伸展機構 短母趾伸筋：母趾伸展機構	母趾の内側種子骨と基節骨底	内側頭：母趾の内側種子骨と基節骨 外側頭：母趾の外側種子骨と基節骨	母趾の外側種子骨と基節骨底
神経支配	深腓骨神経	内側足底神経	内側頭：内側足底神経 外側頭：外側足底神経	外側足底神経
機能	趾伸展	母趾外転	母趾屈曲	母趾内転

短趾伸筋：ピンク
短母趾伸筋：赤

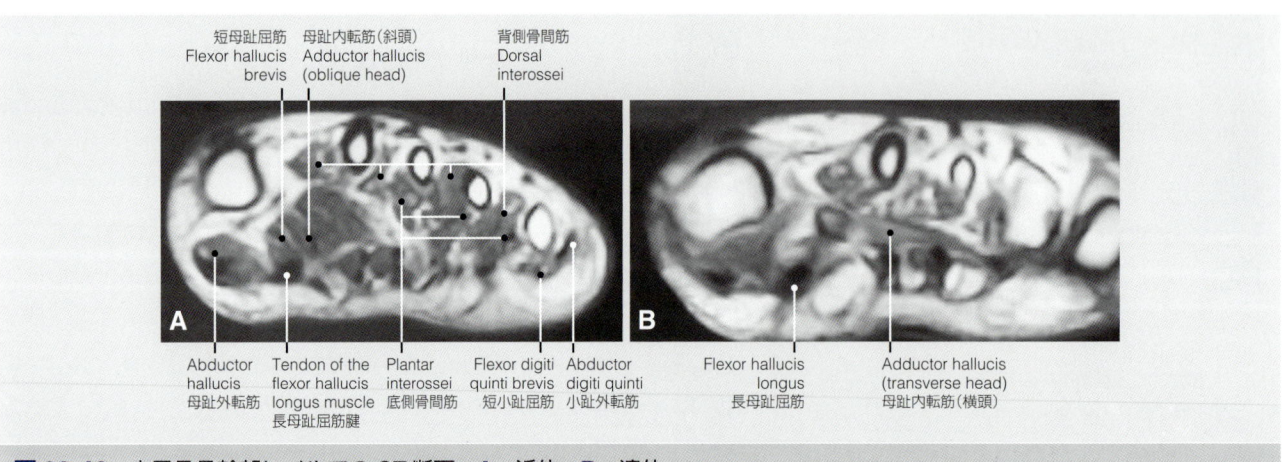

図 22-46　中足骨骨幹部レベルでのCT断面．A　近位，B　遠位．

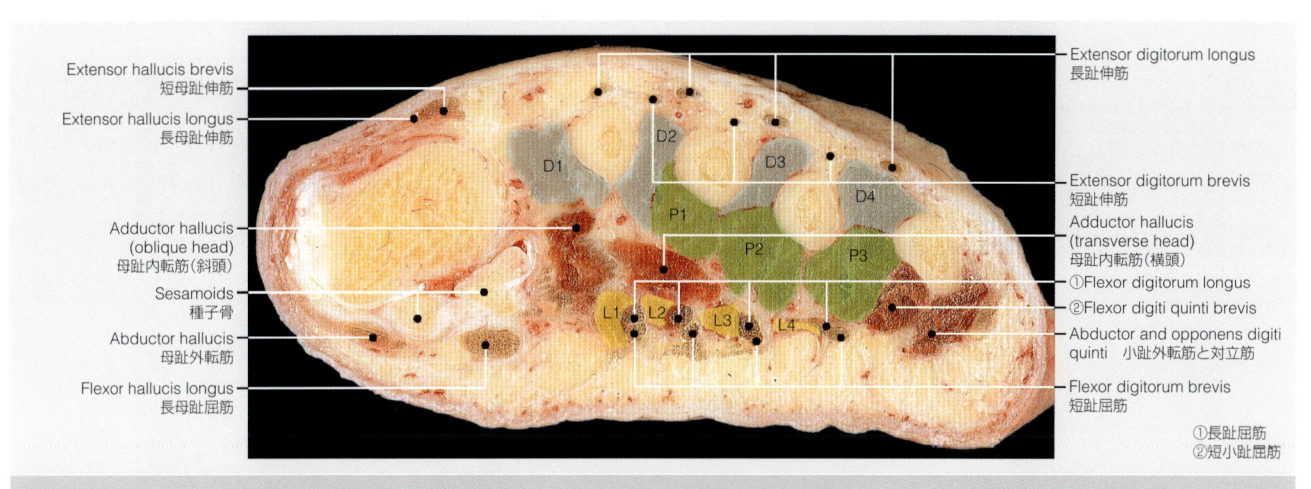

図 22-47　中足骨骨幹での前頭断面．中央足底筋群の骨間筋が色を塗られている．D：背側骨間筋，P：底側骨間筋，L：虫様筋．

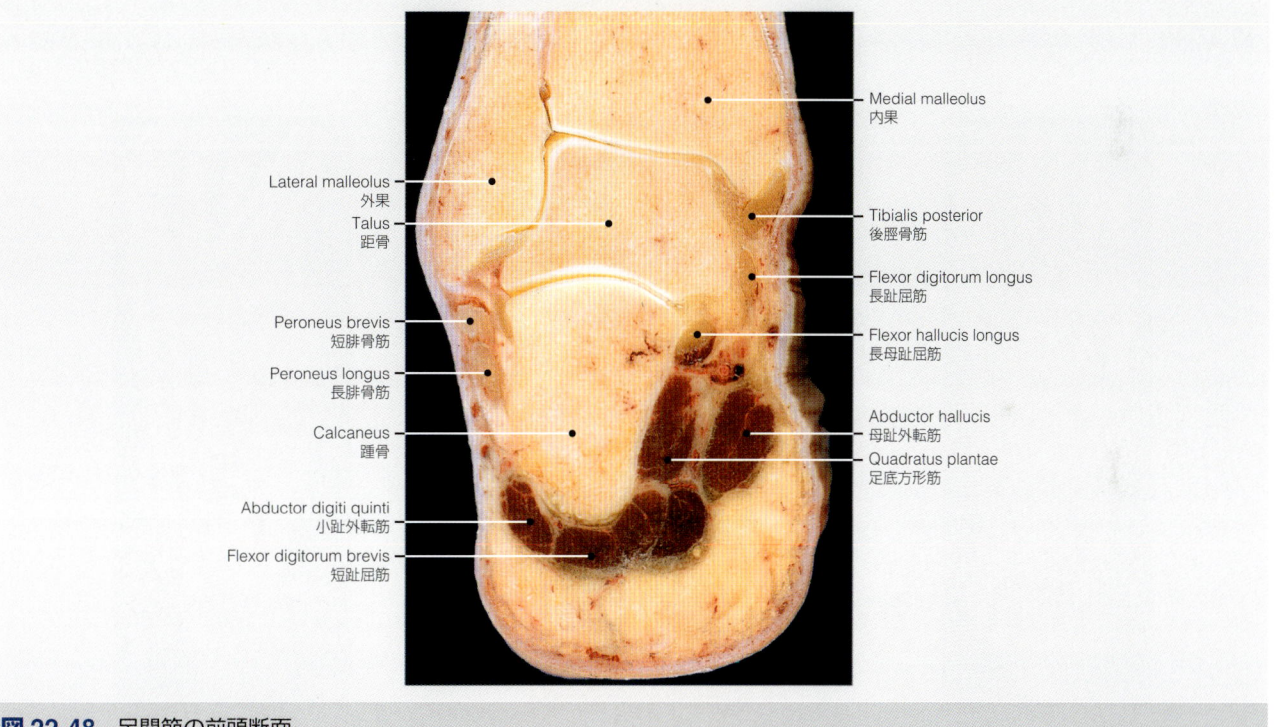

図 22-48　足関節の前頭断面

足部の筋

足部の内在筋（短い筋）は足背と足底にある（表 22-9，図 22-46〜22-48）．短い伸筋は足背に，短い屈筋である骨間筋，虫様筋そして母趾・第5趾の内在筋は足底にある．足部の内在筋は足の骨格構造とともに足弓を維持する働きがある．

■ 背側の筋

足背で伸筋腱の深部に短趾伸筋と短母趾伸筋がある（図 22-44）．これらは下腿筋膜から連続する足背筋膜に覆われている．

●短趾伸筋

踵骨前外側部から起こる（図 22-49）．起始から小さな筋腹が3つ起こり，腱に移行し第2〜4趾に向かう．第5趾に向かう腱はないが，時に短腓骨筋腱の線維が第5趾に向かう（図 22-49）．これらの腱は長趾伸筋の外側で足趾の伸

22 筋学　357

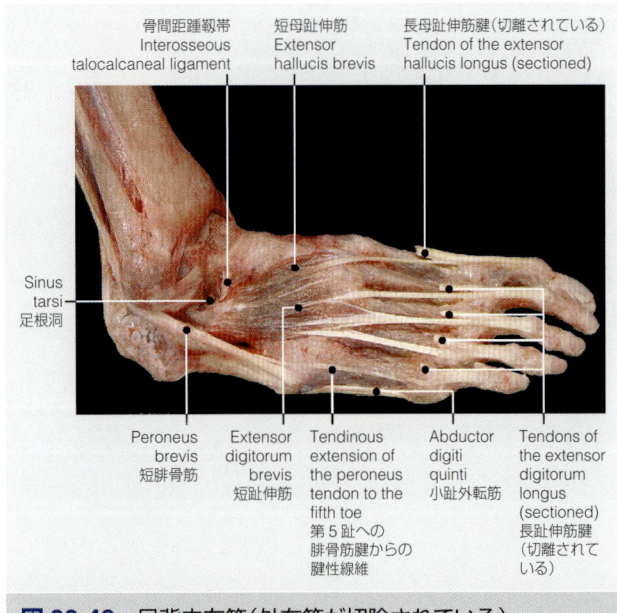

図 22-49　足背内在筋（外在筋が切除されている）

図 22-51　足底深部の筋群

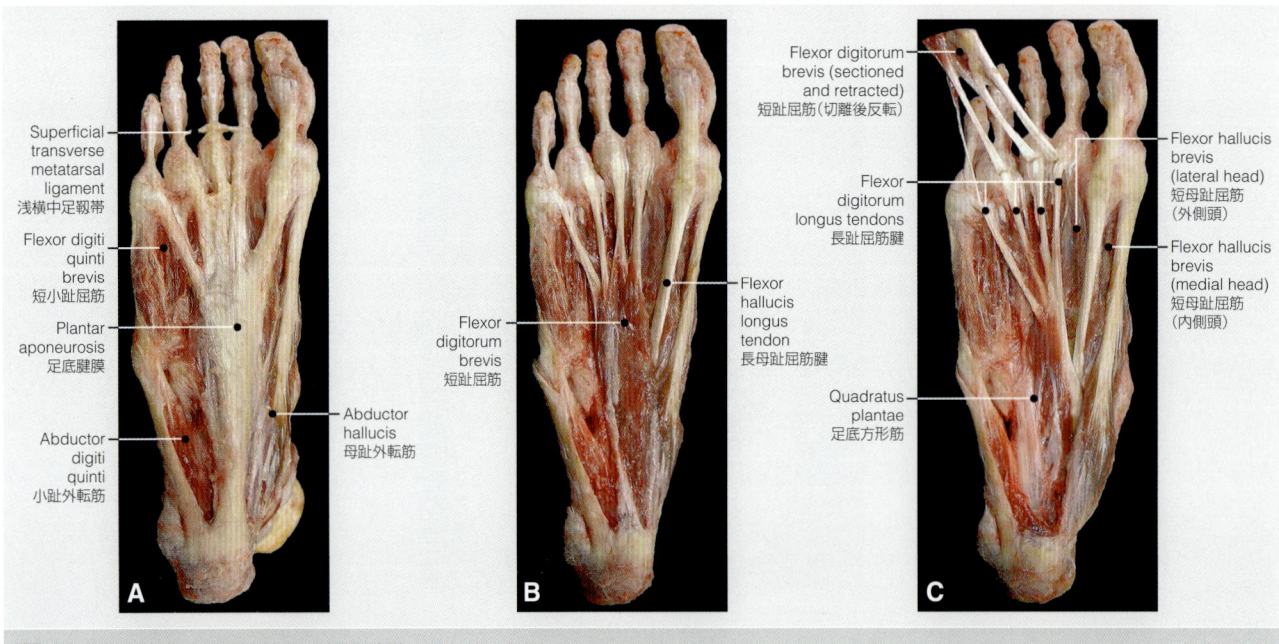

図 22-50　足部．浅層（A）から深層（C）へ．

展機構に停止する．

短趾伸筋は長趾伸筋とともに第2～4趾を伸展させる．深腓骨神経の支配を受ける（L4-S1）．

● 短母趾伸筋

短母趾伸筋には短趾伸筋とは区別される小さな筋腹がある（図 22-49）．その起始は踵骨の背外側で，線維は内側へ向かって斜めに走行する．遠位では腱となり長母趾伸筋の外側で母趾伸展機構に停止する．

短母趾伸筋は長母趾伸筋と協調して母趾伸展に働く．深腓骨神経の支配を受ける（L4-S1）．

■ 足底の筋

足底の筋は3つのグループに分けられる．内側，中間，外側である．

■ 内側足底筋群

内側足底筋群には母趾の足底内在筋である母趾外転筋と短母趾屈筋が含まれる．母趾内転筋は中間足底群に含まれるが後述する理由でこの項で記載する．

表22-10 中間足底筋群

筋	短趾屈筋	足底方形筋	虫様筋	背側骨間筋	底側骨間筋
起始	踵骨隆起と足底腱膜	踵骨の下面	長趾屈筋腱内側	中足骨	中足骨
停止	第2〜5趾中節骨	長趾屈筋腱	第2〜5趾基節骨内側面	第1：第2趾基節骨内側面 第2〜4：第2〜4趾外側面	第3〜5基節骨内側面
神経支配	内側足底神経	外側足底神経	第1・2虫様筋：内側足底神経 第3・4虫様筋：外側足底神経	外側足底神経	外側足底神経
機能	第2〜5趾の屈曲	長趾屈筋を介して第2〜5趾の屈曲	基節骨の屈曲と中節・末節骨の伸展	足趾の分離（足趾外転と中足趾節関節の屈曲）	第3〜5趾の内転と中足趾節関節の屈曲

● 母趾外転筋

足底筋群の中で最も内側にある（図22-50）．踵骨隆起内側突起と筋間中隔から起こる．足部内側縁で筋腹を形成し平坦な腱として内側種子骨と母趾基節骨外側面に停止する．時に母趾伸展機構につながる小さな線維があることもある．

その名が示すように母趾外転筋は母趾を外転させるが屈曲にも少し働く．この筋はまた足弓（plantar arch）の維持にも役立つ．内側足底神経（L5-S1）の神経支配を受ける．

● 短母趾屈筋

母趾外転筋の外側に位置している．立方骨と外側楔状骨の足底面から起こる2頭からなる．内側頭は長母趾屈筋腱の内側に位置し（図22-50），内側種子骨と母趾基節骨内側面に停止する．外側頭は長母趾屈筋腱の外側に位置し，外側種子骨と基節骨基部外側に停止する．

短母趾屈筋は母趾を屈曲させ，足弓の維持に働く．内側頭は内側足底神経（L5-S1）に，外側頭は外側足底神経（L5-S1）の支配を受ける．

● 母趾内転筋

母趾内転筋の筋腹は中間足底部にあるがその線維は内側に向かい母趾基節骨外側に停止している．このため内側足底筋群の中で記述する．この筋は2頭からなっており，外側種子骨と母趾基節骨底外側に停止する（図22-51）．斜頭は第2〜4中足骨と外側楔状骨，立方骨の底側から起こり，その内転筋線維は斜めに走行する．もう1つの横頭は斜頭よりも短く，第3〜5趾の中足趾間関節レベルから起始し，横走し母趾基節骨外側に停止する．

その名が示すようにこの筋は母趾を内転させ足弓の維持に働く．外側足底神経（S1-2）の支配を受ける．

■ 中間足底筋群

中間足底群の筋は足底腱膜より深部に位置し異なる層を形成している（表22-10）．それらは浅層から深層に向かって，短趾屈筋，足底方形筋，虫様筋，底側・背側骨間筋である．

足底腱膜は足部内側で長軸方向に伸びる一連の線維性の層板のようにみえる（図22-50）．踵骨隆起内側突起から起

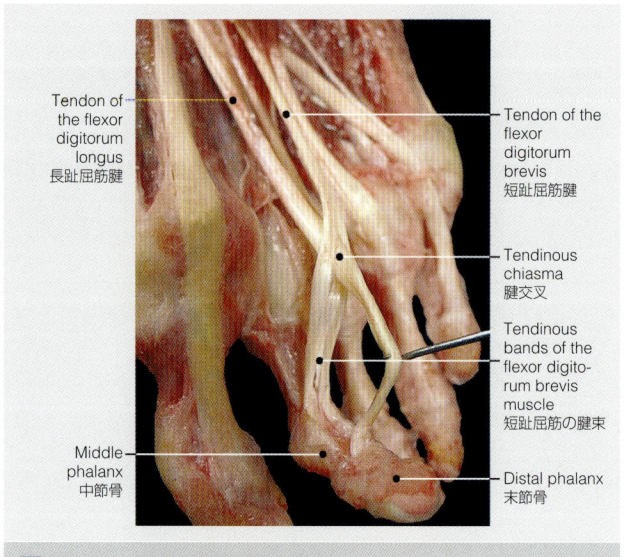

図22-52 足趾の腱交叉の詳細

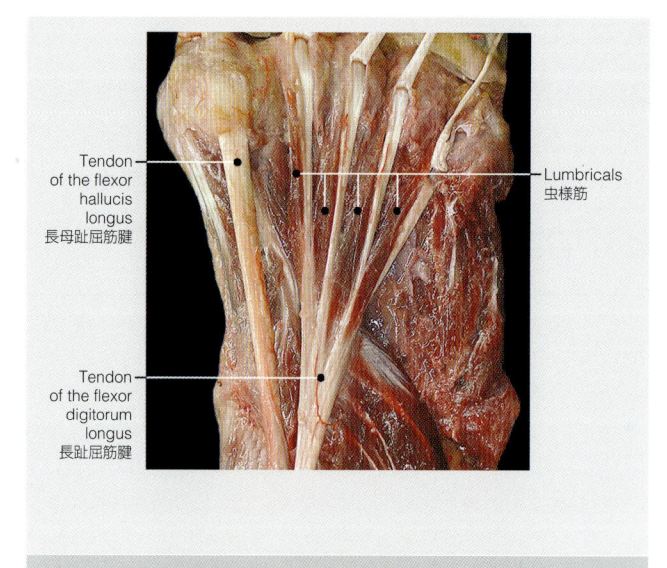

図22-53 長趾屈筋と虫様筋の起始を示す足底面

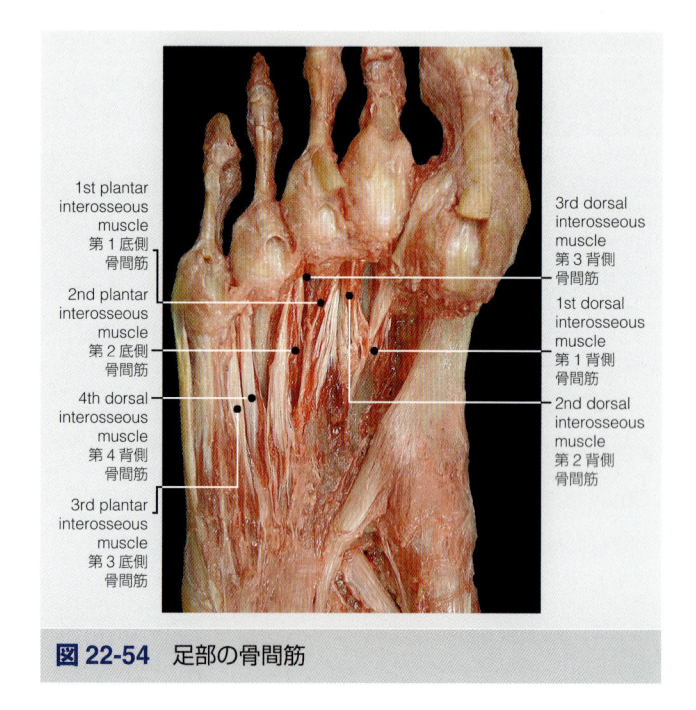

図22-54 足部の骨間筋

こり遠位に向かって放線状に広がり中節骨に達する．長軸の放線状の線維の間に横束がある．足底筋膜は足弓を維持するために重要な構造である．

横束よりも遠位には中足骨頭間に浅横中足靱帯がある（図22-50）．

● 短趾屈筋

短趾屈筋は踵骨隆起下面と足底腱膜から起こる（図22-50）．幅の広い平坦な筋腹で足底腱膜の深層にある．遠位で4つの筋腹になった後，第2～5趾に向かう4本の腱に移行する．この筋は2本の腱束に分かれて足趾の中節骨に停止する．この2本に分かれた腱束は長趾屈筋腱が通過するためのボタン穴を形成する，それが腱交叉（tendinous chiasm）である（図22-52）．これは前腕では既に記述した浅指屈筋と深指屈筋の関係に相当する．

この筋は第2～5趾を屈曲させて足弓の維持に働く．内側足底神経の支配を受ける（L5-S1）．

屈筋腱は滑膜性腱鞘に覆われて走行し（図22-40），これらの腱鞘の深部には栄養血管が入った腱のヒモがある．線維性腱鞘には，手のそれと同じように輪状部と十字部とがある．

● 足底方形筋

短趾屈筋より深層にある（図22-50）．踵骨の下面から起こりヘンリーの結び目（the knot of Henry）の遠位で長趾屈筋の外側縁に停止する．このため副屈筋とも呼ばれる．

足底方形筋は足趾屈筋と協調して足趾を屈曲する．足弓の維持にも働く．外側足底神経の支配を受ける（S1-2）．

● 虫様筋

長趾屈筋腱の内側面から起こる4つの細長い筋である（図22-50，22-53）．細長い線維が腱に移行して足趾基節骨内側に停止する．

虫様筋はその走行により中足趾節関節を屈筋，近位・遠位趾節間関節に対しては伸展機構を介して伸展させる．これらの筋は内側足底神経（第1・2虫様筋）(L5-S1)と外側足底神経（第3・4虫様筋）(S1-2)の支配を受ける．

● 背側骨間筋と底側骨間筋

足部では，手と異なり，"中心の"趾（足部の軸にあたる）は第2趾である．このため第2趾には背側骨間筋が両側に

表 22-11 外側足底筋群

筋	小趾外転筋	短小趾屈筋	小趾対立筋
起始	踵骨隆起外側突起と足底腱膜	第5中足骨底と長足底靱帯	長足底靱帯
停止	第5趾基節骨外側	第5基節骨底	第5中足骨体
神経支配	外側足底神経	外側足底神経	外側足底神経
機能	第5趾外転	第5趾中足趾節関節の屈曲	母趾に対しての第5趾の対立

つくが，第3，4趾には外側にあるのみで，背側骨間筋は4つである．第3〜5趾の内側には底側骨間筋がある．

3つの底側骨間筋は内側から外側へと番号がついている．第2〜4骨間隙の片側から起こり第3〜5趾基節骨内側面に停止する．つまり，起始と同じ趾の基節骨に停止がある（図22-54）．

底側骨間筋は第3〜5趾の中足趾節関節を屈曲させ，第2趾に向けて内転させる．底側骨間筋は外側足底神経（S1-2）の支配を受ける．

4つの背側骨間筋は内側から外側へと番号がついている．すべての骨間隙で起始は2頭ある（隣接する中足骨に1つずつ）（図22-54）．第1背側骨間筋は第2趾の伸展機構と基節骨の内側に停止する．他の骨間筋は第2〜4趾外側に停止する．

背側骨間筋は中足趾節関節を屈曲させる．また第2〜4趾の外転にも働く．

■ 外側足底筋群

足部外側足底筋群には第5趾への内在筋である小趾外転筋，短小趾屈筋，小趾対立筋が含まれる（表22-11）．

● 小趾外転筋

足底で最も外側にある（図22-50，22-55）．踵骨隆起と

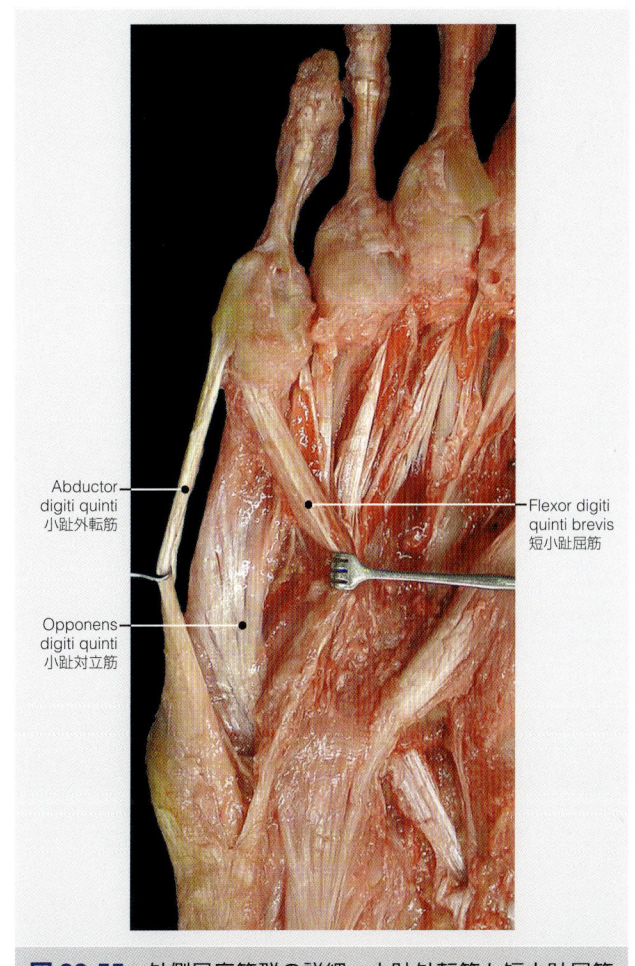

図 22-55 外側足底筋群の詳細．小趾外転筋と短小趾屈筋をよけ対立筋を展開している．

足底腱膜から起こる．小趾外転筋の線維は足部外側縁を走行して腱に移行し第5趾の基節骨外側に停止する．

小趾外転筋は第5趾を外転させる作用から名前がついているが，屈筋でもある．この筋は外側足底神経の支配を受ける(S1-2)．

● 短小趾屈筋

小趾外転筋の内側に位置している（図 22-55，図 22-50）．第5中足骨底から起こる．その線維は第5趾基節骨底に停止する．

短小趾屈筋は第5趾の屈筋である．外側足底神経の支配を受ける(S1-2)．

● 小趾対立筋

短小趾屈筋の深部にあるがしばしばそれと融合している（図 22-55）．短小趾屈筋と起始を共有し，第5中足骨体に停止する．

小趾対立筋は第5趾を母趾に向けて対立させるが，訓練した人のみができる機能である．外側足底神経(S1-2)の支配を受ける．

Chapter 23 神経学
NEUROLOGY

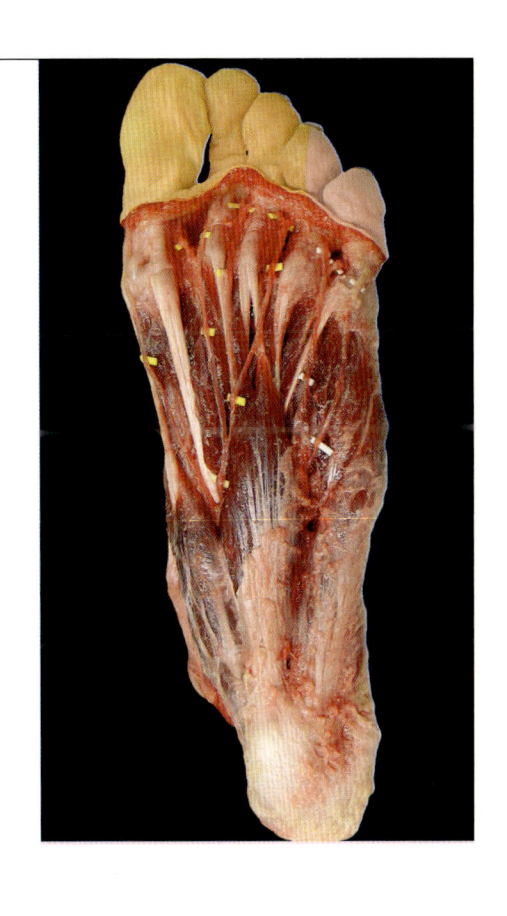

はじめに

下肢帯と下肢の筋肉は腰仙骨神経叢（図 23-1）によって支配されている．腰仙骨神経叢は，第4腰神経（L4）によって連結される腰神経叢と仙骨神経叢，一般に第1腰神経から第3仙骨神経（L1-S3）の前枝によって構成される．

Chapter 17 で記載したとおり，脊髄神経は前枝（前枝は頸部と腰仙骨部で叢を形成する）と後枝から始まる．後者は背側を走り，内側枝と外側枝に分かれる．さらに，上殿皮神経は第1～3腰神経（L1-3）から起こり，殿部外側から大転子までを支配する．また，下殿皮神経は仙骨神経と尾骨神経から起こっている．

腰神経叢

腰神経叢は腸腰筋の深部にあり，第1～4腰神経（L1-4）から構成される（図 23-1～23-3）．この神経叢はいくつかの神経を形成し，大部分は前方へと走行し腹壁と鼠径部を支配する（図 23-4, ▶図 23-5）．

腰神経叢を以下に示す．

- 第12胸神経～第1腰神経（T12-L1）：腰方形筋の前面で小さな幹を形成し，2つの神経，腸骨下腹神経（頭側），腸骨鼠径神経（尾側）に分かれる．
- 第1～2腰神経（L1-2）：陰部大腿神経
- 第2～3腰神経（L2-3）：外側大腿皮神経
- 第2～4腰神経（L2-4）：閉鎖神経
- 第3～4腰神経（L3-4）：副閉鎖神経
- 第2～4腰神経（L2-4）：大腿神経

腸骨下腹神経

腹横筋と内腹斜筋の間の筋性の腹壁を通る（図 23-2）．表層を走る外側皮枝を出し，その枝は殿部外側と大腿上部への知覚神経となる．腸骨下腹神経は前方への経路をとり，鼠径管に入り正中まで進み，前皮枝として下腹部と鼠径部へ知覚神経を送る．

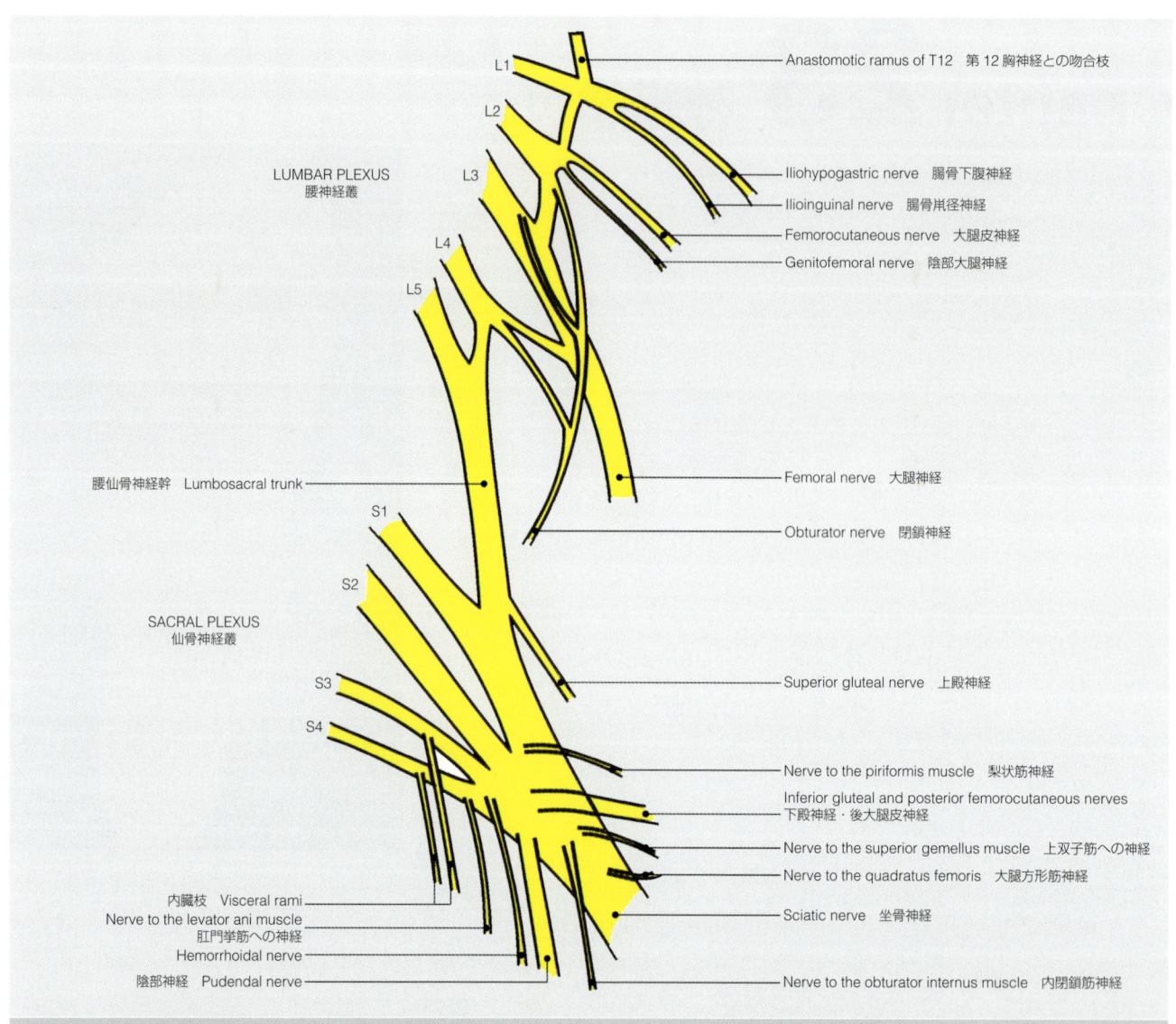

図 23-1　腰仙骨神経叢

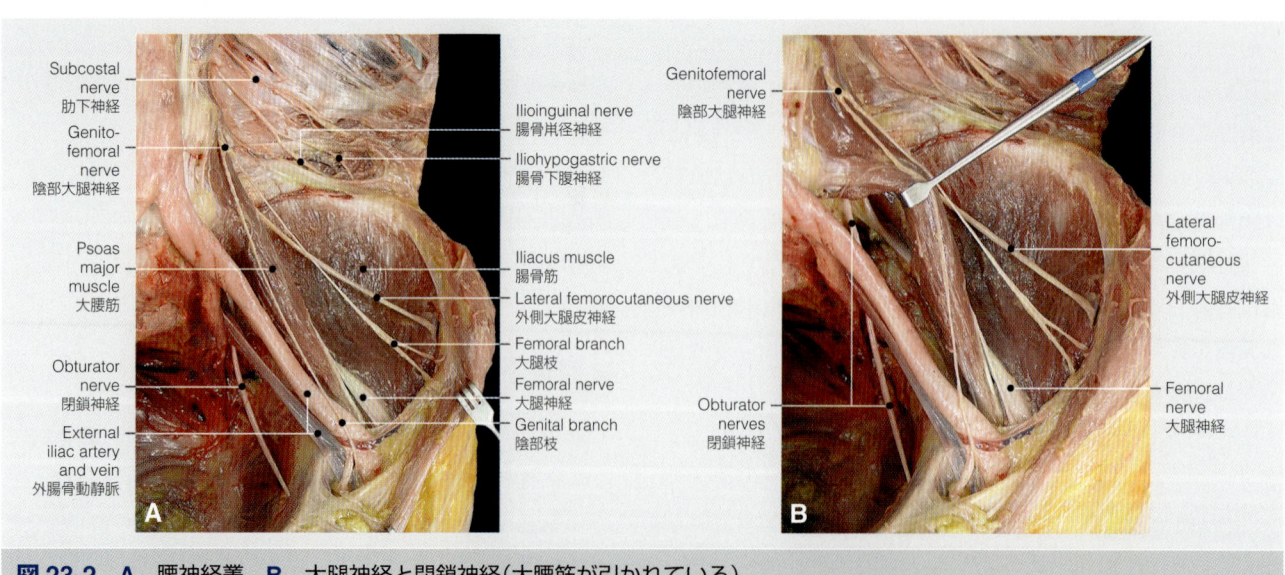

図 23-2　A　腰神経叢．B　大腿神経と閉鎖神経（大腰筋が引かれている）．

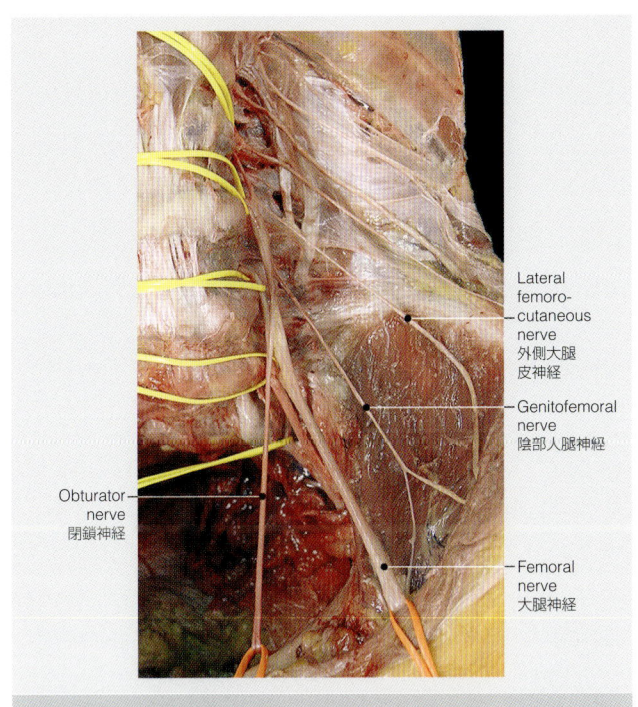

図 23-3　腰神経叢（大腰筋が切離されている）．黄色のひもは腰神経根を囲んでいる．

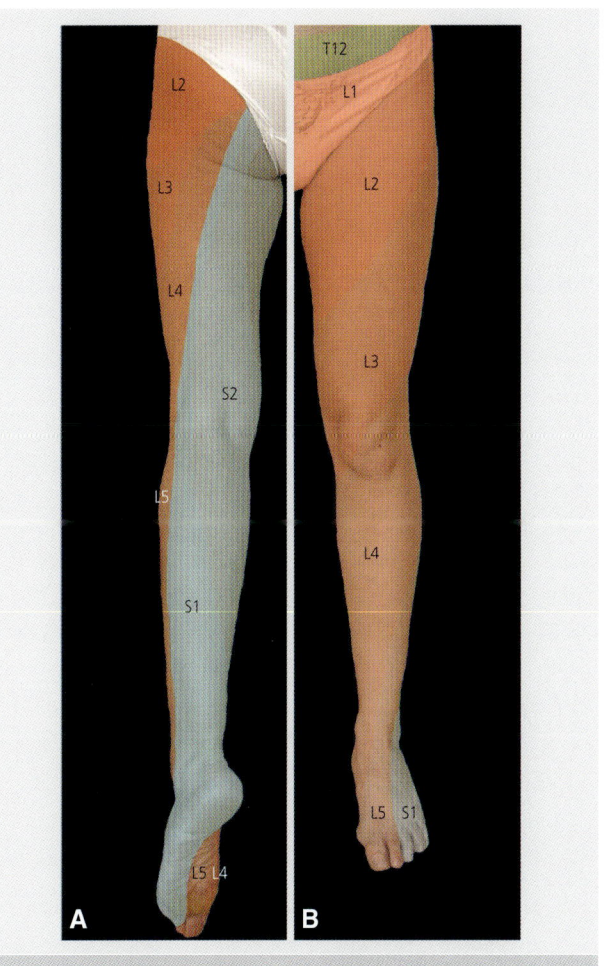

図 23-4　下肢の皮膚分節．A　後面，B　前面．

■ 腸骨鼡径神経

腸骨下腹神経より尾側であるが，腸骨下腹神経と同様の経路を通る（図 23-2）．腸骨稜に沿って腹壁を走行し，鼡径管に入り，前方の恥骨部を支配し，外生殖器の皮膚に終わる．

これら2つの神経（腸骨下腹神経，腸骨鼡径神経）は，腹部筋肉（腹横筋，内・外腹斜筋，腹直筋，錐体筋）を支配する．

■ 陰部大腿神経

腸腰筋を筋腹の表面で横断し，その筋膜に覆われている（図 23-2，23-3）．この神経は2つの枝に分かれ，1つは陰部枝，1つは大腿枝である．陰部枝は鼡径管のほうへ尾側，内側方向に走行をとり，精巣挙筋や陰部と大腿の上内側部位の皮膚に分布する．大腿枝は血管裂孔の内容の一部となり，大腿動脈と腸恥丘の間を通る．大腿三角の中で，この枝は複数の浅枝に分かれ，伏在裂孔と篩状筋膜に達し，この部位の皮膚に知覚神経を送る．

■ 外側大腿皮神経

大腰筋の外側縁と腸骨稜の間の部位から現れる（図 23-2，23-3）．この神経は腸骨筋の上部に位置し，骨盤の内側を走行する．最後に前上腸骨棘の近くで鼡径靱帯と交差し，尾側へ続く．大腿の外側面（大腿三角よりも外側）に分布する．腸骨下腹神経の知覚枝と吻合することは稀ではない．

■ 閉鎖神経

腰筋内に深く，内腸骨動脈の背側に位置する（図 23-2，23-3，23-6）．閉鎖孔に向かって尾側方向に走り，閉鎖膜を貫通し外閉鎖筋を支配する．大腿では，内側（内転筋）区画に位置し，筋枝でそれを支配する．閉鎖神経は前枝と後枝に別れる．前枝は恥骨筋より深く位置し，短内転筋と長内転筋の間の面を通る．遠位で皮枝が大腿の内側1/3皮膚に分布する．後枝は筋枝と関節枝を伴っており，短内転筋と大内転筋の間に位置し，両者を支配する．

閉鎖神経は外閉鎖筋，内転筋群，薄筋，恥骨筋を支配する．

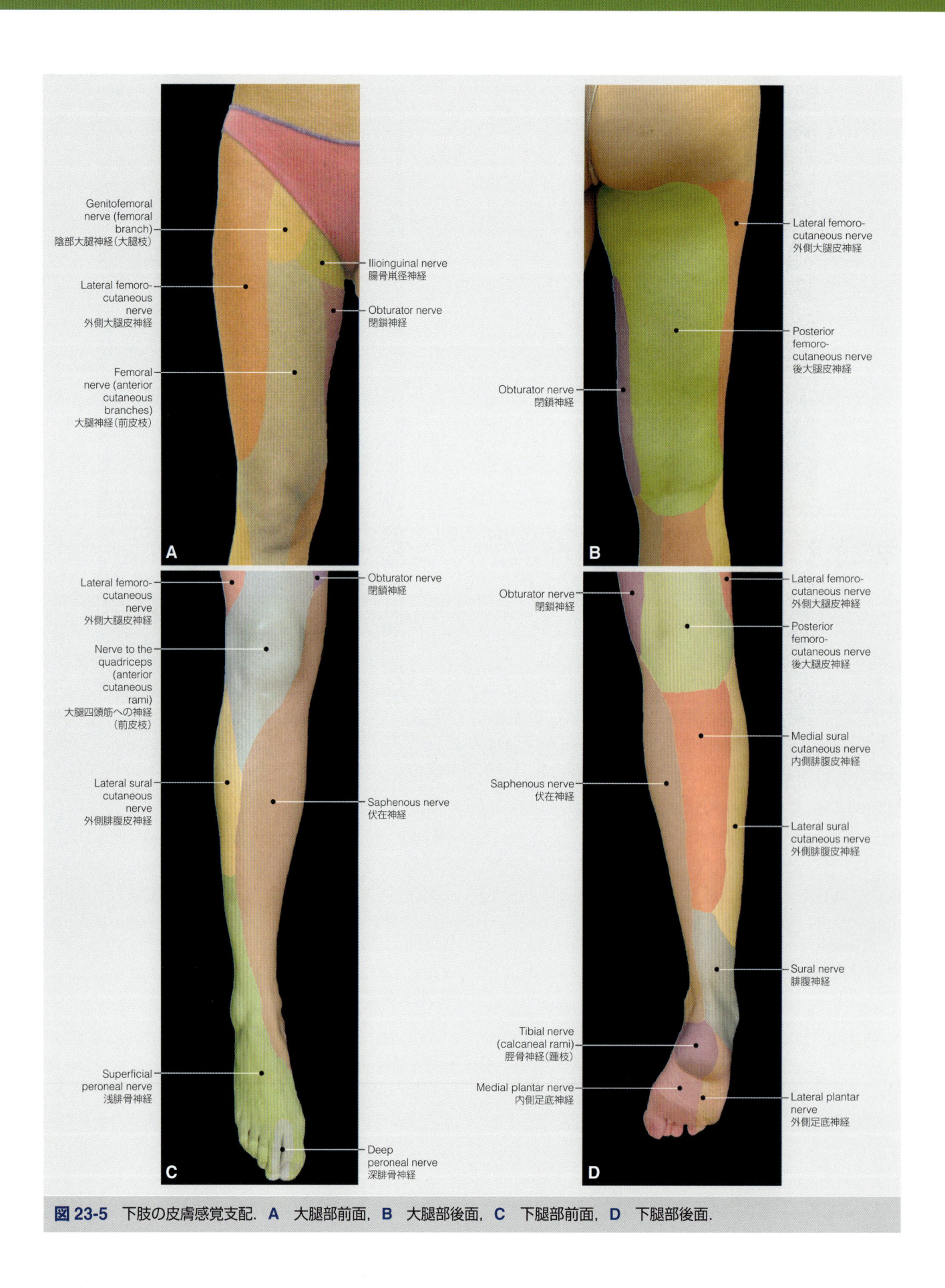

図 23-5　下肢の皮膚感覚支配．**A**　大腿部前面，**B**　大腿部後面，**C**　下腿部前面，**D**　下腿部後面．

図 23-6 閉鎖神経の枝

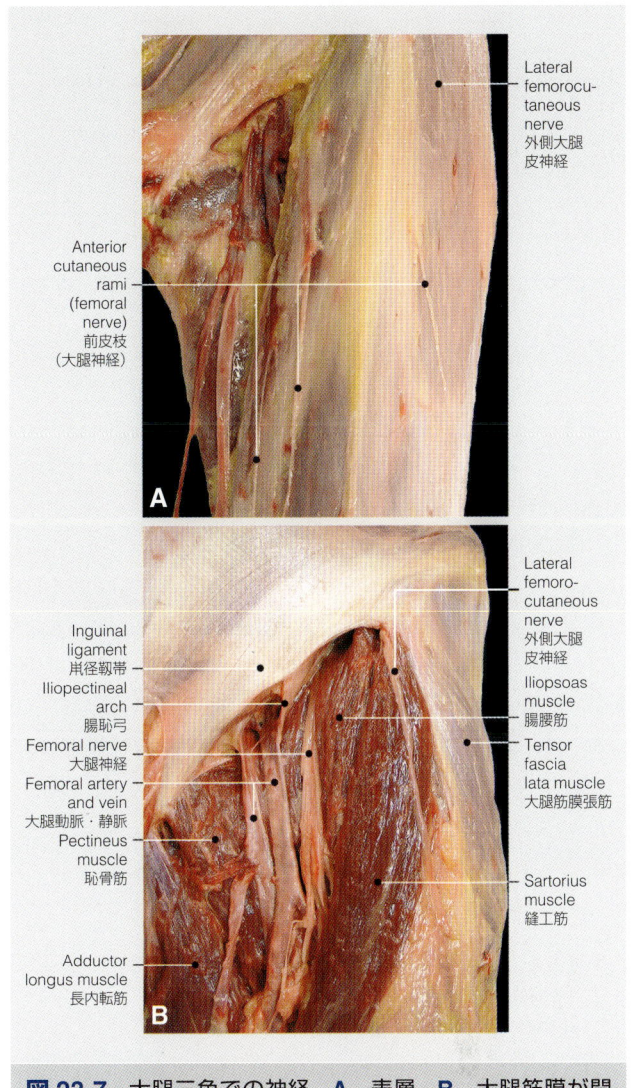

図 23-7 大腿三角での神経．**A** 表層，**B** 大腿筋膜が開放された後．

■ 副閉鎖神経

副閉鎖神経（Schmidt の）は変異が大きい．通常，恥骨筋を支配し，股関節に分布する．

■ 大腿神経

腰神経叢の第2腰神経から第4腰神経（L2-4）から起こる（図 23-2，23-3）．大部分は腰筋によって覆われている．腰筋が腸骨筋と合流するレベルで，神経は腰筋の外側縁に位置し，その筋裂孔に向かって走行する．腸腰筋を伴い，大腿動脈の外側に位置し，その出口を通って大腿三角に達する．

大腿神経は，大腿三角（図 23-7，23-8）で，縫工筋，大腿四頭筋，恥骨筋のための多くの筋枝に分かれる．前皮枝は大腿筋膜を貫き，大腿前面に知覚神経が分布する．

大腿神経は伏在神経（図 23-8）として遠位へ続く．これは知覚神経で，大腿動脈に従い Hunter 管へ向かい，膝への下行動脈枝とともに広筋内転筋膜を穿孔し皮下に現れ，後に大伏在静脈を伴う．伏在神経には2つの枝がある．膝蓋下肢は表層が足の近くで縫工筋を貫き，膝蓋骨下方の部位に知覚神経を送る．遠位では，伏在神経は下腿の近位前内側で下腿筋膜を貫き，下腿の内側と足の一部に感覚神経皮枝を送る．

大腿神経は腸腰筋，縫工筋，大腿四頭筋，恥骨筋を支配する（図 23-9）．

図23-4, 23-5)の後面に分布する．主要な神経を示す．
- 第4腰神経-第1仙骨神経(L4-S1)：上殿神経
- 第5腰神経-第2仙骨神経(L5-S2)：下殿神経
- 第1仙骨神経-第3仙骨神経(S1-3)：後大腿皮神経
- 第4腰神経-第3仙骨神経(L4-S3)：坐骨神経

仙骨神経叢は骨盤や転子部の後方深部筋群に筋枝を出す．内閉鎖筋神経は坐骨神経の近くで始まり，梨状筋の下で大坐骨孔を通り，小坐骨孔を通って再び骨盤に入り，内閉鎖筋と上双子筋(この筋はそれ自身の固有の神経支配も受けうる)に達する．大腿方形筋神経は梨状筋下の大坐骨孔を通り，大腿方形筋と下双子筋に達する．

梨状筋神経は直接にその筋肉を支配する．

■ 上殿神経

上殿の血管とともに，梨状筋の上で大坐骨孔を通る(図23-11)．中殿筋と小殿筋の間を通りながら，これらの外側の殿筋群を支配する．最終的に大腿筋膜張筋に達し，これも神経支配する．

■ 下殿神経

下殿の血管とともに，梨状筋の下で大坐骨孔を通る(図23-11)．大坐骨孔を通った後，いくつかの筋枝に別れ，大殿筋を支配する．

■ 後大腿皮神経

下殿神経とともに梨状筋の下で大坐骨孔を通る(図23-11B)．仙骨神経叢の他の神経と違って，これは知覚神経であり，大腿筋膜の下を肢の軸に沿って走行し，大腿の中央部で筋膜を貫き皮下に達する．大腿の後面から後方と内側の膝窩部を支配する．下殿溝のレベルでは下殿皮神経が枝分かれし，筋膜を貫き，この部位の知覚神経を出す．これらの下殿皮神経の枝のすぐ近位で，後大腿皮神経は会陰枝を出している．

■ 坐骨神経

骨盤の後方にあって，仙骨神経叢の他の神経に比べて非常に太い(図23-11B)．この神経をみるためには，大殿筋を分けて除去しなければならない．大坐骨孔を出た後，梨状筋の下で，内閉鎖筋，双子筋，大腿方形筋の上に位置する．坐骨神経は大腿の軸方向に，大腿の後面に沿って下行する(図23-12)．骨盤部では坐骨結節の少し外側にあり，それから坐骨下肢の筋群の下を通る．大腿の後区画を通るときには，坐骨下腿の筋群(ischiocrural muscles)と大腿

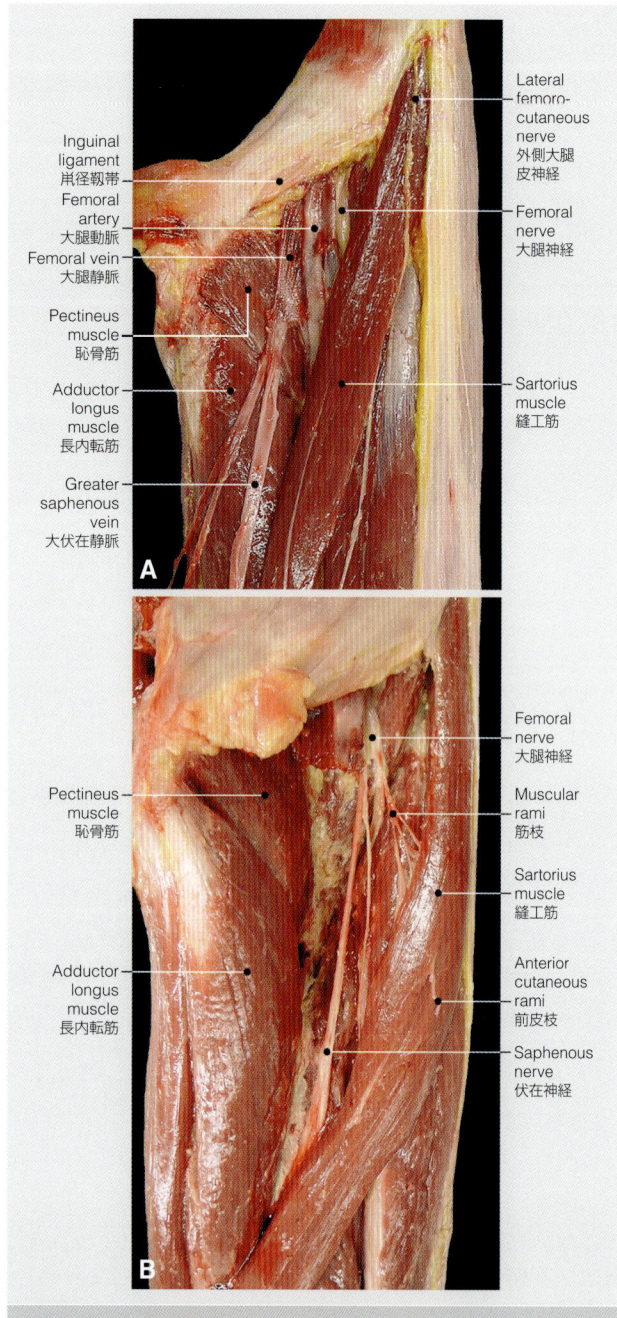

図23-8 大腿三角における大腿神経

仙骨神経叢

仙骨神経叢は第5腰神経から第3仙骨神経(L5-S3)の前枝で構成されるが，第4腰神経と第4仙骨神経(L4-S4)の関与もある(図23-10)．第4腰神経の前枝が第5腰神経に連結し腰仙骨神経幹を形成し，それは仙骨翼の前面を走行し，腰神経叢と仙骨神経叢を結合させる．

仙骨との関係から，仙骨神経は前仙骨孔の出口と梨状筋の前面上で観察できる．それらは下肢帯と下肢(

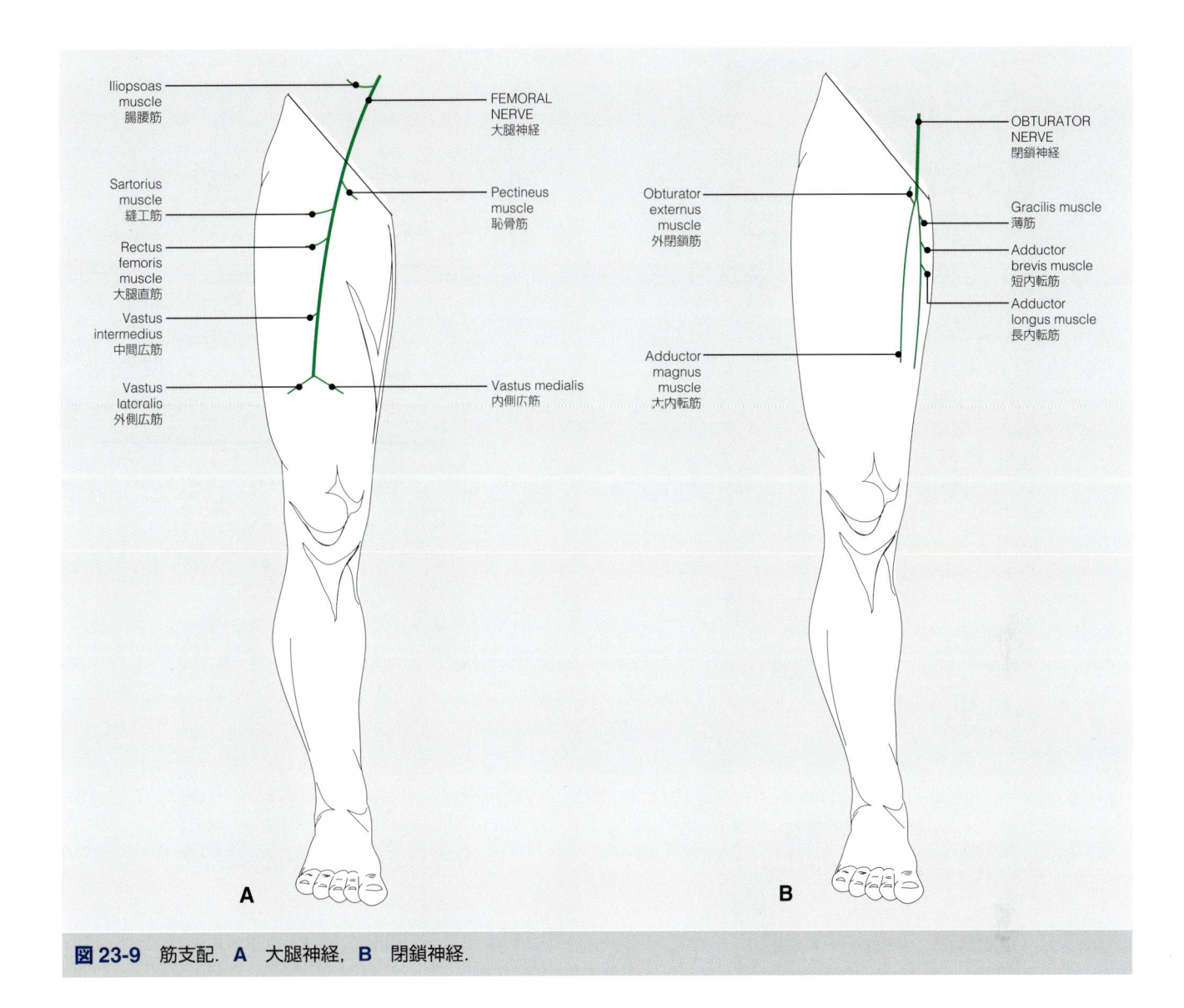

図 23-9　筋支配．**A**　大腿神経，**B**　閉鎖神経．

二頭筋の間を通り，膝窩部に達し，分岐する（図 23-13）．

坐骨神経は実際 2 つの神経を含んでおり，近位側へ向かって鈍的に分けていくことができ，膝窩部で脛骨神経と総腓骨神経とに分かれる（図 23-14）．2 つの神経が近位で分離しているときには，総腓骨神経は通常，梨状筋の筋線維を横切る．大腿部で，脛骨神経は坐骨脛骨筋群（ischiotibial muscles）と大腿二頭筋の長頭に神経を送り，一方総腓骨神経は二頭筋の短頭を神経支配する．

総腓骨神経は坐骨神経の構成要素の 1 つで，膝窩部で明らかとなり（図 23-12，23-13，図 23-15），この部位で最も表層を走り，坐骨神経から分枝する．

その後，総腓骨神経は腓骨頸に向かって走行する．頸に達しその周囲をまわる前に，外側腓腹皮神経が分枝し（図 23-16），この皮神経は下腿の筋膜を貫いて下腿外側を支配する．この神経から腓腹交通枝が起こり，内側腓腹皮神経と合して腓腹神経を形成する．腓腹神経については後述する．

総腓骨神経は腓骨頸をまわって走行し，浅腓骨神経と深腓骨神経に分かれる（図 23-15）．

浅腓骨神経は，下腿の外側区画に位置し，長腓骨筋と浅腓骨筋に筋枝を出して，この外側区画を支配する．下腿の遠位 1/3 でこの神経は筋膜を貫いて表層に位置するようになる．

この神経は伸筋支帯の上で，2 つの枝に分かれて，足と足趾の背側の皮膚知覚を担うようになる．内側足背皮神経（図 23-17）は第 1 趾の内側に向かい，一方，中間足背神経は足趾の背側への枝に分かれる．第 1 趾の外側と第 2 趾の内側はこれらと異なり，背側趾神経による．

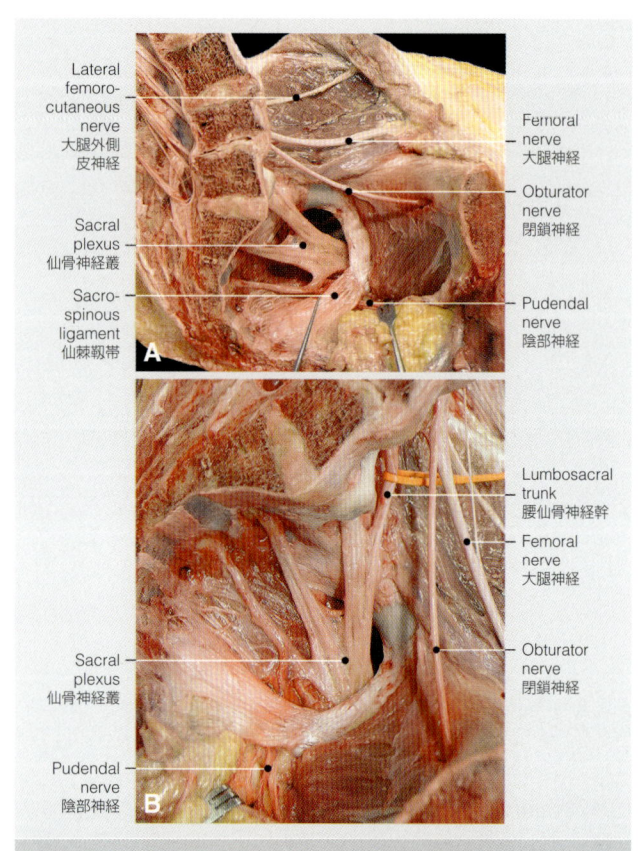

図 23-10 仙骨神経叢：腰仙骨神経幹と陰部神経

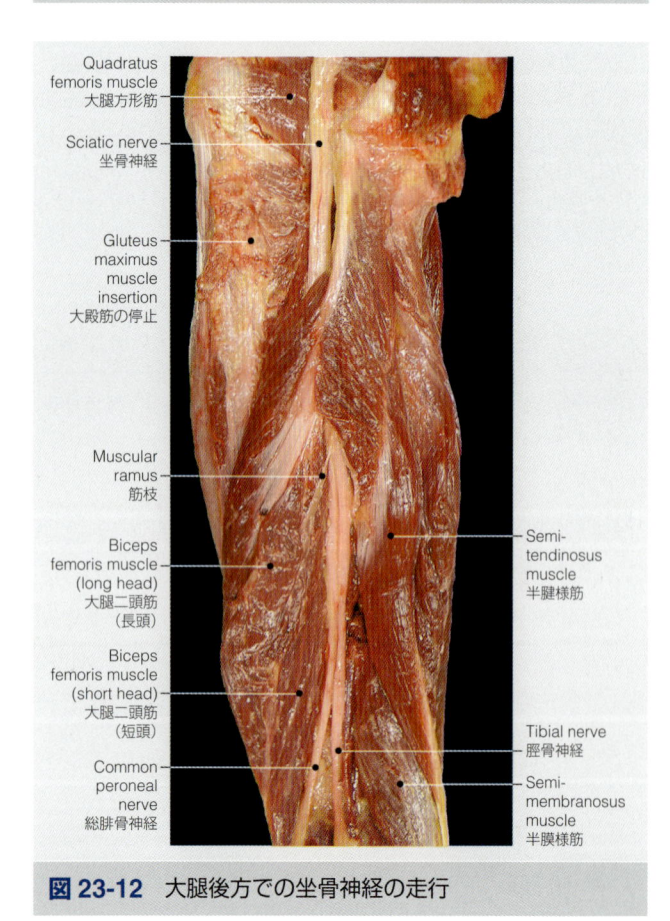

図 23-11 仙骨神経叢，殿部の神経．A 骨盤内，B 後面（大殿筋は切離されよけられている）．

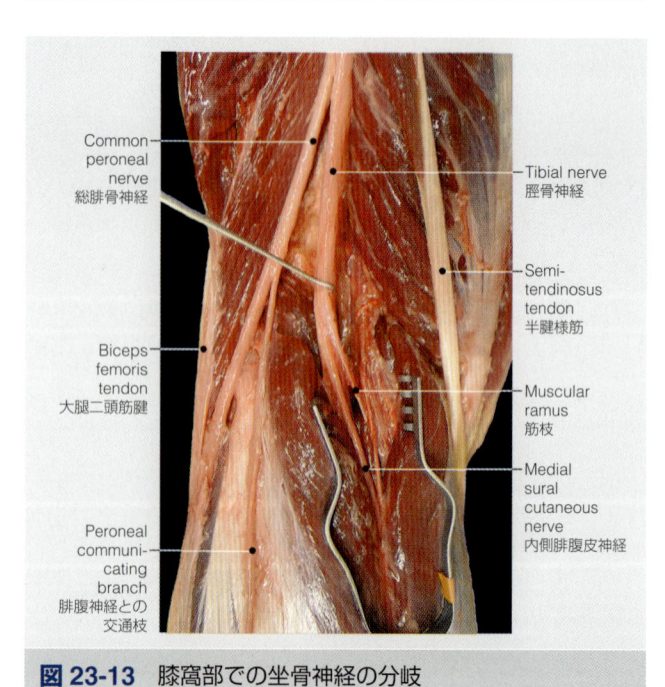

図 23-12 大腿後方での坐骨神経の走行

図 23-13 膝窩部での坐骨神経の分岐

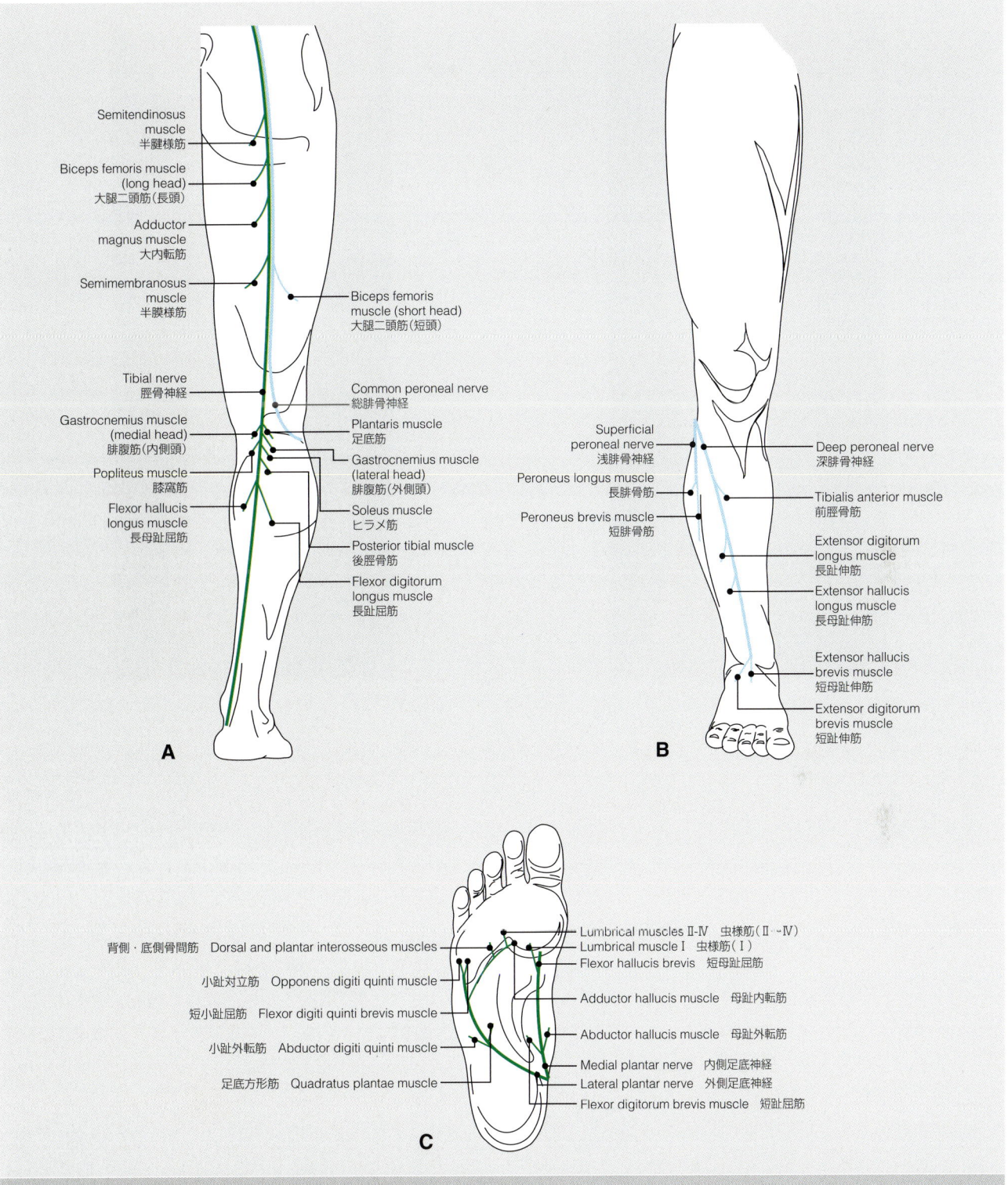

図 23-14 坐骨神経〔脛骨神経（緑）と総腓骨神経（水色）〕の神経支配

23 神経学

図 23-15 浅腓骨神経

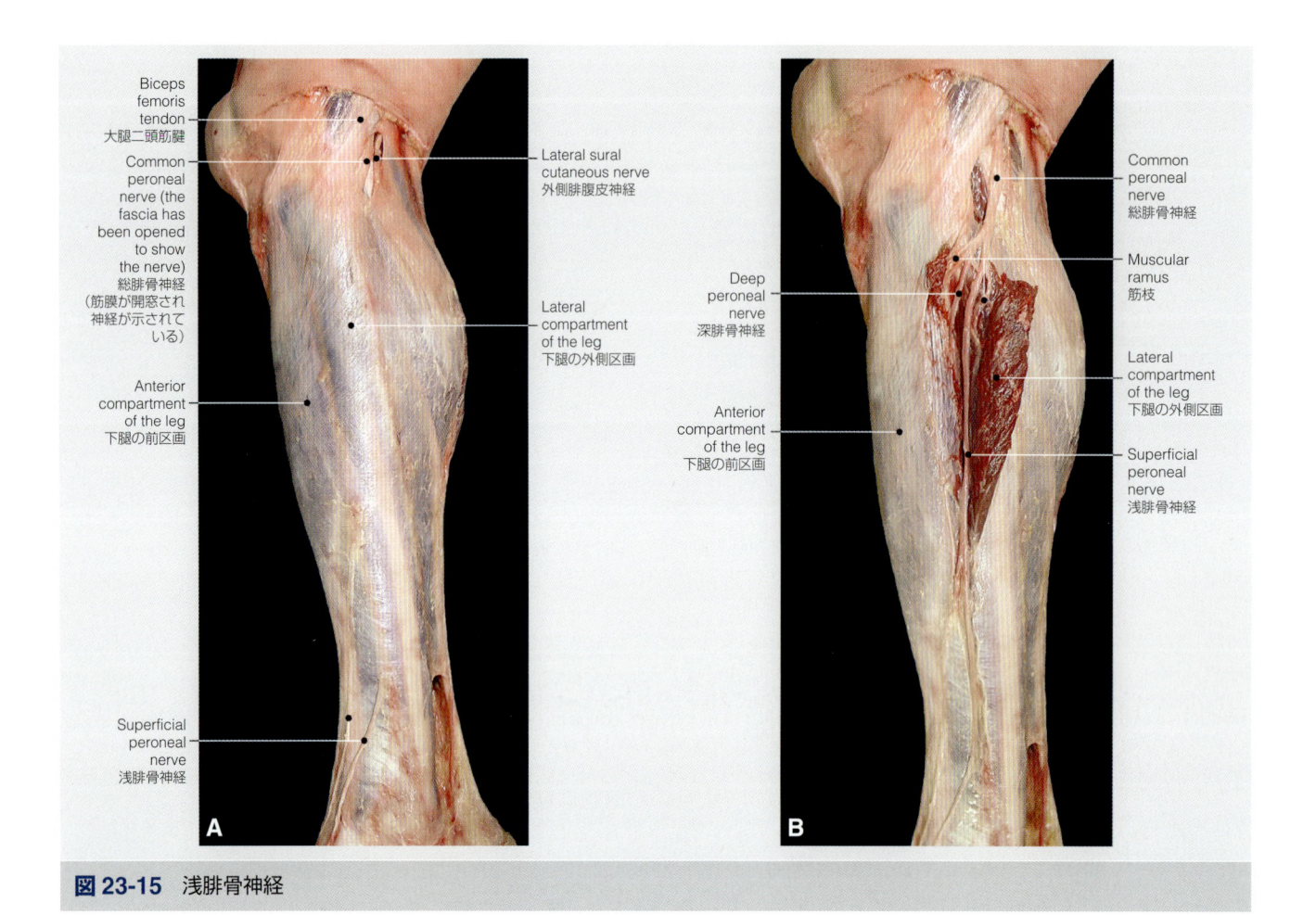

　深腓骨神経は下腿の前区画に位置し，この区画のすべての筋肉と，さらに足趾の短い伸筋群を支配する（図23-18）．この神経は前脛骨動脈と伴走し，このため前脛骨神経と呼ばれることもある．足部の背側で短趾伸筋群に筋枝を出し，第1趾間へと続く．第1趾の外側背側趾神経，第2趾の内側背側趾神経に分枝するが，両者とも知覚神経である．

　坐骨神経は分岐した後，脛骨神経（図23-19）となって膝窩部を垂直に走り，ヒラメ筋腱弓の下を通り，後区画の中を後脛骨動脈とともに走行する．膝窩部で，腓腹筋，ヒラメ筋，足底筋に筋枝を出す．その他，内側腓腹皮神経も出し，これは腓腹筋の2つの頭部の間に位置する．この皮神経は遠位1/3で筋膜を貫通し，総腓骨神経からの交通枝と吻合して腓腹神経を形成する．腓腹神経は外側足背皮神経と外側踵骨枝を経て，外果と足部外縁の知覚を支配する．

　脛骨神経は下腿の深後区画を走行し，この部位の筋群（後脛骨筋，長趾屈筋，長母趾屈筋）を支配する（図23-20）．後脛骨動脈と伴走し，このため後脛骨神経と呼ばれることもある．次いでこの神経は前脛骨動脈に伴走する下腿骨間神経を分枝する．脛骨神経は下腿の遠位に達し足根管を通り，そこで内側踵骨枝が分かれ（図23-21），これよりさらに遠位で足底神経が分かれる．

　内側足底神経は，母趾外転筋の下面の足底に位置し，母趾外転筋を支配する（図23-22）．遠位で内側足底神経は枝分かれし総底側趾神経となり，最後に固有底側趾神経となる（図23-23）．内側足底神経は第1趾から第4趾内側までの感覚神経と，第1趾の短趾筋，短趾屈筋，第1虫様筋を支配する．

　外側足底神経は内側足底神経より細い（図23-22）．短趾屈筋と足底方形筋の間を斜めに走り，足底方形筋を支配し，足部の外側を走行する．その浅枝は第4趾と第5趾（総底側趾神経）に向う．これらからの小さい枝が第5趾の外側に，他の枝が第4趾と第5趾の間に位置する．最終的に後者は第5趾の内側，第4趾の外側のための2つの固有底側趾神経となる．この外側足底神経の深枝（図23-24）が固有筋群の中に入り，第5趾への筋，骨間筋，母趾内転筋，外側の3つの虫様筋を支配する．

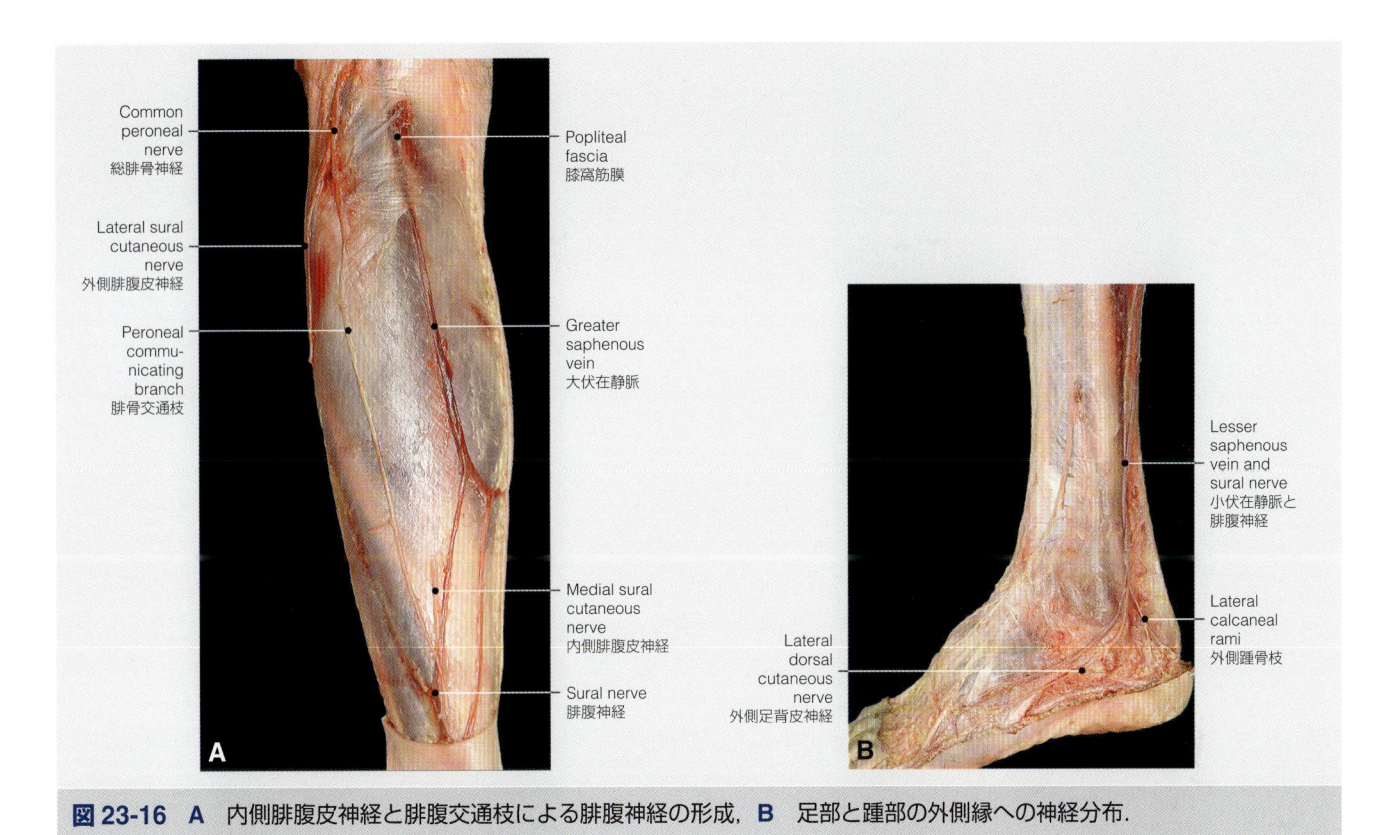

図 23-16　A　内側腓腹皮神経と腓腹交通枝による腓腹神経の形成．B　足部と踵部の外側縁への神経分布．

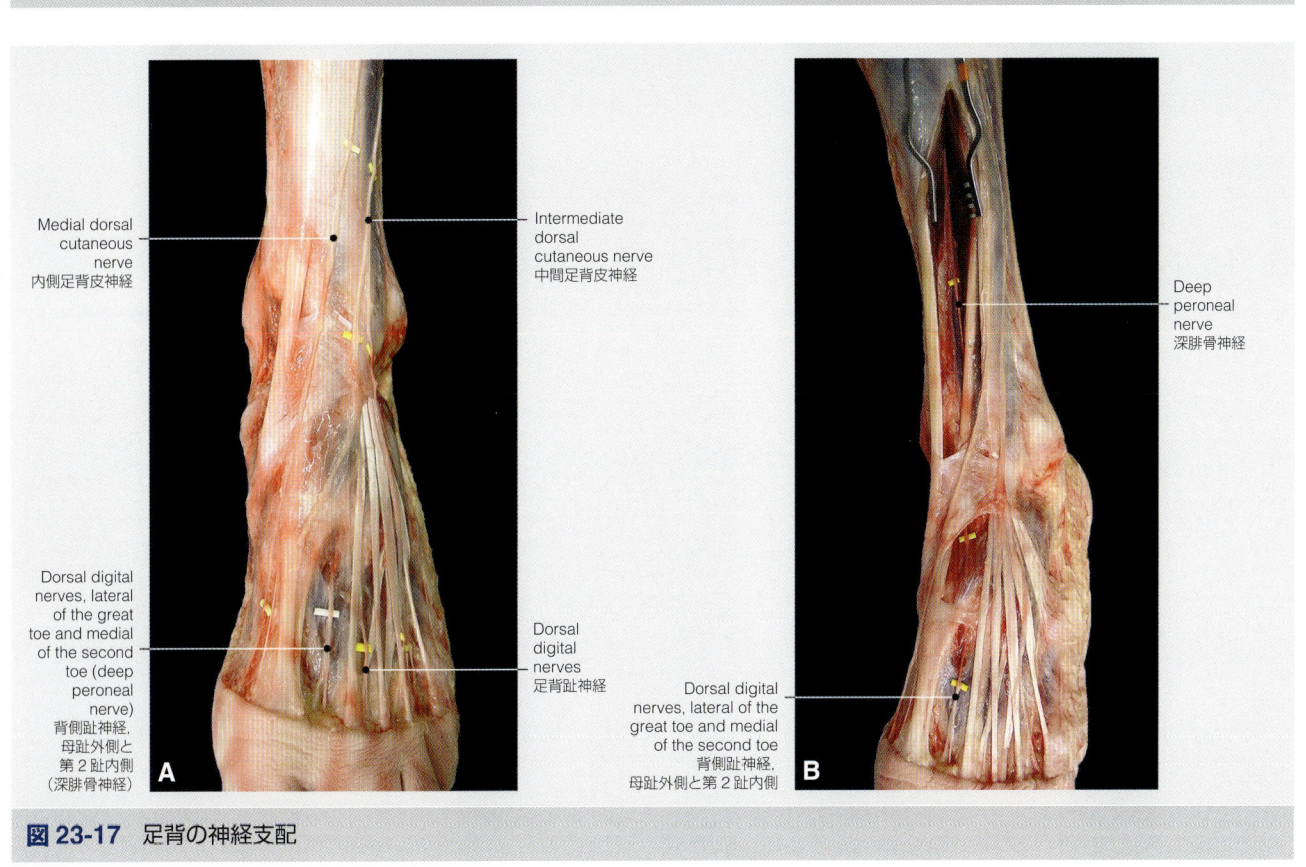

図 23-17　足背の神経支配

23　神経学

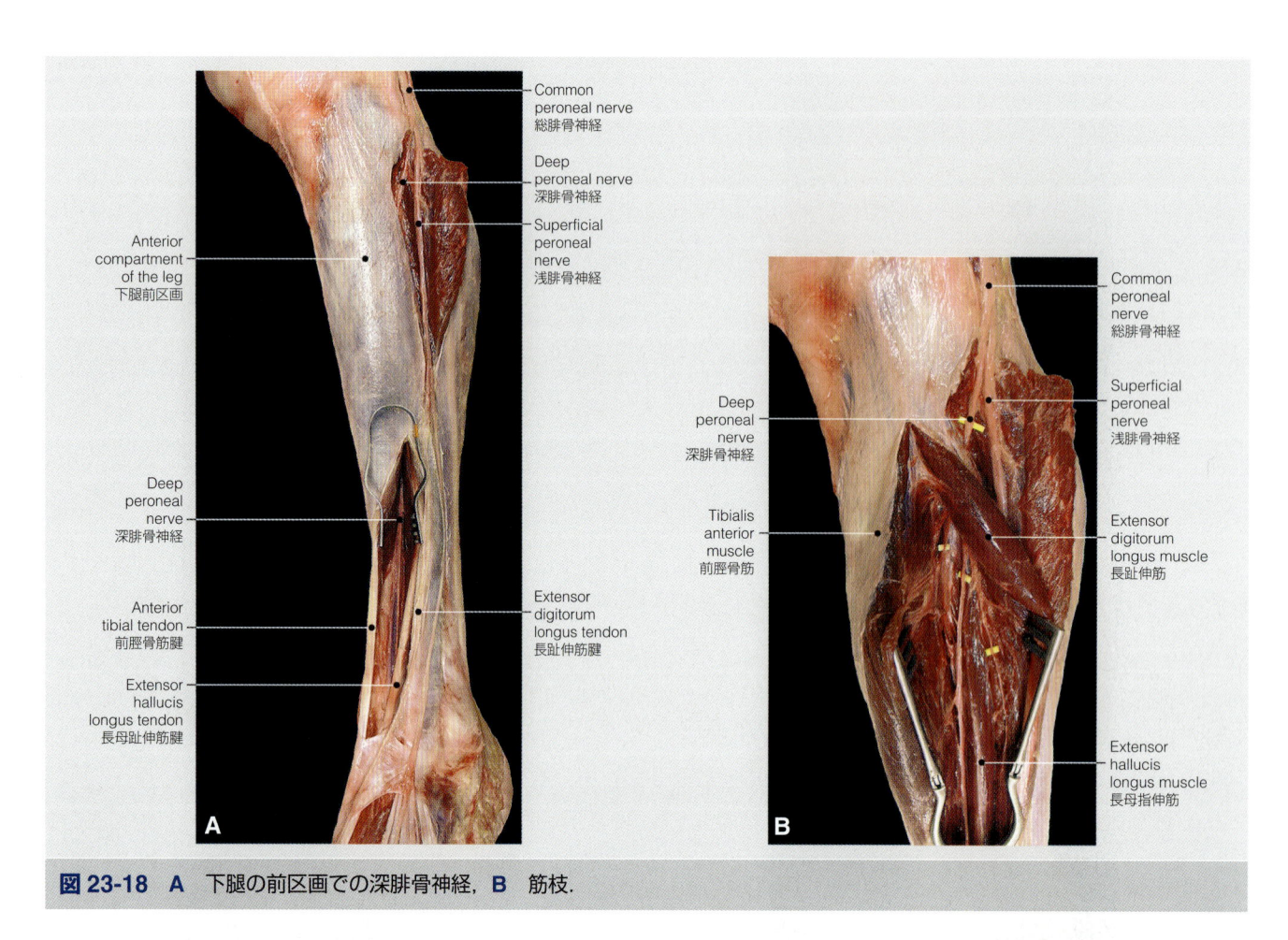

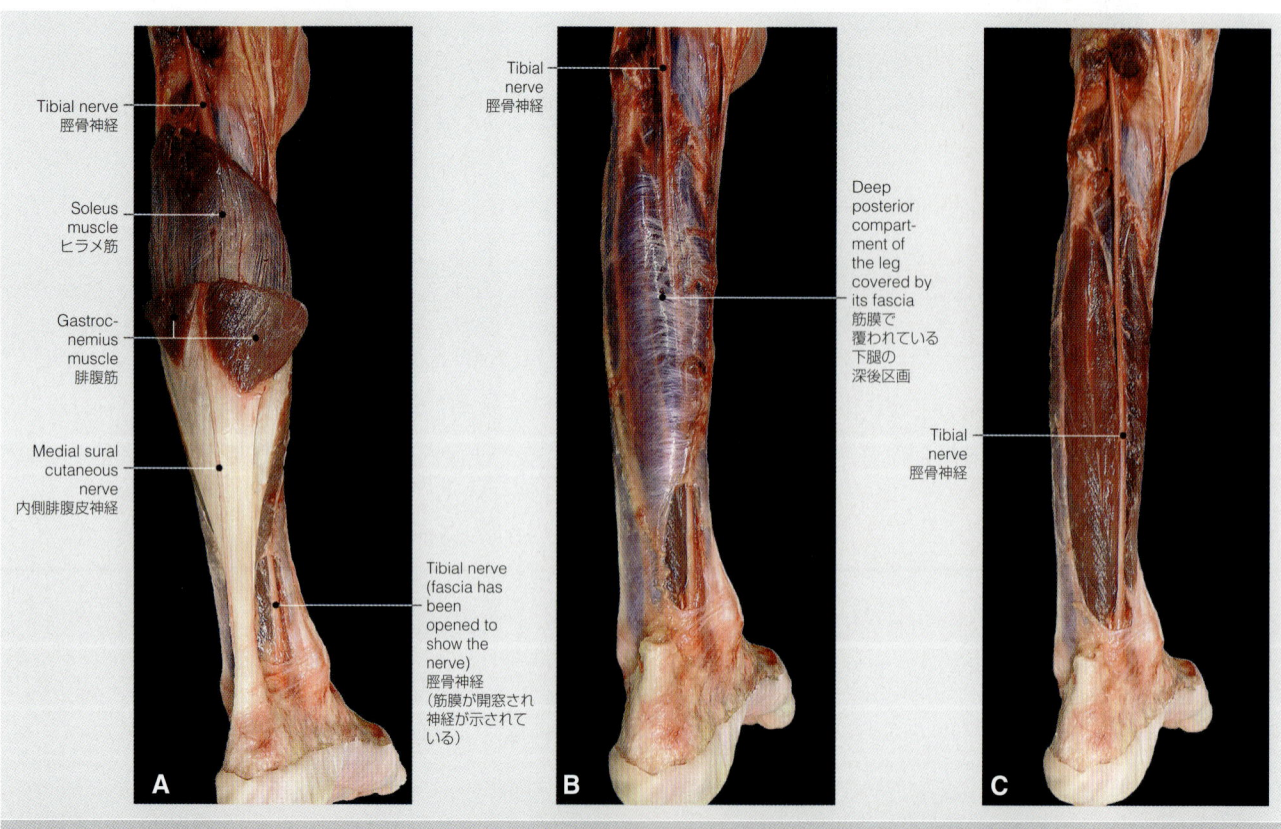

図 23-18　A　下腿の前区画での深腓骨神経．B　筋枝．

図 23-19　下腿の後区画での脛骨神経．A　浅層の腓腹筋，ヒラメ筋が残されている．B　浅層の筋群が除かれて，深後区画が観察される．C　深後区画の筋膜が切除されている．

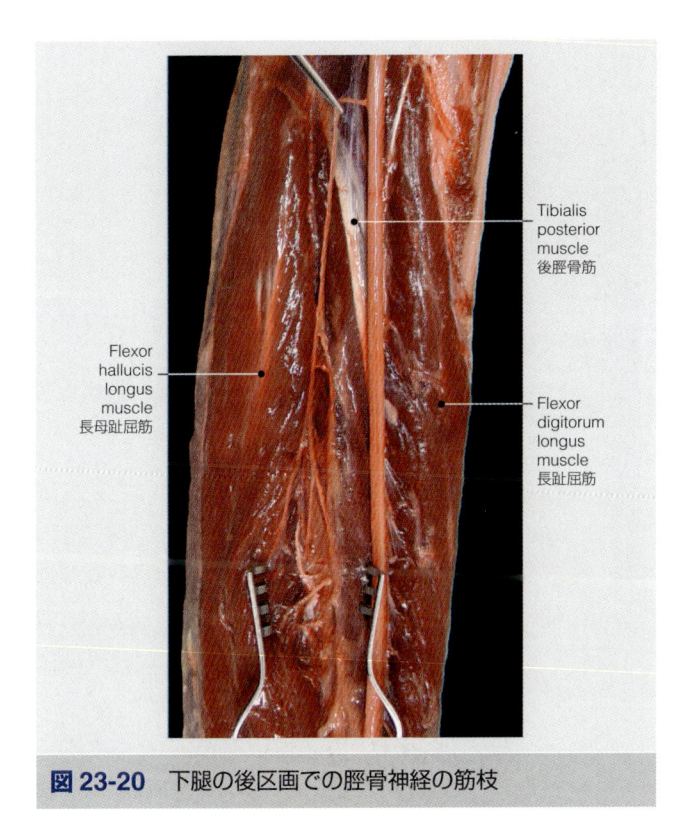

図 23-20　下腿の後区画での脛骨神経の筋枝

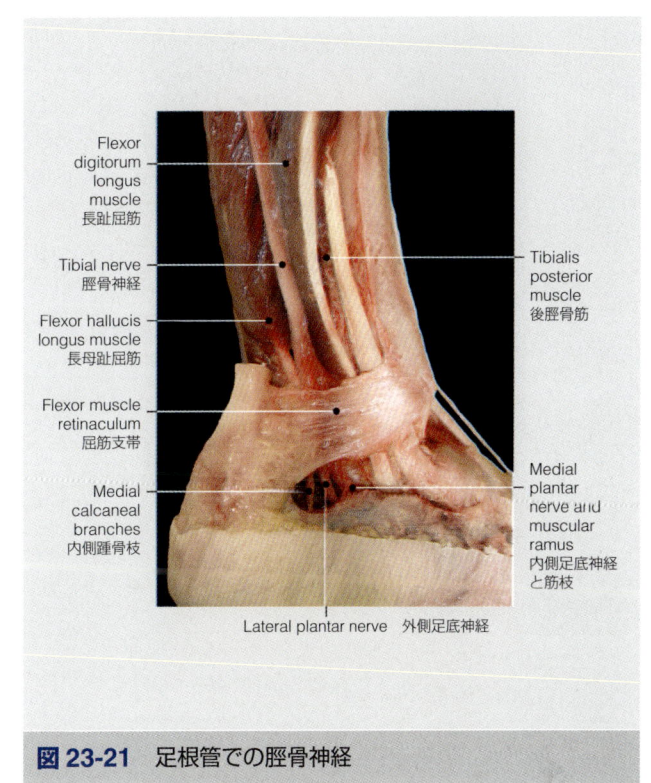

図 23-21　足根管での脛骨神経

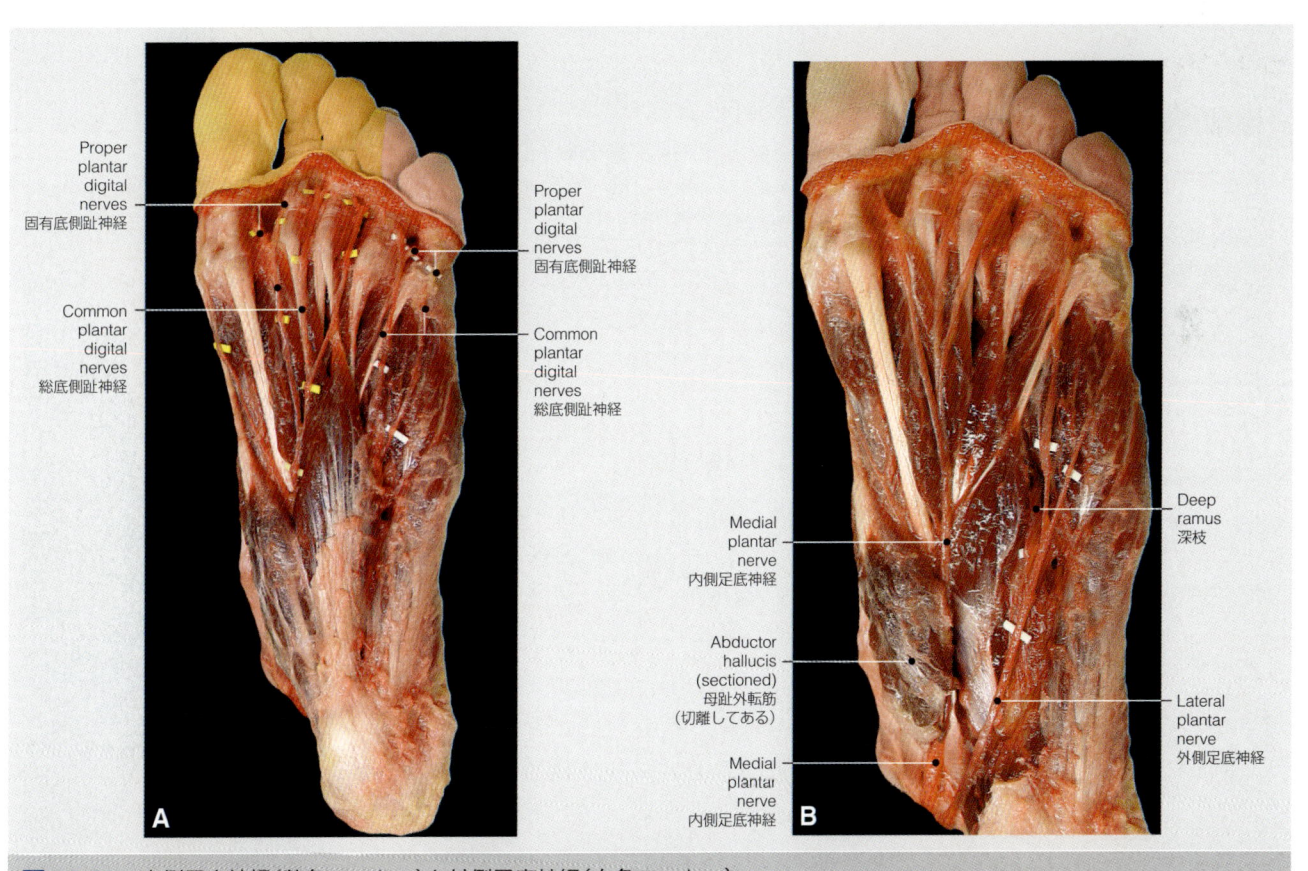

図 23-22　内側足底神経（黄色マーカー）と外側足底神経（白色マーカー）

23　神経学

図 23-23　底側趾神経

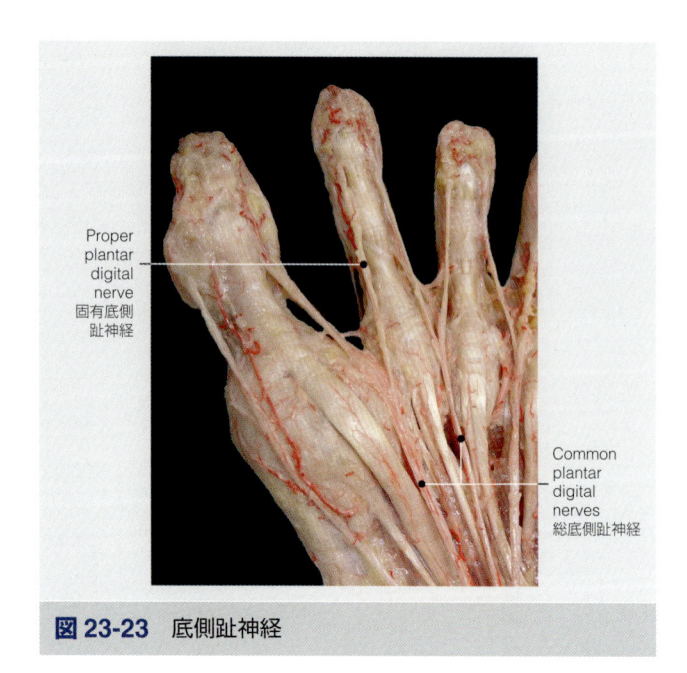

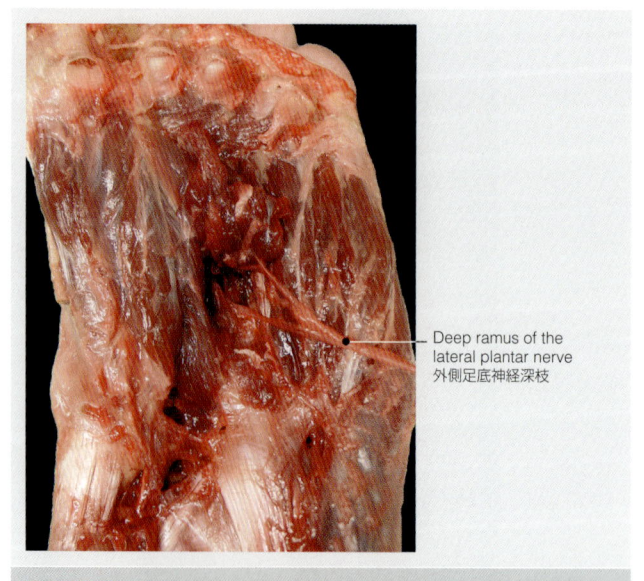

図 23-24　足部内在筋を神経支配する外側足底神経深枝

　まとめとして，脛骨神経は大腿の後区画（大腿二頭筋の短頭を除く），下腿の後区画と足部の足底のすべての筋群を支配している．

■ 陰部神経

　最後に，陰部神経（第 2〜4 仙椎神経）は梨状筋の下で骨盤を出，仙棘靱帯を回り，小坐骨孔を通って再び骨盤に入る（図 23-10）．陰部神経は骨盤底の筋群を支配し，肛門周囲と生殖器へ知覚神経を送る．陰部神経の走行は内陰部動脈の走行に従っている．

尾骨神経叢

　1 つまたは 2 つの尾骨神経が尾骨を覆う皮膚の知覚を司っている．

Chapter 24 血管学
ANGIOLOGY

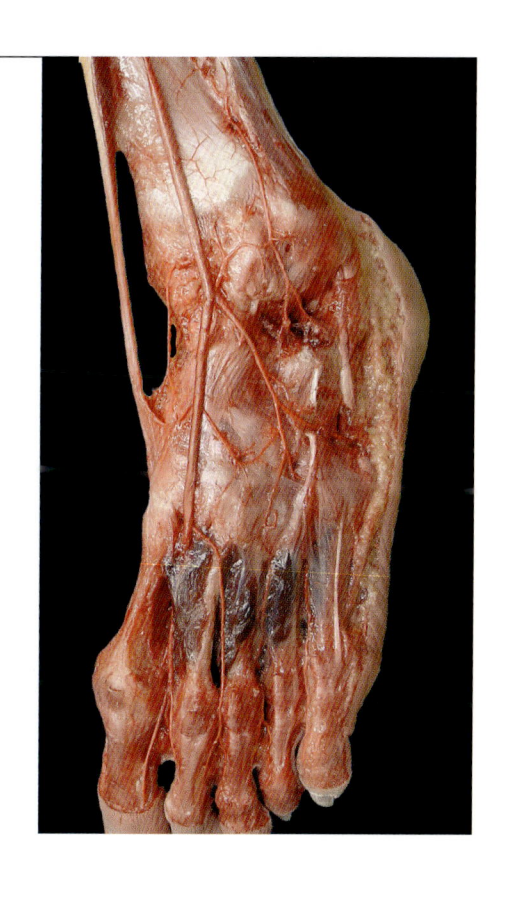

動脈

腹大動脈はL4レベルで遠位に向かって2本の総腸骨動脈（各下肢へ1本ずつ）（図24-1）と正中仙骨動脈とに分岐する．総腸骨動脈は内腸骨動脈と外腸骨動脈とに分岐する．

内腸骨動脈

この動脈については筋骨格系を栄養する側副血管と枝に限局して記述する．

内腸骨動脈の枝は後方，遠位に向かい小骨盤に入る．仙骨の両側で，腸腰筋と梨状筋の表面を通る．内腸骨動脈の最初の枝は腸腰動脈と上殿動脈である．

腸腰動脈は3枝に分かれる．腸骨枝は腸骨窩に位置しており腸骨筋を栄養し，最終的に深腸骨回旋動脈と吻合する．腰枝は腸骨筋の骨盤内後方を腰筋と腰方形筋に向かって上行する．脊髄枝は仙骨とL5の間から脊柱管に入る．

上殿動脈は大坐骨孔で梨状筋の上を通り上殿神経と伴走して主に殿部外側を栄養する（図24-2）．その浅枝は大殿筋と中殿筋の間を走行する．深枝は中殿筋と小殿筋の間を走行する．深枝はさらに小殿筋上部を通過して大腿筋膜張筋に向かう上枝と，大転子に向かって尾側へと走行する下枝とに分かれる．

閉鎖動脈は梨状筋レベルで内腸骨動脈から起こり閉鎖孔に向かって前方へと走行し（図24-2），閉鎖膜を貫通し内転筋に分布する．閉鎖動脈には4枝ある．恥骨枝は小さなアーチを形成し下腹壁動脈の閉鎖枝と吻合する．寛骨臼枝は寛骨臼切痕を寛骨臼横靱帯の下を通って寛骨臼窩に入り，大腿骨頭靱帯（円靱帯）を通って大腿骨頭に入る．その他の2枝は短内転筋との位置関係により名前がついている．前枝は筋の前面を通り内側大腿回旋動脈と吻合する．後枝は筋の後方にある．

下殿動脈はS2-3の前を通り大坐骨孔へ向かう（図24-2）．大坐骨孔では梨状筋の下を下殿神経と伴走して大殿筋深部に分布する．この部位の他の動脈（上殿動脈，閉鎖動脈，大腿回旋動脈）と吻合する．坐骨神経の動脈は下殿動脈から起こっている．

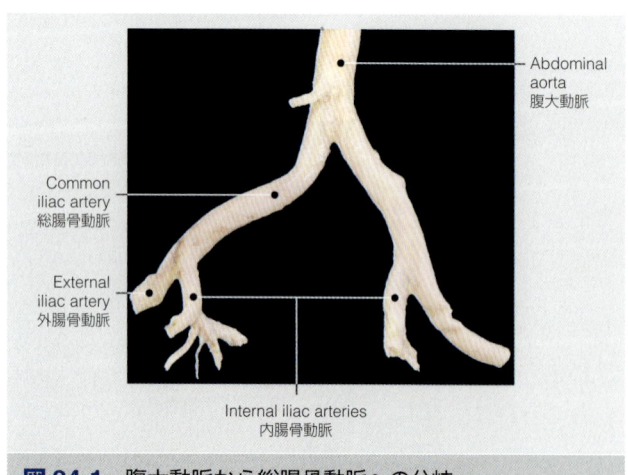

図 24-1　腹大動脈から総腸骨動脈への分岐

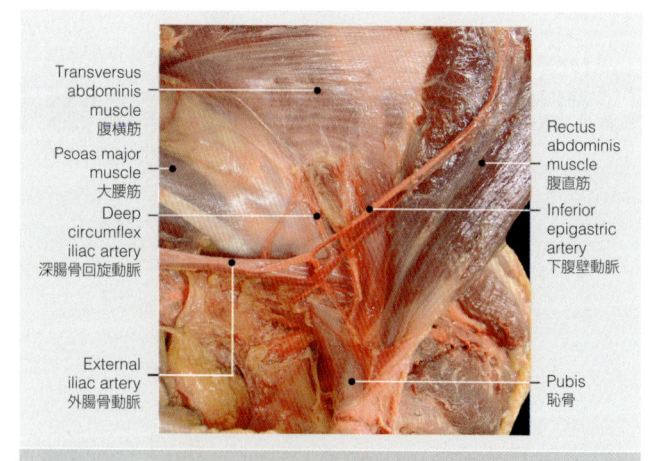

図 24-3　外腸骨動脈の分岐（内側面）

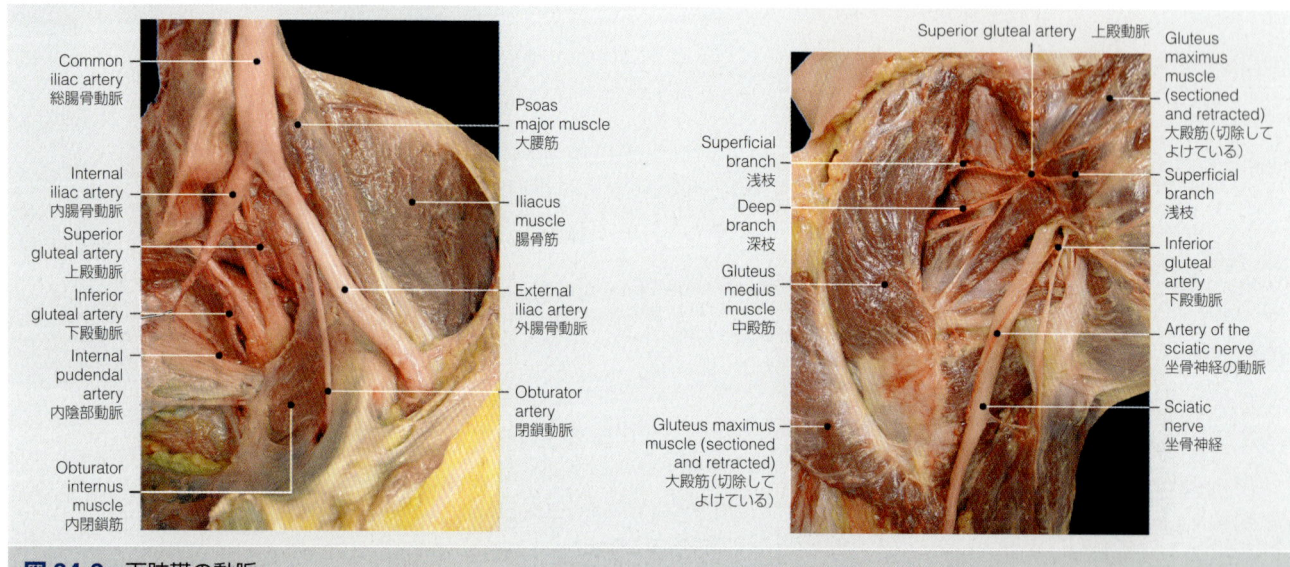

図 24-2　下肢帯の動脈

■外腸骨動脈

　外腸骨動脈は下肢へ向かう．大腿動脈になる前に2本の重要な枝を分岐する．下腹壁動脈と深腸骨回旋動脈である．

　下腹壁動脈は深鼠径孔の内側から起こり腹直筋の下を頭側へと走行してChapter 12で記述した内胸動脈と吻合する（図24-3）．下腹壁動脈の重要な枝は恥骨に向かい側副枝を出す恥骨枝と閉鎖動脈と吻合する閉鎖枝である．

　深腸骨回旋動脈は腸骨稜に沿って前方から後方へと弓状に走行する（図24-3, 24-4）．この動脈から出た上行枝が腹横筋と内腹斜筋の間を走行し腸腰動脈と吻合する．

■大腿動脈

　外腸骨動脈は鼠径靱帯を過ぎると大腿動脈になる．この動脈は大腿三角（Scarpa三角）において大腿神経（外側）と大腿静脈（内側）の間に位置している（図24-4, 24-5）．一連の側副枝がすぐに起こり鼠径部と陰部に分布する．ここでは鼠径枝に焦点をあてる．

　浅腹壁動脈は腹壁前面を頭側へ臍に向かって走行する．浅腸骨回旋動脈（図24-4）は鼠径靱帯に沿って上前腸骨棘に向かう．

　大腿動脈は大腿三角の頂点に向かい縫工筋の深層を走行する．この部位で動脈は内側広筋と長内転筋の間にある

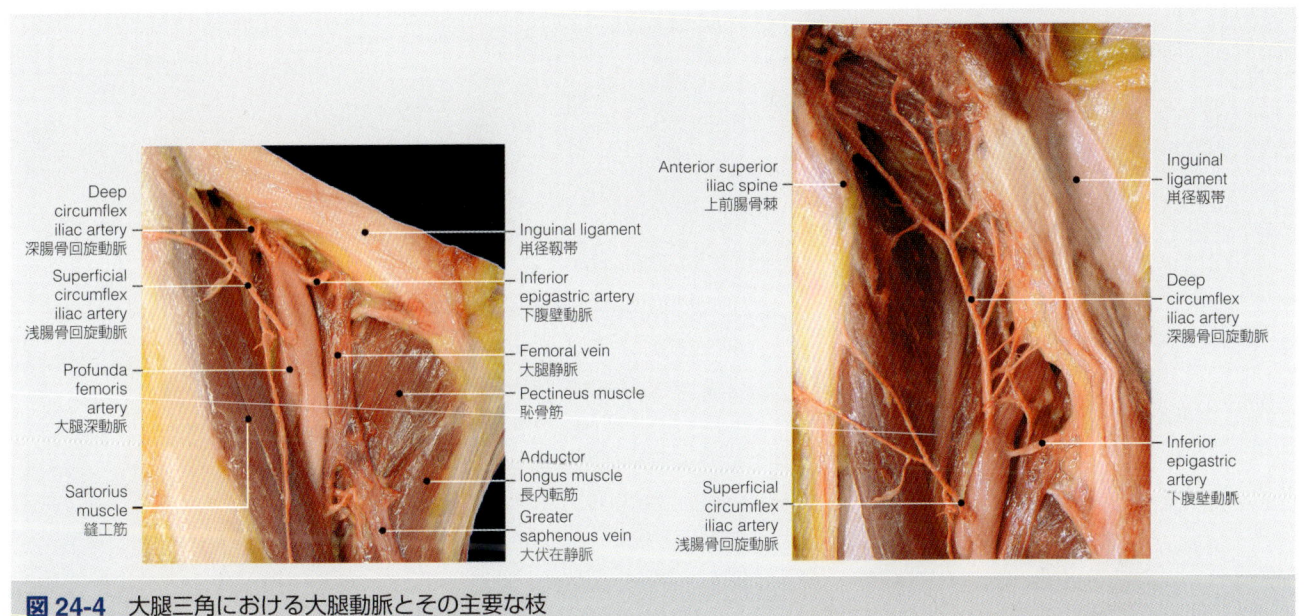

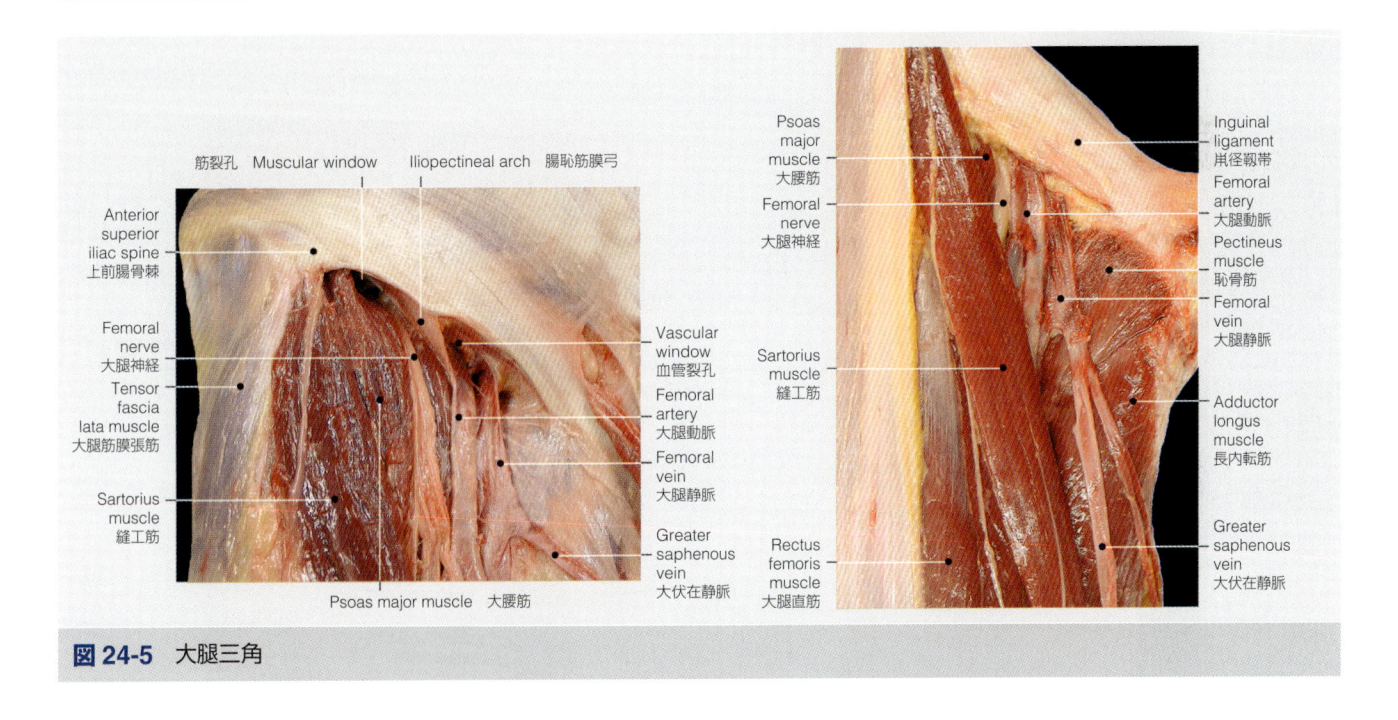

図 24-4 大腿三角における大腿動脈とその主要な枝

図 24-5 大腿三角

Hunter管（内転筋管）を通り，広筋内転筋膜で覆われている．大腿動脈は内転筋腱裂孔を通過して膝窩に入り，膝窩動脈となる（図24-6, 24-7）．内転筋腱裂孔では膝へ向かう下行膝動脈（anastomotic magna）が分岐し，この動脈は広筋内転筋膜を貫通し膝内側を走行する．この動脈からは2枝が起こり，伏在枝は伏在神経・静脈と伴走し，関節枝は内側広筋と近接して膝に向かって下行する．

大腿三角の深部では大腿深動脈が大腿動脈から枝分かれする（図24-4, 24-8）．大腿深動脈は大腿動脈外側から起こり大腿骨に沿ってその後方に位置し，この動脈からは内側・外側大腿回旋動脈が分岐して大腿骨近位骨幹端を取り巻くように走行する．

内側大腿回旋動脈は恥骨筋と腸腰筋の間を通って大腿内側から後外側へ走行する（図24-8）．その走行中に5枝が分岐する．浅枝は恥骨筋と長内転筋の前面を通る．上行枝は外閉鎖筋と大内転筋・短内転筋起始部に向かい近位内側を走行し，最終的に閉鎖動脈と吻合する．下行枝は大腿四頭筋と大内転筋の間を走行し，坐骨下腿部の筋（ischiocrural musculature）に達する．寛骨臼枝は寛骨臼に向かい寛骨臼切痕を通って円靱帯に向かう．深枝は小転子に向かい

24 血管学 379

図 24-6 膝窩部の血管

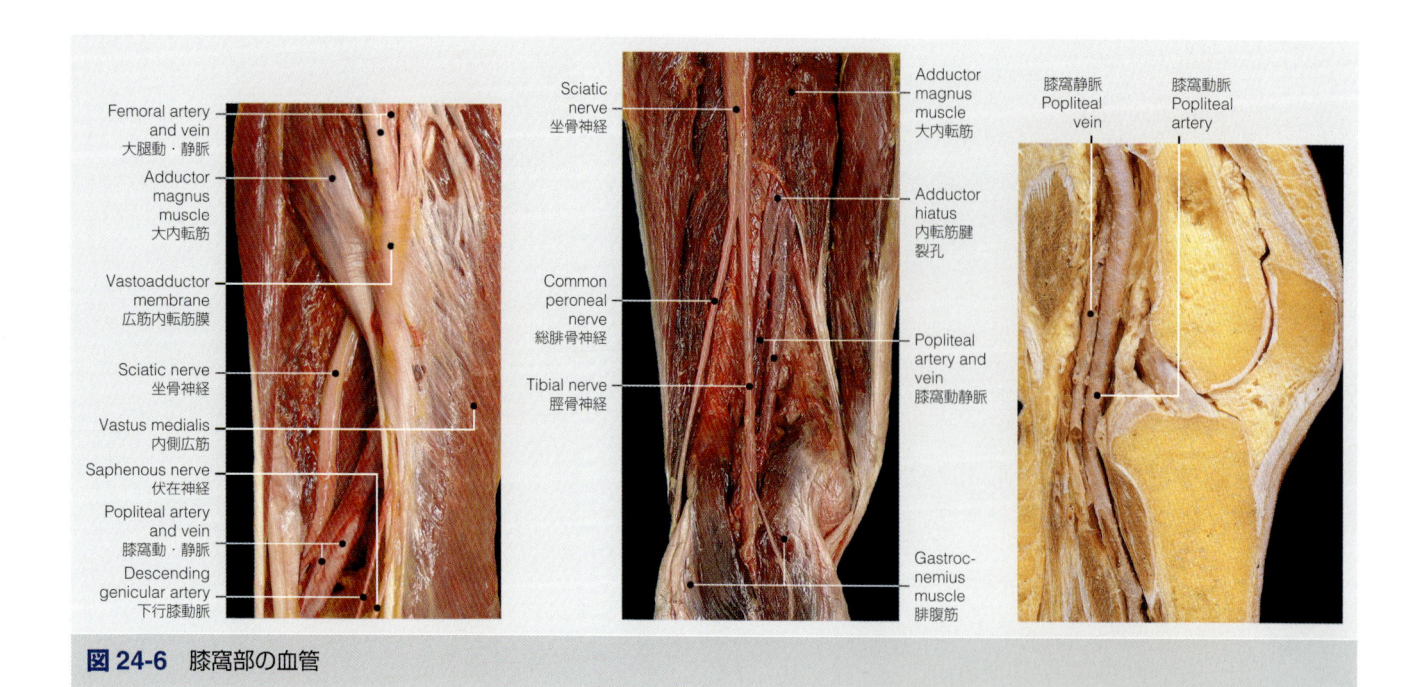

図 24-7 膝関節の動脈．**A** 外側面，**B** 内側面．

　背側へ走行し殿動脈と吻合する．
　外側大腿回旋動脈は大腿直筋の深層を外側へと向かう（図 24-8）．大腿外側に分布する3つの枝を出す．上行枝は縫工筋，大腿直筋，大腿筋膜張筋の深層で大腿骨頸を取り巻くように走行し内側大腿回旋動脈の終末と吻合する．横枝は外側広筋に入り小転子のレベルで大腿骨を取り巻くように走行し内側大腿回旋動脈の終末と吻合する．下行枝は大腿外側を膝に向かって下行する．
　大腿深動脈は大内転筋の停止部に形成される小さい腱裂孔を通って後方へ向かう複数の貫通動脈で終わる．これらの貫通動脈は大腿後部の筋と大腿骨を栄養する．

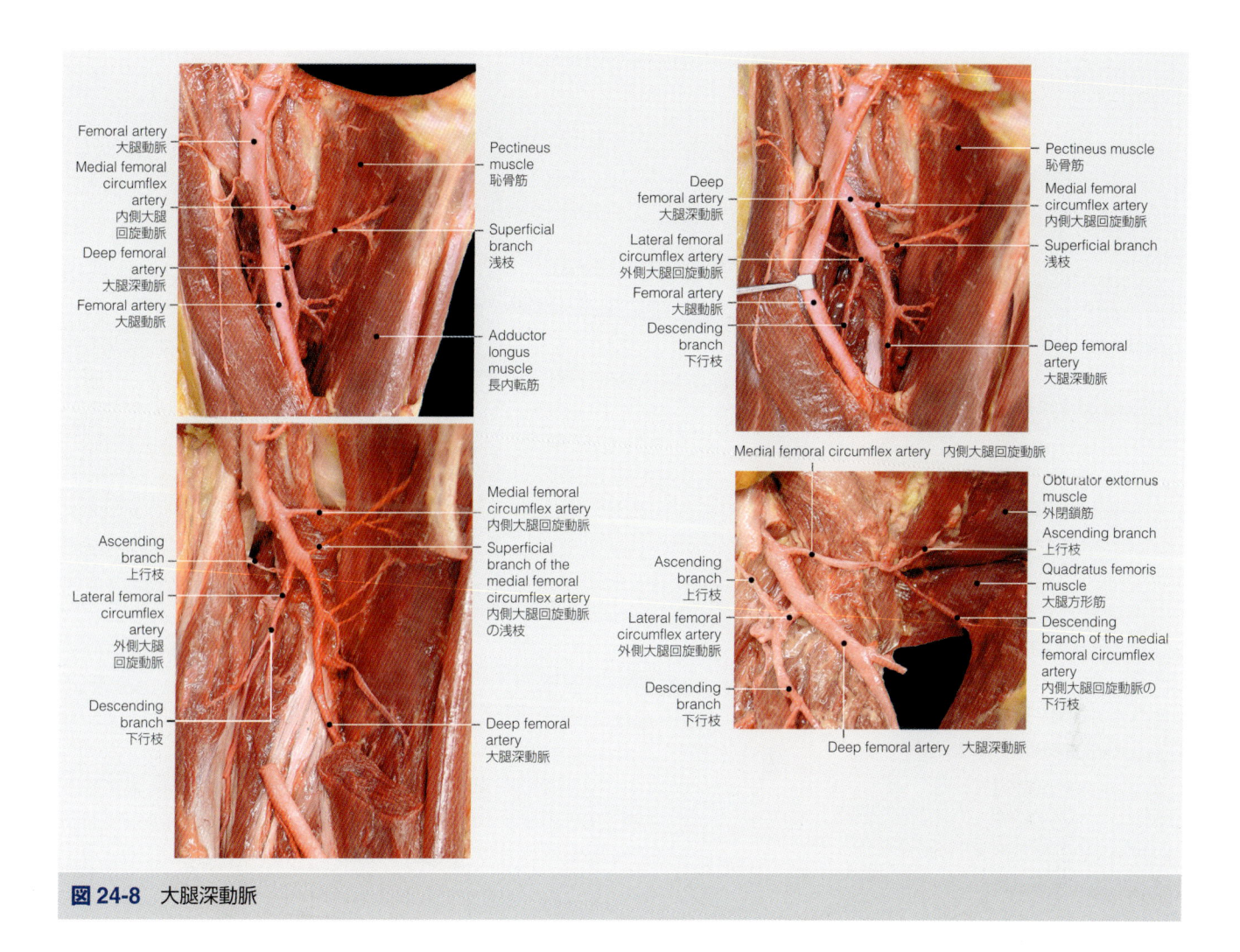

図 24-8　大腿深動脈

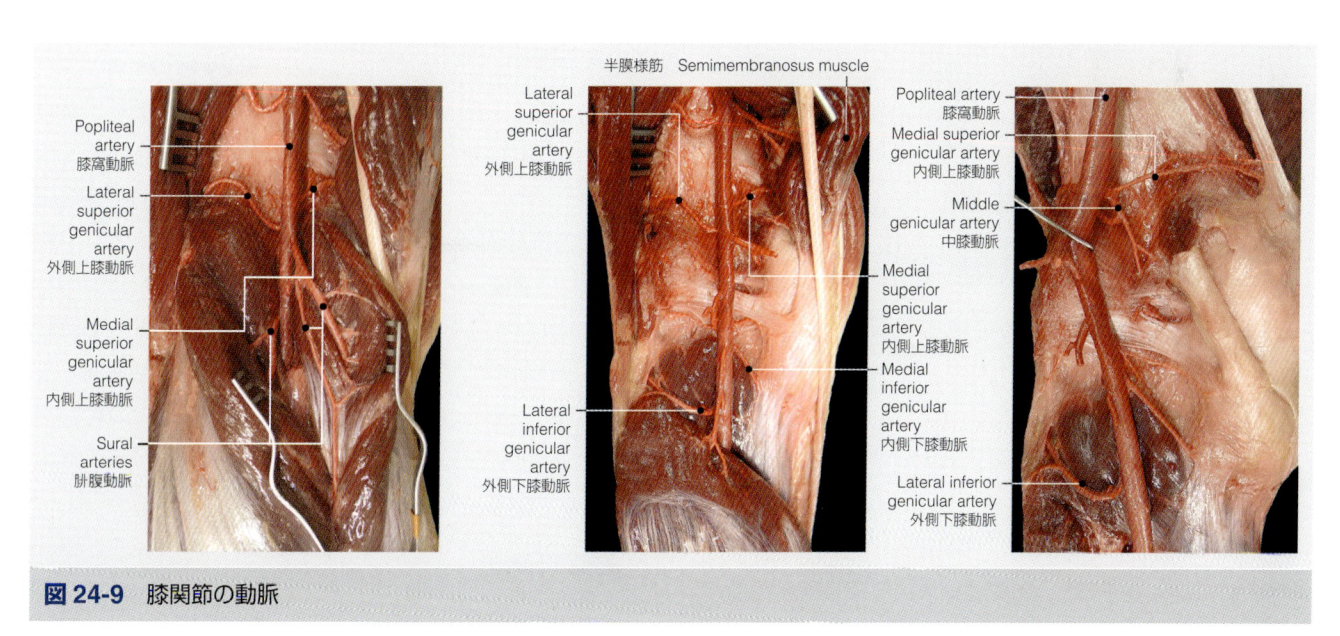

図 24-9　膝関節の動脈

24　血管学

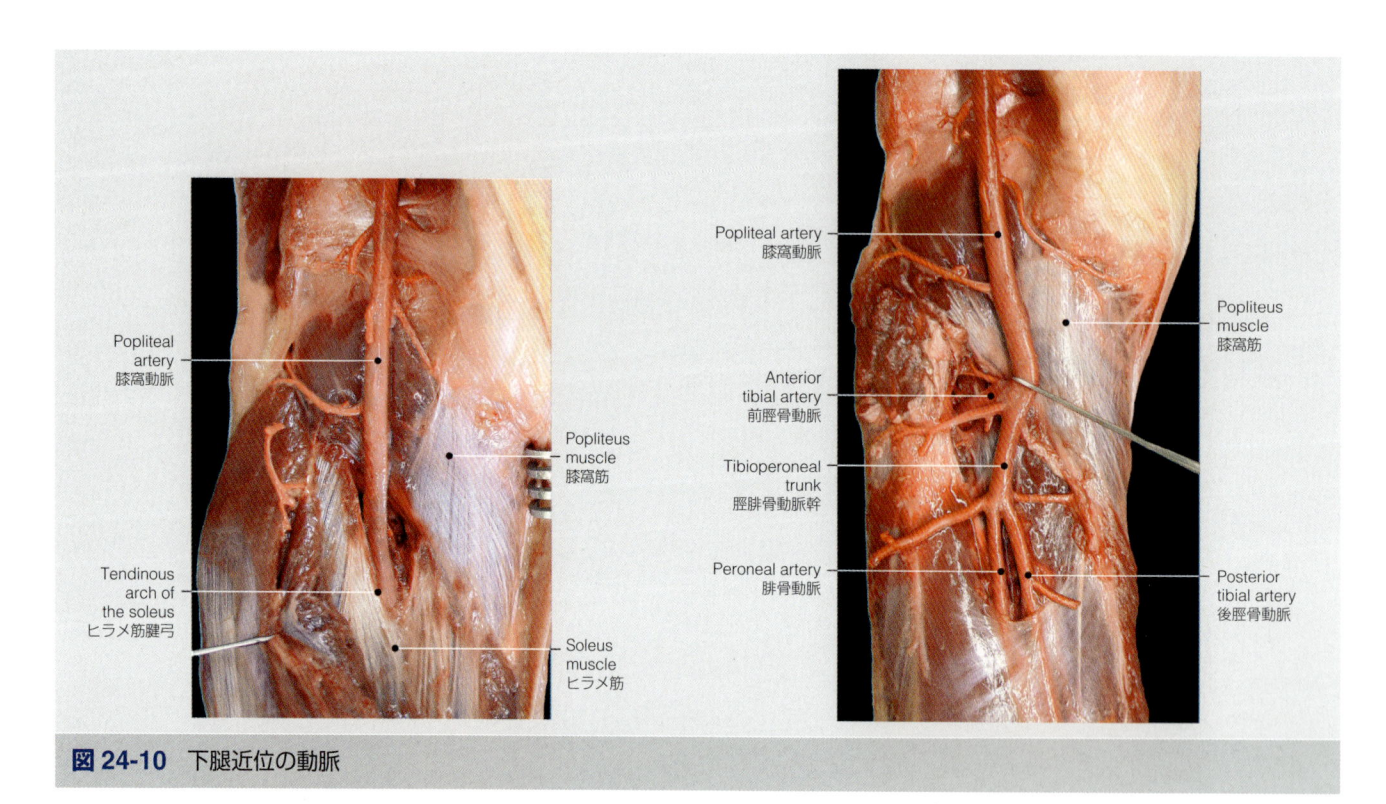

図 24-10 下腿近位の動脈

図 24-11 前脛骨動脈．骨間膜を越えて前区画にある．

■ 膝窩動脈

内転筋腱裂孔を通過した後，大腿動脈は膝窩動脈になる（図 24-6，24-9，24-10）．膝窩動脈は膝窩部で膝窩静脈の深部内側にある．

この動脈は膝前面で膝関節動脈網を形成する一連の側副枝を分岐する．それらは2本の上膝動脈，2本の下膝動脈，1本の中膝動脈と腓腹動脈である．

外側上膝動脈は膝窩深部にあり大腿骨外側顆を取り巻いて前方へと走行する（図 24-7，24-9）．内側上膝動脈は大腿骨内側顆を取り巻いて前方へ走行し，膝前方の膝関節動脈網に終わる（図 24-7，24-9）．

外側下膝動脈は脛骨の外側顆をまわって腓腹筋外側頭と外側側副靱帯の深層を通る（図 24-7，24-9）．内側下膝動脈は脛骨の内側顆をまわって腓腹筋内側頭と内側側副靱帯の深層を通り膝関節動脈網に加わる（図 24-7，24-9）．

中膝動脈は上膝動脈と下膝動脈の間で腓腹動脈の下から分岐する（図 24-9）．正中に位置し深部で十字靱帯に達する．

腓腹動脈は両側に1本ずつ計2本あり（図 24-9），下腿三頭筋に分布する．

膝窩動脈はヒラメ筋腱弓をくぐり前脛骨動脈と脛腓骨動脈幹に分かれる．脛腓骨動脈幹はさらに，後脛骨動脈と腓骨動脈に分かれる．これら3つの動脈は，（下腿区画では）後脛骨動脈と腓骨動脈は後区画に，前脛骨動脈は前区画内に位置している．

■ 前脛骨動脈

膝後方の膝窩筋レベルから起こり，膝窩筋の遠位で骨間膜を貫いて下腿前区画に入る（図 24-10～24-13）．前脛骨動脈からは前脛骨反回動脈が分かれる（図 24-11）．前脛骨反回動脈は上行し膝関節動脈網に吻合する．前脛骨動脈は前区画内で前脛骨筋と長趾伸筋の間を下行する．遠位では

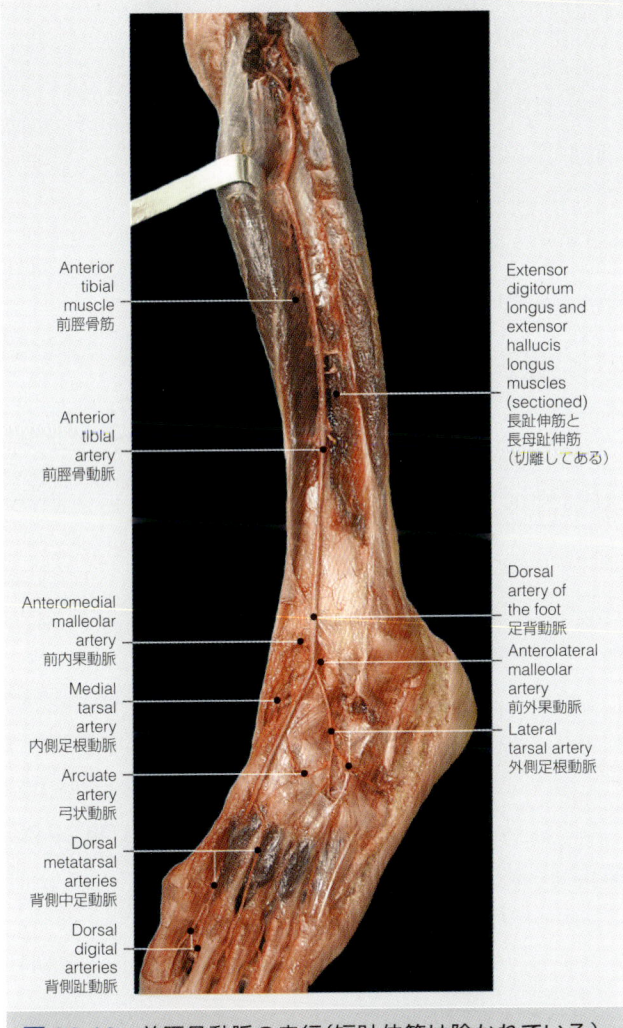

図24-12 前脛骨動脈の走行（短趾伸筋は除かれている）．本例では弓状動脈は非常に小さく近位に位置している．

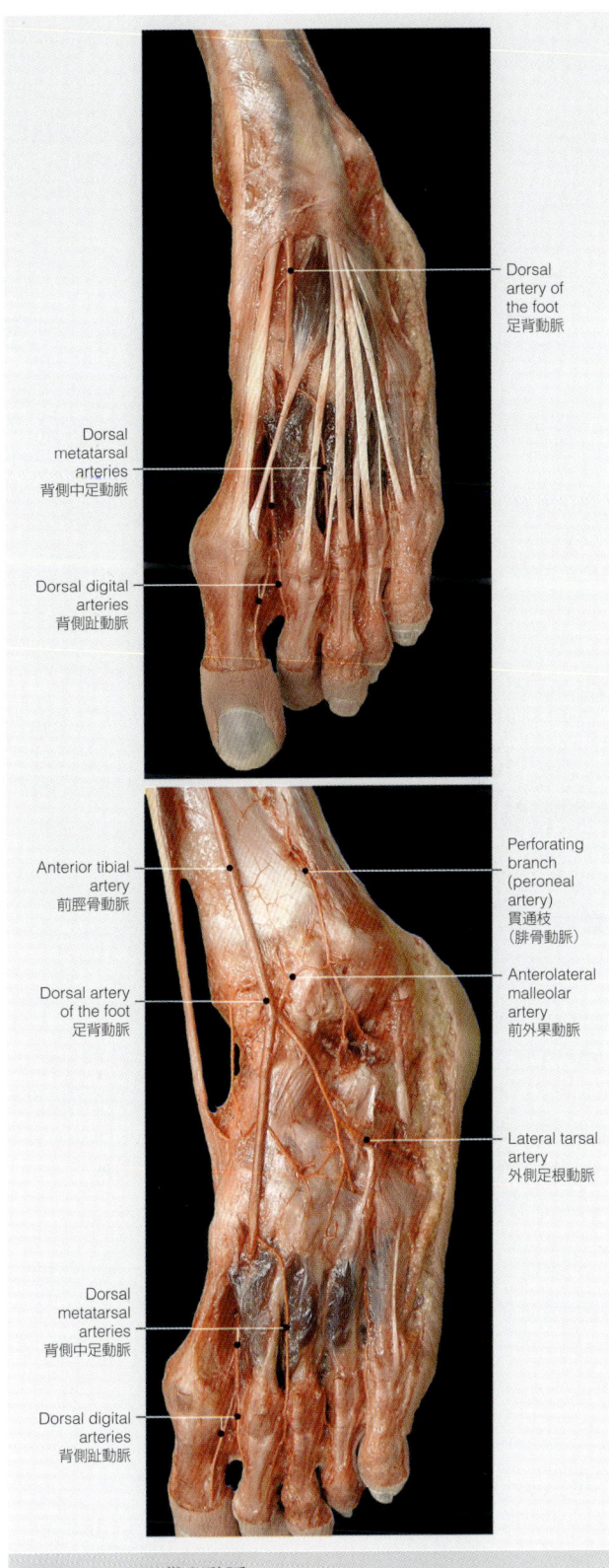

図24-13 足背の動脈

　前脛骨筋と長母趾伸筋の間を走行する．果部のレベルでは各果に1本ずつの枝，前内果動脈と前外果動脈を送り（図24-12），それぞれ内果，外果動脈網を形成する．

　伸筋支帯の下を通過した後，前脛骨動脈は足背動脈と呼ばれる（図24-13）．足背動脈は長趾伸筋腱と長母趾伸筋腱との間に位置しており，その拍動を触知できる．足背動脈は分岐して足部内側に分布する内側足根動脈と，足根部から足趾伸筋の深層を通って外側に向かう外側足根動脈とに分かれる（図24-12，24-13）．内側・外側足根動脈は弓状動脈を介して互いに交通し背側動脈弓を形成している（図24-12）．この動脈弓からは背側中足動脈が分岐し，これらの動脈は足趾骨間隙に位置している（図24-12〜24-14）．中足趾節関節レベルではこれらの動脈はさらに2本の背側趾動脈に分かれて趾間を挟んで向き合う足趾の両側を通る．第5趾外側は背側動脈弓から起こる動脈による

24　血管学　383

図 24-14 足趾背側の動脈

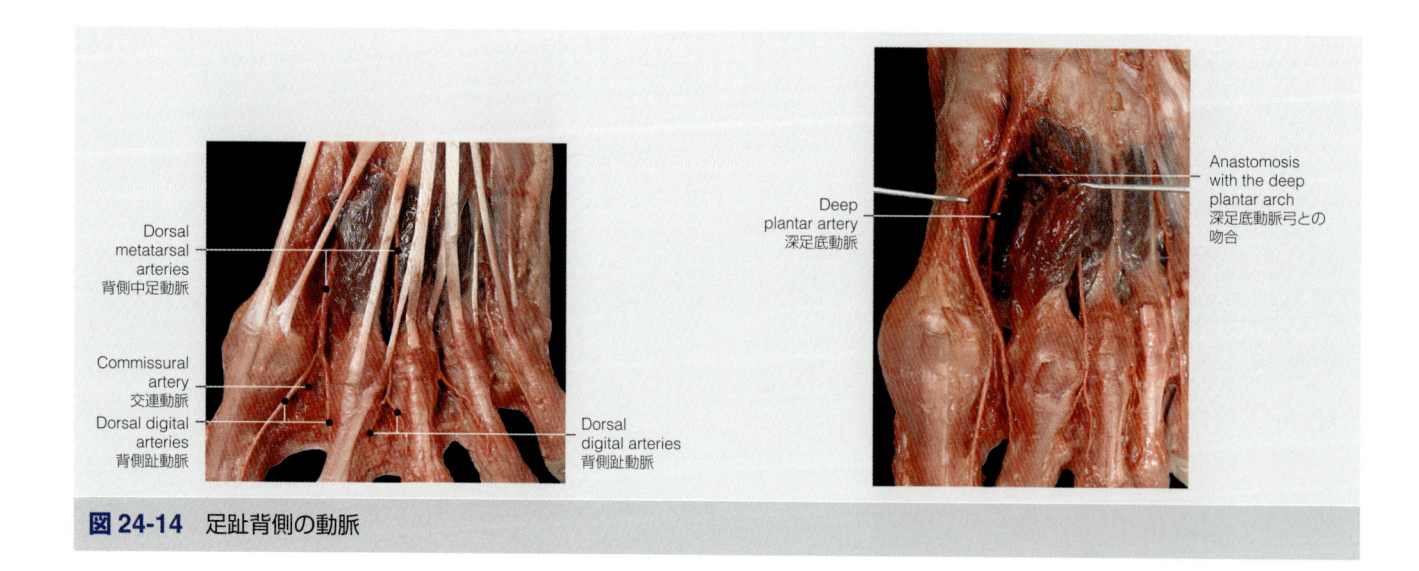

血行を受けるが母趾内側は足底動脈からの血行を受ける．
深足底動脈(図 24-14)は第1趾間で深足底動脈弓と背側中足動脈とが交通している貫通動脈である．

■ 腓骨動脈

腓骨動脈は腓骨後方に位置し，遠位は踵骨に向かう(図 24-15)．腓骨骨幹で腓骨への栄養血管が分岐し，遠位で交通枝により後脛骨動脈と交通する．そのすぐ遠位では貫通枝が出て骨間膜を越えて外果と足背に分布する(図 24-13, 24-15)．外果付近で腓骨動脈から外果枝が出て前脛骨動脈からの外果枝と吻合する．最後に踵骨枝が踵骨後面で踵骨動脈網を形成する．

■ 後脛骨動脈

下腿後区画内で浅層と深層の間を走行する(図 24-15)．起始近くで脛骨への栄養血管が分岐する．後脛骨動脈は足根管に近づくに従ってより内側を走行するようになる．内果レベルでは内果枝が分岐して内果動脈網を形成する．
足根管は脛骨遠位骨端，距骨，踵骨によって形成され，内側靱帯(三角靱帯)により連結されている(図 24-16)．足根管は屈筋支帯によって覆われ，長母趾屈筋腱と後脛骨筋腱，およびその線維性腱鞘がその腱性の床になっている．この管を通る神経血管束としては足底に分布する後脛骨静脈や脛骨神経がある．
足根管内で後脛骨動脈は内側・外側足底動脈に分岐し，内側足底動脈はさらに深枝と浅枝に分かれる(図 24-16，24-17)．深枝は母趾外転筋と短母趾屈筋の間を第1趾間に向かって，浅枝は足部内側縁を母趾に向かってそれぞれ走行する．外側足底動脈(図 24-16，24-18)は短趾屈筋と足底方形筋の間の面を足部外側に向かって斜めに走行する．内側足底動脈と外側足底動脈は中足骨中央のレベルで互いに吻合し深足底動脈弓を形成する．この動脈弓から底側中足動脈が起こり，足部骨間隙を通り遠位で総底側趾動脈となる(図 24-19)．さらに中足骨間からそれぞれ一対の貫通枝が足背に向かっている．
中足趾節関節近傍では総底側趾動脈が固有底側趾動脈に分岐して趾間を挟んで向き合う足趾の両側を走行する．母趾の内側動脈と第5趾の外側動脈は深足底動脈弓から直接分岐する．
足底動脈間の浅層での吻合には諸型存在し，浅足底動脈弓と呼ばれる．

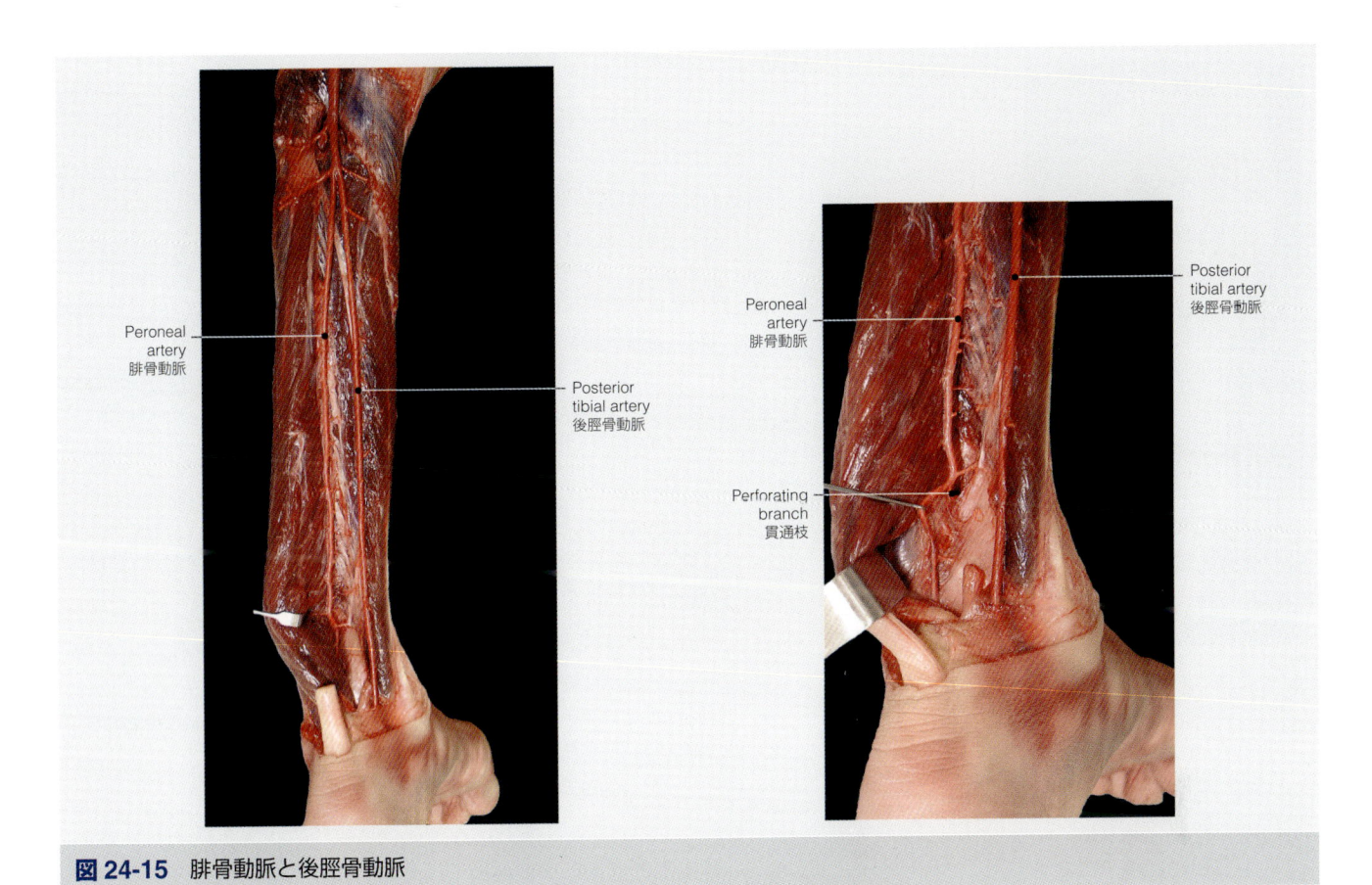

図 24-15　腓骨動脈と後脛骨動脈

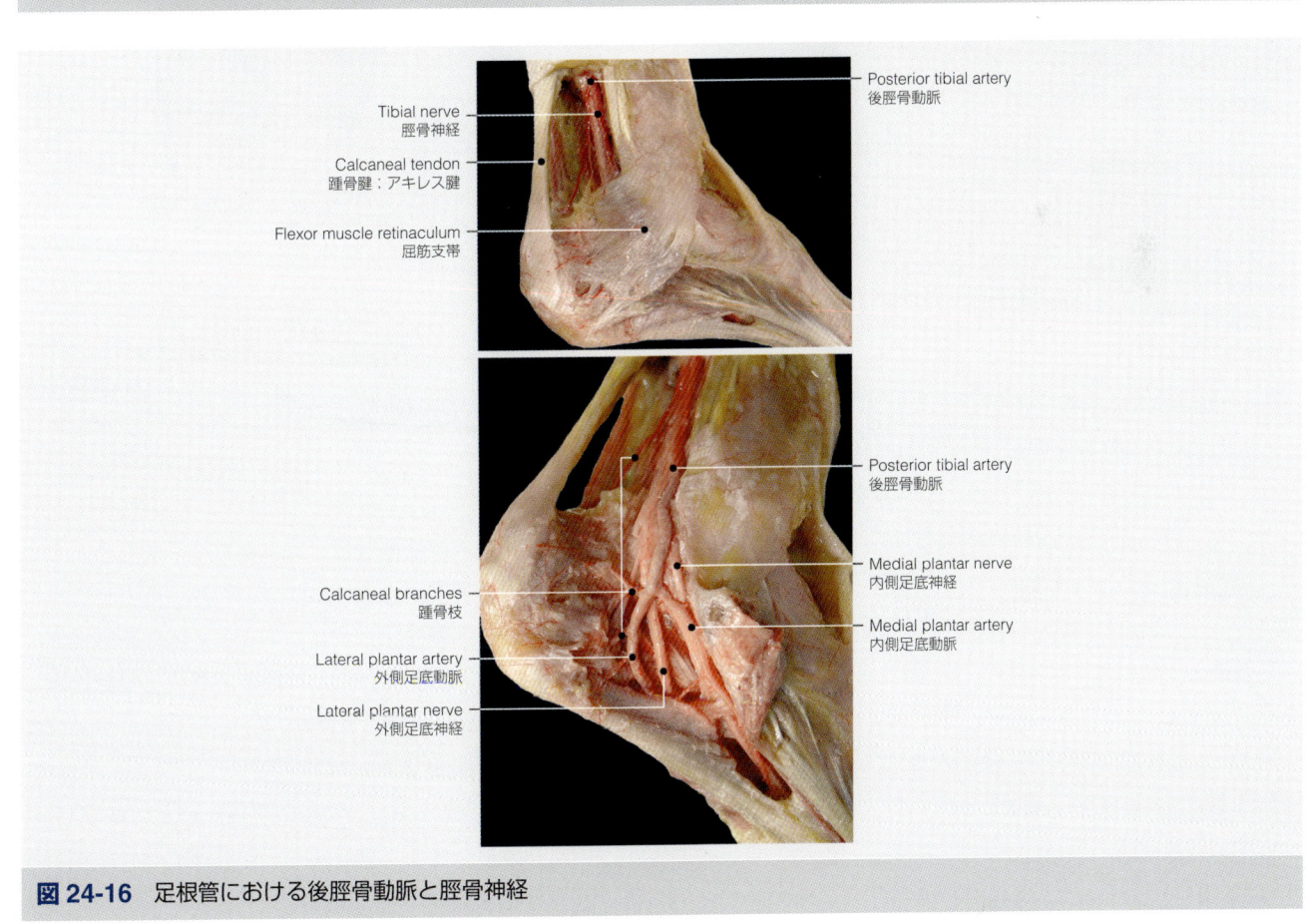

図 24-16　足根管における後脛骨動脈と脛骨神経

24　血管学

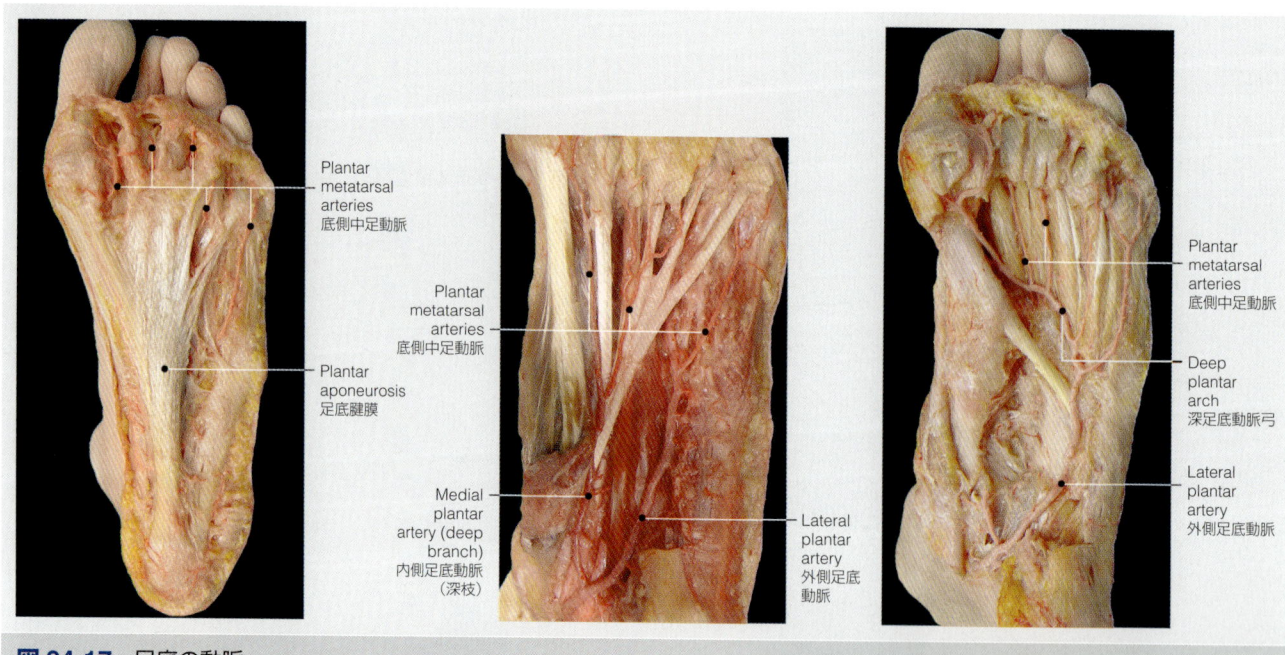

図 24-17 足底の動脈

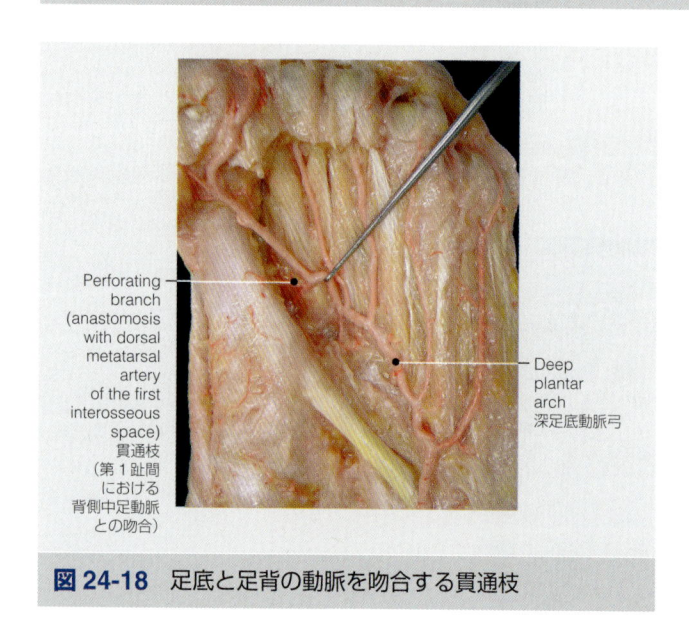

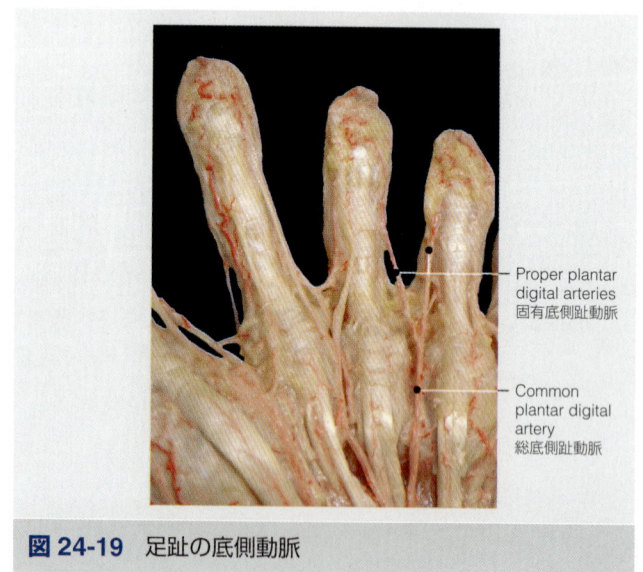

図 24-18 足底と足背の動脈を吻合する貫通枝

図 24-19 足趾の底側動脈

静脈とリンパ管

下肢帯と下肢のすべての静脈は総腸骨静脈を通って下大静脈に流れる．

静脈は浅層の静脈系と深層の静脈系に分類される（**図 24-20**）．深層の静脈系は，通常ここで記載した動脈に伴走する伴走静脈である．

■ 足部の深層・浅層静脈

その流れに沿って遠位から近位へと記述する．足部の浅層静脈は足背に，深層静脈は足底にある．しかしこれらの間には無数の交通枝が存在する．

足趾領域からの静脈血は底側趾静脈と背側趾静脈に集まる．これらはそれぞれ底側中足静脈と背側中足静脈に流れ（**図 24-21**），中足静脈は足底静脈弓と足背静脈弓へと流れる．足底と足背の静脈系には骨間隙レベルの骨頭間静脈，内側足縁静脈（母趾内側），外側足縁静脈（第5趾外側）を介した一連の交通がある．さらに一連の貫通静脈が筋膜下静脈と皮下静脈とを交通させて，浅層静脈系と深層静脈系をつないでいる．

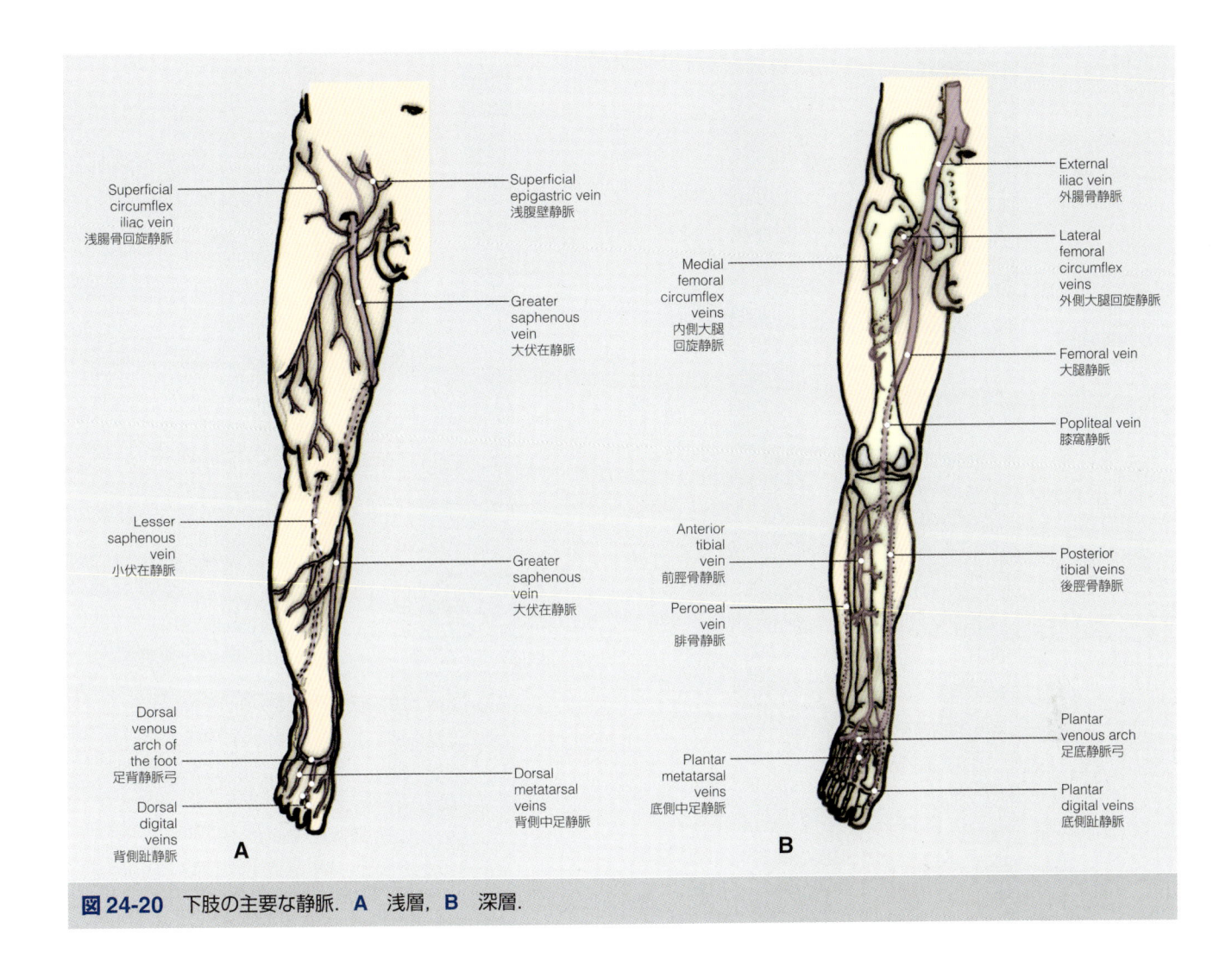

図 24-20　下肢の主要な静脈．**A** 浅層，**B** 深層．

■ 下腿と大腿の深層静脈

前脛骨静脈は下腿前区画内では前脛骨動脈に伴走し（図 24-20），骨間膜を越えて後方に移行する．足背の静脈血を集め，後脛骨静脈と合流して膝窩静脈となる．

後脛骨静脈は足底浅層の静脈網を含む足底の静脈血を集める（図 24-20）．下腿後区画内を後脛骨動脈に伴走し，前脛骨静脈と合流して膝窩静脈になる．腓骨静脈は踵外側部から起こり腓骨動脈に沿って上行し，下腿近位 1/3 で後脛骨静脈に合流する（図 24-20）．

前・後脛骨静脈と腓骨静脈が合流した膝窩静脈は膝窩部で動脈の浅層に位置する（図 24-20，24-21）．膝窩静脈には浅層静脈として後述する膝静脈，腓腹静脈，小伏在静脈も合流する．膝窩静脈は内転筋腱裂孔を通過した後は大腿静脈となる．

大腿静脈は内転筋腱裂孔から大腿三角まで大腿動脈の内側を走行する（図 24-20）．大腿三角において大腿深静脈と大伏在静脈が合流する．近位では，鼠径靱帯近くで外陰部静脈，浅腸骨回旋静脈，浅腹壁静脈（図 24-22）やその他の動脈の伴走静脈が合流する．

大腿深静脈は大腿静脈に合流し，内側・外側大腿回旋静脈や大内転筋からの貫通静脈からの静脈血も受ける．

■ 下腿と大腿の浅層静脈

下肢の浅層静脈は伏在静脈と呼ばれる．小伏在静脈は足部外側から起こり足背の静脈網，足背静脈弓からの静脈血を集め，外果後方から膝窩に向けて内側方向に上行する（図 24-20，24-21）．小伏在静脈は膝窩の下角（inferior angle）において膝窩筋膜を貫いて膝窩静脈と合流する．大伏在静脈は足部内側から起こり，足背静脈網と足背静脈弓からの静脈血を集め内果前面と下腿，大腿内側を上行する（図 24-20，24-23，図 24-5）．大腿近位 1/3 では伏在裂孔を通って（大腿三角の屋根にあたる）篩状筋膜を越えて鼠径靱帯近くで大腿静脈と合流する（図 24-22）．

24　血管学　387

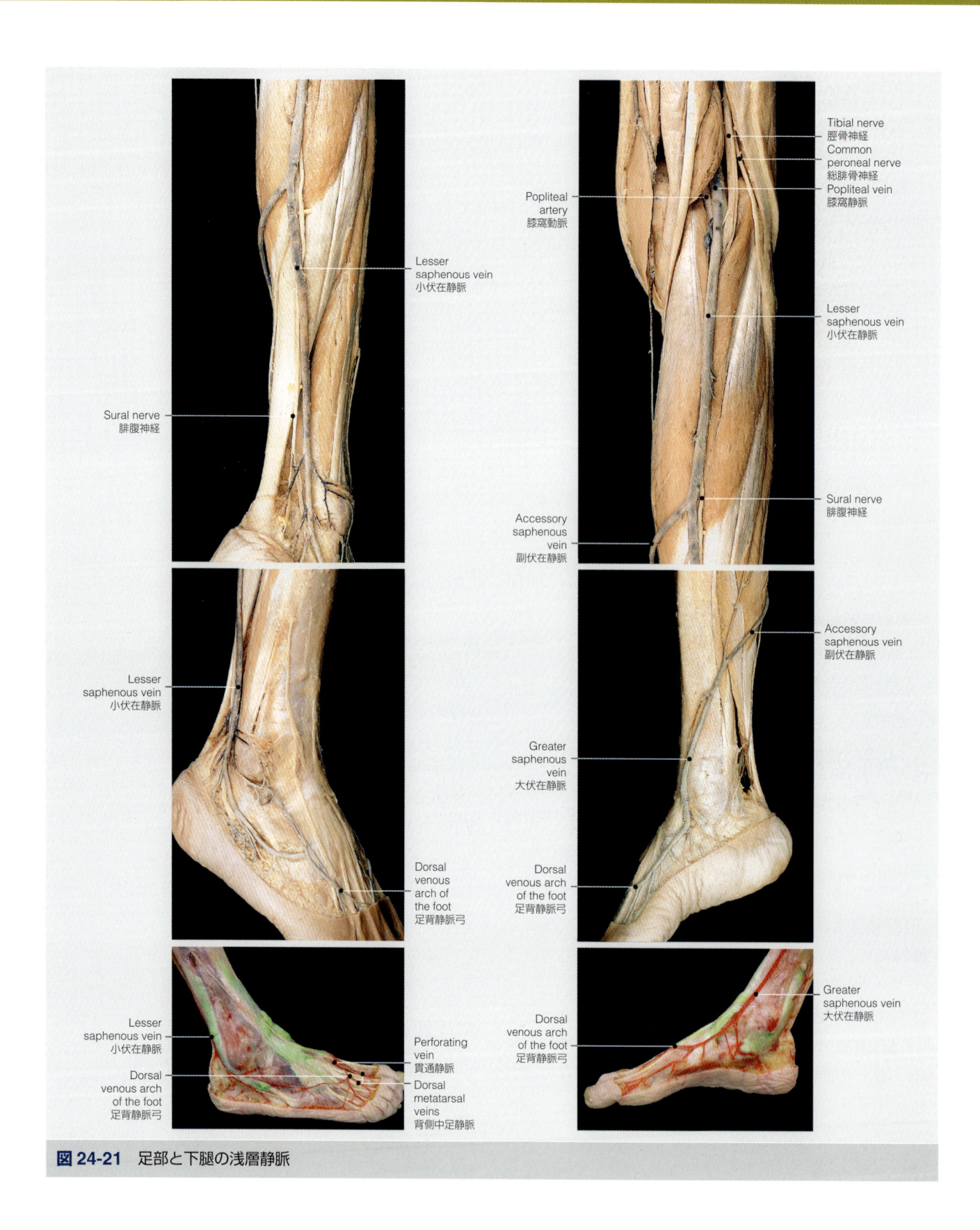

図 24-21　足部と下腿の浅層静脈

388　Ⅳ　下肢帯と下肢

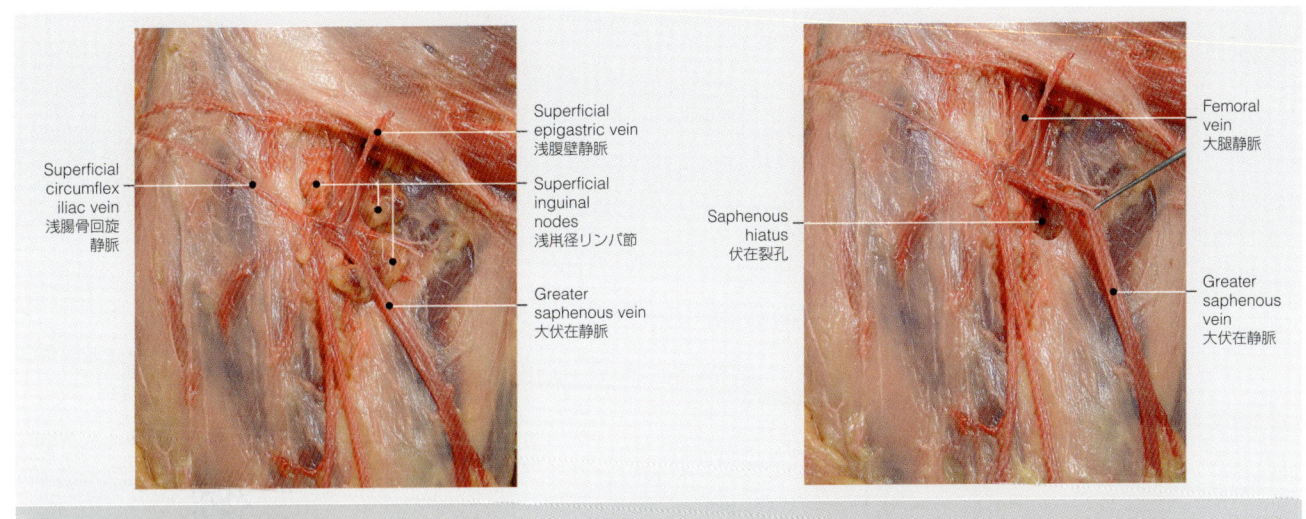

図 24-22 大腿三角の浅層

鼠径部には鼠径靱帯下に2つの空間がある．これらは，腸骨筋膜の肥厚したものである腸恥筋膜弓が鼠径靱帯と腸恥隆起の間に張ることにより分けられた空間である（▶図 24-5）．外側が筋裂孔で腸腰筋と大腿神経が通過し，内側の血管裂孔は大腿動静脈が通り，特徴的なCloquetリンパ節がある．これらの神経血管束が大腿三角の代表的な構造である．

■ 下肢帯の静脈

大腿静脈は血管裂孔を通過した後，外腸骨静脈へと続く．この静脈は下腹壁静脈と深腸骨回旋静脈という，既に記述した動脈と同名の静脈からの静脈血を集める．

内腸骨静脈は内陰部静脈，上・下殿静脈，閉鎖静脈からの血を受ける．内腸骨静脈は外腸骨静脈と合流し，総腸骨静脈となる．左右の総腸骨静脈が合流して下大静脈を形成する．下大静脈には正中仙骨静脈も合流する．腸腰静脈は総腸骨静脈に流れるが内腸骨静脈に流れ込む場合もある．

浅層静脈系にも深層静脈系にも管腔内には特徴的な静脈弁があり小さく膨隆している．

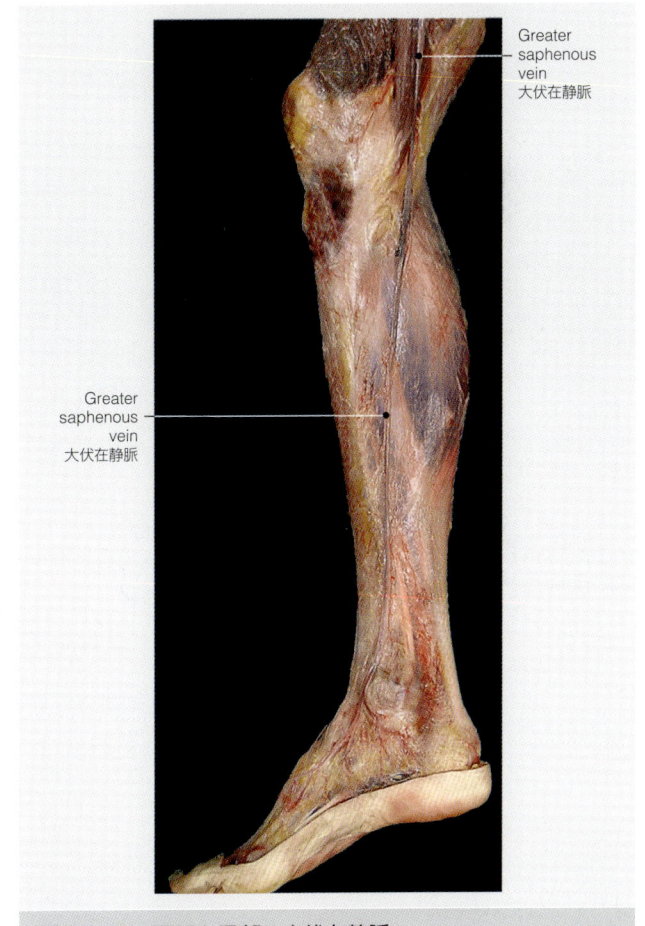

図 24-23 下腿と足部の大伏在静脈

リンパ管

下肢の主要なリンパ節が鼠径部と膝窩部で，浅層と深層に形成されている．

鼠径部では上内側，上外側浅鼠径リンパ節が鼠径靱帯の下に（図 24-22），下浅鼠径リンパ節は大伏在静脈が篩状筋膜を越える部位に位置している．深鼠径リンパ節は筋膜下で大腿静脈の内側に位置している（Cloquetリンパ節）．

浅膝窩リンパ節は膝窩部で小伏在静脈と膝窩静脈の合流部に，深膝窩リンパ節は膝窩動脈よりも深層にある．

索引
INDEX

■ 数字・欧文索引

■ 数字

Ⅰ型コラーゲン線維　9
Ⅱ型コラーゲン線維　9

■ A

Abdominal aorta　378
Abdominal portion of pectoralis major　125
Abduction　22
Abductor digiti quinti　158, 361
Abductor hallucis　358
Abductor pollicis brevis　156
Abductor pollicis longus　152
Accessory collateral ligament　114
Accessory hemiazygos vein　282
Accessory process　220
Acetabular labrum　310
Acetabulum　291, 310
Achilles tendon　346
Acromial angle　52
Acromial branch　196
Acromial end　50
Acromial portion　126
Acromioclavicular joint　85, 88
Acromion　52
Adduction　22
Adductor brevis　341
Adductor hallucis　358
Adductor longus　341
Adductor magnus　341
Adductor pollicis　157
Adductor tubercle　294
Adventitia　38
Afferent nerve fibers　32
Agonist　28
Ala　221
Alar ligaments　236
Alar plica　313
Amphiarthrosis　19, 213
Anastomotic magna　379
Anatomic neck　56
Anconeus　146
Angiology　37
Angular movement　21

Angular muscle　122
Ankle joint　320
Annular epiphysis　213
Annular ligament of radius　92
Annulus fibrosus of vertebral column　238
Ansa cervicalis　272
Antagonist　28
Antebrachial median vein　205
Antepulsion　23
Anterior　3
Anterior antebrachial region　46
Anterior atlanto-occipital membrane　234
Anterior atlantoaxial ligament　236
Anterior band　94
Anterior border　50
—— of radius　61
Anterior brachial region　46
Anterior carpal region　47
Anterior circumflex humeral artery　197
Anterior column　213
Anterior compartment　26
Anterior cruciate ligament　315
Anterior fascicle or band of elbow joint　94
Anterior gluteal line　291
Anterior horn　32
Anterior inferior iliac spine　291
Anterior interosseous artery　201
Anterior interosseous nerve　180
Anterior ligament of the head of the fibula　318
Anterior longitudinal ligament　239
Anterior oblique ligament　111
Anterior obturator tubercle　292
Anterior pubic ligament　308
Anterior recurrent tibial artery　382
Anterior region
—— of leg　287
—— of thigh　286
Anterior root　32
Anterior sacro-iliac ligaments　307
Anterior sacrococcygeal ligament　245
Anterior scalene　257
Anterior superior iliac spine　291
Anterior talofibular ligament　322
Anterior tibial artery　382
Anterior tibial vein　387
Anterior tibiofibular ligament　318

Anterior tubercle of cervical spine　215
Anterolateral malleolar artery　383
Anteromedial malleolar artery　383
Anteversion　21
Aortic arch　276
Apical　4
Apical ligament　236
Arcade of Osborne　185
Arcuate ligament　117
Arcuate popliteal ligament　349
Arnold 神経（大後頭神経）　271
Arnold の下外側靱帯　235
Arteriole　39
Artery　38
Arthrodia　19
Articular cartilage
—— of the femur　9
—— of the patella　9
Articular disk　83
Articulation　15
Ascending aorta　276
Ascending cervical artery　193, 278
Ascending lumbar vein　282
Ascending portion of the trapezius　120
Atlanto-occipital joint　234
Auricular region　210
Axial plane　5
Axilla　46
Axillary nerve　175
Axillary vein　204
Azygos vein　282

■ B

Ball-and-socket joint　326
Bardinet 靱帯　94
Base of metacarpal　73
Base of sacrum　221
Basilic vein　205
Berentini 吻合　183
Biceps　27
Biceps brachii　46
Biceps femoris　343
Bichat 仙棘靱帯　306
Bicipital groove　56
Bicipital tuberosity　62
Bifid spinous processes　217
Bifurcate ligament　323

Bigelow の Y 靱帯　312
Blood vessel　28
Bochdalek 裂（腰肋三角）　269
Body
―― of hyoid bone　224
―― of metacarpal　73
―― of rib　223
―― of sternum　224
Bone collar　13
Brachial artery　197
Brachial veins　204
Brachialis　133
Brachiocephalic trunk　38
Brachioradialis　46, 153
Brodie's ligament　86
Buccal region　210

■ C

Calcaneal apophysis　302
Calcaneal groove　300
Calcaneal tubercle　300
Calcaneal tuberosity　300
Calcaneocuboid joint　324
Calcaneofibular ligament　322
Calcaneonavicular ligament　324
Calcaneus　298
Calf　345
Campar の腱交叉　141
Cancellous bone　10, 12
Capillary　39
Capitate　71, 74, 107
Capitellotrochlear groove of humerus　58
Capitellum　90
―― of humerus　58
Carotid triangle　210
Carpal condyle　104
Carpal region　47
Cauda equine　33
Caudal　3
Central　3
Cephalic vein　205
Cervical rib　221
Cervical spine　214, 233
Channel　11
Chassaignac 結節（頸動脈結節）　215
Checkrein ligament　117
Chiasma　137
Chin region　210
Chopart 関節（横足根関節）　322
Circumduction　23
Circumflex artery　197
Circumflex scapular artery　196
Clavicle　45
Clavicular notch　83

Clavicular portion　125, 126
Clavipectoral triangle　46
Cleland 靱帯　166
Cloquet リンパ節（深鼠径リンパ節）　389
Coccygeal glomus　278
Coccygeal horns　222
Coccyx　214, 220
Collateral branch　35
Collateral ligaments　326
―― of metacarpophalangeal joint　113
―― of interphalangeal joint　115
Colles 靱帯（反転鼠径靱帯）　265
Combined movement　23
Common carotid artery　279
Common digital palmar arteries　202
Common iliac artery　278, 378
Common interosseous artery　201
Common palmar digital nerves　182
Common peroneal nerve　371
Common plantar digital artery　386
Common plantar digital nerves　375
Compact bone　10
Conducting artery　38
Conduit　11
Condylar joint　20
Conjoint tendon　130
Conoid ligament　50, 85
Conoid tubercle　50
Contractility　26
Contralateral　22
Cooper 靱帯　94, 265
Coracoacromial ligament　82
Coracobiceps　130
Coracobrachialis　129, 132
Coracohumeral ligament　88
Coracoid process　52
Cord　35
Coronal plane　4
Coronoid fossa　58
Coronoid process　64
―― of elbow joint　89
Cortical bone　10, 12
Costal arch　223
Costal cartilage　223
Costal facet　218
Costal groove　223
Costal notches　224
Costal origin　267
Costal process　220
Costochondral joints　248
Costoclavicular ligament　50, 84
Costotransverse joints　246
Costotransverse ligament　247
Costoxiphoid ligaments　248

Coxal bone　290
Cranial　3
Crest　11
―― for the supinator muscle　64
―― of rib　223
―― of the greater tuberosity of humerus　56
―― of the lesser tuberosity of humerus　56
Cribriform fossa　221
Cruciform ligament of the atlas　236
Crural chiasma　350
Cubital tunnel　94
Cubitalis anterior　135
Cuboid　298, 302
Cucullaris　119
Cuff of the interossei　165
Cuneiform　301
Cuneocuboid joint　324
Cuneonavicular joint　324
Cylindrical joint　20

■ D

Deep　3
Deep arches　202
Deep artery for the medial head of the triceps　198
Deep branch of the radial nerve　189
Deep branchial artery　198
Deep circumflex iliac artery　378
Deep femoral artery　381
Deep palmar branch of ulnar artery　202
Deep palmar venous arch　204
Deep peroneal nerve　372
Deep plantar arch　386
Deep plantar artery　384
Deep posterior sacrococcygeal ligament　245
Deep transverse metacarpal ligament　112
Deep vein　40
Deltoid　125
Deltoid branch　196
Deltoid muscle　50, 196
Deltoid region　45
Deltoid tuberosity of humerus　57
Deltopectoral triangle　46, 126
Dens
―― of atlas　237
―― of axis　216
Denuce 靱帯　90
Depression　24
Dermatome　32
Descending aorta　276

Descent　24
Diaphragm　267, 272
Diaphysis　8
Diarthrosis　15, 19
Digastric　260
Digastric buttonhole　260
Digastric muscle　27
Diploe　11
Distal　4
Distal interphalangeal joint　115, 325
Distal phalangeal tuberosity　303
Distal phalanx　76, 303
Distal phalanx tuberosity　78
Distal pole　68
Distal tibiofibular joint　318
Distributing artery　39
Dorsal　3, 4
Dorsal artery of the foot　383
Dorsal carpometacarpal ligaments　112
Dorsal cuboideonavicular ligament　323
Dorsal cuneocuboid ligament　323
Dorsal cuneonavicular ligaments　323
Dorsal cutaneotendinous fiber　166
Dorsal digital nerves　188
Dorsal digital veins　387
Dorsal interosseous muscle　360
Dorsal metacarpal artery　203
Dorsal metacarpal ligaments　112
Dorsal metatarsal arteries　383
Dorsal metatarsal veins　387
Dorsal radial ligament　111
Dorsal radioscaphoid ligament　101
Dorsal sacral foramina　221
Dorsal scapular artery　194
Dorsal scapular nerve　173
Dorsal tubercle (Lister's tubercle)　63
Dorsal ulnocarpal ligament　101
Dorsal venous arch of the foot　387
Dorsal radiocarpal ligament　101
Dorsiflexion　21
Dorsum of foot (tarsal region)　287
Douglas 線　263

■ E

Efferent nerve fibers　32
Elastic artery　38
Elasticity　26
Elevation　24
Ellipsoidal joint　20
Ellipsoidal movement　23
Eminence　11
Enarthrosis　20
Endomysium　25
Endoneurium　32

Enthesis　10
Epicondylar muscles　145
Epigastric　211
Epimysium　25
Epineurium　32
Epiphyseal line　9
Epiphysis　8
Epitrochlea　58
Epitrochlear muscles　134
Epitrochlear-olecranon tunnel　135
Erb 点　272
Erector spinae　252
Esophageal hiatus　268
Eversion　23
Excitability　26
Extensibility　26
Extension　21
Extensor carpi radialis brevis　153
Extensor carpi radialis longus　153
Extensor carpi ulnaris　147
Extensor carpi ulnaris tendon　65
Extensor digiti quinti　147
Extensor digitorum brevis　357
Extensor digitorum communis　147
Extensor digitorum longus　349, 354
Extensor hallucis brevis　357
Extensor hallucis longus　349, 354
Extensor indicis　152
Extensor pollicis brevis　152
Extensor pollicis longus　152
Extensor retinaculum　109
External carotid artery　279
External iliac artery　278, 378
External intercostal muscle　261
External jugular vein　281
External lamina　10
External lateral sacrococcygeal ligament　245
External layer　38
External oblique　264
External occipital protuberance　120

■ F

Fabella　346
Facial artery　279
False vertebrae　220
Fascia lata　335
Fascicle　35
Fat pad　30
Femoral artery　379
Femoral nerve　364
Femoral triangle　286
Femoral trochlea　295, 313
Femoral vein　387

Femur　290
Fibrous sheath　29
Fibula　298
Fibular　4
Fifth metacarpal　75, 111
First dorsal intermetacarpal ligament　111
First metacarpal　74
Fixed point　28
Flank　211
Flat joint　19
Flexion　21
Flexor carpi radialis　135
Flexor carpi ulnaris　135
Flexor digiti quinti brevis　158, 361
Flexor digitorum brevis　358
Flexor digitorum profundus　141
Flexor digitorum profundus muscle　185
Flexor digitorum superficialis　140
Flexor hallucis brevis　358
Flexor pollicis brevis　156
Flexor pollicis longus　143
Flexor pollicis tendon　158
Flexor retinaculum　353
Fossa　11
Fourth metacarpal　75, 111
Frohse のアーケード　190
Frontal　4
Frontal bone sinus　12
Frontal plane　4
Frontal region　210
Fusiform muscle　27

■ G

Gantzer 筋　96
Gantzer の副頭　142
Gastrocnemius　346
Geniohyoid　260
Genitofemoral nerve　364
Gerdy 結節　296
Gimbernat 靱帯（裂孔靱帯）　265
Ginglymus　20
Glenohumeral articular capsule　86
Glenohumeral joint　86, 88
Glenoid cavity　52
—— of shoulder joint　86
Glenoid labrum of shoulder joint　86
Glenoid tubercle　52
Gliding　24
Gliding joint　323, 324, 325, 327
Gluteal aponeurosis　332
Gluteal artery　378
Gluteal fold　285
Gluteal region　285
Gluteal surface　291

Gluteus maximus　　292, 330, 332
Gluteus medius　　292, 332
Gluteus minimus　　292, 332
Gomphosis　　15
Gracilis　　341
Gray matter　　32
Grayson 靱帯　　166
Great toe　　287
Greater auricular nerve　　272
Greater horn of hyoid bone　　224
Greater occipital nerve　　271
Greater saphenous vein　　368, 387
Greater sciatic foramen　　309
Greater sigmoid cavity　　65
Greater tuberosity of humerus　　56
Groove　　11
　── for the tendon of the flexor hallucis longus　　299
　── for the ulnar nerve　　58
　── for the vertebral artery　　216
Guyon 管　　186

■ H

Hallux　　287
Hamate　　71, 75
Hamulus　　71
Havers 管　　12
Head
　── of femur　　293
　── of fibula　　297
　── of humerus　　56
　── of metacarpal　　73
　── of radius　　61
　── of rib　　223
　── of the talus　　298
Heel　　287
Hemiazygos vein　　282
Henle の神経　　186
Henry の結び目　　351
Hip joint　　290, 311
Hole　　11
Hook of the hamate　　71
Horizontal plane　　4
Horns of sacrum　　221
Humeral head　　86, 139
Humeral trochlea　　89
Humero-humeral fibers　　94
Humphry 靱帯（前半月大腿靱帯）　　315
Hunter 管（内転筋管）　　341
Hyoid bone　　224
Hyperextension　　22
Hypochondriac　　211
Hypogastric　　211
Hypothenar region　　47

■ I

Iliac tubercle　　291
Iliac tuberosity　　291
Iliacus　　334
Iliocostalis　　255
Iliofemoral ligament　　312
Iliohypogastric nerve　　364
Ilioinguinal nerve　　364
Iliolumbar ligament　　307
Iliopsoas　　334
Iliopubic eminence　　291
Iliotibial tract　　337
Inclination　　22
Index finger　　76
Inferior　　3
Inferior angle of scapula　　51
Inferior articular process　　214, 241
　── of lumbar spine　　220
　── of thoracic spine　　218
Inferior costal facet　　218
Inferior epigastric artery　　280, 378
Inferior gemellus　　331
Inferior glenohumeral ligament　　87
Inferior gluteal line　　291
Inferior gluteal nerve　　370
Inferior lateral brachial cutaneous nerve　　176, 188
Inferior oblique muscle of the head　　257
Inferior pubic ligament　　308
Inferior pubic ramus　　291
Inferior retinaculum of the peroneal muscles　　355
Inferior thyroid artery　　193, 278
Inferior transverse scapular ligament　　82
Inferior trunk of brachial plexus　　169
Inferior ulnar collateral artery　　199
Inferior vertebral notch　　214
Infraclavicular fossa　　45
Infraglenoid tubercle　　52
Inframammary region　　45
Infraorbital region　　210
Infrapalpebral groove　　210
Infrapatellar fat pad　　313
Infrapatellar synovial plica　　313
Infrascapular region　　211
Infraspinatus　　127, 130
Infraspinatus fossa　　52
Infrasternal angle　　220
Inguinal　　211
Inguinal ligament　　334
Innermost intercostal muscle　　262
Interchondral joints of rib　　248
Interclavicular ligament　　84

Intercondylar fossa　　294
Intercondylar line　　294
Intercostal nerve　　273
Intercostobrachial nerves　　274
Intercrestal line　　211
Intercuneiform ligaments　　323
Intergluteal cleft　　285
Intermediate dorsal cutaneous nerve　　373
Intermediate sacral crest　　221
Intermetatarsal joints　　325
Internal carotid artery　　279
Internal iliac artery　　278, 378
Internal intercostal muscles　　262
Internal jugular vein　　281
Internal lamina　　10
Internal lateral sacrococcygeal ligament　　245
Internal layer　　38
Internal oblique　　264, 266
Internal thoracic artery　　193, 278, 280
Interosseous border of radius　　61
Interosseous carpometacarpal ligament　　111
Interosseous metacarpal ligaments　　112
Interosseous sacro-iliac ligaments　　306
Interosseous talocalcaneal ligament　　321
Interosseous vein　　204
Interphalangeal joint　　325
Interpubic disk　　308
Interscalene triangle　　259
Interscalenic triangle　　167, 191
Interspinous ligament　　242
Intertarsal joint　　322
Intertransverse ligament　　242
Intertrochanteric crest　　294
Intertrochanteric line　　294
Intervertebral disks　　238
Intervertebral foramen　　214
Intima　　38
Intra-articular sternocostal ligament　　248
Intrafossal ridge　　63
Inversion　　23
Ipsilateral　　22
Ischial ramus　　291
Ischial tuberosity　　291
Ischial spine　　292
Ischiocrural musculature　　379
Ischiofemoral ligament　　312

■ J・K

Jugular notch　　224
Junctura tendinum of extensor digitorum communis　　146
Kyphosis　　214

L

Labial region　210
Lacertus fibrosus　132
Lacunar ligament　265
Lamina　214
Landsmeerの横支靭帯　166
Larry裂（胸肋三角）　269
Lateral　3, 4
Lateral angle of scapula　51
Lateral antebrachial cutaneous nerve　178
Lateral articular facet of the malleolus　298
Lateral atlanto-occipital ligament　234
Lateral bicipital groove　46
Lateral border of scapula　51
Lateral cervical region　45
Lateral collateral ligament　95, 314
Lateral compartment　26
Lateral condyle of tibia　296
Lateral costotransverse ligament　247
Lateral crest　52
Lateral cuneiform　298, 301
Lateral epicondyle of humerus　58
Lateral femoral circumflex artery　381
Lateral femorocutaneous nerve　364
Lateral head of the triceps brachii　133
Lateral inferior genicular artery　380
Lateral mammary branch　274
Lateral meniscus　315
Lateral occipitoaxial ligaments　235
Lateral patellar retinaculum　339
Lateral pectoral nerve　171
Lateral plantar artery　385
Lateral plantar nerve　375
Lateral pterygoid muscle　270
Lateral retromalleolar region　287
Lateral rotation　24
Lateral sacral crest　221
Lateral superior genicular artery　380
Lateral supracondylar ridge of humerus　58
Lateral tarsal artery　383
Lateral thoracic artery　196
Latissimus dorsi　46, 125
Lauthの横後頭靭帯　235
Lesser horn of hyoid bone　224
Lesser occipital nerve　272
Lesser saphenous vein　387
Lesser sciatic foramen　309
Lesser sigmoid notch　65
Lesser trochanter　294
Lesser tuberosity of humerus　56
Levator costarum　261
Levator scapulae　121

Ligament
　―― of the head of the femur　310
　―― of Winslow　315
Ligamentum flavum　242
Ligamentum nuchae　238
Line　11
Linea alba　264
Lingual artery　279
Lisfranc関節　324
Lisfranc結節（前斜角筋結節）　222
Lister's tubercle　63
　――, 橈骨の　62
Little finger　76
Long finger　76
Long head
　―― of the biceps brachii　132
　―― of the biceps tendon　87
　―― of the triceps brachii　133
Long plantar ligament　325
Long radiolunate ligament　100
Long thoracic nerve　171
Longissimus　255
Longissimus cervicis　255
Longissimus thoracis　255
Longus capitis　257
Longus colli　258
Lordosis　214
Lumbar origin　267
Lumbar region　211
Lumbar rhomboid　125
Lumbar rib　221
Lumbar spine　214, 219
Lumbar veins　282
Lumbosacral joint　243
Lumbosacral ligament　243
Lumbricals　160, 360
Lunate　68, 99
Luschka関節（鉤椎関節）　215

M

Main artery of the thumb　202
Main axis　4
Major supraclavicular fossa　45
Malleolar groove of tibia　296
Mamillary process　220
Mammary region　45
Manubriosternal symphysis　224, 249
Manubrium of sternum　224
Martin-Gruber吻合　180
Masseter muscle　269
Mastoid region　210
Maxillary artery　279
Maxillary bone sinus　12
Media　38

Medial　3, 4
Medial antebrachial cutaneous nerve　178
Medial atlantoaxial joint　236
Medial bicipital groove　46
Medial border of scapula　51
Medial brachial cutaneous nerve　175
Medial collateral ligament　314, 322
Medial condyle of tibia　296
Medial crus　265
Medial cuneiform　298, 301
Medial dorsal cutaneous nerve　373
Medial epicondyle of humerus　58
Medial femoral circumflex artery　381
Medial head of the triceps brachii　133
Medial humeral epicondyle　134
Medial inferior genicular artery　380
Medial meniscus　315
Medial pectoral nerve　171
Medial plantar artery　385
Medial plantar nerve　375
Medial pterygoid muscle　270
Medial radiocarpal ligament　101
Medial retromalleolar region　287
Medial rotation　24
Medial superior genicular artery　380
Medial supracondylar ridge of humerus　58
Medial sural cutaneous nerve　374
Medial talocalcaneal ligament　323
Medial tarsal artery　383
Median　3
Median cubital vein　205
Median lateral sacrococcygeal ligament　245
Median nerve　178
Median sacral crest　221
Medullary canal　10
Meniscoclavicular portion　83
Meniscoid　95
Meniscosternal portion　83
Meniscus of the acromioclavicular joint　85
Mental region　210
Mentolabial groove　210
Mesotendon　29
Metacarpal　73
Metacarpal region　47
Metacarposesamoid ligaments　114
Metaphysis　8
Metatarsal　302
Metatarsal region　287
Metatarsophalangeal joint　325
Midclavicular line　211
Middle collateral artery　198
Middle cuneiform　298, 301

Middle finger　76
Middle genicular artery　381
Middle glenohumeral ligament　87
Middle layer　38
Middle occipitoaxial ligament　235
Middle palmar region　47
Middle phalanx　76, 303
Middle sacral artery　278
Middle scalene　257
Middle trunk of brachial plexus　169
Minor supraclavicular fossa　45
Mobile point　28
Monocaudate　27
More than one terminal tendon　27
Morestin の仙坐骨層板　309
MP 関節　11
Multiaxial joint　322
Multifidi　256
Multipennate muscle　27
Muscle belly　27
Muscular artery　39
Muscular triangle　210
Musculocutaneous nerve　174
Mylohyoid　260
Myology　25
Myotome　33

■ N

Nasal region　210
Nasolabial groove　210
Navicular　298
Neck
　——of scaphoid　68
　——of femur　293
　——of fibula　297
　——of metacarpal　73
　——of radius　61
　——of rib　223
　——of the talus　298
Neurology　31
Neurovascular pedicle　28
Nuchal ligament　120
Nuchal region　210
Nucleus pulposus　238

■ O

Oblique popliteal ligament　349
Obturator artery　378
Obturator band　309
Obturator canal　309
Obturator externus　333
Obturator foramen　290
Obturator internus　331
Obturator membrane　309

Obturator nerves　364
Occipital　4
Occipital artery　279
Occipital condyle　234
Odontoid fossa of atlas　216
Olecranon　64, 89
Olecranon fossa　58
Olecranon tip　64
Olecranon-epitrochlear tunnel　94
Omohyoid　120, 260
Omotracheal triangle　210
Omotricipital space　197
One terminal tendon　27
Opponens digiti quinti　160, 361
Opponens pollicis　157
Opposition　24
Orbital region　210
Os peroneum　351, 353
Osborne のアーケード　135, 186
Osteoblast　12
Osteoclast　12
Osteocyte　12
Osteology　7
Osteoprogenitor cell　12

■ P

Palmar　4
Palmar aponeurosis　156
Palmar carpal ligament　109
Palmar carpometacarpal ligaments　111
Palmar metacarpal artery　202
Palmar ulnar ligament　111
Palmaris longus　135
Palmaris major　135
Palmaris minor　135
Paravertebral region　211
Parietal region　210
Patella　295, 313
Patellar ligament　313
Patellofemoral joint　313
Pectineal ligament　265
Pectineal line　294
Pectineus　341
Pectoral branch　195
Pectoral nerve　171
Pectoralis major　45, 46, 125
Pectoralis major muscle　50
Pectoralis minor　88, 122
Pectoralis minor muscle　171
Pelvic sacral foramen　221
Pennate muscle　27
Perforated flexor muscle　136
Perforated muscle　131
Perforating flexor muscle　136

Perimysium　25
Perineurium　32
Peripheral　3
Peroneal artery　382, 385
Peroneal notch　296
Peroneal vein　387
Peroneus brevis　355
Peroneus longus　354
Peroneus tertius　354
Petit 三角（腰三角）　211, 267
Phrenic nerve　268, 272
Physis　8
Piriformis　331
Pisiform　71
Pisiform bone　140
Pisiform-capitate ligament　106
Pisohamate ligament　106
Pivot joint　320
Plantar　4
Plantar aponeurosis　358
Plantar arch　286, 359
Plantar calcaneocuboid ligament　325
Plantar calcaneonavicular ligament　323
Plantar chiasma　350
Plantar cuneonavicular ligament　323
Plantar digital veins　387
Plantar flexion　21
Plantar interosseous muscle　360
Plantar ligament　326
Plantar metatarsal arteries　386
Plantar metatarsal veins　387
Plantar venous arch　387
Plantaris　348
Platysma　258
Polycaudate　27
Polygastric muscles　27
Popliteal artery　380, 381
Popliteal fossa　286, 346
Popliteal line　349
Popliteal vein　387
Popliteus　348
Posterior　3
Posterior antebrachial region　46
Posterior arcuate carpal ligament　104
Posterior atlanto-occipital membrane　234
Posterior auricular artery　279
Posterior border　50
Posterior brachial cutaneous nerve　177
Posterior brachial region　46
Posterior capsular reinforcements of the knee　318
Posterior carpal region　47
Posterior cervical triangle　168, 210
Posterior circumflex humeral artery　197

Posterior column 214
Posterior compartment 26
Posterior cruciate ligament 315
Posterior fascicle or band of elbow joint 94
Posterior femorocutaneous nerve 370
Posterior gluteal line 291
Posterior horn 32
Posterior inferior iliac spine 291
Posterior intercostal artery 277
Posterior intercostal veins 282
Posterior interosseous artery 201
Posterior interosseous nerve 189
Posterior ligament of the head of the fibula 318
Posterior longitudinal ligament 239
Posterior meniscofemoral ligament of Wrisberg 316
Posterior oblique ligament 111
Posterior obturator tubercle 292
Posterior pubic ligament 308
Posterior rectus sheath 264
Posterior region
—— of leg 287
—— of thigh 286
Posterior root 32
Posterior sacro-iliac ligaments 308
Posterior scalene 257
Posterior superior iliac spine 291
Posterior talofibular ligament 322
Posterior tibial artery 382, 385
Posterior tibial veins 387
Posterior tibiofibular ligament 318
Posterior tubercle of cervical spine 215
Presternal region 45
Profunda femoris artery 379
Promontory 220
Pronation 5, 24
Pronator quadratus 63, 144
Pronator teres 46, 136
Pronator teres muscle 179
Prone 5
Proper palmar digital arteries 202
Proper palmar digital nerve 183
Proper plantar digital nerves 375
Proximal 4
Proximal interphalangeal joint 115, 325
Proximal phalanx 76, 303
Proximal pole 68
Proximal tibiofibular joint 318
Psoas major 334
Psoas minor 334
Pubic 211
Pubic body 291

Pubic crest 291
Pubic symphysis 290
Pubic tubercle 291
Pubofemoral ligament 312
Pudendal nerve 370
Pulley 143
Pyramidalis 264

■ Q

Q 角 315
Quadrate ligament 93
Quadratus femoris 331
Quadratus lumborum 266
Quadratus plantae 358
Quadriceps 27
Quadriceps tendon 336

■ R

Radial 4
Radial artery 200
—— for the index finger 202
Radial collateral artery 199
Radial collateral ligament of wrist joint 102
Radial deviation 22
Radial fossa 58
Radial head 91
Radial nerve 175, 188
Radial notch 64, 91
Radial veins 204
Radial (bicipital) tuberosity 62
Radiate carpal ligament 108
Radiate ligament of the rib head 246
Radiate sternocostal ligaments 248
Radiohumeral joint 90
Radioscaphocapitate ligament 100
Radioscapholunate ligament 101
Ramus communicans 34
Rectus abdominis 263
Rectus capitis anterior 257
Rectus capitis lateralis 257
Rectus capitis posterior major 257
Rectus capitis posterior minor 257
Rectus femoris 337
Recurrent radial artery 200
Reticular bone 10
Retropulsion 23
Rhomboid major 121
Rhomboid minor 121
Rib 221, 246
Rib tubercles 223
Riche-Cannieu 吻合 183
Ring finger 76
Ring apophysis 213

Rotation 22
Rotators 256
Rough area 11
Round ligament 310

■ S

Sacral canal 221
Sacral plexus 370
Sacral tuberosity 221
Sacro-iliac joint 290, 306
Sacrosciatic lamina 309
Sacrosciatic major 308
Sacrosciatic minor 309
Sacrospinous ligament 309
Sacrotuberous ligament 309, 331
Sacrum 214, 219
Saddle joint 20
Sagittal plane 5
Saphenous nerve 368
Sartorius muscle 337
Satellite artery 199
Satellite vein 204
Scaphocapitate ligament 105
Scaphoid 68, 99
Scaphotrapeziotrapezoid ligament 105
Scapula 51
Scapular neck 52
Scapular notch 51
Scapular pillar 52
Scapular region 211
Scapulothoracic joint 88
Scarpa 三角（大腿三角） 285, 337
Sciatic nerve 370
Sciatic spine 292
Sclerotome 33
"Screw-home" メカニズム 316
Second metacarpal 74, 111
Segments 31
Semi-feather-shaped muscle 27
Semilunar line 266
Semimembranosus 343
Semipennate muscle 27
Semispinalis 256
Semispinalis capitis 255
Semispinalis cervicis 255
Semispinalis thoracis 255
Semitendinosus 343
Serratus anterior 46, 122
Serratus lateralis 123
Serratus posterior superior 255
Sesamoid 11, 303, 327
—— of metacarpophalangeal joint 114
Sharpey 線維 10
Short head of biceps brachii 132

Short radiolunate ligament 100
Shoulder blade 51
Shoulder joint 86
Sinus tarsi 300, 321
Skull 231
Sliding 21
Sliding motion 19
Snuff box 68
Sole 287
Soleal line 296
Soleus 348
Space for the meniscoids 64
Spherical joint 20
Spiegel 線（半月線） 267
Spinal nerve 32
Spinal portion 125
Spinal region 211
Spinal trigonum 52
Spinalis 255
Spindle form muscle 27
Spine of scapula 51, 52
Spinoglenoid notch 52, 81
Spinous process 214
── of lumbar spine 220
── of thoracic spine 218
Spiral line 294
Splenius capitis 255
Splenius cervicis 255
Sternal end 50, 51
Sternal manubrium 51
Sternoclavicular joint 83
Sternoclavicular ligament 84
Sternocleidomastoid 120
Sternocleidomastoid muscle 50
Sternocleidomastoid region 45
Sternocostal joints 248
Sternocostal portion 125
Sternocostal synchondrosis of the first rib 248
Sternohyoid 260
Sternohyoid muscle 50
Sternothyroid 260
Sternum 223
Struthers 靱帯 58
Stylohyoid 260
Styloid apophysis 65
── of radius 62
Subacromial bursa 126
Subacromial space 83
Subclavian artery 38, 192, 278
Subclavian nerve 171
Subclavian vein 204, 281
Subclavius 122
Subclavius muscle 50

Submandibular triangle 210
Submental triangle 210
Subpopliteal recess 347
Subscapular artery 196
Subscapular fossa 51
Subscapular nerves 174
Subscapularis 128, 130
Subscapularis muscle 51
Subscapularis tendon 87
Subtalar joint 319
Subtendinous bursa for the extensor carpi radialis brevis 153
Sulcus
── for the spinal nerve 215
── for the subclavius muscle 50
Superficial 3
Superficial arches 202
Superficial branch of the radial nerve 188
Superficial circumflex iliac artery 379
Superficial inguinal nodes 389
Superficial inguinal ring 265
Superficial palmar venous arch 204
Superficial peroneal nerve 372
Superficial posterior sacrococcygeal ligament 245
Superficial temporal artery 280
Superficial transverse metatarsal ligament 358
Superficial veins 40
Superior 3
Superior acromioclavicular ligament 85
Superior angle of scapula 51
Superior articular process 214, 241
── of lumbar spine 220
── of sacrum 221
── of thoracic spine 218
Superior border
── of rib 223
── of scapula 51
Superior costal facet 218
Superior costotransverse ligament 246
Superior gemellus 331
Superior glenohumeral ligament 87
Superior gluteal artery 378
Superior gluteal nerve 370
Superior oblique muscle of the head 257
Superior pubic ligament 308
Superior thoracic artery 195
Superior thoracic outlet 223
Superior thyroid artery 279
Superior transverse scapular ligament 82
Superior trunk of brachial plexus 169
Superior ulnar collateral artery 199
Superior vertebral notch 214

Supination 5, 24
Supinator 151
Supinator longus 154
Supine 5
Supraglenoid tubercle 52
Suprapalpebral groove 210
Suprapatellar bursa 313
Suprascapular artery 195
Suprascapular nerve 171
Supraspinatus 127, 130
Supraspinous fossa 52
Supraspinous ligament 242
Suprastyloid crest of radius 62
Supratendinous transverse sheath 165
Sural arteries 381
Sural nerve 373
Sural region 287
Sustentaculum tali 300
Sutures 15
Symphysis 15
Synarthrosis 19
Synchondrosis 15
Syndesmopexy 88
Syndesmosis 15
Synovial bursa 29
Synovial joint 19
Synovial sheath 29

■ T

T1 218
T12 219
Talar trochlea（talar dome） 299
Talus 298, 319
Tarsal bones 299
Tarsal region 287
Tarsal tunnel 351
Tarsometatarsal joints 323, 324
Tectorial membrane 235
Temporal region 210
Temporalis fascia 269
Temporalis muscle 269
Tendinous chiasm 360
Tendinous sheath for the flexor carpi radialis tendon 139
Tendon 29
Tendon sheath
── of the extensor hallucis longus tendon 353
── of the flexor digitorum longus 353
── of the tibialis anterior 353
Tensor fascia lata muscle 337
Teres major 46, 127
Teres minor 127
Terminal nerve 35

The knot of Henry 351, 360
Thenar eminence 156
Thenar region 47
Third metacarpal 75, 111
Thoracic spine 214, 218
Thoracoacromial artery 195
Thoracodorsal artery 196
Thoracodorsal nerve 174
Thoracolumbar fascia 252
Thumb 76
Thyrocervical trunk 193
Thyrohyoid 260
Tibia 295
Tibial 4
Tibial nerve 371, 374
Tibial spine 296
Tibialis anterior 353
Tibialis posterior 349
Tibiofemoral joint 313
Tip of fibula 297
Transpyloric plane 211
Transverse acetabular ligament 310
Transverse carpal ligament 108
Transverse cervical artery 193, 278
Transverse cervical nerve 272
Transverse costal facet 218
Transverse facial artery 280
Transverse fascicles 160
Transverse humeral ligament 87
Transverse ligament 94
—— of atlas 236
—— of the knee 315
Transverse lines
—— of coccyx 222
—— of sacrum 221
Transverse plane 4
Transverse portion of the trapezius 120
Transverse process 214
—— of cervical spine 215
Transverse retinacular ligament 165
Transversus abdominis 266
Transversus thoracis muscles 262
Trapeziometacarpal joint 111
Trapezium 70, 74
Trapezius 45

Trapezius muscle 50
Trapezoid 71, 74
Trapezoid ligament 50, 85
Trapezoid line 50
Triangle of auscultation 211
Triangular fibrocartilage 69
Triangular lamina 165
Triceps 27
Triceps brachii 133
Triquetrocapitate ligament 105
Triquetrohamate ligament 105
Triquetrum 71, 99
Trochlea 20
Trochlea fibular 300
Trochlea of humerus 58
Trochlear groove of humerus 58
Trochlear joint 117, 326, 327
Trochlear notch 64, 89
Trochoid joint 20
True vertebrae 219
Trunk 35
Tubercle 11
—— of scaphoid 69
Tuberosity 11
—— of tibia 296
—— of ulna 64
Two bellies 27

■ U
Ulnar 4
Ulnar artery 200
Ulnar body 65
Ulnar collateral ligament of wrist joint 102
Ulnar deviation 22
Ulnar head 139
Ulnar nerve 174, 185
Ulnar notch 63
Ulnar veins 204
Ulnocapitate ligament 100
Ulnohumeral joint 89
Ulnolunate ligament 100
Ulnotriquetral ligament 100
Umbilical 211
Uncinate process 215
—— of T1 218

Uncovertebral joints 215, 240, 242

■ V
Valves 40
Vasa nervorum 32, 35, 37
Vasa vasorum 37
Vastoadductor membrane 342
Vastus intermedius 337
Vastus lateralis 339
Vastus medialis 338
Vein 40
Vena caval foramen 268
Venae comitantes 41
Ventral 3
Vertebral artery 234, 278
Vertebral body 214
Vertebral channel 35
Vertebral foramen 214
Vincula tendinum 30, 143
Viscerotome 33
Volar 4
Volar plate 11, 113, 115
Volkmann 管 12

■ W
Waist of scaphoid 68
Weber 輪状靱帯 310
Weitbrecht's foramen 86
Weitbrecht 靱帯 96
White matter 32
Winslow 靱帯（膝横靱帯） 315
Wolff の法則 12
Wrisberg 靱帯（後半月大腿靱帯） 315

■ X
Xiphoid foramen 224
Xiphoid process 224
Xiphisternal symphysis 224

■ Z
Zaglas 束 306
Zygapophyseal joints 240, 242
Zygomatic region 210

■ 和文索引

■ あ

アキレス腱　345
仰向け　5
足関節のX線像　298
穴　11
鞍関節　20, 74

■ い

インピンジメント，棘上筋と肩峰下包の
　　　　128
一次骨化中心　13
陰部神経　376
陰部大腿神経　365

■ う

ヴィセロトーム（内臓節）　33
うつ伏せ　5
右横隔脚　268
右心房圧　40
羽状筋　27
烏口関節靱帯　87
烏口肩峰靱帯　81
烏口鎖骨靱帯　84
烏口上腕靱帯　87
烏口突起　51
烏口腕筋　130, 132
内がえし　23

■ え

エネルギーの蓄積　7
栄養血管　12
栄養孔　9
衛星静脈　204
衛星動脈　199
腋窩　46
腋窩筋膜　46, 125
腋窩静脈　204
腋窩神経　176
腋窩側面　46
腋窩動脈　39, 191, 194
腋窩部の神経　174
円回内筋　46, 134, 178
円靱帯　313
円錐靱帯　84
円錐靱帯結節　49
　　──，鎖骨の　84
円柱関節　20
遠位　4
遠位極　68
遠位脛腓関節　17, 318

遠位脛腓靱帯結合　299
遠位骨端，腓骨の　299
遠位指節間関節　117
遠位趾節間関節　327
遠位手根列　67, 73, 105
遠位大腿骨端　294
遠位橈尺関節　90, 97
遠心性神経支配　28
遠心性神経線維　31

■ お

オトガイ（頤）下三角　210
オトガイ（頤）唇溝　209
オトガイ（頤）舌骨筋　261
オトガイ（頤）部　209
凹足　286
黄色靱帯　241, 243
黄色髄　10
横隔神経　269, 272
横隔膜　267, 272
横支靱帯　166
横支帯靱帯（翼状靱帯）　316
横指動脈　204
横手根靱帯　108
横靱帯　94
　　──，環椎の　237
横線
　　──，仙骨の　219
　　──，尾骨の　220
横束，手掌腱膜の　161
　　──（Chopart関節）　299, 322
横断面　4
横突間靱帯　244
横突起　213
　　──，頸椎の　215
　　──，腰椎の　219
横突間筋　253
横突棘筋　254
横突肋骨窩　218
横紋筋　25

■ か

下外側上腕皮神経　176, 189
下角，肩甲骨の　51
下顎角　269
下顎骨　231
下関節上腕靱帯　87
下関節突起　214, 241
　　──，胸椎の　219
　　──，腰椎の　219
下眼溝　209
下肩甲横靱帯　81
下肩鎖靱帯　84
下甲状腺動脈　193, 279

下行膝動脈　379
下行大動脈　275
下後鋸筋　253
下後腸骨棘　290
下肢
　　──の皮膚感覚支配　366
　　──の皮膚分節　365
下肢帯
　　──の関節　305
　　──の筋　329
　　──の静脈　389
　　──の動脈　378
下膝動脈　382
下尺側側副動脈　199
下伸筋支帯　351
下神経幹，腕神経叢の　167
下制　24
下前腸骨棘　290
下双子筋　331
下側　3
下腿
　　──の関節　318
　　──の深層静脈　387
　　──の浅層静脈　387
　　──の骨　297
下腿近位の動脈　382
下腿筋
　　──の外側区画　353
　　──の後区画　345
　　──の前区画　351
下腿筋群　345
下腿筋膜　345
下腿交叉　350
下腿三頭筋　345
下腿部　286
下大静脈　386, 389
下恥骨靱帯　308
下椎切痕　215
下殿筋線　291
下殿神経　368
下殿動脈　377
下殿皮神経　363
下頭斜筋　256
下腓骨筋支帯　353
下腹部（恥骨部）　211
下腹壁静脈　281, 389
下腹壁動脈　281, 378
下肋横突靱帯　249
下肋部　211
下肋骨窩　218
可動結合　15, 19
可動点　28
仮肋　221
過伸展　22

嗅ぎタバコ入れ　68
窩　11
窩間稜, 橈骨の　63
顆間窩　294
顆間線　294
顆上結節　294
顆状関節　20
鵞足　337
灰白質　31
回外　24, 90
　──, 手の　5
回外筋　148
回外筋稜, 尺骨の　65
回旋　22
回旋筋群　254
回旋動脈　197
回内　24, 90
　──, 手の　5
回内筋粗面, 橈骨の　62
海綿骨　10, 12, 213
解剖学的姿勢　3
解剖頸　56
外果関節面, 距骨に対する　299
外果後部　286
外外側仙尾靱帯　245
外鋸筋　123
外頸静脈　281
外頸動脈　280
外後頭隆起　119
外旋　24
外層　38
外側　3, 4
外側縁, 肩甲骨の　51
外側横突間筋　253
外側下膝動脈　382
外側顆, 脛骨の　296
外側顆上稜, 上腕骨の　58
外側角, 肩甲骨の　51
外側環軸靱帯　235
外側環椎後頭靱帯　233
外側弓状靱帯(腰方形筋アーチ)　269
外側距踵靱帯　320
外側胸筋神経　170
外側胸動脈　195
外側筋間中隔, 上腕の　131
外側区画　26
外側頸三角(後頸三角)　210
外側頸部　45
外側楔状骨　301, 323, 324
外側広筋　337
外側後頭軸椎靱帯　235
外側膝蓋支帯　316, 339
外側手根側副靱帯　104
外側上顆, 上腕骨の　58

外側上顆筋群　145
外側上膝動脈　382
外側神経束　195
外側仙骨稜　220
外側仙尾靱帯　245
外側前腕皮神経　178
外側前腕部　46
外側足底筋群　361
外側足底神経　372
外側足底動脈　384
外側側副靱帯　316, 320
　──, 肘関節の　94
外側足根動脈　383
外側大腿回旋動脈　380
外側大腿皮神経　365
外側頭直筋　256
外側二頭筋溝　46
外側乳腺枝　273, 276
外側半月　315
外側副靱帯　248
外側翼突筋　270
外側稜, 肩甲骨の　53
外側肋横突靱帯　248
外腸骨動脈　278, 378
外転　22
外板　10
外腹斜筋　263, 265
外閉鎖筋　333
外膜　38
外肋間筋　262
蓋膜　235
角運動　21
顎下三角　209
顎舌骨筋　261
顎動脈　280
顎二腹筋　259
顎二腹筋ボタン穴　261
肩の皮膚神経支配　177
滑車　143
滑車関節　20, 117, 326, 327
滑車上リンパ節　205
滑車切痕
　──, 尺骨の　89
　──(大S状窩)　65
滑走　24
滑走関節　323, 324, 325, 327
滑液包　30
滑膜　236
滑膜関節　19, 21
滑膜鞘　29
滑膜性連結　15
冠状靱帯　313
冠状面　4
貫通屈筋(深指屈筋)　136

寛骨　289
寛骨臼　289, 310
　──の関節唇　310
寛骨臼横靱帯　310
寛骨臼窩　290
寛骨臼枝　377, 379
寛骨大腿関節　310
寛骨部　285
幹　35
感覚線維　21
管腔　11
関節　15
関節円板　19
　──, 胸鎖関節の　83
関節下結節　53
関節可動域　24
関節窩　53
　──, 肩関節の　86
　──, 肩甲骨の　86
関節結節　53
関節上結節　53
関節唇　18
　──, 肩関節の　86
関節線維性軟骨　18
関節内胸肋靱帯　249
関節軟骨　9
関節半月　18
　──, 肩鎖関節の　84
関節包, 肘関節の　90
関節包外靱帯　18
関節包靱帯　18, 233, 249
関節包内靱帯　18
環指　47, 77
環軸関節　235
環状骨端　213
環椎　215
　──のX線像　216
環椎後頭関節　233
環椎歯突起関節(正中環軸関節)　237
環椎部　279
含気骨　11
眼窩下部　209
眼窩の前面　225
眼窩部　209
顔面横動脈　280
顔面動脈　280

■ き

奇静脈　281
基節骨　77, 303
偽椎骨　219
拮抗筋　28
弓状膝窩靱帯　318, 347
弓状靱帯　117

和文索引　401

求心性神経支配　28
求心性神経線維　31
球関節　20, 326
挙上　24
距骨　299, 319
距骨下関節　319
距骨滑車　299, 319
距骨頸　299
距骨体　299
距骨頭　299, 322
距踵関節　319
距踵舟関節　322, 324
距腿関節　319
距腿部　286
鋸上縫合　15
胸横筋　262
胸郭　220
　──の筋群　261
　──の関節　245
胸郭から肩甲骨への筋　119
胸郭から上腕骨への筋　124
胸郭下口　220
胸郭上口　220
胸棘間筋　254
胸棘筋　254
胸筋枝　195
胸筋神経　171
胸筋リンパ節　205
胸肩峰動脈　195
胸骨　223
　──の軟骨結合　249
胸骨下角　220
胸骨剣結合　223, 249
胸骨甲状筋　261
胸骨舌骨筋　49, 261
胸骨前部　46
胸骨端　49
胸骨部　120
胸骨柄　49
胸骨柄結合　223, 249
胸骨肋軟骨連結　17
胸鎖関節　51, 83
胸鎖靱帯　83
胸鎖乳突筋　45, 49, 120
胸最長筋　251
胸神経　33
胸大動脈　275
胸腸肋筋　251
胸椎　213, 218
　──のX線像　219
　──の椎間関節　240
胸背神経　170
胸背動脈　195
胸部の前面　267

胸腰筋膜　251
胸肋関節　249
胸肋三角（Larry裂）　269
胸肋部　125
挟合縫合　15
強制呼気　267
頬骨眼窩動脈　280
頬骨部　209
頬部　209
棘下窩　53
棘下筋　128, 131
棘間靱帯　243
棘関節切痕　81
棘関節切痕（肩甲骨頸）　53
棘筋　253
棘上窩　53
棘上筋　128, 131
棘上筋腱　81
棘上靱帯　243
棘突起　213
　──，胸椎の　219
　──，腰椎の　219
近位　4
近位極　68
近位脛腓関節　299, 318
近位指節間関節　117
近位趾節間関節　327
近位手根列　67, 104
近位橈尺関節　19, 90
筋　29
筋横隔動脈　281
筋学　25
筋型動脈　39
筋区画　25
筋腱膜ループ　264
筋三角　210
筋収縮　28, 40
筋周膜　25
筋上膜　25
筋節（ミオトーム）　32
筋内膜　25
筋皮神経　174
筋腹　27
筋膜　25
筋裂孔　335

■く

区画（コンパートメント）　329
口の横隔膜　261
屈曲　21
屈筋区画　131
屈筋支帯　351

■け

茎突舌骨筋　260
脛骨　296
脛骨棘　296
脛骨神経　286, 369, 372
脛骨粗面　296
脛骨大腿関節　313
脛骨天蓋　297
脛舟部　320
脛踵部　320
脛側　4
脛腓関節　296
脛腓距関節（足関節）　319
傾斜　22
頸　68
頸横神経　272
頸横動脈　193, 279
頸棘間筋　254
頸棘筋　254
頸最長筋　251
頸静脈　281
頸神経　33
頸神経叢　35, 271
頸神経ワナ　261, 272
頸切痕　223
頸体角　293
頸長筋　259
頸腸肋筋　251
頸椎　213, 215, 233
　──のX線像　217, 219
　──の側面　240
頸動脈結節（Chassaignac結節）　215
頸動脈三角　210
頸板状筋　253
頸部　209
　──の外側筋群　257
　──の外側面　120
　──の筋群　259
　──の前面　121
　──の動脈　192
頸肋　221
血管　28, 37
血管学　37
血管裂孔　335
結節　11
結節間溝（上腕二頭筋腱溝）　56
血流　21
結合腱　130
結合織内骨化　13
楔間靱帯　323
楔舟関節　323
楔状骨　301, 323
楔立方関節　323

月状骨　68, 99
月状三角関節　104
肩関節　20, 56, **81**, 86, 88
　―― のX線軸写像　55
　―― のX線正面像　55
肩関節包　86
肩甲下窩　53
肩甲下筋　46, 53, 129, 131
肩甲下筋腱　86
肩甲下神経　170
肩甲下動脈　195
肩甲下部　211
肩甲下リンパ節　205
肩甲回旋動脈　195
肩甲挙筋　122
肩甲胸郭関節　88
肩甲棘　53
肩甲棘三角　53
肩甲棘部　127
肩甲骨　51
　―― の運動　24
　―― の外側面　52, 83
　―― の後面　52, 54, 82
　―― の前面　51, 54
　―― の背面　173
肩甲骨から上腕骨への筋　127
肩甲骨頸　53
肩甲骨柱　53
肩甲鎖骨三角　45, 211
肩甲上神経　170
肩甲上動脈　194, 279
肩甲切痕　53
肩甲舌骨筋　27, 124, 261
肩甲帯前面　45
肩甲背神経　170
肩甲背動脈　194
肩甲部　211
　―― の後面　197
肩甲腕関節　56
肩鎖関節　84, 88
肩峰下腔　81
肩峰下包　81
肩峰　53
　―― のくちばし　53
肩峰下(滑液)包　53, 128
肩峰角　53
肩峰枝　195
肩峰端　49
肩峰部　127
剣状突起孔　223
腱　28
　―― のヒモ　30, 143, 360
腱(靱帯)付着部　10
腱下包, 短橈側手根伸筋の　154

腱間結合, 総指伸筋の　146
腱間線維　161
腱間膜(メゾテノン)　30
腱交叉　137
　――, 足趾の　360
腱鞘　29
　――, 総指伸筋と示指伸筋の　147
腱板　131
腱傍織(パラテノン)　29
腱膜　28

■こ
コンパートメント(区画)　25, 329
呼吸運動　40
固定点　28
固有示指伸筋腱　109
固有掌側指神経　183
固有掌側指動脈　203
固有底側趾神経　372
股関節　289, 310
　―― の外側筋群　332
　―― の後方筋群　329
　―― の靱帯　312
　―― の前方筋群　333
　―― の内転筋　340
広筋内転筋膜　341
広頸筋　259
広背筋　46, 124
甲状頸動脈　191, 279
甲状舌骨筋　261
交通枝　35
岬角　220
咬筋　270
後下腿部　286
後角　31
後環軸靱帯　236
後環椎後頭膜　234
後距踵靱帯　320
後距腿部　286
後距腓靱帯　320
後区画　26
後脛距部　320
後脛骨筋　349
後脛骨静脈　387
後脛骨神経　372
後脛骨動脈　384
後脛腓靱帯　319
後頸三角(外側頸三角)　167, 210
後頸部(項部)　211
後結節, 頸椎の　215
後骨間静脈　204
後骨間神経　190
後骨間動脈　201
後根　32

後耳介動脈　280
後斜角筋　259
後斜靱帯　111
後手根部　46
後十字靱帯　316
後縦靱帯　241
後上腕回旋動脈　197
後上腕皮神経　176
後上腕部　46
後神経束　195
　―― の終末枝, 上腕の　175
後仙骨孔　220
後仙腸靱帯　305
後前腕部　46
後束, 肘関節の　94
後側　3
後足根　299
後大腿皮神経　368
後大腿部　285
後恥骨靱帯　307
後肘部　46
後殿筋線　291
後頭　4
後頭顆　233
後頭骨　119
後頭骨下筋群　256
後頭歯突起靱帯　235
後頭軸椎関節　235
後頭動脈　280
後頭部　209
後橈尺靱帯　97
後半月大腿靱帯(Wrisberg靱帯)　315
後腓骨頭靱帯　319
後閉鎖結節　292
後方移動　23
後方靱帯　241
後弯　213
鉤状突起　65, 215
　――, 第1胸椎の　218
　――, 肘関節の　89
鉤椎関節(Luschka関節)　215, 241
　―― のX線像　241
鉤突窩　59
硬節(スクレロトーム)　33
硬膜枝　35
項靱帯　119, 243
項部(後頸部)　211
膠原線維　28
興奮性　26
骨格　7
骨格筋　25
骨格筋線維　26
骨間筋　163
骨間筋腱帽　165

骨間靱帯　18
骨間仙腸靱帯　307
骨幹　8
骨幹端　9
　──の血管　12
骨端　9
　──の血管　12, 21
骨端線　9
骨化　13
骨芽細胞　12
骨学　7
骨間距踵靱帯　320
骨間楔間靱帯　323
骨間楔中足靱帯　324
骨間楔立方靱帯　323
骨間手根中手靱帯　112
骨間中手靱帯　114
骨間肘包　133
骨間膜，前腕の　96
骨基質　12
骨形成層　10
骨溝，橈骨の　62
骨鉱質（ミネラル）　11
骨細胞　12
骨髄　10
骨髄腔　10
骨性要素　7
骨性隆起　58
骨前駆（骨原性）細胞　12
骨内膜　10
骨盤　289
　──のX線像　220
骨盤骨　306
骨盤三頭筋　331
骨盤転子筋群　330
骨膜　10
骨膜枝　12

■さ

左横隔脚　268
鎖骨　45, 49
　──の下面　50
　──の上面　50
鎖骨下窩　46
鎖骨下筋　49, 124
鎖骨下筋溝　49
鎖骨下筋神経　170
鎖骨下静脈　204, 281
鎖骨下動脈　38, 191, 278
鎖骨間靱帯　83
鎖骨胸筋三角　46
鎖骨枝　195
鎖骨切痕　83
鎖骨体　49

鎖骨中線　211
鎖骨部　120, 125, 127
坐骨　292
坐骨下腿部の筋　379
坐骨関節包靱帯（坐骨大腿靱帯）　312
坐骨棘　292
坐骨結節　292
坐骨枝　292
坐骨神経　286, 368
坐骨大腿靱帯　312
細動脈　39
最小斜角筋　259
最上胸動脈（上胸動脈）　195
最上肋間動脈　194, 279
最長筋　251
最内肋間筋　262
載距突起　300
臍部　211
臍輪　264
三角筋　49, 127
　──の後面　197
三角筋下包　128
三角筋胸筋三角　46, 127
三角筋胸筋リンパ節　205
三角筋鎖骨部　128
三角筋枝　195, 197
三角筋粗面，上腕骨の　56
三角筋部　45
三角腱膜　166
三角骨　71, 99
三角靱帯　320, 384
三角線維軟骨　71, 97
三角有鉤靱帯　105
三角有頭靱帯　105
三軸関節　20
三頭筋　27

■し

支持性　7
支帯　30
四頭筋　27
矢状軸　4
矢状面　5
指間アーチ　161
指間靱帯（みずかき靱帯）　166
指屈筋腱のヒモ　203
指骨　47, 77
指節間関節　115
脂肪織　30
脂肪靱帯　313
脂肪体　30
趾骨　303
趾節間関節　327
歯尖靱帯　235

歯槽骨陥凹　17
歯突起
　──，環椎の　237
　──，軸椎の　216
歯突起窩，環椎の　215
篩状窩　220
篩状筋膜　335
示指　47, 77
示指外転筋　163
示指伸筋　152
示指橈側動脈　204
耳下腺咬筋部　209
耳介部　209
自由神経終末　21
軸骨格（脊柱）　7, 213
軸椎　216
軸面　5
膝窩　285
膝窩筋　347
膝窩筋溝　294
膝窩筋線　349
膝窩筋膜　345
膝窩静脈　387
膝窩線（ヒラメ筋線）　296
膝窩動脈　379, 382
膝窩部の血管　380
膝横靱帯（Winslow 靱帯）　315
膝蓋下滑膜ヒダ　313
膝蓋下脂肪体　313
膝蓋骨　11, 295, 313
膝蓋骨関節軟骨　9
膝蓋上包　313
膝蓋靱帯　313
膝蓋大腿関節　313
膝関節　313
　──の外側面　339
　──の側副靱帯　317
　──の動脈　380, 381
　──の内側面　338
膝関節筋　340
膝関節後方関節包　318
車軸関節　20, 320
斜角筋群　259
斜角筋結節　215
斜角筋三角　167, 191, 259
斜索（Weitbrecht 靱帯）　96
斜膝窩靱帯　318, 342, 347
尺側　4
尺側手根屈筋　135
尺側手根屈筋腱　71
尺側手根伸筋　147
尺側手根伸筋腱　65, 109
尺側側副靱帯，肘関節の　93
尺側反回動脈　200

尺側皮静脈　204
尺側偏位　22
尺骨　65, 91
　── の前面　64
尺骨遠位骨端　65
尺骨近位骨端　64
尺骨茎状突起　65
尺骨月状靱帯　103
尺骨三角靱帯　103
尺骨手根靱帯　105
尺骨静脈　204
尺骨神経　174, 186
　── の運動枝　188
　── の支配領域　182
尺骨神経溝　59
尺骨切痕　62
尺骨粗面　65
尺骨体　65
尺骨頭　135, 147
尺骨動脈　200
尺骨有頭靱帯　103
手関節　46, 111
　── の遠位前面　140
　── の横断面　145
　── の伸筋区画　149
　── の内側面　140
手関節横断面，方形回内筋レベルでの　149
手関節掌側の靱帯　100
手関節背側の靱帯　101, 104
手拳　47
手綱靱帯　117
手根顆　104
手根間関節　104
手根管　181
手根関節　104
手根骨　11, 46, 67, 98
　── の手掌面　68
　── の前頭断面　103
　── の前面　67
　── の背側面　68
手根骨橈側の深部　138
手根中央関節　105
手根中手関節　111
手根部　46
　── の X 線像　78
　── の靱帯　107
手指　47
手掌　156
手掌腱膜　161
手掌板　11
手掌部　47
手背筋膜，浅層の　156
手背の感覚神経　185
手背部　47

手部の X 線像　78
主軸　4
種子骨　11, 79, 303, 327
　──，母指の中手指節関節の　115
収縮性　26
舟状月状関節　104
舟状骨　68, 99, 300, 323
舟状骨結節　68
舟状大菱小菱形靱帯　105
舟状有頭靱帯　105
周囲組織　15
終末血管　39
終末神経　35
十字靱帯　294
　──，環椎の　237
循環　37
小 S 状切痕（橈骨切痕）　65
小円筋　129, 131
小胸筋　46, 87, 124
　── の神経支配　172
小結節，上腕骨の　56
小後頭神経　272
小後頭直筋　256
小骨盤　289
小鎖骨上窩　45, 210
小坐骨孔　309
小指　47, 77
小指外転筋　159
小指球　159
小指球部　47
小指伸筋　147
小指伸筋腱　97, 109
小指対立筋　161
小趾外転筋　361
小趾対立筋　362
小転子　293
小殿筋　285, 291, 332
小頭滑車溝，上腕骨の　58
小伏在静脈　387
小腰筋　335
小菱形筋　122
小菱形骨　71, 74
掌側　4
掌側骨間筋　164
掌側骨間手根間靱帯　105
掌側尺側靱帯　111
掌側尺骨手根靱帯　103
掌側手根間靱帯　105
掌側手根枝　203
掌側手根靱帯　108
掌側手根中手靱帯　112
掌側手根動脈網　203
掌側中手静脈　204
掌側中手靱帯　114

掌側中手動脈　203
掌側橈骨手根靱帯　100
掌側板　114
　──，指節間関節の　117
踵骨　300, 320
踵骨結節　300
踵骨溝　300
踵骨動脈網　384
踵骨突起　302
踵骨隆起　300
踵舟靱帯　323
踵腓靱帯　320
踵部　286
踵立方関節　323
踵立方靱帯　323
上胃部　211
上腋窩リンパ節　205
上縁，肩甲骨の　51
上顎洞　12
上角，肩甲骨の　51
上関節上腕靱帯　86
上関節突起　214, 241
　──，胸椎の　219
　──，仙骨の　220
　──，腰椎の　219
上眼溝　209
上胸動脈　195
上肩甲横靱帯　53, 81
上肩鎖靱帯　84
上甲状腺動脈　280
上行頸動脈　193, 279
上行大動脈　275
上行腰静脈　281
上後鋸筋　253
上後腸骨棘　290
上肢帯　49
上膝動脈　382
上尺側側副動脈　199
上伸筋支帯　351
上神経幹，腕神経叢の　167
上前腸骨棘　290
上双子筋　331
上側　3
上恥骨靱帯　308
上椎切痕　215
上殿神経　368
上殿動脈　377
上殿皮神経　363
上頭斜筋　256
上腹壁動脈　281
上肋横突靱帯　248
上肋骨窩　218
上腕
　── での皮膚神経支配　177

上腕
　──の筋　131
　──の表層筋　132
　──への神経　174
上腕横靱帯（Brodie 靱帯）　86
上腕筋　133
上腕筋膜　131
上腕骨頭　86
上腕骨　56
　──の後面　58
　──の前面　56, 58
　──の断面　57
上腕骨遠位骨端　58
上腕骨顆部　58
上腕骨滑車　58, 89
上腕骨近位骨端　57, 87
上腕骨小頭　59, 90
上腕骨上の筋の起始と停止　60
上腕骨体　58
上腕骨頭　56
上腕骨内側上顆　134
上腕三頭筋　26, 46, 133
上腕三頭筋外側頭　133
上腕三頭筋長頭　133
上腕三頭筋内側頭　133
　──への深動脈　199
上腕尺骨頭　136
上腕上腕線維　93
上腕静脈　204
上腕深動脈　197
上腕頭　135, 147
上腕動脈　39, 197
上腕二頭筋　26, 46, 132
上腕二頭筋腱溝（結節間溝）　56
上腕二頭筋腱膜　132
上腕二頭筋短頭　132
上腕二頭筋長頭　132
上腕二頭筋長頭腱　86
上腕二頭筋橈骨包　133
上腕リンパ節　205
静脈　37, 40
　──，下肢帯や下肢の　386
　──，上肢帯や上肢の　204
　──，頭部や体幹の　281
静脈性毛細血管　40
静脈弁　40
食道裂孔　269
尻（殿部）　285
心筋　25
心臓　37
心膜横隔動脈　281
伸筋腱溝，橈骨の　63
伸筋腱の腱鞘，手根と指の　148
伸筋支帯　109

伸張性　26
伸展　21
伸展機構，指の　165
神経　28
　──の脈管　32, 35, 37
神経学　31
神経血管茎　28
神経周膜　32
神経上膜　32
神経叢　35
神経内膜　32
唇部　209
真の椎骨　219
真肋　221
深　3
深横足底靱帯　326
深横中手靱帯　114
深鵞足　343
深頸動脈　194, 279
深後仙尾靱帯　245
深指屈筋　137, 186
深指屈筋腱　77
深膝窩リンパ節　389
深掌枝，尺骨動脈の　203
深掌静脈弓　204
深掌動脈弓　203
深静脈　40
深鼠径リンパ節（Cloquet リンパ節）　389
深足底動脈　384
深足底動脈弓　384
深腸骨回旋静脈　389
深腸骨回旋動脈　378
深腓骨神経　351, 369
靱帯　18
　──，股関節の　312
　──，手根中央関節の　105
　──，橈骨手根関節の　100
　──，指の皮膚の　166
靱帯結合　15

■す

スクレロトーム（硬節）　33
水平軸　4
水平面　4
垂直軸　4
錐体筋　264
髄核　239
滑り　21
滑り運動　19

■せ

正中　3
正中外側仙尾靱帯　245
正中環軸関節（環椎歯突起関節）　237

正中弓状靱帯　269
正中後頭軸椎靱帯　235
正中神経　174, 178
　──，手根管の出口での　182
　──の運動枝　183
　──の支配領域　182
正中神経掌枝　181
正中仙骨動脈　278, 377
正中仙骨稜　220
正中線　3
生理的側弯　213
成長軟骨板　9
精巣挙筋　265
赤色髄　10
脊髄　31
脊髄神経　32, 215, 220, 363
脊髄神経溝　215
脊柱　213
　──の後柱　214
　──の矢状断面　238
　──の前柱　213
脊柱管　215
脊柱起立筋　251
脊柱部　211
脊椎溝　35
舌骨　224
　──の小角　231
　──の大角　231
舌骨下筋群　261
舌骨上筋群　259
舌動脈　280
仙棘靱帯　309
仙結節靱帯　308, 330
仙骨　213, 219
　──の MRI 画像　244
仙骨角　220
仙骨管　220
仙骨孔　220
仙骨神経　33
仙骨神経叢　35, 368
仙骨粗面　220
仙骨底　219
仙骨盤面　291
仙骨部　211
仙骨翼　220
仙腸関節　289, 305
仙尾関節　245
尖側　4
浅　3
浅横中手靱帯　161, 163, 166
浅横中足靱帯　360
浅後仙尾靱帯　245
浅指屈筋　136
浅膝窩リンパ節　389

浅掌静脈弓　204
浅掌動脈弓　203
浅上腕動脈　197
浅静脈　40
浅鼠径リンパ節　389
浅鼠径輪　265
浅足底動脈弓　384
浅側頭動脈　280
浅腸骨回旋動脈　378
浅腓骨神経　369
浅腹壁動脈　378
線　11
線維鞘　29, 143
線維性腱鞘　360
線維性連結　15
線維層　10
線維軟骨結合　15
線維輪，脊柱の　238
線維輪端　213
前下腿部　286
前外果動脈　383
前角　31
前環軸靱帯　236
前環椎後頭膜　234, 240
前弓状靱帯　100
前距腿部　286
前距腓靱帯　320
前鋸筋　46, 123
前胸壁　193, 262
前区画　26
前脛距部　320
前脛骨筋　351
前脛骨筋腱鞘　351
前脛骨静脈　387
前脛骨神経　372
前脛骨動脈　382
前脛骨反回動脈　382
前脛腓靱帯　319
前頸三角　209
前頸静脈　281
前頸部の深部　260
前結節，頸椎の　215
前後軸　4
前骨間静脈　204
前骨間神経　180
前骨間動脈　201
前根　32
前斜角筋　215, 259
前斜角筋結節（Lisfranc結節）　222
前斜靱帯　111
前手根部　46
前十字靱帯　316
前縦靱帯　240
前上腕回旋動脈　197

前上腕部　46
前仙骨孔　220
前仙腸靱帯　305
前仙尾靱帯　245
前前腕部　46
前側　3
前束，肘関節の　93
前足根　299
前帯，肘関節の　94
前大腿部　285
前恥骨靱帯　307
前肘部　46
前殿筋線　290
前頭　4
前頭直筋　256
前頭洞　12
前頭部（額）　209
前頭面　4
前橈尺靱帯　97
前内果動脈　383
前捻角　294
前半月大腿靱帯（Humphry靱帯）　315
前腓骨頭靱帯　319
前閉鎖結節　292
前方移動　23
前弯　213
前腕
　── の筋　134
　── の前面　200
　── の皮膚感覚領域　178
　── への神経　178
前腕筋膜　134
前腕腱膜　132
前腕骨における筋の起始と停止　66
前腕深部の筋　143
前腕正中皮静脈　205
前腕表層筋　147

■そ

咀嚼筋群　270
鼠径管　265
鼠径靱帯　335
鼠径部　211, 265
粗面　11
双子筋　331
爪部　47
僧帽筋　45, 49, 119
僧帽筋横行部　119
僧帽筋下行部　119
僧帽筋上行部　119
総頸動脈　38, 279
総腱鞘　137
総骨間動脈　201
総指伸筋　109, 146

総掌側指神経　183
総掌側指動脈　203
総腸骨動脈　38, 278, 377
総底側趾神経　372
総底側趾動脈　384
総腓骨神経　286, 369
造血　7
束　35
足関節　319
　── の X 線像　298
　── の前頭断面　357
足弓　286, 359
足根骨間関節　19
足趾
　── の関節　326
　── の底側動脈　386
足趾屈筋腱　351
足趾背側の動脈　384
足底筋　347, 358
足底腱膜　359
足底交叉　350
足底静脈弓　386
足底靱帯　325, 326
足底動脈　386
足底部　286
足底方形筋　360
足底面　353
足背
　── の神経支配　373
足背筋　357
足背静脈弓　386
足背動脈　357, 383
足背部　286
足部　286
　── の関節　322
　── の筋　357
　── の骨間筋　360
　── の深層静脈　386
　── の浅層静脈　386
　── の前面　353
　── の内在筋　357
足部筋膜　345
側頭筋　270
側頭骨　226
側頭部　209
側副血管　39
側副枝　35
側副靱帯　326, 327
　──，指節間関節の　117
　──，膝関節の　317
　──，中手指節関節の　114
側腹部　211
足根　299
足根管　351, 384

足根骨　302
足根骨間関節　322
足根靱帯　323
足根中足関節　323, 324
足根洞　300, 320
足根部　286
外がえし　23

■ た

多羽状筋　27
多軸関節　322
多尾筋　27
多腹筋　27
多裂筋　254
楕円運動　23
楕円関節　20
体，舌骨の　224
体幹
　——の筋肉　251
　——の断面　267
　——の背面　120
体軸　4
体循環　37
対側回旋　22
対立　24
大S状窩（滑車切痕）　65
大円筋　46, 129
大角，舌骨の　231
大胸筋　46, 49, 125
大結節，上腕骨の　56
大結節稜，上腕骨の　56
大後頭神経（Arnold神経）　271
大後頭直筋　256
大骨盤　289
大鎖骨上窩（肩甲鎖骨三角）　45, 173, 211
大坐骨孔　309
大耳介神経　272
大静脈孔　269
大腿
　——の深層静脈　387
　——の浅層静脈　387
大腿筋膜　335, 345
大腿筋膜張筋　337
大腿骨　292
大腿骨滑車　294, 313
大腿骨関節軟骨　9
大腿骨頸　293
大腿骨体　293
大腿骨頭　292
　——の靱帯（円靱帯）　313
大腿三角（Scarpa三角）　285, 337, 367, 389
大腿四頭筋　26, 337
大腿四頭筋腱　339
大腿静脈　335, 387

大腿神経　367
　——の筋支配　369
大腿深静脈　387
大腿深動脈　379, 380
大腿直筋　337
大腿動脈　39, 335, 378
大腿二頭筋　343
大腿部　285
　——の筋　335
　——の後区画　342
　——の前区画　337
　——の内側区画　340
大腿部筋群　330
大腿方形筋　331
大腿方形筋神経　368
大殿筋　285, 291, 329, 332
　——の坐骨包　330
　——の転子包　330
大動脈　275
大動脈弓　275
大動脈裂孔　269
大内転筋　341
大伏在静脈　335, 367, 387
大腰筋　334
大菱形筋　122
大菱形骨　71, 74
大菱形中手関節　20
第1胸椎　218
第1仙骨　220
第1中手骨　74
第1背側中手間靱帯　111
第1尾椎　220
第1肋骨　222
　——の胸肋軟骨結合　249
第2中手骨　74, 112
第2肋骨　222
第3中手骨　75, 112
第三転子　294
第三腓骨筋　352
第4中手骨　75, 112
第5中手骨　75, 112
第11肋骨　222
第12胸椎　219
第12肋骨　222
縦軸　4
単軸関節　20
単尾筋　27
短骨　11
短趾屈筋　360
短趾伸筋　357
短小指屈筋　159
短小趾屈筋　362
短掌筋　159
短橈骨月状靱帯　103

短橈側手根伸筋　154
短橈側手根伸筋腱　109
短内転筋　340
短腓骨筋　355
短母指外転筋　156
短母指屈筋　158
短母指伸筋　149
短母指伸筋腱　109
短母趾屈筋　359
短母趾伸筋　358
短肋骨挙筋　261
弾性　26
弾性型動脈　38

■ ち

恥骨　292
恥骨下角　292
恥骨下枝　292
恥骨間円板　307
恥骨弓　289, 292
恥骨筋　292, 340
恥骨筋線　294
恥骨結節　292
恥骨結合　17, 289, 307
恥骨枝　377
恥骨櫛靱帯（Cooper靱帯）　265
恥骨体　292
恥骨大腿靱帯　292, 313
恥骨部（下腹部）　211
恥骨稜　292
緻密骨　10, 12
中央手掌部　47, 161
中間楔状骨　301, 324
中間広筋　337
中間仙骨稜　220
中間層　38
中間足底筋群　359
中間足背皮神経　369
中関節上腕靱帯　86
中指　47, 77
中膝動脈　382
中斜角筋　259
中手間関節　113
中手骨　47, 73
中手骨間隙　113
中手骨頸　74
中手骨体　74
中手骨底　73
中手骨頭　73
中手指節関節　114, 164
　——の屈曲　165
中手指節関節側副靱帯　74
中手種子骨靱帯　115
中手部　47

中心　　3
中心腋窩リンパ節　　205
中神経幹，腕神経叢の　　167
中枢神経系　　31
中節骨　　77, 303
中束，肘関節の　　93
中足間関節　　325
中足骨　　302
中足骨骨幹での前頭断面　　357
中足趾節関節　　326
中足部　　286
中側頭動脈　　280
中側副動脈　　199
中殿筋　　285, 291, 332
中膜　　38
虫様筋　　163, 360
肘窩　　46
　　── の局所解剖　　178
肘関節　　89
　　── の屈曲位　　67
　　── の伸展位　　66
　　── の前束　　93
　　── の前帯　　94
肘関節動脈網　　201
肘関節包　　90
肘筋　　146
肘正中皮静脈　　205
肘頭　　65, 89
肘頭-上滑車管　　94
肘頭窩　　59
肘頭端　　65
肘部　　46
　　── の前内側面　　178
　　── の内側面　　185
　　── の表層筋　　132
肘部管　　94
肘部深層　　133
長回外筋　　154
長胸神経　　170
長骨　　8, 10
長趾屈筋　　350
長趾伸筋　　352
長趾伸筋腱鞘　　351
長掌筋　　135
長掌筋腱　　109
長足底靱帯　　323
長橈骨月状靱帯　　100
長橈側手根伸筋　　154
長橈側手根伸筋腱　　109
長内転筋　　340
長腓骨筋　　353
長母指外転筋　　109, 148
長母指屈筋　　142
長母指屈筋腱　　68, 158

長母指伸筋　　151
長母指伸筋腱　　109
長母趾屈筋　　351
長母趾屈筋腱溝　　300
長母趾伸筋　　352
長母趾伸筋腱鞘　　351
長肋骨挙筋　　261
腸脛靱帯　　335
腸骨　　290
腸骨下腹神経　　363
腸骨筋　　291, 334
腸骨結節　　290
腸骨鼠径神経　　365
腸骨粗面　　291
腸骨大腿靱帯　　312
腸骨翼　　290
腸恥隆起　　292
腸腰関節　　305
腸腰筋　　333
腸腰静脈　　389
腸腰靱帯　　305
腸腰動脈　　377
腸肋筋　　251
蝶番関節　　20
聴診三角　　211
直線状縫合　　15

■ つ

椎間円板　　213, 238
椎間関節　　214, 241
　　──，胸椎の　　240
　　── のX線像　　241
椎間結合　　238
椎間孔　　215
椎弓　　213
椎弓板　　213, 243
椎孔　　215
椎骨　　213
椎骨動脈　　191, 234, 278
椎骨動脈溝　　215
椎体　　213

■ て

デルマトーム（皮節）　　32
手
　　── の横断面，中手骨遠位レベルでの
　　　　　　　　　　　　　　　160
　　── の筋　　156
　　── の前面と後面　　76
　　── の皮膚感覚支配　　183
底屈　　21
底側　　4
底側楔舟靱帯　　323
底側楔立方靱帯　　323

底側骨間筋　　360
底側趾静脈　　386
底側趾神経　　376
底側踵舟靱帯　　322
底側踵立方靱帯　　323
底側靱帯　　327
底側中足静脈　　386
底側中足動脈　　384
底側立方舟靱帯　　323
釘植　　15
転子間線　　294
転子間稜　　293
殿筋腱膜　　332
殿筋の筋間包　　330
殿筋面　　290
殿溝　　285
殿動脈　　380
殿部　　285
　　── の後方筋群　　331
殿裂　　285

■ と

豆鈎靱帯　　107
豆状骨　　71, 136
豆状有頭靱帯　　107
豆中手靱帯　　112
頭蓋
　　── のX線像　　232
　　── の下面　　227
　　── の後面　　228
　　── の矢状断面　　230
　　── の上面　　228
　　── の前面　　225
　　── の側面　　226
　　── の内側面　　229
頭蓋骨　　11, 231
頭蓋底　　227, 229
頭棘間筋　　254
頭棘筋　　254
頭最長筋　　253
頭側　　3
頭長筋　　256
頭頂部　　209
頭板状筋　　253
頭部　　209
　　── から肩甲骨への筋　　119
橈骨　　61, 91
橈骨遠位骨端　　62
橈骨窩　　59
橈骨近位　　61
橈骨頭　　61
橈骨後縁　　61
橈骨骨間縁　　61
橈骨手根関節　　20, 99

橈骨手根関節包　100	内側脚　265	二分剣状突起　223
橈骨手根靱帯　105	内側弓状靱帯(腰筋アーチ)　269	二腹筋　27
橈骨舟状月状靱帯　100	内側距踵靱帯　320	二分靱帯　323
橈骨舟状有頭靱帯　100	内側胸筋神経　170	乳頭突起　219
橈骨静脈　204	内側筋間中隔,上腕の　131	乳房下部　46
橈骨神経　148, 176, 189	内側楔状骨　301, 324	乳房部　46
──の運動枝　190	内側広筋　337	乳様突起部　209
橈骨神経溝　56	内側膝蓋支帯　316	
橈骨神経深枝　190	内側斜靱帯　94	■ は
橈骨神経浅枝　188	内側手根側副靱帯　71, 104	ハムストリングス　342
橈骨切痕　65	内側上顆,上腕骨の　58	パラテノン(腱傍織)　29
──,尺骨の　90	内側上顆筋群(上腕骨内側上顆)　134	破骨細胞　12
橈骨前縁　61	内側上膝動脈　382	馬尾　33
橈骨前面　61	内側上腕皮神経　174	背屈　21
橈骨粗面　62	内側神経束　195	背側　3, 4
橈骨頭　61, 90, 136	内側靱帯(三角靱帯)　384	背側筋膜,手の　156
橈骨動脈　200, 203	内側前腕皮神経　178	背側結節,橈骨の　62
橈尺靱帯結合　96	内側前腕部　46	背側楔舟靱帯　323
橈側　4	内側足底筋群　358	背側楔立方靱帯　323
橈側手根屈筋　135	内側足底神経　372	背側骨間筋　163, 360
橈側側副動脈　199	内側足底動脈　384	背側骨間筋膜,手の　156
橈側反回動脈　200	内側足背皮神経　369	背側骨間手根間靱帯　105
橈側皮静脈　204	内側側副靱帯　102, 316, 320	背側指神経　190
橈側偏位　22	内側足根動脈　383	背側趾静脈　386
同側回旋　22	内側大腿回旋動脈　379	背側尺骨手根靱帯　104
洞構造　11	内側二頭筋溝　46	背側手根間靱帯　105
動筋　28	内側半月　315, 316	背側手根弓状靱帯　104
動脈　37, 38	内側腓腹皮神経　372	背側手根靱帯　109
──,下肢帯や下肢の　377	内側副靱帯　248	背側手根中手靱帯　112
──,上肢帯や上肢の　191	内側翼突筋　270	背側手根動脈網　203
──,頭部や体幹の　275	内腸骨静脈　389	背側中手靱帯　114
導管　11	内腸骨動脈　278, 377	背側中手動脈　204
導性動脈　38	内転　22	背側中足静脈　386
	内転筋管(Hunter管)　341	背側中足動脈　383
■ な	内転筋結節　294	背側橈骨手根靱帯　103
ナックル　74	内板　10	背側橈骨舟状靱帯　103
内果後部　286	内腹斜筋　263, 265	背側橈側靱帯　111
内果溝,脛骨の　296	内閉鎖筋　331	背側動脈弓　383
内果動脈網　384	内閉鎖筋神経　368	背側立方舟靱帯　323
内外側仙尾靱帯　245	内膜　38	背部　211
内顎静脈　281	内肋間筋　262	肺溝　220
内胸静脈　281	軟骨間関節,肋骨の　249	肺循環　37
内胸動脈　191, 278, 280, 378	軟骨結合　15	白質　31
内頸動脈　280	軟骨原基　13	白線　264
内旋　24	軟骨性要素　7	薄筋　341
内層　38	軟骨性連結　15	反回骨間動脈　203
内臓節(ヴィセロトーム)　33	軟骨内骨化　13	反転鼡径靱帯(Colles靱帯)　265
内側　3, 4		半羽状筋　27
内側腋窩隙　195	■ に	半関節　19, 213
内側縁,肩甲骨の　51	二関節筋　133	半奇静脈　281
内側下膝動脈　382	二次骨化中心　13	半棘筋　254
内側顆,脛骨の　296	二軸関節　20	半月胸骨腔　83
内側顆上突起,上腕骨の　58	二頭筋　27	半月腔　65
内側顆上稜,上腕骨の　58	二分棘突起　215	半月鎖骨腔　83

半月線（Spiegel 線） 267
半月体，上腕橈骨の 94
半腱様筋 342
半膜様筋 342
板間層 11
伴行静脈 41

■ひ

ヒラメ筋 347
ヒラメ筋線 296
引き下げ 24
皮下転子包 330
皮質骨 10, 12
皮節（デルマトーム） 32
腓骨 298
腓骨筋 353
── の腱鞘 355
腓骨筋滑車 300
腓骨頸 299
腓骨静脈 387
腓骨切痕 296, 319
腓骨頭 298
腓骨頭尖 298
腓骨動脈 384
腓側 4
腓腹筋 345
腓腹神経 369, 372
腓腹動脈 382
腓腹部（ふくらはぎ） 286
尾骨 213, 220
尾骨窩 245
尾骨角 220
尾骨間関節 245
尾骨小体 278
尾骨神経 33
尾骨神経叢 376
尾側 3
鼻唇溝 209
鼻部 209
肘の後内側面 139
額（前頭部） 209

■ふ

ファベラ 346
ふくらはぎ（腓腹部） 286, 345
不規則骨 11
不動結合 19
付属肢骨格 7
浮遊肋 221, 247
伏在静脈 387
伏在神経 367
副屈筋（足底方形筋） 360
副側副靱帯，中手指節関節の 114
副橈側皮静脈 204

副突起 219
副半奇静脈 282
副閉鎖神経 367
腹横筋 267
腹側 3
腹大動脈 377
腹直筋 27, 263
腹直筋鞘の後葉 263
腹部 211
── ，大胸筋の 125
── の筋群 263
── の前面 267
腹壁 263
複合運動 23
吻合血管 39
分節 31
分布動脈 38
分回し運動 23

■へ

ヘンリーの結び目 360
平滑筋 25
平面関節 19
閉鎖管 309
閉鎖孔 289
閉鎖神経 35, 365
── の筋支配 369
閉鎖帯 309
閉鎖動脈 377, 379
閉鎖膜 309
扁平骨 10
扁平足 286

■ほ

ボーンカラー 13
母指 47, 77
── の中手指節間関節 11
母指外転 156
母指球 156
母指球部 47
母指主動脈 203
母指対立筋 158
母指内転筋 159
母趾 286
── の中足趾節関節 326
母趾外転筋 359
母趾内転筋 359
方形回内筋 145
── ，橈骨の 63
方形結節 294
方形靱帯（Denuce 靱帯） 90
放射状胸肋靱帯 249
放射状手根靱帯 108
縫工筋 337

縫合 15
防御性 7
紡錘状筋 27
傍脊柱 211
傍脊柱筋 214

■ま

膜性要素 7
末梢 3
末梢神経系 31
末節骨 77, 303

■み

ミオトーム（筋節） 32
ミネラル（骨鉱質） 11
── の恒常性 7
みずかき靱帯（指間靱帯） 166
溝 11
脈管の脈管 37

■む・め

無軸関節 19
メゾテノン（腱間膜） 30
面 4

■も

毛細血管 39
毛細血管前括約筋 39
網状骨 10, 12

■ゆ

有孔筋（烏口腕筋） 131
有孔屈筋（浅指屈筋） 136
有鈎骨 71, 75
有頭骨 71, 74, 108
幽門平面 211
指
── の矢状断面 141
── の伸展 165
── の側面 77
── の皮膚の靱帯 166

■よ

腰筋アーチ（内側弓状靱帯） 269
腰三角（Petit 三角） 211, 267
腰静脈 281
腰神経 33
腰神経叢 35, 363
腰仙関節 244
腰仙骨神経幹 368
腰仙骨神経叢 363
腰仙神経叢 33
腰仙靱帯 244
腰仙椎 244

腰大動脈　275
腰腸肋筋　251
腰椎　213, 219
　── のMRI画像　244
腰椎関節　241
腰椎部の起始　268
腰部　68, 211
腰方形筋　267
腰方形筋アーチ（外側弓状靱帯）　269
腰菱形腱　125
腰肋　221
腰肋三角（Bochdalek裂）　269
翼状靱帯　235, 316
翼状ヒダ　313
横軸　4

■ ら・り

螺旋溝　56
リンパ管，下肢の　389
リンパ管系，上肢帯や上肢の　205
梨状筋　331
梨状筋神経　368
立方骨　302, 323, 324
隆起　11
隆椎（C7）　215
菱形筋　121
菱形靱帯　84

菱形靱帯線　49
　── ，鎖骨の　84
稜　11
稜間線　211
輪状靱帯，橈骨の　90
鱗状縫合　15

■ れ

裂孔靱帯（Gimbernat靱帯）　265
連結　15

■ ろ

肋横突関節　247
肋横突靱帯　248
肋頸動脈　194, 279
肋鎖靱帯　49, 83
肋椎関節　246
肋椎弓靱帯　249
肋軟骨　220
肋下筋　262
肋下神経　274
肋下動脈　278
肋間筋　220, 262
肋間隙　275
肋間上腕神経　274
肋間静脈　281
肋間神経　35, 273
肋間動脈　275, 280

肋剣靱帯　249
肋骨　221, 246
肋骨下縁　222
肋骨窩　218
肋骨弓　220
肋骨挙筋　261
肋骨頸　222
肋骨頸稜　222
肋骨結節　222
肋骨溝　222
肋骨上縁　222
肋骨切痕　83, 223
肋骨体　222
肋骨頭　222
　── の放射靱帯　246
肋骨頭稜　222
肋骨突起　219
肋骨部の起始　268
肋骨肋軟骨連結　249

■ わ

腕尺関節　19, 65, 89
腕神経叢　33, 35, 45, 167
　── の側副枝　170
腕頭動脈　38
腕橈関節　90
腕橈骨筋　154, 46

装幀：長谷川周平